神经系统
疾病的内科治疗与康复

（上）

杨玉芳等◎主编

吉林科学技术出版社

图书在版编目（CIP）数据

神经系统疾病的内科治疗与康复 / 杨玉芳等主编.
-- 长春：吉林科学技术出版社，2016.3
ISBN 978-7-5578-0157-1

Ⅰ．①神… Ⅱ．①杨… Ⅲ．①神经系统疾病—诊疗②
神系统疾病—康复Ⅳ．①R741

中国版本图书馆CIP数据核字(2016) 第026345号

神经系统疾病的内科治疗与康复
SHENJING XITONG JIBING DE NEIKE ZHILIAO YU KANGFU

主　　编　杨玉芳　孙向军　刘守泉　王宽红　孙建奎　周红霞
副 主 编　梁　行　陆　权　胥丽霞　李晓昶
　　　　　刘小双　朱作权　骆志坚　雷德宝
出 版 人　李　梁
责任编辑　孟　波　张　卓
封面设计　长春创意广告图文制作有限责任公司
制　　版　长春创意广告图文制作有限责任公司
开　　本　787mm×1092mm　1/16
字　　数　1064千字
印　　张　43.5
版　　次　2016年3月第1版
印　　次　2017年6月第1版第2次印刷

出　　版　吉林科学技术出版社
发　　行　吉林科学技术出版社
地　　址　长春市人民大街4646号
邮　　编　130021
发行部电话/传真　0431-85635177　85651759　85651628
　　　　　　　　　　85652585　85635176
储运部电话　0431-86059116
编辑部电话　0431-86037565
网　　址　www.jlstp.net
印　　刷　虎彩印艺股份有限公司

书　　号　ISBN 978-7-5578-0157-1
定　　价　170.00元
如有印装质量问题　可寄出版社调换
因本书作者较多，联系未果，如作者看到此声明，请尽快来电或来函与编辑
部联系，以便商洽相应稿酬支付事宜。

主编简介

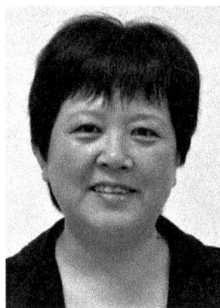

杨玉芳

1968年出生。山东省聊城市第四人民医院脑电图室，副主任医师。1990年7月毕业于泰山医学院临床医学专业。从事脑电图工作26年，基础扎实，临床经验丰富。曾在省级以上刊物发表论著20余篇。撰写书籍3部。对脑炎、癫痫、脑血管病、脑瘤等疾病的诊断有很高的造诣。为临床诊断和治疗提供了可靠的依据。

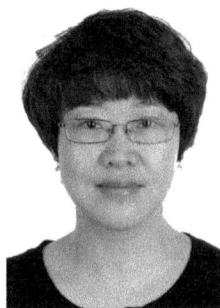

孙向军

1970年出生。1993年毕业于承德医学院临床医学系。毕业至今一直在廊坊市人民医院神经内科担任临床与教学工作。2006年、2007年分别在北京首都医学院附属天坛医院神经介入科及卒中单元进修学习。基本功扎实，临床经验丰富，擅长缺血性脑卒中的介入治疗、分层管理及康复治疗，对其他神经内科常见病、多发病也有独到见解，深受广大患者欢迎。发表论文十余篇，获省级科技进步奖1项。

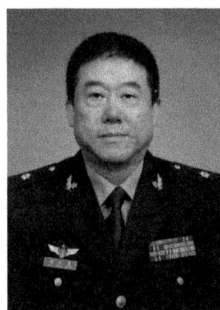

刘守泉

1965年出生。解放军第四六三医院高压氧科主任，副主任医师。现任全军高压氧学会委员、沈阳军区航空航海医学委员会委员、辽宁省医学会高压氧分会委员、辽宁省医学会医疗鉴定专家库成员。在CO中毒及后遗症、脑外伤后神经症反应、缺血性脑血管病、各种外伤、术后康复、糖尿病下肢血管病、骨折后骨不连、股骨头坏死、神经性耳聋耳鸣、梅尼埃病、胃炎、胃溃疡、各种肠炎、全身各部位的淤血、水肿等疾病的高压氧的治疗方面积累了大量的临床经验，取得了较好的治疗效果。多次参加国内及省内学术交流，并在国家、军队及省市级杂志发表学术论文20余篇，作为副主编参与编写《神经内科疾病诊断与康复治疗》一书。

编 委 会

周　岚　十堰市太和医院（湖北医药学院附属医院）

庞延红　长春中医药大学附属医院

胥丽霞　郑州大学附属郑州中心医院

骆志坚　长江大学附属第一医院荆州市第一人民医院

梁　行　郑州市中医院

韩艳艳　新乡医学院第三附属医院

雷德宝　襄阳市中心医院（湖北文理学院附属医院）

前　言

　　神经内科是内科学的一个分支，近年来由于科学技术的迅速发展，新的诊疗技术不断涌现，大大促进了神经内科学的发展。这对于神经内科医生提出了更高的要求，其不仅需要现代化的辅助诊疗监测技术，还需要全面掌握神经内科学的基础知识和临床技能，只有这样才能及时、准确地诊断疾病，给予患者及时合理的治疗和康复建议。鉴于此，我们组织了相关专业的专家学者编写了这部《神经系统疾病的内科治疗与康复》。

　　本书内容包括神经内科常见症状与体征、神经系统内科常见病的诊断方法、神经系统疾病的治疗新技术和新方法、周围神经疾病、脊髓疾病、中枢神经系统脱髓鞘疾病、脑血管病、颅内感染、癫痫、癫痫发作期的脑电图、重症肌无力、帕金森病、系统疾病的神经系统损害、高血压脑病、神经系统疾病的护理常规、脑梗死与脑缺血的介入治疗术中护理、康复护理、小儿脑性瘫痪的中医康复、神经系统疾病的康复、高压氧疗法等内容。本书在编写过车中尽可能多的收集目前神经系统的常见病、多发病、在内容编排上侧重于常见病，对于常见神经内科疾病的诊断、检查方法、治疗、康复做了详细的介绍，希望对神经内科临床工作者提供帮助。

　　本书编写过程中，参阅了大量相关专业文献书记，再次对各位作者的辛勤劳作表示感谢。由于各位作者的临床经验及编书风格有所差异，加之时间仓促，故各章衔接尚有不妥之处，错误与欠缺在所难免，希望诸位同道不惜指正和批评。

编　者

2016 年 3 月

目 录

第一章

神经内科疾病常见症状与体征

第一节 意识障碍

一、意识障碍的概念

意识是中枢神经系统对内外环境中的刺激所做出的有意义的应答能力。它通过人的语言、躯体运动和行为表达出来。使人体能正确而清晰地认识自我和周围环境。对各种刺激能做出迅速、正确的反应。当这种应答能力减退或消失时就导致不同程度的意识障碍。

完整的意识由两个方面组成，即意识的内容和觉醒系统。意识的内容是大脑对来自自身和周围环境的多重感觉输入的高水平的整合，是高级的皮质活动，包括定向力、感知觉、注意、记忆、思维、情感、行为等，使人体和外界环境保持完整的联系。意识的觉醒系统是各种传入神经冲动激活大脑皮质，使其维持一定水平的兴奋性，使机体处于觉醒状态，临床上常说的昏迷、昏睡、嗜睡、警觉即视为不同的觉醒状态。

意识的改变从概念上分为两类，一类累及觉醒，即意识的"开关"，出现一系列从觉醒到昏迷的连续行为状态。临床上区别为清醒、嗜睡、昏睡及昏迷，这些状态是动态的，可随时间改变而改变，前后两者之间无截然的界限，其中昏睡和昏迷是严重的意识障碍；另一类累及意识的内容，即大脑的高级功能，涉及认知与情感，此类意识改变涉及谵妄、精神错乱、酩酊状态、痴呆和癔症等。

二、意识障碍的诊断

对意识障碍患者的评价首先要明确意识障碍的特点（如急性意识错乱状态、昏迷、痴呆、遗忘综合征等），其次就是明确病因。现将诊断步骤概括如下。

（一）病史采集

尤其对昏迷患者的病因判断极为重要，应尽可能地向患者的朋友、家属、目击者、救护人员询问患者发病当时的情况，既往病史以及患者的社会背景、生活环境。

1. 现病史　注意了解患者昏迷起病的缓急。急性起病，昏迷为首发症状，历时持久常为脑卒中、脑创伤、急性药物中毒、急性脑缺氧等。急性昏迷、历时短暂，提示痫性发作、脑震荡、高血压脑病、阿-斯综合征等。慢性昏迷或在某些疾病基础上逐渐发展变化而来，提示脑膜脑炎、脑肿瘤、慢性硬膜下血肿、感染中毒性脑病、慢性代谢性脑病（如尿毒症、肝性脑病、肺性脑病）等。

注意了解昏迷前出现的症状：昏迷前有突然剧烈头痛的，可能为蛛网膜下隙出血。昏迷前有突然眩晕、恶心、呕吐的，可能为脑干或小脑卒中。昏迷前伴有偏瘫的，可能为脑卒中、脑脓肿、脑肿瘤或某些病毒性脑炎、脱髓鞘脑病等。昏迷前伴有发热的，可能为脑膜脑炎、某些感染中毒性脑病、中暑、甲状腺危象、癌肿恶液质等。昏迷前伴有抽搐，可能为脑卒中、脑动静脉畸形、脑肿瘤、中枢神经系统感染、高血压性脑病、癫痫、妊娠子痫、脑缺氧、尿毒症、药物或乙醇戒断。昏迷前伴有精神症状，可能为肝性脑病、尿毒症、肺性脑病、血电解质紊乱、某些内分泌性脑病（肾上腺危象和甲状腺功能减退）或 Wernicke 脑病、脑炎、药物戒断。昏迷前伴有黑便的常见于上消化道出血，肝硬化患者常可诱发肝性脑病。昏迷前有恶心呕吐的，应考虑有无中毒的可能。

2. 既往史　更能提供意识障碍的病因线索。应尽可能地向家属，有时是通过既往的经治医生来询问。

（1）心血管系统：卒中、高血压、血管炎或心脏病或许能提示意识错乱状态和多发梗死性痴呆的血管性原因。

（2）糖尿病史：糖尿病患者认知紊乱常由高渗性酮症状态或胰岛素诱发低血糖所致。

（3）癫痫发作：癫痫病史对持续痫性发作、发作后意识模糊状态或意识障碍伴有脑外伤患者可能提供病因诊断。

（4）脑外伤史：近期脑外伤常致颅内出血，时间久些的脑外伤可产生遗忘综合征或慢性硬膜下血肿伴痴呆。

（5）乙醇史：对乙醇依赖的患者更易出现急性意识错乱状态，原因有乙醇中毒、戒断、醉酒后、醉酒后脑外伤、肝性脑病及 Wernicke 脑病。酗酒患者慢性记忆障碍可能为 Korsakoff 综合征。

（6）药物史：急性意识错乱状态也常常由药物所致。如胰岛素、镇静催眠剂、鸦片、抗抑郁药、抗精神病药、致幻觉剂，或镇静药物的戒断。老年人对某些药物认知损害的副作用更为敏感。而年轻人往往有很好的耐受性。

（7）精神疾病史：有精神障碍病史的患者出现的意识障碍常常是由于治疗精神病药物过量。如苯二氮䓬类药、抗抑郁药、抗精神病药。

（8）其他：对于性乱者、静脉注射药物者、输入被感染的血液及凝血因子血制品者及上述这些人的性伴侣、感染母亲的婴儿都有感染 AIDS 的危险。

发病时的周围环境和现场特点也应在病史中问及：①冬季，如北方冬天屋内生活取暖易导致 CO 中毒；②晨起发现昏迷的患者，应想到心脑血管病、CO 中毒、服毒、低血糖昏迷；③注意可能发生头部外伤的病史和现场；④注意患者周围的药瓶、未服完的药片、应收集呕吐物并准备化验；⑤周围温度环境，如高温作业、中暑等。

（二）一般体格检查

目的在于寻找昏迷的可能病因。

（1）生命体征：注意血压、脉搏、体温和呼吸变化。

（2）皮肤及黏膜。

（3）头部及颈部。

（4）口部及口味异常。

（5）胸、腹、心脏及肢体。

（三）神经系统检查

仔细查体，搜寻定位体征，以确定病变的部位。

（四）观察患者

观察患者是否处于一种自然、合适的体位，如果和自然的睡眠一样，意识障碍的程度可能不深。哈欠、喷嚏也有助于判断意识障碍的深浅。张口及下颌脱落常提示患者的意识障碍可能较重。

意识状态有以下几种情况。

（1）意识模糊：是一种常见的轻度意识障碍。有觉醒和内容两方面的变化，表现为淡漠、嗜睡、注意力不集中，思维欠清晰，伴有定向障碍。常见的病因为中毒、代谢紊乱，也有部分患者可以表现大脑皮质局灶损害的特征，尤其当右侧额叶损害较重时。

（2）谵妄：是一种最常见的精神错乱状态，表现为意识内容清晰度降低。特点为急性起病，病程波动的注意力异常，睡眠觉醒周期紊乱，语无伦次、情绪不稳，常有错觉和幻觉。临床上，谵妄必须与痴呆、感觉性失语及精神病相鉴别。

（3）嗜睡：觉醒的减退，是意识障碍的早期表现。对言语刺激有反应，能被唤醒，醒后能勉强配合检查，简单地回答问题，刺激停止后又入睡。

（4）昏睡：较重的痛觉或大声的语言刺激方可唤醒，并能做简短、含糊而不完全的答话，当刺激停止时，患者立即又进入昏睡。

（5）浅昏迷：仍有较少的无意识自发动作，对疼痛刺激有躲避反应及痛苦表情，但不能回答问题或执行简单的命令。各种反射存在，生命体征无明显改变。

（6）深昏迷：自发性动作完全消失，肌肉松弛，对外界刺激均无任何反应，各种反射均消失，病理征继续存在或消失，生命体征常有改变。

三、昏迷的鉴别诊断

（一）判断是否为昏迷

通过病史询问和体格检查，判断患者是否有昏迷。一般不会很困难，但一些精神病理状态和闭锁综合征，也可对刺激无反应，貌似昏迷，需加以鉴别。

（1）醒状昏迷：患者表现为双目睁开，眼睑开闭自如，眼球可以无目的的活动，似乎意识清醒，但其知觉、思维、语言、记忆、情感、意识等活动均完全丧失。呼之不应，而觉醒一睡眠周期保存。临床上包括：①去皮质综合征：多见于缺氧性脑病和脑外伤等，在疾病的恢复过程中皮质下中枢及脑干因受损较轻而先恢复，皮质广泛损害重仍处于抑制状态；②无动性缄默症：病变位于脑干上部和丘脑的网状激活系统，大脑半球及其传出通路则无病变。

（2）持久植物状态：是指大脑损害后仅保存间脑和脑干功能的意识障碍，多见于脑外伤患者，经去大脑皮质状态而得以长期生存。

（3）假性昏迷：意识并非真正消失，但不能表达和反应的一种精神状态，维持正常意识的神经结构并无受损，心理活动和觉醒状态保存。临床上貌似昏迷。

（4）心因性不反应状态：见于癔病和强烈的精神创伤之后，患者看似无反应，生理上觉醒状态保存，神经系统和其他检查正常。在检查者试图令患者睁开双眼时，会有主动的抵抗，脑电图检查正常。

（5）木僵状态：常见于精神分裂症，患者不言、不动、不食，甚至对强烈的刺激亦无反应。常伴有蜡样弯曲、违拗症等，并伴有发绀、流涎、体温过低、尿潴留等自主神经功能紊乱，缓解后患者可清晰回忆起发病时的情况。

（6）意志缺乏症：是一种严重的淡漠，行为上表现不讲话，无自主运动，严重的病例类似无动性缄默症，但患者能保持警觉并意识到自己的环境。

（7）癫痫伴发的精神障碍：可出现在癫痫发作前、发作时和发作后，也可以单独发生，表现有精神错乱、意识模糊、定向障碍、反应迟钝、幻觉等。

（8）闭锁综合征：见于脑桥基底部病变，患者四肢及脑桥以下脑神经均瘫痪，仅能以眼球运动示意。因大脑半球及脑干背盖部网状激活系统无损，故意识保持清醒，因患者不动不语而易被误诊为昏迷。

（二）判断病变部位

根据昏迷患者有无神经系统损害表现、颅内压增高和其他系统的表现，可推测导致昏迷的病因是在颅内还是颅外，颅内病变又可根据其范围和性质分为幕上、幕下，局灶性病变还是弥漫性病变。

四、昏迷的病因

昏迷是最严重的意识障碍，并不都是原发于中枢神经系统的损害，也多见于其他各科疾病中。了解昏迷可能的病因对于临床医生工作中配合抢救、处理昏迷患者具有指导意义。昏迷的病因见表1-1、表1-2和表1-3。

表1-1　昏迷的病因

颅内器质性损害	
脑外伤	脑震荡，脑挫伤，外伤性颅内出血，硬膜下血肿，硬膜外血肿
脑血管病	颅内出血，高血压性脑出血，动脉瘤破裂伴脑实质血肿，动静脉畸形，其他如出血性疾病、肿瘤出血、蛛网膜下隙出血等
	继发于外伤后
	脑梗死，脑血栓形成，脑栓塞，血管炎
感染	脑炎，脑膜炎，脑脓肿，感染性静脉窦血栓形成
肿瘤	原发颅内肿瘤，转移瘤，恶性肿瘤非转移并发症（如进行性多灶性白质脑病）
昏迷的全身性疾病	
	低血糖，糖尿病酮症，高渗性非酮症昏迷，脏器功能衰竭
	尿毒症，透析性脑病
	肝性脑病
代谢性脑病	垂体前叶功能减退，肾上腺危象，甲状腺危象，黏液性水肿
	血电解质紊乱，低钠血症，高血钙和低血钙
	缺氧性脑病，严重充血性心力衰竭，急性心肌梗死，阿-斯综合征，失代偿性慢性阻塞性肺病，高血压性脑病

中毒性脑病	败血症，中毒性感染（如细菌性痢疾） 重金属中毒（如铅、汞、砷、铊、氰） 一氧化碳中毒、其他吸入物 药物（如鸦片、巴比妥、地西泮、可卡因、神经阻断剂） 乙醇 农药 食物（毒蕈碱、鱼胆中毒） 物理因子，中暑，低温 营养不良状态，Wernicke 脑病

表 1-2　结构性或外科性昏迷的原因

外伤	硬膜下损伤，硬膜外损伤，弥散性轴索损伤，脑挫裂伤，穿通性头部损伤
颅内出血	蛛网膜下隙出血 脑出血［后颅凹（脑桥，小脑），幕上（基底核，脑叶）］
缺血性卒中	大面积大脑中动脉梗死伴有脑疝 脑干卒中累及双侧喙侧脑桥或中脑 基底动脉尖综合征伴有双侧丘脑和喙侧中脑梗死
弥散性微血管异常	血栓形成性血小板减少性紫癜 落矶山斑疹热 脑性疟疾
肿瘤	多形性成胶质细胞瘤伴脑疝 多发性转移病变
其他疾病	渗透性脱髓鞘综合征（脑桥中央溶解症）

表 1-3　代谢性或内科性昏迷的原因

药物过量	苯二氮䓬类，巴比妥类，阿片类，三环类药物
感染性疾病	脓毒症，细菌性脑膜炎，脑炎（如：单纯疱疹性，虫媒病毒感染）
内分泌障碍性疾病	低血糖反应，糖尿病性酮症酸中毒，高渗性昏迷，黏液水肿，甲状腺功能亢进
代谢性异常	低钠血症，高钠血症，尿毒症，肝性脑病，高血压性脑病，低镁性假性昏迷
中毒反应	一氧化碳中毒，乙醇中毒，扑热息痛过量，乙烯乙二醇中毒
药物副作用	Reye 综合征，精神抑制药恶性综合征，中枢神经抗胆碱能综合征，血清紧张素综合征，异烟肼
缺乏状态	硫胺缺乏（Wernicke 脑病），烟酸缺乏（糙皮病）
低温	
心因性昏迷	

五、昏迷的实验室检查

（一）常规检查

有助于昏迷病因的定性和鉴别诊断。包括血、尿、便分析，尿素氮和肌酐的测定，快速血糖、血钙、血钠检测及血气分析、肝功能、酶学、渗透压、心电图和胸片等。

（二）毒物的筛查

可对患者的尿、胃肠内容物进行毒物的检测。包括鸦片、巴比妥盐、镇静剂、抗抑郁药、可卡因和乙醇等。

（三）特殊检查

1. 头颅 X 线片　因价廉、操作简便、快速而不失为基层医院常用的检查手段，对脑外伤具有重要的诊断价值。能发现颅骨骨折，有无颅内异物和颅内积气。如果见到脑回压迹、颅缝分离、蝶鞍吸收和扩大、颅骨普遍性吸收萎缩、蛛网膜粒压迹增大等常提示有颅内压增高。

2. 脑电图　疑似脑炎、癫痫发作后昏迷状态的患者，可行脑电图检查。此外还有助于昏迷与闭锁综合征、癔病、紧张症的鉴别及脑死亡的判定。

3. 腰椎穿刺　高热伴脑膜刺激征者或暂时原因不明的昏迷患者应做腰椎穿刺以明确诊断。颅内压增高行腰椎穿刺后脑疝的发生率为 1%～12%，如怀疑患者脑疝形成，应先行头颅 CT 检查，备好静脉注射甘露醇及抢救措施，以防发生脑疝。颅内压显著增高者，留取 2～3ml 脑脊液供生化、常规、涂片、培养用。对有出血倾向患者，穿刺可诱发脊髓硬膜外血肿。

4. 头颅 CT 检查　能迅速显示颅内结构，特别适用于颅脑外伤的急诊检查。在脑卒中的鉴别诊断中更有意义，虽然在脑梗死早期（24h 以内）可能难以完全显示梗死的部位，但对有无出血、出血的范围、中线结构有无移位、是否破入脑室等信息的提供有高度的准确性。不足之处对幕下结构显示不佳，对早期脑梗死、脑炎及等密度硬膜下出血等易漏诊。

5. 磁共振成像（MRI）　对后颅凹病变、脑肿瘤及脱髓鞘病灶比 CT 具有更高的灵敏度和准确度，尤其对脑肿瘤的诊断要优于 CT。对急性脑出血不如 CT，检查时间较长，因躁动或呼吸困难常使头位改变而影响图像质量。

6. 数字减影脑血管造影（DSA）　适用于疑似蛛网膜下隙出血的患者，可发现有无颅内动脉瘤或动静脉畸形。DSA 为有创性检查，并有一定的风险性。

（王宽红）

第二节　失语症、失用症、失认症

大脑器质性病变引起高级神经活动障碍如失语症、失用症和失认症。这些症状单独或相伴出现，如 Broca 失语可伴面 - 口失用。

一、失语症

(一) 失语症的理解

1. 语言交流的基本形式　听、说（口语理解及表达）、读、写（文字理解及表达）。口语表达包括自发谈话、复述和命名。

2. 失语症的概念　意识清晰，受损或丧失了后天获得性的对各种语言符号（口语、文字、手语等）的表达及认识能力，即脑损害导致语言交流能力障碍。

患者无精神障碍或严重智能障碍，视觉及听觉正常。无发音器官肌肉瘫痪，共济运动正常，不能听懂别人或自己的讲话，不能说出要表达的意思，不理解亦写不出病前会读、会写的字句等。

3. 构音障碍

(1) 构音障碍：因发音器官神经肌肉病变引起发音器官肌无力及运动不协调导致发声困难、发音不清、声音、音调及语速异常等。但能正常理解言语，保留文字理解（阅读）和表达（书写）能力，通过文字能进行交流。

构音障碍是纯言语障碍，不属于失语症，患者具有语言形成及接受的能力，仅在言语形成阶段不能形成清晰的言语。

(2) 常见疾病：如肌营养不良症、重症肌无力等；延髓性麻痹和面、舌瘫，小脑病变及帕金森病。

(二) 失语症的分类

参照 Benson 近代失语症分类法，依据失语症的临床特点及病灶部位（图 1 - 1），结合我国的实际情况，制定国内常用的失语症分类。

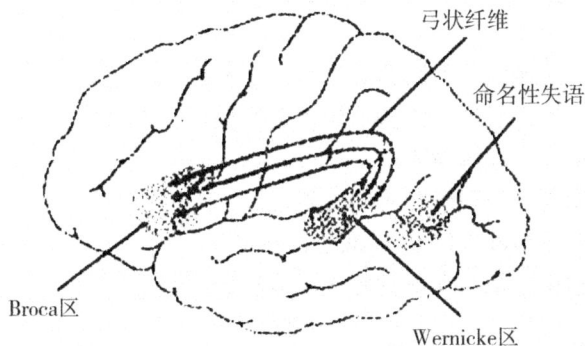

图 1 -1　语言功能区示意图

1. 外侧裂周围失语综合征　病灶在外侧裂周围区，共同特点是均有复述障碍

(1) Broca 失语（BA）。

(2) Wernicke 失语（WA）。

(3) 传导性失语（CA）。

2. 经皮质性失语　又称分水岭区失语综合征：病灶在分水岭区，共同特点是复述相对保留

（1）经皮质运动性失语（TCMA）。

（2）经皮质感觉性失语（TCSA）。

（3）经皮质混合性失语（MTA）。

3. 完全性失语（GA）

4. 命名性失语（AA）

5. 皮层下失语综合征

（1）丘脑性失语（TA）。

（2）底节性失语（BGA）。

（三）失语症的临床特点

大脑病变引起的失语症有6个方面的障碍：听理解、自发谈话、阅读、书写、复述、命名。因病因及病变部位不同，失语症类型多以一种语言障碍为主，伴有不同程度的其他语言功能障碍，或表现为全部语言功能受损，可伴有失用、失认或肢瘫等。

1. Broca 失语（运动性失语）　临床特征：口语表达障碍非常严重。

（1）相对较好的理解口语。

（2）特征性的电报式语言：语量少，仅限于实质词且缺乏语法结构。

（3）非流利型口语：即讲话费力，发音、语调障碍，找词困难。

（4）复述、命名、阅读及书写的不同程度障碍。

（5）较难理解有语法词及秩序词的句子：如分不清"猫比狗大和狗比猫大"。

（6）病位：优势半球 Broca 区（额下回后部），还可累及相应皮层下白质及脑室周围白质甚至顶叶及岛叶。

2. Wernicke 失语（感觉性失语）　临床特征：口语理解障碍十分明显。

（1）口语理解障碍：不能理解别人和自己讲的话，或仅理解个别词。

（2）答非所问。

（3）错语：患者不断地说，但因错语较多，不易被人理解。

（4）流利型口语：发音清晰，语法结构缺乏实质词，语量多，讲话不费力，正常语调。

（5）命名、朗读及文字理解障碍。

（6）复述及听写障碍：与理解障碍同时出现。

（7）病位：优势半球 Wernicke 区（颞上回后部）。

3. 传导性失语　临床特征：明显的复述不成比例受损。

（1）听理解正常。

（2）伴不同程度的书写障碍。

（3）自发讲出正常的句子：患者口语清晰，语法结构、语义完整。

（4）错语复述：多为语音错语（如将"铅笔"说成"先北"）。

（5）病位：优势半球缘上回皮质或深部白质内的弓状纤维。

4. 经皮质性失语　临床特征：复述较其他语言功能好。根据病变部位和临床表现分为经皮质运动性失语、经皮质感觉性失语、经皮质混合性失语，如表1-4所示。

表 1-4　经皮质运动性失语（TCMA）、经皮质感觉性失语（TCSA）

	TCMA	TCSA	MTA
口语表达	成为非流利型，语言启动及扩展明显障碍	流利型，有错误及模仿型言	非流利型，可有模仿型言语
口语理解	相对好	严重障碍	严重障碍
复述	好	好	相对好
命名	不正常（表达性命名障碍）	严重障碍（有完成现象）	严重障碍
阅读	不正常	严重障碍	严重障碍
书写	不正常	不正常	严重障碍
病变部位	优势侧 Broca 区的前、上部	优势侧颞、顶叶分水岭区	优势侧分水岭区大病灶

5. 命名性失语　临床特征：不能命名的失语。

（1）选择性命名障碍：口语找词困难、缺实质词，多以描述物品功能代替说不出的词，表现出赘语和空话较多，在所给的供选择名称中能选出正确的名词。

（2）理解及复述正常或近于正常：与 Wernicke 失语不同。

（3）病位：多在优势半球颞中回后部的颞枕交界区。

6. 完全性失语（混合性失语）　临床特征：所有语言功能均有明显障碍。

（1）刻板性语言：口语表达障碍明显，只能发出"吗"、"吧"、"哒"等声音。

（2）理解、复述、命名、阅读和书写均严重障碍：预后差。

（3）通过学会非语言形式交流：如结合语境、表情、手势、姿势、语调变化等进行。

（4）病位：较大范围的优势侧大脑半球病变，如大脑中动脉分布区的大片病灶。

7. 皮质下失语（尚存争议）　皮质下结构参与语言的过程，其病变影响了皮质语言中枢的血供及代谢从而产生失语。

CT 和 MRI 证实，局限于优势侧皮质下结构（如丘脑及基底节）病变引起的失语，但较皮质病变少见，症状不典型。

（1）基底节性失语：自发性言语受限，且音量小，语调低。

（2）丘脑性失语：音量小、语调低、表情淡漠、不主动讲话，且有找词困难，可伴错语。

二、失用症

（一）失用症的理解

1. 概念　指脑部疾患时，患者无意识及智能障碍，无运动麻痹、共济失调、肌张力障碍和感觉障碍，但在企图做出有目的或细巧的动作时不能准确执行其所了解的随意性动作。

患者不能正确地使用肢体功能完成已经形成习惯的动作，如不能按要求做洗脸、伸舌、吞咽、划火柴等简单动作，但在不经意的情况下却能自发地完成此类动作。

2. 左侧缘上回　是运用功能的皮质代表区，该处发出的纤维至同侧中央前回，再经胼胝体到达右侧中央前回。因此左侧顶叶缘上回病变产生双侧失用症，从左侧缘上回至同侧中央前回间的病变引起右侧肢体失用，胼胝体前部或右侧皮质下白质受损时引起左侧肢体失用。

在运动的意念指导下，一个复杂的随意运动，通过上、下运动神经元和锥体外系及小脑系统的整合而完成。

（二）临床类型及表现

1. 观念运动性失用症

（1）日常生活不受影响：最常见的失用症，可自动地、反射地做有关运动。

（2）复杂的随意动作或模仿动作：不能按照指令完成。患者知道和说出如何做，但不能按指令做伸舌、刷牙等动作；进食时，可无意地自动伸舌舔留在唇边的米粒。

（3）病位：多在左侧缘上回，或运动区及运动前区病变，可能与动作观念的形成区（缘上回）和执行动作的中枢间的纤维通路中断相关。

2. 观念性失用症

（1）弄错动作的前后程序：失去做复杂精巧动作的正确观念，只能做复杂动作中的单一行为或一些分解动作，日常活动显得不正常。

（2）无模仿动作障碍：与其他失用症可同时发生。

（3）综合感觉缺失。

（4）病因：多为脑部弥漫性病变，如中毒、动脉硬化性脑病、帕金森综合征或神经症。

（5）病位：左侧顶叶后部、缘上回及胼胝体病损，或双侧病变所致。

3. 结构性失用症

（1）空间关系的结构性运用障碍：患者能认识和理解建筑、排列和绘画的各个构成部分及位置关系，但构成整体的空间分析和综合能力出现障碍。

（2）与视觉性失认症可能有关。

（3）病位：非优势半球枕叶与角回间联合纤维中断所致。

4. 肢体运动性失用症

（1）表现：多限于上肢远端，简单动作笨拙；失去执行精巧、熟练动作的能力，患者被动执行口令，模仿及主动自发动作障碍，如不能书写、扣衣和弹琴等。

（2）病位：双侧或对侧运动区（4区及6区）及该区发出的神经纤维或胼胝体前部病变所致。

5. 面－口失用症

（1）表现：不能按指令或模仿检查者完成面部动作，如眨眼、舔唇、伸舌、吹灭火柴等；但不经意时能自发地完成上述动作，运用实物的功能较好。

（2）病位：局限于左运动皮层的面部区域，则失用仅限于面部肌肉，可伴言语失用或Broca失语；位于左缘上回底面或左联合运动皮层区，可伴有肢体失用。

6. 穿衣失用症

（1）表现：不能正确的穿脱衣裤，可合并结构性失用、偏侧忽视或失语等。

（2）病位：多由右侧顶叶病变产生，与视觉性空间定向障碍有关。

三、失认症

（一）失认症的概念

指脑损害时，患者在无视觉、触觉、听觉、智能及意识障碍等情况下，不能通过感觉辨认熟悉的物体，但能通过其他感觉通道认识该物。如看到手表，虽不知为何物，经过触摸表的外形或听到表走动的声音，而知其为手表。

（二）临床类型及表现

1. 视觉失认

（1）表现：初级视觉无丧失，但对视觉对象本身与其概念间的联系中断，不能正确认识、描述和命名眼前看到的熟悉物品；包括物品失认、面孔失认、颜色失认、纯失读、同时性失认。

（2）病位：后枕叶、纹状体周围区和角回病变。

2. 听觉失认

（1）表现：听力正常，不能辨别原来熟悉的声音。

（2）病位：双侧听觉联络皮质（如精神聋）、双侧颞上回中部皮质、左侧颞叶皮质下白质（如纯词聋）。

3. 触觉性失认

（1）表现：患者触觉、本体感觉和温度觉正常，但不能单纯通过用手触摸来认识手中感觉到的熟悉的物体。

（2）病位：双侧顶叶角回、缘上回。

4. 体象障碍

（1）表现：视觉、痛温觉和本体性感觉完好，但不能认识躯体各个部位的存在、空间位置及各组成部分之间的关系。表现为自体部位失认、偏侧肢体忽视、病觉缺失、幻肢症及半侧肢体失存症等。

（2）病位：非优势半球（右侧）顶叶病变。

5. Gerstmann 综合征

（1）表现：双侧手指失认、肢体左右失定向、失写和失算。

（2）病位：优势半球顶叶角回病变。

（王宽红）

第三节　头痛

头痛是神经系统临床常见的最常见症状之一，引起头痛的病因较多。

一、病史

（一）头痛部位

全头痛提示高血压、脑肿瘤、颅内感染及肌紧张性头痛；一侧头痛提示偏头痛、耳源性头痛、牙源性头痛、颞动脉炎等；前头痛多提示鼻窦炎、痛性眼肌麻痹。

（二）头痛性质及程度

波动性头痛常见于偏头痛；剧烈头痛见于蛛网膜下腔出血、偏头痛及急性颅高压；中度头痛见于慢性炎症、肿瘤；轻度头痛多为紧张性头痛。

（三）病程

头痛时间越长，症状波动，功能性头痛可能性大；头痛时间短，症状持续并有加重趋势，器质病可能性大。

（四）起病速度

急性起病多为偏头痛，脑出血、蛛网膜下腔出血；慢性起病为肿瘤、慢性炎症。

（五）伴随症状

头痛伴恶心、呕吐可为偏头痛、脑出血、蛛网膜下腔出血；伴头晕多为颅后窝病变；伴动眼神经麻痹多为动脉瘤。

（六）诱发、加重和缓解因素

咳嗽后加重多为高颅压；坐起头痛加重多为低颅压；紧张、睡眠不足可诱发紧张性头痛；压迫颞动脉可缓解偏头痛。

二、症状体征

头痛无神经系统体征多是功能性头痛；伴脑膜刺激征见脑膜炎、蛛网膜下腔出血；眼球突出、眼外肌麻痹、球结膜充血见于痛性眼肌麻痹；伴 Brun 征多为第四脑室活瓣性病变；一侧头痛伴对侧肢体运动障碍脑出血可能性大；慢性头痛伴癫痫发作提示脑囊虫病、脑肿瘤等。

（王宽红）

第四节　眩晕

眩晕这种症状是机体对空间关系的感觉障碍或平衡感觉障碍。临床上可将其分为 2 种：①前庭系统性眩晕（亦称真性眩晕），是由前庭神经系统病变（包括前庭末梢器、前庭神经及其中枢）所引起，表现为有运动幻觉的眩晕，例如有旋转、摇晃、移动感。②非前庭性眩晕（亦称一般性眩晕），常由心血管疾病或全身性疾病所引起，表现为头昏、头胀、头重脚轻、眼花等，无外环境或自身旋转的运动觉。

前庭系统性眩晕中，通常又将内耳前庭至前庭神经脑外段之间病变所引起的眩晕，称周围性眩晕。前庭神经脑内段、前庭神经核及其联系纤维、小脑、大脑等的病变所引起的眩晕，称为中枢性眩晕。

周围性眩晕表现特征为眩晕呈旋转性或向上、下、左、右晃动的感觉，典型的真性眩晕为感到周围景物向一定方向旋转，即他动性旋转性眩晕，眩晕一般持续数分钟或数日，很少超过数周。眩晕程度多较重，以致不能超身或睁眼。眼球震颤明显，呈水平性或旋转性，有快、慢相，常伴有耳鸣、听力减退和迷走神经激惹的症状，如恶心、呕吐、脸色苍白、出冷汗、血压下降，躯体多向眼震慢相侧倾倒。前庭功能检查呈无反应或反应减弱。前庭周围性眩晕常见疾病有：内耳眩晕症，良性发作性位置性眩晕，中耳炎所致的迷路炎，前庭神经元炎等。

中枢性眩晕临床表现特征为眩晕呈旋转性或摇摆感、倾斜感、地动感，眩晕持续时间较长，可在数月以上。眩晕程度较轻，眼震呈水平、旋转、垂直或混合性，可无快慢相，眼震可持续数月至数年。眩晕程度与眼震不一致，可伴轻度耳鸣及听力减退，迷走神经激惹症状亦较轻，躯体发生倾倒方向不定。前庭功能检查多呈正常反应，前庭功能各项检查之间表现为反应分离。中枢性眩晕常见于脑干炎症、脑血管病、多发性硬化及颅内肿瘤等。

一、内耳眩晕症

内耳眩晕症又称梅尼尔综合征，为内耳迷路的内淋巴水肿所引起。其发病原因可能为血循环障碍、自主神经功能紊乱、代谢障碍、变态反应、病毒感染等。大多数患者初次发病都在50岁以前，以发生于青壮年为多，男性多于女性。发病率约占眩晕患者的9.7%～30%。本病临床特征为发作性眩晕，波动性、渐进性、感音性听力减退、耳鸣，耳聋，发作时常伴头痛、恶心、呕吐、腹泻、面色苍白、脉搏慢而弱及血压降低等。眩晕发作时患者往往卧床，不敢睁眼、翻身和转头，每次眩晕发作历时1～2d，即逐渐减轻而自行缓解。发作间歇长短不一，间歇期内一般无症状。

内耳眩晕症的原因至今未明确。治疗方法分为内科治疗与手术治疗2大类。

（一）内科治疗

1. 一般治疗　卧床休息，饮食以半流质为宜，酌情给予静脉输液以维持营养，尽可能避开外界环境的各种刺激。

2. 镇静剂及安定剂　应用目的在于清除患者焦虑不安情绪，抑制前庭敏感度，以减轻眩晕，另外尚有止吐作用。常用药物有巴比妥0.03g，每日3次；地西泮2.5mg，每日3次；异丙嗪25mg，氯丙嗪12.5～25mg或奋乃静2mg，每日2～3次。

3. 影响内淋巴电解质平衡

（1）限制水和盐分摄入：部分患者可以有效地控制发作或减轻发作强度，24h液体摄入不超过1500ml，禁止吃含盐较多的食物，有人建议每日盐限制在0.8～1.0g。

（2）利尿剂：是利尿脱水的一种有效方法。研究表明：耳蜗血管及蜗旋韧带和内淋巴管的细胞与肾小管的细胞结构相似，利尿剂可同时影响耳蜗与肾脏的离子交换。常用双氢氯噻嗪25mg，每日3次，螺内酯20mg，每日3次，或呋塞米20mg，每日1～2次。乙酰唑胺为碳酸酐酶抑制剂，致使钠钾及重碳酸盐类易于排出，故有减低内淋巴渗透压及利尿作用。于治疗前3d控制患者饮水及氯化钠摄入量，首剂为空腹一次服500mg，以后每次250mg，每日3～4次，10d为一疗程。服药后第8天，可渐增加食物内的氯化钠含量。除口服法外，亦可用乙酰唑胺500mg溶于10%葡萄糖液250ml中做静脉滴注，每6h1次，根据病情可连续应用3～4次，然后改用口服法。Jackson等认为对内耳有毒性作用的利尿药如呋塞米、依他尼酸等不宜应用，眩晕急性发作期间可用肾上腺皮质激素地塞米松10mg静脉滴注，每日1次，可迅速缓解症状。

4. 影响耳蜗血管壁的渗透性　根据变感神经兴奋性过高导致耳蜗血管纹毛细血管收缩缺氧，继而渗透性增高的学说，可采用血管扩张药，以改善耳蜗血循环，降低毛细血管渗透性。常用地巴唑、罂粟碱、烟酸、倍他司汀、山莨菪碱以及中药毛冬青、葛根等。

5. 钙离子通道拮抗剂　它具有选择性阻断病变细胞膜的钙离子通道,且有改善内耳循环的作用。常用:盐酸氟桂利嗪5mg,每晚1次,口服或尼莫地平等静脉滴注。

6. 影响终末感觉器官和中枢神经系统活动性

(1)抗胆碱能药物:作用于自主神经系统,对控制前庭症状效果较明显。东莨菪碱0.3mg,溴化丙胺太林(普鲁本辛)15mg,阿托品0.5mg,口服,每日3次;山莨菪碱5~10mg,肌注,每日1次。其中以东莨菪碱抗眩晕作用最强,不良反应小,可列为首选药。

(2)抗组胺药物:控制前庭症状最好。其抗眩晕机制可能系通过对中枢和周围神经系统乙酰胆碱的拮抗作用。常用药物有:苯海拉明每次25~50mg,异丙嗪每次12.5mg,茶苯海明片,本品含氨茶碱苯海拉明50mg/片,每次1~2片,每日3次,小儿酌减。盐酸氯苯丁嗪(安其敏)每次25~50mg,每日2~3次,作用时间长而持久,具有镇吐作用。除以上常用药物外,曾有人试用桂利嗪和地芬尼多,桂利嗪对前庭功能有显著抑制作用,对外周性病因引起的眩晕效果好,每次15~30mg,每日3次,尚具有镇静作用;地芬尼多抑制前庭神经核的兴奋性,每次25~50mg,每日3次。硫乙拉嗪止吐作用强,口服成人每次10mg,服用3~4d后可完全控制恶心、头晕等症状。

(3)麻醉类药物:利多卡因对控制自主神经症状、眩晕耳鸣效果明显。急性期应用可明显缓解症状,用法为1mg/kg配成0.5%~1%溶液,缓慢静推(注入5~6mg/min),或40~80mg溶于5%葡萄糖液500ml中静脉滴注。

7. 中医治疗　祖国医学论述眩晕病因以肝风、痰湿、虚损三者为主,治疗方面概括于下:

(1)由于脏腑失和,痰火上扰,治宜和胆清火,除痰止眩,方剂为温胆汤加减。

(2)由于脾失健运,水浊中阻,治宜运脾引水,化湿除病,方剂为半夏天麻白术汤加减。

(3)肝炎盛以泻肝胆,清热为治,如龙胆泻肝汤。

(4)肾阴不足应滋肾壮水,用六味地黄丸。

8. 间歇期治疗　应注意休息,避免过度疲劳和情绪激动,低盐饮食,对发作频繁者,应继续应用上述药物治疗,以巩固疗效、减少发作次数。

(二)手术治疗

对反复发作的眩晕,或无间歇期已长期不能工作者,或听力丧失至少在30dB以上,语言辨别率<50%,用药物等保守治疗半年以上无效者,应采用手术治疗。治疗原则为破坏迷路的前庭部分,尽可能保留听力。Fish把内耳眩晕症的手术治疗归纳为3种:

(1)保守性:内淋巴囊分流、减压与切开。

(2)半破坏性:前庭神经和前庭神经节切断术。该法可防止眩晕进一步发作而不影响其尚存的听力,用于两侧病变或一侧病变而希望保留其听力者。

(3)破坏性:迷路切除术和耳蜗前庭神经切除术,该法能持久地缓解眩晕症状,但因可导致手术侧耳聋,仅适用于单侧病变,且听力已严重而持久地受损者,双侧病变则不宜采用。

二、良性发作性位置性眩晕

在一个特定头位或头位变换时产生的眩晕称之为位置性眩晕,可分为2类,一类由中枢神经系统疾患引起，另一类由前庭外周性病变引起，称为良性发作性位置性眩晕。

良性发作性位置性眩晕常发生于 50～60 岁，女性多于男性。在眩晕患者中占 18%，在睁眼作体位试验所见到的位置性眼球震颤中，有 80% 是本病。眩晕具有周围性、位置性的特点，让患者采取能诱发出眩晕的体位，一般在 3～6s 后即出现眼球震颤，为旋转性或水平旋转性和易疲劳性。有些患者体位试验或在某种头位时可出现短暂的眩晕。本病呈良性、自限性病程，一般为散周或数月，但可复发。治疗原则：

（1）一般药物治疗：如扩张血管剂盐镇静药物，如地西泮、茶苯海拉明等。

（2）眩晕体操：定时做转头或卧于致晕侧，反复、逐渐进行，可以减轻症状。

（3）手术治疗：如眩晕发作较重，影响工作和生活，可以考虑做患侧半规管前神经切断术。

三、前庭神经元炎

该病为前庭神经元病毒感染所致，发病部位在前庭神经节或其上方前庭径路的向心部分，多发于青壮年，发病年龄一般较内耳眩晕症患者为早。43% 患者在发生眩晕之前有上呼吸道感染史，有时两者可同时发生。临床症状表现为眩晕、恶心、呕吐，患者不敢睁眼，闭目卧床，动则症状加重。检查可见持续性眼球震颤，前庭功能变温试验不正常，以病侧前庭功能减低明显。治疗要针对眩晕及感染因素。眩晕的治疗可用镇静剂。若有病毒或细菌感染，可用抗病毒及抗生素治疗，可给予血管扩张剂及激素治疗，预后良好，症状多在 3～4 周内缓解。

四、药物中毒性眩晕

由全身或耳局部应用耳毒性药物引起的眩晕，与药物直接损害前庭束稍感觉细胞有关，耳蜗也可同时受累。常见药物有：降低心输出量药物，降血压药尤其是交感神经节阻滞剂，造成视物或听声失真而引起幻觉的药物，镇静剂中有吩噻嗪、三环类和苯二氮䓬类，催眠类药物以及含乙醇饮料等，均可影响前庭神经系统及运动协调功能。

然而，多数引起眩晕的药物，其诱发眩晕的机制均系其对迷路的毒性作用。常见的有氨基糖苷类抗生素（链霉素、庆大霉素和卡那霉素、新霉素）、利尿剂、水杨酸类和奎宁等。

（王宽红）

第五节 晕厥

晕厥是一组由于一过性大脑半球及脑干血液供应减少，导致的伴有姿势张力消失的短暂发作性意识丧失综合征，是临床较常见的症状之一。

一、病因及分类

临床上根据晕厥的病因及发病机制不同分为 4 类（表 1-5）。

表1-5　晕厥的病因及分类

分类	常见引起晕厥的病因及疾病	
反射性晕厥	1. 血管迷走性晕厥（单纯性晕厥）	5. 排尿性晕厥
	2. 直立性低血压性晕厥	6. 吞咽性晕厥
	3. 特发性直立性低血压性晕厥（Shy－Dra-ger综合征）	7. 咳嗽性晕厥
	4. 颈动脉窦性晕厥	8. 舌咽神经痛性晕厥
心源性晕厥	1. 心律失常	5. 先天性心脏病
	2. 心瓣膜病	6. 左房黏液瘤及巨大血栓形成
	3. 心绞痛与心肌梗死	7. 心包填塞
	4. 原发性心肌病	8. 肺动脉高压
脑源性晕厥	1. 各种严重脑血管闭塞性疾病	4. 高血压性脑病
	2. 主动脉弓综合征	5. 基底动脉性偏头痛
	3. 短暂性脑缺血发作	6. 脑干病变
其他晕厥	1. 哭泣性晕厥	3. 低血糖性晕厥
	2. 过度换气综合征	4. 严重贫血性晕厥

二、临床特点

（一）典型晕厥的临床特点

晕厥发作的临床表现及程度不尽相同，这主要取决于发病机制及发作时的背景情况，晕厥一般具有突然发病、持续短暂、自发且不需任何特殊治疗即可完全恢复的特点。典型晕厥可分为3期。

1. 发作前期　可出现短暂而明显的自主神经症状和脑功能低下症状，如头晕、眩晕、面色苍白、出汗、恶心、神志恍惚、视物模糊、耳鸣、全身无力、打哈欠、上腹部不适等。此先兆持续数秒至数十秒。此时如患者取头低位躺卧姿势可防止发作。

2. 发作期　患者感觉眼前发黑、站立不稳，出现短暂的意识丧失而倒地。意识丧失约数秒至数十秒，超过15~20s可发生阵挛动作，而后迅速恢复。发作时可伴有血压下降、脉缓而细弱、瞳孔散大、肌张力减低等，可有流涎、尿失禁等，但神经系统检查无阳性体征。此期一般持续1~2min。

3. 恢复期　患者意识转清，可仍有面色苍白、恶心、出汗、周身无力等，甚至头痛、呕吐及括约肌失禁等。此期持续时间取决于晕厥发作的程度，轻者仅延续数秒钟，重者可长达数十分钟。晕厥发作后不遗留任何后遗症。

（二）常见晕厥的临床表现

1. 血管迷走性晕厥　是各类晕厥中最常见的类型，较多见于年轻体弱的女性。常有明显的诱因，如情绪紧张、恐惧、疼痛、注射、看到流血、闷热、疲劳、站立过久等。可有长短不一的前驱症状，继之出现意识丧失、跌倒，血压迅速下降，脉弱缓，患者很快恢复意识，如在10~30min内试图让患者坐起或站立，可导致晕厥再次发生。

2. 心源性晕厥　此类晕厥是由于心脏停搏、严重心律失常、心肌缺血、心脏排出受阻等原因引起血流动力学紊乱，导致一过性脑血供减少。患者多无前驱症状，发生特别迅速，与直立体位无关，有相应的心脏疾病症状和体征。

（三）晕厥与痫性发作的鉴别

晕厥与痫性发作的临床表现存在一定的相似之处，有时容易混淆，但两者有着完全不同的病因及发病机制，相应的治疗差别很大，因此对它们的鉴别尤为重要。晕厥与痫性发作的鉴别要点见表 1-6。

表 1-6　晕厥与痫性发作临床特点比较

临床特征	晕厥	痫性发作
先兆症状	较长，可数十秒	短，数秒
发作与体位关系	多站立时发作	无关
发作时间	白天较多	白天黑夜均可，睡眠时较多
发作时皮肤颜色	苍白	青紫或正常
抽搐	少见	常见
尿失禁	少见	常见
舌咬伤	几乎无	常见
发作后意识模糊	少见	常见，可历时较长
发作后头痛	无	常见
神经系统定位体征	无	可有
心血管异常	常有	无
发作间期脑电图异常	罕见	常有

（王宽红）

第六节　耳鸣

一、概述

耳鸣是神经科和耳科临床上常见的症状之一，是指外界并无任何音响刺激而患者却有持续音响感觉而言。造成耳鸣的病因很多，发病机制尚不清楚，耳鸣多属主观症状，客观检查较为困难。耳鸣与幻听不同，幻听虽在早期也有以耳鸣为首发症状的，但经历一定时间后就可以有具体的声响出现，如谈话声、流水声、钟表声等等。在听觉传导通路上任何部位的刺激性病变均可出现耳鸣。耳鸣可分为低音性和高音性两类。低音性耳鸣表现为嗡嗡之声，与神经系统疾患关系不大，多为外耳道、中耳部病变所致；而高音性耳鸣表现为吹口哨音或蝉鸣，多见于神经系统疾病的早期。神经系统疾病中以小脑脑桥角病变最为常见，如肿瘤（特别是听神经瘤）、蛛网膜炎等。当颅内压增高时，尤其是颅后窝病变，常有耳鸣，多为双侧性，严重程度与颅内压增高的症状平行，当颅内压缓解时，耳鸣也可消失。在面神经麻痹的恢复期，由于镫骨肌发生异常收缩，也可出现耳鸣，为低音调。此外，神经症和精神病也常有耳鸣症状。耳部疾患，特别是内耳眩晕症，盯聍栓塞、中耳炎、鼓膜凹陷等常可伴耳鸣症状，同时常伴耳聋。奎宁、水杨酸和链霉素等药物中毒时所致的耳鸣多为双侧性，高音调，常伴耳聋，且进行性加重。颈部疾病，如颈动脉瘤、颈动脉受压或狭窄、颈静脉球体瘤、颈椎病等所致的耳鸣称为颈性耳鸣，常位于同侧，多为低音调，可与心脏搏动一致，又称搏动性耳鸣，有时在颈部可听到血管性杂音，这种杂音可由于压迫颈动脉而暂时消失。椎基底动脉供血不足，特别是影响到内听动脉时常可引起耳鸣，常伴有眩晕、耳聋等。此外，噪音也是耳鸣的常见诱因。

二、治疗

（一）手术治疗

对颅后窝占位性病变，特别是小脑脑桥角肿瘤所致的耳鸣，进行手术治疗，切除肿瘤。对颈部的动脉瘤或静脉瘤所致的搏动性耳鸣，也应手术治疗，对用药物治疗无效的严重的内耳眩晕症所致的顽固性耳鸣、眩晕也可采用内淋巴囊减压术或前庭神经切断术等予以治疗。

（二）药物治疗

1. 氢化麦角碱　又称海特琴。日本报道用氢化麦角碱治疗各种原因所致的内耳性耳鸣获得良好效果。氢化麦角碱能改善或增加内耳血流而使症状改善，每次给予氢化麦角碱 2mg，每日 3 次，饭后服用，连用 2~8 周，无明显不良反应。

2. 利多卡因　能改善内耳的微循环而使症状缓解或消失。1~3mg/kg 稀释于 25% 葡萄糖 20~40ml，以每分钟 ≤20mg 的速度静脉注射。注完后卧床，每日 1 次，5d 为一疗程，2 个疗程之间隔 2d。Schmidt 报道用利多卡因 4mg/kg 静脉点滴，每日 1 次，连用 5d，共治疗 108 例耳鸣患者，其中持续耳鸣超过 3 个月的慢性耳鸣 78 例，急性耳鸣 30 例，结果 84 例耳鸣减轻，痛苦感严重的耳鸣患者从 60 例减少到 32 例。

3. 乙酰胆碱　除具有扩张末梢血管外，尚有抑制内耳毛细胞的作用，从橄榄核发出的橄榄耳蜗束的大部分末梢终止于毛细胞，毛细胞能分辨最微细的声波频率差异，因此它对耳鸣很敏感。乙酰胆碱能抑制由橄榄核传出的异常冲动，故用于治疗耳鸣。剂量为 1~2ml，皮下注射，每日 1 次。

4. 卡马西平　该药对中枢神经和周围神经均有阻滞作用，可用来降低中枢神经系统兴奋性因而能治疗耳鸣。余增福报道用卡马西平治疗耳鸣 50 例（其中链霉素中毒 4 例、庆大霉素中毒 6 例）。剂量为每次 100mg，每日 2 次。用于 60 岁以下的患者；或者每次 100mg，每日 1 次，用于 60 岁以上的患者。若耳鸣较重，可于当晚睡前加服 50mg，1 个月为一疗程。总有效率为 80%。在治疗过程中可出现轻微的头晕、恶心、呕吐、上腹部不适、手麻、白细胞减少、嗜睡等不良反应。1~2d 可消失，若 3~5d 后仍不消失，即应减量或停药。

5. 弥可保　该药为维生素 B_{12} 的一种新制剂，含有甲基 B_{12}，日本左藤报道用弥可保治疗 25 例耳鸣患者，发现与精神安定剂并用疗效较好。

6. 胞二磷胆碱（CDP - 胆碱）　所谓神经性耳聋包括老年性耳聋、暴发性耳聋、听神经损伤、头部外伤后耳聋、药物中毒以及内耳眩晕症等所致的耳聋。神经性耳聋常伴有耳鸣、眩晕等症状。Makishima 等报道用 CDP - 胆碱治疗 41 例神经性耳聋患者，剂量为 CDP - 胆碱 300mg 加入 25% 葡萄糖 20ml，静脉注射，每日 1 次，连用 12d 为一疗程。总有效率达

67.6%，好转率耳聋占27%，耳鸣占71.7%，眩晕占100%。可见CDP－胆碱对耳鸣和眩晕的效果更好些。

7. 其他药物　据文献报道用来治疗耳鸣的药物还有血管扩张剂，如尼莫地平每次30mg，每日3次；盐酸培他啶每次4~8mg，每日3次；桂利嗪每次25mg，每日3次；镇静剂，如丙氯拉嗪每次5~10mg，每日3次；地西泮每次2.5~5mg，每日3次；止吐剂可用甲氧氯普胺每次10mg，每日3次；也可用三环抗抑郁剂，如阿米替林每次25mg，每日3次或盐酸米帕明每次25mg，每日3次。

（王宽红）

第七节　瘫痪

瘫痪是神经系统障碍的主要症状，是神经科临床最常见的器质性疾病的早期症状。它表现为随意动的障碍，是由上、下运动神经元损害引起的。表现为肢体力弱的瘫痪称为轻瘫或不完全性瘫痪，随意运动完全丧失称为完全性瘫痪。

瘫痪的程度按肌力来分类，临床上常用的是五度六级分类法。其判定方法是：让患者尽力去活动其肢体，观察患者各关节伸屈等动作时肌肉收缩情况及关节的活动和克服阻力的情况。

各种刺激所造成的反射性活动，不能作为判断肌力的标准。各度肌力的表现为如下。

0度——完全性瘫痪，无任何动作。

Ⅰ度——可见或仅在触摸中感到肌肉轻微的收缩，但不能牵动关节产生肢体运动。

Ⅱ度——肢体仅能在床上移动，不能抬离床面，即只能克服摩擦力，不能克服地心引力。

Ⅲ度——肢体能够抬离床面做主动运动，但不能克服阻力，即只能克服重力。

Ⅳ度——肢体能够克服一定的阻力进行活动，但较正常时差。

Ⅴ度——正常肌力，可因人而异，体力劳动者肌力较强，妇女、老人。

肌力相应较差，所以判定有无肌力减退应与平时情况对照，应与健侧肢体对照。

上、下运动神经元病变均可引起其支配区的肌肉瘫痪，但临床特点却截然不同，二者的鉴别在临床上具有重要的意义，应特别提及的是，在上运动神经元损害时，如为急性病变，常有"神经休克"现象存在。此时表现为类似下运动神经元瘫痪的症状，如肌张力减退、腱反射减弱或消失，病理征不能引出。这些表现一般经2~4周逐渐形成上动神经元瘫痪的特点。此现象临床很常见，所以在表现为瘫痪症状的急性患者，应结合运动系统的受累部位及其他系统症状综合判断，才能做出比较准确的定位。比如遇到急性两下肢瘫痪的患者，尽管肌张力低、腱反射消失及无病理反射，也应首先想到脊髓的横贯性损害累及双侧锥体束所致，因为下运动神经元疾病同时累及双侧时的情况较少见，再加上查到了脊髓的感觉平面以膀胱症状为主的自主神经障碍，则定位可以明确。

瘫痪要与疼痛或骨关节病变而引起的肢体活动受限相区别，与锥体外系引起的肢体活动不灵相区别。紧张症的精神患者呈不食、不动的木僵状态，癔病患者的随意运动丧失等均不是真正的瘫痪，应予鉴别。

一、偏瘫

（一）临床表现

偏瘫是由大脑运动区皮质、皮质下白质及内囊损害引起的，包括同侧头面部瘫痪在内的一侧上、下肢瘫。它是临床上最常见的一种偏瘫，在头面部出现病灶对侧的中枢性面瘫和中枢性舌瘫，在躯干和肢体出现病灶对侧的上运动神经元性的上、下肢瘫。

常表现为肌张力增高，腱反射亢进，病理征阳性，常以肢体远端瘫痪更重。由于其邻近结构的损害，常伴有同部位的感觉障碍，如痛、温觉的减退或丧失，深感觉障碍及皮层觉的障碍；有侧视麻痹，表现为双眼偏向病灶侧；主侧半球病变时可伴有运动性或感觉性语言障碍。

临床上一些瘫痪很轻，一般检查方法不易确定时，可采用轻瘫试验来证实。上肢检查时，嘱患者双上肢平伸，掌心向下，短时间持续后可见偏瘫侧小指轻度外展，或者见偏瘫侧肢体轻度下落。下肢检查时，让患者仰卧于检查台上，双髋、膝关节屈曲，下肢悬空可见瘫痪侧肢体轻度下垂。对昏迷患者可观察其体位，偏瘫侧的足有外旋；作坠落试验时，可见偏瘫侧肢体呈自由落体运动，即同时放开抬起的两侧肢体，正常侧肢体下落有一个似放下的过程，而偏瘫侧则无阻力的落下。另外，痛刺激时也可根据肢体反应情况来判断偏瘫侧。

（二）症状鉴别

（1）交叉瘫由脑干病变引起，表现为一侧肢体的偏瘫，同时出现另一侧头面部运动障碍，所以称为交叉瘫，此症状另题讨论。

（2）脊髓半侧病变又称为脊髓半切征或布朗－塞卡（Brown－Sequard）综合征。由于脊髓一侧的各种传导束损害，临床表现为损害平面以下同侧的上运动神经元性瘫痪，同侧的深感觉障碍及对侧的痛、温觉缺失。颈髓的病变可出现病灶同侧的上下肢偏瘫；胸髓以下病变出现病灶同侧的下肢瘫。该症状与截瘫同为脊髓病变的症状，所以把它与截瘫一起讨论。

（三）定位诊断

1. 内囊　该处神经纤维集中，除锥体束的下行纤维外，还有感觉系统的上行纤维、视觉传导纤维通过，所以病变时出现典型的"三偏综合征"，即病灶对侧的偏瘫、对侧的偏身感觉障碍和两侧对侧偏盲。有意识障碍的患者偏盲和偏身感觉障碍不能被发现时，仅表现为偏瘫。内囊区比较小的病灶，如腔隙性脑梗死、多发性硬化也可仅累及运动纤维造成单纯的偏瘫，可不伴感觉和视野障碍。

2. 皮质及皮质下白质　在额叶后部中央前回的运动中枢占有从大脑内侧面旁中央小叶至大脑背外侧部外侧裂处的一个很长的区域，因此病变时常不能同时受损，临床上表现为头面部、上肢、下肢的瘫痪程度不一致，或表现为某一肢体为主的瘫痪，也称为单瘫。皮质及皮质下病变导致的瘫痪常伴有瘫痪区域的感觉障碍。

（四）定性诊断

1. 急性偏瘫

（1）脑出血：系指非外伤性脑实质内出血。内囊是最常见的出血部位，所以大多数患者都表现为偏瘫。该病发病年龄在50～70岁，多有高血压史，寒冷季节发病较多。起病常突然而无预感，多在体力活动或精神激动时发病，大多数在数分钟或数小时内发展至高峰。

急性期以颅内压增高而致的头痛、呕吐、头晕、意识障碍等全脑症状为主，常伴有血压明显增高，脑膜刺激征阳性，甚至有脑疝形成。局灶症状与出血部位相关。CT可见高密度出血影。

（2）脑血栓形成：是急性脑血管病中最常见的类型。常以偏瘫为主要表现。它是在颅内外血管壁病变的基础上形成血栓，阻塞血流而致。本病多见于50~60岁以上患有动脉粥样硬化者，多伴有高血脂、冠心病或糖尿病。常于睡眠中或安静休息时发病，多数病例在1~3d内达到高峰，患者通常意识清晰，头痛、呕吐不明显，由于梗死血管不同，症状各异。

脑血栓形成根据其病程和累及范围又分以下几类。①完全性中风：系指起病6h内病情即达高峰，病情一般较重，可有昏迷。②进展性中风：指局限性脑缺血逐渐进展，数天内呈阶梯式加重。③缓慢进展型中风：在起病2周以后症状仍逐渐进展，常与全身或局部因素所致的脑灌流减少侧支循环代偿欠佳及血栓向心性逐渐扩展等有关。④可逆性缺血性神经功能缺失型中风：患者症状体征持续超过24h，但在2~3周内完全恢复，不留后遗症。⑤大块梗死型中风：由于较大动脉或广泛性脑梗死引起，往往伴有明显的脑水肿，颅内压增高，可发生出血性梗死。患者意识丧失，病情严重，常难与脑出血鉴别。⑥腔隙性梗死：是由直径为100~400mm的深穿支血管闭塞而产生的微梗死，而致脑部形成小的囊腔，一般腔隙的直径多在10mm以下。多发性的腔隙则称为腔隙状态。因其损害部位较小，临床症状比较单一，一般较轻，甚至无临床症状。脑部CT对本病的确诊有帮助。

（3）脑栓塞：指栓子经血液循环进入脑血管而致动脉阻塞引起的脑功能障碍。栓子来源主要为心源性的，如风湿性心脏病、细菌性心内膜炎、心房颤动等，所以患者常伴心衰、心律不齐等心脏症状。另外动脉粥样硬化的斑块、脓栓、脂肪栓、气栓、癌性栓子等均可致病。

其临床表现同脑血栓形成，但突然起病是其主要特征，在数秒或数分内症状发展到高峰，另外可见原发病的相应症状。

2. 急性一过性偏瘫　常见于短暂性脑缺血发作（TIA），是指某一区域脑组织因血液供应不足导致其功能发生短暂的障碍，表现为突然发作的局灶性症状和体征，大多持续数分钟至数小时，在24h内完全恢复，可反复发作。如累及的是颈内动脉系统，常见的症状为单瘫或不完全性偏瘫，感觉障碍多为感觉异常或减退，也可表现为失语、偏盲。椎基底动脉系统症状常为眩晕，视力、视野症状常为双侧性，可出现复视、共济失调、平衡障碍、口吃、吞咽困难等，也可出现交叉性的运动和感觉障碍。

3. 亚急性伴有发热症状　颅内感染的各类脑炎、脑脓肿都可累及一侧半球，出现偏瘫体征，常为几天时间的急性起病，有感染史或发热，有头痛、呕吐、意识障碍等全脑症状，由于病灶常较弥散，各类症状都可出现，如癫痫发作、感觉障碍、失语、颅神经麻痹、共济失调、精神症状等。脑脊液常表现为压力不同程度的增高、蛋白细胞增高，如为细菌性感染还有糖和氯化物的降低。CT可协助诊断。

4. 逐渐加重的偏瘫　常见于颅内占位性病变，包括脑肿瘤、囊肿、肉芽肿、硬膜下或硬膜外血肿等占位性病，它们如累及了一侧半球的中央前回或其纤维，即可导致偏瘫，临床常有头痛、呕吐、头晕、视力障碍等颅内压高的症状，血肿常伴有外伤史，而炎性肉芽肿常有感染病史。头颅CT是确诊的依据。

二、交叉瘫

(一) 临床表现

交叉瘫是由一侧脑干病变引起，既累及本侧该平面的颅神经运动核，又累及尚未交叉至对侧的皮质脊髓束及皮质延髓束，出现交叉性瘫，表现为病变平面的同侧下运动神经元颅神经瘫痪及对侧身体的上运动神经元瘫痪。如脑桥病变时，它累及同侧的面神经核及纤维形成同侧周围性面瘫，又引起对侧舌瘫及上下肢的上运动神经元瘫痪。

(二) 症状鉴别

在延髓下段由于锥体交叉处的病变引起上下肢的交叉性瘫，均为上运动神经元瘫痪。它由于延髓下段一侧病变时损坏了交叉后支配上肢的纤维及未交叉的支配下肢的纤维，所以出现同侧上肢中枢性瘫和对侧下肢中枢性瘫。

(三) 定位诊断

根据脑干不同颅神经的损害可判断脑干病变的位置，颅神经核、脑干内纤维及相邻结构的损害可构成许多综合征。

1. 中脑

(1) 中脑腹侧部综合征 (Weber 综合征)：位于大脑脚底的内侧，表现为同侧动眼神经麻痹和对侧中枢性面瘫、舌瘫和上下肢瘫。

(2) 中脑背侧部综合征 (Claude 综合征)：病变位于红核，表现为同侧动眼神经麻痹和对侧的肢体共济失调。

(3) 中脑顶盖综合征 (Parinaud 综合征)：病变位于四叠体，早期症状主要为两眼不能协同向上仰视或伴两眼会聚麻痹。

2. 脑桥

(1) 脑桥外侧部综合征 (Millard – Gubler 综合征)：病变位于脑桥的腹外侧部，表现为同侧的外展神经麻痹和周围性面瘫、对侧的中枢性舌瘫和上下肢体瘫痪。

(2) 脑桥内部综合征 (Foville 综合征)：病变位于一侧脑桥近中线处，表现为同侧外展神经麻痹和对侧上下肢中枢性瘫。

(3) 脑桥背盖部综合征 (Raymonod – Cestan 综合征)：病变位于脑桥背盖部的背侧部。邻近第四脑室底部，表现为同侧外展神经麻痹、周围性面瘫；病变稍高时出现同侧小脑性共济失调，还表现为对侧肢体本体感觉障碍，也可因损害内侧纵束而产生双眼水平协同运动麻痹。

3. 延髓

(1) 延髓背外侧综合征 (Wallenberg 综合征)：是延髓中最常见的一种综合征，病变位于延髓背外侧部。主要临床表现为眩晕、呕吐、眼球震颤、饮水呛咳、吞咽困难、声音嘶哑、同侧咽反射消失、同侧共济失调、交叉性感觉障碍及同侧霍纳征。

(2) 延髓前部综合征：病变位于延髓前部橄榄体内侧，表现为同侧的周围性舌瘫和对侧上下肢的偏瘫。

(3) 延髓后部综合征：病变位于延髓后部一侧近中线处，近第四脑室底部，此处为后组颅神经核所在区，可发生部分颅神经麻痹，病变扩展至脊丘束时，可伴对侧半身痛、温觉障碍。

（4）延髓半侧损害综合征（Babinski Nageotte综合征）：为延髓半侧比较广泛的损害。表现为病灶对侧偏瘫与分离性偏身感觉障碍、血管运动障碍，病灶的同侧有面部感觉障碍，小脑性共济失调，霍纳征，软腭、咽及舌肌麻痹。

4. 脑干内外损害的鉴别

（1）由脑干内病变所引起的交叉性瘫，一般其颅神经与肢体瘫痪的发生先后及程度往往差别不远，而脑干外病变，颅神经损害症状往往发生早且较明显，对侧偏瘫往往发生较迟而程度较轻。

（2）脑干内病变的颅神经损害多呈核性损害症状，而脑干外病变呈核下性症状。

（3）脑干内病变常有脑干内结构损害表现，如内侧纵束损害引起的核间性眼肌麻痹，交感神经损害引起的霍纳征等。脑干外病变一般无此类症状。

（4）根据颅神经在脑干内外不同的组合来鉴别，比如第5、第7、第8颅神经核在脑干内分布比较散，不易同时受累，而在脑桥小脑角处却比较集中，可同时受损。

（四）定性诊断

1. 急性症状

（1）闭塞性脑血管病：以延髓多见，中脑的侧支循环较丰富，所以闭塞性血管病少见。小脑后下动脉血栓形成延髓背外侧综合征，为脑血栓形成的一个类型，多数系由椎动脉闭塞引起，部分由椎动脉和小脑后下动脉的合并闭塞所致，少数由小脑后下动脉的单独闭塞引起。其临床表现常为晨起时发现的眩晕、站立不稳、饮水呛咳及吞咽困难、声音嘶哑，检查可发现比较典型的延髓背外侧综合征的症状，临床常见。

（2）脑桥出血：脑干的出血以脑桥最多见，是脑出血的一个类型，常于动态下突然起病。轻症者早期检查时可发现单侧脑桥损害的特征，如出血侧的面和展神经麻痹及对侧肢体弛缓性偏瘫，头和双眼凝视瘫痪侧，出血量常在5ml以下，预后较好。重症脑桥出血多很快波及对侧，患者迅速进入昏迷，四肢瘫痪，大多呈弛缓性，少数呈去大脑强直，双侧病理征阳性，双侧瞳孔极度缩小呈"针尖样"，持续高热，明显呼吸障碍，病情迅速恶化，多数在24～48h内死亡。

（3）脑桥中央髓鞘溶解症：病变为脑桥基底部有一个大而对称的脱髓鞘病灶，而轴突、神经细胞和血管相对较完整。因主要损害锥体束，故临床表现为迅速进行的假性延髓麻痹及四肢弛缓性瘫痪，其病因不明，一般认为由酒精中毒及营养不良所引起。

2. 亚急性症状　常见于脑干炎症即脑干炎，与大脑的炎症同时存在即称脑干脑炎。大多数起病较急，可有发热或上呼吸道感染等前驱症状。病变易侵犯脑干背侧位的旁正中区，发生动眼神经及外展神经麻痹，也可引起背外侧区的前庭核损害，腹外侧区的三叉神经感觉及运动核损害，以及面神经和迷走神经的运动核损害。常同时或相继损害2个或2个以上的颅神经核，病变常局限于一侧脑干或两侧均受损。颅神经损害常为脑干炎的主要表现，传导束也可受累，但较颅神经损害轻，其中以锥体束及前庭小脑束受损而发生偏瘫和共济失调较多见。本病常见于青壮年，起病为急性或亚急性，多个症状同时加重，达一定程度后开始好转，常在数周或数月内恢复，早期脑脊液可有白细胞和蛋白的轻度增加。

3. 慢性症状

（1）常见于脑干肿瘤：小儿多见，病情呈进行性发展，脑桥部位较多，其次为中脑及延髓。起病时可局限于一侧，常表现为单一的颅神经麻痹，因脑干肿瘤多呈浸润性生长的神经胶质细胞瘤，随着肿瘤生长更多的症状相继出现，它们提示了肿瘤生长的速度和方向。症状可累及双侧，而且可以侵犯脑干的任何部位，病情比较严重时常表现为双侧外展神经麻痹、侧视麻痹和双侧锥体束征。大部分病例无视乳头水肿，少数至晚期才出现视乳头水肿。CT 对确诊有帮助。

（2）神经系统变性病：较其他系统多见，以往曾将多种不明原因的神经系统慢性进等有关。其特点为起病及进展均缓慢，有好发年龄，常选择性地侵犯神经组织某一系统如运动神经元病，它只侵犯上、下运动神经元，而与之相邻的结构毫不受损。①运动神经元病：它的延髓麻痹型表现为第9、第10、第12颅神经受损，患者表现为言语障碍及吞咽困难，包括讲话不清、带鼻音或声音嘶哑、饮水呛咳不能进食。检查可见舌肌麻痹、萎缩及肌束颤动，软腭声带麻痹，咽反射迟钝或消失。延髓以上双侧锥体束病变时可出现假性延髓性麻痹，也可累及眼外肌与面肌。②延髓空洞症：为脊髓空洞症侵入脑干的病变引起，是一种慢性进行性的变性病，病因未明。延髓病变常损害疑核、舌下神经核及三叉神经脊束核，因此常有一侧或双侧的舌肌麻痹和萎缩，软腭、咽喉及声带麻痹。面部的感觉障碍常自近颈段的节段开始，而鼻尖及口唇部最后才受损。由于前庭核受损，常出现眼球震颤。

三、截瘫

（一）临床表现

从广义上看四肢瘫或两下肢瘫都叫截瘫，一般所谓截瘫多指两下肢瘫。截瘫按病变部位分为脑性截瘫、脊髓性截瘫、周围神经性截瘫。此处重点讨论脊髓性截瘫。脊髓横贯性损害时累及各传导束，表现为典型的截瘫，即损害平面以下双侧上运动神经元性瘫，肌张力增高，腱反射亢进，病理征阳性。如为急性损害可表现为"脊髓休克"。脊髓横贯性损害还表现为损害平面以下的各种感觉减退或丧失，伴以膀胱功能障碍为主的自主神经障碍。病损还会累及一段灰质，所以前角受损时表现为截瘫平面的上端有一段下运动神经元瘫痪的症状，表现为肌束颤动、肌肉萎缩和无力。慢性脊髓病变致痉挛性截瘫，除表现为上运动神经元性瘫外，还出现行走时两腿交叉，即剪刀步态。典型的脊髓半侧损害表现为一侧的肢体瘫痪。但临床上典型症状很少，多为双侧肢体受累，症状与截瘫类似，因为都是脊髓病，所以在此一起讨论。脊髓半侧损害也称脊髓半切征或称为布朗－塞卡（Brown－Seguard）综合征。它表现为病灶损害平面以下同侧肢体的上运动神经元瘫和深感觉障碍，对侧的痛、温觉障碍，在损害平面的上端同侧可有节段性的根性疼痛及感觉过敏带。不典型的病例虽为双侧症状，但常有两侧肢体受累的先后不同、受累的程度不同等特点，与脊髓横贯性损害有一定的区别。

（二）症状鉴别

1. 脑性截瘫　由双侧大脑半球病变引起。旁中央小叶病变双侧旁中央小叶相距极近。容易同时受累，表现为双下肢远端的瘫痪、感觉障碍、排尿障碍，与脊髓截瘫相似，但其病变的上界一般不明显，尤其是感觉障碍无明确平面，再加伴有脑部的其他症状，如头痛、头晕等，可以鉴别。常见病因有大脑镰的肿瘤、大脑前动脉闭塞、上矢状窦血栓等。CT 常可帮助明确诊断。

2. 周围神经性截瘫　由双侧对称的脊神经损害引起。

（1）马尾病变：它为椎管内脊神经根的病变，症状也表现为两下肢瘫痪，但为下运动神经元性瘫，与圆锥病变相似，但它起病常从单侧下肢开始，有神经根的刺激性症状，如发作性的会阴部、股部或小腿部的疼痛，排便障碍常不明显。主要病因为椎管内的肿瘤、囊肿和脊蛛网膜粘连。

（2）周围神经病变：如吉兰－巴雷综合征、多神经炎、糖尿病性神经炎等，它们也可表现为两下肢或四肢弛缓型瘫，但无传导束型感觉障碍，而是末梢型或神经干型的感觉障碍，一般无排便障碍。

3. 肌肉疾病　各种肌肉疾病常累及的是四肢，但多以下肢近端的肌肉为主，在疾病早期最被注重的往往是下肢无力，所以也类似截瘫，但不伴感觉障碍和自主神经障碍，应仔细检查鉴别。

（三）定位诊断

1. 脊髓各节段损害症状

（1）高颈髓（颈$_{1~4}$）：出现损害平面以下各种感觉缺失，四肢呈上运动神经元性瘫痪，括约肌障碍，四肢和躯干多无汗。常伴有枕部疼痛及头部活动受限。颈$_{3~6}$节段受损，将出现膈肌瘫痪，腹式呼吸减弱或消失。此外，如三叉神经脊束核受损则出现同侧面部外侧痛、温觉障碍，如副神经核受累，可见同侧胸锁乳突肌及斜方肌无力和萎缩。病变如向上累及延髓及小脑时，可出现吞咽困难、饮水呛咳、共济失调、眼球震颤，甚至呼吸循环衰竭而死亡。

（2）颈膨大（颈$_5$~胸$_2$）：双上肢呈下运动神经元性瘫痪，双下肢呈上运动神经元性瘫痪，损害平面以下各种感觉缺失及括约肌障碍。可伴有双肩部及双上肢的神经根性疼痛。颈$_8$、胸$_1$受损时常出现霍纳征。上肢腱反射的改变有助于受损节段的定位。

（3）胸髓（胸$_{3~12}$）：胸$_{4~5}$水平是血供较差最易发病的部位。损害时，平面以下各种感觉缺失，双下肢呈上运动神经元性瘫痪，有括约肌障碍；受损节段常伴有束带感。

（4）腰膨大（腰$_1$~骶$_2$）：受损时出现双下肢下运动神经元性瘫痪，双下肢及会阴部各种感觉缺失，括约肌障碍；如损害平面在腰$_{2~4}$则膝反射往往消失；在腰$_1$~骶$_2$，则跟腱反射消失；如骶$_{1~3}$受损则出现阳痿。

（5）脊髓圆锥（骶$_{3~5}$和尾节）：损害时出现会阴部及肛门周围感觉缺失，髓内病变可出现分离性感觉障碍，肛门反射消失和性功能障碍。脊髓圆锥为括约肌功能的副交感中枢，该处病变可出现充盈性尿失禁，还可出现阳痿。

2. 脊髓的横位定位

（1）髓内病变：神经根刺激性症状相对少见，症状多为双侧。感觉障碍通常呈下行性进展，常出现分离性感觉障碍，受压节段支配的肌肉萎缩明显，括约肌功能障碍较早出现且程度严重。腰穿时椎管梗阻程度较轻，脑脊液蛋白含量增高不明显。

（2）髓外硬脊膜内病变：神经根刺激或压迫症状发生率高，可能在较长的时间内是唯一的症状。脊髓损害常自一侧开始，早期多表现为脊髓半侧损害症状。感觉障碍呈上行性进展，受压节段肌肉萎缩相对不明显，括约肌功能障碍出现较晚，椎管梗阻程度较重，脑脊液蛋白含量增高明显，一般病程进展较慢。

（3）硬脊膜外病变：可有神经根刺激征，但更多伴随局部脊膜刺激症状。脊髓损害的症状较晚发生，常出现在椎管已有明显或完全梗阻之后，感觉障碍亦呈上行发展，受压节段肌肉萎缩不明显，括约肌功能障碍出现较晚，脑脊液蛋白含量增高不显著。

（四）定性诊断

1. 急性起病

（1）脊髓炎性疾病：①急性脊髓炎：是脊髓的非特异性炎症，以急性横贯性脊髓损害为特征。病前常有感染史，起病较急，于几小时至几天达高峰。病灶常位于胸段，表现为两下肢瘫，也可为颈段，出现四肢瘫并累及呼吸，也见于腰骶段。早期的截瘫常表现为脊髓休克状态，有明确的传导束型深浅感觉障碍，在损害平面有束带感。损害平面以下有自主神经损害症状，膀胱功能障碍较明显，早期常表现为尿潴留，随着脊髓休克的度过，逐渐形成尿失禁，椎管内一般无梗阻，蛋白和白细胞可以正常或轻度增高。经几个月时间大部分患者可基本痊愈，少部分会留有严重的后遗症。②急性硬膜外脓肿：由于其他部位的化脓性病灶通过血行而引起硬膜外脓肿。起病较急，伴高热和全身中毒症状，病灶相应部位的脊柱剧烈疼痛，且有明显压痛和叩击痛。神经系统早期症状常为剧烈的根性疼痛，继而出现截瘫。脑脊液蛋白含量增高，椎管梗阻明显。③急性化脓性脊髓炎：为脊髓化脓性炎症，容易形成脊髓脓肿。多继发于附近组织的化脓性感染、血源性感染和淋巴系统感染。病变多位于胸段，发病时先出现高热、寒战等全身感染中毒症状，继而出现脊髓的横贯性症状，早期为脊髓休克表现。脑脊液呈化脓样改变。

（2）脊髓前动脉闭塞：为急性起病，也可在数小时或数天内逐渐起病。其症状与急性脊髓炎类似，表现为截瘫，偶为单侧性，括约肌功能障碍，痛、温觉障碍常较轻。由于脊髓后索是脊髓后动脉血，所以深感觉保留，这种分离性感觉障碍是该病的特征。

（3）椎管内出血：根据出血的部位，椎管内出血可分为硬膜外、硬膜下、蛛网膜下隙及脊髓内出血。其原因为血管畸形、外伤、出血性疾病、抗凝血治疗的并发症等。硬膜外及硬膜下出血以外伤多见，临床表现为急、慢性的脊髓压迫症表现。脊髓蛛网膜下隙出血表现为突然的剧烈背痛，可有撕裂样神经根痛及暂时的轻瘫，脑脊液呈血性。脊髓内出血起病突然，发生剧烈的背痛，随之数分钟或数小时内出现病变水平以下的瘫痪、感觉丧失及大小便障碍，早期呈现脊髓休克，脑脊液呈血性。

2. 慢性起病

（1）脊髓压迫症：脊髓本身或周围组织的病变压迫脊髓所致脊髓横贯性损害者，称为脊髓压迫症。其临床表现的主要特点是进行性脊髓横贯性损害和椎管梗阻。引起脊髓压迫症的常见病因为脊椎病变，其中以脊柱结核最多见，其次是脊椎肿瘤，大多属转移性，其他为脊柱外伤，如脊椎骨折、脱位或椎间盘脱出；脊髓肿瘤系指椎管内的各种肿瘤。

（2）脊髓蛛网膜粘连：也称脊蛛网膜炎，因各种感染和理化刺激所引起。多为慢性病程，病变多累及脊髓数个节段或全长的蛛网膜。其囊肿型构成脊髓压迫症。粘连型累及神经根，出现下运动神经元瘫和多节段性感觉障碍。脑脊液常有梗阻现象和蛋白的明显增高，椎管造影可明确诊断。

（3）多发性硬化：是一个神经白质脱髓鞘性的自身免疫疾病，起病常在成年早期，具有一种迁延的、不规则的、有时是每况愈下的病程，常为缓解复发的病史。起病形式可急可缓，表现为多个神经部位的症状。视神经和脊髓联合病变在国内最常见，构成了视神经脊髓炎，临床表现为视力障碍，视神经萎缩和急性脊髓炎的表现。其诊断主要依据临床的多病灶和缓解复发的病史。

（4）运动神经元病：它是一组主要侵犯上、下两级运动神经元的慢性变性病，感觉系统不受侵犯。该病多于中年后起病，男多于女，主要临床表现为肌萎缩、肌力弱和锥体束征的不同组合而出现的不同的临床类型。肌萎缩性侧索硬化为最常见的一个类型，首发症状常在上肢远端，逐渐向近端发展，表现为上肢的肌肉萎缩和无力，但肌张力虽低，腱反射往往增高，并可引出霍夫曼征。在肌肉萎缩区可出现粗大的肌束颤动，患者自述为肉跳。双下肢常为上运动神经元损害征。可出现延髓麻痹。

（5）脊髓亚急性联合变性：它是由维生素 B_{12} 缺乏而引起的神经系统变性，主要病变在脊髓的后索、侧索，临床表现以深感觉缺失、感觉性共济失调及痉挛性截瘫为主，常伴有周围性感觉障碍。

（6）遗传性痉挛性截瘫：多呈常染色体显性遗传，大多在儿童期起病，主要表现为逐渐进展的下肢痉挛性瘫痪，呈剪刀步态，多数有弓形足，无感觉障碍。该疾病缓慢进展，晚期上肢和延髓也会受累。

3. 其他脊髓病

（1）放射性脊髓病：是由于应用放射线治疗恶性肿瘤时引起的脊髓病变，它常有一段潜伏期（1个月~6年），起病可急可缓，常先表现为肢体的疼痛和麻木，症状持续进展，则出现受累平面以下的痛、温觉障碍和截瘫，深感觉常无改变。受累的脊髓节段可有前角受累的症状，表现为肌肉萎缩、反射减弱、肌束震颤等。放射治疗后出现脊髓受累的症状体征，为该病诊断的主要依据。

（2）肝性脊髓病：指肝硬化患者继门腔静脉吻合、脾肾静脉吻合术后或自然吻合后出现的脊髓病。多见于30~50岁男性，首先表现为肝硬化的症状和体征，而后表现为反复发作的一过性意识障碍和精神症状（肝性脑病），最后出现脊髓受累。脊髓病变主要表现为锥体束障碍的症状和体征，即下肢出现不同程度的上运动神经元瘫痪。一般无感觉障碍和括约肌障碍。

（3）枕大孔区畸形：它为先天畸形病，常于成年起病，表现为双侧锥体束征、肢体感觉障碍、小脑性共济失调及后组颅神经症状。

四、四肢瘫

（一）临床表现

四肢瘫表现为两侧肢体的瘫，但两侧或上、下肢瘫痪程度可不一致。可由脑部的双侧病变、高颈髓的病变致四肢瘫，而多发性周围神经病和肌肉肌病也可致肢瘫，此处主要讨论后两类的四肢瘫。多发性周围神经病导致的瘫痪多为两侧对称，表现为下运动神经元损害、肌张力减低、腱反射减弱或消失和肌肉萎缩，尤其在慢性周围神经病变时肌萎缩特别明显。它常伴末梢型感觉障碍，表现为手套、袜子样的痛觉减退；还伴有自主神经损害，表现为皮肤、毛发和泌汗的障碍。肌肉疾病所累及的四肢瘫常以近端为主，往往伴有明显的躯干肌肉无力，如颈肌不能支撑头部。它也表现为肌张力的减低，也可因肌无力表现为腱反射减弱，肌肉可出现萎缩，也可表现为假性肥大。它不伴客观的感觉障碍和自主神经障碍，可以有肌肉压痛。

（二）症状鉴别

1. 双侧脑部病变　由双侧大脑半球或脑干病变引起，实际上是双侧偏瘫或双侧的交叉瘫，所以四肢都受累，表现为上运动神经元性瘫痪，但临床常表现为两侧病变起病先后不同，症状轻重不同，伴有假性延髓性麻痹症状，患者还常有意识障碍、精神障碍或痴呆等脑的症状。一般认为由各种脑部的血管病、炎症、变性病或肿瘤引起。

2. 颈髓病变　它可累及四肢，两侧症状常为对称。脊髓病变常有明确的感觉平面和以膀胱功能障碍为主的自主神经功能障碍，已在截瘫中论述，这是与其他部位病变造成四肢瘫痪的主要区别。

（三）定位诊断

1. 末梢型神经损伤　表现为四肢远端对称性的运动、感觉和自主神经障碍，以手套、袜子样的痛、温觉障碍为其特点，伴有深感觉障碍、下运动神经元性的瘫痪及皮肤、泌汗改变。

2. 脊神经根型　为两侧不对称性下运动神经元瘫痪，常伴有根性痛，拉塞克征阳性，感觉障碍呈节段型的或末梢型的，常伴自主神经障碍，大小便障碍较少。

3. 肌肉病变　表现为弛缓性瘫痪，腱反射常减弱，无病理反射，无感觉障碍和自主神经障碍。瘫痪常以四肢近端及躯干为主，可以有肌肉萎缩，假性肥大是肌营养不良的特征性表现。

（四）定性诊断

1. 急性起病

（1）急性感染性脱髓鞘性多发性神经根神经病（AIDP）：也称吉兰－巴雷综合征。它是由免疫异常引起的周围神经脱髓鞘性疾病。该病在青年和儿童多见，四季都可发生，以夏、秋两季较多。病前常有感染史，呈急性起病，1～2周内达高峰，其突出表现为四肢对称性下运动神经元性瘫痪，常由下肢开始，起病后可很快累及呼吸肌而危及生命。感觉障碍常较轻，以手套、袜子样的痛觉减退和神经根的刺激性症状为主。半数以上病例出现颅神经障碍，多为双侧，各颅神经均可受累，以面神经和舌咽迷走神经最多见，导致面瘫和吞咽障碍，自主神经可受累，出现多汗或少汗，皮肤营养障碍，偶有大小便障碍。它可影响心脏，引起心动过速。脑脊液有蛋白细胞分离现象。

（2）周期性瘫痪：也称为低钾性麻痹，它主要由于血清钾的降低而引起骨骼肌麻痹。本病呈反复发作，每次可持续几小时至几天，主要表现为四肢近端为主的瘫痪，一般不累及头面部肌肉，无感觉障碍，发作时血清钾的明显降低为本病特征。该病可由遗传引起，也可为甲亢、醛固酮增多症、肾小管酸中毒、利尿等引起。

2. 亚急性起病

（1）多发性神经炎：也称末梢神经炎。表现为肢体远端的运动、感觉和自主神经障碍。其病因很多，如感染、代谢、中毒、变态反应、肿瘤等均可引起。

（2）脊髓灰质炎：也称小儿麻痹它为脊髓前角细胞病毒感染所致的下运动神经元性瘫痪，有时表现为四肢瘫，但常为单瘫或不对称性的瘫痪。

3. 亚急性起病伴反复发作　重症肌无力，它是神经肌肉传递障碍的获得性自身免疫性疾病。其临床特征为横纹肌的病态疲劳，表现为晨轻晚重，劳累后加重，休息后减轻。眼外肌受累是最常见的一个类型，表现为单侧或双侧眼睑下垂、眼球活动障碍，咽肌、咀嚼肌也可受累，全身型表现为四肢无力，重症者可出现呼吸肌麻痹。临床诊断除典型表现外，可经疲劳试验或药物试验确诊。注射新斯的明或腾喜龙症状可明显缓解，肌电图的衰减改变为客观指标。

4. 慢性起病

（1）脊髓性脊肌萎缩症：它为运动神经元病的一个类型，表现为肢体对称性的下运动神经元性瘫痪，有典型的肌束震颤为该病的特征。

（2）多发性肌炎：本病是以骨骼肌的间质性炎症和肌纤维的变性为特征的疾病。一部分伴有皮肤病变，即称为皮肌炎。本病可能与自身免疫有关，也可由肿瘤和胶原性疾病引起。该病女性多见，起病隐袭，常伴有低热和关节痛。表现为以肢体近端和躯干肌肉瘫痪为主的症状，肌肉压痛明显，肌肉萎缩出现较晚。急性期可见血清肌酸磷酸激酶和免疫球蛋白增高，尿中肌蛋白出现，肌酸增加。肌电图和肌肉活检有助于诊断。

（3）肌营养不良症：是一组由遗传因素所致的肌肉变性病，表现为不同分布、程度和进行速度的骨骼肌无力和萎缩，也可涉及心肌。分多个型：①假肥大型（Duchenne 型），为儿童中最常见的一类肌病，属性连锁隐性遗传，均影响男孩，常于 3～4 岁起病，表现为缓慢进展的下肢无力，行走缓慢，不能奔跑，易绊倒，行走时呈"鸭步"；②肢带型，呈常染色体隐性遗传，各年龄均可发病，但以 10～30 岁多见，临床主要表现为骨盆带和肩胛带肌肉萎缩和无力，进展较慢，通常至中年时才出现运动的严重障碍；③面肩肱型，性别无差异，为成年人中最常见的肌营养不良症，通常在青春期起病，首先影响面部和肩胛带肌肉，呈现特殊的"肌病面容"；④眼肌型，表现为持续性、缓慢进展的眼外肌麻痹。

五、单瘫、多肢瘫

（一）临床表现

一个肢体的瘫痪称为单瘫。单瘫可由大脑皮质病变引起，也可由脊髓半侧损害所致，更多的为脊髓的前角、周围神经病所引起的下运动神经元性瘫痪。后者为此处重点讨论的内容。由于周围神经为混合性神经，所以常伴有相应区域的感觉障碍。多个不对称的肢体瘫痪称为多肢瘫，它常由几个单瘫的肢体组合而成。一般均为下运动神经元性瘫痪。

（二）症状鉴别

1. 皮质性单瘫　支配上、下肢及头面部的运动中枢在中央前回的皮质有个较广泛的区域，因此各种病变常累及其一段，表现为上运动神经元性单瘫，比如中央前回中段的病变表现为对侧上肢的运动障碍。其临床症状往往是以某一肢体为主的偏瘫，早期常有局灶性癫痫的症状，常伴瘫痪部位的感觉障碍，它的界限不明确，甚至累及整个半身。皮质性单瘫可由大脑半球的血管病、肿瘤、炎症、外伤等引起。

2. 脊髓半侧损害　胸段的脊髓半侧损害可出现同侧下肢的上运动神经元性损害，常伴同侧的深感觉障碍和对侧下肢的痛、温觉障碍，即布郎－塞卡征。临床症状一般不典型，常为不对称性的两下肢症状，其病因为脊髓的各种原因病变，可参阅截瘫内容。

3. 骨、关节病变　如肩周炎、髋关节结核、膝关节病变等，均可影响肢体的运动。但它们并不表现为肌肉的无力，而是由于疼痛、关节活动障碍所致的运动障碍，应给予鉴别。

（三）定位诊断

1. 脊髓前角　表现为下运动神经元性瘫痪，可累及单个肢体或多个肢体，慢性病变可出现肌束震颤，表现为肌肉中少数肌纤维的非节律性不自主收缩，患者感觉该处有肌肉跳动感。前角病变一般不伴根性痛，无感觉障碍。

2. 前根　呈节段性分布，偶有肌束颤动。前根损害的病因大多继发于脊髓被膜或脊椎骨质的病变，因此后根也常同时受损，出现根性疼痛或节段性感觉障碍。

3. 神经丛　神经丛是运动和感觉的混合神经，因此损害后瘫痪与相应的神经丛相关，常为单肢瘫，表现为肌张力低、腱反射减弱及肌肉萎缩，伴相同区域的感觉障碍。臂丛损害出现上肢的瘫痪，腰丛主要支配股肌和大腿肌群，而骶丛支配小腿肌群和臀部肌群。

4. 神经干　为混合神经，损伤后常表现为肌群的瘫痪，如桡神经支配腕伸肌群，损伤后出现腕关节下垂，同时伴有该神经支配的皮肤感觉障碍。神经干损伤多为外伤性，本身病变以神经炎为多。

（四）定性诊断

1. 急性起病

（1）脊髓灰质炎：为脊髓前角的病毒感染性疾病。患者多为儿童，故又称小儿麻痹。临床表现为早期出现一般感染症状，表现为发热、头痛等，经 1～3d 病毒侵入神经系统后再度出现感染症状和脊髓前角细胞受累症状。肢体呈弛缓性瘫，多发生在下肢；在一侧时，各肌组受累的程度不一致；双侧时，可能不对称。若累及三肢、四肢，程度也不完全一致，感觉和排便正常。早期脑脊液表现为蛋白细胞的轻度增高。

（2）臂丛神经麻痹：外伤是其主要病因，炎症也可累及，表现为肩关节下垂、上臂呈内收内旋、前臂伸而旋前的姿势，伴上肢桡侧皮肤感觉减退。

（3）周围神经麻痹：指上、下肢单发的周围神经瘫痪，最常见的原因是外伤和血液循环障碍，有的原因不明。表现为与该神经相关的肌群瘫痪和斑片样的感觉障碍。其神经的定位可根据损伤的肌群与神经的关系及皮肤感觉障碍区与神经的关系判断为某神经的损伤。

2. 亚急性或慢性起病

（1）脊柱疾病颈椎病：腰椎间盘突出、脊柱裂和脊椎骨质增生、脊柱的肿瘤与结核均可压迫神经根，出现单个肢体瘫痪。

（2）前斜角肌和颈肋综合征：也称胸出口综合征，由臂丛下干和锁骨下动脉被前或中斜角肌、颈肋等压迫所致的症状，主要表现为由肩胛向下放射到手的尺侧和上肢的疼痛，手肌萎缩。也因锁骨下动脉和静脉的压迫出现脉搏的改变、远端发绀、水肿、苍白、静脉怒张等症状。

（3）其他椎管内病变：①脊髓蛛网膜炎：也称脊髓蛛网膜粘连，可累及神经根造成根性的瘫痪节段感觉障碍。②脊髓空洞症：最常累及的是后角，造成节段性感觉障碍，也可累及前角细胞，出现下运动神经元瘫痪。

（4）运动神经元病：常为四肢瘫，但其早期也可为单肢开始，表现为单瘫的症状。

瘫痪的治疗主要靠病因治疗和自然恢复，另外可加康复治疗促进恢复。

（王宽红）

第八节　躯体感觉障碍

躯体感觉指作用于躯体感受器的各种刺激在人脑中的反映。一般躯体感觉包括浅感觉、深感觉和复合感觉。感觉障碍可以分为抑制性症状和刺激性症状两大类。

一、抑制性症状

感觉径路破坏时功能受到抑制，出现感觉（痛觉、温度觉、触觉和深感觉）减退或缺失。一个部位各种感觉缺失，称完全性感觉缺失。在意识清醒的情况下，某部位出现某种感觉障碍而该部位其他感觉保存者称分离性感觉障碍。患者深浅感觉正常，但无视觉参加的情况下，对刺激部位、物体形状、重量等不能辨别者，称皮质感觉缺失。当一神经分布区有自发痛，同时又存在痛觉减退者，称痛性痛觉减退或痛性麻痹。

二、刺激性或激惹性症状

感觉传导路径受到刺激或兴奋性增高时出现刺激性症状，可分为以下几种。

（一）感觉过敏

感觉过敏指一般情况下对正常人不会引起不适感觉或只能引起轻微感觉的刺激，患者却感觉非常强烈，甚至难以忍受。常见于浅感觉障碍。

（二）感觉过度

感觉过度一般发生在感觉障碍的基础上，具有以下特点。

（1）潜伏期长：刺激开始后不能立即感知，必须经历一段时间才出现。

（2）感受性降低，兴奋阈增高：刺激必须达到一定的强度才能感觉到。

（3）不愉快的感觉：患者所感到的刺激具有暴发性，呈现一种剧烈的、定位不明确的、难以形容的不愉快感。

（4）扩散性：刺激有扩散的趋势，单点的刺激患者可感到是多点刺激并向四周扩散。

（5）延时性：当刺激停止后在一定时间内患者仍有刺激存在的感觉，即出现"后作用"，一般为强烈难受的感觉，常见于烧灼性神经痛、带状疱疹疼痛、丘脑的血管性病变。

（三）感觉倒错

感觉倒错指对刺激产生的错误感觉，如冷的刺激产生热的感觉，触觉刺激或其他刺激误认为痛觉等。常见于顶叶病变或癔症。

（四）感觉异常

感觉异常指在没有任何外界刺激的情况下，患者感到某些部位有蚁行感、麻木、瘙痒、重压、针刺、冷热、肿胀，而客观检查无感觉障碍。常见于周围神经或自主神经病变。

（五）疼痛

是感觉纤维受刺激时的躯体感受，是机体的防御机制。临床上常见的疼痛可有以下几种。

1. 局部疼痛　是局部病变的局限性疼痛，如三叉神经痛引起的局部疼痛。

2. 放射性疼痛　中枢神经、神经根或神经干刺激病变时，疼痛不仅发生在局部，而且扩散到受累神经的支配区。如神经根受到肿瘤或椎间盘的压迫，脊髓空洞症的痛性麻痹。

3. 扩散性疼痛　是刺激由一个神经分支扩散到另一个神经分支而产生的疼痛，如牙疼时，疼痛扩散到其他三叉神经的分支区域。

4. 牵涉性疼痛　内脏病变时出现在相应体表区的疼痛，如心绞痛可引起左胸及左上肢内侧痛，胆囊病变可引起右肩痛。

5. 幻肢痛　是截肢后，感到被切断的肢体仍然存在，且出现疼痛，这种现象称幻肢痛，与下行抑制系统的脱失有关。

6. 灼烧性神经痛　剧烈的烧灼样疼痛，多见于正中神经或坐骨神经损伤后，可能是由于沿损伤轴突表面产生的异位性冲动，或损伤部位的无髓鞘轴突之间发生了神经纤维间接触。

（王宽红）

第九节　不自主运动

一、概念

意识清醒的状态下，出现不能自行控制的骨骼肌异常运动称不自主运动。睡眠时停止，情绪激动是增强。

二、病变部位

在锥体外系。锥体系以外与协调运动相关的结构和下行通路，包括基底节、小脑及脑干中诸多核团均为锥体外系。

三、解剖与生理

（一）联系环路

基底节中纹状体与运动功能相关密切，其组成及病变综合征如图 1 - 2。

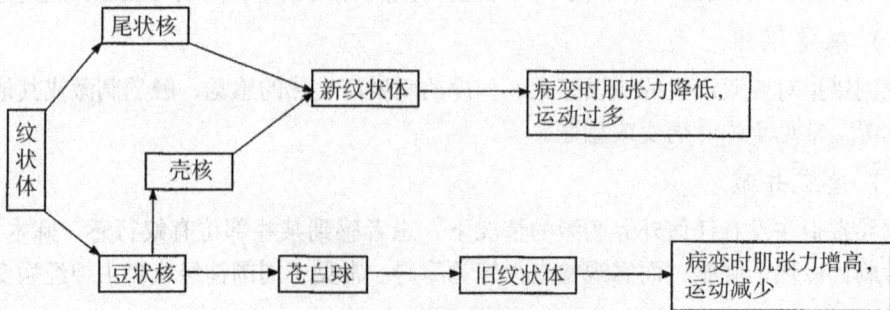

图 1-2　纹状体的结构与功能

基底节调节运动功能的主要结构基础是纹状体与运动皮质之间的联系环路。包括：
（1）皮质 - 新纹状体 - 苍白球（内）- 丘脑 - 皮质回路。

（2）皮质 – 新纹状体 – 苍白球（外）– 丘脑底核 – 苍白球（内）– 丘脑 – 皮质回路。

（3）皮质 – 新纹状体 – 黑质 – 丘脑 – 皮质回路。

（二）神经递质

各种神经递质如谷氨酸、多巴胺和 γ – 氨基丁酸等实现其间的联系与功能平衡。

四、临床症状

（一）静止性震颤

1. 概念　指静止时主动肌与拮抗肌交替收缩引起的节律性颤动，多见于帕金森病。

2. 颤动频率　4 ~ 6 次/s。

3. 特征性体征　静止时出现，紧张时加重，随意运动时减轻，睡眠时消失，手指震颤如搓丸状；部位：手指、四肢、下颌、唇、颈部等。

（二）肌强直

或称强直性肌张力增高。帕金森患者的伸肌和屈肌张力均增高，出现铅管样强直，即向各方向被动运动遇到的阻力相同；齿轮样强直震颤时，被动运动遇到的阻力断续相间。

（三）舞蹈症

1. 概念　肢体及头面部迅速、无节律、不规则、粗大的不能随意控制的动作称为舞蹈症。

2. 临床表现　转颈、耸肩、挤牛奶样抓握（手指间断性屈伸）、摆手和伸臂等舞蹈样动作。可有扮鬼脸动作，上肢较重；肢体张力低，步态不稳且不规则。重者舞蹈样步态即从一侧向另一侧快速粗大的跳动。

3. 加重或缓解因素　随意运动或情绪激动时加重，安静时减轻，睡眠时消失。

4. 常见疾病　小舞蹈病、Huntington 舞蹈病、药物诱发的舞蹈症如神经安定剂（酚噻嗪类、氟哌啶醇）。偏侧舞蹈症是局限于身体一侧的舞蹈症，中风、肿瘤等常见。

（四）手足徐动症

1. 概念　指肢体远端游走性的肌张力增高或减低的手足徐动动作。

2. 临床表现　手足缓慢如蚯蚓爬行的扭转样蠕动，手指缓慢逐个相继屈曲；伴有肢体远端过度伸张如腕过屈、手指过伸，奇怪的姿势和动作；可伴有异常舌运动的怪相、发音不清等。

3. 常见疾病　神经系统变性疾病最常见，如 Huntington 舞蹈病、Wilson 病、苍白球 – 黑质色素变性（Hallervorden – Spatz）病等，慢性中毒如酚噻嗪类、氟哌啶醇及肝性脑病等；偏侧手足徐动症多见于中风疾病。

（五）偏身投掷运动

1. 临床特征　粗大的无规律的跨越和投掷样运动。

2. 病变部位　对侧丘脑底核及与其联系的苍白球外侧部急性损害，如梗死或小量出血。

（六）肌张力障碍

1. 概念　由于异常肌收缩引起缓慢扭转样不自主运动或姿势异常。

2. 常见疾病　Huntington 舞蹈病、Wilson 病、帕金森综合征、苍白球 – 黑质色素变性

（Hallervorden – Spatz）病、酚噻嗪等药物中毒。

（七）扭转痉挛又称扭转性肌张力障碍

1. 概念　因身体同时收缩某一部位主动肌和拮抗肌，产生姿势固定，特点为躯干和肢体近端扭曲。

2. 临床表现　手过伸或过屈、头侧屈或后伸、足内翻、躯干屈曲扭转、眼睛紧闭及固定的怪异表情，依靠支撑站立和行走。

3. 常见疾病　原发性遗传性疾病如早期 Huntington 舞蹈病、Wilson 病、Hallervorden – Spatz 病等，或继发于产伤、脑炎、核黄疸等。

（八）遗传性变形性肌张力障碍

少见的最严重的一种类型。

（九）痉挛性斜颈

或称局限性肌张力障碍，是扭转性肌张力障碍变异型。由于颈部肌肉痉挛性收缩，头部不自主的缓慢转动和弯曲。

（十）抽动秽语综合征

1. 发病年龄　儿童多见。

2. 临床表现　初起多以面部肌肉突发性快速无目的重复性抽动，逐渐耸肩、扭颈等。伴有不自主发声（发音肌抽搐），或伴有秽语，频繁者一日十几次至数百次抽动，症状的程度呈波动性变化。

（王宽红）

第十节　共济失调

一、概念

因小脑、本体感觉和前庭功能障碍引起的运动不协调和笨拙称共济失调。

特点：患者肌力正常，但四肢、躯干及咽喉肌运动不协调，引起姿势、步态和语言障碍。

共济运动：依靠小脑、深感觉、前庭和锥体外系统的参与完成。损害小脑、深感觉、前庭和锥体外系可出现共济失调。

小脑主要参与完成精巧动作。当大脑皮质每发出一次随意运动的指令时，小脑同时发出制动性冲动，协调大脑完成准确的运动或动作。临床上共济失调分为小脑性、深感觉性、大脑性和前庭性。

二、共济失调的分类和表现

（一）小脑性共济失调

1. 小脑的发生、结构联系及功能定位　小脑是皮质下重要的运动调节中枢。与大脑皮质、前庭、脊髓联系密切，古小脑（绒球小结→前庭神经核→前庭小脑）维持躯体平衡及眼球运动；旧小脑（蚓部→脊髓→脊髓小脑）维持躯体平衡；新小脑（半球→大脑皮质→皮质小脑）维持肢体协调运动。小脑不能直接产生运动性冲动，起到调节下行运动系统的作用。

2. 小脑性共济失调 随意运动的不规则（协调运动障碍）如速度、节律、幅度和力量，伴有肌张力减低、言语障碍及眼球运动障碍。

3. 临床表现

（1）姿势和步态的异常：①躯干性共济失调（姿势性共济失调）：小脑蚓部病变。即站立不稳、步态蹒跚、两足远离叉开、左右摇晃不定，并举起上肢以维持平衡。②病位：损害上蚓部易向前倾倒，损害下蚓部易向后倾倒，损害小脑半球时行走向患侧倾斜。严重躯干共济失调者难以坐稳。

（2）协调运动障碍：①临床特征：随意运动的协调性障碍，上肢较下肢重，远端比近端重，完成精细动作较粗大动作困难。在动作的初始和终止时明显表现出运动的速度、节律、幅度和力量不平稳。②辨距不良：两点间的距离辨别不清。③意向性震颤：手或手指运动指向目标时震颤明显。④协同不能：不能协调地完成复杂的精细动作。⑤轮替运动：异常。⑥书写障碍：笔画不匀，字愈写愈大。以上运动异常组成典型的小脑笨拙综合征。

（3）言语障碍：①临床特征：因发音器官的唇、舌、喉肌共济失调所致。②吟诗样语言：说话缓慢，含糊不清，声音断续、顿挫。③爆发性语言：声音呈爆发性。

（4）眼运动障碍：①临床特征：眼球运动肌的共济运动失调引起粗大的共济失调性眼球震颤。损害与前庭的联系时，可产生双眼来回摆动。②下跳性眼震：偶见。③反弹性眼震：偶见。

（5）肌张力减低：①临床特征：不能维持姿势或体位，较小的力量可使肢体移动，运动幅度增大，行走时上肢摆动的幅度增大，腱反射呈钟摆样。②常见疾病：急性小脑病变。③回弹现象：患者前臂在抵抗外力收缩时，如果外力突然撤去，患者前臂不能立即放松，出现不能控制的打击动作。

（二）大脑性共济失调

额桥束和颞枕桥束联系大脑的额、颞、枕叶和小脑半球，损害时出现共济失调，但大脑性共济失调不如小脑性共济失调症状明显，较少出现眼球震颤。

1. 额叶性共济失调

（1）病变部位：额叶或额桥小脑束。

（2）临床表现：同小脑性共济失调，如步态不稳、向后或向一侧倾倒、体位性平衡障碍；对侧肢体共济失调，腱反射亢进、肌张力增高、病理反射阳性，或额叶损害的精神症状、强握反射和强直性跖反射等。

2. 顶叶性共济失调

（1）病变部位：顶叶。

（2）临床表现：对侧患肢共济失调，闭眼时症状明显，深感觉障碍呈一过性或不严重；损害两侧旁中央小叶后部时双下肢感觉性共济失调及大小便障碍。

3. 颞叶性共济失调

较轻，早期不易发现，可一过性平衡障碍。

（三）感觉性共济失调

1. 临床特征　脊髓后索损害引起深感觉障碍，不能辨别肢体的位置及运动方向，重要的反射冲动丧失。

2. 临床表现

（1）站立不稳。

（2）迈步不知远近，落脚不知深浅。常目视地面，黑暗处步行更加不稳。

（3）特点：通过视觉辅助症状可减轻，睁眼时共济失调不明显，闭眼时明显。闭目难立征阳性，当闭眼时身体立即向前后左右各方向摇晃，幅度较大，甚至倾倒；检查音叉震动觉及关节位置觉缺失。

（四）前庭性共济失调

1. 病变部位　损害前庭引起身体空间定向功能丧失所致。

2. 临床表现

（1）平衡障碍为主，当站立或步行时躯体易向病侧倾斜，摇晃不稳，沿直线行走时更为明显，头位改变则加重症状。

（2）四肢共济运动：多正常。

（3）特点：眩晕、呕吐、眼球震颤明显，双上肢自发性指误。

（4）前庭功能检查：内耳变温（冷热水）试验或旋转试验反应减退或消失。

（5）病变越接近内耳迷路，共济失调症状越明显。

（王宽红）

第十一节　尿便障碍

尿便障碍包括排尿障碍和排便障碍，主要由自主神经功能紊乱所致，病变部位在皮质、下丘脑、脑干和脊髓。

一、排尿障碍

排尿障碍是自主神经系统病变的常见症状之一，主要表现为排尿困难、尿频、尿潴留、尿失禁及自动性排尿等，由排尿中枢或周围神经病变所致，也可由膀胱或尿路病变引起。由神经系统病变导致的排尿障碍可称为神经源性膀胱，主要有以下类型。

（一）无张力性膀胱

1. 感觉障碍性膀胱　是由脊髓排尿反射弧的传入神经病变引起，病变多位于骶髓后索或后根（图1-3A）。此时膀胱感觉丧失，毫无尿意。早期表现为排尿困难，膀胱不能完全排空；晚期表现为尿潴留或充盈性尿失禁，即尿液充盈至一定程度出现尿失禁或尿滴沥，有大量的残余尿。多见于脊髓休克期、多发性硬化、亚急性联合变性及脊髓痨等。

2. 运动障碍性膀胱　是由脊髓排尿反射弧的传出神经病变引起，病变多位于骶髓前角或前根（图1-3B）。此时膀胱感觉正常，尿意存在。早期表现为排尿困难，膀胱不能完全排空，伴膨胀感，膨胀严重时有疼痛感；晚期表现为尿潴留或充盈性尿失禁。多见于急性脊髓灰质炎、吉兰-巴雷综合征等。

（二）自主性膀胱

又称为"失神经性膀胱"。是由排尿反射弧中断引起，为脊髓排尿反射中枢、马尾或盆腔内脏神经损害所致（图1-3C）。早期表现为不能排尿、膀胱膨胀，晚期为充盈性尿失禁。如不及时处理，膀胱可进行性萎缩。患者常诉马鞍区麻木，查体发现感觉消失。多见于腰骶段的损伤、肿瘤或感染。

（三）反射性膀胱

又称为"自动膀胱"，为骶段以上脊髓横贯性损害所致，排尿完全由脊髓反射控制（图1-3D）。由于从排尿高级中枢发出至骶部的传出纤维紧靠锥体束，故当两侧锥体束损害时，不仅丧失了控制外括约肌的能力，而且引起排尿动作所需的牵张反射亢进，导致尿频、尿急以及间歇性尿失禁。多见于横贯性脊髓炎、脊髓高位完全性损伤或肿瘤。

（四）无抑制性膀胱

为脊髓以上的较高级排尿中枢受损所致，病变部位可能位于旁中央小叶、内囊、脑干或弥漫性病变（图1-3E）。由于高级排尿中枢对排尿反射的抑制作用减弱，在未达到正常膀胱容量的时候即排尿，表现为尿频尿急，常不能抑制，每次尿量少，膀胱膨胀感存在。多见于脑肿瘤特别是旁中央小叶附近的中线肿瘤、脑血管病、多发性硬化、颅脑手术后及脊髓高位损伤恢复期。

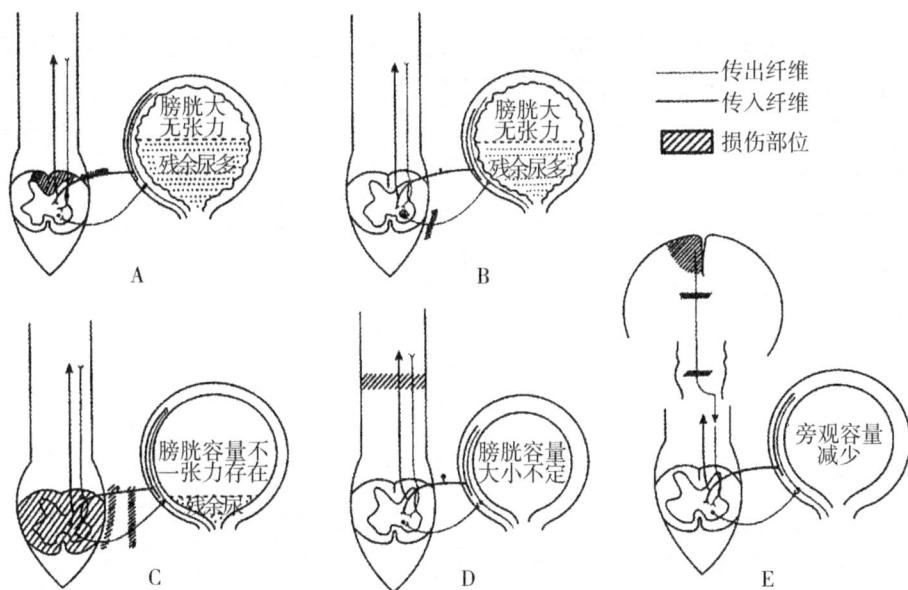

图1-3 排尿障碍的发生机制

A. 感觉障碍性膀胱；B. 运动障碍性膀胱；C. 自主性膀胱；D. 反射性膀胱；E. 无抑制性膀胱

二、排便障碍

排便障碍也是自主神经系统障碍的常见症状之一，主要表现为便秘和大便失禁，排便急迫和自动性排便有时也可见到。可以由神经系统病变引起，也可为消化系统或全身性疾病所致。本节主要叙述由神经系统病变引起的排便障碍。

（一）便秘

便秘是指粪便干结、排便困难或排便不尽感和排便次数减少。主要由于大脑皮质对排便反射的抑制增强所致，多见于脑血管病、颅脑损伤、脑肿瘤等；$S_2 \sim S_4$ 以上的脊髓病变也可出现，多见于脊髓横贯性脊髓炎、多发性硬化、多系统变性等。此外，正常人也可出现便秘，其中精神因素及心理障碍是其高危因子；而老年人由于肠蠕动缓慢、肛肠肌肉过度收缩、精神体质欠佳、饮食因素、运动减少等原因，也易出现便秘。

（二）大便失禁

大便失禁是指粪便在直肠肛门时，肛门内、外括约肌处于弛缓状态，大便不能自控，粪便不时地流出。常见于深昏迷或癫痫发作时。此外，老年性痴呆、脑外伤、马尾神经损伤、肛门直肠及会阴部神经损伤等也可出现。部分老年人由于括约肌功能减弱，也可出现大便失禁现象。

（三）自动性排便

$S_2 \sim S_4$ 以上的脊髓病变中断了高级中枢对脊髓排便反射的抑制，使脊髓排便反射增强，而引起的不受意识控制的排便。患者表现每日自动排便 $4 \sim 5$ 次，较自动排尿少见。主要见于各种脊髓病变，如脊髓外伤、横贯性脊髓炎等。

（四）排便急迫

多由躯体疾病引起。神经系统病变出现排便急迫极罕见，有时可见于腰骶部神经刺激性病变如炎症、肿瘤等，此时常伴有鞍区痛觉过敏。

（王宽红）

第二章

神经内科常见病的诊断方法

第一节　采集病史

一、意义和要求

（一）意义

诊断疾病的基础是准确而完整的采集病史。起病情况、首发症状、病程经过和目前患者的临床状况等全面、完整的病情资料配合神经系统检查，基本上能初步判定病变性质和部位。进一步结合相关的辅助检查，运用学习的神经内科学知识能做出正确的诊断，并制定出有效的治疗方案。

（二）要求

遵循实事求是的原则，不能主观臆断，妄自揣度。要耐心和蔼，避免暗示，注重启发。医生善于描述某些症状，分析其真正含义，如疼痛是否有麻木等，患者如有精神症状、意识障碍等不能叙述病史，需知情者客观地提供详尽的病史。

二、现病史及重点询问内容

现病史是病史中最重要的部分，是对疾病进行临床分析和诊断的最重要途径。

（一）现病史

1. 发病情况　如发病时间、起病急缓、病前明显致病因素和诱发因素。

2. 疾病过程　即疾病进展和演变情况，如各种症状自出现到加重、恶化、复发或缓解甚至消失的经过。症状加重或缓解的原因，症状出现的时间顺序、方式、性质，既往的诊治经过及疗效。

3. 起病急缓　为病因诊断提供基本的信息，是定性诊断的重要线索，如急骤起病常提示血液循环障碍、急性中毒、急性炎症和外伤等；缓慢起病多为慢性炎症变性、肿瘤和发育异常性疾病等。

4. 疾病首发症状　常提示病变的主要部位，为定位诊断提供了依据。

5. 疾病进展和演变情况　提供正确治疗依据和判断预后。

（二）重点加以询问

1. 头痛　头痛是指额部、顶部、颞部和枕部的疼痛，询问病史应注意。

（1）部位：全头痛或局部头痛。

（2）性质：如胀痛、隐痛、刺痛、跳痛、紧箍痛和割裂痛等。

（3）规律：发作性或持续性。

（4）持续时间及发作频率。

（5）发作诱因及缓解因素：与季节、气候、头位、体位、情绪、饮食、睡眠、疲劳及脑脊液压力暂时性增高（咳嗽、喷嚏、用力、排便、屏气）等的关系。

（6）有无先兆：恶心、呕吐等。

（7）有无伴发症状：如头晕、恶心、呕吐、面色潮红、苍白、视物不清、闪光、复视、畏光、耳鸣、失语、嗜睡、瘫痪、晕厥和昏迷等。

2. 疼痛　问询与头痛类似内容，注意疼痛与神经系统定位的关系，如放射性疼痛（如根痛）、局部性疼痛、或扩散性疼痛（如牵涉痛）等。

3. 抽搐　问询患者的全部病程或询问了解抽搐发作全过程的目睹发作者。

（1）先兆或首发症状：发作前是否有如感觉异常、躯体麻木、视物模糊、闪光幻觉、耳鸣和怪味等，目击者是否确证患者有失神、瞪视、无意识言语或动作等。

（2）发作过程：局部性或全身性，阵挛性、强直性或不规则性，意识有无丧失、舌咬伤、口吐白沫及尿失禁等。

（3）发作后症状：有无睡眠、头痛、情感变化、精神异常、全身酸痛和肢体瘫痪等，发作经过能否回忆。

（4）病程经过：如发病年龄，有无颅脑损伤、脑炎、脑膜炎、高热惊厥和寄生虫等病史；发作频率如何，发作前有无明显诱因，与饮食、情绪、疲劳、睡眠和月经等的关系；既往治疗经过及疗效等。

4. 瘫痪

（1）发生的急缓。

（2）瘫痪部位（单瘫、偏瘫、截瘫、四肢瘫或某些肌群）。

（3）性质（痉挛性或弛缓性）。

（4）进展情况（是否进展、速度及过程）。

（5）伴发症状（发热、疼痛、失语、感觉障碍、肌萎缩、抽搐或不自主运动）等。

5. 感觉障碍

（1）性质：痛觉、温度觉、触觉或深感觉缺失，完全性或分离性感觉缺失，感觉过敏，感觉过度等。

（2）范围：末梢性、后根性、脊髓横贯性、脊髓半离断性。

（3）发作过程。

（4）感觉异常：麻木、痒感、沉重感、针刺感、冷或热感、蚁走感、肿胀感、电击感和束带感等，其范围具有定位诊断价值。

6. 视力障碍

（1）视力减退程度或失明。

（2）视物不清是否有视野缺损、复视或眼球震颤；应询问复视的方向、实像与虚像的位置关系和距离。

7. 语言障碍　如发音障碍，言语表达、听理解、阅读和书写能力降低或丧失等。

8. 睡眠障碍　如嗜睡、失眠（入睡困难、早醒、睡眠不实）和梦游等。

9. 脑神经障碍　如口眼歪斜、耳鸣、耳聋、眼震、眩晕、饮水呛咳、构音障碍等。

10. 精神障碍　如焦虑、抑郁、惊恐、紧张等神经症，偏执及其他精神异常等。

三、既往史

指患者既往的健康状况和曾患过的疾病、外伤、手术、预防接种及过敏史等，神经系统疾病着重询问如下内容。

（一）感染

是否患过流行病、地方病或传染病，如脑膜炎、脑脓肿、脑炎、寄生虫病和上呼吸道感染、麻疹、腮腺炎或水痘等。

（二）外伤及手术

头部或脊柱有无外伤、手术史，有无骨折、抽搐、昏迷或瘫痪、有无后遗症状等。

（三）过敏及中毒

有无食物、药物过敏及中毒史，金属或化学毒物如汞、苯、砷、锰、有机磷等接触和中毒史，有无放射性物质、工业粉尘接触和中毒史。

（四）内科疾病

有无高血压、糖尿病、动脉硬化、血液病、癌症、心脏病、心肌梗死、心律不齐、大动脉炎和周围血管栓塞等病史。

四、个人史

详细了解患者的社会经历、职业及工作性质，个人的生长发育、母亲妊娠时健康状况，生活习惯与嗜好（烟酒嗜好及用量，毒麻药的滥用情况等）、婚姻史及治疗史，饮食、睡眠的规律和质量，右利、左利或双利手等；妇女需询问月经史和生育史。

五、家族史

询问家族成员中有无患同样疾病，如进行性肌营养不良症、癫痫、橄榄核脑桥小脑萎缩、遗传性共济失调症、周期性瘫痪、肿瘤、偏头痛等。

（胥丽霞）

第二节　神经系统检查

神经系统检查所获得的体征是诊断疾病的重要临床依据。

一、一般检查

检查和评估患者的一般状况如意识、精神状态、脑膜刺激征、头部、颈部、躯干和四肢等。

（一）意识状态

通常将意识障碍的清醒程度分为5级。

1. 嗜睡

（1）意识障碍：早期表现，较轻。

（2）临床特征：精神萎靡，表情淡漠，动作减少，持续地处于睡眠状态；能被大声唤醒、能正确回答简单问题及配合身体检查，但刺激停止后又进入睡眠。

2. 昏睡

（1）意识障碍：较嗜睡严重。

（2）临床特征：需较强烈疼痛刺激或高声喊叫方能唤醒，醒后表情茫然，虽能简单含混地回答问话，但不能配合身体检查，刺激一旦停止，旋即进入熟睡。

3. 浅昏迷

（1）意识障碍：抑制水平达到皮层，较昏睡严重。

（2）临床特征：患者意识丧失，对强烈疼痛刺激如压眶可有反应，但高声喊叫不能唤醒；无意识的自发动作较少；腹壁反射消失，但角膜反射、光反射、咳嗽反射、吞咽反射、腱反射存在，生命体征无明显改变。

4. 中度昏迷

（1）意识障碍：抑制达到皮层下，较浅昏迷严重。

（2）临床特征：对强烈疼痛刺激无反应，四肢完全瘫痪，病理反射阳性，腱反射减弱；角膜反射、光反射、咳嗽反射和吞咽反射减弱，呼吸和循环功能尚稳定。

5. 深昏迷

（1）意识障碍：抑制达到脑干，意识障碍程度最严重。

（2）临床特征：四肢弛缓性瘫痪；腱反射、病理反射均消失；眼球固定，瞳孔散大，角膜反射、光反射、咳嗽反射和吞咽反射均消失；呼吸、循环和体温调节功能障碍。

（二）特殊意识障碍

（1）谵妄状态。

（2）模糊状态。

（三）精神状态

检查认知、意识、情感、行为等方面，如错觉、幻觉、妄想、情感淡漠和情绪不稳等；通过检查理解力、定向力、记忆力、判断力、计算力等，判定是否有智能障碍。

（四）脑膜刺激征

检查颈强、克匿格（Kernig）征、布鲁津斯基（Brudzinski）征等，脑膜刺激征常见于脑膜炎、脑炎、蛛网膜下隙出血、脑水肿及颅内压增高等情况，深昏迷时脑膜刺激征可消失。

检查方法包括以下几种。

1. 屈颈试验　不同程度的颈强表现、被动屈颈受限．应排除颈椎疾病方可确认为脑膜刺激征。

2. 克匿格（Kernig）征　仰卧位，检查者先将大腿与膝关节屈曲成直角，然后检查者由膝关节处试行伸直其小腿，若出现疼痛而伸直受限，大、小腿间夹角 <135°，称为 Kernig

征阳性。

颈强 – Kernig 征分离，即颈强阳性而 Kernig 征阴性，见于后颅窝占位性病变如小脑扁桃体疝。

3. 布鲁津斯基（Brudzinski）试验　仰卧位，屈颈时出现双侧髋、膝部屈曲（颈部征）；叩击耻骨联合时双侧下肢屈曲和内收（耻骨联合征）；一侧下肢膝关节屈曲，检查者使该侧下肢向腹部屈曲，对侧下肢亦发生屈曲（下肢征），皆为 Brudzinski 征阳性。

（五）头部

1. 头颅部

（1）视诊：观察头颅大头、小头畸形；外形是否对称，有无尖头、舟状头畸形，有无凹陷、肿块、手术切口、瘢痕等；透光试验对儿童脑积水常有诊断价值。

（2）触诊：头部有无压痛、触痛、隆起、凹陷，婴儿囟门是否饱满，颅缝有无分离等。

（3）叩诊：有无叩击痛，脑积水患儿弹击颅骨可有空瓮音（Macewen 征）。

（4）听诊：颅内血管畸形、血管瘤、大动脉部分阻塞时，在病灶上方闻及血管杂音。

2. 面部　面部有无畸形、面肌萎缩或抽动、色素脱失或沉着，脑 – 面血管瘤病的面部可见血管色素斑痣，结节硬化症的面部可见皮脂腺瘤。

3. 五官　眼部眼睑有无下垂，眼球外凸或内陷，角膜有无溃疡，角膜缘有无黄绿色或棕黄色的色素沉积环（见于肝豆状核变性）等；口部有无唇裂、疱疹等，鼻部畸形、鼻窦区压痛。

（六）颈部

双侧是否对称，有无颈强、疼痛、活动受限、姿态异常（如强迫头位、痉挛性斜颈）等；后颅窝肿瘤、颈椎病变可见强迫头位及颈部活动受限；颈项粗短，后发际低。颈部活动受限可见颅底凹陷症和颈椎融合症；双侧颈动脉搏动是否对称。

（七）躯干和四肢

检查脊柱、骨骼、四肢有无叩痛、压痛、畸形、强直等；肌肉有无萎缩、疼痛、握痛等；肌营养不良见于肌肉萎缩、翼状肩胛及腰椎前凸等；脊髓型共济失调和脊髓空洞症可见脊柱侧凸。

二、脑神经检查

（一）嗅神经（Ⅰ）

1. 有无主观嗅觉障碍　如嗅幻觉等。

2. 检查嗅觉障碍　患者闭目，闭塞一侧鼻孔，用牙膏或香烟等置于受检者的鼻孔，令其说出是何气味。醋酸、酒精和福尔马林等刺激三叉神经末梢，不能用于嗅觉检查；鼻腔如有炎症或阻塞时不作此检查。

3. 嗅觉减退或消失　嗅神经和鼻本身病变时出现。幻嗅见于嗅中枢病变。

（二）视神经（Ⅱ）

主要检查视力、视野和眼底。

1. 视力　分远视力和近视力，分别用国际远视力表或近视力表（读字片）进行检查。

视力极其严重减退时，可用电筒检查光感，光感消失则为完全失明。

2. 视野　眼睛正视前方并固定不动时看到的空间范围称为视野。

检查时分别测试双眼，正常人均可看到向内约60°，向外90°～100°，向上约50°～60°，向下60°～75°，外下方视野最大。

视野检查法：常用的手动法和较为精确的视野计法。临床上常粗略地用手动法（对向法）加以测试，患者背光于检查者对面而坐，相距60～100cm。测试左眼时，患者以右手遮其右眼，以左眼注视检查者的右眼，检查者以食指或其他试标在两人中间位置分别从上内、下内、上外和下外的周围向中央移动，直至患者看见为止，并与检查者本人的正常视野比较。

3. 眼底检查　无须散瞳，否则将影响瞳孔反射的观察。患者背光而坐，眼球正视前方。正常眼底的视神经乳头呈圆形或椭圆形、边缘清楚、颜色淡红。生理凹陷清晰；动脉色鲜红，静脉色暗红，动静脉管径比例正常为2∶3。注意视乳头的形态、大小、色泽、边缘等，视网膜血管有无动脉硬化、充血、狭窄、出血等，视网膜有无出血、渗出、色素沉着和剥离等。

（三）动眼、滑车和外展神经（Ⅱ、Ⅳ、Ⅵ）

由于共同支配眼球运动，故可同时检查。

1. 外观　上眼睑是否下垂，睑裂是否对称，眼球是否前突或内陷、斜视、同向偏斜，以及有无眼球震颤。

2. 眼球运动　手动检查是最简便的复视检查法，患者头面部不动，眼球随检查者的手指向各个方向移动；检查集合动作，注意眼球运动是否受限及受限的方向和程度，观察是否存在复视和眼球震颤。

3. 瞳孔　注意瞳孔的大小、形状、位置及是否对称，正常人瞳孔呈圆形、边缘整齐、位置居中，直径3～4mm，直径<2mm为瞳孔缩小，>5mm为瞳孔扩大。

4. 瞳孔反射

（1）瞳孔光反射光线刺激瞳孔引起瞳孔收缩。直接光反射是指光线刺激一侧瞳孔引起该侧瞳孔收缩；间接光反射是指光线刺激一侧瞳孔引起该侧瞳孔收缩的同时，对侧瞳孔亦收缩。如受检侧视神经损害，则直接及间接光反射均迟钝或消失。

（2）调节反射：两眼注视远处物体时，突然注视近处物体引起两眼会聚、瞳孔缩小的反射。

（四）三叉神经（Ⅴ）

属于混合神经。

1. 感觉功能　分别采用圆头针（痛觉）、棉签（触觉）及盛有冷热水（温觉）的试管检测面部三叉神经分布区域的皮肤，进行内外侧和左右两侧对比。若面部呈葱皮样分离性感觉障碍为中枢性（节段性）病变；若病变区各种感觉均缺失为周围性感觉障碍。

2. 运动功能　患者用力做咀嚼动作时，检查者以双手压紧颞肌，咬肌，感知其紧张程度，观察是否肌无力、萎缩及是否对称等。然后嘱患者张口，以上下门齿中缝为标准判定其有无偏斜，如一侧翼肌瘫痪时，下颌则偏向病侧。

3. 反射

（1）角膜反射：将棉絮捻成细束，轻触角膜外缘，正常表现为双侧的瞬目动作。直接角膜反射是指受试侧的瞬目动作发生；间接角膜反射为受试对侧发生瞬目动作。

（2）角膜反射径路：角膜 – 三叉神经眼支 – 三叉神经感觉主核 – 双侧面神经核 – 面神经 – 眼轮匝肌；如受试侧三叉神经麻痹，则双侧角膜反射消失，健侧受试仍可引起双侧角膜反射。

（3）下颌反射：患者略张口，叩诊锤轻轻叩击放在其下颌中央的检查者的拇指，引起下颌上提现象，脑干的上运动神经元病变时呈增强表现。

（五）面神经（Ⅶ）

属于混合神经，主要支配面部表情肌的运动和舌前2/3的味觉。

1. 运动功能　注意额纹、眼裂、鼻唇沟和口角是否对称及有无瘫痪，嘱患者做皱额、皱眉、瞬目、示齿、鼓腮和吹哨等动作。一侧中枢性面神经瘫痪时引起对侧下半面部表情肌瘫痪；一侧周围性面神经麻痹则引起同侧面部的所有表情肌瘫痪。

2. 味觉检查　以棉签蘸取少量食盐、食糖等溶液，嘱患者伸舌，涂于舌前部的一侧，识别后用手指出事先写在纸上的甜、咸等字之一，其间不能讲话、不能缩舌、不能吞咽。每次试过一种溶液后，需用温水漱口，并分别检查舌的两侧以对照。

（六）位听神经（Ⅷ）

包括蜗神经和前庭神经。

1. 蜗神经　是传导听觉的神经，损害时出现耳鸣和耳聋。使用表声或音叉进行检查，声音由远及近，测量患者单耳时（另侧塞住），辨别能够听到声音的距离。再同另一侧耳相比较，并和检查者比较。如使用电测听计进行检测可获得准确的资料。

传导性耳聋：主要是低频音的气导被损害；感音性耳聋：主要是高频音的气导和骨导均下降；通过音叉测试 Rinne 试验和 Weber 试验鉴别传导性耳聋和感音性耳聋。

（1）Rinne 试验（骨导气导比较试验）：将震动音叉（128Hz）置于患者一侧后乳突上，当骨导（BC）不能听到声音后，将音叉置于该侧耳旁，直至患者的气导（AC）听不到声音为止，再测另一侧；正常时气导约为骨导2倍；Rinne 试验阳性即感音性耳聋时，气导长于骨导；Rinne 试验阴性即传导性耳聋时，骨导长于气导。

（2）Weber 试验（双侧骨导比较试验）：放置震动的音叉于患者的颅顶正中，正常时感觉音位于正中。Weber 试验阳性即传导性耳聋时声响偏于病侧；Weber 试验阴性即感音性耳聋时声响偏于健侧。传导性耳聋与感音性耳聋的鉴别见表2-1。

表2-1　传导性耳聋与感音性耳聋的音叉试验结果

音叉试验	正常耳	传导性耳聋	感音性耳聋
Rinne	AC > BC	BC > AC	AC > BC（两者均缩短或消失）
Weber	居中	偏患侧	偏健侧

2. 前庭神经　损害时眩晕、眼震、平衡障碍、呕吐等出现。

注意观察有无自发性症状，前庭功能还可通过诱发实验观察诱发的眼震加以判定，常用的诱发实验有。

（1）温度刺激（Baranuy）试验：用热水或冷水灌注外耳道，引起两侧前庭神经核接受冲动的不平衡即产生眼震。测试时患者仰卧，头部抬起 30°，灌注冷水时快相向对侧，热水时眼震的快相向同侧；正常时眼震持续 1.5～2s，前庭受损时该反应减弱或消失。

（2）转椅试验（加速刺激试验）：患者坐在旋转椅上，闭目，头前屈 80°，快速向一侧旋转后突然停止，然后让患者睁眼注视远处。正常时快相与旋转方向一致的眼震，持续大约 30s，＜15s 时提示有前庭功能障碍。

（七）舌咽神经、迷走神经（Ⅸ、Ⅹ）

二者的解剖和功能关系密切，常同时受累，故常同时检查。

1. 运动功能检查　观察说话有无鼻音、或声音嘶哑，或失声，询问有无吞咽困难、饮水发呛等，观察悬雍垂是否居中，双侧腭咽弓是否对称；嘱患者发"啊"音，观察双侧软腭抬举是否一致，悬雍垂是否偏斜等。

一侧麻痹时，病侧腭咽弓低垂，软腭不能上提，悬雍垂偏向健侧；双侧麻痹时，悬雍垂仍居中，但双侧软腭抬举受限甚至完全不能。

2. 感觉功能检查　用压舌板或棉签轻触两侧软腭或咽后壁，观察感觉情况。

3. 味觉检查　舌后 1/3 味觉由舌咽神经支配，检查方法同面神经味觉。

4. 反射检查

（1）咽反射：张口，用压舌板分别轻触两侧咽后壁，正常时咽部肌肉收缩和舌后缩出现，伴有恶心等反应。

（2）眼心反射：该反射由三叉神经眼支传入，迷走神经心神经支传出，迷走神经功能亢进者此反射加强（脉搏减少 12 次以上），迷走神经麻痹者此反射减退或缺失，交感神经亢进者脉搏不减慢甚至加快（称倒错反应）。检查方法：检查者使用食指和中指对双侧眼球逐渐施加压力，20～30s，正常人脉搏减少 10～12 次/min。

（3）颈动脉窦反射：一侧颈总动脉分叉处被检查者以食指和中指按压可使心率减慢，此反射由舌咽神经传入，由迷走神经传出；按压部分患者如颈动脉窦过敏者时引起心率过缓、血压降低、晕厥甚至昏迷，须谨慎行之。

（八）副神经（Ⅺ）

检查方法：检查者加以阻力让患者向两侧分别做转颈动作，比较两侧胸锁乳突肌收缩时的坚实程度和轮廓。斜方肌的功能是将枕部向同侧倾斜，抬肩和旋肩并协助臂部的上抬，双侧收缩时导致头部后仰。检查时在耸肩或头部向一侧后仰时加以阻力。

损害一侧副神经时同侧胸锁乳突肌及斜方肌萎缩、垂肩和斜颈，无力或不能耸肩（病侧）及转颈（向对侧）。

（九）舌下神经（Ⅻ）

观察舌在口腔内的位置及形态，嘱伸舌，有无歪斜、舌肌萎缩和舌肌颤动。

一侧舌下神经麻痹时，伸舌向病侧偏斜；核下性损害时，病侧舌肌萎缩，核性损害见明显的肌束颤动，核上性损害则伸舌向病灶对侧偏斜；双侧舌下神经麻痹时，伸舌受限或不能。

三、运动系统检查

包括肌营养、肌力、肌张力、不自主运动、共济运动、姿势及步态等。

（一）肌营养

观察和比较双侧对称部位的肌肉外形及体积，及时发现肌萎缩及假性肥大。下运动神经元损害及肌肉疾病时发生肌萎缩，进行性肌营养不良症的假肥大型时，腓肠肌和三角肌多见假性肥大即肌肉外观肥大，触之坚硬，力量减弱。

（二）肌张力

1. 肌张力　在肌肉松弛状态下，做被动运动时检查者所遇到的阻力。

静止肌张力指患者静止状态下的肌肉力量。用手握其肌肉观察其紧张程度，肌肉柔软弛缓为肌张力低，肌肉较硬为肌张力高。用叩诊锤轻敲受检肌肉听其声音，声调低沉则肌张力低，声调高而脆则肌张力高。手持患者的肢体做被动屈伸运动并感受其阻力，阻力减低或消失、关节活动范围较大为肌张力降低；阻力增加、关节活动范围缩小则为肌张力增高。

轻微的肌张力改变可用辅助方法如头部下坠试验、肢体下坠试验和下肢摆动试验等。

2. 肌张力减低　见于下运动神经元病变、小脑病变及肌原性病变。

3. 肌张力增高　见于锥体束病变和锥体外系病变。

锥体束病变表现为痉挛性肌张力增高，即上肢屈肌及下肢的伸肌肌张力增高明显，开始做被动运动时阻力较大，然后迅速减小，称折刀样肌张力增高。锥体外系病变表现为强直性肌张力增高，即伸肌和屈肌的肌张力均增高，做被动运动时向各个方向的阻力呈均匀一致，称铅管样肌张力增高（不伴震颤），如伴有震颤则出现规律而断续的停顿，称齿轮样肌张力增高。

（三）肌力

指肢体随意运动时肌肉收缩的力量。

1. 上运动神经元病变及多发性周围神经损害　瘫痪呈肌群性分布，可对肌群进行检查，以关节为中心检查肌群的屈、伸、外展、内收、旋前、旋后等。

2. 周围神经损害和脊髓前角病变　瘫痪呈节段性分布，分别检查单块肌肉。检查者施予阻力，肌肉作相应的收缩运动，患者用力维持某一姿势，检查者用力使其改变，以判断肌力。

3. 肌力分级　神经内科学采用0~5级的6级记录法。

0级：完全瘫痪。

1级：肢体肌肉可收缩，但不能产生动作。

2级：肢体能在床面上移动，但不能抬起，即不能抵抗自身重力。

3级：肢体能离开床面，能抵抗重力。但不能抵抗阻力。

4级：肢体能做抗阻力的动作，但未达到正常。

5级：正常肌力。

4. 检查肌群的肌力　指关节、腕关节、肘关节、膝关节的屈、伸功能；肩关节的内收、外展功能；髋关节的屈、伸、内收、外展功能；趾关节、踝关节的背屈、距屈功能；颈部的后仰、前屈功能；检查躯干的肌肉可嘱患者仰卧位抬头并抵抗检查者的阻力，查其腹肌收缩力；或俯卧位抬头查其脊旁肌收缩力。

5. 主要肌肉的肌力检查 方法见表 2-2。

表 2-2 主要肌肉的肌力检查方法

肌肉	节段	神经	功能	检查方法
三角肌	$C_{5\sim6}$	脑	上臂外展	上臂水平外展位，检查者将肘部向下压
肱二头肌	$C_{5\sim6}$	肌皮	前臂屈曲、旋后	屈肘并使旋后，检查者加阻力
肱桡肌	$C_{5\sim6}$	桡	前臂屈曲、旋前	前臂旋前，之后屈肘，检查者加阻力
肱三头肌	$C_{7\sim8}$	桡	前臂伸直	肘部作伸直动作，检查者加阻力
腕伸肌	$C_{6\sim8}$	桡	腕背屈、外展、内收	检查者自手背桡侧或尺侧加阻力
腕屈肌	$C_7\sim T_1$	正中、尺	屈腕、外展、内收	检查者自掌部桡侧或尺侧加阻力
指总伸肌	$C_{6\sim8}$	桡	2~5 指掌指关节伸直	屈曲末指节和中指节后，检查者在近端指节处加压
拇伸肌	$C_{7\sim8}$	桡	拇指关节伸直	伸拇指，检查者加阻力
拇屈肌	$C_7\sim T_1$	正中、尺	拇指关节屈曲	屈拇指，检查者加阻力
指屈肌	$C_7\sim T_1$	正中、尺	指关节伸直	屈指，检查者于指节处上抬
桡侧腕屈肌	$C_{6\sim7}$	正中	腕骨屈曲和外展	指部松弛，腕部屈曲，检查者在手掌桡侧加压
尺侧腕屈肌	$C_7\sim T_1$	尺	腕骨屈曲和内收	指部松弛，腕部屈曲，检查者在手掌尺侧加压
髂腰肌	$L_{2\sim4}$	腰丛、股	髋关节屈曲	屈髋屈膝，检查者加阻力
股四头肌	$L_{2\sim4}$	股	膝部伸直	伸膝，检查者加阻力
股收肌	$L_{2\sim5}$	闭孔、坐骨	股部内收	仰卧、下肢伸直，两膝并拢，检查者分开之
股展肌	$L_4\sim S_1$	臀上	股部外展并内旋	仰卧，下肢伸直，两膝外展，检查者加阻力
股二头肌	$L_4\sim S_2$	坐骨	膝部屈曲	俯卧，维持膝部屈曲，检查者加阻力
臀大肌	$L_5\sim S_2$	臀下	髋部伸直并外旋	仰卧，膝部屈曲90°，将膝部抬起，检查者加阻力
胫前肌	$L_{4\sim5}$	腓深	足部背屈	足部背屈，检查者加阻力
腓肠肌	$L_5\sim S_2$	胫	足部跖屈	膝部伸直，跖屈足部，检查者加阻力
拇伸肌	$L_4\sim S_1$	腓深	拇趾伸直和足部背屈	拇趾背屈，检查者加阻力
拇屈肌	$L_5\sim S_2$	胫	拇趾跖屈	拇趾跖屈，检查者加阻力
趾伸肌	$L_4\sim S_1$	腓深	足 2~5 趾背屈	伸直足趾，检查者加阻力
趾屈肌	$L_5\sim S_2$	胫	足趾跖屈	跖屈足趾，检查者加阻力

6. 常用的轻瘫检查法

（1）上肢平伸试验：患者手心向下，平伸上肢，数分钟后轻瘫侧上肢逐渐下垂而低于健侧，同时轻瘫侧自然旋前，掌心向外，故亦称手旋前试验。

（2）Barre 分指试验：患者两手相对，伸直五指并分开，数秒钟后轻瘫侧手指逐渐并拢和屈曲。

（3）轻偏瘫侧小指征：手心向下，双上肢平举，轻瘫侧小指轻度外展。

（4）Jackson 征：患者仰卧，两腿伸直，轻瘫侧下肢呈外展外旋位。

（5）下肢轻瘫试验：患者仰卧，将两下肢膝、髋关节均屈曲成直角，数秒钟后轻瘫侧下肢逐渐下落。

（四）不自主运动

是否存在不自主的异常动作，如震颤（静止性、姿势性、动作性）、舞蹈样动作、肌束颤动、肌阵挛、颤搐、手足徐动等，注意出现的部位、范围、规律、程度，其与情绪、动作、饮酒、寒冷等的关系，注意询问家族史和遗传史。

（五）共济运动

观察日常活动，如吃饭、取物、书写、穿衣、系扣、讲话、站立及步态等，因瘫痪、不自主动作和肌张力增高也可导致随意动作障碍，故应先予排除然后检查。

1. 指鼻试验 患者上肢伸直，用食指指尖以不同速度和方向反复触及自己的鼻尖，比较睁眼闭眼，比较左右两侧，共济运动障碍时，动作笨拙，越接近目标时，动作越迟缓及/或手指出现动作性震颤（意向性震颤），指鼻不准，常超过目标或未及目标即停止（辨距不良）。感觉性共济失调者睁眼做此试验时正常或仅有轻微障碍，闭眼时则明显异常。

2. 对指试验 患者上肢向前伸直，用食指指尖指向检查者伸出的食指，进行睁眼、闭眼对比，左右两侧对比。正常人睁眼、闭眼相差不超过 2～5cm，小脑性共济失调者病侧上肢常向病侧偏斜；感觉性共济失调者睁眼时尚可，闭眼时偏斜较大，但无固定的偏斜方向；前庭性共济失调者两侧上肢均向病侧偏斜。

3. 快复轮替试验 嘱患者反复做快速的重复性动作，如前臂的内旋和外旋，或足趾反复叩击地面，或一侧手掌、手背快速交替连续拍打对侧手掌等。共济失调者动作不协调、笨拙、快慢不一，称快复轮替运动不能。

4. 跟-膝-胫试验 分 3 个步骤完成该试验：仰卧，伸直抬起一侧下肢；然后将足跟置于对侧下肢的膝盖下方；接着足跟沿胫骨前缘直线下移。小脑性共济失调者抬腿触膝时出现辨距不良（意向性震颤），向下移时常摇晃不稳；感觉性共济失调者闭眼时常难以寻到膝盖。

5. 反跳试验 患者用力屈肘，检查者用力握其腕部使其伸直，然后突然松手。小脑性共济失调者因不能正常控制拮抗肌和主动肌的收缩时限和幅度，使拮抗肌的拮抗作用减弱，在突然松手时，屈曲的前臂可反击到自己的身体，称反跳试验阳性。

6. 闭目难立（Romberg）征 平衡性共济失调的检查方法，患者双足并拢站立，双手向前平伸，然后闭目。共济失调者摇摆不稳或倾斜。有临床意义。

（1）后索病变：睁眼站立较稳，闭眼时不稳，即通常的 Romberg 征阳性。

（2）小脑病变：睁眼闭眼均不稳，闭眼更明显，蚓部病变时易向后倾倒，小脑半球病变向病侧倾倒。

（3）前庭迷路病变：闭眼后身体不立即摇晃或倾倒，经过一段时间后出现身体摇晃，身体多两侧倾倒，摇晃的程度逐渐加强。

7. 无撑坐起试验 仰卧，不用手臂支撑而试行坐起时，正常人躯干屈曲同时下肢下压；小脑性共济失调者髋部和躯干同时屈曲，双下肢抬离床面，坐起困难，称联合屈曲征。

（六）姿势及步态

1. 痉挛性偏瘫步态

（1）特征：病侧上肢旋前、内收，肘、腕、指关节屈曲，下肢伸直、外旋，足尖着地，行走时病侧上肢的协同摆动动作消失，病侧骨盆抬高，呈向外的划圈样步态。

（2）常见疾病：急性脑血管病后遗症。

2. 痉挛性截瘫步态

（1）特征：肌张力增高，引起双下肢强直内收，行走时呈交叉到对侧的剪刀样步态。

（2）常见疾病：双侧锥体束损害和脑性瘫痪等。

3. 慌张步态

（1）特征：行走时起步及止步困难，步伐细小，双足擦地而行，碎步前冲，躯干僵硬前倾，双上肢协同摆动动作消失。

（2）常见疾病：帕金森综合征或帕金森病。

4. 醉酒步态

（1）特征：步态蹒跚、前后倾斜、摇晃，似乎随时失丢平衡而跌倒。

（2）常见疾病：酒精中毒或巴比妥类中毒。醉酒步态与小脑性步态的区别：醉酒严重者行走时向许多不同方向摇晃，极少或根本不能通过视觉来纠正其蹒跚步态，小脑性或感觉性共济失调者可通过视觉来纠正其步态。醉酒者可在短距离的狭窄基底平面上行走并保持平衡。

5. 小脑性步态

（1）特征：行走时双腿分开较宽，走直线困难，左右摇晃，常向病侧方倾斜，状如醉汉，易与醉酒步态混淆，但绝非醉酒步态。

（2）常见疾病：小脑性共济失调如多发性硬化、小脑肿瘤（如成神经管细胞瘤累及蚓部的病变）、脑卒中及遗传性小脑性共济失调、橄榄－桥脑－小脑萎缩、迟发性小脑皮质萎缩症等。

6. 感觉性共济失调步态

（1）特征：表现为踱步即下肢动作粗大沉重，高抬足而后突然抛出，足踵坚实地打在地面上，可听到踏地声，长短高低不规则的步伐，闭目时或黑夜里行走更明显，甚至依靠拐杖支撑着体重。

（2）常见疾病：见于累及脊髓后索的疾病，如脊髓亚急性联合变性、脊髓结核、多发性硬化、Friedreich 共济失调、脊髓压迫症（如脑脊膜瘤和强直性椎关节炎等）。

7. 跨阈步态

（1）特征：足下垂，行走时高抬患肢，如跨越门槛样，患者平衡不失调，但常被脚下的小物体绊倒。

（2）常见疾病：腓总神经麻痹、腓骨肌萎缩症、慢性获得性轴索神经病、进行性脊肌萎缩症和脊髓灰质炎等。

8. 肌病步态

（1）特征：行走时臀部左右摇摆，故称摇摆步态或鸭步。

（2）常见疾病：进行性肌营养不良因盆带肌无力而致脊柱前凸。

9. 癔病步态

（1）特征：奇形怪状的步态，下肢肌力正常，但步态蹒跚，或摇摆步态，似欲跌倒而罕有跌倒自伤者。

（2）常见疾病：心因性疾病如癔症等。

四、感觉系统检查

（一）浅感觉检查

1. 痛觉　使用叩诊锤的针尖或大头针轻刺皮肤，询问有无疼痛感觉。

2. 温度觉　使用玻璃试管分别装热水（40～50℃）和冷水（0～10℃），交替接触患者皮肤，让其辨出冷、热感觉。

3. 触觉　使用软纸片或棉签轻触皮肤，询问有无感觉。

（二）深感觉检查

1. 运动觉　嘱患者闭目，检查者的手指夹住患者手指或足趾两侧，上下活动，让患者辨别出移动的方向。

2. 位置觉　嘱患者闭目，检查者将其肢体摆成某一姿势，请患者描述该姿势或用对侧肢体模仿。

3. 振动觉　将振动的 128Hz 音叉柄置于骨隆起处如手指、尺骨茎突、鹰嘴、锁骨、脊椎棘突、髂前上棘、内外踝、胫骨等处，询问并两侧对比有无振动感和持续时间。

（三）复合感觉（皮质感觉）检查

1. 定位觉　患者闭目，用手指或棉签轻触患者皮肤后，请患者指出受触的部位，正常误差手部 <3.5mm，躯干部 <1cm。

2. 两点辨别觉　患者闭目，使用分开一定距离的叩诊锤的两尖端或钝角双角规接触其皮肤，如感觉为两点，则缩小其间距，直至感觉为一点为止、两点须用力相等，同时刺激；正常时指尖为 2～8mm，手背为 2～3cm，躯干为 6～7cm。

3. 图形觉　患者闭目，用钝针在患者皮肤上画出圆形或三角形、或写出 1、2、3 等数字，请患者辨出，亦应双侧对照进行。

4. 实体觉　患者闭目，令其用单手触摸常用物品如钥匙、钢笔、纽扣、硬币等，说出物品形状和名称，亦需两手比较。

五、反射检查

反射检查包括深反射、浅反射、阵挛和病理反射等。

（一）深反射

1. 肱二头肌反射

神经支配：反射中心为 $C_{5～6}$，经肌皮神经传导。

检查方法：患者肘部屈曲约成直角，检查者右手持叩诊锤叩击置于肘部肱二头肌腱上的左拇指甲或左中指甲，出现因肱二头肌收缩引起的屈肘动作。

2. 肱三头肌反射

神经支配：反射中心为 $C_{6～7}$，经桡神经传导。

检查方法：患者上臂外展，肘部半屈，检查者用左手托持患者前臂，右手持叩诊锤叩击鹰嘴上方的肱三头肌腱，反射为肱三头肌收缩而致前臂伸直。

3. 桡反射

神经支配：反射中心为 $C_{5～6}$，经桡神经传导。

检查方法：患者肘部半屈，前臂半旋前，检查者持叩诊锤叩击其桡骨下端，反射为肱桡肌收缩引起肘部屈曲、前臂旋前。

4. 膝反射

神经支配：反射中心为 $L_{2～4}$，经股神经传导。

检查方法：患者坐位，小腿自然放松下垂与大腿成 $90°$；卧位检查时，检查者左手托起两膝关节使小腿与大腿成 $120°$，用叩诊锤叩击髌骨上的股四头肌腱，表现为股四头肌收缩引起膝关节伸直、小腿突然前伸。

5. 踝反射

神经支配：反射中心为 $S_{1～2}$，经胫神经传导。

检查方法：患者仰卧位或俯卧位时，膝部屈曲约 $90°$，检查者用左手使其足部背屈约 $90°$，叩击跟健；或让患者跪于床边，使足悬于床外，叩击跟健，反射为腓肠肌和比目鱼肌收缩而致足跖屈。

6. 阵挛　腱反射极度亢进时出现。

（1）髌阵挛：检查方法：仰卧，下肢伸直，检查者用手指捏住患者髌骨上缘，突然和持续向下推动，引起髌骨连续交替性上下颤动。

（2）踝阵挛：检查方法：检查者用左手托住患者腘窝，以右手握其足前部，突然使足背屈并维持此状态，引起足跟腱发生节律性收缩，足部呈现交替性屈伸动作。

7. 霍夫曼征

神经支配：反射中心为 $C_7 ～ T_1$，经正中神经传导。检查方法：患者手指微屈，检查者左手握患者腕部，右手食指和中指夹住其中指，以拇指快速地向下拨动其中指甲，阳性反应为拇指屈曲内收，其他指屈曲。

该征与 Rossolimo 征过去认为是病理反射，目前亦可认为是牵张反射，是腱反射亢进的表现，腱反射活跃的正常人可出现。

8. 罗索利毛征

神经支配：反射中心为 $C_7 ～ T_1$，经正中神经传导。

检查方法：患者手指微屈，检查者左手握患者腕部，用右手指快速向上弹拨其中间 3 个手指的指尖，阳性反应同 Hoffmann 征。

（二）浅反射

为刺激黏膜、皮肤、角膜引起肌肉快速收缩反应。咽反射、软腭反射和角膜反射参见脑神经检查。

1. 腹壁反射

神经支配：反射中心为 $T_{7～12}$。传导神经是肋间神经。

检查方法：患者仰卧，屈曲双下肢使腹肌松弛，使用竹签、钝针或叩诊锤尖端分别由外向内轻划两侧腹壁皮肤，引起一侧腹肌收缩，脐孔向该侧偏移，上腹壁反射（$T_{11～12}$）沿肋弓下缘、中腹壁反射（$T_{9～10}$）系沿脐孔水平、下腹壁反射（$T_{11～12}$）沿腹股沟上的平行方向轻划。肥胖患者或经产妇可引不出。

2. 提睾反射

神经支配：反射中心为 $L_{1～2}$，传导神经是生殖股神经。

检查方法：使用钝针自上向下轻划大腿内侧皮肤，正常时该侧提睾肌收缩，睾丸上提。年老或体衰者可消失。

3. 跖反射

神经支配：反射中心为 $S_{1～2}$，传导神经是胫神经。

检查方法：患者下肢伸直，检查者用钝器轻划足底外侧，由足跟向前至小趾根部足掌时转向内侧，此时各足跖屈。

4. 肛门反射

神经支配：反射中心为 $S_{4～5}$，传导神经是肛尾神经。

检查方法：用钝器轻划肛门附近皮肤，引起肛门外括约肌收缩。

（三）病理反射

1. 巴彬斯基（Babinski）征

检查方法：同跖反射，阳性反应为拇趾背屈，有时可见其他足趾呈扇形展开。它是最经典的病理反射。

临床意义：锥体束损害。

2. Babinski 等位征　阳性反应均为拇趾背屈，包括以下。

（1）Haddock 征：由外踝下方向前划至足背外侧。

（2）Oppenheim 征：用拇指和食指自上而下用力沿胫骨前缘下滑。

（3）Gordon 征：用手挤压腓肠肌。

（4）Schaeffer 征：用手挤压跟腱。

（5）Gonda 征：向下紧压第 4、第 5 足趾，数分钟后突然放松。

（6）Pussep 征：轻划足背外侧缘。

3. 强握反射

检查方法：检查者用手指触摸患者手掌时，患者立即强直性地握住检查者的手指。

临床意义：新生儿为正常反射，成人为对侧额叶运动前区病变。

4. 脊髓自主反射　包括三短反射、总体反射。

（1）三短反射：当脊髓横贯性病变时，针刺病变平面以下的皮肤导致单侧或双侧髋、膝、踝部屈曲称三短反射。

（2）总体反射：脊髓横贯性病变时，针刺病变平面以下的皮肤引起双侧下肢屈曲并伴有腹肌收缩，膀胱和直肠排空，以及病变以下竖毛、出汗、皮肤发红等称为总体反射。

六、自主神经功能检查

（一）一般观察

1. 皮肤黏膜　色泽如潮红、苍白、发绀、有无色素沉着、红斑等，质地如脱屑、光滑、变硬、变薄、增厚、潮湿、干燥等，温度如发凉、发热，有无溃疡、水肿和褥疮等。

2. 毛发和指甲　少毛、多毛、局部脱毛、指或趾甲变形松脆等。

3. 出汗　局部或全身出汗过少、过多和无汗等。

（二）内脏及括约肌功能

注意有无胃下垂，胃肠功能如便秘、腹胀等；排尿、排便障碍及其性质如排尿困难、尿急、尿频、尿失禁、尿潴留等，下腹部膀胱区膨胀程度。

（三）自主神经反射

（1）竖毛试验：搔划或寒冷刺激皮肤，引起交感神经支配的竖毛肌收缩，局部出现毛囊处隆起，状如鸡皮的竖毛反应，并向周围逐渐扩散，至脊髓横贯性损害平面处停止，刺激后 7～10s 反射最明显，以后逐渐消失。

（2）皮肤划纹试验：在胸腹壁两侧皮肤上使用竹签适度加压划一条线，数秒钟后出现白线条，稍后变为红条纹，为正常反应；交感神经兴奋性增高则划线后白线条持续较久；副交感神经兴奋性增高或交感神经麻痹则红条纹持续较久且明显增宽，甚至隆起。

（3）卧立位实验：分别数直立位和平卧位的 1min 脉搏，如平卧至直立位每分钟脉率加快超过 10～12 次，或直立变为卧位每分钟脉率减少超过 10～12 次，提示自主神经兴奋性增高。

（4）发汗试验（碘淀粉法）：少用。

（5）眼心反射及颈动脉窦反射：参见脑神经检查。

（胥丽霞）

第三节　常用辅助检查方法

一、脑脊液检查

脑脊液（CSF）是无色透明液体，存在于脑室和蛛网膜下隙内，主要由侧脑室脉络丛分泌，经室间孔进入第三脑室、中脑导水管、第四脑室，最后经第四脑室的中间孔和两个侧孔，流到脑和脊髓表面的蛛网膜下隙和脑池。大部分 CSF 经脑穹隆面的蛛网膜颗粒吸收至上矢状窦，小部分经脊神经根间隙吸收。

成人 CSF 总量为 110～200ml，平均 130ml，生成速度为 0.35ml/min，每天约生成 500ml。即人体的 CSF 每天可更新 3～4 次。在急性或慢性炎症、脑水肿和脉络丛乳头瘤时，CSF 分泌明显增多，可达到 5000～6000mL/d。正常情况下血液中的各种化学成分有选择性地进入 CSF 中，此功能称为血脑屏障（BBB）。在病理情况下，BBB 破坏和其通透性增高可使 CSF 成分发生改变。通常经腰椎穿刺取 CSF 了解病变情况；特殊情况下也可行小脑延髓池穿刺或侧脑室穿刺；诊断性穿刺还可注入显影剂和空气等进行造影，以观察脊髓蛛网膜下隙、脑蛛网膜下隙和脑室系统的结构情况；治疗性穿刺主要是注入药物等。在神经系统疾病诊断、鉴别诊断及治疗中具有重要意义。

（一）腰椎穿刺

1. 适应证

（1）中枢神经系统炎症：①脑膜炎、脑炎、脱髓鞘疾病、脑膜癌、中枢神经系统血管炎及颅内转移瘤的诊断和鉴别诊断。②脑血管疾病：如脑出血、脑栓塞、蛛网膜下隙出血，特别是怀疑蛛网膜下隙出血而头颅 CT 尚不能证实时，以观察 CSF 鉴别病变为出血性或缺血性。③颅耻损伤：经腰穿做脊髓液动力学检查了解颅压，便于对脊髓病变和多发忆神经根病变做出诊断及鉴别诊断。④了解蛛网膜下隙有无阻塞。

（2）还用于脊髓造影或气脑造影、腰椎麻醉或鞘内注射药物及减压引流治疗等。

2. 禁忌证

（1）颅内压升高并有明显的视神经乳头水肿者。

（2）怀疑后颅窝有占位性病变者（如肿瘤），有脑干症状或已有早期脑疝迹象者，腰椎穿刺易促使或加重脑疝形成，引起呼吸骤停甚至死亡。

（3）穿刺部位有化脓性感染或脊椎结核者，穿刺易将感染带入中枢神经系统。

（4）脊髓压迫症的脊髓功能已处于即将丧失的临界状态者，病情危重、衰竭或处于休克、濒于休克期者，开放性颅脑损伤或有 CSF 漏者。

（5）血液系统疾病出血倾向者、使用肝素等药物导致的出血倾向者，以及血小板 $< 5 \times 10^4$ 个/mm^3 者。

3. 操作方法

（1）腰椎穿刺除作气脑或脊髓空气造影时采取坐位外，一般均采用侧卧位。

（2）患者侧卧在平坦的硬板床上或检查台上，背部与床板垂直，头向前胸屈曲，两手抱膝，使其紧贴腹部或由助手在术者对面一手挽住患者的头部；另一手挽住两下肢腘窝处并抱紧使脊柱尽量后突以增宽脊柱间隙，便于进针。

（3）确定穿刺点，两髂后上棘的连线与后正中线的交会处为最适宜（约为第 3~4 腰椎棘突间隙，有时还可以在上一或下一腰椎间隙进行）。

（4）用 3% 碘酊或 75% 酒精常规消毒局部皮肤，戴手套、铺消毒洞巾，用 1%~2% 普鲁卡因自皮下到椎间韧带作局部麻醉；待麻醉生效后，用左手固定穿刺点皮肤，右手持穿刺针，于穿刺点刺入皮下，使针体垂直于脊柱或略向头端倾斜，慢慢刺入（进针深度成年人为 4~5cm，儿童为 2~3cm），当针头穿过韧带与硬脑膜时感到阻力突然降低或消失（落空感），转动针尾缓慢抽出针芯，可见 CSF 流出。若无 CSF 流出可缓慢将针退出少许，略加调节深度即可见 CSF 流出。个别患者因压力过低需用针筒轻轻抽吸一下才有 CSF 流出。

（5）穿刺成功后，要求患者双下肢半屈曲，头略伸、全身放松、平静呼吸，抽出针芯，接上测压玻璃管即可看到液面慢慢上升，到一定平面后液面不再上升且随呼吸，脉搏有微小波动，此时玻璃刻度读数即为 CSF 压力数。正常侧卧位 CSF 压力为 0.79~1.77kPa（80~180mmH₂O）或每分钟为 40~50 滴。测压后如压力不高可移去测压管慢慢放出并收集 CSF 标本 2~5ml 分别装入两试管中送检。如需作培养时应用无菌操作法留标本，若要了解蛛网膜下隙有无阻塞，可做动力试验。

（6）术毕将针芯插入，拔出穿刺针。局部用拇指稍加按压防止出血，覆盖消毒纱布并用胶布固定。

（7）术后要求患者去枕平卧 4~6h 以免引起术后头痛。

4. 注意事项

（1）针头刺入皮下组织后进针要缓慢，以免用力过猛时刺伤马尾神经或血管，以致产生下肢疼痛或使 CSF 混入血液影响结果的判断。如系外伤出血，须待 5～7d 后才能重复检查（过早 CSF 中仍可有陈旧性血液成分）。

（2）穿刺时如患者出现呼吸、脉搏、面色异常等症状应立即停止手术，并作相应处理。

（3）鞘内给药时，应先放出同量 CSF，然后再注入药物。做气脑检查时先缓慢放液 10ml，并注入滤过空气 10ml，如此反复进行达所需要量时再行摄片。

5. 并发症

最常见为腰穿后低颅压头痛，可持续 2～8d。头痛以额、枕部为著，可伴有颈部、后背及腰部痛，咳嗽、喷嚏或站立时症状加重，严重者还可伴有恶心、呕吐和耳鸣，平卧位可使头痛减轻，应大量饮水，必要时可静脉输入生理盐水。

（二）常规检查

1. 压力

（1）常规压力测定：通常用测压管进行检查。侧卧位的正常压力为 0.79～1.77kPa（80～180mmH$_2$O），坐位为 3.43～4.41kPa（350～450mmH$_2$O）。每次放出 CSF 0.5～1ml，压力降低约 0.98kPa（10mmH$_2$O）。侧卧位 >1.96kPa（200mmH$_2$O）提示颅内压增高［极度肥胖者压力 >2.16 kPa（220mmH$_2$O）为增高］。CSF 压力测定应包括初压（取 CSF 之前）和终压（取 CSF 之后）。

（2）压颈试验：试验前应先做压腹试验，用手掌深压腹部，CSF 压力迅速上升，解除压迫后，压力迅速下降，说明穿刺针头确实在椎管内。压颈试验可分指压法和压力计法，指压法是用手指压迫颈静脉然后迅速放松，观察其压力的变化。压力汁法是将血压计气带轻缚于患者的颈部，测定初压后，可迅速充气至 2.7kPa（20mmHg），5.3kPa（40mmHg）和 8.0kPa（60mmHg），记录 CSF 压力变化直至压力不再上升为止，然后迅速放气，记录 CSF 压力至不再下降为止。正常情况下，在测定初压后，助手压迫一侧颈静脉约 10 秒钟 GSF 压力即可迅速上升 1 倍左右（0.98～1.96kPa）。解除压颈后 10～20s 压力迅速下降至初压水平。如在穿刺部位以上有椎管梗阻，压颈时压力不上升（完全梗阻）或上升、下降缓慢（部分梗阻）称为履颈试验阳性。如压迫一侧颈静脉，CSF 压力不上升，但压迫对侧上升正常，表示压迫试验阴性，常提示该梗阻侧的横窦闭塞。如横窦内血栓形成或脑出血，有颅内压升高或怀疑后颅窝肿瘤者，禁止行压颈试验，也不应再放 CSF，以免发生脑疝。

（3）临床意义：压力高可见于脑水肿、颅内占位性病变、感染、急性脑卒中、静脉窦血栓形成、良性颅内压增高，也可见于心衰、肺功能不全及肝昏迷等。压力低主要见于低颅压、脱水、脊髓蛛网膜下隙梗阻、CSF 漏等。

2. 性状　正常 CSF 是无色透明的液体，如 CSF 为血性或粉红色，可用三管试验法鉴别，用三管连续接取 CSF，前后各管为均匀一致的血色为新鲜出血，可见于蛛网膜下隙出血、脑室及其附近出血、肿瘤出血、外伤等。前后各管的颜色依次变淡可能为穿刺损伤出血；血性 CSF 离心后颜色变为无色，可能为新鲜出血或副损伤；如液体为黄色提示为陈旧性出血 CSF 如云雾状，通常是由于细菌感染引起细胞数增多所致，见于各种化脓性脑膜炎，严重可如米汤样；CSF 放置后有纤维蛋白膜形成，见于结核性脑膜炎，此现象称为蛛网膜样凝固。CSF 呈黄色，离体后不久自动凝固如胶样称为弗洛因综合征：CSF 同时具有黄变症、胶样凝固及蛋白细胞分离现象 3 种特征时称为 Froin – Nome 综合征，是因 CSF 蛋白质过多所致，常见于椎管梗阻、脊髓肿瘤等。

3. 显微镜检查　正常 CSF 白细胞数为 0 ~ 5 个/mm³，多位单核细胞。白细胞增多见于脑脊髓膜和脑实质的炎性病生，结核性、真菌性及病毒性脑膜炎等以单核细胞增加为上，化脓性脑膜炎则以多核细胞增多为主，中枢神经系寄生虫病以嗜酸细胞为主。涂片检查如发现致病的细菌、真菌及脱落的瘤细胞等，有助于病原的诊断。

4. Pandy 试验　CSF 定性试验方法：利用 CSF 中球蛋白能与饱和苯酚结合形成不溶性蛋白盐的原理，球蛋白含量越高、阳性反应越明显，通常作为蛋白定性的参考试验，正常情况下（Pandy）蛋白定性试验阴性，偶可出现假阳性反应。

（三）生化检查

1. 蛋白质　正常人 CSF 蛋白质含量为 0.15 ~ 0.45g/L（15 ~ 45mg/dl），脑池液为 0.1 ~ 0.25g/L（10 ~ 25mg/dl），脑室液为 0.05 ~ 0.15g/L（5 ~ 15mg/dl）。蛋白质包含白蛋白及球蛋白，蛋白质增高见于中枢神经系统感染、脑肿瘤、脑出血、脊髓压迫症、吉兰 – 巴雷综合征、听神经瘤、糖尿病性神经根神经病、黏液性水肿和全身性感染等。蛋白质降低（< 0.15g/L）见于腰穿或硬膜损伤引起 CSF 丢失，身体极度虚弱和营养不良者。

2. 糖　CSF 糖含量取决于血糖的水平、血脑屏障的渗透性和 CSF 中糖的酵解程度。正常价为 2.5 ~ 4.4mmol/L（50 ~ 75mg/dl），为血糖的 50% ~ 70%。糖增高可见于糖尿病、糖尿病昏迷、脊髓前角灰质炎，癫痫时也有增高。通常 CSF 中糖 < 2.25mmol/L（45mg/dl）为异常。糖明显减少见于化脓性脑膜炎，轻至中度减少见于结核性脑膜炎、真菌性脑膜炎（特别是隐球菌性脑膜炎）、脑膜癌病。

3. 氯化物　CSF 中氯化物的含量取决于血氯浓度、血液酸碱度和 pH 值；正常 CSF 含氯化物 120 ~ 130mmol/L（700 ~ 750mg/dl），较血氯水平高。细菌性和真菌性脑膜炎均可使氯化物含量减低，尤以结核性脑膜炎最为明显。还可见于全身性疾病引起的电解质紊乱、低氯血症、肾上腺皮质功能不足等。氯化物增高见于病毒性脑炎、脑脊髓炎、高氯血症和尿毒症。

（四）特殊检查

1. 细胞学检查　通常采用玻片离心法。取 1 ~ 2ml 的 CSF，经细胞离心沉淀仪使细胞沉淀在带滤纸孔的玻片上，干燥后以 Wright – Giemsa（瑞 – 姬）染色镜检。该法克服了 CSF 细胞数少和易破坏等困难，可进行细胞分类和发现肿瘤细胞、细菌和真菌等。CNS 化脓性感染可见中性粒细胞增多；病毒性感染可见淋巴细胞增多；结核性脑膜炎呈混合性细胞反应。蛛网膜下隙出血早无菌性炎性反应和红细胞引起的单核吞噬细胞反应，4 ~ 5d 后出现含有含铁血黄素的巨噬细胞，后者在出血后数周甚至数月仍可能查到，可推算出血时间和有无内出血。

2. 蛋白电泳

CSF 蛋白电泳的正常值（滤纸法）：前白蛋白 2% ~ 6%，白蛋白 44% ~ 62%，球蛋白 48%（α₁ 球蛋白 4% ~ 8%，α₂ 球蛋白 5% ~ 11%，β 球蛋白 8% ~ 13%，γ 球蛋白 7% ~ 18%），电泳带的质和量分析对神经系统疾病的诊断有一定帮助。前白蛋白在神经系统炎症时降低，在脑萎缩及中枢神经变性性疾病时升高。白蛋白减少多见于 γ 球蛋白增高，α 球蛋白升高主要见于中枢神经系统感染早期及急性炎症。α_1 与 α_2 球蛋白的比例倒置对严重的动脉硬化有诊断意义，也可见于脑干及颈髓部的胶质瘤。β 球蛋白增高见于肌萎缩侧索硬化和退行性病变，β 球蛋白降低见于脑与脊髓脑膜瘤等；γ 球蛋白增高见于脱髓鞘疾病和中枢神经系统感染、多发性硬化、麻痹性痴呆、白质脑炎等。

3. 免疫球蛋白（Ig） 正常 CSF – Ig 含量极少，来源于血中通过血脑屏障透过和神经本身合成。IgG 为 10 ~ 40mg/L，IgA 为 1 ~ 6mg/L，IgM 含量极微。CSF – IgG 增高见于中枢神经系统炎性反应（细菌、病毒，螺旋体及真菌等感染），对多发性硬化、其他原因所致的脱髓鞘病变和中枢神经系统血管炎等诊断有所帮助；结核性脑膜炎和化脓性脑膜炎时 IgG 和 IgA 均上升，前者更明显，结核性脑膜炎时 IgM 也升高。乙型脑炎急性期 IgG 基本正常，恢复期 IgG、IgA、IgM 均轻度增高。CSF – IgG 指数及中枢神经细胞 24h 合成率的测定（正常值 3 ~ 9mg/24h）以及 CSF 寡克隆 IgG 带（OB）检测，作为中枢神经系统内自身合成的免疫球蛋白标志，在多发性硬化患者中 IgG 合成率增高，是多发性硬化重要的辅助诊断指标。

4. 酶 正常 CSF 中谷草转氨酶（GOT）、谷丙转氨酶（GPT）、乳酸脱氢酶（LDH）和肌酸磷酸激酶（CPK）明显低于血清中含量。谷草转氨酶（GOT）的正常值为 0 ~ 9U，乳酸脱氢酶（LDH）含量为 8 ~ 32U。在中枢神经系统疾病中，急性颅脑损伤、脑梗死、癫痫大发作、颅内肿瘤等 CSF 酶含量可升高，其活力相应增大。但酶的检查尚缺乏诊断的特异性，有待进一步研究。

二、神经影像学检查

（一）头颅平片和脊柱平片

1. 头颅平片 检查简便安全，患者无痛苦和任何不适。头颅平片包括正位和侧位、颅底、内听道、视神经孔、舌下神经孔及蝶鞍像等。头颅平片主要观察颅骨的厚度、密度及各部位结构，颅底的裂和孔，蝶鞍及颅内钙化斑等。目前很多适应头颅平片的检查已被 CT 和 MRI 等检查手段取代。

2. 脊柱平片 包括前后位、侧位和斜位。可观察脊柱的生理弯曲度，椎体结构有无发育异常，骨质有无破坏，骨折、脱位、变形和骨质增生等，以及椎弓根的形态、椎间孔和椎间隙的改变，椎板和脊突有无破坏或脊柱裂，椎旁有无软组织阴影和钙化等。

（二）脊髓造影和脊髓血管造影

1. 脊髓造影 将造影利碘苯酯或甲泛葡胺经腰穿注入蛛网膜下隙后，改变体位在 X 射线下观察其流动有无受阻，以及受阻的部位和形态，然后在病变部位摄片。脊髓碘水造影后也可行 CT 扫描，有助于诊断。

脊髓造影的适应证为脊髓压迫症，如脊髓肿瘤、椎间盘脱出、椎管狭窄、慢性粘连性蛛网膜炎等。但有炎症、出血者应延迟手术，椎管无阻塞者应慎重。

2. 脊髓血管造影 是将含碘的水溶性造影剂注入脊髓的动脉系统，显示脑血管形态、分布、位置的情况，了解颅内病变的位置、性质称为动脉造影，有助于诊断脊髓血管畸形、动脉瘤、血管闭塞和脊髓动静脉瘘等。

（三）数字减影血管造影

脑血管造影是应用含碘显影剂如泛影葡胺注入颈动脉或椎动脉内，然后在动脉期、毛细血管期和静脉期分别摄片。使其血管系统显影，借以了解血管本身及血管位置改变的情况作为颅内占位性病变的定位。目前脑血管造影已被数字减影血管造影（DSA）所取代，该技术是应用电子计算机程序将组织图像转变成数字信号输入并储存，然后经动脉或静脉注入造影剂，将所获得的第2次图像也输入计算机，然后进行减影处理，使充盈造影剂的血管图像保留下来，而骨骼、脑组织等影像均被减影除去，保留下的血管图像经过洱处理后转送到监视器上，得到清晰的血管影像。优点为简便快捷，血管影像清晰，并可作选择性拍片。

脑血管造影的方法通常采用股动脉或肱动脉插管法，可作全脑血管造影，观察脑血管的走行、有无移位、闭塞和血管畸形等。主要适应证是头颈部血管病变，如动脉瘤和血管畸形、闭塞，脑供血不足等，而且是其他检查方法所不能取代的。

（四）电子计算机体层扫描

1. CT扫描及临床应用　电子计算机体层扫描（CT）是由英国设计成功，首先用于颅脑疾病的诊断，使神经影像学诊断进入了一个崭新的时期。CT诊断的原理是利用各种组织对X射线的不同吸收系数，通过电子计算机处理，可显示不同平面的脑实质、脑室和脑池的形态及位置等图像；对X射线吸收高于脑实质则表现为增白的高密度阴影，如钙化和脑出血等；对X射线吸收低于脑实质则表现为灰黑色的低密度阴影，如坏死、水肿、囊肿及脓肿等。由于CT无创伤、无痛苦，简便迅速、分辨率高、图像清晰、解剖关系清楚、定位准确、敏感性较常规X射线检查提高100倍以上，可较确切地显示病变，已被广泛地用于各种神经疾病的诊断。

目前常规CT主要用于颅内血肿、脑外伤、脑出血、蛛网膜下隙出血、脑梗死、脑肿瘤、脑积水、脑萎缩、脑炎症性疾病及脑寄生虫病（如脑囊虫）等的诊断，还可以用于脊髓和脊柱的检查，了解脊髓和脊柱的病变。有些病变可通过静脉注射造影剂（甲泛葡胺或泛影葡胺）增强组织的密度，提高诊断的阳性率。

造影前应注意下列情况：

（1）造影前必须做碘过敏试验。

（2）造影后30min密切观察患者的反应，随时做好抢救。

（3）对有过敏史、肝肾损害、甲状腺病、急性胰腺炎、急性血栓性静脉炎、多发性骨质瘤、恶病质等病应注意。

（4）对高血压、动脉硬化、过敏体质者应慎重。

2. CT血管造影　CT血管造影（CTA）指静脉注射含碘造影剂后，利用螺旋CT或电子束CT，在造影剂充盈受检血管的高峰期进行连续薄层体积扫描，然后经计算机对图像进行处理后，重建血管的立体影像。CTA可清楚显示Willis动脉环，以及大脑前、中、后动脉及其主要分支，对闭塞性血管病变可提供重要的诊断依据。

（五）磁共振成像

磁共振成像（MRI）是临床的一项新的影像学检查技术，是诊断颅内和脊髓病变最重要的检查手段。

1. MRI的基本原理　MRI是利用人体内H质子在主磁场和射频场中被激发产生的共振信号经计算机放大、图像处理和重建后得到MRI。MRI检查时，患者被置于磁场中，接受一序列的脉冲后，打乱组织内的质子运动。脉冲停止后，质子的能级和相位恢复到激发前状态，这个过程称为弛豫、弛豫分为纵向弛豫（简称 T_1）和横向弛豫（简称 T_2）。CT 影像的黑白对比度足以人体组织密度对 X 射线的衰减系数为基础，而 MRI 的黑白对比度则来源于体内各种组织 MR 信号的差异。以 T_1 参数成像时，T_1 短的组织（如脂肪）产生强信号呈白色，而 T_1 长的组织（如体液）为低信号呈黑色；反之，T_2 参数成像时，T_1 长的组织（如体液）信号强呈白色，而 T_2 短的组织（脑白质）信号较弱呈灰黑色。空气和骨皮质无论在 T_1 或 T_2 加权图像上均为黑色。T_1 图像可清晰显示解剖细节，T_2 图像有利于显示病变。液体、肿瘤、梗死病灶和炎症在 T_1 加权像上呈低信号，在 T_2 加权像上则为极易识别的高信号；而心腔和大血管由于血流极快，使发出脉冲至接收信号时，被激发的血液已从原部位流走，信号不复存在，因此，心腔及大血管在 T_1 和 T_2 加权图像上均呈黑色，此现象称流空效应。

2. MRI 的优势及临床应用

（1）与 CT 比较，MRI 能提供多方位和多层面的解剖学信息，图像清晰度高，对人体无放射性损害；且不出现颅骨的伪影，可清楚地显示脑干及后颅窝病变。MRI 通过显示冠状、矢状和横轴三位像，可清晰地观察病变的形态、位置、大小及其与周围组织结构的关系；尤其在神经系统更为突出。对脑灰质与脑白质可以产生更明显的对比度，因此常用于诊断脱髓鞘疾病、脑变性疾病和脑白质病变等；通过波谱分析还可提供病变组织的代谢功能及生化方面的信息。

（2）在神经系统疾病的诊断方面，MRI 主要应用于脑血管疾病，脱髓鞘疾病、脑白质病变、脑肿瘤、脑萎缩、颅脑先天发育畸形、颅脑外伤、各种原因所致的颅内感染及脑变性病等；MRI 显示脊髓病变更为优越，对脊髓病变的诊断的诊断具有明显优势，如用于脊髓肿瘤、脊髓空洞症、椎间盘脱出、脊椎转移瘤和脓肿等的诊断。

（3）顺磁性造影剂钆（DTPA）通过改变氢质子的磁性作用，改变其弛豫时间而获得高 MR 信号，产生有效的对比作用，以此增加对肿瘤和炎症诊断的敏感性，为肿瘤的于术和放射治疗范围的确定提供重要信息；DTPA 剂量一般为 0.1mmol/kg，静脉注射后即刻至 1h 内可见明显的增强效果。

（4）必须注意：体内有金属置入物如义齿、脑动脉瘤手术放置银夹以及安装心脏起搏器的患者均不能使用 MRI 检查。对于急性颅脑损伤、颅骨骨折、钙化病灶、出血性病变急忙期等 MRI 检查不如 CT。

3. 磁共振成像血管造影　磁共振成像血管造影（MRA）是利用血液中运动质子为内在流动的标记物，使血管与周围组织形成对比，经计算机处理后显示血管形态及血流特征的一种磁共振成像技术。

MRA 优点：不需插管、方便省时、无放射损伤及无创性，可显示成像范围内所有血管，也可显示侧支血管。

MRA 缺点：其分辨率不适宜大范围检查，信号变化复杂，易产生伪影。临床主要用于颅内动脉瘤、脑血管畸形、大血管闭塞性疾病和静脉窦闭塞等。

三、神经电生理检查

（一）脑电图

脑电图（EEG）是脑生物电活动的检查技术，所记录的节律性脑电活动是大脑皮质锥体细胞及其顶树突突触后电位同步综合而成，并且由丘脑中线部位的非特异性核（中央内侧核、中央中核等）起调节起前作用。通过测定自发的有节律的生物电活动以了解脑功能状态。

1. 检测方法　电极安放采用国际10～20系统，参考电极通常置于双耳垂；电极可采用单极和双极的连接方法。开颅手术时电极可直接置于暴露的大脑皮质表面，也可将电极插入颞叶内侧的海马及杏仁核等较深部位。进行脑电图检查时，还可以通过一些特殊的手段诱发不明显的异常电活动，最常用的方法如睁闭眼、过度换气、闪光刺激，睡眠诱发等，还有戊四氮或贝美格静脉注射等。

2. 正常脑电图

（1）正常成人脑电图：正常人大脑发放的基本节律为 α 波及 β 波，其波幅、波形及频率两侧均对称，频率恒定不变。在清醒、安静和闭眼放松状态下，脑电的 α 节律为 8～12Hz，波幅 20～100μV，主要分布在枕部和顶部；β 节律为 13～25Hz，波幅为 5～20μV，主要分布在额叶和颞叶；部分正常人在两半球前部可见少量 4～7Hz 的 θ 波；频率4Hz以下为 δ 波，清醒状态下几乎没有，但入睡可出现，而且由浅入深逐渐增多、时间延长、两侧对称；8Hz以下的波均为慢波。

正常成人脑电图可分为以下4型：①α 型脑电图：除两半球前部外，脑电活动以。节律为主，频率两侧对称。②β 型脑电图：以 β 波为主，两半球后部有 β 节律，睁眼时变为不明显，闭眼后又恢复出现时为快 α 节律。③低电压脑电图：脑电活动的波幅偏低似乎呈低平的曲线：在睁闭眼后或深呼吸时可出现短程的 α 节律。④不规则脑电图：脑电活动的 α 波频率不规则，调幅不明显，前部可有 θ 波。

（2）儿童脑电图：与成人不同，儿童的脑电图以慢波为主，随着年龄增加，慢波逐渐减少，而 θ 波逐渐增多，但节律仍然很不稳定。14～18岁时枕部 α 节律的波幅变得低，而调幅更好，额部的 θ 波变低，且有 β 波出现。

（3）睡眠脑电图：根据眼球运动可分为：①非快速眼动相或慢波相：第1期困倦期，α 节律消失，被低波幅慢波取代；在顶部可出现短暂的高波幅、双侧对称的负相波称为"V"波。往往不规则地反复出现，但很少超过2Hz。第2期浅睡期，出现睡眠纺锤波（12～14Hz），两半球同步出现，中央区最明显，极相也相同，时程较长。第3、4期深睡期，广泛分布的高波幅75μV以上；慢波2Hz以下。②快速眼动相：出现低电压、去同步、快波型脑电、快速眼球活动、肌电活动减少及混合频率的电活动。

3. 常见的异常脑电图

（1）弥漫性慢波：背景活动为弥漫性慢波，是最常见的异常表现，无特异性。可见于各种原因所致的弥漫性脑病、缺氧性脑病、中枢神经系统变性病及脱髓鞘性脑病等。

（2）局灶性慢波：是局灶性脑实质功能障碍所致。见于局灶性癫痫、脑脓肿，局灶性硬膜下或硬膜外血肿等。

（3）三相波：一般为中至高波幅、频率为 1.3～2.6Hz 的负-正-负波或正-负-正波。主要见于肝性脑病和其他中毒代谢性脑病。

（4）癫痫样放电：包括棘波、尖波、棘-慢波综合、多棘波、尖-慢波综合及多棘-慢波综合等。棘波指从开始到结束的时程或波宽为 20～70ms 的一种放电，可单、双或三相，以双相为多，主要为负相。尖波是指时程为 70～200ms 可达300ms，电位相以双相负相，上升相较陡、下降相较缓慢。50%以上患者发作间期也可见到有异常的电活动统称癫痫样放电，特点是基本电活动的背景上突然发生的高波幅的电活动或突然发生的易于与基本电活动相区别的高幅放电。放电的不同类型通常提示不同的癫痫综合征，如多棘波和多棘慢波综合通常伴有肌阵挛，见于全身性癫痫和光敏感性癫痫等。高波幅双侧同步对称，每秒3次重复出现的棘慢波综合提示失神小发作。

（5）弥漫性、周期性尖波：通常指在弥漫性慢活动的基础上出现周期性尖波，可见于脑缺氧和 Cretzfeldt – Jakob 病。

4. 脑电图的临床应用　脑电图检查对区别脑部器质性或功能性病变、弥漫性或局限性损害，对于癫痫的诊断及病灶定位、脑炎的诊断、中毒性和代谢性等各种原因引起脑病等的诊断均有辅助诊断价值，特别癫痫的诊断意义更大。

5. 脑电地形图（BEAM）　是脑电图输入电子计算机进行处理后，将脑电信号转换成一种能够定位和定量分析，并用不同颜色的图像进行显示的一项较新的检查技术。包括自发和诱发，其优点是能将脑的功能变化与形态定位结合起来，图像直观、形象、定位较准确，但不能反映脑电波形及各种波形出现的方式等，因此不能将脑电图取而代之，两者结合更有意义。BEAM 最主要的临床应用价值在于脑血管病的早期诊断、疗效及预后评价，也可用于癫痫、痴呆、偏头痛、脑肿瘤等。

（二）脑诱发电位

诱发电位（EPs）是中枢神经系统在感受体内外各种特异性刺激所产生的生物电活动，该项检查也是脑的电活动测定技术，用以了解脑的功能状态。

1. 躯体感觉诱发电位（SEPs）　指刺激肢体末端粗大感觉纤维，在躯体感觉上行通路不同部位记录的电位，主要反映周围神经、脊髓后束和有关神经核、脑干、丘脑、丘脑放射及皮层感觉区的功能。

（1）检测方法：表面电极置于周围神经干，刺激部位是正中神经、尺神经、胫后神经或腓总神经等。上肢记录部位是锁骨上 Erb 点，即 N_9 系臂丛感觉神经动作电位，C_7 棘突及头部相应的感觉区；下肢记录部位通常是臀点、胸$_{12}$、颈部棘突及头部相应的感觉区。

（2）波形的命名：极性 + 潜伏期（波峰向下为 P，向上为 N）。正中神经刺激对侧顶点记录（头参考）的主要电位是 $P_{14}N_2O$、P_{25} 和 N_{36}；周围电位是 Erb 点（N_9）和 C_7（N_{11}，N_{13}）。胫后神经刺激顶点（Cz）记录的主要电位是 N_{31}、P_{40}、N_{50} 和 P_{50}；周围电位是臀点（N_{16}）和 T_{12}（N_{24}）。异常的判断标准是潜伏期延长和波形消失等。

（3）SEP 各波的起源：N_9 为臂丛电位，N_{11} 可能来源于颈髓后索，N_{13} 可能为颈髓后角突触后电位，N_{14}/P_{14} 可能来自高颈髓或延髓，N_{20} 来自顶叶后中央回（S）等，P_{40} 可能来自同侧头皮中央后回，Nso 可能来自顶叶 S_1 后方，P_{60} 可能来自顶叶偏后凸面。

（4）SEP 的临床应用：用于检测周围神经、神经根、脊髓、脑下、丘脑及大脑的功能状态。主要应用于吉兰 – 巴雷综合征（GBS）、颈椎病、腰骶神经根病变、脊髓空洞症、肿瘤、后侧索硬化综合征、多发性硬化（MS）及脑血管病等。还可用于外伤后脊髓损伤程度、范围及预后，脑死亡的判断和脊髓手术的监护等。

2. 视觉诱发电位（VEP）　是视觉冲动经外侧膝状体投射到枕叶距状裂与枕后极头皮记录的枕叶皮层对视觉刺激产生的电活动。

（1）检测方法：通常在光线较暗的条件下进行，检测前应粗测视力并行矫正。临床上最常用黑 C 棋盘格翻转刺激 VEP（PRVEP），其优点是波形简单易于分析、阳性率高和重复性好。记录电极置于枕骨粗隆上（左 01、中 0、右 02），参考电极通常置于前额 Fz。

（2）波形命名及正常值：PRVEP 是一个由 NPN 组成的三相复合波，分别按各自的平均潜伏期命名为 N75、P100、N145。正常情况下 P100 潜伏期最稳定而且波幅高，是很可靠的成分。异常的判断标准是潜伏期延长、波幅降低或消失。

（3）VEP 的临床应用：视通路病变，脱髓鞘病变、肿瘤、视神经炎，特别对 MS 患者可提供早期视神经损害的客观依据。

3. 脑干听觉诱发电位（BAEP）　指经耳机传出的声音刺激外周听觉器经听神经传到通路，脑干、中央核团区在头顶记录的电位。检测时通常不需要患者的合作，婴幼儿和昏迷患者均可进行测定。

（1）检测方法：多采用短声刺激，刺激强度 50～80dB，刺激频率 10～15Hz，持续时间 10～20ms，叠加 1000～2000 次。记录电极通常置于 Cz，参考电极置于耳垂或乳突，接地电极置于 FPZ。

（2）波形命名：正常 BAEP 通常由 5 个波组成，依次以罗马数字命名为 I、II、III、IV 和 V。特别是 I、III 和 V 波更有价值。

（3）BAEP 各波的起源：I 波起于听神经；II 波耳蜗核，部分为听神经颅内段；III 波上橄榄核；IV 波外侧丘系及其核团（脑桥中、上部分）；V 波中脑、下丘的中央核团区。

BAEP 异常的主要表现为：①各波潜伏期延长；②波间期延长；③波形消失；④波幅 I／V 值＞200%。

（4）BAEP 的临床应用：可客观评价听觉检查不合作者、婴幼儿和歇斯底里患者有无听觉功能障碍；有助于多发性硬化的诊断，特别是发现临床下病灶或脑干隐匿病灶；动态观察脑干血管病时脑干受累的情况，帮助判断疗效和预后；桥小脑角肿瘤手术的术中监护；监测耳毒性药物对听力的影响；脑死亡诊断和意识障碍患者转归的判断等。

4. 运动诱发电位（MEP）　指电流或磁场经颅或椎骨磁刺激人大脑皮层运动细胞、脊髓及周围神经运动通路，在相应的肌肉上记录的复合肌肉动作电位。该技术是 Barker 等建立的，克服了以往电刺激所致剧痛等缺点，近年来被广泛应用于临床。为运动通路中枢传导时间的测定提供了客观依据。上肢磁刺激的部位通常是大脑皮层相应运动区、C_7 棘突和 Erb 点等，记录部位是上肢肌肉；下肢刺激部位为大脑皮层运动区、胸$_{12}$和 L_1 及腘窝等，记录部位多为屈踇短肌和胫前肌等。磁刺激 MEP 的主要检测指标为各段潜伏期和中枢运动传导时间均延长，可见 MEP 波幅降低及波形离散或消失。临床应用于运动通路病变，如多发性硬化、运动神经元病、脑血管病等疾病的诊断。

5. 事件相关电位（ERP）　也称内源性事件相关电位，是人对外界或环境刺激的心理反应，潜伏期在 100ms 以上，因此为长潜伏期电位，目前对其起源和确切的解剖定位尚不完全清楚。ERP 主要研究认知过程中大脑的神经电生理改变，亦即探讨大脑思维的轨迹。ERP 包括 P1、N1 和 P2（外源性成分）及 N2 和 P3（内源性成分）。ERP 中应用最广泛的是 P3（P300）电位。ERP 可通过听觉、视觉、体感刺激，从头皮上记录到一组神经元所发出的电活动，但与 SEP、BAEP 及 VEP 有着本质的不同。要求受试者对刺激进行主动反应，受心理状态的影响明显，主要反应大脑皮层认知功能状况，用于各种大脑疾病引起的认知功能障碍的评价，目前还有学者将 P300 电位用于测谎等研究。

（三）肌电图

狭义肌电图（EMG）指同心圆针电极插入肌肉后，记录的肌肉安静状态下和不同程度收缩状态下的电活动。广义 EMG 指记录肌肉在安静状态、随意收缩及周围神经受刺激时判定神经和肌肉功能状态的各种电生理特性的技术，包括神经传导速度，重复神经电刺激、单纤维肌电图及巨肌电图等。

常规 EMG 检查的适应证：①脊髓前角细胞及其以下病变部位的定位诊断和鉴别诊断；②确定病变性质、损伤程度、范围及再生恢复情况；③选择神经再植、端 - 端吻合和神经松解术；④了解神经传导速度。

1. EMG 检测步骤及正常所见

（1）肌肉静息状态：包括插入电位和自发电位。插入电位指针电极插入时引起的电活动，正常人变异较大，时程为 1～25ms，持续约 1s 后消失。自发电位指终板噪声和终板电位，后者波幅较高，时程为 0.5～2.0ms，振幅≤100μV 的高频负相电位，通常伴有疼痛，动针后疼痛消失。

（2）肌肉小力自主收缩状态：测定运动单位动作电位的时限、波幅、波形及多相波百分比，不同肌肉有其不同的正常值范围。一般以大于或小于正常值 20% 为异常，时限增宽为神经源性损害，缩短为肌源性损害。波幅大于或小于 40% 为异常，神经源性增高，肌源性降低。

（3）肌肉大力收缩状态：观察募集现象，指肌肉在大力收缩时运动单位的多少及其发放频率的快慢。肌肉在轻收缩时只有阈值较低的 Ⅰ 型纤维运动单位发放，其频率为 5～15Hz；在大力收缩时，原来已经发放的运动单位频率加快，同时阈值高的 Ⅱ 型纤维参与发放，肌电图上呈密集的相互重叠的难以分辨基线的许多运动单位电位，即为干扰相。

2. 异常 EMG 所见及其意义

（1）插入电位的改变：插入电位减少或消失见于严重的肌肉萎缩、肌肉纤维化和脂肪组织浸润以及肌纤维兴奋性降低等；插入电位增多或延长见于神经源性和肌源性损害。

（2）异常自发电位：①纤颤电位：是由于失神经支配肌纤维运动终板对血中乙酰肌碱的敏感性升高引起的去极化，或失神经支配的肌纤维静息电位降低所致的自动去极化产生的动作电位；波形多为双相或三相，起始为正相，随之为负相，波幅较低，时限 1～5ms，波幅一般为 20～200μV，但不规则，失神经病变愈重，纤颤电位振幅愈小，频率愈大，见于神经源性损害和肌源性损害。②正锐波：其产生机制及临床意义同纤颤电位；但出现较纤颤电位早。波形特点为双相，起始为正相，时限较宽、波幅较低的负向波，形状似 "V" 字形，时限为 10～100ms。③束颤电位：指一个或部分运动单位支配的肌纤维自发放电，在肌松弛状态下出现的束颤电位有 2 种：a. 单纯束颤电位，呈单、双或三相，时限 2～10ms、振幅 100～200μV 见于低钙血症、甲状腺功能亢进等神经肌肉兴奋性增高状态；b. 复合束颤电位，呈多相波，时限 5～20ms、振幅 100～500μv，见于神经源性损害。

（3）肌强直放电：肌肉自主收缩或受机械刺激后出现的节律性放电。有较大的棘波和正相波，波幅通常为 10μV～1mV，频率为 25～100Hz。特点：波幅忽大忽小、频率忽快忽慢。放电过程中波幅和频率反复发生、逐渐衰减，扩音器可传出类似 "飞机俯冲或摩托车减速" 的声音。见于萎缩性肌强直、先天性肌强直，副肌强直及高钾型周期性瘫痪等。

（4）异常运动单位动作电位：①神经源性损害：表现为动作电位时限增宽，波幅增高及多相波百分比增高，见于脊髓前角细胞病变、神经根病变和周围神经病等。②肌源性损害：表现为 MUAPs 时限缩短，波幅降低及多相波百分比增高，见于进行性肌营养不良，炎性肌病和其他原因所致的肌病。

（5）大力收缩募集电位的异常改变：①单纯相和混合相：前者指肌肉大力收缩时，参加发放的运动单位数量明显减少，肌电图上表现为单个独立的电位；后者是运动单位数量部分减少，表现为单个独立的电位和部分难以分辨的电位同时存在，见于神经源性损害。②病理干扰相：肌纤维变性坏死使运动单位变小，在大力收缩时参与的募集运动单位数虽明显增加，表现为低波幅干扰相，又被称为病理干扰相。

3. EMG 测定的临床意义　主要是诊断及鉴别诊断神经源性损害、肌源性损害和神经肌肉接头病变；发现临床下病灶或容易被忽略的病灶，如早期运动神经元病，深部肌肉萎缩、肥胖儿童的肌肉萎缩，以及对病变节段进行定位诊断。

（四）神经传导速度和重复神经电刺激

1. 神经传导速度（NCV）　神经纤维具有高度的兴奋性和传导性，外刺激产生兴奋，神经冲动从一个部位传播到整个神经发生反应，效应器兴奋收缩。NCV 测定是用于评定周围运动神经和感觉神经传导功能的一项诊断技术。通常包括运动神经传导速度（MCV）、感觉神经传导速度（scv）和 F 波的测定。

（1）测定方法：①MCV 测定。电极放置：阴极置于神经远端，阳极置于神经近端，两者相隔 2~3cm；记录电极置于肌腹，参考电极置于肌腱，地线置于刺激电极和记录电极之间。测定方法及 MCV 的计算超强刺激神经干远端和近端，在该神经支配的肌肉上记录复合肌肉动作电位（CMAPs），测定其不同的潜伏期，用刺激电极远端和记录电极近端之间的距离除以两点间潜伏期差，即为神经的传导速度。计算公式为：神经传导速度（m/s）= 两点间距离（cm）×10/两点间潜伏期差（ms），波幅的测定通常取峰—峰值。②SCV 测定。电极放置：刺激电极置于表面或套在手指或脚趾末端，阴极在阳极的近端；记录电极置于神经干的远端（靠近刺激端），参考电极置于神经干的近端（远离刺激部位），地线固定于刺激电极和记录电极之间。测定方法及计算：顺行测定法是将刺激电极置于感觉神经远端，记录电极置于神经干的近端，然后测定其潜伏期和记录感觉神经动作电位（SNAPs）；刺激电极与记录电极之间的距离除以潜伏期为 SCV。③F 波测定。原理：F 波是超强电刺激神经干在 M 波后的一个晚成分，由运动神经回返放电引起，因首先在足部小肌肉上记录而得名，F 波的特点是其波幅不随刺激量变化而改变，重复刺激时 F 波的波形和潜伏期变异较大；电极放置：同 MCV 测定，不同的是阴极放在近端；潜伏期的测定：通常连续测定 10~20 个 F 波，然后计算其平均值，F 波的出现率为 80%~100%。

（2）异常 NCV 及临床意义：MCV 和 SCV 的主要异常所见是传导速度减慢和波幅降低，前者主要反映髓鞘损害，后者为轴索损害，严重的髓鞘脱失也可继发轴索损害。NCV 的测定主要用于周围神经病的诊断，结合 EMC 可鉴别前角细胞、神经根、周围神经及肌源性疾病等。F 波的异常表现为出现率低、潜伏期延长或传导速度减慢及无反复等；通常提示周围神经近端病变，补充 MCV 的不足。

2. 重复神经电刺激

（1）原理：重复神经电刺激（RNS）指超强重复刺激神经干在相应肌肉记录复合肌肉动作电位，是检测神经肌肉接头功能的重要手段。正常情况下，神经干连续受刺激，CMAPs

的波幅可有轻微的波动，而降低或升高均提示神经肌肉接头病变。RNS 可根据刺激的频率分为低频 RNS（5Hz）和高频 RNS（10～30Hz）。

（2）方法：①电极放置：刺激电极置于神经干，记录电极置于该神经所支配的肌肉，地线置于两者之间。②测定方法：通常选择面神经支配的眼轮匝肌、腋神经支配的三角肌、尺神经支配的小指展肌及副神经支配的斜方肌等；近端肌肉阳性率高，但不易固定；远端肌肉灵敏压低，但结果稳定，伪差小；高频刺激患者疼痛较明显，通常选用尺神经。③正常值的计算：确定波幅递减是计算第 4 或第 5 波比第 1 波波幅下降的百分比；而波幅递增是计算最高波幅比第 1 波波幅上升的百分比；正常人低频波幅递减在 10%～15%，高频刺激波幅递减在 30% 以下，而波幅递增在 50% 以下。

（3）异常 RNS 及临床意义：低频波幅递减 > 15% 和高频刺激波幅递减 > 30% 为异常，见于突触后膜病变如重症肌无力；高频刺激波幅递增 > 57% 为可疑异常；> 100% 为异常波幅递增，见于 Lambert – Eaton 综合征。

四、经颅超声血流图检查

超声诊断是多普勒超声技术对脑血管疾病的诊断，有颅外段血管的血流速度、方向和状态，进而对颅内血管的血流动力学观察检测。

（一）检测方法和检测指标

1. 检测方法　超声多普勒（TCD）检查部位是颞、枕和眶 3 个窗口。

（1）颞窗位于颧弓上方的眼眶外缘和耳屏之间，经颞窗可检测大脑中动脉、颈内动脉终末端，大脑前动脉、大脑后动脉及前交通动脉。

（2）枕窗可检测椎动脉颅内段、小脑后下动脉和基底动脉。

（3）眶窗可检测眼动脉和颈内动脉虹吸段。TCD 检查中对各个有关血管的识别主要是通过探头的位置、超声束的角度、血流方向的变化、血流速度、信号的音频特点、波形变化及压颈试验等。也可将探头直接置于两侧颈内动脉处描记波形。

2. TCD 检测指标、正常范围和异常所见

（1）血流速度参数：包括收缩期峰流速（Vs），舒张期末峰流速（Vd）和平均流速（Vm）；Vm 代表搏动性血液的供应强度，很少受心率、心肌收缩力、外周阻力和主动脉顺应性等心血管因素的影响，生理意义最大。

（2）动脉参数：包括收缩/舒张比值（SD）、阻力指数（RI）：收缩峰速度－舒张期末速度/收缩峰速度（是衡量脑血管舒缩状况指标）、动脉指数（PI）＝收缩峰速度－舒张期末速度/平均速度（是评价动脉顺应性和弹性的指标）和动脉传递指数（PTI）。血流速度和 PI 是 TCD 检测中最常用和最有意义的参数。

（3）大脑血管血液速度正常范围：大脑中动脉（MCA）60～115cm/s，大脑前动脉（ACA）80～105cm/s，大脑后动脉（PCA）30～60cm/s，基底动脉（ICA）40～80cm/s，椎动脉（VA）40～70cm/s。

（4）异常 TCD 所见：①血流信号消失，表现为脑底动脉发育不全、血管变异和脑血管闭塞等；②血流速度增高或降低，增高提示脑血管痉挛、动静脉畸形，降低示脑动脉狭窄或闭塞；③两侧血流不对称，左右两侧相应动脉的血流速度不对称，血流方向、频谱形态异常；④PI 增高或降低；⑤杂音；⑥血流方向异常提示病理性改变和侧支循环的存在；⑦频

谱异常等。

（二）临床应用

在临床上，TCD 主要用于下列疾病的辅助诊断、监护、评价血管机制和预防保健。

1. 颅内外段脑动脉狭窄或闭塞　主要表现为血流速度增高和频谱形态增宽、湍流、涡流的改变。颈内动脉颅外段闭塞或 50% 以上狭窄的确诊率可达 95% 以上，和血管造影比较，符合率达 96%。

2. 脑血管畸形　有助于深部脑动静脉畸形（AVM）的定位、供养血管和引流静脉的确定。也可用于术中或术后监测，避免损伤供血动脉，判断有无畸形血管的残留。表现为供血动脉血流速度增高，搏动指数降低。

3. 脑动脉瘤　TCD 诊断 <1cm 的动脉瘤比较困难，其检测的意义在于观察和研究动脉瘤破裂出血后脑血管痉挛的发生、发展和转归。表现为低血流速度，周围阻力增加的频波，并出现多峰收缩期频波。

4. 脑血管痉挛及蛛网膜下隙出血　是导致脑血管痉挛最常见的原因。TCD 可代替脑血管造影通过血流速度的变化，动脉参数的变化及血流杂音等检测是否存在脑血管痉挛。TCD 的随访观察对评价蛛网膜下隙出血的预后很有意义。

5. 锁骨下动脉盗血综合征　锁骨下动脉起始部有阻塞时，此方法可观察到对侧椎动脉血流速度增高、同侧椎动脉血流逆转、基底动脉血流降低等，甚至血流方向也逆转，以上发现有助于该综合征的明确诊断。

6. 脑动脉血流中微栓子的监测　可通过多通道 TCD 微栓子检测仪对颅内外及以侧脑底动脉进行连续和同步检测，以确定栓子的数量、性质及来源。

五、放射性同位素检查

（一）单光子发射计算机断层脑显像

单光子发射计算机断层（SPECT）脑显像与正电子发射断层扫描（PET）均为放射性同位素断层显像技术。将常用的 ^{99m}Tc 标记的放射性药物如 ^{99m}Tc – 六甲基丙烯胺肟（^{99m}Tc – HM – PAO）注入血液循环，通过正常的血脑屏障，快速进入脑组织，在脑内的分布与局部脑血流量成正比，因此聚集在血流丰富的脑组织中发射单光子，利用断层扫描和影像重建，获得与 PET 类似的结果。用于 SPECT 检测的放射性示踪剂有碘、铊和锝，最常用的是 ^{99m}Tc – HM – PAO，其优点是放射剂量低、价格便宜及物理性能理想等。

SPECT 临床意义如下：

（1）检查脑血流不足、脑梗死灶和脑代谢情况，弥补了脑动脉造影和 CT 所显示不出的病灶，而 SPECT 能显示病灶。

（2）颅内占位性病变诊断的阳性率为 80% 左右，脑膜瘤及血管丰富的或恶性度高的脑瘤阳性率在 90% 以上。原因主要表现为肿瘤区和周围的水肿区放射性聚集低下。

（3）对急性脑血管病、癫痫、帕金森病、痴呆分型及脑生理功能的研究均有重要的价值。

（二）正电子发射断层扫描

正电子发射断层扫描（PET）是应用于临床的一种无创性的探索人脑生化过程的技术，

是局部放射性活性浓度的体层图像。可客观地描绘出人脑生理和病理代谢活动：其原理是用回旋或线型加速器产生正电子发射同位素（^{12}C、^{13}N、^{15}O、^{18}F - 脱氧葡萄糖和^{18}F - 多巴），经吸入和静脉注射能顺利通过血脑屏障进入脑组织，具有生物学活性，参与脑的代谢并发出放射线。用体外探测仪可测定脑不同部位示踪剂的浓度，经与 CT 和 MRI 相似的显像技术处理后获得脑切面组织的图像，并可计算出脑血流、氧摄取、葡萄糖利用和^{18}F - 多巴的分布情况，也可在彩色图像上显示不同部位示踪剂量的差别。

PET 在神经系统中用于正常人脑部活动的功能检查，也可在疾病中用于脑肿瘤的分级、肿瘤组织与放射性坏死组织的鉴别、癫痫病灶的定位，以及各种痴呆的鉴别及帕金森病与帕金森综合征的鉴别诊断等。在癫痫发作期表现癫痫灶的代谢增加，而在癫痫发作间歇期表现为代谢降低。多巴胺受体及转运蛋白的 PET 研究，对帕金森病的诊断具有较高的敏感性和特异性，即使对于症状较轻的帕金森患者，在黑质 - 纹状体系统也可有一些异常发现。目前 PET 还用于缺血性脑血管病的病理生理研究及治疗中脑血流，脑代谢的检测以及脑功能的研究，如脑内受体、递质、生化改变及临床药理学研究等。

（三）脊髓腔和脑池显像神

脊髓腔和脑池显像也称 CSF 显像，方法是将某些放射性药物经 CSF 缓稀释后注入蛛网膜下隙，它将沿 CSF 循环路径运，约 1h 进入颈部蛛网膜下隙，3 ~ 4h 显示大部分脑池轮廓，最后到达大脑凸面时被蛛网膜颗粒吸收而进入血液循环中。通常在患者注药后 1h、3h、6h、24h 做头部后位、前位和侧位扫描（γ 照相机），必要时加作 48h、72h 显像观察扫描图像中有无缺损或局部不正常的放射性聚集，以了解 CSF 循环有无梗阻等病理性改变。临床主要用于显示交通性脑积水、梗阻性脑积水、CSF 漏、脑穿通畸形、蛛网膜囊肿及脊髓压迫症所致的椎管阻塞等。

（四）局部脑血流量测定

以往采用的颈内动脉注入，^{133}Xe 测定局部脑血流量（rCBF）的方法，近年已被吸入或静脉注入^{133}Xe 的方法所取代。注入药物后可用探头测定皮层 rCBF，该检查可在床旁、手术室或 ICU 进行，操作简单。但图像远不如 PET 和 SPECT 清晰，而且不能反映皮层下的血流灌注情况。该检查主要用于高碳酸血症或低血压时阻力血管自主调节能力的测定。

六、脑、神经和肌肉活组织检查

脑、神经和肌肉活组织检查是对神经系统疾病的活组织进行光镜、电镜、生化、组织化学和病毒检查，主要目的是为了明确病因，得出特异性的诊断。也可以通过病理检查的结果进一步解释临床和神经电生理的改变。随着病理诊断技术的不断发展，如组织化学、免疫组化及 DNA 等技术的应用，病理诊断的阳性率不断提高。但活组织检查也有一定的局限性，如受取材的部位和大小的限制，散在病变的病理结果可以是阴性的，但并不能排除诊断。部分病变较轻以至于与正常组织鉴别有困难时，应慎下结论。

（一）脑活组织检查

脑活组织检查远不如肌肉或神经活检应用得广泛。适应证为疑诊为亚急性硬化性全脑炎，遗传代谢性脑病如脂质沉积病、黏多糖沉积病和脑白质营养不良等，Alzheimer 型老年性痴呆，Creutzfeld - Jakob 病、Canavan 病和 Alexander 病，以及经 CT 或 MRI 检查证实的占位性病变，但性质不能肯定者等。

　　脑活检取材在大脑"静区"（额叶、枕叶）或病变部位。①较浅的、靠近皮层的病变采用颅骨环钻钻孔后切开脑膜，锥形切取脑组织；或小颅钻钻孔，穿刺采取脑标本。②脑深部病变由神经外科开颅手术切取标本或在 CT 下行立体定向穿刺活检。③在 MRI 定向引导下行脑组织穿刺活检。

　　脑活检标本根据需要进行特殊处理，可制成冰冻切片和石蜡切片等，经过不同的染色技术显示病变；还可从脑活检组织中分离病毒或检测病毒抗原，应用聚合酶链反应（PCR）检测病毒特异性 DNA，是病变早期可靠的诊断方法。但脑活检毕竟是一种创伤性检查，有可能造成严重的后果，因此必须权衡利弊后再做决定，特别是脑功能区更应慎重。

　　（二）神经活组织检查

　　神经活组织检查有助于周围神经病的定性诊断和病变程度的判断。主要适应证是各种原因所致的周围神经病，如慢性周围神经炎、糖尿病神经病等，儿童的适应证包括异染性白质营养不良、肾上腺脑白质营养不良和 Krabbe 病等。

　　神经活检应取走行表浅、易于寻找、后遗症轻微（仅为足背外侧皮肤麻木或感觉良失）的神经，如腓肠神经，腓浅神经的分支等。

　　神经活检的临床意义如下：

　　（1）发现一些特异性改变，是目前其他检查所不能取代的。

　　（2）帮助诊断血管炎，如结节性多动脉炎，原发性淀粉样变性、麻风性神经炎、多葡聚糖体病、蜡样脂褐质沉积病感觉性神经束膜炎、恶性血管内淋巴瘤及一些遗传代谢性周围神经病。

　　（3）帮助鉴别以髓鞘脱失为主的周围神经病（如吉兰－巴雷综合征）和以轴索损害为主的周围神经病（如糖尿病性周围神经病和酒精中毒性周围神经病）等。

　　（三）肌肉活组织检查

　　肌肉活组织检查有助于进一步明确病变的性质，并可鉴别神经源性和肌源性肌萎缩损害。主要适用于多发性肌炎、皮肌炎、包涵体肌炎、进行性肌营养不良、先天性肌病、脊髓性肌萎缩、代谢性肌病、内分泌肌病和癌性肌病等。肌肉活检的最后结论应参考病史，特别是家族遗传史、临床特点、血清肌酶谱的测定和肌电图检查结果。

　　肌肉活检部位为肱二头肌、三角肌、股四头肌和腓肠肌等。通常选择临床和神经电生理均受累的肌肉，但应避免在肌电图部位附近取材、慢性进行性病变时应选择轻，中度受累的肌肉；而急性病变时应选择受累较重甚至伴有疼痛的肌肉；切忌选择严重萎缩的肌肉。

　　肌肉活检标本可根据需要进行标本的处理和染色，可制成冰冻切片和石蜡切片等，经过不同的染色技术，组织学、组织化学、生物化学及免疫组化等染色体显示病变。

　　（四）临床意义

　　（1）组织学帮助鉴别神经源性损害和肌源性损害，提供肌纤维坏死，再生，肌浆糖原聚集、结缔组织淋巴细胞浸润等。

　　（2）有助于皮肌炎、多发性肌炎和包涵体肌炎的诊断。

　　（3）组织化学染色，可测定肌肉中各种酶的含量，有助于糖原沉积病等诊断。

　　（4）免疫组化染色，可发现 Duchenne 型肌营养不良患者中 Dystrophin 缺乏及线粒体肌脑病中线粒体 DNA 的异常等。

七、基因诊断

基因诊断是用分子生物学和分子遗传学方法检测基因结构及其表达功能，直接或间接判断致病基因的存在，从而对遗传病进行诊断。它标志着遗传病的诊断从表型（蛋白质）水平进入 DNA（基因）水平。

传统的神经系统遗传病的诊断主要依据临床表现、生化和血清学的改变，有些疾病通过生化或酶活性的测定即可确诊。随着分子生物学技术的发展和对基因异质性的认识，发现相同的生化改变或酶的异常可伴有不同的临床表现；而 DNA 分析发现，不同的点突变又可引起相同的生化异常，例如肌肉磷酸化酶基因目前已有 16 个点突变。基因诊断可以弥补临床（表型）诊断的不足，为遗传病的治疗寻求新的出路，并可能对遗传病的分类提供新的方法和依据。目前基因诊断不仅应用于遗传性疾病，而且还广泛应用于感染性疾病（如病毒性脑炎）和肿瘤等。

基因诊断的途径主要包括基因突变的检测、基因连锁分析和 mRNA 检测。基因诊断的基本原理是应用分子生物学和分子遗传学的方法检测基因的结构和表达功能是否异常。较早期应用 DNA 分子杂交的技术原理，建立了 DNA 探针技术，随后发展了 DNA 体外扩增技术（即聚合酶链反应 PCR），使基因诊断的方法学提高到了一个新的阶段。

神经系统遗传病常用的基因诊断方法和技术包括核酸分子杂交技术、PCR 扩增和 DNA 测序等。核酸杂交技术包括 Soudlern 印迹杂交、Noahem 印迹杂交、点杂交、原位杂交及等位基因特异性寡核苷酸探针杂交等。基因诊断是直接以病理基因为对象，属病因学诊断，针对性强，对于神经系统的遗传性疾病，不仅能对有表型出现的疾病做出明确的诊断，而且可用于产前的早期诊断，还可检测出携带者和纯合子等。

（胥丽霞）

第四节　神经内科疾病的诊断原则

一、定位诊断

定位诊断主要是依据神经解剖学知识，以及生理学和病理学知识，对疾病损害的部位做出诊断。由于不同部位的损害有其自身的特点，一般情况下，依据患者的症状、体征及必要的有关辅助检查资料所提供的线索，是能够做出病变的定位诊断的。

（一）神经系统疾病定位诊断的原则

（1）在定位诊断的过程中，首先应明确神经系统病损的水平，即中枢性（脑部或脊髓）还是周围性（周围神经或肌肉），是否为其他系统疾病的并发症等。

（2）要明确病变的分布为局灶性、多灶性、播散性还是系统性。①局灶性是指中枢或周围神经系统某一局限部位的损害，如面神经麻痹、横贯性脊髓炎等；②多灶性是指病变分布于神经系统的 2 个或 2 个以上部位，如视神经脊髓炎的视神经和脊髓同时受累，多发性脑梗死的多数梗死灶等，多灶性病变通常具有不对称性；③播散性病变是指脑、脊髓、周围神经或肌肉等两侧对称的结构弥漫性损害，如缺氧性脑病、多发性神经病、周期性瘫痪等；④

系统性是指病变选择性地损害某些功能系统或传导束，如运动神经元病。

（3）定位诊断时通常要遵循一元论的原则，尽量用一个局限性的病灶来解释患者的全部临床表现，其次才考虑多灶性或播散性病变的可能。

（4）在定位诊断中要特别重视疾病的首发症状，它常可提示病变的首发部位和主要部位，有时也可提示病变可能的性质。定位诊断还应注意以下的问题：①临床上有些定位体征并一定指示有相应的病灶存在，如颅内压增高时可出现一侧或两侧的外展神经麻痹，这可能是一个假性定位症状，并不具有定位意义。②亚临床病灶并无定位体征，需通过一些辅助检查，如 CT、MRI、诱发电位等来发现。③在病程之初，某些体征往往不能代表真正的病灶所在，如脊髓颈段压迫性病变可先出现胸段脊髓受损的症状和体征，感觉障碍平面可能还没有达到病灶的水平。④某些体征可能是先天性异常或既往病变遗留下来的，与本次疾病并无关联。

因此，对收集到的临床资料，必须认真地进行综合分析，加以去粗取精、去伪存真，明确疾病的定位诊断。

（二）不同部位神经病损的临床特点

1. 肌肉病变　肌肉病变可出现在肌肉或神经肌肉接头处。常见的症状和体征有：肌无力、肌萎缩、肌痛、假性肥大、肌强直等。腱反射改变可不明显，常无感觉障碍，往往近端重于远端，如为重症肌无力，还可有疲劳试验阳性。

2. 周围神经病变　周围神经多为混合神经，受损后常出现相应支配区的感觉、运动和自主神经障碍，表现为各种感觉减退、消失，下运动神经元瘫痪，腱反射减弱或消失，肌肉萎缩。由于不同部位的周围神经所含的 3 种神经纤维的比例不等、受损部位及严重程度不同，出现的症状和体征亦不尽相同，有的以运动症状为主，有的以感觉症状为主。多发性神经病则出现四肢远端对称性的感觉、运动和自主神经功能障碍，但运动重感觉轻。

3. 脊髓病变　一侧脊髓损害，可出现 Brown - Sequard 综合征；横贯性脊髓损害可出现受损平面以下运动、感觉及自主神经功能障碍，表现为完全或不完全性截瘫或四肢瘫、传导束型感觉障碍和大小便功能障碍。脊髓的选择性损害可仅有锥体束或（和）前角受损的症状和体征，如肌萎缩侧束硬化或原发性侧束硬化；亚急性联合变性常选择性损害脊髓的锥体束和后索；脊髓空洞症因后角或前连合受损可出现一侧或双侧节段性痛、温觉障碍；根据感觉障碍的最高平面、运动障碍、深浅反射改变和自主神经功能障碍可以大致确定脊髓损害平面。脊髓受损后出现的症状、体征和演进过程与病变的部位、性质及发病缓急等因素有关。

4. 脑干病变　一侧脑干损害，常出现病变侧的脑神经受损症状，表现为脑神经支配区的肌肉无力或（和）感觉障碍，病变对侧肢体瘫痪或感觉障碍（交叉性运动 - 感觉障碍）。双侧脑干损害，则表现为两侧脑神经、锥体束和感觉传导束受损的症状。

5. 小脑病变　小脑损害常有共济失调、眼球震颤、构音障碍和肌张力减低等。小脑蚓部病变主要引起躯干的共济失调，小脑半球病变引起同侧肢体的共济失调；急性小脑病变（血管性及炎性病变）较慢性病变（变性病及肿瘤）的临床症状明显，因后者可发挥代偿机制。

6. 大脑半球病变　大脑半球的刺激性病损可出现痫性发作，破坏性病损易出现缺损性神经症状和体征。一侧病变可出现病灶对侧偏瘫（中枢性面、舌瘫及肢体瘫）及偏身感觉障碍等，额叶病变可出现强握反射、运动性失语、失写、精神症状和癫痫发作等症状；顶叶病变可出现中枢性感觉障碍、失读、失用等；颞叶病变可出现象限性盲、感觉性失语和钩回发作等；枕叶病变可出现视野缺损、皮层盲及有视觉先兆的癫痫发作等。大脑半球弥散性损害常表现为意识障碍、精神症状、肢体瘫痪和感觉障碍等。

7. 大脑半球深部基底节损害　主要表现为肌张力改变（增高或减低）、运动异常（增多或减少）和震颤等。旧纹状体（苍白球）病变可引起肌张力增高、运动减少和静止性震颤等；新纹状体（壳核、尾状核）病变可导致肌张力减低、运动增多综合征，如舞蹈、手足徐动和扭转痉挛等。

二、定性诊断

定性诊断是结合起病方式、疾病进展演变过程、个人史、家族史及临床检查资料，经过综合分析，筛选出可能的病因，即病因诊断或定性诊断，目的是确定疾病的病因和性质。由于不同类型的疾病有其各自不同的演变规律，依据患者主要症状的发展变化，结合神经系统检查和辅助检查结果，通常是能够对疾病的性质做出正确判断的。

（一）神经系统疾病的病因学分类

神经系统疾病从病因学上可分为以下几类：

1. 感染性疾病　多呈急性或亚急性起病，常于发病后数日至数周内发展到高峰，少数病例可呈暴发性起病，数小时至数十小时内发展到高峰。常有畏寒、发热、外周血白细胞增加或血沉增快等全身感染的症状和体征。神经系统症状较弥散，可同时出现脑、脑膜或脊髓损害，表现为头痛、呕吐、精神症状和颈项强直等。血液和脑脊液检查，可找到病原学证据如病毒、细菌、寄生虫和螺旋体等。Prion 病起病缓慢、隐性，有海绵样脑病的病理改变。

2. 外伤　多有明确的外伤史，神经系统症状和体征的出现与外伤有密切关系，X 线、CT、MBI 检查可发现颅骨骨折、脊柱损伤或内脏损伤的证据。部分老年人和酗酒者可无明确的外伤史或外伤轻微，较长时间才出现神经症状，例如外伤性癫痫、慢性硬膜下血肿等，在这种情况下很容易误诊。

3. 血管性疾病　脑和脊髓血管性疾病起病急剧，发病后数分钟至数天内神经缺损症状达到高峰。老年人多见，常有头痛、呕吐、意识障碍、肢体瘫痪和失语等症状和体征，多有高血压、糖尿病、心脏病、动脉炎、高脂血症和吸烟等卒中危险因素。颅内动脉瘤和动－静脉畸形患者多较年轻，未破裂前可无任何神经系统症状和体征，CT/MRI 或 DSA 有助于确定诊断。

4. 肿瘤　大多起病缓慢，早期可无明显症状体征，病情逐渐加重后出现有头痛、呕吐、视乳头水肿等颅内压增高等症状和体征，如癫痫发作、肢体麻木和瘫痪（单瘫、偏瘫或截瘫）。脑脊液检查可有蛋白含量增加，脑脊液细胞学检查可发现肿瘤细胞，及时进行颅脑 CT 及 MRI 检查可明确诊断。肿瘤卒中起病者临床易误诊为脑卒中。

5. 遗传性疾病　多在儿童和青春期起病，部分病例可在成年期起病，常呈缓慢进行性发展。可有家族遗传史，常染色体显性遗传病较易诊断，隐性遗传病或散发病例不易诊断，未发病的携带者或症状轻微者更不易发现，基因分析有助于诊断。

6. 营养和代谢障碍　常有引起营养及代谢障碍的原因，如胃肠切除术后，长期经静脉补充营养、饥饿、偏食、呕吐、腹泻和酗酒等，或者患有糖、脂肪、蛋白质、氨基酸和重金属代谢障碍性疾病。通常发病缓慢，病程较长，除神经系统损害外，常有其他脏器如肝、脾、视网膜、血液和皮肤等受损的证据。

7. 中毒及与环境有关的疾病　患者常有药物滥用或长期大量服用苯妥英钠、减肥药物史，有杀虫剂、灭鼠药、重金属（砷、铅、汞、铊等）接触史，以及癌症放疗和/或化疗、一氧化碳中毒、毒虫叮咬、甲醇摄入、进食蕈类和海产品（贝类、毒鱼）史等。神经症状可表现为急性或慢性脑病、周围神经病、帕金森综合症、共济失调或维生素 B_{12} 缺乏性脊髓病等。急性中毒起病急或急骤，慢性中毒起病均较缓慢隐袭。神经系统功能缺失症状及病理改变均与药物或毒物的毒副作用符合，多有全身其他脏器受损的证据。环境和体内的毒物或药物分析有助诊断。

8. 脱髓鞘性疾病　常呈急性或亚急性起病，病灶分布较弥散、对称，病程中多表现有缓解与复发的倾向。部分病例慢性起病，进行性加重。常见病为多发性硬化、急性播散性脑脊髓炎。

9. 神经变性病　也是神经系统的常见疾病，起病及进展缓慢，常主要侵犯某一系统，如肌萎缩侧索硬化主要累及上、下运动神经元，老年痴呆症、Pick 病主要侵犯大脑皮层，Lewy 体痴呆主要累及 lewy 体，帕金森病主要损伤锥体外系等。

10. 产伤与发育异常　围产期损伤临床常见颅内出血、缺血及缺氧性脑病等。轻症病例可无任何症状；中 – 重度病例常于出生后即表现嗜睡、激惹、呼吸困难、心律失常、抽搐、姿势异常、角弓反张、瞳孔固定和无反应状态等。如果缺血、缺氧性损害发生于出生前数周或数月，出生时或出生后不久即出现慢性脑病的表现。许多发育异常或先天性神经疾病是引起脑瘫、智力发育迟滞的重要原因；先天性神经肌肉疾病，如婴儿型脊肌萎缩症、先天性强直性肌营养不良症、先天性或代谢性肌病和脑病等可出现松软婴儿综合征。

11. 系统性疾病伴发的神经损害　许多内分泌疾病，如甲状腺功能亢进或低下，甲状旁腺功能低下和糖尿病等；以及血液系统疾病、心血管系统疾病、肝脏和肾脏疾病、结缔组织疾病、呼吸系统疾病和恶性肿瘤等；某些疾病的外科治疗，如心、肺外科，脏器移植外科等都可并发神经系统损害。可呈急性、亚急性或慢性起病，神经系统症状分布广泛，演变过程与系统疾病有密切关系。可同时有脑、脊髓、周围神经、肌肉、关节和皮肤损害，出现不同的症状组合。

（二）定性诊断应注意的问题

（1）要重视疾病的起病方式：是急骤、急性起病，还是亚急性、慢性或隐匿性起病。脑血管疾病起病急或急骤，变性病和遗传病呈隐匿性或慢性起病。

（2）要高度重视疾病的演进过程：是进行性加重、逐渐好转、还是缓解—复发、周期性发病。如周期性麻痹、癫痫常周期性发病，肿瘤性疾病进行性加重，多发性硬化的特点是缓解—复发。

（3）要全面、客观地总结患者的临床特点，为证实临床初步诊断的正确性，排除其他疾病，还可选择某些必要的辅助检查。

（4）要注意询问可能与该病有关的基础疾病（如高血压、糖尿病、高脂血症等）、既往病史，发病的诱因、家族史、不良嗜好有时对疾病的定性诊断有重要的意义。

（5）如疾病暂时无法确诊，应按诊断可能性的大小进行排列，并进行动态追踪或门诊随诊，观察疾病的进展和变化，必要时对原有诊断进行修正。神经疾病的诊断是一个疾病认识的过程，在疾病的诊断和治疗的全过程中，要充分地重视并取得患者良好的配合，必须认真对待每一个患者，全面、认真、客观地分析各种临床及检查资料，始终遵循严谨、科学的原则，耐心细致的作风。

（王宽红）

第五节　脑发育障碍和脑瘫的脑电图

一、先天性脑畸形

先天性脑畸形指在胚胎发育过程中，由于感染、中毒、缺氧缺血、染色体异常、药物、中毒等有害因素导致脑结构发育异常，包括脑结构的分化异常和神经元移行障碍等。由于胚胎神经系统发育主要在妊娠的最初五个月内，特别是前三个月，因此胚胎早期更容易受到有害因素的影响。

先天性脑畸形临床常合并颅面部多发畸形、发育迟缓、智力低下、运动障碍或癫痫发作等多种神经问题。前脑即大脑半球为主的发育畸形脑电图常有异常发现，主要反映了神经元的异常分布或异常活动。动物试验证实，畸形的皮层结构形成异常突触连接和网络重新组构，可引起局部或广泛性皮层兴奋性增高，形成癫痫病灶并改变脑的发育。

（一）胼胝体发育不良（corpus collosum dysplasia）

单纯胼胝体发育不良临床可无症状，50%的病人脑电图正常。但胼胝体发育不良可合并其他严重脑畸形，脑电图可表现为不同程度的不对称和不同步，表明两侧半球间活动的一致性降低。合并其他畸形如 Acardi 综合征时可出现高度失律和婴儿痉挛发作。癫痫样放电也可出现明显的左右半球分离现象。

（二）前脑无裂畸形（holoprosencephaly）

指胚胎期前脑不能分裂成两个半球和形成各个脑叶。可见严重的脑电图异常，包括无脑电活动（等电位）、电压抑制伴很少并很慢的脑波活动等。可有棘波活动，常出现在畸形最明显的部位，波形常有不同程度的畸变。

（三）神经元移行障碍（neuronal migration disorders）

大脑神经元移行障碍发生于胚胎 12～16 周，神经元不能从室管膜下生发基质移行到大脑皮层，导致各种脑发育异常，包括光滑脑回（lissencephaly）或非光滑脑（nonlissence-phalic）的皮层发育异常，如无脑回 - 巨脑回（agyria - pachygyrin complex）、厚脑回（pachygyria）和多微小脑回（polymicrogyria）等多种形式。临床常表现有癫痫发作，智力低下等症状。

脑电图异常主要有：①背景多表现为广泛性中 - 高波幅的 α 和 β 频带的异常快波节律，分布广泛，与年龄不相适应，混合散在的 δ 波和少量棘波（图 2 - 1）。②局灶性慢波活动，见于有局部皮层发育不良病人，有些表现为局灶性多形性 δ 活动。③多数有癫痫样异常放电，如局灶性、多灶性、一侧性或广泛性棘波、尖波，大量或持续发放。少数病例表现为阵发性的类似高度失律的图形，随后出现额区为主的节律性棘波和尖波。临床可有痉挛发作、部分性发作、不典型失神、肌阵挛、强直·阵挛等发作形式（图 2 - 2）。

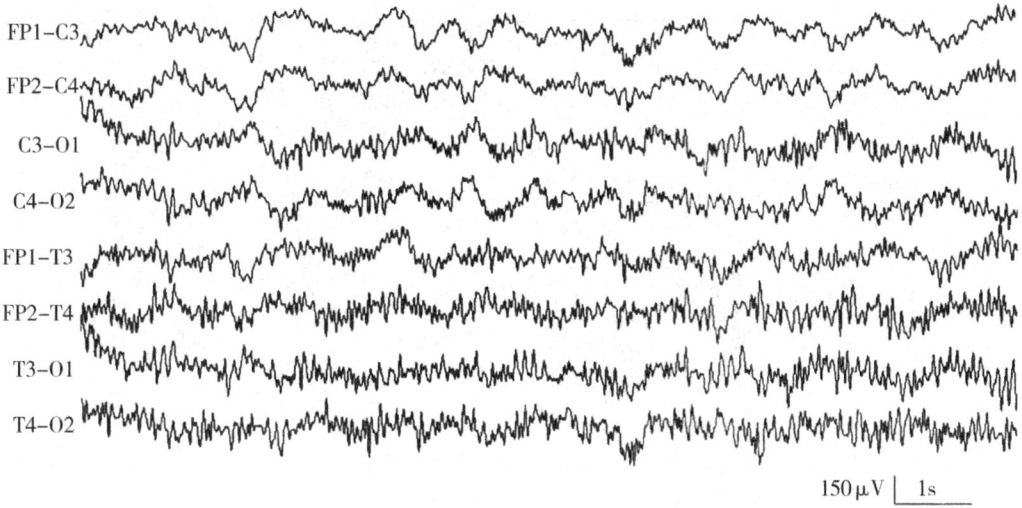

图 2 - 1　先天性脑畸形

女，2 岁 10 个月，自幼精神运动发育落后，4 天前有 1 次惊厥发作，未用抗癫痫药及其他药物。MRI 示双侧无脑回 - 巨脑回畸形。图示清醒 EEG 为大量广泛性 20Hz 左右中 - 高波幅快波活动，颞区著（原图 16 导记录，此处 8 导显示；定标 1s，150μV）

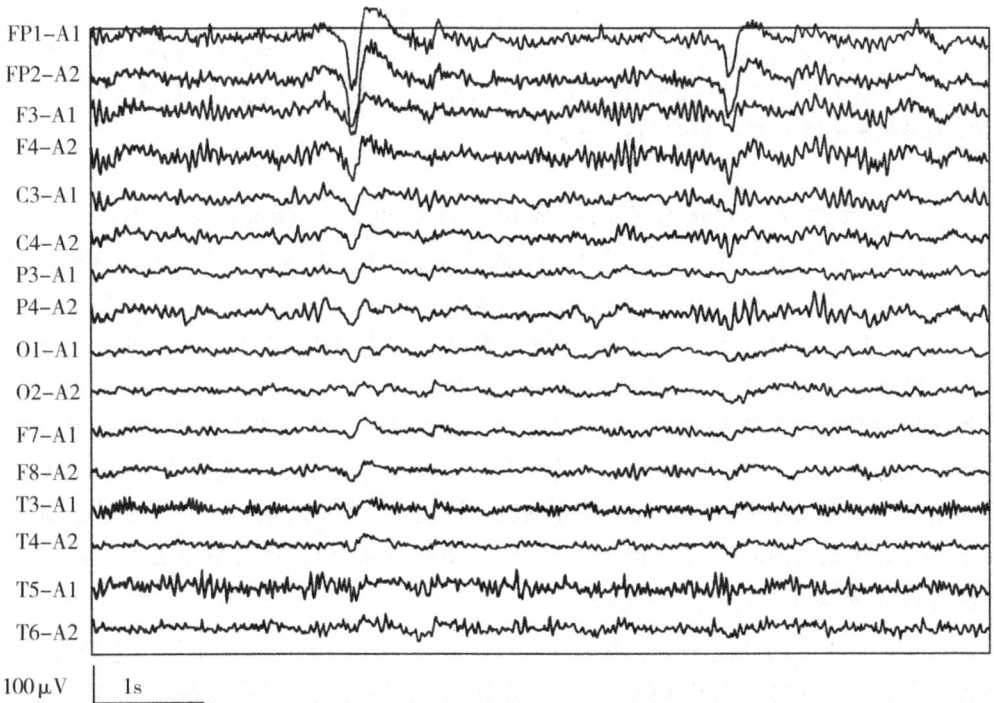

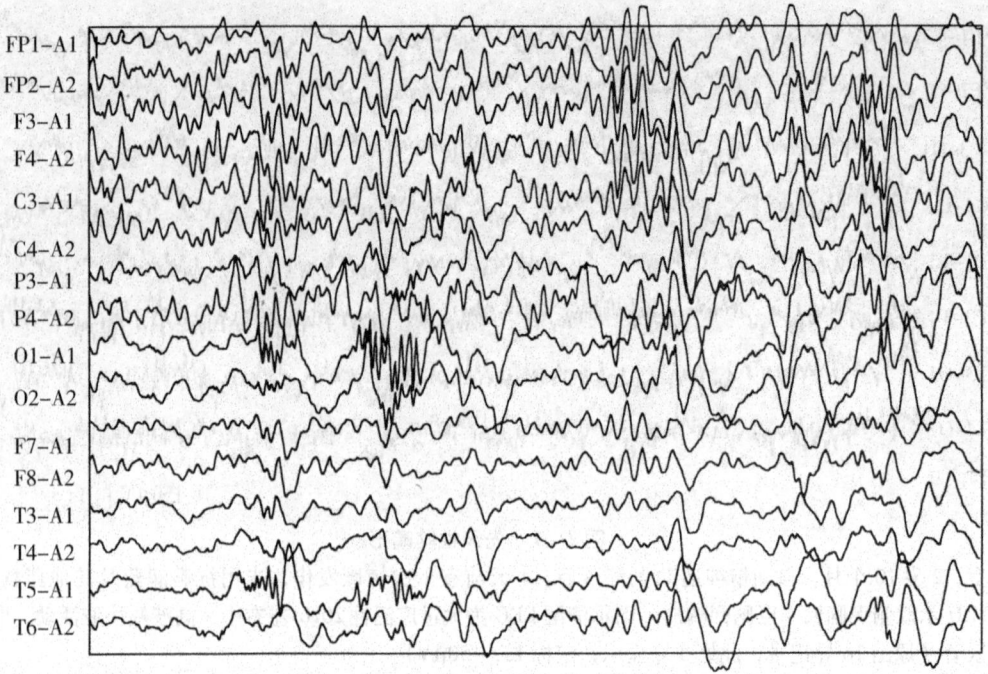

图 2-2　先天性脑畸形

男，2 岁 5 个月，精神运动发育落后，2 岁开始痉挛发作，MRI 显示双侧巨脑回畸形，现未用特殊药物。上图示清醒期大量 18～20Hz 快波活动，前头部著；下图睡眠期左侧枕、后颞区多棘慢波发放，棘波频率在 15Hz 左右（定标 1s，100μV）

（四）先天性双侧外侧裂周围综合征（congenital bilateral perisylvian ndrome）

为两侧对称的外侧裂周围皮层增厚，外侧裂轻度扩大。临床表现有假性延髓性麻痹、轻微智力运动发育落后及癫痫发作。常有难治性癫痫。脑电图可见一侧或双侧颞区棘波、棘慢复合波发放，以中颞区为主，左右可不同步。临床多伴有 Rolandic 区发作。也可表现为广泛性或一侧性阵发性癫痫样异常伴各种形式的全身性发作。

外侧裂发育不良常伴有潜在的皮层岛盖部发育不良，患儿可有面部畸形和婴儿期喂养困难，语言发育落后，流涎，口咽部失用等症状体征。脑电图可见一侧或双侧 Rolandic 放电，睡眠期增多，类似儿童良性 Rolandic 癫痫的脑电图特征，伴或不伴 Rolandic 发作，并可在儿童期发展为清醒期及睡眠期的持续棘慢波发放（电持续状态），伴有精神运动倒退。

（五）灰质异位（heterotopias）

包括室管膜下、局灶性皮层下或弥漫性灰质异位。异位的灰质核团常产生异常电活动，导致各种类型的癫痫样放电和癫痫发作。脑电图可见局灶性、一侧性或广泛性癫痫样放电，取决于灰质异位的部位。背景活动可正常，或表现为限局性或广泛性慢波异常，也可为非药物性的 β 频段快波活动增多。

（六）脑裂畸形（schizencephaly）及脑穿通畸形

脑裂畸形又称孔洞脑（porencephaly），为大脑半球实质内的异常裂隙，裂隙侧壁是异位的灰质，裂隙内充满脑脊液，一端通向脑室，另一端通向蛛网膜下腔。病变可为一侧或双侧。孔洞脑的囊腔较小时脑电图可正常。大的囊腔常伴有局部慢波异常、低电压或快波活动。病变一侧半球常有各种局灶性或多灶性癫痫样活动，有时棘波活动可出现在病变对侧半球。睡眠期可见患侧睡眠纺锤减弱或消失。脑穿通畸形系大脑半球内异常空洞与脑室相通，但不与蛛网膜下腔相通，囊壁为神经胶质细胞或白质而非异位灰质。脑电图表现与脑裂畸形相似。

（七）单侧巨脑畸形（hemimegalencephaly）

为一侧半球的全部或一部分呈错构瘤样过度增长，合并有不同程度的局部神经元移行异常。患侧半球较健侧扩大，常有灰质异位和脑沟异常。患侧脑室扩大，白质增生或发育不良。脑电图异常主要出现在患侧半球，可表现为基本节律消失，或出现 α 样活动或 β 频段异常快波活动，提示预后较好；或为三相复合波，通常神经系统障碍更严重。均有癫痫样放电，常为多灶性，在额、颞、中央区更突出，可见周期性一侧性癫痫样放电（PLED），临床可见各种形式的癫痫发作，包括婴儿痉挛和癫痫持续状态。

（八）脑积水（hydrocephalus）

婴儿脑积水表现为脑室增大、脑萎缩和头围增大。80% 有脑电图异常，反映了脑实质损伤的程度。清醒期可见局灶性或弥漫性的大慢波和棘波发放，特别是在急性脑膜炎后的脑积水。1/3 的病人有多灶性棘波和（或）高度失律。睡眠期图形常有不同步。有观察在脑室分流手术后脑电图仍可有持续不正常，多位于手术一侧半球，可能与引流导管引起的轻度损伤有关。

（九）智力低下合并多发性畸形

智力低下儿童如合并有各种先天性畸形，特别是颅面部畸形，常提示有脑发育的异常，多与染色体异常、宫内感染等病因有关。常见畸形包括眼距宽、小眼球、耳位低、高腭弓、人中长、小下颌、鼻梁低、发际低、通关掌等。合并或不合并癫痫发作。脑电图背景活动常与年龄不相适应，如背景节律偏慢，α 活动过度节律性且缺乏调幅，非药物性的广泛性 β 活动，间断慢波活动等。睡眠期可见极度睡眠纺锤。并可见各种形式的局灶性、多灶性或广泛性癫痫样放电，棘、尖波的波形可有明显畸变（图 2-3）。

（十）Kabuki 综合征（日本歌舞伎综合征）

因特殊面容如同日本歌舞伎样而得名。病因不明。临床表现为小头，睑裂长，睑外翻，小眼球，高眉弓，扁平鼻尖，大耳，额裂等；并有骨骼异常，关节过伸，脊柱侧弯，短指趾等畸形。病人智力低下，语言运动发育落后。早期脑电图正常或中度非特异性异常。8 岁左右出现癫痫样放电，临床常伴有癫痫发作。发作类型可为部分性发作或失神样发作。脑电图特征为枕、颞区局灶性棘波，左右可不同步，数量不等，从少量到持续发放均可见到，常在睡眠期增多，因而需反复进行睡眠脑电图检查（图 2-4）。神经影像学 2/3 有一侧海马萎缩，枕叶可见多微小脑回，并有眼眶发育不良。对于有上述特殊发育畸形和智力低下的病人，特征性的脑电图改变具有诊断价值。

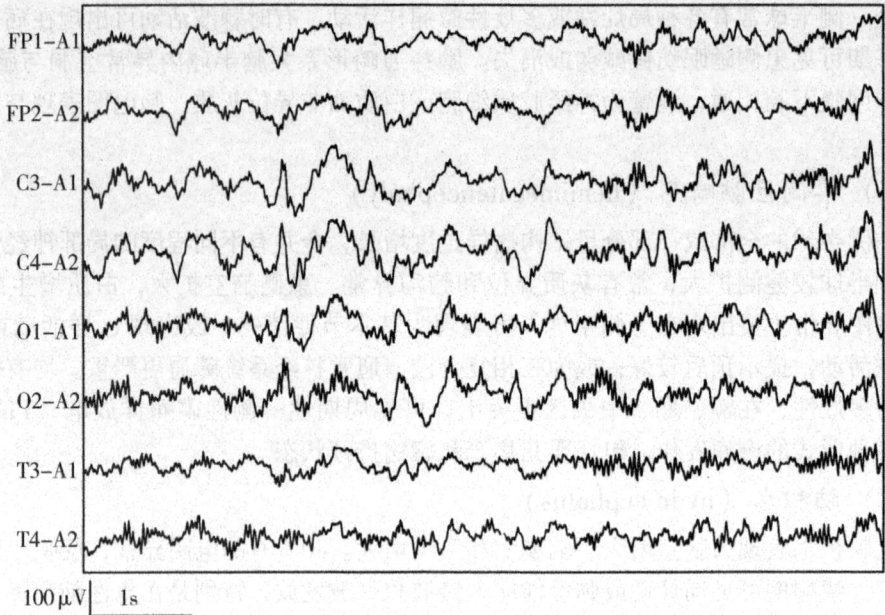

图 2 - 3　先天性多发面部畸形

女，2 岁，先天性小下颌，眼距宽，鼻梁低，双侧下颌瘘管（颈部 B 超为双侧下颌囊肿），口齿不清，智力轻度落后，无惊厥发作，未用特殊药物。VEEG 监测显示浅睡期持续大量低 - 中波幅 20 ~ 25 Hz 快波节律，复合于睡眠慢波之上，后头部明显，双侧中央区可见顶尖波（原图 16 导记录，此处 8 导显示：定标 1s，100μV）

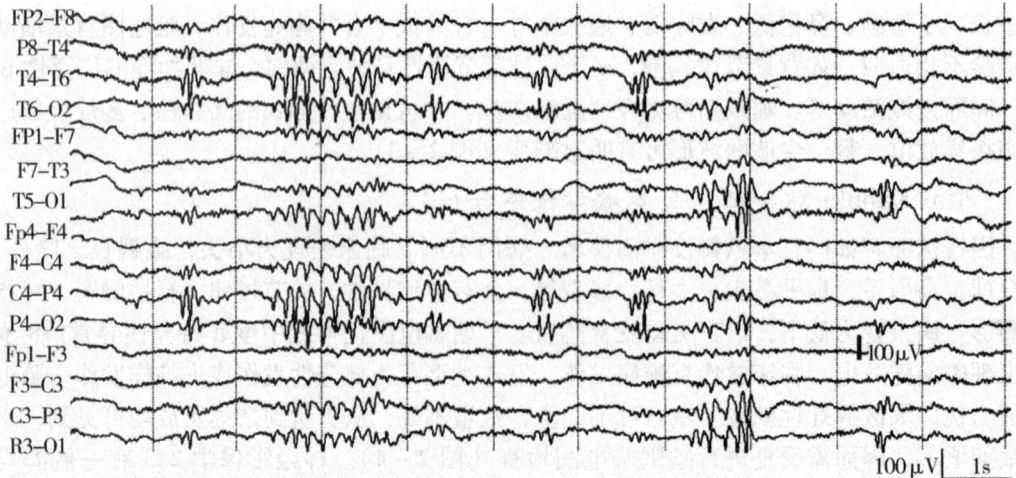

图 2 - 4　Kabuki 综合征（日本歌舞伎综合征）

男，16 岁。发作间期 EEG 显示双侧颞 - 枕区大量棘波。背景为广泛性慢波复合多量低波幅快波，缺乏正常睡眠图形（引自 Oksanen VE 等，2004；定标 1s，100μV）

二、脑性瘫痪

脑性瘫痪（cerebral palsy）是由出生前到出生后一个月内各种原因所致的非进展性的脑损伤，导致中枢性运动障碍及姿势异常。脑瘫小儿可合并智力低下、癫痫、行为异常、感知觉障碍等神经问题。根据损伤部位和运动障碍的特点，脑瘫又分为痉挛型、手足徐动型、强直型、共济失调型、震颤型、肌张力低下型和混合型等，其中痉挛型脑瘫最常见。

痉挛型脑瘫患儿脑电图可正常，也可见各种异常表现。异常脑电图可见弥漫性、限局性或不对称的慢波活动。清醒脑电图常有过多的慢波和快波活动。部分病人生理性睡眠图形如顶尖波、睡眠纺锤及K－综合波消失，有时睡眠中可有广泛性电压抑制。少数患儿可见极度睡眠纺锤。31%的双下肢瘫患儿有棘波、尖波等癫痫样活动。痉挛性四肢瘫病人癫痫样放电更常见（59%）。偏瘫常伴有一侧半球的病变，多有严重的脑电图异常，当存在孔洞脑时可有局部电压抑制，癫痫发生率为62.5%，常为难治性癫痫，脑电图可见各种癫痫样异常放电，有时病变一侧半球表现为高波幅的混合慢波和棘波活动，或表现为一侧性高度失律。有些脑瘫儿童的癫痫样放电类似儿童良性部分性癫痫，具有年龄依赖性的部位特征，5岁以前主要位于枕区（图2－5），5岁以后Rolandic区更多见，可左右不同步发放，睡眠期增多，部分病人伴有Rolandic区发作（图2－6）。有些患儿虽然棘、尖波活动频繁，但临床并无癫痫发作（图2－7）。

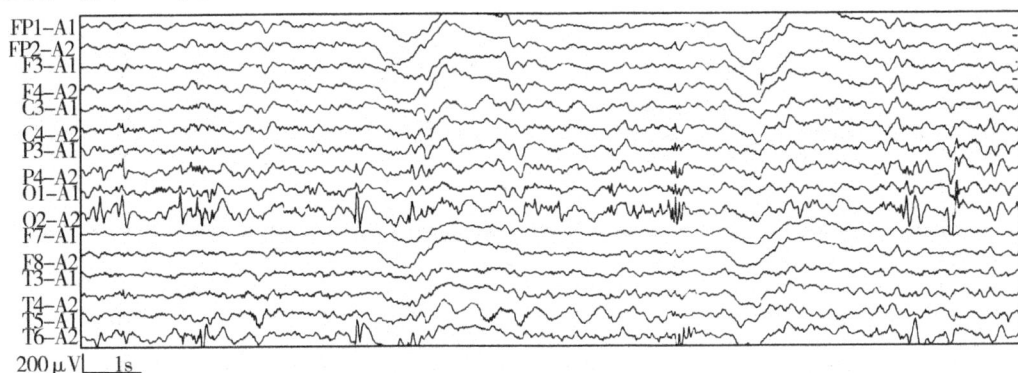

图2－5　脑性瘫痪

男，1岁7个月，痉挛型双下肢瘫，无癫痫发作。睡眠EEG示右侧枕区散发多量棘波、多棘波、棘慢波，可波及右侧后颞区（定标1s，200μV）

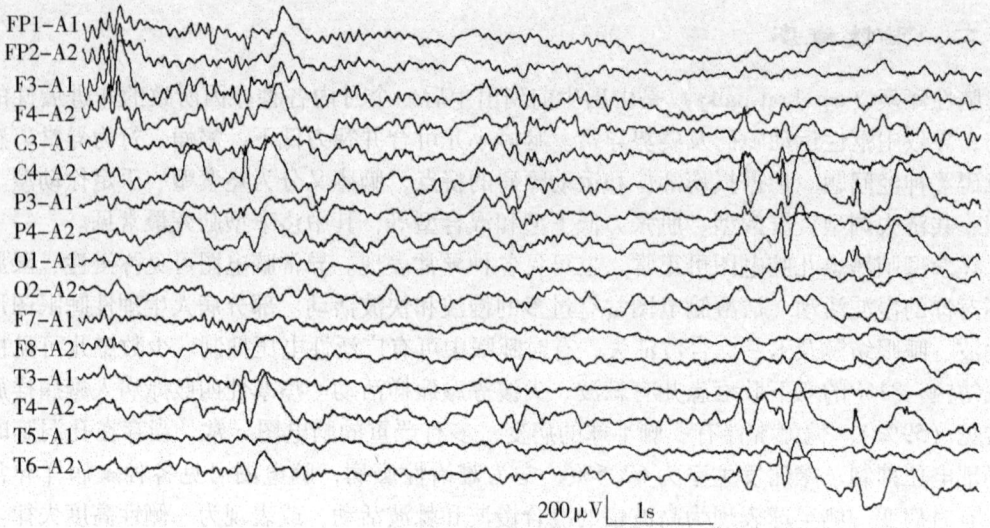

图 2-6 脑性瘫痪

男，6岁，围产期脑损伤，痉挛型双下肢瘫，伴智力低下及癫痫发作。发作间期睡眠 EEG 示右侧 Rolandic 区散发高波幅尖慢波和不规则慢波，与儿童良性 Rolandic 癫痫的放电部位相似（定标 1s，200μV）

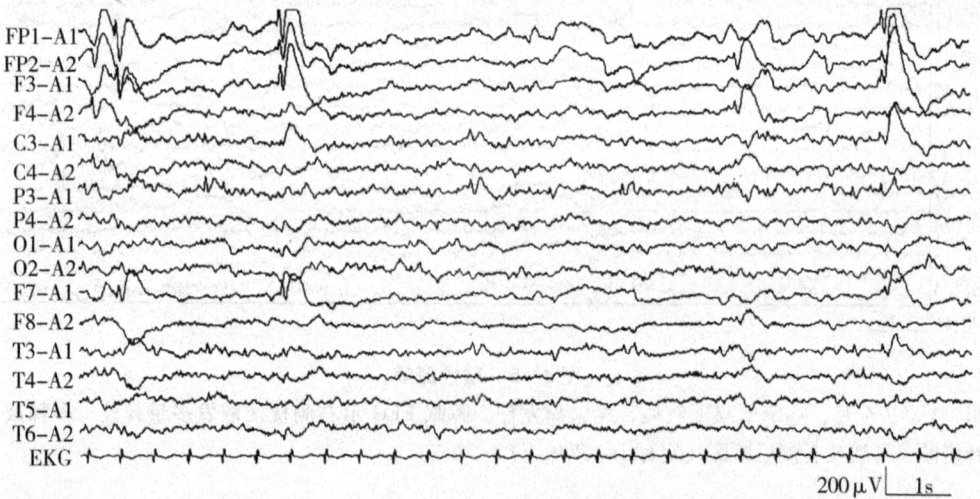

图 2-7 脑性瘫痪

女，5岁，重度脑瘫伴智力低下，现不能独坐，不会说话，大量流涎，无癫痫发作，未用抗癫痫药物。发作间期清醒 EEG 显示多灶性放电，前头部（额极、额、前颞区）高波幅棘慢波散发，左右同步或不同步；左侧顶、中、后颞区低波幅尖慢波。睡眠期上述放电明显增多泛化（此处未显示）（定标 1s，200μV）

　　手足徐动型的病变主要损伤基底节。50%～70% 有脑电图异常，包括局灶性棘波、局部或广泛性慢波异常及不对称等。睡眠中可有轻-中度的睡眠纺锤、顶尖波和 K-综合波异常，但不如痉挛型脑瘫多见。有时可见极度睡眠纺锤。

肌张力低下型脑瘫的癫痫发生率和脑电图异常率分别为85.7%和70%。其他类型脑瘫的脑电图可正常，或轻度非特异性异常。

三、孤独症及广泛性发育障碍

广泛性发育障碍（pervasive developmental disorder. PDD）又称孤独样谱系障碍（autistic spectrum disorder，ASD），可由多种病因引起，发病机制尚不完全清楚。临床包括孤独症、Rett综合征、Asperger综合征等多种情况，其共同特点是社会人际交往和交流应答模式异常，兴趣与活动局限、刻板和重复。多数病例在婴儿期起病，症状可持续到成年，常合并不同程度的认知损伤。

（一）孤独症

孤独症（autism）多在婴幼儿期起病，男孩多见。主要表现为交流障碍，语言障碍和刻板行为。70%伴有不同程度的智力低下。孤独症儿童因非常不合作，接受脑电图检查比较困难，常常难于完成清醒闭目、过度换气、闪光刺激、睡眠等状态的记录。因而孤独症人群脑电图的异常率与记录的技术和方法有很大关系。表2-3引用了多个学者的有关研究资料，显示孤独症儿童脑电图的异常率明显高于正常儿童，但均没有注明脑电图异常的形式（背景异常或阵发性异常）及程度。

表2-3 孤独症与其他儿童的脑电图对比研究（Small JG，2003）

作者（年代）	孤独症儿童		其他精神障碍		正常儿童		脑电图检查技术			
	n	脑电图异常率%	n	脑电图异常率%	n	脑电图异常率%	闪光刺激	睡眠	重复记录	单盲分析
White, et al（1964）	102	53	47	47	13	0	—	多数	做	做
Fish and Shapiro（1965）	29	30	—	—	—	—	—	—	—	做
Hutt, et al（1965）	10	10	—	—	60	0	—	70%	做	—
Small（1968）	33	79	67	72	25	0	做	100%	做	做
Creak and Pampiglione（1969）	35	83	—	—	—	—	多数	少数	—	—
Stevens and Milstein（1970）	100	39	97	47	87	10	做	50%	—	—
Ritvo, et al（1970）	86	34	98	37	—	—	—	多数	做	做
Gubbay, et al（1970）	22	77	—	—	23	13	—	尽可能	—	做
Treffert（1970）	29	14	211	36	—	—	—	—	—	—
Kolvin（1971）	44	32	28	32	—	—	—	—	—	—
Small（1975）	147	65	87	46	34	6	做	做	做	做
Neltey, et al（1975）	15	67	—	—	—	—	—	—	—	—
Waldo, et al（1978）	48	50	55	43	—	—	做	做	—	做
Tsai, et al（1985）	100	47	—	—	—	—	做	做	—	—
总计	800	50	690	44	242	6				

单纯孤独症儿童脑电图可在正常范围，或有背景活动弥漫性非特异性异常，包括背景节律轻度-中度失调，或有异常的非药物性快波活动。孤独症病人癫痫发生率为4%~42%不

等，多数报道在 23% ~ 38% 之间，明显高于一般人群的癫痫发病率（6.6‰）。还有 6.7% ~ 18.9% 的孤独症病人仅有脑电图阵发性放电而无癫痫发作。癫痫发作类型 65% 为部分性发作，此外可有全身强直 - 阵挛发作、肌阵挛发作、婴儿痉挛或热性惊厥。癫痫发作的两个高峰年龄段分别在幼儿期和青少年期，其中 68% 在 12 岁以后起病。有些病人早期孤独症不明显，常因癫痫发作就诊，癫痫发作控制后孤独症表现更典型。和孤独症表现相比，癫痫的预后相对良好，发作多不频繁，对抗癫痫药物反应好。45% 的病人在癫痫起病后 6 ~ 36 个月（平均 18 个月）发作消失。孤独症儿童多数没有导致癫痫发作的脑器质性病变，但个人史、家族史、临床和神经影像学资料提示癫痫和孤独症都可能与早期脑功能发育不全有关，有些病例可能和遗传因素有关。

伴有癫痫发作和（或）脑电图癫痫样放电的倒退性孤独症称为孤独症性癫痫样倒退（autistic epileptiform regression）。Tuchman 等（1997）报道 585 例广泛发育障碍儿童，30% 有倒退史，11% 有癫痫史。睡眠脑电图显示伴有癫痫的孤独症儿童 59% 有癫痫样放电，而没有癫痫发作的孤独症儿童癫痫样放电率为 8%。还有些研究发现伴有倒退的孤独症儿童脑电图异常率比不伴倒退者高 2 倍，因而认为脑电图对孤独症有预后价值，并推荐对孤独症儿童进行常规的睡眠脑电图检查。

孤独症儿童的癫痫样放电 80% 以上为限局性棘波、尖波发放，半数出现在中央、中颞区（Rolandic 区），亦可见于额区、枕区或多灶性棘波发放（图 2 - 8）。在有局灶性棘波的孤独症儿童中，45% 的临床和脑电图特征与儿童良性 Rolandic 癫痫非常相似，包括学龄期前后起病，睡眠期为主的部分性发作，脑电图为一侧或双侧 Rolandic 区放电，睡眠期增多，临床发作和脑电图异常可在青春期前后消失等（图 2 - 9）。这些提示孤独症儿童的 Rolandic 癫痫也具有年龄相关性起病和良性预后特征。孤独症病人的局灶性棘波也常见于额叶，一些研究认为额叶功能不全可能与孤独症的发病机制有关。对伴有癫痫发作和（或）脑电图异常的孤独症儿童，抗癫痫药物治疗在控制癫痫发作，改善脑电图的同时，患儿的行为、情感和交流能力也可获得不同程度的改善，提示癫痫发作或频繁异常放电可能是导致孤独症患儿倒退的原因之一。但也有人认为边缘系统功能异常可能是孤独症儿童精神行为异常和癫痫发作的共同病理生理学基础。

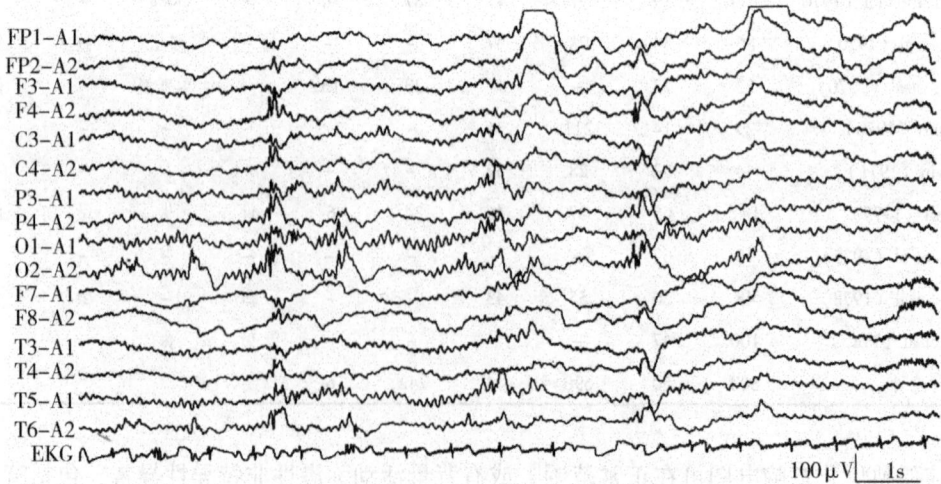

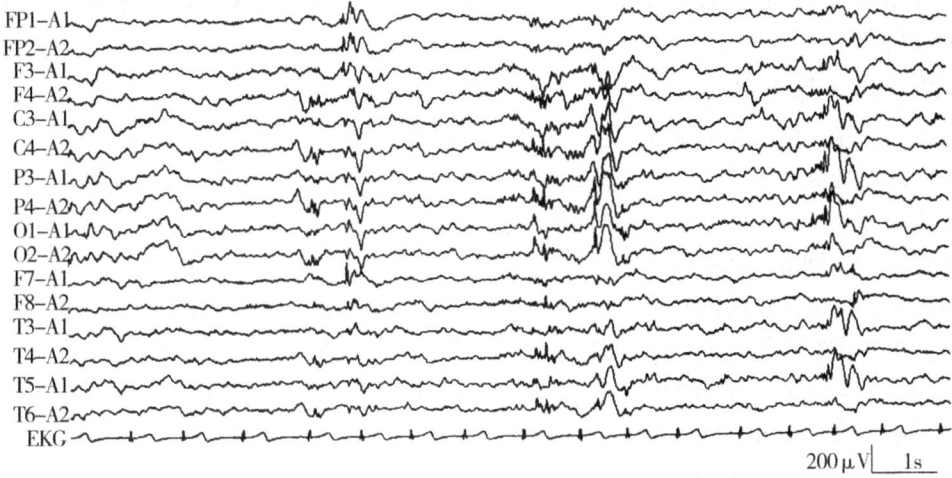

图 2 - 8　孤独症

男，6 岁，围产期无异常，自幼精神运动发育轻度落后，3 岁后语言倒退，现主动语言少，反应慢，多动，和他人无交流，IQ = 86，1 岁时有一次热性惊厥，以后无癫痫发作。VEEG 监测，上图：清醒期，右侧额、中央、顶、枕、颞区散发棘慢波、多棘慢波；下图：睡眠期散发多棘慢复合波多数位于 Rolandic 区，少数位于前头部（定标 1s，200μV）

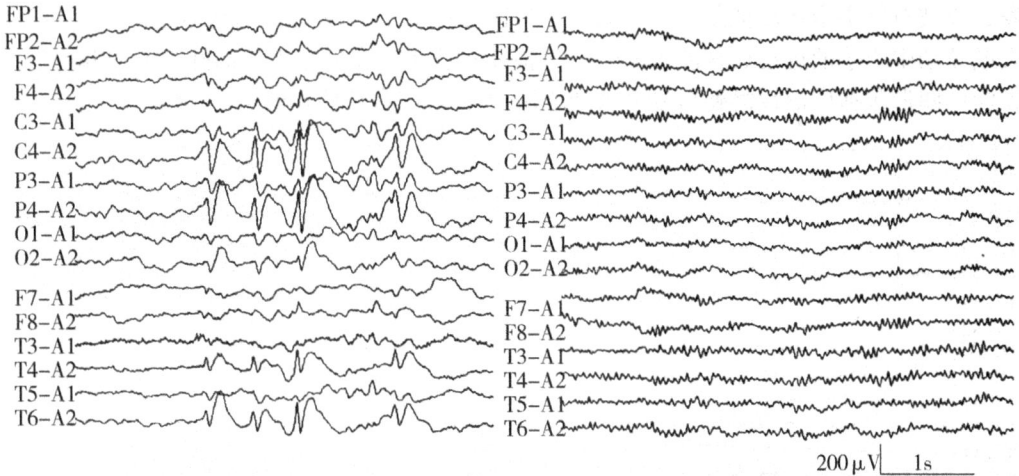

图 2 - 9　孤独症性癫痫样倒退

男，4 岁半，智力运动全面倒退伴孤独行为 2 年，无惊厥发作，MRI 正常。VEEG 监测，左图，睡眠期右侧 Rolandic 区频发尖慢复合波；右图，静脉注射氯硝基安定后 5 分钟，癫痫样放电完全抑制，表现为广泛性低波幅快活动（定标 1s，200μV）

少数孤独症病人脑电图显示广泛性放电或高度失律，后者多见于结节性硬化合并婴儿痉挛发作者。很多临床观察已发现一部分结节性硬化小儿以后出现孤独症表现。结节性硬化日后发生孤独症的高危因素有：结节位于颞叶、合并颞叶癫痫样放电、有婴儿痉挛病史、持续痉挛发作或 3 岁内起病的癫痫发作。这些可能与在基本社交技能发育成熟的关键时期发生的颞叶损伤有关。

多导图研究发现近半数孤独症儿童有睡眠障碍，包括睡眠中断，夜间觉醒和 REM 睡眠期行为障碍。

（二）Rett 综合征

Rett 综合征（Rett syndrome）是一种先天遗传性疾病，可能与 X 染色体的非随机失活有关，男性胚胎致死，女孩存活，因此临床病例多数为女孩。病变主要影响中枢神经系统，病理改变为脑萎缩，神经元变小，树突数目减少，突触形成不良等。临床 6～18 个月起病，呈进行性智力运动倒退，孤独症样行为，手的刻板动作和失用及共济失调、癫痫发作。

Rett 综合征病人在病程的某些阶段均有脑电图异常且呈进行性恶化，异常特点与临床分期相关。虽然没有特异性的脑电图改变，但具有一些与发育相关的异常图形。

Ⅰ期（倒退前）　清醒期脑电图多正常或轻度异常，睡眠脑电图基本正常。早期没有癫痫样放电。进展至Ⅱ期时，清醒期枕区节律变慢，背景慢波增多。睡眠期癫痫样放电多数为局灶性棘、尖波，位于中央区和（或）颞区，少数为全导棘慢复合波或多棘慢复合波发放。

Ⅱ期（倒退期）　清醒期背景活动进一步减慢，丧失枕区优势节律。NREM 期缺少睡眠特征如纺锤波或顶尖波。发放间期局灶性棘、尖波最初见于 NREM 睡眠期，主要见于中央区或中央颞区，类似儿童良性 Rolandic 癫痫，临床伴或不伴癫痫发作（图 2－10），而后清醒期亦有。双侧半球可独立或同步出现。某些病人的中央区棘波可被对侧躯体的触觉刺激诱发，或被对侧手指运动抑制。某些病人在每次手的刻板运动之后出现重复的中央区棘波，自发或被动中止手的运动后棘波可减少；但被动进行手的相似刻板运动则不能引起棘波。其他癫痫样图形包括广泛性慢棘慢复合波或 NREM 睡眠期多灶性棘波。

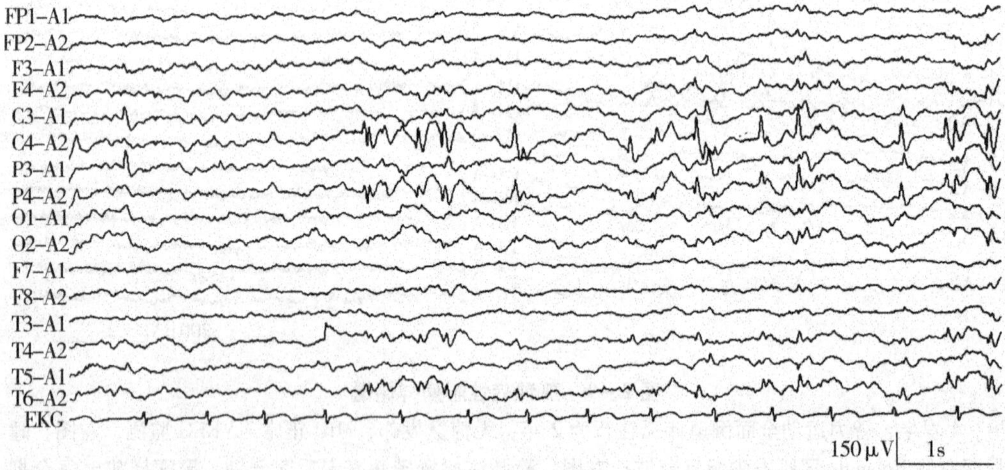

图 2－10　Rett 综合征

女，4 岁，自幼发育落后，1 岁后倒退，无自主语言，孤独行为，手的刻板动作，无惊厥发作。睡眠 EEG 示双侧 Rolandic 区散发棘波、棘慢波，右侧多见（定标 1s，150μV）

Ⅲ期（倒退后期）　背景活动中－重度减慢，睡眠期缺少顶尖波及睡眠纺锤。有些病人清醒和睡眠期呈广泛性或额中央区为主的 3～6Hz 单一节律发放，这种节律是 Rett 综合征Ⅲ～Ⅳ期最突出的脑电图特征，其可被对侧肢体运动抑制，因而一些研究认为这种节律属于

一种慢的 μ 节律，反映了运动或感觉运动皮层带的兴奋性异常增高，是原发性额叶功能不全导致运动皮层去抑制的结果。清醒期有多灶性棘慢复合波，NREM 睡眠期出现广泛性慢棘慢复合波。在Ⅲ期末，清醒期亦出现广泛性慢棘慢复合波。有时类似 Lennox - Gastaut 综合征的脑电图表现。此期脑电图异常程度从 NREM 期高度异常到清醒期正常或仅轻度异常图形均可见到。少数睡眠期可出现高度失律或周期样图形，后者表现为非常慢的 δ 或 θ 波间断不规则爆发 1 ~ 1.5 秒，可持续整个睡眠期。偶有广泛性周期性棘波活动，多导图显示一侧皮层的棘波发放可引起对侧肢体的肌阵挛抽动，二者有锁时关系，表明为皮层反射性肌阵挛。

Ⅳ期（运动倒退晚期）　背景活动进一步恶化。此期清醒期可见多灶性棘慢复合波或全导慢棘慢复合波。睡眠期接近持续的广泛性放电。此期尽管脑电图严重异常，但癫痫发作并不突出。有个例报道静脉内注射巴比妥和安定未能改善脑电图和临床状况。随着年龄增长和病程进展，癫痫样放电趋于消失。至运动功能完全丧失阶段，脑电图主要为弥漫性慢波。睡眠期可见间断高波幅放电之后有电压降低。常有睡眠周期紊乱，睡眠纺锤和 K - 综合征减少或消失。REM 睡眠百分比随年龄增长而增加。

50% ~ 90% 的 Rett 综合征患者临床有癫痫发作，常出现在Ⅱ ~ Ⅲ期，可表现为部分性发作、强直发作、强直阵挛发作或肌阵挛发作等，80% 有一种以上发作类型。青春期后发作逐渐减少。脑电图可见各种相应的发作期改变。但 Rett 综合征的很多非癫痫性行为，如屏气、过度通气、手的刻板动作、凝视无动、不适当的哭或笑及各种异常运动（包括肌张力不全、震颤、跌倒等），常被怀疑为癫痫发作。有报道在父母识别的发作中，42% 经脑电图证实为非癫痫事件。病人在清醒期常有周期性过度通气、低通气或呼吸暂停，偶有严重低氧血症。睡眠中异常呼吸形式消失。脑电图监测显示在异常呼吸时脑电活动没有固定形式的变化。因此在决定是否使用抗癫痫药物时应首先进行视频脑电监测，以确定真正的发作形式和发作频率。

四、儿童发育性语言障碍

语言障碍分为发育性语言障碍和获得性语言障碍。语言障碍的性质可为语言理解障碍（听觉失认）、语言表达障碍或构音障碍（运动性失语）、或混合性失语。

获得性语言障碍指在已经获得与年龄相适应的语言能力后，因各种病理因素导致的语言倒退或丧失。各种累及语言中枢的病变均可导致语言功能的倒退，病因可以是脑结构性病变如脑梗死，也可以是功能性病变如获得性癫痫性失语。获得性语言障碍的脑电图表现主要取决于病因。脑血管病变、中枢神经系统变性病等合并语言障碍的脑电图改变参见有关章节。获得性癫痫性失语（Landau - Kleffner 综合征）。

发育性语言障碍（developmental dysphasia）指在儿童发育时期，语言能力的获得相应于其年龄明显迟滞但没有倒退。主要由先天性脑发育障碍、围产期脑损伤及在语言发育的关键期发生的各种非进展性的中枢神经系统病变所致。病变可以是全脑弥漫性损伤，也可以是累及语言中枢的局灶性病变。语言障碍可表现为表达障碍、理解障碍、对词句语义序列处理障碍或混合型语言障碍。这一组儿童在学龄期常表现为不同程度的学习困难。

发育性语言障碍的脑电图背景活动多数正常或轻度非特异性异常，主要为基本脑波频率较其相应年龄减慢。这类脑电图异常与儿童的智力水平没有明确的相关性，因而对诊断和治疗帮助不大。阵发性异常在儿童发育性语言障碍的出现率为 15% 左右，有报道 24 小时脑电图监测 50% 有阵发性异常。阵发性异常多数为局灶性的棘、尖波发放，常见于一侧或双侧中央、顶、枕、中颞和后颞区，左右同步或不同步发放，多数报道左侧或右侧的出现率接近，似与优势半球无明显关系。少数病人癫痫样放电出现在前额区，或前额区与 Rolandic 区放电各自独立出现，或在连续数月至数年的系列脑电图记录中放电从 Rolandic 区 "移行" 到前额区。各部位的异常放电均主要

出现在 NREM 睡眠期，数量不等，从少量散发、频繁发放到接近持续性放电。Rolandic 区放电多为年龄依赖性外显，不论是否伴有临床发作，大多数在青春期以后消失。前额区放电的预后不确定，可能持续的时间更长（图 2－11，图 2－12）。

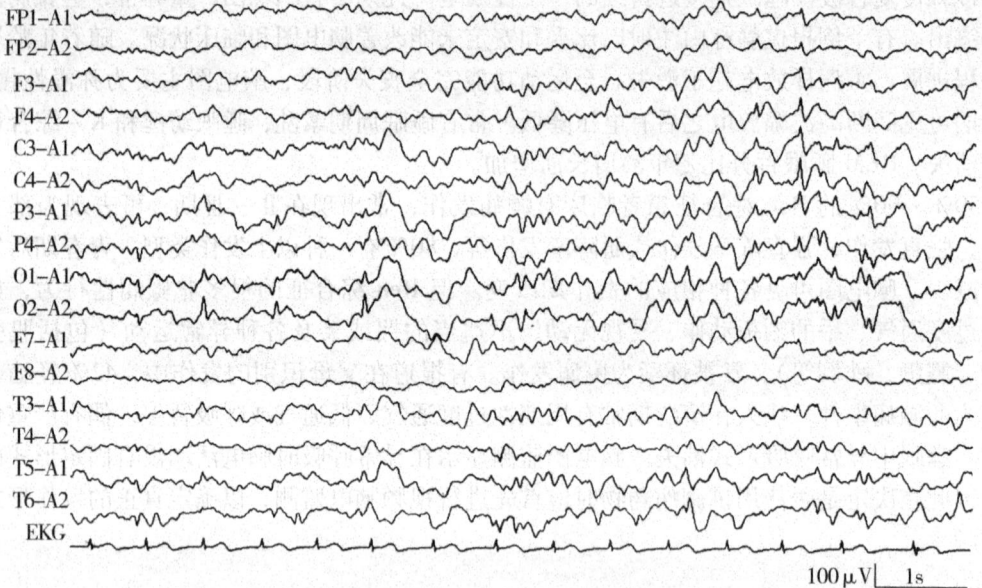

图 2－11　儿童发育性语言障碍

女，3 岁，围产期正常，自幼语言发育落后，无惊厥发作。睡眠 EEG 显示枕区及额、中央区多灶性散发棘波（定标 1s，100μV）

多数伴有脑电图癫痫样放电的发育性语言障碍儿童临床没有癫痫发作。癫痫样放电与语言发育障碍是同一病理基础导致的不同方面的表现，还是二者相互之间有因果关系，目前尚无一致的结论。但多数报道认为频繁持续的癫痫样放电可影响语言功能和认知能力的正常发育。目前临床应用的抗癫痫药物对多数病人的癫痫样放电无明显改善作用，有些儿童对糖皮质激素治疗（甲基泼尼松龙、泼尼松等）反应良好。

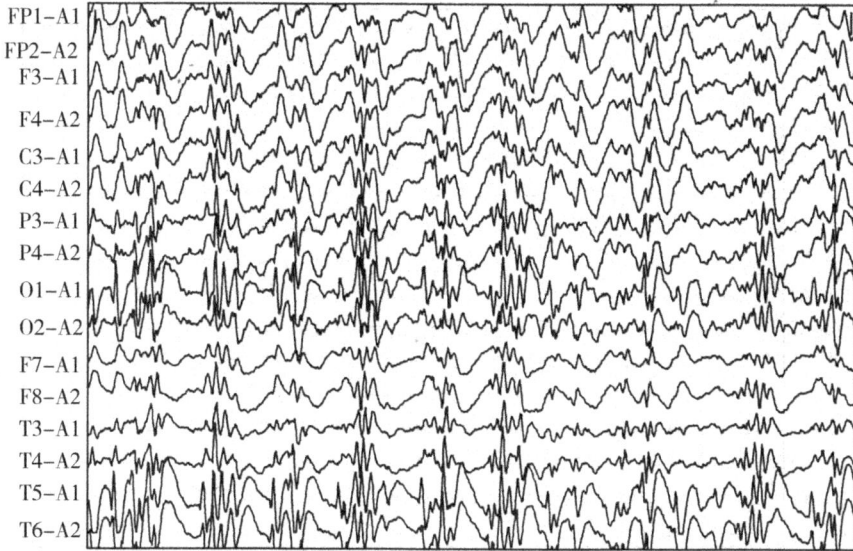

A

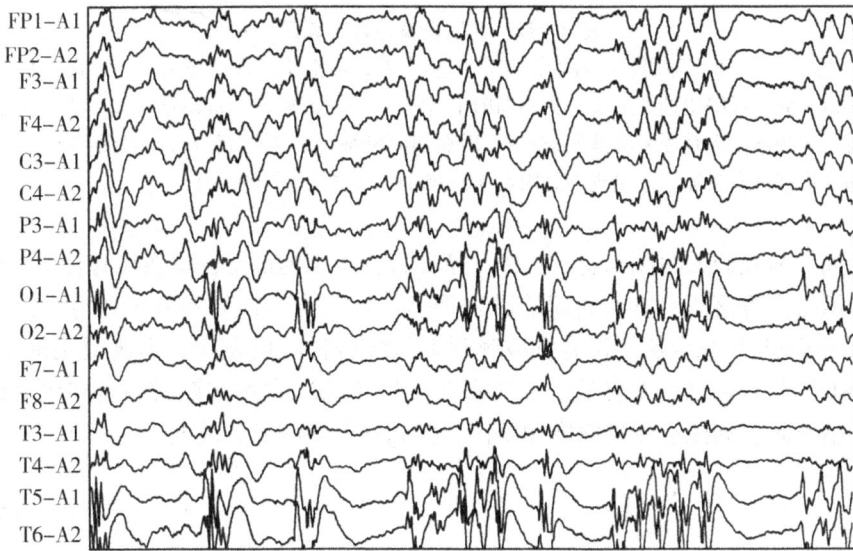

B

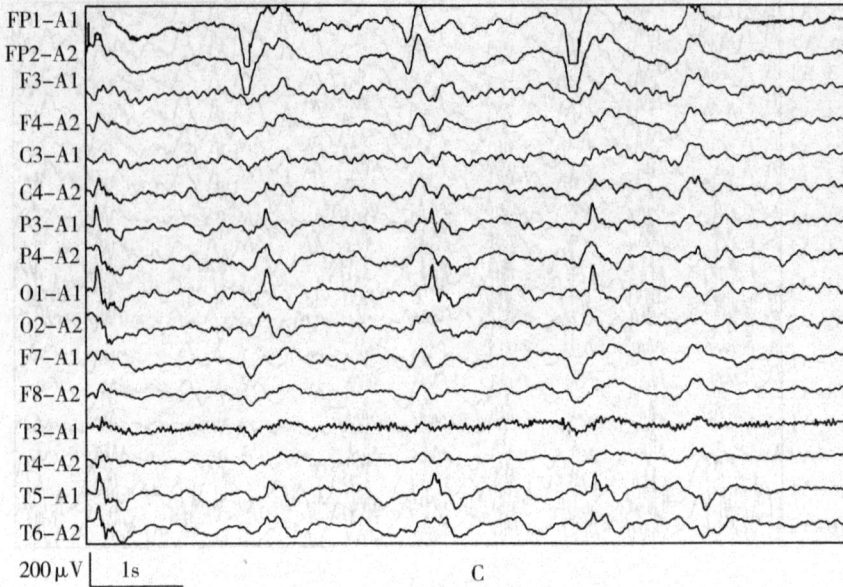

图 2 – 12　儿童发育性语言障碍

女，8 岁，发育性语言障碍，表现为语言表达能力差，词汇少，说话不流畅，无语言理解障碍，常诉头痛，睡眠中抽搐 1 次，头颅 MRI 正常。VEEG 监测：A. 浅睡期双侧后头部为主持续棘波、多棘波、多棘慢复合波发放；B. 睡眠期间断放电，棘慢复合波指数约为 50%；C. 清醒期后头部散发尖波，多出现在眨眼后 40～60ms（定标 1s，200μV）

另一方面，从癫痫的角度来看，很多儿童和青少年期的部分性癫痫伴有言语和语言方面的障碍，如语言发育落后，发作间期的语言理解、表达和（或）构音障碍等。这些情况常见于 Landau – Kleffner 综合征、伴有慢波睡眠期持续棘慢波的癫痫、不典型儿童良性癫痫、Lennox – Gastaut 综合征等，主要是由于癫痫发作和（或）发作间期的癫痫样放电损伤发育中的语言中枢所致。如能有效控制癫痫发作，抑制脑电图的异常放电，语言功能可获得明显改善。

（杨玉芳）

第六节　药物与脑电图

很多药物，特别是作用于中枢神经系统的药物，可通过多种环节和机制对脑电图产生影响。对脑电图信号进行定量分析，即定量药物脑电图（quantitative pharmaco – EEG，QPEEG）可分析中枢神经药物对脑功能的影响，并可作为研究药物作用机制和评价药效的一种方法。

脑电图对药物的中枢作用非常敏感。药物对脑电图的影响包括：①改变背景频率及其空间分布；②增加（或减少）快波或慢波的数量；③引起阵发性活动或特殊的波形；④抑制阵发性活动；⑤改变警觉水平、睡眠周期和（或）睡眠结构。有时药物引起的脑电图特殊改变可作为研究药物作用机制的模型。但脑电图不能直接显示药物的作用部位。此外由于脑电图的高度敏感性和容易受到药物以外多种因素的影响，对药物定量脑电图结果的解释应当慎重。

一、抗癫痫药物对脑电图的影响

抗癫痫药物主要通过改变细胞膜离子通道的性质或改变突触的功能而发挥抗癫痫作用。由于血脑屏障的存在，以及药物动力学的个体差异，血药浓度并不能准确反映药物到达中枢的情况。药物定量脑电图已用于研究药物剂量、疗效与脑功能活动之间的关系，以统计学分析方法评价抗癫痫药物对脑功能的影响及剂量．时间．疗效之间的相关性，用于抗癫痫药物的选择，决定给药方式、剂量、时间及评估药效，及时调整药物的种类和剂量，优化药物治疗方案，对疗效进行预测和监控。表2－4列举常用抗癫痫药物对脑电图快波、慢波和癫痫样放电的影响，但同一种药物在不同个体可有差异。

表2－4 抗癫痫药物对脑电图的影响

抗癫痫药物	θ和δ	β	α	发作间期癫痫样放电
苯二氮䓬类	－	↑↑	↓	↓↓
丙戊酸	－	－/↑	↑	↓
苯妥英钠	↑↑	↑	↓	－/↑
苯巴比妥	↑	↑	↓	↓
卡马西平	↑	↑	↓	－/↑
氨己烯酸	－	↓	↓	↓/↑
托吡酯	↑	－	↓	－
拉莫三嗪	↓	－	↑	↓
加巴喷丁	↑	－	↓	↓

注：－无作用或不明显；↑增加；↑↑明显增加；↓减少；↓↓明显减少。

在进行药物定量脑电图研究时，应注意以下几点：①抗癫痫药物对脑电图的影响和抗惊厥作用在动物试验与人类的反应可能不一致甚至相反；②在健康志愿者和癫痫病人引起的脑电图改变不完全相同；③一次性用药与长期服药的药代动力学变化不同，对脑电图的影响也不尽相同；④同一种抗癫痫药对不同发作类型或不同年龄病人的脑电图影响可能不一致，如卡马西平对少数儿童癫痫类型可能会加重脑电图异常或增加发作频率，但在成人则很少出现；⑤治疗剂量和中毒剂量时可引起完全不同的脑电图改变。

（一）卡马西平

卡马西平（carbamazepine）通过阻断细胞膜 Na^+ 通道而发挥抗癫痫作用，同时还可降低细胞膜对 Ca^{2+} 的通透性，从而降低神经元兴奋性。卡马西平对脑边缘系统的癫痫样放电有选择性抑制作用，并可阻断异常放电的传播，降低惊厥阈值。

口服卡马西平对脑电图背景活动的影响主要表现为 α 活动减少，慢波活动和 β 频段以上的快波活动轻度增多。吴逊等对成年健康志愿者单次口服卡马西平300mg后的脑电图研究显示，背景活动的 θ 频段功率百分比增加，$α_2$ 频段的功率百分比逐渐降低，以前头部明显。对部分性癫痫发作病人的研究显示，服用卡马西平后 $θ_1$ 和 $α_1$ 活动增加，$α_2$ 活动下降，棘波减少。另有研究发现小儿癫痫病人卡马西平减量时有 θ 和 δ 功率下降，α_2 功率增加。药物引起的慢波增多一般不合并发作频率的增加。

对某些类型的儿童癫痫，治疗剂量的卡马西平可加重临床和脑电图异常，表现为发作频率增加或出现新的发作形式，并有脑电图背景活动变慢，棘、尖波等异常阵发性活动增加和扩散，甚至伴有认知功能障碍和行为异常。卡马西平的这种加重反应特别容易发生在某些儿童全身性癫痫发作（失神、肌阵挛、失张力发作）和混合性癫痫发作，尤其是伴有智力低下的癫痫儿童和特发性全身性癫痫综合征。曾有报道 1 例兼有失神发作和部分性发作的儿童，服用卡马西平 16 年，发作一直没有控制，停药后临床发作减少，脑电图恢复正常。在少数情况下，卡马西平也可能矛盾性地加重某些部分性发作，如 Landau – Kleffner 综合征、伴有中央颞区棘波的儿童良性癫痫等，可使发作频率增加，出现负性肌阵挛、不典型失神等新的发作形式，脑电图放电增多，甚至出现睡眠中电持续状态（ESES）。有观点认为卡马西平主要是通过恶化脑电图而加重癫痫发作的。卡马西平很少加重成人的癫痫发作或加重脑电图异常。

卡马西平中毒时脑电图表现为弥漫性慢波异常，临床伴有共济失调、眼震、嗜睡、精神障碍等症状。视觉症状常为中毒早期的表现。

（二）苯妥英钠

苯妥英钠（phenytoin）能抑制单突触传递的强直后电位增强，降低细胞膜对 Na^+ 和 Ca^{2+} 的通透性，从而稳定细胞膜，降低兴奋性。

多数病人在服用苯妥英钠后的脑电图目测分析没有明显改变，但个体差异较大，有些表现为背景 θ 和 δ 频带慢波轻度增加，快波无明显增加。苯妥英钠血浓度达到一定水平后，其清除率逐渐转为非线性动力学消除，此时剂量的少量增加可使血浓度急剧增高，并可产生中毒症状。当血药浓度超过 $32\mu mol/L$ 时，脑电图的快波功率增加。达到中毒水平时，或血浓度在治疗范围内的慢性苯妥英钠脑病时，脑电图可出现明显的弥漫性 θ、δ 活动及阵发性慢波异常。但由于癫痫病人的脑电图改变受到各种因素的影响，因此慢波化程度与苯妥英钠血浓度及临床中毒症状之间并无严格的对应关系。

有关苯妥英钠对发作间期癫痫样放电的作用，各种研究观察不尽一致，或增加，或减少，与发作频率亦无明确相关性。苯妥英钠可加重肌阵挛、失神、强直等癫痫发作类型，合并相应的脑电图异常放电增多。

（三）巴比妥类

苯巴比妥（phenobarbital）对背景活动的影响主要为快波明显增加，α 活动减少。单次口服苯巴比妥 1 小时后可引起 18～30Hz 的快波活动，波幅在 20～50μV，最大位于额区，用药后 5～7 小时最明显。脑电图与血药浓度变化趋势一致。大剂量苯巴比妥时所有频段的功率增加，以 δ 和 α 功率最突出。成年人苯巴比妥血浓度超过 50～60μg/ml 时可引起昏迷和脑电图的电静息，但多为可逆性改变。

短效巴比妥可用于脑电图记录时快速诱导睡眠。动物实验显示戊巴比妥在额叶皮层、海马、杏仁核、尾状核等处引起持续的 β 和 θ 活动，伴 δ 功率下降。

硫喷妥钠为超短效巴比妥，偶可用于难以控制的惊厥持续状态，静脉注射后引起广泛对称的 β 活动增加，额区为著。如用药后普遍无 β 反应，提示有弥漫性脑病；局灶性 β 活动减少，提示局灶性病变。大剂量硫喷妥钠可引起暴发－抑制图形。

（四）苯二氮䓬类

苯二氮䓬类药物（地西泮、硝西泮、氯硝西泮等）可用于镇静催眠、抗癫痫或抗焦虑治疗。苯二氮䓬类药物是通过脑内苯二氮䓬受体发挥作用的，该受体是 GABA 受体复合物的正性调节亚单位，其在 CABA 的介导下使细胞膜 Cl^- 内流增加，产生突触后抑制性电位（IPSP），引起皮层神经元的去同步化而产生快波活动：如脑内广泛或局部病变引起 GABA 缺乏，则苯二氮䓬配体不能发挥作用，导致广泛性或局灶性快波活动缺如，提示有弥漫性或局灶性脑损伤。在局灶性癫痫时，癫痫灶局部常对苯二氮䓬类药物的快波反应不明显，可帮助进行癫痫灶的定位。

苯二氮䓬类药物均可引起广泛性 β 活动增加，波幅呈纺锤样波动，以双侧前头部为著；α 活动减少。苯二氮䓬类对 β 活动的激活作用在最后一次服药后可持续 2 周。研究发现氯硝西泮引起的 β 频率的频谱高峰与药物剂量和药物血浓度呈正相关。静脉注射苯二氮䓬类药物后，快波数量与癫痫样放电的数量呈负相关。β 活动的频率、波幅和数量还受到年龄、药物类型、剂量、状态（睁眼、闭眼、活动或睡眠等）的影响，同一个体在不同时间可有很大波动。在儿童 Lennox－Gastaut 综合征，苯二氮䓬类药物有时可增加强直发作，但并非药物对发作或脑电活动的直接作用，而是由于降低觉醒程度而诱发。

苯二氮䓬类药物对睡眠周期的影响表现为缩短睡眠潜伏期，延长整个睡眠时间，增加 NREM 睡眠 Ⅰ～Ⅱ期，减少慢波睡眠期（Ⅲ～Ⅳ期），延长 REM 睡眠潜伏期。睡眠期纺锤波和 K－综合波的数量增加，常伴有波幅增高，波形变尖。

（五）丙戊酸

丙戊酸（valproic acid）可通过增加脑内 GABA 浓度和加强突触后膜对 GABA 的反应性而发挥抗癫痫作用。定量脑电图研究发现，单次口服丙戊酸与长期治疗相比，脑电图背景的变化有很大不同。单剂量给药后，枕区 α 频带功率增加，后头部 β 频带功率减少，脑电图总功率增加。一些报道长期服药时 12～45 Hz 的快波频率可减少，但笔者的临床经验显示有些长期丙戊酸单药治疗的儿童脑电图可有明显而广泛的 β 活动增多。丙戊酸对脑电图的影响与血药浓度没有关系。对治疗前脑电图有慢波的癫痫儿童，丙戊酸治疗 3～6 个月后慢波可减少，背景活动改善。对不同剂量丙戊酸的定量脑电图研究显示，药物剂量与癫痫样放电和（或）临床发作频度呈负相关，可减少或消除广泛性棘慢复合波发放，消除光敏性反应。

丙戊酸脑病昏迷伴血氨升高时，脑电图背景呈弥漫性慢波，或双侧同步高波幅慢波活动，后头部为著。病人表现有嗜睡、呆滞、昏迷。脑电图可见发作间期癫痫样放电，临床伴有非癫痫性负性肌阵挛（扑翼样震颤），与皮层放电无锁时关系。

（六）其他抗癫痫药物

1. 托吡酯　对癫痫病人和健康志愿者的研究表明，托吡酯（topiramate，topamax）可引起 θ 和 δ 活动增加，快波活动减少，α 节律显著减少。功率谱分析显示用药后主要表现为 α 功率下降，θ 功率增高，这种变化与药物剂量有关；β 和 δ 功率无明显变化。有研究认为该药的早期不良反应如注意力下降，认知障碍等与慢波活动增多有关。王薇薇等（2003）报道单次口服托吡酯后的定量脑电图分析发现 θ 和 α_1 功率增高，α_2 功率降低；非线性分析则显示对脑电活动的复杂度有影响。

2. 拉莫三嗪　健康志愿者和癫痫病人服用拉莫三嗪（lamotrigine）后背景活动无明显改变，或快波活动增加，慢波活动减少。单药治疗可减少发作间期的癫痫样放电，减少自发性光敏性棘波。也有些研究认为该药可改善背景活动。对认知功能没有明显影响。

3. 氨己烯酸　动物试验显示服用氨己烯酸（vigabatrin）后可引起脑电图背景活动减慢，或引起广泛性棘波发放。但在人类多数研究观察氨己烯酸对背景活动无明显影响，对发作间期棘波亦无增加作用。定量脑电图显示氨己烯酸单药治疗时背景 α 和 β 活动可减少，顶枕区和前额区的 θ 活动减少。大部分病人的癫痫样放电及其他异常活动减少，少数可引起广泛性棘波发放，或伴有肌阵挛或失神发作，这种现象也可发生在部分性癫痫病人。快速给药可引起急性脑病的脑电图改变，表现为弥漫性慢波异常。但临床常难以界定这种异常是药物引起的还是与原发病有关。

4. 加巴喷丁　对癫痫病人单药治疗的研究发现，加巴喷丁（gabapentin）对发作间期和发作期的癫痫样放电没有影响，主要作用在于限制发作间期癫痫样放电的扩散。对背景活动的影响表现为 δ 和 θ 频带的功率增加，α 频带功率减少。

5. 替加宾　大剂量替加宾（tiagabine）可引起背景 β 活动增加。动物试验发现本药可易化大鼠失神癫痫模型的棘慢复合波和其他阵发性活动，或在非癫痫大鼠引起 3Hz 棘慢复合波伴有异常的行为反应减低。但在人类部分性癫痫病人未见脑电图有节律性慢波活动或其他新的异常放电。

二、抗精神障碍药物对脑电图的影响

抗精神障碍药物多数对脑电图有不同程度的影响。但来自健康志愿者的单剂试验不能说明脑电图改变与药代动力学之间的关系。而对于来自病人的资料，其脑电图的改变除受药物影响外，精神障碍本身对脑电图也可有不同程度的影响。药物治疗前后的自身对照研究更能说明问题。作用于精神活动的药物对脑电图的主要影响见表 2-5。

表 2-5　作用于精神活动的药物对脑电图的影响

药物类型	同步化	δ/θ	α	β1	β2	异常放电
精神松弛剂	−	−	↓	↑↑	↑	↓
抗精神病药	−	↑	↓	↑	↑	↑
抗抑郁药	↓	↑	↑	−	↑	↑
精神兴奋剂	↓	↓	↑	↑	↑	↓
抗焦虑药	−	↓	↓	↑↑	↑	↓
催眠药	−	↑	↓↓	↓↓	↑↑	↓

注：−无作用或不明显；↑增加；↑↑明显增加；↓减少；↓↓明显减少。

1. 氯氮平　属于二苯氧氮平类衍生物抗精神病药物，可抑制脑干网状结构上行激活系统，干扰大脑皮层的电活动。并可直接作用于边缘系统，调节多巴胺和乙酰胆碱的平衡，起到安定、镇静及情感调节的作用。应用氯氮平后 50% 以上脑电图有轻度 - 中度异常，10% 左右为重度异常。背景活动 α 节律变慢，θ 和 δ 活动增多，并见 20Hz 左右的 β 活动增多。常见阵发性慢波，少数有棘波、棘慢复合波发放，过度换气可诱发，严重时合并癫痫发作。脑电图异常与剂量有关，剂量在 200mg/d 以上者多有脑电图异常，当剂量增加到 600mg/d

时，比其他抗精神病药物更容易诱发癫痫发作，包括全身强直 - 阵挛发作和肌阵挛发作。氯氮平引起的癫痫发作与药物增量过快，剂量过大或个体耐受性不同有关，但国内报道半数病人是在用药 30 天或更长时间后药量相对稳定，剂量并不太大的情况下发生。有癫痫发作的病人在出现临床发作前脑电图检查即可出现癫痫样放电，因此脑电图可为临床调整药量和决定停药提供信息。氯氮平诱发癫痫的机制可能与抑制网状结构上行激活系统，并抑制多巴胺系统活性，降低惊厥阈值有关。也有人认为本药可能有点燃作用。氯氮平对脑电图的影响是可逆的，重度异常或出现癫痫样放电时应减量或停药。

2. 吩噻嗪类　吩噻嗪类抗精神病药物（氯丙嗪、奋乃静、氟奋乃静、三氟拉嗪等）对脑电图的影响总体上是增加 8~9Hz 的慢 α 活动，增加高波幅慢波活动，减少 β 活动指数。大剂量氯丙嗪可引起广泛阵发性慢波和尖波发放，甚至可引起癫痫发作，偶可导致非惊厥性癫痫持续状态。有报道每日服用 1~2g 氯丙嗪时癫痫的发生率为 10%。急性氯丙嗪中毒时引起躁动、谵妄、嗜睡及昏迷，可有锥体外系不自主运动或帕金森样症状，或发生强直. 阵挛发作。脑电图有明显的慢波异常，常有广泛阵发性电活动，但快波活动不如巴比妥类药物明显。

3. 三环类抗抑郁药　丙咪嗪、阿米替林、多虑平等三环类抗抑郁药在治疗剂量下增加慢波和快波活动，并伴有频率和波幅不稳定。α 节律的频率缓慢下降。治疗剂量也可引起阵发性慢波、棘波和多棘波，增加癫痫病人的发作频率。在大剂量时可导致非癫痫病人出现偶然或多次癫痫发作。有报道丙咪嗪及阿米替林在治疗剂量下引发失神持续状态。三环类抗抑郁药物的治疗窗很窄，增大剂量时容易过量产生一系列严重不良反应，特别是对心血管系统，可导致严重心律失常甚至死亡。治疗中心电图监测比药物血浓度监测更重要。中毒时脑电图出现广泛性慢波，缺乏反应性，并见不规则 8~10Hz 活动和阵发性棘波、慢波等图形。昏迷时为非特异性的昏迷图形。

4. 锂盐　常用于治疗双相障碍。治疗剂量下脑电图常有明显异常，多数与血浓度平行。主要表现为 α 节律变慢，广泛阵发性慢波，偶可合并棘波。也可有局灶性慢波，但并非是局灶性脑损伤的征象。锂盐中毒时可出现迷乱、痴呆、皮层和皮层下功能障碍、运动障碍、惊厥、外周神经病变等一系列严重的神经系统问题，可遗留长久的神经系统后遗症。脑电图有明显异常，可见弥漫性慢波、阵发性放电、三相波等，称为锂盐引起的克 - 亚综合征。脑电图的改善与临床改善平行。

三、中枢兴奋剂对脑电图的影响

小剂量的中枢兴奋剂（安非他明、哌醋甲酯、可卡因等）可增加 β 和 α 活动，慢波数量下降，波幅降低。在痴呆和昏迷病人，中枢兴奋剂可减少异常慢波活动。中枢兴奋剂有诱发癫痫样放电甚至惊厥发作的危险，禁用于活动性癫痫病人。但对某些与觉醒程度降低有关的癫痫，小剂量的中枢兴奋剂如哌醋甲酯（利他林）可通过增加觉醒程度和提高注意力而抑制癫痫样放电，特别是广泛性 3Hz 棘慢复合波或 Rolandic 区棘慢复合波。对伴有严重注意缺陷多动障碍的儿童失神癫痫或儿童良性 Rolandic 癫痫，可在密切监测下小剂量应用：

中枢兴奋剂急性中毒时交感神经兴奋性异常增高，病人从欣快感发展为兴奋、迷乱、谵妄、高热、昏迷、惊厥、心脏异常、循环衰竭乃至死亡。中毒剂量时 θ 和 δ 慢波活动增多，复合大量快波活动。进入昏迷状态时与其他病因的昏迷图形类似。

四、麻醉剂对脑电图的影响

麻醉深度主要经历四个阶段，其相应的脑电图特征大体如下：①痛觉消失，此期额区出现最初的快波活动；②兴奋谵妄期，快波活动逐渐广泛伴 α 节律解体，并可出现阵发性慢波活动；③外科麻醉期，随着麻醉程度加深，脑波频率逐渐变慢，电压增高；④呼吸麻痹期，出现暴发－抑制图形，表明脑干功能受到影响，如麻醉程度进一步加深，脑电活动可消失。

对麻醉剂的定量脑电图研究显示，多数麻醉剂引起 3.5Hz 以下的慢波成分增多，波幅增高。在麻醉范围内，脑电图的总功率和慢波功率，以及 θ：δ 的比值、边缘频谱等参数可用于比较麻醉水平，但并不能准确判断麻醉深度。药物定量脑电图与麻醉剂的血浓度有关，但人体对麻醉剂可出现快速耐受，从而减弱脑电图的改变，或使脑电图不随药物浓度的增加而变化。某些麻醉剂对行为的抑制程度与脑电图慢波化平行，而另一些药物引起的行为抑制伴有脑电图活化甚至癫痫样放电。临床上常多种麻醉剂联合应用，其对脑电图的影响更加难以预料。

在从麻醉状态恢复的过程中，慢波从 δ 频段逐渐转为 θ 活动，并出现一过性 K－综合波及睡眠纺锤，最后出现 α 节律和 β 活动。

1. 吸入性麻醉剂　吸入性麻醉剂常用于辅助麻醉。其对脑电图的影响和剂量有关。低浓度时引起兴奋作用，高浓度则有抑制作用。N_2O（笑气）吸入后脑电图首先出现清醒放松状态下的图形，而后 α 节律消失，波幅逐渐减低，前头部的频率突出，进而 θ 和 δ 慢波逐渐增多，波幅逐渐增高，常复合快波活动。当最低肺泡有效浓度（MAC）增加到一定水平时，脑电图出现暴发－抑制图形。笑气可抑制癫痫病人的癫痫样放电，因此在癫痫术中进行皮层脑电图记录时不宜应用。氟烷可引起单一 α 节律发放或 β 活动增多，而后混合的 δ 慢波逐渐增多，并发展为持续 δ 波。大剂量时逐渐引起暴发－抑制图形。异氟烷在 MAC 为 1.5～2.0 时常引起脑电图突然抑制甚至出现等电位，但不出现惊厥性脑电活动，低浓度时可使癫痫波减少或抑制。氨氟醚可导致脑电图出现暴发－抑制，低浓度时广泛性 β 活动增多，阵发性放电增多。随着浓度的增加，高波幅 θ 和 δ 波增多，并可出现棘、尖波发放和一过性电抑制，严重时可诱发癫痫病人或非癫痫病人的惊厥发作。地氟醚低浓度时对脑电图无明显影响，高浓度时有明显抑制作用。七氟醚低浓度下增加脑电图的频率和波幅，高浓度时对频率和波幅均有抑制作用，可诱发出棘波发放，对癫痫病人有明显的致痫作用。

2. 静脉麻醉剂　短效巴比妥类药物（硫喷妥钠、甲乙炔巴比妥钠、异戊巴比妥）给药后正常 α 节律迅速被 β 活动取代，随着剂量的增加，出现 δ 频段高波幅慢波活动，大剂量时可引起突然的暴发－抑制和电静息。低浓度的速效巴比妥类药物有一定的致痫作用，脑电图出现棘波、棘慢复合波发放；大剂量的硫喷妥钠有抗惊厥作用，可用于难以控制的惊厥持续状态。依托咪酯对脑电图的影响与巴比妥类相似。异丙酚诱导麻醉时对脑电图的影响和剂量有关，低浓度时 β 活动增多，大剂量时出现高波幅 δ 波和突发的电抑制。苯二氮䓬类药物小剂量时明显增强 β 活动，大剂量时也增加慢波活动。阿片类药物（芬太尼和阿芬太尼）可诱发棘波发放甚至癫痫发作，有报道在用阿芬太尼进行麻醉诱导时 60% 的病人出现癫痫样活动，并与剂量有相关性，在癫痫病人应慎用。

氯胺酮是非巴比妥类静脉麻醉药，同时也是一种脑代谢促进剂和脑血管扩张剂。该药用于儿童麻醉时可引起癫痫发作，有报道正常剂量氯胺酮诱发癫痫的发生率为 0.14% ~ 0.5%。研究认为氯胺酮可直接或间接地兴奋中枢神经系统的各个部位，特别是边缘系统，对中枢神经发育不完善的儿童致痫作用更强。抽搐一般发生在用药后即刻，少数病人于麻醉后数小时甚至一天才发生惊厥，程度轻重不等，严重的发生脑水肿、昏迷甚至死亡。脑电图显示慢波活动增多，并见数量不等的广泛性或限局性发作间期癫痫样放电。癫痫发作时伴有相应的发作期图形。脑水肿时可见弥漫性慢波异常。对于有中枢神经疾患和惊厥史者，应慎用或不用氯胺酮。

（杨玉芳）

第三章

神经系统疾病的治疗新技术和新方法

第一节　颈内动脉内膜剥脱术

颈内动脉内膜剥脱术（carotid endarterectomy，CEA）是通过外科手段在直观下将堵塞在颈动脉内的粥样硬化斑块去除，预防由于狭窄或斑块脱落引起脑卒中的一种方法。

1954 年进行第一次的颈动脉内膜剥脱术（CEA），在随后的几十年里，大量的 CEA 手术得以开展，到 1985 年，手术的数量已经达到 10 万余例。但是，没有大规模的临床试验验证 CEA 是否优于内科非手术治疗。北美症状性颈内动脉狭窄内膜剥脱研究（North Amerlcan Symptomatic Endarterectomy Trial，NASCET）和欧洲颈动脉外科研究（The European Carotid Surgery TriaI，ECST）先后在 20 世纪进行了 CEA 与内科（主要使用阿司匹林）非手术治疗的疗效对比，两研究均证明对于狭窄程度在 70% ~ 99% 的症状性颈内动脉狭窄的患者，CEA 组严重卒中的危险和所有卒中的危险均明显下降，CEA 明显优于内科非手术治疗。无症状性颈动脉粥样硬化研究（Asymptomatic Carotid Atherosclerosis Study，ACAS）人选 1662 例颈动脉狭窄 >60% 的无症状患者，进行手术和药物治疗的对比，在平均随访 2.7 年后，同侧卒中、围术期卒中或死亡的风险在外科手术组病人为 5.1%，药物治疗组病人为 11.0%，提示对于无症状狭窄的患者 CEA 治疗可以使之获益。欧美的研究结论推动了 CEA 在治疗此类疾病中的应用，一度曾经为治疗此类疾病的标准术式。

随着颈内动脉支架手术（CAS）在颈内动脉狭窄患者治疗中的开展，特别是发明保护装置之后，使得 CAS 的安全性得以明显改善，CEA 的地位受到了挑战，对于 CAS 与 CEA 孰优孰劣的争论已经进行了十余年，为证明两者的优劣，国际上也进行了大量研究。CREST 研究国际多中心随机对照研究，比较了 CEA 与 CAS 的安全性与疗效，结果提示症状性患者主要终点事件（30d 死亡、卒中、心肌梗死及 4 年的同侧卒中）发病率两种治疗方法没有区别，并且提示 CEA、CAS 分别更适合年龄 >70 岁和 <70 岁的患者；SAPPHIRE 研究提示对于 CEA 高危患者 CAS 在有保护装置协助下其围术期的死亡、卒中、心肌梗死的总发病率低于 CEA 组（分别为 4.4% 和 9.9%），主要终点事件（死亡、卒中、心肌梗死等）发生率明显低于 CEA（分别为 12.0% 和 20.1%）。

近些年由于药物治疗飞速发展，治疗更加的规范，有学者认为其疗效较 CEA 并不差，目前缺乏对 CEA 与最好的内科非手术治疗的比较。

1. 手术适应证

（1）在过去的 6 个月内症状性同侧严重颈动脉狭窄（70%～99%）的患者。

（2）在过去 6 个月内症状性同侧中度颈动脉狭窄（50%～69%）的患者，要根据患者的具体情况（年龄、性别、肥胖、伴发疾病）决定是否手术。

（3）无症状的颈动脉狭窄患者（脑血管造影>60%，多普勒超声造影>70%）。

2. 手术禁忌证

（1）难控制的高血压：血压高于 24/15kPa（180/110mmHg）时不宜手术。

（2）6 个月以内心肌梗死、心绞痛、充血性心力衰竭。

（3）慢性肾衰竭、严重肺功能不全、肝功能不全。

（4）特别肥胖、颈强直者。

（5）责任血管侧大面积脑梗死，对侧肢体严重残疾。

（6）恶性肿瘤晚期。

（7）对侧 ICA 闭塞。

3. CEA 手术并发症

（1）局部神经损伤：不常见，且多为持续数周至数月的可逆性短暂神经功能缺失，常见受损的神经有喉返神经、面神经、舌咽神经、迷走神经等。精细的外科技术以及丰富的解剖学知识，应用锐性剥离及常规使用双极电凝，将有助于预防大多数脑神经损伤的发生。

（2）高灌注综合征：一般出现在有严重狭窄和长期低灌注的患者，该类患者狭窄的颈内动脉自主调节功能减退，不能根据血压的波动而调节血管的收缩与舒张。表现为头痛、昏睡、癫痫、脑水肿、脑出血等。严格控制血压是最直接有效的方法。

（3）脑梗死或 TIA：表现为突发的中枢神经受损症状和体征，多为是栓塞，原因有术中斑块脱落及术后动脉闭塞。

（4）伤口局部血肿：是常见的并发症，因伤口血肿一般相对较小，几乎很少引起不适，大的血肿、明显的局部压迫症状或有扩散倾向的需要紧急处理。

（5）高血压：很重要的并发症，能够增加术后并发症的危险，如颈部血肿和高灌注综合征，可能由于手术影响了颈动脉窦压力感受器的敏感性。因此，除术前要积极控制高血压外，在分离颈总动脉时应仔细，避免损伤迷走神经和颈动脉窦压力感受器。

（6）低血压：通常都能在 24～48h 恢复。补液或输注升压药物效果较好，严重低血压者应排除心肌梗死的可能性。

（7）狭窄复发：颈动脉内膜剥脱术后可以再次出现有症状或无症状性狭窄，复发的原因可分为局部或全身性因素，而重要的局部决定性因素之一则是颈动脉内膜剥脱部位的残余病灶。因此，手术时应尽可能地将病变斑块剥除干净。

CEA 作为治疗颈内动脉开口部位狭窄最重要的外科治疗方法，已经被证明确实有效，但是由于存在手术风险，由 AHA 公布了 CEA 的质量标准：手术医生须年手术 25 台以上，围术期卒中发生率和病死率须控制在：症状性狭窄患者<6%、无症状性狭窄患者<3%。目前尚缺乏 CEA 与最好内科治疗的疗效观察对比。

（李晓昶）

第二节　缺血性脑血管病的血管内治疗

脑供血动脉的狭窄近些年在缺血性脑血管病的重要位置日益受到重视，动脉的狭窄主要通过降低了脑灌注和脑供血量、栓塞、狭窄远端血栓清除能力的下降导致缺血性事件的发生，因此清除狭窄，改善不稳定的狭窄处的斑块，能够提高脑供血和灌注，减少栓塞事件的发生，从而起到预防缺血性脑血管病的发生。对于颈内动脉开口部位的狭窄，可以采用颈内动脉内膜剥脱术（CEA）进行治疗，而其他部位的狭窄到目前为止外科内膜剥脱术尚无法进行有效的干预。近些年来，已经被证明行之有效的治疗心血管病的方法开始在缺血性脑血管病中得到广泛尝试，主要包括血管成形术和动脉溶栓/取栓术。血管内治疗对设备的要求更高，且非有经验的团队不能为之。

（一）脑供血动脉的血管成形术

1979 年，球囊血管成形术首次应用于颈动脉狭窄的治疗。1989 年，首个球囊扩张支架在颈动脉中成功应用。脑供血动脉的血管成形术是通过机械（球囊扩张、球囊扩张联合支架置入等）的方法改善影响供血动脉的病变（动脉狭窄、动脉夹层、动脉闭塞等），目前主要采用的方法是球囊扩张联合支架置入术。

1. 血管成形术适应证　症状性颈内动脉狭窄（>70%），不适合进行 CEA 治疗（主要是外科治疗的高危人群）；症状性颅内动脉狭窄（>70%）及症状性颅外椎动脉狭窄。

2. 血管成形术禁忌证　合并颅内外肿瘤或 AVM、目标血管侧大脑半球功能严重受损、4 周内发生过卒中、无合适的血管入路、病人或病人家属不配合。

3. 血管成形术的并发症及危险　死亡、心肌梗死、动脉损伤、短暂性脑缺血发作、脑梗死、脑出血和高灌注综合征等。

脑供血动脉的血管成形术近些年来随着器械的发展，其发展迅速，越来越显示了其优越性，对颈内动脉狭窄的甚至可以与 CEA 相媲美，但是其受手术者的综合医学水平和操作技巧的影响很大，所以在对脑供血动脉的血管成形术的术者进行严格有效的培训是很重要的。关于 CEA 与 CAS 的优劣争论可能会持续很长的时间，但是治疗的微创化是医学的发展方向，笔者相信随着 CAS 培训的系统化，术式的规范化，有可能会取代 CEA。大规模的临床试验多在与 CEA 进行比较，但是尚缺乏其与最好的内科治疗相比较的大规模临床试验证据。

（二）动脉内溶栓、动脉内器械取栓术/碎栓术

静脉 t - PA 溶栓是急性缺血性卒中的有效治疗方法，但其存在明显局限性，主要包括溶栓时间窗短（4.5h）、再通率低、用药量大等。鉴于以上缺点，一些研究人员开始关注动脉内溶栓药物的应用，包括尿激酶（UK）、t - PA 和 pro - UK 等。动脉溶栓开始于 1983 年，是近年研究的热点。目前多采用超选择性血管内溶栓，造影确定闭塞部位后，经微导管接在血栓内注药，使得血栓局部较高的药物浓度，提高血管再通率，溶栓过程中反复血管造影，可即时监测血管再通和再通后有无狭窄等。关于动脉内溶栓的典范是 PROACT Ⅰ 和 PROACT Ⅱ 研究，两者比较了动脉内 pro - UK + 静脉内肝素与动脉内安慰剂 + 静脉内肝素的效果。与静脉溶栓相比，动脉溶栓有较高的血管再通率，且症状性 ICH 的比例与 NINDS t - PA 研究相似。还有一些关于动脉溶栓的研究结果提示，发病后 3 ~ 4h 开始治疗可获得较高的血管再

通率及较好的预后。

动脉内器械碎栓/取栓术比血管内药物溶栓治疗更具优势。它操作更快，只需数分钟就能实现血管再通，而动脉溶栓治疗则需要时间较长。器械溶栓颅内和全身出血的发生率也更低，再通率更高，对于大血管采用机械方法更有效。取栓/碎栓术不仅能够直接取出血栓，而且还通过破碎血栓或通过血栓，增加溶栓药物与血栓的接触，从而增强纤溶药物的药理作用。血管内器械干预治疗可分为血管内器械取栓、器械碎栓及两者联合三方面，这方面器械有 Microsnare、Neuronet、Penumbra、Merci Retriever、AngioJet 等。脑缺血多种机械取栓研究（MERCI）为国际性、多中心、前瞻临床研究。该研究的对象是发病 8h 以内、存在大血管闭塞的急性卒中患者，且为不适宜接受静脉 rt – PA 溶栓或静脉溶栓治疗未成功的患者。研究结果提示静脉 rt – PA 溶栓后进行机械取栓和仅采用机械取栓是同样安全的，对于不适宜静脉 rt – PA 溶栓治疗以及静脉溶栓失败的急性缺血性卒中患者，采用第一代和第二代 MERCI 装置进行机械取栓，对于病变血管的开通是有效的。

1. 动脉内溶栓和动脉内器械取栓术/碎栓术的适应证　发病 8h 内由大脑中动脉闭塞导致的严重脑卒中不适宜静脉溶栓的患者；发病 24h 内后循环闭塞导致严重脑卒中的且不适合静脉溶栓的患者；没有使用溶栓药和动脉内治疗的禁忌证。

2. 动脉内溶栓和动脉内器械取栓术/碎栓术的禁忌证　超过时间窗的严重卒中患者；NIHSS 评分 >30 分，<4 分；6 周内有卒中发作史、卒中发生时有癫痫发作、临床提示蛛网膜下腔出血；颅内出血史或颅内肿瘤、难治性高血压、30 d 内曾行外科手术或创伤、90d 内曾有头部外伤、14d 内有出血或活动性出血、口服抗凝 INR > 1.5。

3. 动脉内溶栓和动脉内器械取栓术/碎栓术的并发症同血管成形术　动脉内溶栓和动脉内器械取栓术/碎栓术仍存在局限性，其中最主要的局限性在于自发病至开始治疗的时间差及治疗开始至出现血管再通的时间延误。如，在 PROACT II 研究中，自发病至开始治疗的时间差中位数 >5h；该技术对术者和其合作团队及仪器的要求更高，需要熟练的介入操作和丰富的脑血管病相关知识。另外，有些研究表明，血管再通并不意味着良好的临床结局，血管再通还不能替代临床终点作为疗效评价的指标。

（李晓昶）

第三节　功能神经外科在神经内科的应用

采用手术的方法修正神经系统功能异常的医学分支是为功能神经外科学（Functional Neurosurgery），早期亦称生理神经外科学、应用神经生理学。功能神经外科是运用各种手术或技术对中枢神经系统的某些结构进行刺激、破坏或重建，实现新的各系统平衡，达到缓解症状、恢复神经功能的目的，改善中枢神经系统的功能失调。

最早开展功能性神经外科工作是 Horsley，但真正将功能神经外科工作用于临床是 1947 年 Spiegel 和 Wycis。20 世纪 60 年代中期开始，随着各种定向仪的研制成功，较以前更加准确，疗效明显提高。

1. 功能神经外科的适应证　药物治疗效果差的帕金森病、难治性癫痫、微血管减压术能够治疗的疾病（三叉神经痛、面肌痉挛、舌咽神经体痛）、癌性疼痛及顽固性疼痛、小儿脑瘫等。

2. 功能神经外科的禁忌证　尽管，功能神经外科手术在帕金森病、癫痫和疼痛等功能性脑病的治疗上获得了巨大的成功，但尚有部分功能性脑病不能采用功能神经外科手术，如：

（1）病人不满 18 岁或超过 65 岁。

（2）合并有其他急慢性疾病，如酗酒、镇静药及违法药物的滥用。

（3）合并偏执型或边缘型、反社会型、表演型的个性异常是相对的手术禁忌证，逃避或强迫症型个性异常不是禁忌证，随焦虑症的治疗成功该组症状可以消除。

（4）合并有中枢神经系统病变，如脑萎缩、痴呆或肿瘤。

3. 功能神经外科的检测方法

（1）电生理技术的临床应用：神经电生理技术（肌电图、诱发电位及细胞内、外放电记录技术等）使手术的靶点更为精确，而且还应用于手术患者的选择和术后疗效的预测和评估，广泛应用于运动障碍病、癫痫、疼痛等疾病的手术靶点的选择和确认。应用微电极技术有助于靶点的最终确认。

（2）实时磁共振成像（interventional MR ima – ging，iMRI）技术：利用开放式磁共振仪进行磁共振成像（MRI）影像实时引导手术，使得操作台上即可以清晰地看到所要定位的手术靶点，三维重建技术为手术提供了良好的角度和方向，提高了手术的疗效。但是 iMRI 设备和检查费较昂贵，限制了它的普及和应用；对病人体动敏感，易产生伪影，不适于对急诊和危重病人进行检查。

（3）功能性磁成像（functional MR imaging，fMRI）技术：可以一次成像同时获得解剖与功能影像，被广泛地用于人脑正常生理功能、脑肿瘤和癫痫的术前评价，协助制订手术方案并最大程度保留神经功能。但其扫描时间长，空间分辨力不够理想；对体内有磁金属或起搏器的特殊病人不能使用。

（4）正电子发射扫描技术（PET）：PET 扫描技术通过扫描颅内各分区的代谢情况，来判定病变的范围和程度。目前已在癫痫的手术中广泛应用。但是其体层面有限，造价高，正电子核素大都由加速器产生，半衰期短，制作和标记条件要求高。

4. 功能神经外科植入材料

（1）脑深部电刺激电极：利用脑立体定向手术在脑内某一个特殊的位置植入电极，通过高频电刺激，抑制异常电活动的神经元，从而起到治病的作用，称为深部脑刺激技术（deep brain stlmulation，DBS）。由于不破坏脑组织，为病人保留了今后接受其他新的治疗的机会。目前已经广泛应用于帕金森病、原发性震颤、癫痫、肌张力障碍等疾病的治疗。

（2）迷走神经刺激器（VNS）：VNS 类似于 DBS，主要用于各种类型的癫痫病人，控制癫痫发作，有效率在 60% ~ 80%，刺激电极安装在颈部迷走神经上，延伸导线连接安装在胸前锁骨下的刺激器，刺激参数通过体外程控仪控制，可根据术后的病情调节刺激参数，满意控制癫痫。其特点为手术损伤小。

（3）微电脑泵（synchromed pump）：根据症状和病种差异，选择植入的部位和药物。可以在体外程控状态下，根据病情的需要，调节注射药物的速度。

（4）脊髓和周围神经电刺激：装置类似于 DBS，主要用于顽固性疼痛的治疗。避免了长期口服镇痛药的不良反应，难度不高，易开展。

（李晓昶）

第四节　立体定向技术

（一）立体定向技术的发展

立体定向技术是利用空间一点的立体定向原理，通过影像学定位和测算，确定脑内某一解剖结构或病变部位，即靶点在颅腔内的坐标；再采用立体定向仪，将立体定向治疗专用的特殊器械与装置，如微电极、穿刺针、射频针等置入脑内特定靶点，制造毁损灶、消除病变等，以达到进行生理研究、诊断或治疗脑部疾病的目的。其主要特点是定位精确、创伤性小。立体定向术是常用来治疗功能性疾病，如运动障碍性疾病、癫痫、顽固性疼痛、难治性精神病、顽固性三叉神经痛等。由于立体定向技术多是采用毁损靶点病灶，达到治疗的目的，因此一般是药物及针灸、射频等治疗无效的情况下才采用。

立体定向技术的完善需要建立与之配套的立体定向计划系统，实际上是一种先进的神经影像融合计划系统，通常以 CT 或 MRI 作为基础图像，并结合脑电图、脑磁图、解剖图谱、神经导航、神经示踪等图像，经过影像学上的融合处理后，设计出不同的治疗路径、对即时的视图反馈信息进行研究、提供脑内靶点体积和结构的治疗前演示，评估不同的治疗入路，利于医生选择最佳路径，提高临床效果。

脑立体定向技术由 Horsley 与 Clarke 创始，当时是为了研究脑的解剖生理。其机制是将颅腔视为一个空间，脑内某一个解剖结构作为靶点。根据几何学的原理，定出靶点的三维坐标。1908 年试制成原始的实验用脑立体定向仪，成功地将电极送到脑内靶点。1947 年，美国学者 Spiegel 与 Wycis 首先应用自制的立体定向仪完成首例人脑立体定向手术，治疗帕金森病取得了成功。这是脑立体定向术发展史上的里程碑。1949 年，瑞典神经外科学家 Leksell 教授首先提出立体定向放射外科的构想，发明了第一代立体定向放射装置，并于 1951 年成功地将多束射线集中聚焦在三叉神经半月节上，治疗三叉神经痛，开创了立体定向放射外科治疗的先河。1955 年，Hassler 报道了刺激和电凝患者丘脑的研究结果，为治疗各种运动障碍性疾病选择靶点奠定了基础。但此阶段确定颅内病变的靶点坐标需要脑室造影，X 线摄片间接定位，然后换算成立体定向仪三维坐标，整个过程繁琐、费时、误差较大。治疗范围主要是功能性疾病。

1972 年 CT 问世以后，现代医学影像学进一步发展，立体定向治疗的发展进入了一个崭新的阶段，具体体现在：①CT 和 MRI 等数字化医疗影像技术为立体定向治疗的发展奠定了基础，把 CT 或 MRI 等影像学资料传输到计算机工作站或治疗计划系统，进行三维重建，直观显示靶点解剖结构和坐标，设计手术的具体参数。②CT、MRI 扫描可以直接显示颅内病变及其靶点，避免了脑室造影间接定位不够精确、术后并发症多的缺点，先进的立体定向仪借助 CT、MRI 引导，实际治疗的精确度误差已降至 ±（0.3~0.5）mm。CT、MRI 引导的立体定向治疗，也称开放的 CT 或 MRI，利用先进影像技术，随时直接观察靶点或利用探针间接定位靶点。螺旋 CT 及体积扫描技术的广泛应用，使得扫描速度和分辨率提高；MRI 软件和脉冲序列的开发，使得高速成像进一步完善，空间分辨率正在接近 CT 水平。这些进步，为立体定向术创造了良好的发展前景。③伴随着影像学引导技术的发展，立体定向仪也在不断更新，先进的立体定向仪头部框架（或基环）常常能够达到 CT 和 MRI 兼容。今后立体定向仪将继续朝着通用、精确、轻巧方向发展，与之配套的附属设备也将更加完善。

（二）脑立体定向技术的基本原理

确定脑内任意解剖结构或病变，即治疗靶点在颅腔内的位置，首先要在脑内找到一个解剖位置相对恒定的结构作为治疗靶点定位的参考点。Ta-lairach发现第三脑室周边结构的前连合（AC）、后连合（PC）及通过 AC-PC 连线的平面可作为颅腔内的基准面，前连合与后连合可以在 CT 或 MRI 片上显示，并可测量出 AC-PC 线长度。AC-PC 线的位置变动很少，正好位于脑的中线矢状面。AC-PC 线之中点，通常便作为颅腔内三维坐标的原点（O）。通过此原点与 AC-PC 线作为基准，可构成三个相互垂直的平面：①水中面（X），即通过 AC-PC 线的脑水中切面；②冠状面（Y），即通过 AC-PC 线中点（O）并与水平面相垂直的脑冠状切面；③矢状面（Z），即通过大脑两半球的垂直面，此垂直面与 AC-PC 线重叠。上述三个相互垂直平面的交汇点即 AC-PC 线中点，亦即坐标原点（O）；交汇的线段成为 X、Y、Z 线轴。由此可测量出脑内任一目标在 X、Y、Z 平面与线轴上所处的位置数据。由此测出的三个坐标数值，通常以 mm 计算，靶点的位置便确定了。病灶位置可采用立体定向仪所建立的立体定向治疗系统坐标中准确地显示出来：首先对患者进行 CT 或 MRI 扫描，初步确定病灶。随后，在患者的头颅上安装立体定向框架，形成一个三维空间坐标体系，使脑部结构包括在这个坐标体系内，将框架和病人一起进行 CT 或 MRI 扫描，得到带有框架坐标参数标记的病人颅脑 CT 或 MRI 的图像，然后在计算机工作站上实现三维重建。病人颅脑内的各个解剖结构在坐标系内都会有一个相应的坐标值，然后通过脑立体定向仪定义的机械数据来达到该坐标点，从而实现脑立体定向。

多模态图像融合技术在立体定向治疗计划系统中非常重要，在实施治疗前，将脑部的解剖图像与功能图像进行融合。磁共振功能成像技术（functional magnetic resonance imaging，fMRI）目前已广泛应用于脑的基础研究和临床治疗，可以对脑功能激活区进行准确的定位。fMRI 与弥散张量成像（diffusion tensor imaging，DTI）、脑磁图（magnetoencephalography，MEG）、经颅磁刺激（transcranial magnetic stimulation，TMS）等技术相结合，可得到更多的脑功能活动信息。弥散张量成像可据白质张量性质计算出白质纤维束，在三维空间内定量分析组织内的弥散运动，利用各向异性的特征无创跟踪脑白质纤维束，fMRI 与弥散张量成像技术可以建立激活区域的功能连接网络图，有利于解释结构与功能之间的关系。而脑磁图主要反映神经细胞在不同功能状态下产生的磁场变化，可以提供脑功能的即时信息和组织定位，fMRI 与脑磁图技术相结合可以弥补其时间分辨率的不足，可解决脑部区域性活动的时间问题。随着 fMRI 和图像后处理技术的不断改进和完善、高场磁共振机的发展，能够使 fMRI 试验的可重复性和空间定位的准确性大大提高。脑图谱成形以及纤维束跟踪图示等，可以显示大脑的重要功能区以及将解剖图像与功能图像完美的融合，并且勾画出连接各功能区的纤维束，便于医生避开这些组织，准确定位靶点，制订最佳的手术路径。

（三）脑立体定向用于功能性疾病的治疗

1. 原发性帕金森病　立体定向术治疗帕金森病已有 50 年的历史，自从 Spiegel 和 Wycis 于 1947 年首次开展立体定向手术治疗帕金森病以来，许多学者做了大量的工作，脑内的几乎所有的核团都被尝试用来治疗帕金森病，到目前为止，最常用和最有效的核团有丘脑腹外侧核（VL）、丘脑腹中间核（VIM）、苍白球（Gpi）和丘脑底核（STN）。20 世纪 80 年代后期，影像学技术的发展和微电极的电生理记录在术中的应用，使核团靶点的定位更加精确，实现了功能定位；其中苍白球腹后内侧部的毁损手术（PVP）对帕金森病的症状改善比较全面，主要表现在僵直和运动迟缓方面，改善为90%左右，对震颤和运动并发症也有良好的效果。但核团毁损手术有一定的局限性，术后不可避免出现症状复发，而且双侧PVP治疗可能出现严重的并发症，如吞咽困难、言语障碍等。1987年，法国的Benabid首次采用脑深部电刺激（deep braln stimulation，DBS）治疗特发性震颤（ET）取得了突破，后又成功地治疗了帕金森病，DBS被认为是继左旋多巴问世以来治疗帕金森病最重要的进步，它的优点是非破坏性、可逆性，可行双侧治疗，对症状的改善非常全面，特别是中线症状，不良反应小、并发症少，不存在复发问题，长期有效。通过临床观察和随访，STN被认为是治疗帕金森病最理想的靶点，DBS有望最终取代毁损手术。

2. 伽玛刀放射外科治疗　是采用立体定向技术，将20个^{60}CO放射源的γ射线集中聚焦照射到靶点，毁损病灶，而对周围正常脑组织，几乎没有任何损伤。目前主要治疗帕金森病，根据患者的不同表现，采用毁损不同核团，如以震颤为主的帕金森病，治疗的靶点是在丘脑运动区中的丘脑腹后核或腹中间核；晚期帕金森病，尤其是用多巴丝肼（美多巴）疗效减退后出现僵硬、运动迟缓，毁损靶点是苍白球内侧核。

3. 三叉神经痛立体定向放射外科治疗　有Ⅰ级、Ⅱ级和Ⅲ级的证据支持立体定向放射外科治疗难治性三叉神经痛。

目标人群：典型三叉神经痛男女患者，药物难治，常伴有内科并发症及高龄等外科治疗风险；经过其他外科手术治疗后的疼痛复发者。

患者有典型的三叉神经痛，经过适当的药物治疗，可推荐患者行伽玛刀治疗，特别是患者伴有并存疾病、进行经皮穿刺毁损三叉神经节有不良反应风险。患者经过药物治疗后不能控制疼痛发作时，可按照自己意愿选择创伤小的伽玛刀治疗。伽玛刀治疗后继续口服同剂量药物直到疼痛缓解，并且要随访，如果疼痛持续缓解可逐渐减少药物剂量。伽玛刀治疗后疼痛复发者或患者对伽玛刀治疗的初期有部分疗效者，仍可再次伽玛刀治疗，两次伽玛刀照射之间的安全间隔时间是6个月。主要不良反应不十分常见，有面部麻木（<10%）、神经变性疼痛（<1%）等。

4. 癫痫　脑立体定向手术治疗癫痫的机制有3个方面：通过立体定向技术确定致痫灶的位置并实施手术毁损；破坏传导癫痫的途径，以阻断痫性放电传播；毁损脑内特定结构，从而减少大脑半球皮质的兴奋性，或增加对其他结构的抑制。其中临床最常用的主要是阻断癫痫放电扩散途径的脑立体定向手术，毁损的靶点一般为杏仁核、海马、Forel H、穹窿和前连合等区域，有效率50%~77%。

伽玛刀治疗癫痫的适应证比较局限，主要是颞叶内癫痫、局灶性癫痫，致痫灶单一，定位明确，治疗范围不宜>4cm。

伽玛刀治疗癫痫的禁忌证：癫痫样放电广泛而弥散；定位不明确；致痫灶>4cm。

5. 立体定向术用于其他神经内科疾病的治疗

适用于一些经各种治疗无效的顽固性疼痛，恶性肿瘤引起的癌痛、精神性疼痛等；肌张力障碍；精神方面疾病。

（李晓昶）

第五节　神经导航技术

神经导航（neuronavigation，NN）是指采用各种技术，术前设计手术方案、术中实时指导手术操作的精确定位技术，意义在于确定病变的位置和边界以保证手术的微创化及完整切除。

神经导航主要有 3 种：立体定向仪神经导航、磁共振影像神经导航、超声波声像神经导航。

常规神经导航技术是应用解剖影像，精确定位脑内靶目标，实现颅脑手术微创化。功能神经导航是利用多图像融合技术，把靶目标的解剖图像、功能皮质和传导束图像（经功能影像检查获得）三者融合一起，结合导航定位技术，实现既要全切病灶，又要保留脑功能结构（功能皮质和皮质下传导束）和功能。功能神经导航可保护病人术后肢体活动、语言、视觉等不受影响。

神经导航手术临床应用于颅内肿瘤及神经内科某些疾病的治疗，如帕金森病、肌张力障碍、精神方面疾病等。

（李晓昶）

第六节　神经干细胞移植

神经干细胞（neural stem cells，NSCs）是具有自我更新和多向分化潜能的一类细胞，在适当条件下可以分化为神经元、星形胶质细胞及少突胶质细胞。NSCs 的概念由 Reynolds 和 Richards 在 1992 年首先提出，彻底改变了以往认为成年人中枢神经系统不能再生的认识，为神经系统损伤类疾病提供了一种新的治疗途径。

Gage 将 NSCs 的特性概括为三点：①其可以生成神经组织或来源于神经系统；②有自我更新能力；③可通过不对称细胞分裂产生新细胞。

神经干细胞不仅能促进神经元的再生和脑组织的修复，而且通过基因修饰还可用于神经系统疾病的基因治疗，表达外源性的神经递质、神经营养因子及代谢性酶，为许多难以治疗的神经系统疾病提供了新的治疗途径。

NSCs 来源较多，主要通过以下的途径获得：①来源于骨髓间质干细胞和多能成体祖细胞及脐血细胞，脐带血造血干细胞易分离，为神经干细胞移植较好的细胞来源；②来源于神经组织，已证实，成体哺乳动物中枢神经系统中存在两个神经干细胞聚集区，侧脑室下区和海马齿状回的颗粒下层；③从胚胎细胞和胚胎生殖细胞等经定向诱导分化而来。

NSCs 的具有多向分化潜能，通过不对称分裂分化成神经元、星形胶质细胞和少突胶质细胞三种主要神经组成部分；NSCs 具有自我复制和自我维持的能力，在一定条件下通过对称分裂维持干细胞库的稳定；NSCs 为未分化的原始细胞，不表达成熟细胞抗原，具有低免疫原性，故移植后相对较少发生异体排异反应，有利于其存活。

NSCs 的增殖、迁移和分化不仅受细胞自身基因调控，还与细胞所处的微环境密切相关，分化过程中需要多种生长因子的协同作用，中枢神经系统中各种因子对发育期细胞都有着非常重要的影响。

　　NSCs 由于具有增殖分化的可塑性，移植后的神经干细胞可以在神经系统内良好存活，能够大量增殖、迁移到不同的部位，分化成为相应的细胞类型，从而修复缺失的神经元和神经胶质，所以，NSCs 成为神经系统细胞移植的良好来源。成年人脑中确实存在神经干细胞，在一定的条件下（如注入诱导因子）可以进行增殖、迁移和分化，分化出新神经元，可替代损伤的神经元而发挥功能。而且还可以在体外通过转基因技术对 NSCs 进行基因转导，可携带多个外源基因到体内，整合到宿主脑组织中并在宿主脑内迁移，使其成为基因治疗的良好载体。

　　目前，使用 NSCs 移植治疗神经科疾病的尝试很多。颅脑外伤和脑血管病导致的神经系统的后遗症，目前缺乏好的治疗策略，NSCs 移植为此类疾病提供了新的思路。有学者已经通过动物实验证明，NSCs 移植对改善脑卒中后遗症，国内报道临床使用蛛网膜下腔注射 NSCs 可以改善卒中患者后遗症状。

　　NSCs 移植治疗帕金森病，不仅可以补充凋亡的多巴胺能神经元，而且可以分泌神经营养因子减缓多巴胺能神经元的凋亡，从而长期改善患者的症状，通过基因工程将神经营养基因转入 NSCs，经移植进入脑内可以增加 NSCs 的分泌，可促进多巴胺能神经元分泌多巴胺，还可对多巴胺能神经元起到保护作用。

　　国内外的神经科学工作者已经使用 NSCs 移植治疗中枢神经系统慢性退变性疾病（帕金森病、亨廷顿病、阿尔茨海默病）、癫痫、多发硬化、血管性痴呆以及中枢神经系统肿瘤等进行动物治疗试验，有的已经进行了有益的临床尝试，治疗效果尚可。

　　NSCs 移植虽然前景很令我们向往，但是有许多问题没有解决。缺乏足够的证据来评价 NSCs 移植在神经功能恢复方面所起的作用。没有直接证据证明移植后能获得成熟神经元的全部特征或者获得功能性神经元。NSCs 移植在动物实验及临床观察时，均发现移植细胞存活时间较短、存活率不高、治疗效果不确切等缺陷。

（李晓昶）

第七节　基因治疗

　　基因治疗（gene therapy）是指通过在特定靶细胞中表达该细胞本来不表达的基因，或采用特定方式关闭、抑制异常表达基因，达到治疗疾病目的的治疗方法。基因治疗中枢神经系统疾病作为一种新的治疗方法，具有广阔的研究、应用和开发前景。

　　但血 - 脑屏障的存在，许多具有潜在治疗价值的 siRNA 或 DNA 不能从外周循环顺利转运到脑内。常规的脑部基因治疗手段是将基因载体通过立体定位手术直接注射入脑内。这种方法的弊端是基因扩散范围小，且难以控制，不利于基因治疗在人体的应用。非侵入性的方法是将 siRNA 或 DNA 从外周血管转运入中枢神经系统内。

　　近些年，随着基因研究的发展，各国学者对神经系统疾病进行了大量的研究，目前主要集中于癫痫和帕金森病，亦有学者对脊髓损伤修复、神经胶质瘤治疗、肌萎缩侧索硬化、亨廷顿病、脊髓小脑性共济失调、家族性阿尔茨海默病等进行了动物实验研究。

　　癫痫发作是基因治疗的重要靶点，病毒载体介导的基因治疗能产生神经元的稳定转导，影响神经元的兴奋性。由于促生长激素神经肽和神经肽 Y，能调节神经元的兴奋性，故很多学者把研究的方向放在两者的基因表达因子对抗癫痫方面的作用。有学者已经使用该种方法

· 105 ·

在动物实验中取得疗效。还有的学者通过病毒载体达到保护神经系统损伤的神经元凋亡和死亡的效果，特别是海马。基因治疗对癫痫的治疗将会主要集中于对难治性癫痫的治疗。

帕金森病病变部位局限，受累神经元较为单一，被认为是适合进行基因治疗。基因治疗帕金森病主要有 3 条途径：①引入保护基因，使多巴胺能细胞免受损害；②导入神经营养因子基因，维持多巴胺能细胞功能和延长寿命；③导入调控和（或）分泌基因，表达酪氨酸羟化酶分泌多巴胺。同时也可以进行多基因联合转移提高疗效。目前帕金森病基因治疗还处于动物实验阶段，常用转移载体包括病毒载体（腺病毒载体、单纯疱疹病毒载体、腺相关病毒载体以及反转录病毒载体）、质粒载体，转基因路径主要包括直接法和间接法，前者就是直接将目标基因转入动物治疗靶区，后者则将目标基因首先在体外转入适当的靶细胞，再将转基因靶细胞植入动物脑内，常用的是直接法。

基因治疗应用于临床治疗尚存在许多问题，如如何确定治疗时机、如何对目标基因进行调控。因此，这种新的治疗技术在临床的广泛应用仍需时日。

（李晓昶）

第四章

周围神经疾病

第一节　概述

　　周围神经系统（peripheral nervous system，PNS）包括神经根组成的脊神经和脑干腹外侧发出的脑神经，但不包括嗅神经和视神经，后者是中枢神经系统的特殊延伸。周围神经系统的功能或结构损害称为周围神经疾病。

一、解剖与生理

　　周围神经系统包括位于脑干和脊髓的软膜所包被部分以外的全部神经结构，即与脑干和脊髓相连的脑神经、脊神经的根和神经节、神经干、神经末梢分支以及自主神经。周围神经系统与中枢神经系统的分界，从大体上看在脑干和脊髓的表面。从组织结构上看，由神经膜细胞（Schwann cell）包绕着的神经结构属于周围神经系统。如图4-1所示，与脊髓腹侧面相连接部分，称为前根（或腹根），主要包括前角运动细胞发出的纤维及自主神经纤维；与背侧面相连的部分称为后根（或背根）。主要包括进入脊髓的感觉神经纤维。后根在椎间孔处有膨大的脊神经节（也称背根神经节），在其稍远端，前根与后根汇合成脊神经。神经根位于椎管的脊髓蛛网膜下腔，浸泡于脑脊液中。脊神经干很短，出椎间孔后随即再分为细小的背支与粗大的前支。背侧支分布于颈部和躯干背部的深层肌肉及皮肤。前支中除胸神经尚保持着明显的节段性，分布在胸部肌肉皮肤外，其他部分分别参与颈丛、臂丛和腰骶丛的形成。从这些神经丛发出主要的周围神经干，分布于颈部、腹部、会阴及四肢的肌肉和皮肤。

　　脊神经以相对规则的间隔与脊髓相连，共31对，包括8对颈神经、12对胸神经、5对腰神经、5对骶神经和1对尾神经。其中颈1~7对颈神经自相应椎体上缘的椎间孔穿过，第8对颈神经自第7颈椎下缘的椎间孔穿过。其余均自相应椎体下缘的椎间孔穿过。

　　与脊神经不同，附着于脑干的10对脑神经，间隔不规则，无前根、后根之分。一些脑神经有一个或多个神经节，一些脑神经则没有神经节。运动、感觉和自主神经元都可以分为胞体和突起两部分。神经元的胞体具有胞核及胞质；神经元突起包括树突和轴突。胞体与树突可接受来自于之联系的神经轴突传来的冲动，而轴突则将自身的电活动输出到其效应细胞。突起的生长、再生以及正常功能的维持依赖于胞体合成的蛋白质、神经递质等向突起的运输。神经元胞体向轴突输送其合成的物质，轴突内物质也可向胞体输送，这个现象称为轴浆运输。

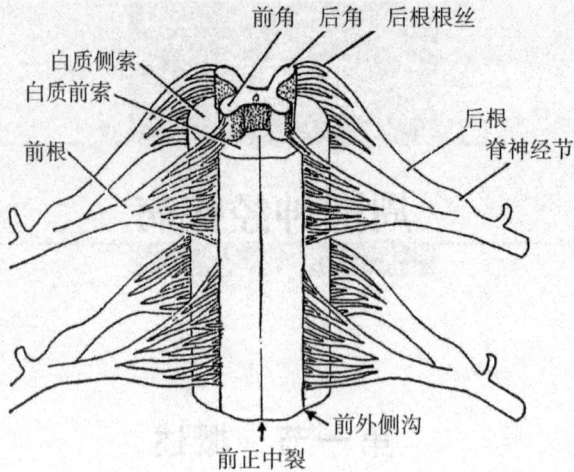

图 4 - 1　脊神经根模式图

　　神经纤维一般是指轴突，可分为有髓鞘和无髓鞘两种。周围神经纤维的髓鞘是由神经膜细胞产生的鞘状被膜一层层环绕轴突所形成。每个神经膜细胞包绕一小段轴突，因而在一段段髓鞘之间的部分存在细小的间隔，称作郎飞结（node of Ranvier）。无髓鞘纤维则是几个裸露的轴突形成小束，每一小束的轴突外由神经膜细胞包绕。无髓鞘纤维的直径远小于有髓鞘纤维。神经纤维传导冲动，就是电兴奋沿轴突全长传导的过程，依赖于细胞内外液的离子浓度差。在有髓纤维，由于髓鞘来源于多层细胞膜的包绕，含有丰富的脂类物质，具有很好的绝缘性，因而只有郎飞结处的轴突与细胞外液接触，仅在相邻的郎飞结处形成兴奋传导的电位差，所以电兴奋的传导由一个郎飞结跳跃到下一个郎飞结，速度较快；相对而言，无髓纤维兴奋的传导是不断地使相邻部位膜电位变化，顺序地沿着轴索传导而完成的，它比有髓鞘纤维传导速度慢。

二、病理改变

　　周围神经的病理改变包括：①沃勒变性；②轴突变性；③神经元变性；④节段性脱髓鞘（图 4 - 2）。

　　1. 沃勒变性（wallerian degeneration）　是指神经轴突因外伤断裂后，其远端的神经纤维发生的顺序性变化。由于轴浆运输被阻断，轴突断端远侧的部分很快自近端向远端发生变性、解体。这些碎片由神经膜细胞和巨噬细胞吞噬。断端近侧的轴突和髓鞘也发生同样的变化，但通常只向近端继续 1、2 个郎飞结即不再进展。神经膜细胞增殖，在基底层内组成 Bungner 带的神经膜管，断端近侧轴突的再生支芽借此向远端延伸，如果轴突的断裂靠近胞体，则导致胞体的坏死。

　　2. 轴突变性（axonal degeneration）　是周围神经疾病，特别是中毒、代谢性神经病中最常见的一种病理变化。主要是在致病因素影响下，胞体内营养物质合成障碍或轴浆运输阻滞，最远端的轴突营养障碍最严重，因而变性通常从轴突的最远端开始，向近端发展，故也称"逆死"（dying back）。轴突变性的病理改变与沃勒变性基本相同，但沃勒变性一般特指外伤性轴突断裂所致；轴突变性则是中毒、代谢、自身免疫病等因素所致。另一方面，病变发展的方向通常有所区别。因而也将轴突变性称为沃勒样变性（wallerian – like degeneration）。

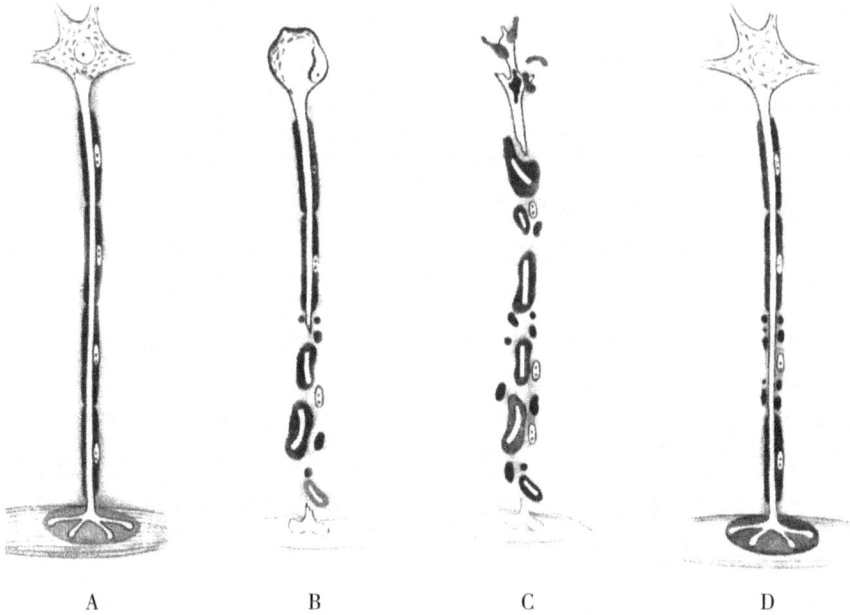

图 4 – 2　周围神经病理改变
A. 正常；B. 沃勒变性与轴突变性的病变发展方向不同，但病理所见相似；C. 神经元变性；D. 节段性脱髓鞘

3. 神经元变性（neuronal degeneration）　是指发出轴突组成周围神经的神经元胞体变性坏死，并继发其轴突在短期内变性、解体。临床上称为神经元病（neuronopathy）。运动神经元损害见于运动神经元病、急性脊髓灰质炎等，神经节的感觉神经元损害见于有机汞中毒、癌性感觉神经元病等。

4. 节段性脱髓鞘（segmental demyelination）　指髓鞘破坏而轴突相对保持完整的病变。病理上表现为神经纤维全长上不规则分布的长短不等的节段性髓鞘破坏，而轴突相对保留，吞噬细胞与增殖的神经膜细胞吞噬髓鞘碎片。可见于炎性神经病，如 Guillain – Barre 综合征、中毒、遗传性或代谢性疾病。病变引起的损害在较长的神经纤维更易于达到发生传导阻滞的程度，因此，临床上常见运动与感觉障碍的表现以四肢的远端更明显。

神经元的胞体与轴突、轴突与神经膜细胞依存关系密切，神经元胞体的坏死导致其轴突的变性坏死，沃勒变性如果发生在接近胞体的轴突也可使胞体坏死；轴突变性总是使其膜外包绕的髓鞘崩解破坏，而严重的脱髓鞘病变经常导致轴突的继发变性。

周围神经具有较强的再生修复能力，神经元胞体的完好是再生修复的基础。沃勒变性的神经纤维，其与胞体相连的轴突远端以芽生的方式沿 Bungner 带向远端生长，最终部分神经纤维可对其效应细胞再支配。急性脱髓鞘病变的髓鞘再生较迅速而完全，未继发轴突变性时一般功能恢复良好。髓鞘脱失与再生反复发生并有轴突继发变性时，功能难于恢复。

三、分类

由于周围神经疾病的病因、受累范围及病程不同，分类很难涵盖所有的病种。临床常用以下分类方法：

（一）按病理分类（见前述）

（二）按病因分类

如感染性、中毒性、营养缺乏和代谢性、遗传性、自身免疫性及副肿瘤性等。

（三）按起病方式和病程演变分类

1. 急性　病情在数秒至1周左右进展达到高峰，可见于外伤、缺血、中毒、免疫等因素致病者。

2. 亚急性　病情在1个月内进展达到高峰，可见于中毒、营养缺乏、代谢异常以及副肿瘤性周围神经病。

3. 慢性　病情进展超过1个月以上，主要见于遗传性和免疫性周围神经病。

4. 复发性　同一疾病在主要症状、体征及理化检查指标恢复后再次明显进展加重者称作复发。我们将具有这类复发特点者描述为复发性。主要见于遗传性和免疫性周围神经病。

（四）按受损神经功能分类

1. 感觉性周围神经病。

2. 运动性周围神经病。

3. 自主神经病。

（五）按受累神经分布形式分类

1. 单神经病（mononeuropathy）　也称局灶性神经病（focal neuropathy），表现单根神经分布区的功能障碍。可因局部性原因或全身性原因引起。局部性原因主要有急性创伤、机械性嵌压、高温、电击和射线损伤等；全身性原因可为代谢性或中毒性疾病，如糖尿病、铅中毒等。

2. 多发性单神经病（multiple mononeuropathy or mononeuropathy multiplex）　也称多灶性神经病（multifocal neuropathy），表现多根神经分布区功能障碍且分布不对称。一部分多灶性神经病呈神经丛病变的表现。其病因与单神经病相同。

3. 多发性神经病（polyneuropathy）　以两侧对称分布的功能障碍和末梢神经受损较重为主要特点。常是中毒、某些营养物质缺乏、全身代谢性疾病或自身免疫病所致。

4. 多发性神经根病（polyradiculopathy）　为广泛的脊神经根损害所致的多发性神经病，此时若合并周围神经干的病变，则称为多发性神经根神经病（polyradiculoneuropathy）。其病因与多发性神经病相同。

（六）结合病因、症状和病变分布

可将大多数周围神经病分类如下（根据 Victor M 的分类标准）。这一分类有临床实用性，有利于临床鉴别诊断。

主要的周围神经疾病及综合征分类：

1. 急性运动麻痹综合征伴各种感觉及自主神经功能障碍

（1）Guillain – Barre 综合征（急性炎症性脱髓鞘性多发性神经病）。

（2）Guillain - Barre 综合征的急性轴索型。

（3）急性感觉性神经（元）病综合征。

（4）白喉性多发性神经病。

（5）卟啉病性多发性神经病。

（6）中毒性多神经病（铊、三磷羟甲苯基磷酸盐）。

（7）副肿瘤性多发性神经病。

（8）急性全自主神经功能不全性神经病。

（9）蜱咬伤性麻痹。

（10）危重疾病伴发多发性神经病。

2. 亚急性感觉运动性麻痹综合征

（1）对称性多发性神经病：①维生素缺乏所致，如酒精中毒、脚气病、糙皮病、维生素 B_{12} 缺乏、慢性胃肠疾病。②重金属和有机溶剂中毒所致，如砷、铅、汞、铊、有机磷、丙烯酰胺等。③药物中毒：如异烟肼、肼屈嗪、呋喃妥因及其他呋喃类、戒酒硫、二硫化碳、长春新碱、顺铂、氯霉素、苯妥英钠、阿米替林、氨苯砜等。④尿毒症性多发性神经病。⑤亚急性炎症性多发性神经病

（2）不对称性神经病或多数性单神经病：①糖尿病性神经病。②结节性多动脉炎及其他炎症性血管病变性神经病（Churg - Strauss 综合征、嗜酸性细胞增多症、类风湿病、系统性红斑狼疮、Wegener 肉芽肿病、孤立性周围神经系统血管炎）。③混合性冷球蛋白血症。④Sjogren - Sicca 干燥综合征。⑤类肉瘤病。⑥伴周围血管病的缺血性神经病。⑦Lyme 病多发性神经病。

（3）不常见的感觉性神经病：①Wartenberg 游走性感觉性神经病。②感觉性神经束膜炎。

（4）脊膜神经根病或多发性神经根病：①新生物浸润。②肉芽肿及炎性浸润（Lyme 病、类肉瘤）。③脊髓病，如骨关节性脊柱炎。④特发性多发性神经根病。

3. 慢性感觉运动性多发性神经病综合征

（1）亚慢性获得型：①副肿瘤性，如癌、淋巴瘤、骨髓瘤和其他恶性肿瘤。②慢性炎症性脱髓鞘性多发性神经病（CIDP）。③副蛋白血症。④尿毒症（偶尔为亚急性）。⑤脚气病（通常为亚急性）。⑥糖尿病。⑦结缔组织病。⑧淀粉样变性。⑨麻风病。⑩甲状腺功能减退。⑥老年的良性感觉型。

（2）慢性确定的遗传性多发性神经病综合征（主要为感觉型遗传性多发性神经病）：①成年人不全显性感觉性神经病。②儿童不全隐性感觉性神经病。③先天性痛觉不敏感。④其他遗传性感觉性神经病，如伴发于脊髓小脑变性、Riley - Day 综合征和全身感觉缺失综合征。

（3）感觉运动混合型遗传性多发性神经病：

1）特发性：

a. 腓骨肌萎缩症（Charcot - Marie - Tooth 病，遗传性感觉运动性神经病Ⅰ型和Ⅱ型）。

b. Dejerine - Sottas 肥大性多发性神经病，成年人型及儿童型。

c. Roussy - Levy 多发性神经病。

d. 多发性神经病伴有视神经萎缩、痉挛性截瘫、脊髓小脑变性、精神发育迟滞和痴呆。

e. 遗传性压迫易感性麻痹。

2）遗传性多发性神经病伴已知的代谢障碍：

a. Refusum 病。

b. 异染性白质营养不良。

C. 球样体白质营养不良或 Krabbc 痫。

d. 肾上腺白质营养不良。

e. 淀粉样多发性神经病。

f. 卟啉性多发性神经病Ⅱ。

g. Anderson – Fabty 病。

h. 无 β – 脂蛋白血症和 Tangier 病。

4. 线粒体病伴发神经病

5. 再发性或复发性多发性神经病综合征

（1）Guillain – Barre 综合征。

（2）卟啉病。

（3）慢性炎症性脱髓鞘性多发性神经病。

（4）某些类型的多数性单神经病。

（5）脚气病或中毒。

（6）Refusum 病、Tangier 病。

6. 单神经病或神经丛病综合征

（1）臂丛神经病。

（2）臂丛单神经病。

（3）灼性神经痛。

（4）腰骶神经丛病。

（5）下肢单神经病。

（6）游走性感觉神经病。

（7）嵌压性神经病。

四、临床表现

周围神经损害的临床表现是受损神经支配区的运动、感觉及自主神经功能异常，运动障碍和感觉障碍又可根据病理生理改变分为刺激性症状和麻痹性症状。自主神经功能异常的表现较复杂，依照交感、副交感神经对效应器官的不同作用，出现规律性变化。

1. 运动障碍

（1）刺激性症状：①肌束震颤（fasciculation）是骨骼肌放松状态下，肌束出现不自主的抽动，它由一个或多个运动单位和自发性放电所致，可见于各种下运动神经元损伤的疾病，但也可见于正常人。②肌痉挛（myospasm），也称肌纤维颤搐（myokymia），表现同一运动单位复杂的重复放电，临床所见为该部位肌纤维颤搐导致上覆皮肤出现蠕动样运动。可见于多发性硬化、Guillain – Barre 综合征、放射性神经丛病变支配面部肌肉的神经受累。③痛性痉挛（cramp），发生于一块肌肉或一个肌群的短暂的、不随意地收缩，伴有疼痛。在正常人，常见于小腿后部肌群，肌肉用力收缩时易诱发。在盐分丢失、低血钠、低血钙及许多神经疾病中出现率增加。

（2）麻痹性症状：①肌力减低，即瘫痪，受累程度上可为完全性或不完全性。受累范围上符合神经支配区域，如面神经麻痹时只引起其支配一侧的面部表情肌瘫痪；Guillain-Barre综合征（GBS）是广泛的周围神经与神经根病变，所有运动性脑神经、脊神经支配的骨骼肌均可受累，且远端受累常比近端早而严重。②肌张力减低，周围神经的传导障碍使维持肌张力的牵张反射弧中断，表现为肌张力减低或消失。因而周围神经病变引起的瘫痪具有弛缓性的特点。③肌萎缩，轴突变性或神经断伤后，肌肉由于失去神经的营养作用而萎缩。肌萎缩在神经损伤后数周内出现并进行性加重，而且若12个月内未能建立神经再支配，则难以完全恢复。脱髓鞘性神经病不伴有轴突变性时，肌萎缩不明显。

2. 感觉障碍

（1）刺激性症状：①感觉异常。在无外界刺激的情况下出现针刺感、麻木感、蚁行感等，自发感觉一般出现于四肢远端，是多发性神经病的常见表现。②感觉过敏。轻微的刺激引起强烈的感觉体验，易于双下肢远端出现，可见于某些代谢性疾病和中毒引起的周围神经病。③自发痛。没有外界刺激存在而感到疼痛称为自发痛。神经不同部分病变时，疼痛特点不同。神经末梢病变时多为局部性疼痛（local pain），多见于肢体远端；神经干、神经根病变时可出现沿神经走行的自发痛，即神经痛（neuralgia）。疼痛的特点多为放射性疼痛（radiatlng pain），表现是疼痛不局限于局部，而是扩展到受累神经的感觉支配区。疼痛性质多为电击样、撕裂样、切割样或刺痛。根据疼痛发生的神经不同，冠以神经名而命名，如三叉神经痛、枕大神经痛、肋间神经痛、坐骨神经痛等。引起神经痛的原因如果是脊神经后根病变，则称为根痛，如腰椎间盘突出压迫组成坐骨神经的腰神经后根时产生根性坐骨神经痛。④刺激性疼痛。当压迫或牵拉病变的神经干时产生的疼痛，如压迫颈部风池穴检查枕大神经压痛。Lasegue征就是用直抬腿动作牵拉坐骨神经检查有无疼痛。

（2）感觉缺失症状：即感觉减退或丧失。神经干及其分支的病变，感觉缺失发生于支配区，但由于相邻神经对交界区的重叠支配，使感觉缺失区比受损神经真正的分布区小；多发性神经病时较长的神经纤维最先受累，因而表现为手套或袜套样感觉缺失，即末梢型感觉缺失。遗传性感觉神经病可表现为分离性感觉缺失。

3. 腱反射减低或消失　周围神经病变同时损害感觉纤维和运动纤维，腱反射弧的向心径路与离心径路同时受损，因而表现为腱反射的减低或消失。如坐骨神经痛可出现患侧踝反射的减低或消失；多发性神经病可出现双侧踝反射消失；Guillain-Barre综合征则为四肢腱反射的减低或消失。

4. 自主神经障碍　自主神经障碍的程度与神经内自主神经纤维多寡有关，正中神经、尺神经、坐骨神经内有大量交感神经纤维，因而自主神经障碍的症状较突出。自主神经障碍的主要表现是血管舒缩功能受损引起的皮肤发绀、无汗或多汗，皮温低，皮肤、皮下组织萎缩变薄，指甲变脆失去光泽。血管舒缩障碍突出时，可有高血压或直立性低血压。迷走神经损害时常出现心律失常和心动过速。也可出现无泪、无涎、阳痿及排尿、排便障碍。

5. 其他　麻风、遗传性和获得性慢性脱髓鞘性神经病、神经纤维瘤病和神经膜细胞瘤可有周围神经增粗、变形。严重的多发性周围神经损害，尤其是发生于生长发育期，可致手、足和脊柱的畸形如爪形手、足下垂、马蹄足和脊柱侧弯等。由于感觉丧失，生理性自我保护机制不健全，加上失神经支配引起的营养障碍，可造成皮肤的营养性溃疡及Charcot

关节。

五、辅助检查

1. 神经电生理检查　神经传导速度（NCV）和肌电图（EMG）检查对诊断有重要意义。测定末端潜伏期（DL）、神经干的运动神经传导速度（MCV）和复合肌肉动作电位（CMAP）、感觉神经传导速度（SCV）和感觉神经动作电位（SNAP）、F 波等数据可以较全面地反映周围神经根、丛、干、末梢等部分运动和感觉神经受损情况。结合 EMG 改变，可推断神经病变的性质是轴突变性还是脱髓鞘。对鉴别运动神经纤维损害与肌病也有重要价值。NCV 属于无创性检查，EMG 为微创性检查，适于对周围神经病进行动态跟踪随访研究。

2. 影像学检查　对探寻病因有较大价值，也是选择治疗方法的依据。如坐骨神经痛可疑神经根受累时，可经腰椎及间盘的 CT 扫描或腰部 MRI 检查，诊断或排除间盘突出、肿瘤等神经根的压迫性病变。

（张昕红）

第二节　脑神经疾病

【三叉神经痛】

一、概述

三叉神经痛是指原因未明的三叉神经分布范围内的突发性、短暂性、反复性及刻板性的剧烈的疼痛。

三叉神经痛常见于中年女性。该病的发病率为 5.7/10 万 ~ 8.1/10 万。患病率 45.1/10 万。

二、病因及发病机制

三叉神经痛的病因及发病机制目前还不清楚。

（一）周围病变学说

有的学者根据手术、尸体解剖或 MRA 检查的资料，发现很多三叉神经痛的患者在三叉神经入脑桥的地方有异常的血管网压迫（如 Zdrman1984 年的报道提示，72% 的三叉神经痛的患者有异常血管的压迫；解放军 91 医院 1992 年的报道提示，90% 的三叉神经痛的患者有异常血管的压迫），刺激三叉神经根，从而产生疼痛。

（二）中枢性学说

根据患者的发作具有癫痫发作的特点，学者认为患者的病变是在中枢神经系统，是与面部疼痛有关的丘脑 – 皮质 – 三叉神经脊束核的刺激性病变所致。

（三）短路学说

三叉神经进入脑桥有一段无髓鞘区，由于受血管压迫等因素的作用，可以造成无髓鞘的神经纤维紧密的结合，在这些神经纤维之间形成假性"突触"，相邻神经纤维之间的传入、传出冲动之间发生"短路"（传入、传出的冲动由于"短路"，而都可以成为传入的信号）冲劫的叠加，容易达到神经元的痛域，诱发疼痛。

三、病理

有关三叉神经痛的病理报道很少。有的研究发现，患者的三叉神经节细胞有变性，轴突有增生，其髓鞘有节段性的脱失等。

四、临床表现

（一）发病情况

常见于 50 岁左右的女性患者，男女患者的比例为 1 ∶ 3。

（二）疼痛部位

三叉神经一侧的下颌支疼痛最为常见，其次是上颌支、眼支。有部分患者可以累及 2 支（多为下颌支和上颌支）甚至 3 支（有专家提出，如果疼痛区域在三叉神经第 1 支，尤其是单独影响三叉神经第 1 支的，诊断三叉神经痛要特别慎重）。

（三）疼痛特点

疼痛具有突发性、短暂性、反复性及刻板性的特点。发作前没有先兆，突然发作，发作常常持续数秒，很少超过 1~2min，每次发作的疼痛性质及部位固定，疼痛的程度剧烈，患者难以忍受，疼痛的性质常常为电击样、刀割样的疼痛。

（四）伴随症状

疼痛发作时可伴有面部潮红、流泪、结膜充血。

（五）疼痛的扳机点

患者疼痛的发作常常可以由于触摸、刺激（如说话、咀嚼、洗脸、刷牙）以下部位诱发：口角、面颊、鼻翼。

（六）诱发因素

因吞咽动作能诱发疼痛，所以可摄取流食。与舌咽神经痛不同，因睡眠中吞咽动作不能诱发疼痛，故睡眠中不出现疼痛发作。温暖时不易疼痛发作，故入浴可预防疼痛发作，也有的患者愿在洗浴中进食。

（七）体征

神经系统检查没有异常的神经系统体征（除刺激"扳机点"诱发疼痛）。

五、诊断及鉴别诊断

（一）诊断

三叉神经痛的诊断根据患者的临床表现，尤其是其发作特点，诊断并不困难。但是要与继发性的三叉神经痛鉴别。继发性三叉神经痛有以下特点：①疼痛的程度常常不如原发性三叉神经痛剧烈，尤其是在起病的初期；②疼痛往往为持续性隐痛、阵痛，阵发性加剧；③有神经系统的阳性体征（尤其是角膜反射的改变、同侧面部的感觉障碍及三叉神经运动支的功能障碍）。常见的继发性三叉神经痛的病因有：鼻咽癌颅内转移、听神经瘤、胆脂瘤及多发性硬化等（表4-1）。

表4-1 原发性三叉神经痛与继发性三叉神经痛的鉴别

	髓内	髓外	硬膜外
椎管梗阻	晚期出现且轻	较早出现	较早出现
脑脊液蛋白增高	轻	明显	明显
脊椎X线改变	较少出现	较多见	多见
MRI	髓内病变	髓外病变	髓外病变
椎管造影	梗阻不完全	深杯口状，脊髓移位	锯齿状不全梗阻

（二）鉴别诊断

三叉神经痛还应与以下几种疾病鉴别。

1. 颞下颌关节综合征　常常为一侧面部的疼痛，以颞下颌关节处为甚，颞下颌关节活动可以诱发、加重疼痛。患者张口受限，颞下颌关节有压痛。

2. 牙痛　很多三叉神经痛的患者被误诊为牙痛，有的甚至拔了多颗牙。牙痛常常为持续性，进食冷、热食品可以诱发、加重疼痛。

3. 舌咽神经痛　该病的发作特点及疼痛的性质与三叉神经痛极其相似，但是疼痛的部位有很大的不同。舌咽神经痛的疼痛部位在舌后部及咽部，说话、吞咽及刺激咽部可以诱发疼痛，所以，常有睡眠中疼痛发作。

4. 颞动脉炎　常常见于老年男性，疼痛为一侧颞部的持续性跳痛、胀痛，常常伴有低热、乏力、精神差等全身症状。查体可见患侧颞动脉僵硬，呈"竹筷"样改变。经激素治疗症状可以缓解、消失。

5. 偏头痛　此病的发病率远较三叉神经痛的发病率高：常常见于青年女性，疼痛发作前常常有前驱症状，主要表现为乏力、注意力不集中、精神差等。约65%的患者有先兆症状，主要有视觉的先兆，表现为闪光、暗点、视野的改变等。疼痛表现为一侧头部的跳痛，发作以后，疼痛的程度渐进加重，持续数小时到72h。发作时患者常常有自主神经功能障碍的表现。

六、治疗

（一）药物治疗

目前，三叉神经痛还没有有效的治疗方法。药物治疗控制疼痛的程度及发作的频率仍为首选的治疗方法。药物治疗的原则为：个体化原则，从小剂量开始用药，尽量单一用药并适时注意药物的不良反应。

常用的药物有以下几种。

1. 卡马西平　由于卡马西平的半衰期为12~35h，故理论上可以每天只服2次。常常从小剂量开始：0.1g，2次/d，3~5d后根据患者症状控制的程度来决定加量。每次加0.1g（早、晚各0.05g），直到疼痛控制为止。卡马西平每日的用量不要超过1.2g。

卡马西平常见的不良反应有：头昏、共济运动障碍，尤其是女性发生率更高。长期用药要注意检测血象及肝功能的变化。此外，卡马西平可以引起过敏，导致剥脱性坏死性皮炎，所以，用药的初期一定要观察有无皮疹。孕妇忌用。

卡马西平是目前报道的治疗三叉神经痛的有效率最高的药物，其有效率据国内外的报道可达70%～80%。

2. 苯妥英钠　苯妥英钠也可以作为治疗三叉神经痛的药物，但是有效率远较卡马西平低。据国内外文献报道，其有效率为20%～64%。剂量为0.1g，口服，3次/d。效果不佳时可增加剂量，通常每日增加0.05g。最大剂量不超过0.6g。

苯妥英钠的常见不良反应有头昏、共济运动障碍、肝功能损害及牙龈增生等。

3. 妥泰（托吡酯，topamax）　系一种多重机制的新型抗癫痫药物。近年来，国内外有文献报道，在用以上两种经典的治疗三叉神经痛的药物治疗无效时，可以选用该药。通常可以从50mg，2次/d开始，3～5d症状控制不明显可以加量，每日加25mg，观察3～5d，直到症状控制为止。每日的最大剂量不要超过250～300mg。

妥泰的不良反应极少。常见的不良反应有头昏、食欲下降及体重减轻。国内外还有报道，有的患者用药以后出现出汗障碍。

4. 氯硝西泮（氯硝安定）　通常作为备选用的药物。4～6mg/d。常见的不良反应为头昏、嗜睡、共济运动障碍，尤其在用药的前几天。

5. 氯甲酰氮䓬　300mg/d，分3次餐前30min口服，无效时可增加到600mg。该药不良反应发生率高，常见的不良反应有困倦、蹒跚、药疹和粒细胞减少等。有时可见肝功能损害。应用该药治疗应每2个月进行一次血液检查。

6. 中（成）药　如野木瓜片（七叶莲），3片，4次/d。据我们的临床观察，该药单独使用治疗三叉神经痛的有效率不高，但是可以作为以上药物治疗的辅助治疗药物。此外，还有痛宁片，4片，3次/d。

7. 常用的方剂

（1）麻黄附子细辛汤加味：麻黄、川芎、附子各20～30g，细辛、荆芥、蔓荆子、菊花、桃仁、石膏、白芷各12g，全虫10g。

（2）面痛化解汤：珍珠母30g，丹参15g，川芎、当归、赤芍、秦艽、钩藤各12g，僵蚕、白芷各10g，红花、羌活各9g，防风6g，甘草5g，细辛3g。

（二）非药物治疗

三叉神经痛的"标准（经典）"治疗为药物治疗，但以下情况时可以考虑非药物治疗。①经应用各种药物正规的治疗（足量、足疗程）无效；②患者不能耐受药物的不良反应；③患者坚决要求不用药物治疗。非药物治疗的方法很多，主要原理是破坏三叉神经的传导。

常用的方法有以下几种。

1. 神经阻滞（封闭）治疗　该方法是用一些药物（如无水乙醇、甘油、酚等）选择地注入三叉神经的某一支或三叉神经半月神经节内。现在由于影像技术的发展，在放射线诱导下，可以较准确的将药物注射到三叉神经半月节，达到治疗的作用。由于甘油注射维持时间较长，故目前多采用甘油半月神经节治疗。神经阻滞（封闭）治疗的方法，患者面部的感觉通常能保留，没有明显的并发症。但是复发率较高，尤其是1年以后。

2. 其他方法的三叉神经半月神经节毁坏术　如用射频热凝、伽玛刀治疗等。这些方法的远期疗效目前尚未肯定。

3. 手术治疗

（1）周围支切除术：通常只适用于三叉神经第 1 支疼痛的患者。

（2）显微的三叉神经血管减压术：这是目前正在被大家接受的一种手术治疗方法。该方法具有创伤小、安全、并发症少（尤其是对触觉及运动功能的保留）及有效率高的特点。

（3）三叉神经感觉神经根切断：该方法止痛疗效确切。

（4）三叉神经脊束切断术：目前射线（X 刀、伽玛刀等）治疗在三叉神经痛的治疗中以其微创、安全、疗效好越来越受到大家的重视。

4. 经皮穿刺微球囊压迫（percutaneous microballoon compression，PMC） 自 Mullan 等 1983 年首次报道使用经皮穿刺微球囊压迫治疗三叉神经痛的技术以来，至今已有大量学者报道他们采用该手段所取得的临床结果。一般认为，PMC 方法与当代使用的微血管减压手术及射频热凝神经根切断术在成功率、并发症及复发率方面都有明显的可比性。其优点是操作简单、安全性高，尤其对于高龄或伴有严重疾病不能耐受较大手术者更是首选方法。其简要的方法：丙芬诱导气管内插管全身麻醉。在整个治疗过程中监测血压和心率。患者取仰卧位，使用 14 号穿刺针进行穿刺，皮肤进入点为口角外侧 2cm 及上方 0.5cm。在荧光屏指引下调正方向直至进入卵圆孔。应避免穿透卵圆孔。撤除针芯，放入带细不锈钢针芯的 4 号 Fogarty Catheter 直至其尖端超过穿刺针尖 12～14cm。去除针芯，在侧位 X 线下用 Omnipaque 造影剂充盈球囊直至凸向颅后窝。参考周围的骨性标志（斜坡、蝶鞍、岩骨）检查和判断球囊的形状及位置；必要时排空球囊并重新调整导管位置，直至获得乳头凸向颅后窝的理想的梨形出现。球囊充盈容量为 0.4～1.0ml，压迫神经节 3～10min 后，排空球囊，撤除导管，手压穿刺点 5min。该法具有疗效确切、方法简单及副作用少等优点。

【特发性面神经炎】

一、概述

特发性面神经炎是指原因未明的、茎乳突孔内面神经非化脓性炎症引起的、急性发病的面神经麻痹。发病率为（20～42.5）/10 万，患病率为 258/10 万。

二、病因与病理生理

未明。可能因受到风寒、病毒感染或自主神经功能障碍，局部血管痉挛致骨性面神经管内的面神经缺血、水肿、受压而发病。

三、诊断步骤

（一）病史采集要点

1. 起病情况　急性起病，数小时至 3～4d 达到高峰。

2. 主要临床表现　多数患者在洗漱时感到一侧面颊活动不灵活，口角漏水、面部歪斜，部分患者病前有同侧耳后或乳突区疼痛。

3. 既往病史　病前常有受凉或感冒、疲劳的病史。

（二）体格检查要点

（1）一般情况好。

（2）查体可见一侧周围性面瘫的表现：病侧额纹变浅或消失，不能皱额或蹙眉，眼裂变大，闭眼不全或不能，试闭目时眼球转向外上方，露出白色巩膜称贝耳现象；鼻唇沟变浅，口角下垂，示齿时口角歪向健侧，鼓腮漏气，吹口哨不能，食物常滞留于齿颊之间。

（3）鼓索神经近端病变，可有舌前 2/3 味觉减退或消失，唾液减少。

（4）镫骨肌神经病变，出现舌前 2/3 味觉减退或消失与听觉过敏。

（5）膝状神经节病变，除上述表现外还有乳突部疼痛，耳廓和外耳道感觉减退，外耳道或鼓膜出现疱疹，见于带状疱疹引起的膝状神经节炎，称 Hunt 综合征。

（三）门诊资料分析

根据急性起病，典型的周围性面瘫症状和体征，可以做出诊断。但是必须排除中枢性面神经麻痹、耳源性面神经麻痹、脑桥病变、吉兰－巴雷综合征等。

（四）进一步检查项目

（1）如果疾病演变过程或体征不符合特发性面神经炎时，可行颅脑 CT/MRI、腰穿脑脊液检查，以利于鉴别诊断。

（2）病程中的电生理检查可对预后做出估计。

四、诊断对策

（一）诊断要点

急性起病，出现一侧周围性面瘫的症状和体征可以诊断。

（二）鉴别诊断要点

1. 中枢性面神经瘫　局限于下面部的表情肌瘫痪，而上面部的表情肌运动如闭目、皱眉等动作正常，且常伴有肢体瘫痪等症状，不难鉴别。

2. 吉兰－巴雷综合征　可有周围性面瘫，但多为双侧性，可以很快出现其他颅神经损害，有对称性四肢弛缓性瘫痪、感觉和自主神经功能障碍，脑脊液呈蛋白－细胞分离。

3. 耳源性面神经麻痹　多并发中耳炎、乳突炎、迷路炎等，有原发病的症状和体征，头颅或耳部 CT 或 X 线片有助于鉴别。

4. 后颅窝病变　如肿瘤、感染、血管性疾病等，起病相对较慢，有其他脑神经损害和原发病的表现，颅脑 MRI 对明确诊断有帮助。

5. 莱姆病　是由蜱传播的螺旋体感染性疾病，可有面神经和其他脑神经损害，可单侧或双侧，伴有多系统损害表现，如皮肤红斑、血管炎、心肌炎、脾大等。

6. 其他　如结缔组织病、各种血管炎、多发性硬化、局灶性结核性脑膜炎等，可有面神经损害，伴有原发病的表现，要注意鉴别。

五、治疗对策

（一）治疗原则

减轻面神经水肿和压迫，改善局部循环，促进功能恢复。

（二）治疗计划

1. 药物治疗

（1）皮质类固醇：起病早期 1~2 周内应用，有助于减轻水肿。泼尼松 30~60mg/d，连用 5~7d 后逐渐减量。地塞米松 10~15mg/d，静脉滴注，1 周后改口服渐减量。

（2）神经营养药：维生素 B_{12}（500μg/次，隔天 1 次，肌肉注射）、维生素 B_1（100mg/次，每天 1 次，肌肉注射）、地巴唑（30mg/d，口服）等可酌情选用。

（3）抗病毒治疗：对疑似病毒感染所致的面神经麻痹，应尽早使用阿昔洛韦（1~2g/d），连用 10~14d。

2. 辅助疗法

（1）保护眼睛：采用消炎性眼药水或眼药膏点眼，带眼罩等预防暴露性角膜炎。

（2）物理治疗：如红外线照射、超短波透热等治疗。

（3）运动治疗：可采用增强肌力训练、自我按摩等治疗。

（4）针灸和低脉冲电疗：一般在发病 2~3 周后应用，以促进神经功能恢复。

3. 手术治疗　病后半年或 1 年以上仍不能恢复者，可酌情施行面 – 舌下神经或面 – 副神经吻合术。

（三）治疗方案的选择

对于药物治疗和辅助疗法，可以数种联用，以期促进神经功能恢复，针灸和低脉冲电疗应在水肿消退后再行选用。恢复不佳者可考虑手术治疗。

六、病程观察及处理

治疗期间定期复诊，记录体征的变化，调整激素等药物的使用。鼓励患者自我按摩，配合治疗，早日康复。

七、预后评估

70% 的患者在 1~2 个月内可完全恢复，20% 的患者基本恢复，10% 的患者恢复不佳，再发者约占 0.5%。少数患者可遗留有面肌痉挛、面肌联合运动、耳颞综合征和鳄泪综合征等后遗症状。

【多发脑神经损害】

一、概述

多发脑神经损害是指单侧或双侧、同时或先后 2 条以上脑神经受损而出现功能障碍。解剖部位的关系和病变部位的不同组合成多发脑神经损害的综合征。

二、病因与病理生理

病因是多种多样的，炎症性疾病、感染后免疫功能障碍、脱髓鞘疾病、肿瘤、中毒、外伤、代谢性疾病等。

三、诊断步骤

（一）病史采集要点

1. 起病情况　不同的病因，起病的急缓是不同的，炎症、外伤或血管病起病急，肿瘤的起病较慢，渐进发展。

2. 既往病史　注意有无感染、肿瘤、化学物接触、代谢性疾病等，以期发现病因。

（二）主要临床表现和体格检查要点

受损脑神经的不同组合形成不同的综合征，将分别描述。

1. 福斯特－肯尼迪综合征　嗅、视神经受损；表现为病侧嗅觉丧失、视神经萎缩，对侧视乳头水肿；多见于嗅沟脑膜瘤或额叶底部肿瘤。

2. 海绵窦综合征　动眼、滑车、展神经和三叉神经眼支受损；表现为病侧眼球固定、眼睑下垂、瞳孔散大、直间接光反射和调节反射消失，眼和额部麻木疼痛、角膜反射减弱或消失，眼睑和球结膜水肿及眼球突出；见于感染、海绵窦血栓形成、海绵窦肉芽肿、动－静脉瘘或动脉瘤等。

3. 眶上裂综合征　动眼、滑车、展神经和三叉神经眼支受损；表现为病侧眼球固定、上睑下垂、瞳孔散大、光反射和调节反射消失，眼裂以上皮肤感觉减退、角膜反射减弱或消失，眼球突出；见于眶上裂骨折、骨膜炎或邻近肿瘤等。

4. 眶尖综合征　视、动眼、滑车、展神经和三叉神经眼支受损；表现为眶上裂综合征＋视力障碍；见于眶尖骨折、炎症或肿瘤等。

5. 岩骨尖综合征　三叉神经和展神经受损；表现为病侧眼球外展不能、复视，颜面部疼痛；见于乳突炎、中耳炎、肿瘤或外伤等。

6. 小脑脑桥角综合　三叉、外展、面、听神经受损，病变大时可以累及脑干、小脑或后组脑神经；表现为病侧颜面部感觉减退、角膜反射减弱或消失，周围性面瘫，听力下降、眼震、眩晕和平衡障碍，小脑性共济失调；最多见于听神经瘤，还可见于炎症、血管瘤等。

7. Avellis 综合征　迷走神经和副神经受损；表现为声音嘶哑、吞咽困难、病侧咽反射消失，向对侧转颈无力、病侧耸肩无力；见于局部肿瘤、炎症、血管病或外伤等。

8. Jackson 综合征　迷走、副和舌下神经受损；表现为声音嘶哑、吞咽困难、病侧咽反射消失，向对侧转颈无力、病侧耸肩无力，病侧舌肌瘫痪、伸舌偏向病侧；见于局部肿瘤、炎症、血管病或外伤等。

9. Tapia 综合征　迷走和舌下神经（结状神经节以下的末梢）受损；表现为声音嘶哑，病侧舌肌瘫痪、伸舌偏向病侧；多见于局部外伤。

10. 颈静脉孔综合征　舌咽、迷走和副神经受损；表现为病侧声带和咽部肌肉麻痹出现声嘶、吞咽困难、咽反射消失，向对侧转颈无力、病侧耸肩无力；见于局部肿瘤、炎症等。

11. 枕髁－颈静脉综合征　舌咽、迷走、副和舌下神经受损；表现为病侧 Vernet 综合征＋舌肌瘫痪和萎缩；见于颅底枪弹伤、局部炎症、肿瘤等。

12. 腮腺后间隙综合征　舌咽、迷走、副和舌下神经受损；表现同 Collet－Sicard 综合征，可有同侧 Horner 征；见于局部肿瘤、炎症、外伤等。

（三）门诊资料分析

详细的病史询问和认真的体检，有助于明确病变范围和可能的原因。

（四）进一步检查项目

局部 X 线摄片、颅脑 CT/MRI 检查，必要时脑脊液检查，有助于了解病变部位、范围、性质和病因。

四、诊断对策

根据临床症状和体征，明了受损的脑神经范围，结合病史和相应的检查以做出诊断，并尽量进行病因诊断。

五、治疗对策

针对病因治疗：感染要抗感染治疗，肿瘤、外伤或血管瘤可以选择手术治疗，脱髓鞘性疾病可予糖皮质激素治疗，代谢性疾病要重视原发病的治疗。

六、预后评估

不同的病因可以有不同的预后。

【面肌痉挛】

面肌痉挛（facial spasm）又称面肌抽搐，以一侧面肌阵发性不自主抽动为特点。

一、病因

面肌痉挛的异常神经冲动可能是面神经通路的某个部位受到压迫而发生水肿、脱髓鞘等改变。病变处纤维"短路"形成异常兴奋。国内外报道，经手术证实部分患者在面神经近脑干部分受邻近血管的压迫，以小脑后下动脉和小脑前下动脉压迫最多见。这与三叉神经痛有着相似的病理解剖机制。部分患者的病因为邻近面神经的肿瘤、颅内感染、血管瘤等累及面神经而引起。少数病例是面神经炎的后遗症。

二、临床表现

多在中年以后发病，女性多于男性。多数患者首先从一侧眼轮匝肌的阵发性抽动开始，逐渐累及一侧的其他面肌，特别是同侧口角部肌肉最易受累。说话、进食或精神紧张、情绪激动可诱发症状加剧。入睡后抽动停止，神经系统检查可见一侧面部肌肉阵发性抽动，无其他阳性体征。

三、辅助检查

肌电图于受累侧面肌可记录到同步阵发性高频率发放的动作电位。

四、诊断与鉴别诊断

以单侧发作性面部表情肌的同步性痉挛为特点，神经系统检查无其他阳性体征，即可诊断。肿瘤、炎症、血管瘤引起的面肌抽搐多伴有其他神经症状和体征，应做 X 线片、脑 CT 或 MRI 检查，以明确病因。还应除外以下疾病：

1. 习惯性抽动症 多见于儿童及青壮年，为短暂的眼睑或面部肌肉收缩，常为双侧，可由意志暂时控制。其发病与精神因素有关。脑电图、肌电图正常，抽动时的肌电图所见，与正常肌肉主动收缩波形一致。

2. 部分性运动性癫痫　面肌抽搐幅度较大，多同时伴有颈部肌肉、上肢或偏身的抽搐。脑电图可有癫痫波发放。脑 CT 或 MRI 可能有阳性发现。

3. IVLeige 综合征　即睑痉挛 - 口下颌肌张力障碍综合征。老年女性多发，表现为双侧眼睑痉挛，伴口舌、面肌、下颌及颈肌肌张力障碍。

4. 功能性眼睑痉挛　常见于女性患者，多局限于双侧眼睑肌，下部面肌不受累。可伴有其他癔症症状，其发生、消失与暗示有关。

五、治疗

1. 病因治疗　病因明确者应针对病因积极治疗。

2. 药物治疗　①可用抗癫痫药、镇静药，如卡马西平 0.1g，bid 开始，渐增量至 0.2g，tid，或苯妥英钠 0.1g，tid，或地西泮 2.5mg，tid。可能出现头晕、乏力、嗜睡等不良反应。②近年来发展的 A 型肉毒毒素（botulinum toxin type A，BTX）注射方法可用于治疗包括本病在内的多种局限性异常或过度肌肉收缩，是目前治疗本病的主要方法之一。其作用机制是选择性作用于局部外周胆碱能神经末梢的突触前膜，抑制乙酰胆碱囊泡的量子性释放，使肌肉收缩力减弱，缓解肌肉痉挛，注射部位常为眼轮匝肌、颊肌、颧大小肌和颈肌。多数报道有效率在 90% 以上，并发症主要是面神经炎和暴露性角膜炎。

3. 理疗　可选用直流电钙离子透入疗法、红外线疗法或平流电刺激等。可起到缓解肌肉痉挛的作用。

4. 显微神经血管减压术　自乳突后开颅，在手术显微镜下将血管与神经分开并垫入涤纶片、吸收性明胶海绵或筋膜等，多能收到较好的疗效。少数可并发面神经麻痹、听力下降及眩晕等。

【多数脑神经损害】

多数脑神经损害是指一侧或双侧多个脑神经同时受病变累及出现功能障碍或结构破坏。病变部位的不同可导致临床上形成特定的综合征。临床常见的多数脑神经损害综合征，见表 4 - 2。

多数脑神经损害治疗措施主要是针对病因治疗。

表 4 - 2　临床常见的多数脑神经损害综合征

综合征	受累脑神经	临床表现	常见病因
眶上裂综合征	Ⅲ、Ⅳ、Ⅵ、V1	①全部眼肌麻痹，表现上睑下垂，眼球固定于正中位，瞳孔散大，对光反射消失，伴调节反应障碍；②眼裂以上的面部皮肤感觉障碍	眶上裂局部的骨折、垂体瘤、蝶骨嵴脑膜瘤、脊索瘤、动脉瘤或受鼻窦炎波及
眶尖综合征	Ⅱ、Ⅲ、Ⅳ、Ⅵ、V1	眶上裂综合征的表现加上视力障碍即构成眶尖综合征。视力损害可表现中心暗点与周边视野缺损	眶尖部外伤、炎症与肿瘤

综合征	受累脑神经	临床表现	常见病因
海绵窦综合征	Ⅲ、Ⅳ、Ⅵ、V1 或伴有 V2、V3	眶上裂综合征的表现之外，眼部静脉回流障碍所致眼睑、结膜水肿充血及眼球突出	继发于蝶窦或面部感染后的感染性海绵窦血栓形成、外伤性海绵窦动静脉瘘及邻近部位的肿瘤侵犯
岩尖综合征	V、Ⅵ	外直肌麻痹，出现眼球内斜及复视；眼球后部、额部及面颊中部疼痛、感觉异常或减退	乳突炎、中耳炎、岩尖部肿瘤或外伤
脑桥小脑角综合征	V、Ⅶ、Ⅷ 可伴有 Ⅵ、Ⅸ、Ⅹ	耳鸣、耳聋、眼震、眩晕与平衡障碍；面部感觉障碍，角膜反射减低或消失；周围性面瘫	听神经瘤最常见，也见于局部炎症及其他占位病变、动脉瘤与血管畸形
颈静脉孔综合征	Ⅸ、Ⅹ、Ⅺ	同侧声带麻痹而声音嘶哑，咽部肌肉麻痹而咽下困难，同侧咽反射消失，向对侧转颈无力，同侧耸肩不能	局部肿瘤、炎症

（周红霞）

第三节　吉兰 - 巴雷综合征

一、定义

急性炎症性脱髓鞘性多神经炎（acute inflammatory demyelinating polyneuropathy，AIDP）又称吉兰 - 巴雷综合征（Guillain - Barre's syndrome，GBS），是一种自身免疫性疾病。其主要病理改变为周围神经系统的广泛性炎性脱髓鞘。临床上以四肢对称性弛缓性瘫痪为其主要表现。

二、病因与发病机制

目前尚未清楚。近年认为与空肠弯曲菌感染后所致的免疫障碍有关。体液免疫在该病的发病和发展中起主要作用。

三、病理

病变部位主要在脊神经根，也可累及脑神经。病理特点为节段性脱髓鞘和炎性细胞浸润（主要是淋巴细胞），轴索损害相对较轻。脊神经前根较后根受损较重，近段较远端重（图4 - 3，图4 - 4）。

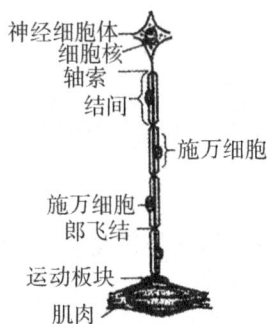

图4-3 正常周围神经

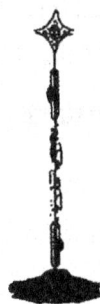

图4-4 周围神经节段性脱髓鞘

四、临床表现

（一）发病情况

任何年龄均可发病，但以青壮年男性多见。四季均有发病，夏、秋季多见。多呈急性或亚急性发病。起病前有前驱感染史（腹泻或上感）。

（二）四肢无力

对称性下运动神经元性瘫痪。四肢肌张力低下，腱反射减弱或消失，无病理征。瘫痪一般近段较重。通常在1~2周内发展到高峰。起病2~3周后可有肌萎缩。

（三）呼吸肌麻痹

少数患者可出现呼吸肌麻痹，是GBS的严重状态，处理不及时可危及患者生命，应严密监护，必要时行气管切开、呼吸机辅助呼吸。

（四）脑神经麻痹

约半数患者可有脑神经损害，以两侧面神经、舌咽、迷走神经双侧受累多见，其次是动眼神经、滑车神经和外展神经。

（五）感觉障碍

常为首发症状，以主观感觉障碍为主，多为四肢末端的麻木、针刺感。客观检查可有手套、袜套样感觉减退，也可无感觉障碍体征。

（六）自主神经功能障碍

初期或恢复期常有多汗（交感神经受刺激）。部分患者可出现血压不稳、心动过速和心电图异常等。

五、临床分型

本病的临床分型如下几种。

（1）急性炎症性脱髓鞘性多神经炎（acute inflanmatory demyelinating polyneuropathy, AIDP）。

（2）急性运动轴索神经病（acute motor axon neuropathy, AMAN）。

（3）急性运动感觉轴索神经病（acute motor - sensory axon neuropathy, AMSAN）。

（4）Fisher 综合征（Fisher syndrome）。

（5）不能分类的吉兰 - 巴雷综合征。

六、辅助检查

（一）脑脊液

多表现为蛋白增高而细胞数正常或接近正常的蛋白 - 细胞分离现象。蛋白常升高在发病 2 ~ 3 周后达高峰。

（二）血象及血沉

白细胞总数增多和血沉增快，多提示病情严重或有肺部并发症。

（三）肌电图检查

其改变与病情的严重程度及病程有关。典型改变为神经传导速度减慢、F 波或 H 波反射消失、出现率下降或潜伏期延长。

七、诊断与鉴别诊断

（一）诊断要点

（1）急性或亚急性起病。

（2）四肢对称性下运动神经元性瘫痪，感觉障碍较轻或缺如。

（3）脑脊液有蛋白 - 细胞分离现象。

（4）电生理检查：神经传导速度减慢，F 波或 H 波反射消失、出现率下降或潜伏期延长。

（二）鉴别诊断

1. 急性脊髓灰质炎　为急性起病的肢体迟缓性瘫。但有明显发热，肢体瘫痪为节段性、不对称，无感觉障碍，脑脊液细胞及蛋白均升高。

2. 急性脊髓炎　颈膨大以上损害，早期可有四肢迟缓性瘫痪，但有传导束型感觉障碍、二便障碍。随病情发展，肌张力逐渐增高、腱反射亢进，可引出病理反射，脑脊液蛋白、细胞正常或轻度升高。

3. 全身型重症肌无力　有四肢迟缓性瘫痪，但病情逐渐加重，症状呈波动性，多有晨轻暮重，疲劳试验及新斯的明试验阳性，脑脊液正常。

4. 低血钾型周期性麻痹　多有反复发作史，无感觉和脑神经损害，脑脊液正常，发作时有低血钾和低钾心电图改变，补钾后症状迅速好转（见表 4 - 3）。

表 4 - 3　GBS 与低血钾型周期性麻痹的鉴别

鉴别点	GBS	低血钾型周期性麻痹
病因	多种病前感染史和自身免疫反应	低血钾、甲亢
病程	急性或亚急性起病，进展不超过 4 周	起病快（数小时至 1d）恢复快（2 ~ 3d）
肢体瘫痪	四肢瘫常自双下肢开始，近端较明显	四肢迟缓性瘫痪
呼吸肌麻痹	可有	无
脑神经受损	可有	无

鉴别点	GBS	低血钾型周期性麻痹
感觉障碍	可有（末梢型）、疼痛	无感觉障碍及神经根刺激症
脑脊液	蛋白－细胞分离	正常
电生理检查	早期 F 波或 H 波反射延迟，运动 NCV 减慢	EMG 电位幅度降低，电刺激可无反应
血钾	正常	低，补钾有效
既往发作史	无	常有

八、治疗

（1）严密观察呼吸功能：出现呼吸肌麻痹时尽早行气管切开、呼吸机辅助呼吸。

（2）加强护理：保持呼吸道通畅，监测生命体征，翻身拍背，肢体置于功能位，吞咽困难者尽早

行鼻饲，预防肺炎、压疮、下肢静脉血栓形成。

（3）免疫治疗：血浆交换或静脉滴注大剂量免疫球蛋白。

（4）应用激素：治疗尚有争议。主要用于急性进展期患者。

（5）促进神经修复：维生素 B_1、B_{12} 等。

（6）康复治疗：尽早进行康复训练。

九、预后

（1）大多数患者经积极治疗后预后良好，轻者多在 1~3 个月好转，数月至 1 年内完全恢复。

（2）部分患者可有不同程度的后遗症，如肢体无力、肌肉萎缩和足下垂等。

（3）重症患者常因呼吸肌麻痹或肺部并发症死亡。

（王宽红）

第四节　脊神经疾病

【单神经病及神经痛】

一、正中神经麻痹

正中神经由来自 C_5 ~ T_1 的纤维组成，沿肱二头肌内侧沟伴肱动脉下降至前臂分支，支配旋前圆肌、桡侧腕屈肌、各指屈肌、掌长肌、拇对掌肌及拇短展肌。

（一）病因

正中神经的常见损伤原因是肘前区静脉注射时，药物外渗引起软组织损伤，或腕部割伤，或患腕管综合征。

（二）临床表现

正中神经不同部位受损表现如下：

1. 正中神经受损部位在上臂时，前臂不能旋前，桡侧三个手指屈曲功能丧失，握拳无力，拇指不能对掌、外展。大鱼际肌出现萎缩后手掌平坦，拇指紧靠示指，若并尺神经受损则呈现典型"猿手"。掌心、大鱼际、桡侧三个半手指掌面和 2、3 指末节背面的皮肤感觉减退或丧失。由于正中神经富含植物性纤维，损伤后常出现灼性神经痛。

2. 当损伤位于前臂中下部时，运动障碍仅有拇指的外展、屈曲与对指功能丧失。

3. 正中神经在腕部经由腕骨与腕横韧带围成的管状结构——腕管中到达手部，当腕管先天性狭窄或腕部过度运动而致摩擦损伤时，正中神经可受累，产生桡侧手掌及桡侧三个半指的疼痛、麻木、感觉减退、手指运动无力和大鱼际肌麻痹、萎缩，称为腕管综合征（carpal tunnel syndrome）。通常夜间症状加重，疼痛可放射到前臂甚至肩部。多见于女性，常双侧发病，但利手侧可能发生更早且症状较重。

（三）治疗

轻症采用局部夹板固定制动，服用非甾体类抗炎药物，如布洛芬 0.2g，tid，配合腕管内注射泼尼松 0.5ml，加 2% 普鲁卡因 0.5ml，每周 1 次，2 次无效者考虑手术切断腕横韧带以解除正中神经受压。

二、尺神经麻痹

尺神经由 $C_7 \sim T_1$ 的纤维组成，初在肱动脉内侧下行，继而向后下进入尺神经沟，再沿前臂掌面尺侧下行，主要支配尺侧腕屈肌、指深屈肌尺侧半、小鱼际肌、拇收肌与骨间肌，还支配手掌面 1 个半指，背面 2 个半指的皮肤感觉。

（一）病因

尺神经损伤的常见病因是腕、肘部外伤，尺骨鹰嘴部骨折、肘部受压等。

（二）临床表现

尺神经损伤的主要表现为手部小肌肉的运动丧失，精细动作困难；屈腕能力减弱并向桡侧偏斜；拇指不能内收，其余各指不能内收和外展；多数手肌萎缩，小鱼际平坦，骨间肌萎缩，骨间隙加深。拇指以外和各掌指关节过伸，第 4、5 指的指间关节弯曲，形成"爪形手"。感觉障碍以小指感觉减退或丧失最明显。

尺神经在肘管内受压的临床表现称为肘管综合征。肘管是由肱骨内上髁、尺骨鹰嘴和肘内侧韧带构成的纤维-骨性管道，其管腔狭窄，屈肘时内容积更小，加之位置表浅，尺神经易于此处受到嵌压。主要表现手部尺侧感觉障碍，骨间肌萎缩，肘关节活动受限，肘部尺神经增粗以及肘内侧压痛等。

（三）治疗

治疗主要包括肘关节制动、应用非甾体类抗炎药物及手术减压。

三、桡神经麻痹

桡神经源自 $C_5 \sim T_1$ 神经根，初行于腋动脉后方，继而与肱深动脉伴行入桡神经沟，转向外下至肱骨外上髁上方，于肱桡肌与肱肌间分为浅、深两终支分布于前臂及手背，支配肱三头肌、肘肌、肱桡肌、旋后肌、伸指肌及拇长展肌等，所支配各肌的主要功能是伸肘、伸腕及伸指。由于其位置表浅，是臂丛神经中最易受损的神经。

（一）病因

桡神经损伤的常见病因是骨折、外伤、炎症或睡眠时以手代枕、手术中上肢长时间外展和受压、上肢被缚过紧及铅中毒和酒精中毒等。近年来，醉酒深睡导致的桡神经受压损伤发病率有所增加，在病史询问中应予重视。

（二）临床表现

桡神经损伤的典型表现是腕下垂，但受损伤部位不同，症状亦有差异。

1. 高位损伤时（如腋部损伤），上肢所有伸肌瘫痪，肘关节、腕关节和掌指关节均不能伸直。前臂不能旋后，手呈旋前位，垂腕致腕关节不能固定，因而握力减弱。

2. 上臂中1/3以下损伤时，伸肘功能保留。

3. 肱骨下端、前臂上1/3损伤时伸肘、伸腕功能保留。

4. 腕关节部损伤时仅出现感觉障碍。

桡神经损伤的感觉障碍一般轻微，多仅限于手的虎口区，其他部位因邻近神经的重叠支配而无明显症状。

（三）治疗

桡神经再生能力较好，治疗后可恢复功能，预后良好。

四、腓总神经麻痹

腓总神经源自$L_4 \sim S_3$神经根，在大腿下1/3从坐骨神经分出，是坐骨神经的两个主要分支之一。其下行至腓骨头处转向前方，分出腓肠外侧皮神经支配小腿外侧面感觉，在腓骨颈前分为腓深和腓浅神经，前者支配胫骨前肌、趾长伸肌、踇长伸肌、踇短伸肌和趾短伸肌，后者支配腓骨长肌和腓骨短肌及足背2～5趾背面皮肤。

（一）病因

腓总神经麻痹的最常见原因为各种原因的压迫，如两腿交叉久坐，长时间下蹲位，下肢石膏固定不当及昏迷、沉睡者卧姿不当等；也可因腓骨头或腓骨颈部外伤、骨折等引起；糖尿病、感染、酒精中毒和铅中毒也是致病的原因。在腓骨颈外侧，腓总神经位置表浅，又贴近骨面，因而最易受损。

（二）临床表现

腓总神经麻痹（common peroneal nerve palsy）的临床表现包括足与足趾不能背屈，足下垂并稍内翻，行走时为使下垂的足尖抬离地面而用力抬高患肢，并以足尖先着地呈跨阈步态。不能用足跟站立和行走，感觉障碍在小腿前外侧和足背。

（三）治疗

治疗除针对病因外，可用神经营养药、理疗等。

五、胫神经麻痹

胫神经由$L_4 \sim S_3$神经根组成。在腘窝上角自坐骨神经分出，在小腿后方下行达内踝后方，分支支配腓肠肌、比目鱼肌、腘肌、跖肌、趾长屈肌和踇长屈肌以及足底的所有短肌。

其感觉分支分布于小腿下 1/3 后侧与足底皮肤。

（一）病因

胫神经麻痹多为药物、酒精中毒，糖尿病等引起，也见于局部囊肿压迫及小腿损伤。当胫神经及其终末支在踝管处受压时，可引起特征性表现足与踝部疼痛及足底部感觉减退，称为踝管综合征。其病因包括穿鞋不当、石膏固定过紧、局部损伤后继发的创伤性纤维化以及腱鞘囊肿等。

（二）临床表现

胫神经损伤的主要表现是足与足趾不能屈曲，不能用足尖站立和行走，感觉障碍主要在足底。

（三）治疗

治疗除针对病因外，可用神经营养药、理疗等。

六、枕神经痛

枕大神经、枕小神经和耳大神经分别来自 C_2、C_3 神经，分布于枕部、乳突部及外耳。

（一）病因

枕神经痛可由感染、受凉等引起，也见于颈椎病、环枕畸形、枕大孔区肿瘤等引起。

（二）临床表现

其分布区内的发作性疼痛或持续性钝痛，伴阵发性加剧为枕神经痛（occipital neuralgia）。多为一侧发病，可为自发性疼痛.亦可因头颈部的运动、喷嚏、咳嗽诱发或使疼痛加剧，部位多起自枕部，沿神经走行放射，枕大神经痛向头顶部放射，枕小神经痛、耳大神经痛分别向乳突部、外耳部放射，重时伴有眼球后疼痛感。枕大神经的压痛点位于乳突与第 1 颈椎水平后正中点连线的 1/2 处（相当风池穴）。枕部及后颈部皮肤常有感觉减退或过敏。

（三）治疗

治疗主要是针对病因，对症处理可采用局部热敷、封闭，局部性理疗等。药物可口服镇痛药、B 族维生素。疼痛较重时局部封闭效果较好。

七、臂丛神经痛

臂丛由 $C_5 \sim T_1$ 脊神经的前支组成，包含运动、感觉和自主神经纤维，主要支配上肢的运动和感觉。5 个脊神经前支经反复组合与分离在锁骨上方形成上干、中干和下干，在锁骨下方每个干又分成前股、后股，之后由上、中干的前股合成外侧束，下干的前股自成内侧束，三个干的后股汇合为后束。外侧束先分出一支组成正中神经，而后延续为肌皮神经，内侧束也有部分纤维参与正中神经，而后延续为尺神经。后束则分成一较细小的腋神经和一较粗大的桡神经。一些重要的神经分支起源于臂丛的最近端，靠近神经根的水平，如 C_5、C_6 和 C_7 的前根发出胸长神经支配前锯肌；C_5 发出的肩胛背神经支配菱形肌。

（一）病因

常见的病因是臂丛神经炎、神经根型颈椎病、颈椎间盘突出、颈椎及椎管内肿瘤、胸出口综合征、肺尖部肿瘤以及臂丛神经外伤。

（二）临床表现

臂丛神经痛是由多种病因引起的臂丛支配区的以疼痛、肌无力和肌萎缩为主要表现的综合征。

1. 臂丛神经炎（brachial neuritis）　也称为原发性臂丛神经病（idiopathic brachial plex-opathy）或神经痛性肌萎缩（neuralgic amyotrophy），多见于成年人，男性多于女性。约50%患者有前驱感染史如上感、流感样症状，或接受免疫治疗、外科手术等。因而多数学者认为是一种变态反应性疾病。少数有家族史。

起病呈急性或亚急性，主要是肩胛部和上肢的剧烈疼痛，常持续数小时至2周，而后逐渐减轻，但肌肉无力则逐渐加重。大多数患者的无力在2~3周时达高峰。颈部活动、咳嗽或喷嚏一般不会使疼痛加重，但肩与上肢的活动可明显加重疼痛。肌无力多限于肩胛带区和上臂近端，臂丛完全损害者少见。数周后肌肉有不同程度的萎缩及皮肤感觉障碍。部分患者双侧臂丛受累。

2. 继发性臂丛神经痛　主要由于臂丛邻近组织病变压迫，神经根受压有颈椎病、颈椎间盘突出、颈椎结核、颈髓肿瘤、硬膜外转移瘤及蛛网膜炎等。神经干受压有胸出口综合征、颈肋、颈部肿瘤、结核、腋窝淋巴结肿大及肺尖部肿瘤。主要表现颈肩部疼痛，向上臂、前臂外侧和拇指放射，臂丛神经分布区内有不同程度的麻痹表现，可伴有局限性肌萎缩、上肢腱反射减弱或消失。病程长者可有自主神经障碍。神经根型颈椎病是继发性臂丛神经痛最常见的病因。主要症状是根性疼痛，出现颈肩部疼痛，向上肢放射。感觉异常见于拇指与示指；可有肌力减弱伴局限性肌萎缩、患侧上肢腱反射减弱或消失。

（三）辅助检查

为判定臂丛损伤的部位和程度，可根据患者情况选择脑脊液化验、肌电图与神经传导速度测定、颈椎摄X线片、颈椎CT或MRI检查可为诊断与鉴别诊断提供重要依据。

（四）治疗

臂丛神经炎急性期治疗可用糖皮质激素，如泼尼松20~40mg/d，口服，连用1~2周或地塞米松10~15mg/d，静脉滴注，待病情好转后逐渐减量。应合用B族维生素如维生素B_1、维生素B_{12}等。可口服非甾体抗炎药，也可应用物理疗法或局部封闭疗法止痛。恢复期注意患肢功能锻炼，给予促进神经细胞代谢药物以及针灸等。约90%患者在3年内康复。

颈椎病引起的神经根损害大多数采用非手术综合治疗即可缓解，包括卧床休息、口服非甾体类抗炎药如布洛芬、双氯芬酸钠等。疼痛较重者，可用局部麻醉药加醋酸泼尼松龙25mg在压痛点局部注射。理疗、颈椎牵引也有较好效果。有以下情况可考虑手术治疗：①临床与放射学证据提示伴有脊髓病变；②经适当的综合治疗疼痛不缓解；③受损神经根支配的肌群呈进行性无力。

八、肋间神经痛

（一）病因

肋间神经痛（intercostal neuralgia）是肋间神经支配区的疼痛，分原发性和继发性。原发性者罕见，继发性者可见于邻近组织感染（如胸椎结核、胸膜炎、肺炎）、外伤、肿瘤

（如肺癌、纵隔肿瘤、脊髓肿瘤）、胸椎退行性病变、肋骨骨折等。带状疱疹病毒感染也是常见原因。

（二）临床表现

主要临床特点有：①由后向前沿一个或多个肋间呈半环形的放射性疼痛。②呼吸、咳嗽、喷嚏、呵欠或脊柱活动时疼痛加剧。③相应肋骨边缘压痛。④局部皮肤感觉减退或过敏。带状疱疹病毒引起者发病数天内在患处出现带状疱疹。

（三）辅助检查

胸部与胸椎影像学检查、腰穿检查可提示继发性肋间神经痛的部分病因。

（四）治疗

1. 病因治疗　继发于带状疱疹者给予抗病毒治疗，阿昔洛韦（acyclovir）5～10mg/kg静脉滴注，8h 1次；或更昔洛韦（Ganciclovir）5～10mg/（kg·d），分1～2次静脉滴注，连用7～14d。肿瘤、骨折等病因者按其治疗原则行手术、化学药物治疗及放射治疗。

2. 镇静镇痛　可用地西泮、布洛芬、双氯芬酸钠、曲马朵等药物。

3. B族维生素与血管扩张药物　如维生素B_1、维生素B_{12}、烟酸、地巴唑。

4. 理疗　可改善局部血液循环，促进病变组织恢复，但结核和肿瘤患者不宜使用。

5. 封闭　局部麻醉药行相应神经的封闭治疗。

九、股外侧皮神经病

股外侧皮神经病（lateral femoral cutaneous neuropathy）也称为感觉异常性股痛（meralgia paresthetica）、股外侧皮神经炎。股外侧皮神经由$L_{2～3}$脊神经后根组成，是纯感觉神经，发出后向外下斜越髂肌深面达髂前上嵴，经过腹股沟韧带下方达股部。在髂前上嵴下5～10cm处穿出大腿阔筋膜，分布于股前外侧皮肤。

（一）病因

股外侧皮神经病的主要病因是受压与外伤，如穿着紧身衣，长期系用硬质腰带或盆腔肿瘤、妊娠子宫等均是可能的因素。其他如感染、糖尿病、酒精及药物中毒以及动脉硬化等也是常见病因。部分患者病因不明。

（二）临床表现

起病可急可缓，多为单侧；大腿前外侧面皮肤感觉异常，包括麻木、针刺样疼痛、烧灼感，可有局部感觉过敏，行走、站立时症状加重，某些患者仅偶尔发现局部感觉减退。查体可有髂前上棘内侧或其下方的压痛点，股外侧皮肤可有限局性感觉减退或缺失。

（三）辅助检查

对症状持续者应结合其他专业的检查及盆腔X线检查，以明确病因。

（四）治疗

治疗除针对病因外，可给予口服B族维生素，也可给予镇痛药物。局部理疗、封闭也有疗效。疼痛严重者可手术切开压迫神经的阔筋膜或腹股沟韧带。

十、坐骨神经痛 （sciatica）

坐骨神经痛是沿着坐骨神经径路及其分布区域内以疼痛为主的综合征。坐骨神经是人体中最长的神经，由 L_4 ~ S_3 的脊神经前支组成，经梨状肌下孔出盆腔，在臀大肌深面沿大腿后侧下行达腘窝，在腘窝上角附近分为胫神经和腓总神经，支配大腿后侧和小腿肌群，并传递小腿与足部的皮肤感觉。

（一）病因

坐骨神经痛有原发性和继发性两类，原发性坐骨神经痛也称为坐骨神经炎，为感染或中毒等原因损害坐骨神经引起，多与受凉、感冒等感染有关。病原体或毒素经血液播散而致坐骨神经的间质性炎症；继发性者临床多见，是因坐骨神经通路受病变的压迫或刺激所致。根据发病部位可分为根性、丛性和干性。根性坐骨神经痛病变主要在椎管内以及脊椎，如腰椎间盘突出、椎管内肿瘤、脊椎骨结核与骨肿瘤、腰椎黄韧带肥厚、粘连性脊髓蛛网膜炎等；丛性、干性坐骨神经痛的病变主要在椎管外，常为腰骶神经丛及神经干邻近组织病变，如骶髂关节炎、盆腔疾病（肿瘤、子宫附件炎）、妊娠子宫压迫、臀部药物注射位置不当以及外伤等。

（二）临床表现

1. 青壮年男性多见，急性或亚急性起病。

2. 沿坐骨神经走行区的疼痛，自腰部、臀部向大腿后侧、小腿后外侧和足部放射，呈持续性钝痛并阵发性加剧。也有呈刀割样或烧灼样疼痛者，往往夜间疼痛加剧。

3. 患者为减轻疼痛，常采取特殊姿势。卧位时卧向健侧，患侧下肢屈曲；平卧位欲坐起时先使患侧下肢屈曲；坐下时以健侧臀部着力；站立时腰部屈曲，患侧屈髋屈膝，足尖着地；俯身拾物时，先屈曲患侧膝关节。以上动作均是为避免坐骨神经受牵拉而诱发疼痛加重所采取的强迫姿势。

4. 如为根性坐骨神经痛，常伴有腰部僵硬不适，在咳嗽、喷嚏及用力排便时疼痛加剧，患侧小腿外侧和足背可有针刺麻木等感觉。如为干性坐骨神经痛，其疼痛部位主要沿坐骨神经走行，并有几个压痛点：①腰椎旁点，在 L_4、L_5 棘突旁开 2cm 处；②臀点，坐骨结节与股骨大粗隆之间；③腘点，腘窝横线中点上 2cm；④腓肠肌点，腓肠肌中点；⑤踝点，外踝后边。

5. 神经系统检查可有轻微体征，Lasegue 征阳性，患侧臀肌松弛、小腿轻度肌萎缩，踝反射减弱或消失。小腿外侧与足背外侧可有轻微感觉减退。

（三）辅助检查

辅助检查的主要目的是寻找病因，包括腰骶部 X 线平片、腰部脊柱 CT、MRI 等影像学检查；脑脊液常规、生化及动力学（Queckenstedt test）检查；肌电图与神经传导速度测定等。

（四）诊断与鉴别诊断

根据疼痛的分布区域、加重的诱因、可以减轻疼痛的姿势、压痛部位、Lasegue 征阳性及踝反射减弱或消失等，坐骨神经痛的诊断一般并无困难，但应注意区分是神经根还是神经干受损。诊断中的重点是明确病因，应详细询问病史、全面的体格检查、注意体内是否存在感染病灶、重点检查脊柱、骶髂关节、髋关节及盆腔内组织的情况，有针对性地进行有关辅助检查。

鉴别诊断：主要区别局部软组织病变引起的腰背、臀部及下肢疼痛。腰肌劳损、急性肌纤维组织炎、髋关节病变引起的局部疼痛不向下肢放散，无感觉障碍、肌力减退、踝反射减弱消失等神经体征。

（五）治疗

首先应针对病因。如局部占位病变者，应尽早手术治疗。结核感染者需抗结核治疗，腰椎间盘突出引起者大多数经非手术治疗可获缓解。对症处理包括：①卧硬板床休息。②应用消炎镇痛药物如布洛芬 0.2g 口服，tid。③B 族维生素，维生素 B_1 100mg 肌内注射，qd；维生素 B_{12} 针剂 250～500μg 肌内注射，qd。④局部封闭。⑤局部理疗可用于非结核、肿瘤的患者。⑥在无应用禁忌的前提下可短期口服或静脉应用糖皮质激素治疗，如泼尼松 30mg 顿服，qd，地塞米松 10～15mg 加氯化钠注射液 250ml 静脉滴注，连用 7～10d。

【多发性神经病】

多发性神经病（polyneuropathy）曾称作末梢神经炎，是由不同病因引起的、以四肢末端对称性感觉、运动和自主神经功能障碍为主要表现的临床综合征。

一、病因与发病机制

引起本病的病因都是全身性的。

1. 代谢障碍与营养缺乏 糖尿病、尿毒症、血卟啉病、淀粉样变性等疾病由于代谢产物在体内的异常蓄积或神经滋养血管受损均可引起周围神经功能障碍；妊娠、慢性胃肠道疾病或胃肠切除术后，长期酗酒、营养不良等均可因维持神经功能所需的营养物质缺乏而致病。

2. 中毒 ①药物：呋喃唑酮、呋喃西林、异烟肼、乙胺丁醇、甲硝唑、氯霉素、链霉素、胺碘酮、甲巯咪唑、丙米嗪、长春新碱、顺铂等。②化学毒物：丙烯酰胺、四氯化碳、三氯乙烯、二硫化碳、正己烷、有机磷和有机氯农药、砷制剂、菊酯类农药等。③重金属：铅、汞、铊、铂、锑等。④生物毒素：白喉、伤寒、钩端螺旋体病、布氏杆菌病等。

3. 结缔组织病 系统性红斑狼疮、结节性多动脉炎、类风湿关节炎、硬皮病和结节病等可继发多发性神经病。

4. 遗传性疾病 遗传性运动感觉性神经病（hereditary motor sensory neuropathy，HMSN）、遗传性共济失调性多发性神经病（Refsum 病）、遗传性淀粉样变性神经病、异染性白质营养不良等。

5. 其他 恶性肿瘤、麻风病、莱姆病（Lymedisease）与 POEMS 综合征等亦可出现多发性神经病，其机制与致病因子引起自身免疫反应有关。

二、病理

主要病理改变是轴索变性与节段性脱髓鞘，以轴索变性更为多见。通常轴索变性从远端开始，向近端发展，即逆死性或称为远端轴索病（distal axonopathy）。

三、临床表现

可发生于任何年龄。由于病因不同,起病可表现为急性和慢性过程。部分患者有缓解 - 复发。病情可在数周至数月达高峰。主要症状体征包括:

1. 感觉障碍 呈手套袜套样分布,为肢体远端对称性感觉异常和深浅感觉缺失,常有感觉过敏。感觉异常可表现为刺痛、灼痛、蚁行感、麻木感等。

2. 运动障碍 肢体远端不同程度肌力减弱,呈对称性分布,肌张力减低。病程长者可有肌肉萎缩,常发生于骨间肌、蚓状肌、大小鱼际肌、胫前肌和腓骨肌。可有垂腕、垂足和跨阈步态。

3. 腱反射减低或消失 以踝反射明显且较膝腱反射减低出现得早。上肢的桡骨膜、肱二头肌、三头肌反射也可减低或消失。

4. 自主神经功能障碍 肢体远端皮肤变薄、干燥、苍白或青紫、皮温低。

由于病因不同,临床表现也略有不同,将常见的几种分述如下。

(1)呋喃类药物中毒:常见的呋喃类药物有呋喃唑酮(痢特灵)、呋喃妥因(呋喃坦丁)等。症状常在用药后5~14d出现。首先表现为肢体远端感觉异常、感觉减退和肢端疼痛。肢端疼痛剧烈者不敢穿鞋穿袜,怕风吹,怕盖被。肢端皮肤多汗,可有色素沉着。肌肉无力与肌萎缩相对较轻。应用此类药物时应密切观察周围神经症状。尤应注意不可超过正常剂量及长时间使用此类药物。

(2)异烟肼中毒:多发生于长期服用异烟肼的患者。临床表现以双下肢远端感觉异常和感觉缺失为主。可有肌力减弱与腱反射消失。其发病机制与异烟肼干扰维生素 B_6 的正常代谢有关。

(3)糖尿病:可继发中枢神经、神经根、神经丛及周围神经干的多种损害,但以周围神经为多;本节只讨论糖尿病性多发性神经病;本病表现为感觉、运动、自主神经功能障碍,通常感觉障碍较突出,如出现四肢末端自发性疼痛呈隐痛、刺痛、灼痛,可伴有麻木、蚁行感,夜间症状更重,影响睡眠。症状以下肢更多见。查体可有手套袜套样痛觉障碍,部分患者振动觉与关节位置觉消失,腱反射减弱或消失。也可出现肌力减低和肌萎缩。

(4)尿毒症:尿毒症引起的周围神经病,男性多于女性。运动与感觉神经纤维均可受累,呈对称性。早期可仅表现双下肢或四肢远端的感觉异常,如刺痛、灼痛、麻木与痛觉过敏。症状发生于足踝部者称烧灼足(burning feet),发生于双小腿者可表现为不安腿综合征。病情继续进展则出现双下肢麻木、感觉缺失、肌力减弱,严重者可有四肢远端肌肉萎缩。

(5)维生素 B_1 的缺乏:可因消化系统疾病引起的吸收功能障碍、长期酗酒、剧烈的妊娠呕吐、慢性消耗性疾病等导致维生素 B_1 缺乏。表现两腿沉重感、腓肠肌压痛或痛性痉挛。可有双足踝部刺痛、灼痛及蚁行感,呈袜套样改变。病情进展可出现小腿肌肉无力,表现垂足,行走时呈跨阈步态。腱反射早期亢进,后期减弱或消失。

(6)POEMS 综合征:为一种累及周围神经的多系统病变。病名由 5 种常见临床表现的英文字头组成,即多发性神经病(polyneuropathy)、脏器肿大(organom egal、内分泌病(endocrinopathy)、M 蛋白(M - protein)和皮肤损害(skin changes)。也有称本病为 Crow - Fukase 综合征。多中年以后起病,男性较多见。起病隐袭、进展慢。依照症状、体征、出现频率可有下列表现:①慢性进行性感觉运动性多神经病,脑脊液蛋白含量增高。②皮肤改变：因色素沉着变黑，并有皮肤增厚与多毛。③内分泌改变：男性出现阳痿、女性化乳房，女性出现闭经、痛性乳房增大和溢乳，可合并糖尿病。④内脏肿大：肝脾大，周围淋巴结肿大。⑤水肿：视盘水肿，胸腔积液，腹水，下肢指凹性水肿。⑥异常球蛋白血症，血清蛋白电泳出现 M 蛋白（monoclonal protein），尿检可有本 – 周（Bence – Jones）蛋白。⑦骨骼改变：可在脊柱、骨盆、肋骨及肢体近端发现骨硬化性改变，为本病影像学特征。也可有溶骨性病变，骨髓检查可见浆细胞增多或骨髓瘤。⑧低热、多汗、杵状指。

四、辅助检查

1. 电生理检查 以轴索变性为主的周围神经病表现为运动诱发波幅的降低和失神经支配肌电图表现，以脱髓鞘为主者则主要表现神经传导速度减慢。

2. 血生化检测 重点注意检查血糖、尿素氮、肌酐、T_3、T_4、维生素 B_{12}等代谢物质及激素水平。可疑毒物中毒者需做相应的毒理学测定。

3. 免疫学检查 对疑有自身免疫性疾病者可做自身抗体系列检查，疑有生物性致病因子感染者，应做病原体或相应抗体测定。

4. 脑脊液常规与生化检查 大多正常，偶有蛋白增高。

5. 神经活体组织检查 疑为遗传性疾病者可行周围神经活体组织检查，可提供重要的诊断证据。

五、诊断与鉴别诊断

1. 诊断 根据四肢远端对称性运动、感觉和自主神经功能障碍可诊断。

2. 查找病因 主要依靠详细的病史、病程特点、伴随症状和辅助检查结果。

3. 鉴别诊断 亚急性联合变性发病早期表现与多发性神经病相似，随病情进展逐渐出现双下肢软弱无力，走路不稳，双手动作笨拙等；早期 Babinski 征可为阴性，随病情进展转为阳性；感觉性共济失调是其临床特点之一；肌张力增高、腱反射亢进、锥体束征阳性及深感觉性共济失调是区别于多发性神经病的主要鉴别点。

六、治疗

1. 病因治疗 毒物中毒引起者应尽快停止与毒物的接触，应用补液、解毒剂等促进体内毒物的清除；药物引起者需停药，异烟肼引起者如神经病变较轻，而抗结核治疗必须继续应用时，可不停药，加用维生素 B_6 治疗；代谢性疾病与营养缺乏所致者应积极控制原发病；与自身免疫病相关者需采用糖皮质激素，重症者用地塞米松 10mg 加氯化钠注射液 250ml 静脉滴注，连用 7~10d，继续用泼尼松 30mg 清晨顿服，qd，依据病情逐渐减量。免疫球蛋白治疗按 0.15~0.4g/（kg·d），连用 5~7d，或应用血浆置换疗法；恶性肿瘤所致者可用手术、化疗、放射治疗等手段治疗。

2. 一般治疗 急性期应卧床休息，补充水溶性维生素，维生素 B_1 100mg 肌内注射，qd；甲钴胺或氰钴胺 250~500μg 肌内注射，qd；维生素 B_6 及辅酶 A。选择使用各种神经生长因子。严重疼痛者可用抗癫痫药物，如加巴喷丁、普瑞巴林等。恢复期可增加理疗、康复训练及针灸等综合治疗手段。

（王宽红）

第五节　慢性炎症性脱髓鞘性多发性神经病

慢性炎症性脱髓鞘性多发性神经病（chronic inflammatory demyelinatlng polyneuropathy，CIDP）是获得性的周围神经系统疾病，其病因可能和自身免疫有关，表现为慢性进展或缓解复发病程，病情在数周到数月内亚急性或隐匿性进展。尽管病情可以自发缓解，但免疫调节治疗有效。CIDP 包括经典型和变异型，后者少见，如纯运动型、纯感觉型、远端获得性脱髓鞘性对称性神经病、多灶性获得性脱髓鞘性感觉运动神经病。

CIDP 是独立的疾病单位。Dyck 等对 53 例的病史、临床和电生理检查、CSF、病理进行研究后，首次提出"慢性炎症性多发性神经根神经病"这个名词，慢性炎症性多发性神经根神经病研究的病例包括运动型、感觉型、混合型患者，其中以后者最多见。病程可以是反复发作，或逐渐进展直至瘫痪。电生理检查发现神经根、神经干、神经丛、周围神经的运动、感觉神经有不同程度的传导减慢伴部分传导阻滞。巨噬细胞诱导的节段性脱髓鞘常伴有神经肿胀和单核细胞浸润。因此，该名词又改为"慢性炎症性脱髓鞘性多发性神经根神经病"，两种炎症性脱髓鞘性多发性神经根神经病（AIDP 和 CIDP）都有 CSF 蛋白细胞分离。

AIDP 和 CIDP 的不同点：①病程不同，AIDP 神经功能损害在数日至数周内进展（一般<4 周）病情到达高峰后，逐渐恢复，复发十分罕见，在 2 次发病之中，神经功能恢复也十分完全，包括脑脊液蛋白也恢复正常；而 CIDP 病情进展十分缓慢，在数周、数月甚至数年内缓慢进展（一般进展超过 8 周）。部分发展很快类似 AIDP，偶尔见于儿童和年轻人。因此，常常在发病之后或病情复发时才能确诊。另外，少见的病例，病程在 4~8 周进展，称为亚急性脱髓鞘性多发性神经病（SIDP）。②前驱感染不同，约有 80% 的 AIDP 患者能回忆起在病前 3 个月中曾有某种感染。再次，系统的回顾性研究证实，对激素的反应不同，CIDP 患者激素治疗有效，而 AIDP 患者激素治疗无效。

一、流行病学

因为 CIDP 发病率较低，系统的人群研究很少。应用 CIDP 确诊标准，在日本某县估计的发病率为 0.81/1 000 000 英国南部 1.24/100 000，澳大利亚某地 1.9/1 000 000 年龄在 50~70 岁发病的 CIDP 患者，病程多为单相进展型。还有 40%~60% 的 CIDP 患者为缓解一复发型，此型患者发病年龄较早，免疫调节治疗效果较好。

二、临床表现与分型

（一）经典型 CIDP

AIDP 多有明确的前驱感染，而 CIDP 则不然，可能因为患者隐匿起病缓慢发展，等到确诊为 CIDP 时，已不能回忆起病前是否有感染了。国内外报道 19%~32% 的 CIDP 与感染和免疫相关，表明这种疾病的发生并非偶然，但这些研究并非病例对照研究，因此，前驱感染是否确切尚需证实。也有报道 HIV 感染与 CIDP 有关。

CIDP 可在任何年龄发病，该病在儿童十分罕见。年轻患者尽管需要长期的免疫治疗，治疗效果和预后较好。CIDP 随年龄增长，发病率增加，50~70 岁易发病，常表现为对称的感觉、运动障碍，复发病例不常见，一般预后较差。

多数病人表现为肢体无力和感觉障碍，脑神经可受影响。通常以运动障碍为主，导致步态异常，容易跌倒，上楼、起坐困难。远端无力程度较严重，握力减弱很明显。很少有肌肉萎缩，腱反射常消失或减弱。感觉异常中刺痛更常见，而其他痛觉如烧灼感、闪击痛、酸痛较少见。有5%～8%患者感觉障碍为主要表现或唯一表现。粗大震颤、共济失调则反映深感觉受损。较粗的神经纤维容易受累。感觉系统检查振动觉、位置觉减弱或消失。深感觉受损可导致不自主运动，称为假性手足徐动症，主要表现为手指震颤或粗大震颤；另外，姿势和步态严重共济失调，闭眼时更明显。其他感觉可轻微受损（如触觉、痛觉、温度觉）。

脑神经受损（动眼神经、面神经、延髓性麻痹）可见于15%的CIDP患者。某些慢性病例，可出现视盘水肿，脑脊液蛋白增高明显，可能由于CSF吸收障碍引起。呼吸肌也可受累，但很少需要气管插管和辅助呼吸，最终患者发展为需要轮椅或卧床。

排尿障碍见于25%CIDP患者，可能由于膀胱感觉神经受累或排尿反射弧受损引起。另外，长期患CIDP病人可有腰椎狭窄和马尾综合征（姿势相关腰背痛、腰部放射痛，肛门括约肌和性功能障碍，与活动相关的短暂运动、感觉障碍），大量肿胀的神经根使得神经根受压，椎管狭窄。颈胸部的神经根水肿导致该区域脊髓受压，可引起伸跖反射。

（二）变异型CIDP

1. 纯运动型　约占10%，仅表现为肢体无力而无感觉症状。电生理检查没有感觉神经异常发现。

2. 纯感觉型　占8%～17%，仅表现为感觉症状，如感觉性共济失调、麻木、疼痛等。但随着病程的延长可出现运动受累症状。有些病例尽管肌力正常，但是电生理检查发现不仅感觉神经纤维有脱髓鞘表现，运动神经纤维也存在脱髓鞘变化，这也提示该病变在周围神经十分广泛。

纯感觉型CIDP患者对各种免疫调节治疗有效，包括激素、IVIg、PE，这也提示该病病因与免疫有关。此型诊断需排除获得性脱髓鞘神经病，有IgM_K或λ单克隆球蛋白，有或无抗-MAG抗体。

3. 多灶性运动感觉脱髓鞘神经病（Lewis-Sumner综合征）　该型多见于男性，40～50岁发病，多呈慢性进展。最初主要为感觉症状如刺痛、麻木，单神经病也较常见（如正中神经、桡神经、尺神经、腓肠神经）。随后出现上肢对称的运动障碍（78%）。可在开始的数年仅有上肢症状，而电生理检查有广泛的亚临床神经受损。发病多年以后，出现广泛的神经受损。临床上仍有多灶性特点，有的出现局灶性神经增粗，多见于锁骨上，表现类似肿瘤。可以用臂丛NINtIRI发现T_2像高信号可以确诊。神经传导异常是多发性单神经病的特征，部分运动和感觉传导阻滞局限于前臂，并持续多年。CIDP患者出现广泛的SNAP波幅降低需与MMN-CB相区别，60%～80%的CIDP患者CSF蛋白轻度增高，未发现血清抗GM_1神经节苷脂抗体，与MMN-CB显著不同。此亚型CIDP，激素治疗有效，约2/3患者明显好转，并且病情稳定。近年来多首选IVIg治疗，其有效率>70%。某些患者需长期间断IVIg治疗。PE不常用于治疗此亚型，有限的资料表明PE无显著疗效。

三、实验室检查

1. 电生理检查　神经传导检查包括1个上肢、1个下肢（最好四肢都包括）；至少2条运动神经和2条感觉神经，包括近端神经部分。通常选择一侧的正中神经、尺神经、胫神经和腓总神经进行测定。另外，检查时肢体温度应达 36℃。运动神经传导测定提示周围神经存在脱髓鞘性病变，在非嵌压部位出现传导阻滞或异常波形离散对诊断脱髓鞘病变更有价值。神经电生理检测结果必须与临床表现相一致。

（1）中国专家推荐电生理诊断标准为①运动神经传导：至少要有 2 根神经均存在下述参数中的至少 1 项异常：a. 远端潜伏期较正常值上限延长 50% 以上；b. 运动神经传导速度较正常值下限下降 30% 以上；c. F 波潜伏期较正常值上限延长 20% 以上［当远端复合肌肉动作电位（compound muscle action potential，CMAP）负相波波幅较正常值下限下降 20% 以上时，则要求 F 波潜伏期延长 50% 以上］或无法引出 F 波；d. 运动神经部分传导阻滞：周围神经常规节段近端与远端比较，CMAP 负相波波幅下降 50% 以上；e. 异常波形离散：周围神经常规节段近端与远端比较 CAMP 负相波时限增宽 30% 以上。当 CMAP 负相波波幅不足正常值下限 20% 时，检测传导阻滞的可靠性下降。②感觉神经传导：可以有感觉神经传导速度减慢和（或）波幅下降。③针电极肌电图：通常正常，继发轴索损害时可出现异常自发电位、运动单位电位时限增宽和波幅增高，以及运动单位丢失。

（2）国际上临床研究常用诊断标准，见表 4-4。

表 4-4 电生理诊断脱髓鞘的标准

下列 1 条符合

1. 3 条或 3 条以上神经 CB 或 TD，且 CV 异常；1 条或 1 条以上的神经 DL 或 FW 异常
2. 2 条神经 CB 或 TD，且 CV 异常；1 条或 1 条以上的神经 DL 或 FW 异常
3. 1 条神经 CB 或 TD，且 CV 异常；2 条或 2 条以上的神经 DL 或 FW 异常
4. 没有 CB 或 TD，但是 CV 异常；3 条或 3 条以上的神经 DL 或 FW 异常

注：CB 传导阻滞（近端和远端刺激点之间波幅下降百分数 >30%）。

TD 波形弥散（近端刺激后持续时间延长 >15%）。

CV 异常：传导速度 < 正常低限的 80%，波幅 > 正常低限的 80%；或传导速度 < 正常低限的 70%，波幅 < 正常低限的 80%。

DL 异常：远端潜伏期 > 正常高限的 125%，波幅 > 正常低限的 80%；或远端潜伏期 > 正常高限的 150%，波幅 < 正常低限的 80%。

FW 异常：最小 F 波潜伏期 > 正常高限的 125%，波幅 > 正常低限的 80%；或最小 F 波潜伏期 > 正常高限的 150%，波幅 < 正常低限的 80%；或 F 波未引出。

2. 常规的血液生化检查　有较大价值，无论 CIDP 患者有局灶症状还是对称症状，都需要常规检查以除外某些疾病，如感染性疾病（HIV、丙肝、莱姆病），糖尿病、脉管炎、肉瘤样病。进行血清 IgG、IgA、IgM 定量测定，应用高分辨琼脂糖免疫电泳或免疫固定筛选血和尿中的单克隆球蛋白。某些病例需基因组 DNA 测序，除外常见的遗传性脱髓鞘神经病。

3. 腰穿 CSF 测定　可进一步确诊，白细胞数应 < 10×10^9/L。如果细胞数增高要考虑 HIV 感染。CSF 蛋白增高［依照 Barohn 等的研究 95% 的病例 CSF 蛋白增高至（1.34 ± 1.12）g/L］，65% 病例可检测出寡克隆蛋白。

4. 神经活检只用于需除外的病例，拟诊 Lewis-Sumner 综合征时，如有神经痛，要除外脉管炎、神经束膜炎、肉芽瘤。

四、诊断标准

1. Dyck 提出的临床实用诊断标准　CIDP 表现为对称的多发性神经根神经病，肢体近端

和远端无力为主要症状。本体感觉常常受累，肢体麻木和感觉异常也不少见。

运动神经和感觉神经纤维均出现多发的炎症性脱髓鞘，导致广泛的周围神经病变，脑神经也常受累。

CIDP 表现为进行性、阶梯式进展或复发缓解的病程，病程进展超过 8 周或复发缓解是诊断 CIDP 的必要条件。

CIDP 的诊断需要下列实验室检查的支持：

（1）CSF 中蛋白含量增高，淋巴细胞计数少于 10×10^9/L。

（2）电生理检查提示确切的脱髓鞘证据。

（3）病理检查：腓神经或腓肠神经活检发现特征性的炎性脱髓鞘，常伴有轴索变性。有时临床和电生理检查可以提示潜在的病理变化。

在一些难以确诊的拟诊病人，经试验性治疗，如果定量的临床评估和复查的电生理结果都提示治疗后病情有确切的改善则有助于诊断 CIDP。

2. 中国专家推荐的诊断标准如下　CIDP 的诊断目前仍为排除性诊断。符合以下条件的可考虑本病：①症状进展超过 8 周，慢性进展或缓解复发；②临床表现为不同程度的肢体无力，多数呈对称性，少数为非对称性，近端和远端均可累及，四肢腱反射减低或消失，伴有深、浅感觉异常；③脑脊液蛋白细胞分离；④电生理检查提示周围神经传导速度减慢、传导阻滞或异常波形离散；⑤除外其他原因引起的周围神经病；⑥糖皮质激素治疗有效。

3. 建议临床研究应用的诊断标准　见表 4－5。

表 4－5　CIDP 诊断标准比较

	Barohn et al.	AAN	Saperstein et al.
必需的临床特征			
临床病变	对称的肢体近端＋远端无力	超过 1 个肢体以上的运动和感觉功能障碍	主要：对称的肢体近端＋远端无力 次要：只有肢体远端无力或感觉缺失
腱反射	消失或减退	消失或减退	消失或减退
病程	至少 2 个月	至少 2 个月	至少 2 个月
实验室检查			
电生理	运动神经传导速度＜正常低限的 70%	见电生理检查标准	见电生理检查标准
脑脊液	蛋白＞45mg/dl	必须：细胞数＜10/mm³ 支持：蛋白增高	蛋白＞45mg/dl 支持：细胞数＜10/mm³ §
神经活检	显著的脱髓鞘特征，炎症反应	确切的髓鞘脱失和髓鞘再生特征	显著的脱髓鞘特征，炎症反应（不是必要的）
诊断标准			
确诊	临床、电生理、脑脊液、活检	临床、电生理、脑脊液、活检	临床主要、电生理、脑脊液、（活检支持，但非必须）
可能诊断	实验室检查 3 条中 2 条符合	临床、电生理、脑脊液	临床主要、电生理、活检；或临床主要、脑脊液、活检

	Barohn et al.	AAN	Saperstein et al.
可疑诊断	实验室检查 3 条中 1 条符合	临床、电生理	临床主要，实验室检查 3 条中 1 条符合；或临床次要，实验室检查 3 条中 2 条符合

注：§ 伴有 HIV 感染者，细胞数可 >50/mm³。

五、鉴别诊断

1. POEMS 综合征　是一组以多发性周围神经病和单克隆浆细胞增生为主要表现的临床症候群。病名由 5 种常见临床表现的英文字头组成，即多发性神经病（polyneuropathy）、脏器肿大（organomegaly）、内分泌病（endocrinopathy）、M 蛋白（Mprotein）和皮肤损害（skin changes）。也有称本病为 Crow – Fukase 综合征。多中年以后起病，男性较多见。起病隐袭、进展慢。依照症状、体征出现频率可有下列表现：①慢性进行性感觉运动性多神经病，脑脊液蛋白含量增高。②皮肤改变：因色素沉着变黑，并有皮肤增厚与多毛。③内分泌改变：男性出现阳痿、女性化乳房，女性出现闭经、痛性乳房增大和溢乳，可合并糖尿病。④内脏肿大：肝脾大，周围淋巴结肿大。⑤水肿：视盘水肿，胸腔积液、腹水，下肢指凹性水肿。⑥异常球蛋白血症，血清蛋白电泳出现 M 蛋白（monoclonal protein），尿检可有本 – 周（Bence – Jones）蛋白。⑦骨骼改变：可在脊柱、骨盆、肋骨及肢体近端发现骨硬化性改变，为本病影像学特征。也可有溶骨性病变，骨髓检查可见浆细胞增多或骨髓瘤。⑧低热、多汗、杵状指。

2. 多灶性运动神经病（multifocal motor neu – ropathy，MMN）　是一种仅累及运动神经的不对称性脱髓鞘性神经病，局部脱髓鞘常选择性影响运动纤维，上肢更易受累。成年男性多见，起病初期为不对称的上肢远端无力，逐渐累及上肢近端和下肢，也可下肢起病。受累肌肉分布呈现多数单神经病的特点。神经电生理检查提示为多灶分布的运动传导阻滞。发病机制与自身免疫有关。激素治疗无效，环磷酰胺或 IVIg 治疗有效。

3. 癌性周围神经病（副肿瘤综合征）　是由于恶性肿瘤引起的非转移性周围神经损害。周围神经受损可先于恶性肿瘤出现，也可同步或后继出现。感觉损害的症状较明显，表现肢体远端向近端发展的疼痛，深浅感觉减退或消失，可出现感觉性共济失调，少数有脑脊液蛋白细胞分离。中年以上多发性神经病患者需详细检查，除外肿瘤。

4. 获得性脱髓鞘性多发性神经病　CIDP 也应与获得性脱髓鞘性多发性神经病区分，即所谓 CIDP – MGUS，多与单克隆球蛋白免疫球蛋白 A（IgA 抗体），免疫球蛋白 G（IgG 抗体），或免疫球蛋白 M（抗体 IgM）特别是抗髓鞘相关糖蛋白［抗 MAG］相关。常见于老年男性，并表现为缓慢进展的感觉障碍和不平衡。任何运动的障碍通常涉及远端肢体肌肉。一般情况下，CIDP – MGUS 病程更加缓慢，但对免疫抑制药或免疫调节药治疗的反应较差。

5. 糖尿病性周围神经病（diabetic neuropathy，DNP）　是糖尿病的代谢障碍导致的周围神经病。超过 50% 的糖尿病患者有糖尿病神经病变，最常见的是慢性感觉运动性的对称性糖尿病周围神经病变（DPN）表现为感觉、运动、自主神经功能障碍，通常感觉障碍较突出，如出现四肢末端自发性疼痛。症状以下肢更多见。也可出现肢体远端对称性感觉消失、营养不良性足跖溃疡、夏科关节。肢体无力通常较轻，但某些患者也可出现肢体近端无力和肌萎缩。特发性 CIDP 需与糖尿病引起的多发性神经病相鉴别。然而，糖尿病患者如果最近出现亚急性进展的无力，同时伴有感觉丧失和共济失调。应考虑并行诊断 CIDP。电生理检查显示典型的运动传导速度减低、部分 CB、和波形弥散，均提示脱髓鞘性多发性神经根神经病。在一个或更多神经出现明确的 CB 支持诊断并发 CIDP。这类病人往往对各种免疫调节治疗有良好反应。

6. 艾滋病相关的周围神经病　艾滋病毒血清阳性者在早期阶段，通常在血清转化的时期，可发生脱髓鞘多发性神经病。患者脑脊液中淋巴细胞大量增加。艾滋病毒相关 CIDP 的发病率不明。常用的治疗方法对艾滋病毒相关 CIDP 的治疗有效。

六、治疗

免疫治疗（中国专家提出的治疗指南）

1. 糖皮质激素　为 CIDP 首选治疗药物。（一级证据）几项 RCT 研究评估了激素的短期治疗，结果表明，激素治疗明显有效，进展型与复发型患者效果等同。2 个回顾性大型研究也反映波尼松有远期疗效。中国专家提出的治疗指南建议：甲泼尼龙 500～1000mg/d，静脉滴注，连续 3～5d，然后逐渐减量或直接改口服泼尼松 1mg/（kg·d），清晨顿服，维持 1～2 个月后逐渐减量；或地塞米松 10～20mg/d，静脉滴注，连续 7d，然后改为泼尼松 1mg/（kg·d），清晨顿服，维持 1～2 个月后逐渐减量；也可以直接口服泼尼松 1mg/（kg·d），清晨顿服，维持 1～2 个月后逐渐减量。上述疗法口服泼尼松减量直至小剂量（5～10mg/d）均需维持 6 个月以上，再酌情停药。

尽管激素有效、方便、便宜、但长期应用可引起严重的副作用。可能出现的副作用包括：体型改变、体重增加、失眠、情绪变化、高血压恶化、糖类不耐受，精神异常、消化道溃疡、白内障、骨质疏松导致的脊柱压缩性骨折、股骨头坏死。可以对症治疗减少副作用，如抗酸药（H_2 受体拮抗药），低钠、低糖类、高蛋白质饮食，和钙剂预防疏松，可加用免疫抑制药减少激素的剂量和疗程。

2. IVIg　RCT 研究表明，IVIg 对新诊断和未经治疗 CIDP 患者很有治疗价值。另有一项回顾性研究认为远期有效。有几个特点预示着 2 年以后，患者仍需人免疫球蛋白治疗：①疾病开始治疗时，即有严重的肢体无力；②经过 6 个月治疗后病情恢复不完全，遗留功能障碍（Rankin 评分大于 0～1 分）。如果有这样的情况，6 个月后需加免疫抑制药治疗。IVIg 治疗后感觉运动功能障碍持续时间短者可能预示预后较好。中国专家提出的治疗指南建议：400mg/（kg·d），静脉滴注，连续 3～5d 为 1 个疗程。每月重复 1 次，连续 3 个月，有条件或病情需要者可延长应用数月。

与激素相比，IVIg 费用较高；长期应用激素带来的副作用存在潜在的风险，可导致病死率上升。因此，应进行经济模式和费用效果分析。

3. 血浆交换　研究发现，PE 治疗短期有效，尤其对复发病例。PE 治疗开始后，仅数日内好转，停用后又恶化，复发后重复应用 PE 仍有效，只有加用激素或免疫抑制药才可有持续的好转。PE 可作为有用的辅助治疗，尤其对于脱髓鞘病变为主的疾病早期。Dyck 等进行随机双盲、病例对照研究发现，PE 有确切的短期疗效。中国专家提出的治疗指南建议：每个疗程 3～5 次，间隔 2～3d，每次交换量为 30ml/kg，每月进行 1 个疗程。需要注意的是，在应用 IVIg 后 3 周内，不能进行血浆交换治疗。

PE 治疗较安全，很少有合并症，但是对于血管基础差或置有导管患者可能有增加感染风险，而且费用较高而且不是所有的医院能开展。

4. 其他免疫抑制药 如上述治疗效果不理想，或产生激素依赖或激素无法耐受者，可选用或加用硫唑嘌呤、环磷酰胺、环孢素、甲氨蝶呤等免疫抑制药。临床较为常用的是硫唑嘌呤，适用于对激素反应差或有严重副作用的 CIDP 患者。使用方法为 1~3mg/（kg·d），分 2~3 次口服，使用过程中需随访肝、肾功能及血常规等。

七、病程和预后

CIDP 呈缓解—复发或逐渐进展的病程，在诊断疾病时很难预料将来病程如何。缓解复发 CIDP 患者多为青少年（≤20 岁），疾病复发多见于成年人，老年患者少见。起病时病情严重，但他们对免疫调节治疗有效，而且预后好。慢性进展型常见于老年人，预后较差。

总之，CIDP 免疫调节治疗有效，如果能早期治疗、长疗程、包括物理治疗在内的多种治疗，80% CIDP 患者能改善症状，病情得以稳定。

（李晓昶）

第五章

脊髓疾病

第一节　急性脊髓炎

急性脊髓炎是非特异性炎症引起的脊髓白质脱髓鞘病变或坏死，导致急性横贯性脊髓损害，也称为急性横贯性脊髓炎，以病损水平以下肢体瘫痪、传导束性感觉障碍和尿便障碍为临床特征。

一、病因及分类

脊髓炎通常包括脊髓的感染性和非感染性炎症。主要包括病毒性脊髓炎，继发于细菌、真菌、寄生虫感染的脊髓炎，继发于原发性肉芽肿疾病的脊髓炎和非感染性脊髓炎等。若炎症限于灰质称为脊髓灰质炎；若为白质则为脊髓白质炎。若脊髓整个断面受累，称为横贯性脊髓炎；若病变多发，在脊髓长轴内充分伸展，则称播散性脊髓炎。根据病变的发展速度又可分为急性、亚急性和慢性脊髓炎。急性脊髓炎的症状在数天之内达极期；亚急性常在 2 ~ 6 周；而慢性则在 6 周以上。

本节主要讨论非感染性脊髓炎，它主要包括感染后和疫苗接种后脊髓炎、脱髓鞘性脊髓炎（急性多发性硬化）、亚急性坏死性脊髓炎和副肿瘤性脊髓炎等。本病的病因尚不清楚，多数患者在出现脊髓症状前 1 ~ 4 周有上呼吸道感染、发热、腹泻等病毒感染症状，但脑脊液未检出抗体，脊髓和脑脊液中未分离出病毒，可能与病毒感染后变态反应有关，并非直接感染所致，故称非感染性炎症型脊髓炎。

二、病理

本病可累及脊髓的任何节段。以胸髓（T_3 ~ T_5）最常见，其次为颈髓和腰髓。病损可为局灶性、横贯性等。肉眼可见受损节段脊髓肿胀、质地变软、软脊膜充血或有炎性渗出物，切面可见脊髓软化、边缘不整、灰白质界限不清。镜下显示髓内和软脊膜的血管扩张、充血，血管周围炎性细胞浸润，以淋巴细胞和浆细胞为主；灰质内神经细胞肿胀、碎裂和消失，尼氏体溶解；白质髓鞘脱失和轴突变性。病灶中可见胶质细胞增生。

三、临床表现

（一）感染后和疫苗接种后脊髓炎

急性起病，常在数小时至 2 ~ 3d 内发展至完全性截瘫。可发病于任何年龄，青壮年较常见，无性别差异，散在发病。病前数日或 1 ~ 2 周常有发热、全身不适或上呼吸道感染症状，可有过劳、外伤及受凉等诱因。首发症状多为双下肢麻木无力、病变节段束带感或根痛，进而发展为脊髓完全性横贯性损害（胸髓最常受累），病变水平以下运动、感觉和自主神经功能障碍。

（1）运动障碍：病变早期常见脊髓休克，表现截瘫、肢体肌张力低和腱反射消失，无病理征。休克期多为 2 ~ 4 周，脊髓损伤严重或有合并证，则休克期更长。休克期过后肌张力逐渐增高，腱反射亢进，出现病理征，肢体肌力由远端逐渐恢复。

（2）感觉障碍：病变节段以下所有感觉缺失，在感觉消失水平上缘可有感觉过敏区或束带样感觉异常，病变节段可有根痛或束带感。随病情恢复感觉平面可逐步下降，但较运动功能恢复慢。

（3）自主神经功能障碍：早期可有尿便潴留，但尿潴留时无膀胱充盈感，呈无张力性神经源性膀胱，膀胱充盈过度出现充盈性尿失禁；随着脊髓功能恢复，膀胱容量缩小，尿液充盈到 300 ~ 400ml 时自主排尿，称为反射性神经源性膀胱。还可有受损平面以下无汗或少汗、皮肤脱屑和水肿、指甲松脆和角化过度等。

如脊髓病损由较低节段向上发展。瘫痪和感觉障碍由下肢迅速波及上肢或延髓支配肌群，出现呼吸肌瘫痪、吞咽困难、构音障碍，则为急性上升性脊髓炎。其特点是起病急骤，病变迅速进展，病情危重，甚至导致死亡。

（二）脱髓鞘性脊髓炎

多为急性多发性硬化，其临床表现与感染后脊髓炎相似，但临床表现倾向于慢性，病情常超过 1 ~ 3 周，甚至更长。可无明显前驱感染。临床常表现为从骶部向身体的一侧或双侧扩散的麻木，同时伴下肢无力或瘫痪，之后出现尿便障碍。感觉障碍水平不明显或有 2 个平面。

四、辅助检查

（一）腰穿

CSF 压力正常，外观无色透明，细胞数、蛋白含量正常或轻度增高，淋巴细胞为主，糖、氯化物正常。压颈试验通畅，少数病例可有不完全梗阻。

（二）电生理检查

（1）视觉诱发电位（VEP）正常，可与视神经脊髓炎及 MS 鉴别。

（2）下肢体感诱发电位（SEP）波幅可明显减低；运动诱发电位（MEP）异常，可作为判断疗效和预后的指标。

（3）肌电图呈失神经改变。

（三）影像学检查

（1）脊柱 X 线平片正常。

（2）MRI 典型显示病变部脊髓增粗，病变节段髓内多发片状或斑点状病灶，呈 T_1 低信号、T_2 高信号，强度不均，可有融合。有的病例可无异常。

五、诊断及鉴别诊断

（一）诊断

根据急性起病，迅速进展为脊髓横贯性或播散性损害，常累及胸髓。病变水平以下运动、感觉和自主神经功能障碍。结合脑脊液和 MRI 检查可以确诊。

（二）鉴别诊断

需与以下疾病鉴别：与急性硬脊膜外脓肿、脊柱结核或转移性肿瘤相鉴别见表 5 - 1。

表 5 - 1 急性脊髓炎与急性硬脊膜外脓肿、脊柱结核或转移性肿瘤相鉴别表

	急性脊髓炎	急性硬膜外脓肿	脊柱结核或肿瘤
前驱症状	有上呼吸道感染或疫苗接种史	有其他部位的化脓感染	脊柱结核常有低热、乏力等症状，肿瘤常无前驱症状
全身症状	轻	重	轻或无
起病形式急，数小时至数天	急，24h～1周	较缓，数周至数月	
背痛	无或较轻	剧烈，可扩展至邻近节段	持续隐痛，不扩散
脊柱压痛	无或轻	明显	较明显
感觉缺失	传导束型感觉障碍，感觉平面清楚	传导束型感觉障碍，感觉平面不清楚	传导束型感觉障碍，从远端开始减退，常不对称
括约肌功能障碍	早期出现	较早	出现晚
CSF	正常或轻度细胞增高	细胞、蛋白增高	细胞正常、蛋白增高
X 线片	正常	可无明显异常	脊柱结核可见椎体破坏、椎间隙变窄，椎旁寒性脓肿；肿瘤可见椎体破坏
脊髓造影	可正常	可见椎管阻塞，髓外硬膜外压迫	可见椎管阻塞，髓外压迫

1. 视神经脊髓炎 如患者首先出现脊髓病损，则很难预测是否为视神经脊髓炎。能常规进行视觉诱发电位、MRI 检查则有利于鉴别。

2. 脊髓出血 多由脊髓外伤或血管畸形引起。起病急骤，迅速出现剧烈背痛、截瘫和括约肌功能障碍。腰穿 CSF 为血性，脊髓 CT 可见出血部位高密度影，脊髓 DSA 可发现脊髓血管畸形。

六、治疗

本病无特效治疗，主要采取减轻脊髓损害、防治并发症及促进功能恢复等治疗。

（一）药物治疗

1. 肾上腺皮质激素 目的是减轻可能致病的免疫反应，减轻脊髓损害。急性期可应用

大剂量甲泼尼龙短程疗法，500～1000mg 静脉滴注，1 次/d，连用 3～5d，控制病情发展；或用地塞米松 10～20mg 静脉滴注，1 次/d，10～20d 为一疗程；用上述两药后可改用泼尼松口服，40～60mg/d，维持 4～6 周后或随病情好转逐渐减量停药。

2. 免疫球蛋白　急性上升性脊髓炎或横贯性脊髓炎急性期应立即使用，成人用量 0.4g/（kg·d），静脉滴注，连用 3～5d 为一疗程。

3. 抗生素　防治泌尿道或呼吸道的感染。

4. 其他　如 B 族维生素、神经细胞保护剂、扩血管药物的应用可有助于神经功能恢复。

（二）对症治疗

急性上升性脊髓炎和高颈段脊髓炎可发生呼吸肌麻痹：轻度呼吸困难可用化痰药和超声雾化吸入，重症呼吸困难者应及时注意保持呼吸道通畅，必要时气管切开，用呼吸机辅助呼吸。

（三）加强护理，注意预防或减少并发症

（1）勤翻身、叩背，防止坠积性肺炎；瘫痪肢体应保持功能位，防止肢体痉挛和关节挛缩。

（2）在骶尾部、足跟及骨隆起处放置气圈，保持皮肤干燥清洁，经常按摩皮肤，活动瘫痪肢体，防止褥疮发生；皮肤发红可用酒精或温水轻揉，涂以 3.5% 安息香酊；已发生褥疮者应局部换药并加强全身营养，促进愈合；忌用热水袋以防烫伤。

（3）排尿障碍应留置尿管，定期膀胱冲洗，注意预防尿路感染。

（4）高位脊髓炎吞咽困难应鼻饲饮食。

（四）患者的早期康复训练

对肢体功能恢复及生活质量的提高有十分重要的意义。可采取肢体被动活动和按摩，改善肢体血液循环，促进肌力的恢复，并鼓励患者尽早主动活动。对于遗留痉挛性瘫痪的可口服巴氯芬，也可采取适当的康复性手术治疗。

七、预后

本病的预后与病情严重程度有关。无合并证者通常 3～6 个月可基本恢复，生活自理。合并泌尿系感染、褥疮、肺炎常影响恢复，导致恢复时间延长，遗留后遗症。完全性截瘫 6 个月后肌电图仍为失神经改变、MRI 显示髓内广泛信号改变、病变范围多于 10 个脊髓节段者预后不良。急性上升性脊髓炎和高颈段脊髓炎预后差，可死于呼吸循环衰竭。约 10% 的患者可演变为多发性硬化或视神经脊髓炎。

（李晓昶）

第二节　脊髓压迫症

脊髓压迫症是椎管内占位性病变或脊柱、脊髓的多种病变引起脊髓压迫，随病变进展出现脊髓半切综合征和横贯性损害及椎管梗阻，脊神经根和血管可不同程度受累。

一、临床表现

（一）急性脊髓压迫症

病情进展迅速，常于数小时至数日内脊髓功能完全丧失。多表现脊髓横贯性损害，出现病变平面以下运动、感觉、自主神经功能缺失症状和体征，可有脊髓休克。

（二）慢性脊髓压迫症

病情缓慢进展，临床上髓外与髓内病变表现完全不同。髓外压迫病变通常可分为3期。根痛期，表现为神经根痛及脊膜的刺激症状；脊髓部分受压期，表现为脊髓半切综合征的临床表现；脊髓完全受压期，出现脊髓完全横贯性损害的症状和体征。

主要症状和体征有以下几种：

（1）神经根症状：病变较小，压迫尚未及脊髓，主要表现是根性痛或局限性运动障碍。根性痛是早期病变刺激引起沿受损后根分布的自发性疼痛，疼痛剧烈难忍，改变体位可使症状减轻或加重，有时出现相应节段束带感。脊髓腹侧病变使前根受压，早期可出现前根刺激症状，支配肌群出现肌束颤动，以后出现肌无力或肌萎缩。

（2）感觉障碍：传导束性感觉障碍，一侧脊髓受压出现同侧病变水平以下深感觉障碍，对侧痛温觉障碍；脊髓前部受压出现病变水平以下双侧痛温觉丧失，触觉存在；脊髓后部受压出现病变水平以下深感觉障碍；晚期表现脊髓横贯性损害，病变水平以下各种感觉缺失。

（3）运动障碍：一侧锥体束受压引起病变以下同侧肢体痉挛性瘫痪，双侧锥体束受压初期双下肢呈伸直样痉挛性瘫痪，晚期呈屈曲样痉挛性瘫痪。

（4）反射异常：受压节段后根、前根或前角受累时出现病变节段腱反射减弱或缺失；腹壁反射和提睾反射缺失；锥体束受累出现损害平面以下腱反射亢进并出现病理反射。

（5）自主神经症状：圆锥以上病变早期出现尿潴留和便秘，晚期出现反射性膀胱；圆锥、马尾病变出现尿便失禁。病变水平以下血管运动和泌汗功能障碍。

（6）脊膜刺激症状：多因硬膜外病变引起，表现为脊柱局部自发痛、叩击痛，活动受限如颈部抵抗和直腿抬高试验阳性等。

二、辅助检查

欲确定病变的节段、性质及压迫程度，除根据临床神经系统的症状、体征外，常常需借助于适当的辅助检查。

（一）脑脊髓检查

脑脊液常规、生化检查及动力学变化对确定脊髓压迫症和脊髓受压的程度很有价值。椎管严重梗阻时脑脊液蛋白 - 细胞分离，细胞数正常，蛋白含量超过10g/L时，黄色的脑脊液流出后自动凝结，称为 Froin 征。

（二）影像学检查

（1）脊柱 X 线平片：可发现脊柱骨折、脱位、错位、结核、骨质破坏及椎管狭窄。

（2）CT 及 MRI：能清晰显示脊髓压迫的影像，尤其是 MRI 可提供脊髓病变部位、上下缘界线及性质等。

（3）椎管造影及核素扫描：前者可显示椎管梗阻界面，后者做脊髓全长扫描能较准确判断阻塞部位。

三、鉴别诊断

（一）急性脊髓炎

急性起病，病前多有感染病史，数小时或数日后出现脊髓横贯性损害，急性期脑脊液动力学试验一般无梗阻，脊髓 MRI 有助于鉴别。

（二）脊髓空洞症

起病隐袭，病程时间长，典型表现为病损节段支配区皮肤分离性感觉障碍。MRI 可显示脊髓内长条形空洞。

（三）亚急性联合变性

多呈缓慢起病、出现脊髓后索、侧索及周围神经损害体征。血清中维生素 B_{12} 缺乏、有恶性贫血者可确定诊断（表 5-2）。

表 5-2　髓内、髓外硬膜内及硬膜外病变的鉴别

	髓内病变	髓外硬膜内病变	硬膜外病变
早期症状	多为双侧	自一侧，很快进展为双侧	多从一侧开始
根痛	少见，部位不明确	早期常有，剧烈，部位明确	早期可有
感觉障碍	分离性	传导束性，开始为一侧	多为双侧传导束性
痛温觉障碍	自上向下发展，头侧重	自下向上发展，尾侧重	双侧自下向上发展
脊髓半切综合征	少见	多见	可有
节段性肌无力和萎缩	早期出现，广泛明显	少见，局限	少见
锥体束征	不明显	早期出现，多自一侧开始	较早出现，多为双侧
括约肌功能障碍	早期出现	晚期出现	较晚期出现
棘突压痛、叩痛	无	较常见	常见
椎管梗阻	晚期出现，不明显	早期出现，明显	较早期出现，明显
脑脊液蛋白增高	不明显	明显	较明显
脊柱 X 线平片改变	无	可有	明显
脊髓造影充盈缺损	脊髓梭形膨大	杯口状	锯齿状
MRI	脊髓梭形膨大	髓外肿块及脊髓移位	硬膜外肿块及脊髓移位

四、治疗方法

（1）脊髓压迫症的治疗原则是尽快去除病因，可行手术治疗者应及早进行，如切除椎管内占位性病变；恶性肿瘤或转移癌可酌情手术、放疗或化疗。

（2）急性脊髓压迫更需抓紧时机，在起病 6h 内减压，如硬脊膜外脓肿应紧急手术并给予足量抗生素，脊柱结核在行根治术同时给予抗结核治疗。

（3）瘫痪肢体应积极进行康复治疗及功能训练，长期卧床者应防治泌尿系感染、压疮、肺炎和肢体挛缩等并发症。

五、预后

脊髓压迫症预后的影响因素很多，如病变性质、治疗时机及脊髓受损程度等。髓外硬膜内肿瘤多为良性，手术彻底切除预后良好；髓内肿瘤预后较差。通常受压时间愈短，脊髓功能损害愈小，愈可能恢复。急性脊髓压迫因不能充分发挥代偿功能，预后较差。

（李晓昶）

第三节　脊髓空洞症

脊髓空洞症一种慢性进行性的脊髓变性疾病，是由于不同原因导致在脊髓中央管附近或后角底部有胶质增生或空洞形成的疾病。空洞常见于颈段，某些病例，空洞向上扩展到延髓和脑桥（称之为延髓空洞症），或向下延伸至胸髓甚至腰髓。由于空洞侵及周围的神经组织而引起受损节段的分离性感觉障碍、下运动神经元瘫痪，以及长传导束动能障碍与营养障碍。

一、病因和发病机制

脊髓空洞症与延髓空洞症的病因和发病机制目前尚未完全明确，概括起来有以下 4 种学说。

（一）脑脊液动力学异常

早在 1965 年，由 Gardner 等人认为由于第四脑室出口区先天异常，使正常脑脊液循环受阻，从而使得由脉络膜丛的收缩搏动产生的脑脊液压力搏动波通过第四脑室向下不断冲击，导致脊髓中央管逐渐扩大，最终形成空洞。支持这一学说的证据是脊髓空洞症常伴发颅颈交界畸形。其他影响正常脑脊液循环的病损如第四脑室顶部四周软脑膜的粘连也可伴发脊髓空洞症。通过手术解决颅颈交界处先天性病变后，脊髓空洞症所引起的某些症状可以获得改善。但是这种理论不能解释某些无第四脑室出口处阻塞或无颅颈交界畸形的脊髓空洞症，也不能解释空洞与中央管之间并无相互连接的病例。也有人认为传送到脊髓的搏动压力波太小，难以形成空洞。因此，他们认为空洞的形成是由于压力的影响，脑脊液从蛛网膜下隙沿着血管周围间隙（Virchow - Robin 间隙）或其他软脊膜下通道进入脊髓内所造成。

（二）先天发育异常

由于胚胎期神经管闭合不全或脊髓中央管形成障碍，在脊髓实质内残留的胚胎上皮细胞缺血、坏死而形成空洞。支持这一学说的证据是脊髓空洞症常伴发其他先天性异常，如颈肋、脊柱后侧突、脊椎裂、脑积水、Klippel - Feil 二联征（两个以上颈椎先天性融合）、先天性延髓下疝（Arnol - Chiari 畸形）、弓形足等。临床方面也不断有家族发病的报道。但该学说的一个最大缺陷在于空洞壁上从未发现过胚胎组织，故难以形成定论。

（三）血液循环异常

该学说认为脊髓空洞症是继发于血管畸形、脊髓肿瘤囊性变、脊髓损伤、脊髓炎伴中央软化、蛛网膜炎等而发生的。引起脊髓血液循环异常，产生髓内组织缺血、坏死、液化，形成空洞。

（四）继发于其他疾病

临床上屡有报道，脊髓空洞症继发于脊柱或脊髓外伤、脊髓内肿瘤、脊髓蛛网膜炎、脊髓炎以及脑膜炎等疾病。因脊髓中央区是脊髓前后动脉的交界区，侧支循环差，外伤后该区易坏死软化形成空洞，常由受伤部的脊髓中央区（后柱的腹侧，后角的内后方）起始并向上延伸。脊髓内肿瘤囊性变可造成脊髓空洞症。继发性脊髓蛛网膜炎患者，可能由于炎症粘连、局部缺血和脑脊液循环障碍，脑脊液从蛛网膜下隙沿血管周围间隙进入脊髓内，使中央管扩大形成空洞。脊髓炎时由于炎症区脱髓鞘、软化、坏死，严重时坏死区有空洞形成。

目前，多数学者认为脊（延）髓空洞症不是单一病因所造成的一个独立病种，而是由多种致病因素造成的综合征。

二、病理

空洞较大时病变节段的脊髓外形可增大，但软膜并不增厚。空洞内有清亮液体填充，其成分多与脑脊液相似。有的空洞内含黄色液体，其蛋白增高，连续切片观察，空洞最常见于颈膨大，常向胸髓扩展，腰髓较少受累。偶见多发空洞，但互不相通。典型的颈膨大空洞多先累及灰质前连合，然后向后角扩展，呈"U"字形分布。可对称或不对称地侵及前角，继而压迫脊髓白质。空洞在各平面的范围可不相同，组织学改变在空洞形成早期，其囊壁常不规则，有退变的神经胶质和神经组织。如空洞形成较久，其周围有胶质增生及肥大星形细胞，形成致密的囊壁（1～2mm厚，部分有薄层胶原组织包绕）。当空洞与中央管交通时，部分空洞内壁可见室管膜细胞覆盖。

空洞亦可发生在延髓，通常呈纵裂状，有时仅为胶质瘢痕而无空洞。延髓空洞有下列3种类型：①裂隙从第四脑室底部舌下神经核外侧向前侧方伸展，破坏三叉神经脊束核、孤束核及其纤维；②裂隙从第四脑室中缝扩展，累及内侧纵束；③空洞发生在锥体和下橄榄核之间，破坏舌下神经纤维。上述改变以①、②型多见，③型罕见。延髓空洞多为单侧，伸入脑桥者较多，伸入中脑者罕见。延髓空洞尚可侵犯网状结构，第Ⅹ、Ⅺ、Ⅻ脑神经及核，前庭神经下核至内侧纵束的纤维，脊髓丘系以及锥体束等。

脑桥空洞常位于顶盖区，可侵犯第Ⅵ、Ⅶ脑神经核和中央顶盖束。

Barnett等根据脊髓空洞症的病理改变及可能机制，将其分为4型。

1. 脊髓空洞伴孟氏孔阻塞和中央管扩大

（1）伴Ⅰ型Chiari畸形。

（2）伴颅后窝囊肿、肿瘤、蛛网膜炎等造成孟氏孔阻塞。

2. 脊髓空洞不伴孟氏孔阻塞（自发型）

3. 继发性脊髓空洞：脊髓肿瘤（常为髓内）、脊髓外伤、脊蛛网膜炎、硬脊膜炎、脊髓压迫致继发性脊髓软化

4. 真性脊髓积水，常伴脑积水

三、临床表现

发病年龄通常为20～30岁，偶尔发生于儿童期或成年以后，文献中最小年龄为3岁，最大为70岁。男性与女性比例为3∶1。

（一）脊髓空洞症

病程进行缓慢，最早出现的症状常呈节段性分布，首先影响上肢。当空洞逐渐扩大时，由于压力或胶质增生的作用，脊髓白质内的长传导束也被累及，在空洞水平以下出现传导束型功能障碍。两个阶段之间可以间隔数年。

（1）感觉症状：由于空洞时常始于中央管背侧灰质的一侧或双侧后角底部，最早症状常是单侧的痛觉、温度觉障碍。如病变侵及前连合时可有双侧的手部、臂部尺侧或一部分颈部、胸部的痛、温觉丧失，而触觉及深感觉完整或相对地正常，称为分离性感觉障碍。患者常在手部发生灼伤或刺、割伤后才发现痛、温觉的缺损。以后痛、温觉丧失范围可以扩大到两侧上肢、胸、背部，呈短上衣样分布。如向上影响到三叉丘脑束交叉处，可以造成面部痛、温觉减退或消失，包括角膜反射消失。许多患者在痛、温觉消失区域内有自发性的中枢痛。晚期后柱及脊髓丘脑束也被累及，造成病变水平以下痛、温、触觉及深感觉的感觉异常及不同程度的障碍。

（2）运动障碍：前角细胞受累后，手部小肌肉及前臂尺侧肌肉萎缩，软弱无力，且可有肌束颤动，逐渐波及上肢其他肌肉、肩胛肌以及一部分肋间肌。腱反射及肌张力减低。以后在空洞水平以下出现锥体束征、肌张力增高及腱反射亢进、腹壁反射消失、Babinskin 征呈阳性。空洞内如果发生出血，病情可突然恶化。空洞如果在腰骶部，则在下肢部位出现上述的运动及感觉症状。

（3）营养性障碍及其他症状：关节的痛觉缺失引起关节磨损、萎缩和畸形，关节肿大，活动度增加，运动时有摩擦音而无痛觉，称为夏科（Charcot）关节。在痛觉消失区域，表皮的烫伤及其他损伤可以造成顽固性溃疡及瘢痕形成。如果皮下组织增厚、肿胀及异样发软，伴有局部溃疡及感觉缺失时，甚至指、趾末端发生无痛性坏死、脱失，称为 Mervan 综合征。颈胸段病变损害交感神经通路时，可产生颈交感神经麻痹（Homner）综合征。病损节段可有出汗功能障碍，出汗过多或出汗减少。晚期可以有神经源性膀胱以及大便失禁现象。其他如脊柱侧突、后突畸形、脊柱裂、弓形足等亦属常见。

（二）延髓空洞症

由于延髓空洞常不对称，症状和体征通常为单侧型。累及疑核可造成吞咽困难及呐吃、软腭与咽喉肌无力、悬雍垂偏斜；舌下神经核受影响时造成伸舌偏向患侧，同侧舌肌萎缩伴有肌束颤动；如面神经核被累及时可出现下运动神经元型面瘫；三叉神经下行束受累时造成同侧面部感觉呈中枢型痛、温觉障碍；侵及内侧弓状纤维则出现半身触觉、深感觉缺失；如果前庭小脑通路被阻断可引起眩晕，可能伴有步态不稳及眼球震颤；有时也可能出现其他长传导束征象，但后者常与脊髓空洞症同时存在。

四、辅助检查

（一）腰椎穿刺及奎肯试验

一般无异常发现。如空洞较大则偶可导致脊腔部分梗阻引起脑脊液蛋白含量增高。

（二）X 线检查

可发现骨骼 Charcot 关节、颈枕区畸形及其他畸形。

（三）延迟脊髓 CT 扫描（DMCT）

即在蛛网膜下隙注入水溶性阳性造影剂，延迟一定时间，分别在注射后 6h、12h、18h 和 24h 再行脊髓 CT 检查，可显示出高密度的空洞影像。

（四）磁共振成像（MRI）

是诊断本病最准确的方法。不仅因为其为无创伤检查，更因其能多平面、分节段获得全椎管轮廓，可在纵、横断面上清楚显示出空洞的位置及大小、累及范围、与脊髓的对应关系等，以及是否合并 Arnol – Chiari 畸形，以鉴别空洞是继发性还是原发性，有助于选择手术适应证和设计手术方案。

（五）肌电图

上肢萎缩肌肉有失神经表现，但在麻木的手部，感觉传导速度仍正常，是因病变位于后根神经节的近端之故。

五、诊断与鉴别诊断

（一）诊断

成年期发病，起病隐袭，缓慢发展，临床表现为节段性分布的分离性感觉障碍，手部和上肢的肌肉萎缩，以及皮肤和关节的营养障碍。如合并有其他先天性缺陷存在，则不难做出诊断。MRI 检查可确诊。

（二）鉴别诊断

本病须与下列疾病鉴别：

1. 脊髓内肿瘤　可以类似脊髓空洞症，尤其是位于下颈髓时。但肿瘤病变节段短，进展较快，膀胱功能障碍出现较早，而营养性障碍少见，脑脊液蛋白含量增高，可以与本病相区别。对疑难病例可做脊髓造影和 MRI 鉴别。

2. 颈椎骨关节病　可出现手部及上肢的肌肉萎缩，但根痛常见，感觉障碍为呈根性分布而非节段性分布的分离性感觉障碍。可行颈椎摄片，必要时做 CT 和 MRI 检查可明确诊断。

3. 肌萎缩性侧索硬化症　不容易与脊髓空洞症相混淆，因为它不引起感觉异常或感觉缺失。

4. 脑干肿瘤　脊髓空洞症合并延髓空洞症时，需要与脑干肿瘤鉴别。脑干肿瘤好发于 5 ～15 岁儿童，病程较短，开始常为脑桥下段症状而不是延髓症状，临床表现为展神经、三叉神经麻痹，且可有眼球震颤等；其后随肿瘤长大而有更多的脑神经麻痹症状，出现交叉性瘫痪。如双侧脑干肿瘤则出现双侧脑神经麻痹及四肢瘫。疾病后期可出现颅内压力增高等，可与延髓空洞症相鉴别。

5. 麻风　虽可有上肢肌萎缩与麻木，但无分离性感觉障碍，所有深浅感觉均消失，且常可摸到粗大的周围神经（如尺神经、桡神经及臂丛神经干），有时可见到躯干上有散在的脱色素斑、手指溃疡等，不难鉴别。

六、治疗

本病目前尚无特殊疗法，可从以下几方面着手。

（一）支持治疗

一般对症处理，如给予镇痛药、B 族维生素、三磷酸腺苷、辅酶 A、肌苷等。痛觉消失者应防止烫伤或冻伤。加强护理，辅助按摩、被动运动、针刺治疗等，防止关节挛缩。

（二）放射治疗

对脊髓病变部位进行照射，可缓解疼痛，可用深部 X 线疗法或放射性核素^{131}I 疗法，以后者较好。方法有：

（1）口服法。先用复方碘溶液封闭甲状腺，然后空腹口服钠^{131}I 溶液 50～200μCi，每周服 2 次，总量 500μCi 为 1 个疗程，2～3 个月后重复疗程。

（2）椎管注射法。按常规做腰椎穿刺，取头低位 15°，穿刺针头倾向头部，注射无菌钠^{131}I 镕液 0.4～1.0μCi/ml，15d 1 次，共 3 或 4 次。

（三）手术治疗

对 Chairi 畸形、扁平颅底、第四脑室正中孔闭锁等情况可采用手术矫治。凡空洞/脊髓的比值＞30%者，有手术指征。手术的目的在于：

（1）纠正伴同存在的颅骨及神经组织畸形。

（2）椎板及枕骨下减压。

（3）对张力性空洞，可行脊髓切开和空洞—蛛网膜下隙分流术或空洞—腹膜腔分流术。

（四）中药治疗

有人采用补肾活血汤加减治疗该病，据报道有效。但至少持续服药 3 个月以上，否则疗效不佳。

七、预后

本病进展缓慢，如能早期治疗，部分患者症状可有不同程度缓解。少数患者可停止进展，迁延数年至数十年无明显进展。部分患者进展至瘫痪而卧床不起，易发生并发症，预后不良。

（吴孟娇）

第四节　脊髓血管疾病

一、概念

脊髓血管疾病分为缺血性、出血性及血管畸形 3 类。发病率低于脑血管疾病，脊髓内结构紧密，较小的血管损害造成严重的后果。

二、病因及发病机制

（一）缺血性脊髓病

心肌梗死、心脏停搏、主动脉破裂、主动脉造影、胸腔和脊柱手术等引起的严重低血压，以及动脉粥样硬化、梅毒性动脉炎、肿瘤、蛛网膜粘连均可导致。

（二） 出血性脊髓疾病

椎管内出血主要的原因是外伤。脊髓动静脉畸形、血管瘤、血液病、抗凝治疗和肿瘤等可引起自发性出血。

（三） 脊髓血管畸形

是先天性血管发育异常，压迫、缺血、血栓形成及出血等导致脊髓功能受损，约1/3合并皮肤血管瘤、颅内血管畸形和脊髓空洞症等。

三、病理

脊髓对缺血耐受力较强，轻度间歇性供血不足不会造成脊髓明显损害，完全缺血15min以上造成脊髓不可逆损伤。脊髓前动脉血栓形成最常见于血供薄弱的颈胸段；脊髓后动脉左、右各一，形成血栓少见。

脊髓梗死可致神经细胞变性、坏死，灰白质软化、组织疏松和血管周围淋巴细胞浸润；晚期血栓机化，被纤维组织取代并有血管再通。脊髓内出血常侵及数个节段，中央灰质居多；脊髓外出血形成血肿或血液进入蛛网膜下腔，出血灶周围组织水肿、瘀血及继发神经组织变性。脊髓的任段都可发生脊髓血管畸形，是由扩张迂曲的异常血管形成网状血管团及其上下方的供血动引流静脉组成。

四、临床表现

（一） 缺血性疾病

1. 脊髓短暂性缺血发作（spinal TIA）

（1）突然发作，持续时间短暂，可完全恢复，不遗留任何后遗症。

（2）典型表现：间歇性跛行和下肢远端发作性无力，休息或使用血管扩张剂后缓解。

（3）或仅有自发性下肢远端发作性无力，反复发作，可自行缓解，间歇期症状消失。

2. 脊髓梗死 卒中样起病，脊髓症状常在数分钟或数小时达到高峰。

（1）脊髓前动脉综合征。①中胸段或下胸段多见；②首发症状突然出现病损水平相应部位根或弥漫性疼痛，短时间内发生弛缓性瘫痪；③脊髓休克期过后转变为痉挛性瘫；④感觉障碍导束型，痛温觉缺失而深感觉保留；⑤尿便障碍较明显。

（2）脊髓后动脉综合征。①脊髓后动脉极少闭塞，因侧支循环良好，即使发生症状也较轻复较快；②急性根痛；③病变水平以下深感觉缺失和感觉性共济失调；④痛温觉和肌力保⑤括约肌功能常不影响。

（3）中央动脉综合征。①病变水平相应节段下运动神经元性瘫；②肌张力减低、肌萎缩；⑨多无感觉障碍和锥体束损害。

（二） 出血性疾病

（1）急性横贯性脊髓损害表现：硬膜外、硬膜下和脊髓内出血，均可骤然出现剧烈的背痛、截瘫、括约肌功能障碍、病变水平以下感觉缺失等。

（2）硬膜下血肿比硬膜外血肿：少见。

（3）脊髓蛛网膜下腔出血：急骤的颈背痛、脑膜刺激征和截瘫等。

（4）脊髓表面血管破裂：可能只有背痛而无脊髓受压表现。

（三）血管畸形

（1）血管：动脉性及静脉性罕见，多为动静脉畸形所致。

（2）部位：多见于胸腰段，其次为中胸段，颈段少见。

（3）年龄和性别：多在 45 岁前发病，约半数在 14 岁前发病，男女之比为 3∶1。

（4）发病特点：多见缓慢起病，亦可为间歇性病程，有症状缓解期；突然发病者由畸形血管破裂所致。

（5）首发症状：多为急性疼痛，表现不同程度截瘫，根性或传导束性感觉障碍。

（6）脊髓半切综合征：脊髓半侧受累。

（7）括约肌功能障碍：早期为尿便困难，晚期则失禁。

（8）单纯脊髓蛛网膜下腔出血：少数患者出现。

五、辅助检查

（一）脑脊液检查

脊髓蛛网膜下腔出血 CSF 呈血性；椎管梗阻时 CSF 蛋白量增高，压力低。

（二）CT 和 MRI

可显示脊髓局部增粗、出血、梗死，增强后发现血管畸形。脊髓造影确定血肿部位、血管畸形位置和范围。选择性脊髓动脉造影对确诊脊髓血管畸形最有价值，明确显示畸形血管大小、范围、类型及与脊髓的关系。

六、诊断及鉴别诊断

（一）诊断

（1）脊髓血管病的临床表现复杂，缺乏特异性检查手段。

（2）依据动脉硬化、外伤、血压波动等，配合脊髓影像学和脑脊液检查确诊缺血性病变。

（二）鉴别诊断

（1）脊髓间歇性跛行：应与血管性间歇性跛行鉴别，后者皮温低、足背动脉搏动减弱或消失，超声多普勒检查有助于鉴别。

（2）急性脊髓炎：表现急性起病的横贯性脊髓损害，病前多有前驱感染史或接种史，起病不如血管病快，CSF 细胞数可增加。

七、治疗

（一）治疗原则

缺血性脊髓血管病与缺血性脑血管病治疗相似，应用血管扩张剂及促进神经功能恢复的药物，低血压者纠正血压，疼痛明显者可给予镇静止痛剂。

（二）手术治疗

硬膜外或硬膜下血肿应紧急手术以清除血肿，解除脊髓压迫。

（三）病因治疗

其他类型椎管内出血应使用脱水剂、止血剂等；脊髓血管畸形可行血管结扎、切除或介入栓塞治疗。

（四）护理及康复

截瘫患者应加强护理，防止合并证如褥疮和尿路感染等；急性期过后或病情稳定后应尽早开始肢体功能训练及康复治疗。

（吴孟娇）

第五节　脊髓亚急性联合变性

脊髓亚急性联合变性（SCD），是由于胃黏膜内因子的缺乏，胃肠道内维生素 B_{12} 吸收不良所引起的神经系统变性疾病，又称维生素 B_{12} 缺乏症。通常与恶性贫血一起伴发。其主要的病理变化是脊髓后索与侧索白质变性，但本病的损害不限于脊髓，周围神经、视神经及大脑半球也可发生改变。临床主要表现为下肢深感觉缺失、感觉性共济失调、痉挛性截瘫和周围神经病变。

一、病因与发病机制

亚急性联合变性的病因与维生素 B_{12} 缺乏相关。维生素 B_{12} 是人体核蛋白合成过程中所必需的两种酶——甲硫氨酸合酶和甲基丙二酰辅酶 A 变位酶的重要辅助因子。当其缺乏时会影响脱氧核糖核酸（DNA）和核糖核酸（RNA）的合成。同时，叶酸的代谢与维生素 B_{12} 也有密切关系，同样影响 DNA 的合成。其结果是直接影响骨髓和胃黏膜等组织进行细胞分裂而致贫血及胃肠道症状，成人神经细胞不再进行有丝分裂、髓鞘合成的某种缺陷致神经轴突变性，特别容易累及脊髓后、侧索。故本病有时与恶性贫血并存，在白种人中尤为常见，而我国则相对少见。

正常人维生素 B_{12} 的贮存量很大，每日对维生素 B_{12} 的需求很少（仅 $1\sim 2\mu g$），通常维生素 B_{12} 缺乏很少见。摄入的维生素 B_{12} 经与胃液中的内因子结合成为稳定的复合物，才不被肠道细菌利用，而在回肠远端吸收。在维生素 B_{12} 的摄取、释放、吸收、结合和运转中的任一环节发生障碍都可引起维生素 B_{12} 缺乏。常见原因有：①营养不足或需要增加；②吸收障碍，如内因子缺乏，见于萎缩性胃炎、胃癌、胃大部切除术后、幽门梗阻等；⑧小肠疾患，如原发性或继发性小肠吸收不良综合征、节段性回肠炎或回肠切除术后等；④药物影响，如依地酸钙钠，新霉素等可影响维生素 B_{12} 在小肠内的吸收；⑤绦虫病等；⑥血液中转钴胺蛋白缺乏。

二、病理

主要病变为脊髓的后索与侧索白质和周围神经的缓慢髓鞘脱失和轴突变性，严重病例可累及视神经和大脑白质。这种变性的起初在脊髓上呈散在的海绵状，周围神经有髓鞘断裂，脑内可发生小的髓鞘变性灶，以粗大的神经纤维损害为重。

· 157 ·

三、临床表现

本病多见于中年以上者。男女发病无差异，呈亚急性或慢性起病。多数患者在神经症状出现时伴有贫血，表现为倦怠、乏力、腹泻和舌炎等。但也有部分患者神经症状先于贫血。神经系统的初始症状见于肢体远端，足趾、足和手指末端感觉异常，如针刺感、麻木感和烧灼感等。随着病情进展，因后索病变导致深感觉障碍而出现步态不稳（感觉性共济失调）。周围神经受累表现为肢体无力、肌张力减退及腱反射减退或消失。腿部肌肉有压痛，四肢远端痛、温觉减退，呈手套、袜子样分布，提示存在周围神经病变。侧索受损出现腱反射亢进，锥体束征阳性和痉挛性不全截瘫。括约肌功能障碍及阳痿出现较晚。屈颈时可出现一阵阵由背脊向四肢放射的触电感。累及视神经和大脑神经时可出现如易激惹、抑郁、幻觉和认知功能减退及味觉、嗅觉的改变。近年来，由于有效和及时的予以治疗，精神症状出现的概率已大大减少。

四、辅助检查

少数病例可有脑脊液蛋白增高，注射组胺做胃液分析可发现有抗组胺的胃液缺乏，周围血象及骨髓涂片可发现巨细胞性低色素贫血，血清维生素 B_{12} 降低，血清甲基丙二酸和半胱氨酸吸收增高。Schilling 试验（口服放射性核素[57]Co 标记的维生素 B_{12} 测定其尿、粪中的排泄物含量）、神经传导速度和诱发电位等检查有助于明确或排除诊断。

五、诊断与鉴别诊断

中年以上起病，有脊髓后索、侧索与周围神经受损的神经体征及精神症状者，应考虑本病的可能。血清中维生素 B_{12} 降低（正常值为 200 ~ 900ng/L）或有恶性贫血者，可明确诊断。当血清维生素 B_{12} 在低水平时，还需要测定血清甲基丙二酸和高半胱氨酸，这两者在维生素 B_{12} 缺乏时异常增加。给予维生素 B_{12} 治疗后，血清甲基丙二酸降至正常或神经症状得以改善，也可确诊。

没有贫血改变或无维生素 B_{12} 缺乏的根据时，需要与糖尿病患者引起的神经系统改变及慢性使用一氧化氮（笑气）引起的脊髓病相鉴别。此外，还要与颈椎骨关节病、脊髓压迫症、周围神经病、多发性硬化和神经梅毒（脊髓痨）等相鉴别。根据各自的病史特点，佐以神经诱发电位、脑脊液检查和脊髓造影等有助鉴别。

六、治疗和预后

如不予对症治疗，发病后 2 ~ 3 年可加重直至死亡。如能在发病后 3 个月内积极治疗可完全康复。因此，早期诊断和治疗是本病的关键。症状的好转大多发生在治疗后的 6 个月 ~ 1 年内。如轴突已发生破坏，则疗效较差。诊断后即肌内注射维生素 B_{12} 或甲基钴胺素。每日肌内注射维生素 B_{12} 0.5 ~ 1mg，连续 2 周，然后每周 1 次持续 4 周，最后每月 1 次维持。某些患者需要终身用药。此外，可给予维生素 B_1 肌肉注射，每次 100mg，每日 1 次或 2 次，对有周围神经受损者效果较好，症状改善后可改口服，每次 10 ~ 20mg，每日 3 次。也可使用各种铁质剂如硫酸亚铁 0.3 ~ 0.6g，每日 3 次，10% 枸橼酸铁 10ml，每日 3 次，或右糖苷铁注射剂，隔日或每周 2 次，肌肉注射。对叶酸的应用意见不一。反对者认为叶酸会加重神经精神症状故不宜使用，也有认为叶酸参与氨基酸和核酸合成，与维生素 B_{12} 合用能促进红细胞的生成。建议对有恶性贫血者，与维生素 B_{12} 共同使用，每次 5~10mg 每日 3 次。同时应积极参加锻炼。对瘫痪肢体还可以用针灸、理疗、按摩等方法进行。

（吴孟娇）

第六节　脊髓肿瘤

脊髓肿瘤是指生长于脊髓及与之相连接的组织如神经根、硬脊膜、脂肪和血管等的原发性或继发性肿瘤。起源于脊髓的肿瘤远较颅内肿瘤少见，仅占成人和，儿童中枢神经系统原发肿瘤的 10%，是压迫性脊髓病的重要原因之一。根据病变部位脊髓肿瘤分为髓内（10%）和髓外（90%）两种，髓外肿瘤又分为髓外硬膜内和硬膜外肿瘤；根据肿瘤的原发部位分为脊髓原发肿瘤和脊髓转移瘤。室管膜瘤是髓内肿瘤的最常见类型，其次是各种类型的神经胶质瘤。髓外肿瘤中相对常见的类型是良性的神经纤维瘤和脊膜瘤；转移癌、淋巴瘤和骨髓瘤常位于硬膜外。

一、临床表现

肿瘤通过直接压迫、继发脊髓动脉或静脉的梗阻而产生的缺血改变以及髓内肿瘤的浸润性破坏，均可以导致脊髓功能损害而出现神经功能缺失。临床表现与脊髓肿瘤存在的部位、原发性或转移性肿瘤有关。症状常隐袭出现并逐渐进展，但转移瘤所致的脊髓压迫症状可以起病很快；背痛或神经根性痛常见，呈一侧性或沿肢体向下放射，咳嗽或用力时加重；逐渐进展的一个或多个肢体的沉重、无力、僵硬或局限性萎缩，尤其下肢可以出现瘫痪或麻木；病程早期或晚期出现尿便功能障碍。对每个患者来说其临床表现与肿瘤所在的层面、肿瘤的形态、局部血液供应情况和压迫速度有关。总体来说，髓外肿瘤由于压迫或破坏神经根或脊柱，背痛或神经根痛症状往往先于脊髓损害症状，髓内肿瘤则以脊髓功能损害为首发症状。髓内外肿瘤临床特点见表 5-3。

表 5-3　髓内外肿瘤临床特点的比较

临床特点	髓内	髓外硬膜内	硬膜外
起病形式	慢，病程长	慢，病程长	慢，病程长
根痛	少	多见	多见
脊柱压痛	少	多见	多见
感觉与运动障碍	由病灶向下发展	自下往上发展，常有脊髓半切症状	自下往上发展常两侧对称受压
括约肌功能障碍	早期发现	晚期发现	较晚期发现

二、辅助检查

腰穿脑脊液与神经影像学检查是主要的辅助检查，其特点见下表 5-4。

表 5 - 4 髓内外肿瘤辅助检查特点的比较

	髓内	髓外	硬膜外
椎管梗阻	晚期出现且轻	较早出现	较早出现
脑脊液蛋白增高	轻	明显	明显
脊椎 X 线改变	较少出现	较多见	多见
MRI	髓内病变	髓外病变	髓外病变
椎管造影	梗阻不完全	深杯口状，脊髓移位	锯齿状不全梗阻

三、诊断要点

（1）持续进行性的脊髓受压症状和脊髓损害体征。
（2）腰穿：椎管部分或完全梗阻、蛋白明显增高。
（3）脊柱 X 片：继发于肿瘤的骨侵蚀、骨破坏或骨钙化。
（4）怀疑转移瘤者有原发肿瘤部位的异常发现。
（5）脊髓 MRI 或椎管造影：有明确的髓内或髓外占位病变。

四、鉴别诊断

1. 椎间盘突出症 常与外伤或劳损有关，根痛突出，脊柱平片、CT 和 MRI 可见椎间隙狭窄，椎间盘突出。

2. 亚急性联合变性 逐渐进展病程，以足和手指末端麻木为首要表现，逐渐发展至主要影响到脊髓后索和侧索的双下肢无力走路不稳，脑脊液检查正常或轻度蛋白升高，血清维生素 B_{12} 和叶酸低于正常。

3. 脊髓蛛网膜炎 病程长，症状波动，病变范围广，往往累及多个神经根。脑脊液蛋白增高，白细胞增多，椎管造影有条索或串珠状改变。

4. 脊髓空洞症 病程缓慢，双上肢远端无力萎缩、有感觉分离现象，脊髓 MRI 可确诊。

五、治疗

及早明确诊断，争取手术治疗机会。原发脊髓肿瘤见神经外科治疗常规，转移瘤手术减压往往无效，部分患者可行放疗。

（吴孟娇）

第七节 脊髓缺血

一、病因

动脉硬化是脊髓缺血的主要原因，而且近年来缺血性脊髓病的发生率趋于上升，对高龄人群的影响更明显。由于血供不足可以造成短暂的脊髓缺血的症状，严重者可发展成为永久性脊髓损害。其他病因产生的短暂性血压过低，可以使上述病理过程加重或加速发展。由于脊髓血供大多数来自肋间动脉和腰动脉，主动脉的血流障碍可直接减少脊髓供血，主动脉病变如夹层动脉瘤、损伤和主动脉手术时临时阻断，均可使脊髓缺血加重，甚至产生脊髓软化，造成永久性截瘫。

二、病理

临床及实验均证实脊髓对缺血有较好的耐受性。在实验室条件下，狗的脊髓可耐受20～26min 的缺血而不致造成永久性神经损害。间歇性供血不足既可因适当的治疗和休息而得到缓解，又可因继发性缺血加重而致病情恶化。轻度神经损害在供血恢复后可完全消失。严重缺血则造成永久性的脊髓梗死。

三、症状

下肢远端无力和间歇性跛行为其特点。下肢无力情况在行走后更加明显，同时可以出现下肢腱反射亢进及病理反射。休息或使用扩血管药物可使无力现象缓解，病理反射也消失。病情继续进展则造成永久性损害，下肢无力不再为休息和药物治疗所缓解，并出现肌肉萎缩、共济失调和感觉障碍，晚期出现括约肌功能障碍。

四、诊断

虽然近年来本病的发生率有所上升，但较之其他脊髓疾病依然较低。因此，当出现脊髓功能损害时，应首先考虑其他常见的脊髓疾病，以免延误诊断。根据足背动脉搏动的存在可以与周围血管疾病所造成的间歇性跛行相区别。

五、治疗

主要针对动脉硬化治疗。轻病例早期增强心脏输出功能和服用扩血管药物都有助于症状的缓解；血压较低的患者可使用腹部束紧的办法，以改善脊髓的血液循环状况。任何原因造成的短暂性低血压均可能使症状加重，应尽量避免。

（李晓昶）

第八节　脊髓动脉血栓形成

一、病因

动脉硬化是老年人动脉血栓形成的主要原因。结节性动脉周围炎、糖尿病、大动脉夹层动脉瘤等也可能成为致病原因。梅毒及结核性动脉炎曾经是动脉血栓形成的主要原因。但是，脊髓动脉血栓形成的机会远较脑动脉少。从 200 例脑动脉硬化的尸检中，仅发现 2 例伴有动脉硬化性脊髓病。而 235 例进行性脊髓病的高龄患者中，几乎均有脊髓动脉硬化的表现。轻微损伤能够引起脊髓前动脉血栓形成已被尸检证实。但应首先考虑到椎间盘突出、脊髓肿瘤等对动脉压迫所致的闭塞或出血。轻微损伤导致脊髓血管畸形闭塞或出血的报道亦不鲜见。

二、病理

肉眼观察可见脊髓动脉呈节段性或区域性闭塞，动脉颜色变浅。病变的早期有脊髓充血水肿，可以发生脊髓前部或后部的大片梗死，这要依脊髓前或是脊髓后动脉受累而定。脊髓梗死的范围可达数个乃至十几个节段。组织学改变取决于发病时间的长短和侧支循环建立的情况。

三、临床表现

1. 脊髓前动脉综合征　起病突然，亦有数小时或数日内逐步起病者。剧烈的根痛为最早出现的症状，少数病例为轻微的酸痛。疼痛的部位一般在受累节段上缘相应的水平，偶尔与受累节段下缘相符合。颈部脊髓前动脉闭塞，疼痛部位在颈部或肩部。瘫痪出现之后，疼痛仍可持续数日到数周。瘫痪一般于最初数小时内发展到顶峰，很少有延迟到数日者。个别病例瘫痪发生后旋即好转，数日后再度恶化。瘫痪可以是不对称的，早期表现为脊髓休克，肌张力减低；腱反射消失。脊髓休克过去以后，病变相应节段出现松弛性瘫痪，病变水平以下为痉挛性瘫痪，肌张力增高，腱反射亢进，并出现病理反射。早期就有大小便功能障碍。感觉分离是其特征性表现：痛觉和温觉丧失而震动觉和位置觉存在。侧支循环建立后，感觉障碍很快得到改善。

当动脉闭塞发生在胸段，则仅有相应节段的肌肉瘫痪，常缺乏感觉分离现象。

腰段受累主要表现为下肢远端的轻瘫、括约肌功能障碍，缺乏感觉分离的特征。感觉消失区有皮肤营养障碍。

如果闭塞仅累及脊髓前动脉的小分支，可能发生局部小的软化灶，临床表现为单瘫或轻度截瘫，不伴有感觉障碍。

2. 脊髓后动脉血栓形成　脊髓后动脉有较好的侧支循环，因而对血管闭塞有较好的耐受性。当脊髓后动脉闭塞时，经常没有广泛的神经损伤，所以也不构成综合征。临床表现为深反射消失、共济失调、神经根痛和病变水平以下的感觉丧失，但括约肌功能常不受影响。

四、诊断与鉴别诊断

能够造成横断性或部分性脊髓损害的疾病很多，因而为脊髓动脉血栓形成的诊断带来困难。急性脊髓炎的感觉丧失是完全的，没有感觉分离现象，同时伴发热及脑脊液中炎性细胞增加等感染征象，有助于鉴别诊断。如果怀疑有脊髓肿瘤或出血，可借助于腰椎穿刺、脊髓造影、CT 或 MRI 加以鉴别。

五、治疗

脊髓动脉血栓形成与脑血栓形成的治疗原则相同。对截瘫患者应注意防止发生压（褥）疮和尿路感染。

（李晓昶）

第九节　自发性椎管内出血

椎管内出血不常见。可伴发于外伤特别是脊椎骨折时，或伴发于脊髓血管畸形或椎管内肿瘤等，亦可因腰穿或硬脊膜外麻醉而起病。医源性因素（如使用抗凝药）或与凝血相关的疾病可使椎管内出血的概率明显增加。患者可因日常活动，如排便、翻身、咳嗽甚至握手等轻微动作而诱发椎管内出血。

一、硬脊膜外血肿

（一）症状

椎管内血肿大部分为硬脊膜外血肿，血肿几乎全部位于背侧。早期症状为突然发生的背痛，数分钟到数小时之内出现神经根刺激症状，并迅速出现神经损害症状，继而逐步发生脊髓圆锥受累的表现。

（二）诊断

除根据典型症状外，腰穿和脑脊液检查、脊髓造影加高分辨率 CT 扫描均有助于确诊。MRI 的诊断意义最大，有条件时可作为首选诊断手段。

（三）鉴别诊断

包括所有能引起急性背痛和根性损害的疾病。硬脊膜外脓肿及急性椎间盘突出，虽然症状类似，但其感染和外伤史是重要鉴别点。

（四）治疗与预后

预后与脊髓损害的程度、患者的年龄及处理是否及时有关。硬脊膜外血肿多采用尽早椎板减压清除血肿的办法。术后近 50% 病例可望部分或完全恢复。

二、硬脊膜下血肿

发病率低于硬脊膜外血肿。虽然理论上有可能性，但临床上很少有硬脊膜内、外同时发生血肿者。除损伤因素外，硬脊膜内血肿的发病大多与抗凝治疗有关，少数与腰穿、肿瘤出血有关。

（一）症状

起病与临床表现和硬脊膜外血肿极其相似。急性背痛和根性症状是其特点，继之以病变节段以下的截瘫。

（二）诊断

脑脊液动力学检查常显示蛛网膜下腔梗阻，甚至出现抽不出脑脊液的"干池"现象。脊髓造影、CT 及 MRI 是明确诊断的重要依据。

（三）治疗

椎板减压和（或）血肿引流使 30%～50% 的患者可望恢复。

三、脊髓型蛛网膜下腔出血

自发性脊髓型蛛网膜下腔出血的发病率很低，不及外伤性蛛网膜下腔出血的1%。常见的出血原因为脊髓动静脉畸形、血管瘤（包括感染性动脉瘤、海绵状血管瘤等）、主动脉缩窄症及脊髓肿瘤，其中许多病例在接受抗凝治疗中发病。

（一）症状

突然起病的背痛并迅速出现截瘫，当血液进入颅内时可产生与颅内蛛网膜下腔出血相似的表现。

（二）诊断

症状典型者诊断不难。腰穿可获得血性脑脊液。脊髓造影和 MRI 有助于明确病因。本病需与快速累及脊髓的其他脊髓病相鉴别。

（三）治疗

如有血肿存在应考虑椎板减压术，同时需注意纠正凝血功能障碍和病因治疗。

四、脊髓内出血

脊髓内出血（又称出血性脊髓炎）很罕见。通常的致病原因有：①脊髓动静脉畸形；②血友病或其他凝血障碍性疾病；③髓内肿瘤；④脊髓空洞症；⑤其他不明原因。

脊髓内出血起病突然，以剧烈的背痛为首发症状，持续数分钟到数小时后疼痛停止，代之以截瘫、感觉丧失、大小便失控和体温升高。上颈段受累时可发生呼吸停止，重症者可于数小时之内死亡。度过脊髓休克期后出现痉挛性截瘫。轻者可于发病后数日或数周后恢复。但多半会遗留下或轻或重的神经损害，且存在复发的可能性。

急性期主要是对症处理，保持呼吸道通畅，防止并发症。同时注意病因学检查，以确定进一步的诊治方案。

（李晓昶）

第十节　脊髓血管畸形

脊髓血管畸形常与其他原因所致的脊髓病相混淆。其临床表现的多变性给诊断带来许多困难。近年来，对脊髓血流动力学和选择性脊髓血管造影的深入研究，使人们对这种疾病有了更正确的认识，治疗也更趋合理。

一、分类

从血流动力学角度考虑，脊髓血管畸形可分类为以下各型。

1. 脊髓血管畸形 I 型　即硬脊膜动静脉瘘，又称硬脊膜动静脉畸形、葡萄状脊髓动静脉血管病等，是最常见的脊髓血管畸形，占该类患者的75%～80%。其病理基础是硬脊膜接近神经根地方的动静脉直接交通。血供来自根动脉，沿软脊膜静脉丛回流。

I A：由单一根髓动脉供血。

I B：由多根根髓动脉供血。

2. 脊髓血管畸形Ⅱ型　即血管团样髓内动静脉畸形，是由单根或多根髓动脉供应的髓内团块样血管畸形。血管团较局限，病理血管之间没有神经组织，与正常脊髓组织之间有一层胶质细胞相隔。

3. 脊髓血管畸形Ⅲ型　称为幼稚型髓内动静脉畸形，是髓内巨大而复杂的血管团块状结构异常，血供丰富，与正常神经组织之间没有明确界限，且与Ⅱ型一样可与正常神经组织共享供血动脉，因而危害更大，治疗更困难。

4. 脊髓血管畸形Ⅳ型　为脊髓表面动静脉畸形，亦称脊髓动静脉瘘，是脊髓软脊膜的动静脉直接沟通。血管造影时出现的粗大静脉及静脉压力增高为其特征，亦为症状产生的主要原因。多呈逐步起病，病程可长达2~25年。根据血供情况可分为3个亚型：

Ⅳ-A型：仅有一个供血动脉，血流慢，压力中等。

Ⅳ-B型：血供及引流情况介于Ⅳ-A和Ⅳ-C之间。

Ⅳ-C型：有多根巨大供血动脉和团块样引流静脉。

5. 脊髓海绵状血管瘤　脊髓海绵状血管瘤或称海绵状血管畸形，由局限性海绵状的毛细血管扩大而构成，其间不含神经组织。

二、病理生理

脊髓血管畸形对临床的影响取决于许多因素，而且这些因素可以单独起作用或相互叠加。

（1）缺血：是引起脊髓损害症状的主要因素之一，缺血可以是盗血，静脉高压所致脊髓低灌注状态的结果，缺血对神经功能的影响是长期渐进的。

（2）压迫作用：常来自扩张的引流静脉或动静脉畸形血管团或海绵状血管瘤。脊髓对压迫的反应很敏感，因而导致神经损害。

（3）出血：可使脊髓血管畸形呈卒中样起病或病情突然恶化。海绵状血管瘤的多次髓内小量出血，可表现为临床症状的反复发作。

（4）血栓形成：血黏度升高，血流淤滞及血管损伤可能是造成血栓形成的基础。动脉血栓形成造成脊髓急性缺血，而静脉受累则加重了静脉淤滞，使脊髓低灌注和受压状况进一步恶化。

三、临床表现

1. 脊髓动静脉畸形：

（1）绝大部分45岁以前发病，其中约50％16岁以前出现症状，男女之比3∶1。临床特点是突然起病、症状反复再发，急性发病者系畸形血管破裂所致，出现蛛网膜下腔出血或脊髓内血肿；缓慢起病多见。逐渐加重，亦可呈间歇性病程，有症状缓解期。

（2）血管畸形出血可在该脊髓神经支配区突发剧烈根痛、根性分布感觉障碍或感觉异常，受累水平以下神经功能缺失，如上和（或）下运动神经元性瘫，表现不同程度截瘫，根性或传导束性分布感觉障碍，以及脊髓半切综合征，少数病例出现后索性感觉障碍或脊髓间歇性跛行，括约肌功能障碍早期尿便困难，晚期失禁。少数表现单纯脊髓蛛网膜下腔出血，可见颈强直及Kernig征等。

（3）约2/3的髓内AVM首发症状是不完全性瘫，有时病前有轻度外伤史，发生AVM

破裂出血,一年内复发率接近40%。血管畸形压迫和浸润脊髓可引起亚急性脊髓病变或位内病变症状体征,如分离性感觉障碍、病变节段以下运动障碍等。瘫痪常可自行好转,不久又可复发。

(4) 脊髓血管畸形常伴同节段其他组织畸形,1/4～1/3的患者合并脊柱附近皮肤血管瘤、血管痣、椎体血管畸形、颅内血管畸形、脊位空洞症及下肢静脉曲张等,对脊髓血管瘤定位有一定价值。

2. 髓周硬膜下动静脉瘘 多发于14～42岁,无性别差异。起始症状为脊髓间歇性跛行,主要表现不对称性根-脊髓综合征,临床进展缓慢,发病7～9年可能导致截瘫。

3. 硬脊膜动静脉瘘 多见于男性,平均发病年龄大于髓周硬膜下动静脉瘘。病灶几乎均位于胸腰髓,常见疼痛、感觉异常、括约肌功能障碍和上下运动神经元同时受损症状,症状常在活动或改变姿势后加重。典型病例呈慢性进行性下肢瘫,有时类似脊髓肿瘤或周围神经病(如慢性炎症性脱髓鞘性多发性神经病),至今尚无该病引起出血的报道。

4. 海绵状血管瘤 表现进行性脊髓功能障碍,髓内海绵状血管瘤多见于中青年,常引起进行性或阶段性感觉运动障碍。

四、辅助检查

1. 脑脊液检查 如椎管梗阻可见 CSF 蛋白增高,压力低。血管畸形破裂发生脊髓蛛网膜下腔出血可见血性脑脊液。

2. 脊柱 X 线平片 可显示 Cobb 综合征患者椎体、椎板及附件破坏。脊髓碘水造影可确定血肿部位,显示脊髓表面血管畸形位置和范围。不能区别病变类型。可显示碘柱内粗细不均扭曲状透亮条影附着于脊髓表面,透视下可发现畸形血管搏动。注入造影剂后患者仰卧如显示"虫囊样"可提示本病。脊髓造影可显示盆周硬膜下动静脉瘘异常血管影,病变血管水平出现梗阻或充盈缺损,脊髓直径正常,也可显示 Cobb's 综合征脊髓膨大、髓周血管影及硬膜外占位征象。

3. CT 及 MRI 检查 对脊髓血管畸形有重要诊断价值,可显示脊髓局部增粗、出血或梗死等,增强后可发现血管畸形。CT 及 MRI 可显示椎体呈多囊性或蜂窝状结构改变。MRI 可见髓内动静脉畸形,硬脊膜动静脉瘘血管呈蜿蜒线状或脊髓背侧环绕圆形低信号血管影,海绵状血管瘤表现局部脊髓膨大,内有高低混杂信号。

4. 选择性脊髓动脉造影 对确诊脊髓血管畸形有价值,可明确区分血管畸形类型,如动静脉畸形、动静脉瘘、海绵状血管瘤及成血管细胞瘤等,显示畸形血管大小、范围及与脊髓的关系,可对病变精确定位,有助于治疗方法选择。脊髓血管造影能清楚显示髓内动静脉畸形的大小、供血动脉管径及引流静脉,显示髓周硬膜下动静脉瘘或硬脊膜动静脉瘘的瘘口部位、大小、供血动脉、引流静脉及循环速度等;海绵状血管瘤血管造影正常。选择性动脉血管造影并向大动脉胸部分支注射造影剂可能找到供应该畸形的动脉分支。

五、诊断及鉴别诊断

1. 诊断 根据患者的病史及症状体征,脊髓造影或选择性脊髓血管造影可为诊断提供确切证据。临床诊断要高度重视突然起病及症状反复再发的临床特征,也要注意到可以呈缓慢起病的间歇性病程。急性发病时剧烈根痛,以及慢性病程中脊髓性间歇性跛行都高度提示本病，合并同节段血管痣、皮肤血管瘤对本病诊断及定位有意义。

2. 鉴别诊断　此病诊断较困难，早期常被误诊为其他类型脊髓病，须注意鉴别。

六、治疗

髓血管畸形治疗根据患者情况可采取选择性介入栓塞治疗，血管显微神经外科畸形血管结扎术或切除术，这些技术应用极大地提高本病的临床疗效。

1. 脊髓动静脉畸形治疗　①治疗前应先行 MRI 和 DSA 检查，明确病灶体积、形态及其纵向与横向延伸，血流流速、供血动脉、引流静脉方向或有无静脉瘤样扩张等，伴动静脉瘘须了解瘘口部位、大小及循环速度等，根据畸形类型选择及制定合适治疗方案。②髓内 AVM 含丰富弥散的畸形血管团，手术难度大，致残率高，临床首选超选择性介入栓塞疗法。该治疗通过动脉导管将栓塞剂注入畸形血管。③脊髓 AVM 威胁到脊髓功能时，属显微外科手术彻底切除病变适应证，是目前脊髓血管畸形标准化治疗方法，由于本病预后差，尽可能早期诊断，早期手术治疗，一旦出现严重脊髓功能损害再行手术则无裨益。

2. 髓周动静脉瘘治疗　可根据脊髓 DSA 显示影像，如超选择性插管可到达瘘口前端，可选择栓塞法；若供血动脉细长，导管很难到位，手术直接夹闭瘘口治愈率也相当高。

3. 硬脊膜动静脉需首选栓塞治疗，不便于栓塞治疗或治疗失败者可手术夹闭。

4. 椎体和椎旁动静脉畸形多伴脊髓压迫症状，术前栓塞可减少 AVM 大部分血供，减轻椎管内静脉高压，手术能有效去除占位效应，通常可选栓塞与手术联合治疗。

5. 对此类脊髓血管畸形除针对病因治疗，还须使用脱水药、止血药等对症治疗。截瘫病人应加强护理，防止合并症如压疮和尿路感染。急性期过后或病情稳定后应尽早开始肢体功能训练及康复治疗。

（李晓昶）

第十一节　脊髓血管栓塞

脊髓血管栓塞与脑血管栓塞的病因相同，但其发病率远较后者低。血凝块、空气泡、脂肪颗粒、炎性组织碎块、转移性恶性肿瘤组织和寄生虫都可能成为脊髓血管栓塞的栓子。

一、临床表现

脊髓血管栓塞常常与脑血管栓塞同时发生，因而临床症状常被脑部损害症状所掩盖。来自细菌性内膜炎或盆腔静脉炎的炎性组织块所造成的脊髓血管栓塞，除因动脉梗阻产生的局灶坏死外，还可能因炎性栓子的侵蚀造成弥漫性点状脊髓炎或多发性脊髓脓肿，临床表现为严重的截瘫和括约肌功能障碍。

减压病是高空飞行和潜水作业者的常见病，气栓栓塞偶尔成为胸腔手术或气胸者的并发症。在游离气泡刺激脊髓神经根时，可发生奇痒、剧痛等不愉快的感觉，进而产生感觉障碍，下肢单瘫或截瘫。

转移性肿瘤所致的脊髓血管栓塞，常伴有脊柱和椎管内的广泛转移、根痛和迅速发生的瘫痪为其特点。

疟疾患者偶尔伴发脊髓损害，随着体温的升高出现周期性截瘫和大、小便失禁，数小时后随着体温的恢复正常。截瘫的原因可能是由于被疟原虫寄生的红细胞阻塞了毛细血管，因而造成脊髓缺血水肿。抗疟疾治疗可制止它的再发。

二、治疗

主要治疗措施与脑血管栓塞相同。

（刘小双）

第十二节　脊髓拴系综合征

脊髓拴系综合征（tethered cord syndrome，TCS）是指由于先天或后天的因素使脊髓受牵拉、圆锥低位、造成脊髓出现缺血、缺氧、神经组织变性等病理改变，临床上出现下肢感觉、运动功能障碍或畸形、大小便障碍等神经损害的症候群。TCS可于任何年龄段发病，由于病理类型及年龄的不同，其临床表现各异。造成脊髓拴系的原因有多种，如先天性脊柱裂、硬脊膜内、外脂肪瘤、脊髓脊膜膨出，腰骶手术后脊髓粘连、脊髓纵裂畸形等原因。脊髓拴系的部位，多数是脊髓圆锥或终丝末端，但颈、胸段脊髓由于各种因素被牵拉，形成各种神经损害的症状也属于脊髓拴系综合征的范畴。

一、病因

目前关于脊髓拴系综合征的病因及分型各家报道不一。有学者根据发病年龄及是否有手术史分为原发性及继发性。原发性病因不甚明确，一般认为与终丝粗大、椎管内脂肪瘤、畸胎瘤、表皮样囊肿、脊髓纵裂等有关，常见于新生儿及小儿，常常伴有不同程度的脊柱裂。继发性常与手术，炎症，外伤后椎管内瘢痕形成，粘连有关，它好发于成年人，常见于脊髓脊膜膨出修补术后及蛛网膜炎。成年人脊髓拴系综合征分为如下5类：脊髓脊膜膨出修复术后型，终丝紧张型，脂肪瘤型，脊髓纵裂畸形型，蛛网膜粘连型。根据发病年龄分为小儿型及成年型。近年来通过回顾性分析根据病因学分为型脊髓脊膜膨出修补术后，终丝增粗及终丝脂肪瘤型，脂肪脊髓脊膜膨出及圆锥脂肪瘤型，脊髓纵裂，该分型对患者手术疗效判断有一定的帮助，目前为较多国外学者所采用。

二、病理

TCS可能是由于脊髓末端发育不良引起。脊髓脊膜膨出的患儿腰骶部神经数量明显减少，周围神经元体积变小。有报道腰骶部脊髓外翻胎儿脊髓结构中仅有灰质，不见白质，灰质中神经元的胞体和神经纤维都明显减少，后角区域内无神经元胞体。但目前关于脊髓发育不良学说的证据尚少，仅见少数个案报道。

随着动物模型的成功构建，人们对其发病机制有了更深入的了解，关于脊髓受牵拉，压迫学说也越来越受广大学者认同。TCS是由于脊髓受到异常牵拉、脊髓缺血、缺氧、氧化代谢作用受损从而引起神经功能障碍，临床手术所见也证实了这一观点。在外科手术中观察到脊髓背侧血管变细，表面苍白，搏动明显减弱。利用彩色多普勒测量了儿童患者术前术后脊髓远端血流量的变化并与对照组比较，发现外科松解后局部血流量有显著增加，而对照组则无明显变化。

三、诊断

通过临床症状和体征可以对该病进行初步诊断。X 线、CT、脊髓造影、MRI 等影像学检查对成人脊髓拴系综合征诊断有很大的帮助。MRI 是诊断脊髓拴系综合征的有效方法，可以出现以下表现：①终丝粗大（直径 > 2mm），蛛网膜下腔阻塞，提示尾部脊髓或神经根粘连；②低位、变细的脊髓圆锥；③脊髓圆锥或终丝移位；④骶管内蛛网膜下腔扩张；⑤造成拴系的因素，如脂肪瘤、皮样囊肿等；⑥脊髓脊膜膨出以及修复术后的改变。

影像学检查在诊断脊髓拴系综合征时也有一定局限性。因此，只有根据患者病史、症状和体征，仔细的观察神经症状，结合影像学检查，才能对成人脊髓拴系综合征做出正确的诊断。

四、治疗

目前唯一有效的治疗方法是手术松解，手术的目的是在尽量减少新的损伤情况下彻底松解脊髓圆锥，解除牵拉，压迫，以达到缓解患者临床症状及防止神经功能进一步恶化。

关于手术时机各家说法不一，对于小儿患者一般都主张早期手术。因为虽然神经功能损害大多数呈不可逆，但由于小儿出现症状时间短，神经功能损害一般较轻，早期积极的手术干预常常能收到显著的效果。有学者主张对脊膜膨出合并脊髓拴系的患者在手术修补时要同时探查硬膜囊，如发现脊髓张力增加，也要及时行松解术。对于成年患者，是否需要手术仍有很大争议。有学者认为，成年患者一般病程较长，大多数有脊膜膨出修补病史，手术效果不明显，手术治疗要慎重。如果患者一般情况允许，国内外大多数学者都主张早期积极手术，手术要求在切开硬膜囊后全部在显微镜下操作，手术的目的是缓解临床症状，防止神经功能障碍的进一步加重，而且收到了明显的效果。症状和体征方面，疼痛改善最为明显。

尽管各报道对于脊髓拴系综合征的预后有差异，但可以肯定的是手术对治疗脊髓拴系综合征是很有意义的。疼痛最容易得到控制。文献报道，78% ~83% 的患者术后腰腿痛得到改善。术前运动障碍进行性加重的患者，64% 术后症状改善，27% 的患者术后症状未再加重，而感觉障碍（如麻木、感觉异常等）改善不佳，50% 患者没有明显改善；50% 的患者术后泌尿系症状得以改善，但仍有 45% 的患者未改善；足畸形和脊柱侧弯等症状术后部分改善。有报道 14% ~60% 患者膀胱功能改善，术前膀胱功能障碍持续少于 3 ~5 年的患者预后相对较好。

成人脊髓拴系综合征术后复发率较低。有报道在平均 8 年随访期中报道 9 例（16%）因复发需要再次手术。认为脊髓脊膜膨出和广泛的蛛网膜下腔瘢痕粘连被认为是预后较差的因素。

（刘小双）

第十三节　肝性脊髓病

肝性脊髓病（hepatlc myelopathy）是继发于慢性肝病，以痉挛性截瘫为主要症状的脊髓疾病，可伴或不伴肝性脑病而存在，多发生于门静脉 – 体静脉分流后。在慢性肝病自发性门 – 体静脉分流后也有可能出现本病。

一、病因

各种慢性肝脏疾病均有发生本病的可能，如肝炎、肝硬化、肝纤维化、肝坏死等均可出现，多见于行门 - 体分流手术后或自发形成门 - 体分流后的患者，可能与血中代谢产物升高未经肝脏解毒直接进入体循环有关。有的患者血氨水平有明显升高，但也有报道血氨水平正常的病人也可发生本病。

二、病理表现

肝性脊髓病的病理解剖上主要可见脊髓侧柱的脱髓鞘改变，病理切片上可见从颈段到腰段的锥体束均可有髓鞘脱失，胸段的锥体束最易受累，胸段的脊髓丘脑侧束及脊髓小脑束也可见轻度髓鞘缺失；髓鞘脱失区域可以看到脂肪吞噬细胞和纤维胶质增生；极少量淋巴细胞浸润，脊髓背侧柱基本没有髓鞘脱失，灰质相对完整，脊髓的动静脉基本正常，感觉神经及自主神经很少受累。

三、临床表现

以青壮年男性多见，多发生在40~50岁，肝脏病变行分流手术或自发产生分流后4~5年最常出现，消化系统症状表现为慢性肝病的症状，如纳差、腹胀、乏力、肝脾大、腹水、蜘蛛痣、ALT升高、血清总蛋白降低、A/G比值倒置、血氨升高、食管胃底静脉曲张、腹壁静脉曲张及上消化道出血等。可出现或不出现肝性脑病的表现，脊髓病呈缓慢进行性加重的痉挛性截瘫为主要表现。往往以步态异常为首发症状，大多隐袭起病，逐渐进展。以双下肢先后发生僵硬无力、走路不稳开始，双下肢肌肉颤动，活动不灵活，逐渐发展成两侧对称痉挛性截瘫，早期呈伸直性痉挛性截瘫，呈强直状，膝部和踝部直伸，肌张力增加，有"折刀现象"，腱反射亢进，常有肌阵挛，锥体束征阳性，行走呈痉挛步态、剪刀步态，晚期也可出现屈曲性截瘫。少数病人可出现四肢瘫。感觉受累少见，偶有深感觉减退，痛、温觉多正常。自主神经症状少见，括约肌功能多不受累。

四、诊断

目前尚无统一的诊断标准，具有以下症状应想到本病。①有慢性肝病病史或临床有肝脏疾病的表现或肝功能异常；②有门 - 体分流的证据（手术或自发出现）；③缓慢或隐袭起病，逐渐出现的双下肢痉挛性截瘫；④排除其他原因所致的脊髓病变。凡隐袭起病，缓慢进行性痉挛性截瘫，伴或不伴肌萎缩、感觉及括约肌功能障碍者，如进一步检查有肝功能损害或门静脉高压症的证据，则应怀疑肝性脊髓病。在病程中出现黄疸、腹水、呕血及腹壁静脉怒张，食管静脉曲张等广泛体内自然侧支循环的形成或有门 - 腔静脉吻合术史，尤其是先后反复出现一过性脑症状者，则肝性脊髓病的可能性极大。

五、辅助检查

化验室检查包括胆红素、转氨酶、血氨、白蛋白等与肝脏功能有关指标，胆红素、转氨酶、血氨水平往往升高，而白蛋白多降低，出现白/球比例倒置；肌电图检查可发现神经源性损伤；脊髓的 MRI 检查可无异常发现，有助于鉴别诊断。

六、鉴别诊断

需与其他可造成进行性痉挛性截瘫的疾病鉴别，如亚急性联合变性、脊髓血管病、脊髓压迫症状等，亚急性联合变性为维生素 B_{12} 缺乏所致，脊髓 MRI 检查可以鉴别脊髓血管病及脊髓压迫；肝性脊髓病有慢性肝脏病变，有肝功能的异常及代谢产物的异常堆积，可能发现门－体静脉分流的证据。

七、治疗

目前肝性脊髓病已证明有效的治疗手段是进行肝脏移植，许多研究已证明，行肝脏移植后，进行痉挛性截瘫可被有效地逆转。其他的治疗包括保护肝脏、减少含氮食物的吸收、减少血氨水平，进行康复促进脊髓功能恢复。

（刘小双）

第六章

中枢神经系统脱髓鞘疾病

第一节　多发性硬化

一、定义

多发性硬化（multiple sclerosis，MS）是神经科中一种常见的以免疫介导攻击中枢神经系统髓鞘为特征的自身免疫性疾病。多发性硬化之所以名之为"多发性"是由于其时间上的多发，即有多次复发、缓解和中枢神经系统中病变部位的多发。19世纪初，Ollivier和Cruveilhier分别描述了多发性硬化的临床和病理学特点。Charcot首先提出这是一种独立的临床和病理单元，虽然其后又做了大量的研究，提出了不少假说，但迄今其病因及发病机制仍不详，也尚无肯定有效的防治措施。

据欧美报道，该病主要累及脑干及脊髓等并称之为"多发性硬化"，而我国的病例则主要累及视神经和脊髓，称之为"视神经脊髓炎"。早年认为这是2种不同的疾病并存在很多争议，但近年经过多方努力和协作研究已达共识：此两者实为同一种疾病，统称为多发性硬化，同时把视神经脊髓炎视作多发性硬化的其中一种类型 – Devic 型。

中枢神经系统原发性脱髓鞘疾病分类如下：

（1）急性播散性静脉周围性脑脊髓炎（ADPE）：①经典型：急性播散性脑脊髓炎（ADE）。②超急性型：急性出血性白质脑病（AHLE）。

（2）多发性硬化（MS）：①经典型；②急性型；③弥漫性脑硬化；④同心圆性硬化；⑤视神经脊髓炎。

（3）肿瘤样脱髓鞘病变。

二、发病机制

对多发性硬化患者的病理学研究表明，其中枢神经系统中有单核炎性细胞浸润，故提出在多发性硬化的病因和发病机制中免疫过程起着重要作用。概括近10年的研究所见基本可归纳为：免疫系统应答过度伴选择性攻击中枢神经系统的白质，其中，细胞免疫起主要作用，而体液免疫的作用也不容忽视。

（一）细胞免疫

1. 淋巴细胞亚群　处于多发性硬化患者的周围血中。辅助性T细胞、辅助性T细胞与抑制性 T 细胞比值也明显高于正常对照组，而抑制性 T 细胞则明显低于正常对照组。在急性期多发性硬化患者的外周血检查中发现激活的 T 细胞，而在慢性进行性多发性硬化患者的周围血中发现抑制性 T 细胞减少。这些结果提示，多发性硬化患者的病情变化与细胞免疫有关，可能由于抑制性 T 细胞缺乏，致使免疫应答过度而使髓鞘破坏、病情恶化。部分多发性硬化患者显示有抗体依赖性细胞毒性明显增高。

近年来对辅助 T 细胞（Th）及细胞因子与 MS 的关系进行了大量研究。Th 被同源配体激活而分化为功能截然不同的亚群，即辅助 T 细胞 1 型（Th_1）和 2 型（Th_2）。Th_1 产生 IFN－γ、TNF－β 和白细胞介素－2（IL－2）等促炎症性细胞因子调节细胞免疫。Th_2 产生 IL－4、IL－5、IL－6 和 IL－10 以调控体液免疫并抑制 Th_1 及细胞免疫。因此，处于向 Th_1 和 Th_2 转化阶段的 Th 对其后免疫反应的走向产生重要影响。

分泌转化生长因子－β（TGF－β）的 T 细胞有时也称为 Th_3 细胞，与 Th_2 类 CK 协同抑制 Th_2 细胞。CK 是一种低分子量可溶性蛋白质，也可由小胶质细胞和星形细胞分泌，形成中枢神经系统（CNS）的 CK 网络。该网络与免疫系统的 CK 网络相互作用，构成 MS 病理过程的细胞因子风暴，其特点是 Th_1/Th_2+Th_3 类 CK 同时上调。传递实验性自身免疫性脑炎（EAE）的是 Th_1 表型，而非 Th_2，IFN－γ 是 Th_1 分泌的主要的促炎症性 CK 之一，全身应用可使 MS 病程恶化。

2. 抗原特异性 T 细胞 Lisak R. P. 等发现，多发性硬化患者脑脊液中有与髓鞘碱性蛋白（HBP）发生特异性免疫应答的淋巴细胞，而且患者脑脊液淋巴细胞与髓鞘碱性蛋白的反应性较之周围血淋巴细胞更强。Offner 进一步利用髓鞘碱性蛋白、神经节苷脂和脑苷脂等特异性抗原与多发性硬化患者的外周血淋巴细胞共同培养，再计算激活 T 淋巴细胞的百分比，结果发现多发性硬化患者激活的 T 细胞在特异性抗原刺激后较其他神经科患者组明显增高，说明这些外周血淋巴细胞是被髓鞘碱性蛋白致敏的。Richert J. 研究证实，在部分多发性硬化患者中确有针对髓鞘成分的特异性细胞免疫应答。

3. 抗体依赖性细胞毒性 试验证实，可通过特异性抗体与中枢神经系统结构性抗原相互作用，来引起抗体依赖性细胞毒性（antibody－dependent cellular cytotoxicity，ADCC），从而破坏具此特异性抗原的神经组织。

4. 抗原特异性细胞毒性 通过抗原特异性效应性 T 细胞与细胞表面由细胞产生的蛋白质或其他递质结合可发挥细胞毒作用。

5. 自然杀伤细胞 自然杀伤（natural killer，NK）细胞对靶细胞，尤其是被病毒感染的靶细胞有直接毒性作用。

（二）体液免疫

1. 抗原及免疫功能紊乱 研究表明，在多发性硬化患者中存在 2 种抗原使免疫功能发生紊乱的情况。

（1）针对中枢神经系统结构性抗原的抗体与其特异性抗原相结合，继而通过激活补体或抗体依赖性细胞毒性（ADCC）而破坏中枢神经系统中具相应抗原的结构。

（2）针对细胞上的受体蛋白起到上调或下调这些具受体蛋白细胞的功能，但并不破坏具自身抗原的细胞。

2. 鞘内免疫球蛋白（IgG）合成增高 Tourtellotte 提出可通过计算每 24h 鞘内 IgG 合成毫克数的公式来发现多发性硬化患者鞘内 IgG 合成增高现象；William 和 Nernberg 发现脑脊

液中 IgM 和 IgE 合成也增高；而 Link 等主张同时检测血清和脑脊液中寡克隆区带等。需要除去血清中 IgG 增高和血脑屏障通透性增高的因素。

3. 脑脊液蛋白特异性成分　多发性硬化患者脑脊液增高的蛋白质中一部分是髓鞘的组成成分（如髓鞘碱性蛋白、髓鞘碱性蛋白的降解片段等），部分 IgG 是抗髓鞘不同成分的抗体（如髓鞘碱性蛋白抗体、脑苷脂抗体和神经节苷脂抗体），部分为抗某些病毒的抗体（如麻疹病毒抗体、ER 病毒抗体、单纯疱疹病毒抗体等）。这些结果显示多发性硬化可能与某些病毒感染有关，并证明此类患者确有针对髓鞘的特异性体液免疫学异常。

4. 体液因子　有报道表明，在某些多发性硬化患者的血清和脑脊液中有与白质起反应的因子，在某些情况下这些因子可致神经系统脱髓鞘。此类物质沿静脉扩散，在硬化斑中浆细胞产生的免疫球蛋白可致硬化斑扩大和临床表现加重。近年已从多发性硬化患者的脑脊液中直接测出分泌髓鞘相伴糖蛋白抗体的 B 细胞。另外，神经电阻滞因子对多发性硬化虽非特异，但在急性期有明显增高。故有人认为，多发性硬化患者血清中有许多非特异性抗体与阻滞因子，而其特异性的髓鞘碱性蛋白抗体却不明显，只有在急性期才能测到。故推测在多发性硬化的发病机制中除髓鞘碱性蛋白起主要作用外，尚有其他因素起作用。

5. 多发性硬化的被动转移　Bullock 实现了把多发性硬化患者的脑脊液注入兔皮下，使兔于 1~3 周内发生严重麻痹，组织学检查显示脊髓充血、水肿并有髓鞘碎片。

（三）自身免疫机制

现一般认为，多发性硬化是一种自身免疫调节障碍性疾病，对于自身免疫攻击的靶，主要有下述 2 个。

1. 髓鞘碱性蛋白和髓鞘相伴糖蛋白　Baigs 等测定了血和脑脊液中分泌髓鞘碱性蛋白和髓鞘相伴糖蛋白抗体的 B 细胞计数，在 25 例未经治疗的多发性硬化患者中，12 例脑脊液中有分泌髓鞘相伴糖蛋白的 IgG 型抗体的 B 细胞（平均 1/1429 脑脊液细胞）、3 例有分泌髓鞘相伴糖蛋白 IgM 型抗体的 B 细胞，但数目很少。10 例多发性硬化患者中，2 例其脑脊液中同时有分泌髓鞘碱性蛋白 IgG 抗体和髓鞘相伴糖蛋白 IgG 抗体的 B 细胞，此种抗体分泌细胞在血和骨髓中较少。而 27 例对照患者中仅有 1 例脑脊液中测出分泌髓鞘相伴糖蛋白抗体的分泌细胞。故 Baigs 等的结论为：鞘内产生髓鞘相伴糖蛋白和髓鞘碱性蛋白抗体在多发性硬化的发病机制中是重要的。

2. 髓鞘少突胶质细胞糖蛋白　实验性自身免疫性脑炎被视为多发性硬化的动物模型，实验性自身免疫性脑炎（experemental autoimmune encephalitis，EAE）免疫攻击的靶是髓鞘少突胶质细胞糖蛋白（myelin oligodendrocyte glydoprotein，MOG）。Xiao B－G 等用酶联免疫吸附方法筛选了 30 例多发性硬化患者、30 例其他神经科患者及 30 例紧张型头痛患者血和脑脊液中髓鞘少突胶质细胞糖蛋白的 IgG 抗体。结果 27 例多发性硬化、2 例其他神经科及 1 例紧张型头痛患者脑脊液中测出髓鞘少突胶质细胞糖蛋白抗体，而血浆中均未测出，Western 免疫染色肯定了抗体的特异性。多发性硬化患者脑脊液中抗体水平高于另 2 组患者，但未发现多发性硬化患者脑脊液中髓鞘少突胶质细胞糖蛋白 IgG 抗体与脑脊液中总 IgG 水平相关，故其意义有待进一步探索。

（四）其他引起脱髓鞘以及组织损伤的机制

MS 的免疫反应可以触发其他非免疫机制而造成脱髓鞘、轴突损伤以及少突胶质细胞的死亡。可溶性物质也参与脱髓鞘和组织损伤，其中包括：穿孔素、钙激活蛋白、钙激活的中性蛋白酶等。

活性氧日益受到大家的关注。一氧化氮（NO）是一种氧自由基，它参与调节炎症性脱髓鞘。NO 和其所产生的活性物质，如过氧亚硝酸盐也有细胞毒性作用，可以损伤呼吸链的功能并引起轴突传导阻滞。在 EAE 中 NO 和过氧亚硝酸盐的水平增高，NO 合成酶在急性 MS 病灶中的含量增加，并可在急性病灶中发现小胶质细胞和巨噬细胞内出现诱导型 NO 合成酶。NO 合成酶抑制剂在 EAE 中的作用视治疗时间的不同而有不同的作用，在某些阶段 NO 可以起保护作用。

在很多疾病中兴奋性毒性作用参与不可逆的细胞损伤。由 α - 氨基羟甲基异恶唑丙酸盐（AMPA）/红藻氨酸谷氨酸盐介导的异常的谷氨酸盐代谢通过激活免疫细胞生产、释放大量的谷氨酸盐而导致神经元以及少突胶质细胞的死亡。在 EAE 鼠中，通过应用 AMPA/红藻氨酸盐拮抗剂 2，3 - dihydroxy - 6 - nitro - 7 - sulfamoylbenzo - quinox - aline（NBQX）而减轻临床症状和轴突损伤，提高了少突胶质细胞的存活。

主要由 T 细胞介导的病理生理过程并不适用于所有的 MS 患者。病理学研究发现，急性脱髓鞘病灶中并不总有炎性细胞。在应用免疫抑制药的患者中急性脱髓鞘并不伴有病灶血管周围的炎症反应。此原因可以从病理学研究结果中获得启发，即在一些 MS 的病理类型中炎症可能是继发于对少突胶质细胞的原发性损害，少突胶质细胞的损害导致新抗原的释放从而激活继发性的炎症反应。Gay 等研究也发现大量 T 细胞是在髓鞘破坏之后才渗入 MS 病灶的。

三、病因

多发性硬化的病因未明，总的说来有内因和外因的共同参与。内因主要指遗传素质或自身免疫反应，而外因主要指病毒感染。动物实验、临床研究及流行病学调查提示主要还是和自身免疫反应有关。

（一）内因

流行病学调查发现：

（1）MS 有明显的家族聚集性，家系调查表明该病在同一家族成员中的发病率为2.5% ~ 12%，患病率较对照人群高 12 ~ 30 倍。

（2）在白种人中多发性硬化与组织相容性单型人类白细胞抗原 - A_3、B_7，特别是与 DRw2 相关，但人种不同其研究结果也不尽相同。美国多发性硬化患者中以类白细胞抗原 A_3、B_7、DR2 最多；印度以 B12 为最多；伊朗以 A_3 与 B_7 为最多；日本以 B_{40} 及 B 淋巴细胞上同种抗原中 DRw 的 7w008 与 7w03 为最多；约旦则以 BT102 为最多。尽管研究结果有些差异，但均发现该病与一定的组织相容性抗原相连锁，并发现人类白细胞抗原 DRw3 可能与循环抗体有关，而人类白细胞抗原 DRw2 可能与细胞免疫有关。

细胞内控制人类白细胞抗原型的基因与免疫应答基因均位于同一（第 6）对染色体上，且相毗邻，故人类白细胞抗原型与免疫应答息息相关。由于多发性硬化患者与人类白细胞抗原型相关如此密切，故 Arnason 推测多发性硬化易感基因可能为免疫应答基因，它对髓鞘产生特异的免疫应答。

（3）多发性硬化患者的一级亲属中多发性硬化发生率较普通人群高 15 ~ 30 倍。

（4）对 30 对性别相同的双胎（其中至少有一人患多发性硬化）的研究发现，纯合子双胎中两人均患多发性硬化的概率（28%）明显高于杂合子双胎（2.5%）以及其兄弟姐妹（1.9%），而可能将疾病的危险性提高到超过 5 倍。

这些资料提示先天遗传因素在多发性硬化的发病机制中起重要作用，这就可在一定程度上解释为何东、西方国家多发性硬化的发病率有如此大的差别。

在自身免疫方面，多发性硬化的病理和临床表现与用中枢神经系统的髓鞘或其不同成分在不同种动物中致实验性自身免疫性脑炎所见之间的相似性，也间接提示了多发性硬化的免疫学发病机制。实验性自身免疫性脑炎主要由 T 细胞介导，并能用髓鞘碱性蛋白成分致敏的淋巴细胞做被动转移。当加髓鞘碱性蛋白培养时，这些细胞增殖并释放淋巴因子。体液免疫应答和纤维蛋白沉积在实验性自身免疫性脑炎发病机制中的可能作用迄今尚未定论。急性实验性自身免疫性脑炎与多发性硬化和急性播散性脑脊髓炎有相似的病理学所见，脑脊液中有寡克隆免疫球蛋白，对碱性蛋白有相似的淋巴细胞反应，但由于其病程呈单时相，所以更像人类单时相的急性播散性脑脊髓炎而非反复发作多时相的多发性硬化。我们用等电点聚焦继以电转印后 ABC 染色法检测多发性硬化双胎的脑脊液寡克隆免疫球蛋白发现：若双胎中已有一个患多发性硬化，而另一个脑脊液中检出寡克隆免疫球蛋白则提示该个体可能将要出现多发性硬化的临床表现。

（二）外因

外因可以多种多样，多倾向于病毒感染。

1. 环境因素

（1）气候和日照：在生活于纬度较高、温度较为寒冷地区的人群中多发性硬化发病率较高，这提示感染或其他环境因素有作用。流行病学调查发现，多发性硬化在世界各地的发病率不同，这可能与其所在的地区有关，而与人种无关。美国南部多发性硬化发病率低，但黑人移到北部后其发病率也高且起病较晚。对南非和以色列的移民研究发现，15 岁是一关键性年龄。Pean 的流行病学调查发现，若于 15 岁以前由高发病区移民到低发病区，则这些人群的多发性硬化发病率明显下降到与低发病区的人群相同；但若出生于多发性硬化高发病区的人群于 15 岁以后才移民到低发病区，则其多发性硬化的发病率仍与高发病区人群者相同。于是有人提出，有些易感人群于儿童时代受病毒感染，经一个较长的潜伏期后才出现多发性硬化。单卵双胎者若自幼分居于不同地区，则一个患而另一个不患多发性硬化的概率为50%～60%。

（2）重金属和微量元素：有研究发现，在锌和其他重金属污染地区，MS 发病率远较预料中的高，同时发现，该群体明显暴露于促有丝分裂的微量金属中。

2. 个体社会生活状况

（1）饮食：研究发现，MS 危险性和体重指数呈负相关，体重指数增加 5 个单位后 MS 的危险性降为原来的 76%。身高和 MS 危险性呈正相关，身高每增加 10cm 患 MS 的危险性增加至 1.58 倍。人在基本能量摄入的基础上每增加 3753kj（897kcal）热量则患 MS 的危险性增加 2.03 倍。摄入动物脂肪每增加 33g，患 MS 的危险性就增加 1.99 倍。热狗或猪肉、甜食的摄入可以增加患 MS 的危险性。并认为高能量和动物类食物的摄入可以增加患 MS 的危险性。其他食物具有显著的保护作用，如植物蛋白、食物纤维、谷类纤维、维生素 C、维

生素 B_1、维生素 B_2、钙及钾等。大量摄入水果、谷类和面包也可以降低患 MS 的危险性，仅女性摄入鱼类可以降低患 MS 的危险性。

（2）吸烟：Heman 等研究发现，在校正了年龄、纬度以及血统之后，和没有吸烟的患者相比，现在仍然吸烟的患者 MS 的发病率为 1.6，在过去吸烟的患者中 MS 的发病率为 1.2，并且随着吸烟量的增加，患 MS 的危险比也增加，尽管这些前瞻性的研究结果没有证实存在因果关系，但是暗示吸烟可以提高 MS 发生的危险。美国 Ghadirian 等学者在一项病例对照研究中发现，MS 的发病危险性和吸烟存在直接、明显的正相关。在西班牙 Alcoy 地区进行病例对照研究也发现，在该地区患 MS 的危险性也和吸烟呈明显的正相关。

（3）美国 Ghadirian 等学者报道，受教育程度低可增加 MS 的发病危险性，并且发现与在笼中养的鸟相接触可以提高患 MS 的危险性，特别是在女性明显。但是和猫接触则可以降低患 MS 的危险性，尤其在男性。

3. 病原体感染

（1）病毒感染：Kurtzke J. F. 与 Hyllested K. 对 Faeroe 岛的调查发现，该岛上 MS 的发病率原来很低，1940 年以前根本没有 MS 患者，自第二次世界大战期间或之后有 MS 流行，但以后 MS 的发病率又减少，其原因不详。

一些病毒（如 TMEV、CDV、HHV-6 等）可以诱导 MS 的动物模型，并且在脑脊液（CSF）以及血液中发现一些病毒的特异性抗体，这些都促进了关于病毒和 MS 病因之间关系的研究。目前普遍认为，一些缓慢的、隐匿的、温和的病毒（如麻疹病毒、风疹病毒、腮腺炎病毒、水痘病毒、单纯疱疹病毒、带状疱疹病毒、EB 病毒等）可以促进 MS 的发生。在有些（但并非所有）MS 患者的血清和脑脊液中有麻疹病毒和某些其他病毒抗体滴度增高，Orkney 和 Sheland 岛上狗瘟很常见，而该岛 MS 的发病率很高。Athanson 和 Cook 对冰岛的调查发现，在狗瘟流行后 4~5 年，该地区的 MS 的发病率会增高，MS 患者养的狗比非 MS 患者养的狗更易患狗瘟。Fmtos Alesda 等对西班牙 Alico 地区的 MS 发病危险因素进行了随机对照研究，发现该地区 MS 的发病危险性与狗接触有关，并认为和狗接触可以作为该地区 MS 的一个易感因素。故认为多发性硬化为病毒感染所诱发的可能性很大，很可能是狗瘟病毒，就目前的了解认为狗瘟病毒与麻疹病毒很相似。

另外，对体液免疫和细胞免疫的研究也提供了一些麻疹病毒感染的依据：①MS 患者脑脊液中有 IgG 升高且呈 IgG 组分区带型，其 IgG 的轻链中 K 与 λ 的比例失常，提示 MS 患者有感染存在。②Norrby 发现 MS 患者脑脊液中有麻疹病毒抗体升高，提示 MS 患者中枢神经系统可能有长期麻疹病毒感染。但后来发现 MS 患者血清中不仅麻疹病毒抗体滴度高，其他病毒抗体滴度也高，又 MS 患者的未患 MS 的家属之麻疹病毒抗体滴度也高，提示这可能是非特异性改变。③Utermohlen 发现 MS 患者的淋巴细胞对麻疹病毒感染的细胞有亲附作用。Ewan 和 Kachmann 发现 MS 患者的淋巴细胞可溶解感染麻疹的细胞。

Ascherio 等关于 EB 病毒（EBV）是否是 MS 的病因的 meta 分析发现，MS 患者中 EBV 血清型阳性率和血清型阴性率之间的比值是 13.5，并认为 EBV 血清阳性不能用在 MS 患者中的非特异性免疫激活来解释，EBV 血清学阳性可能是由于 EBV 促发了 MS 的发病。最近研究发现，MS 可能与人类疱疹病毒-6（HHV-6）和单纯疱疹病毒Ⅰ或Ⅱ（HSVⅠ或 HSVⅡ）这两种嗜神经病毒有关，它们存在于 MS 脱髓鞘斑块及少突胶质细胞中，可参与触发免疫反应。

最近有学者报道分离出一种新的与 MS 关系密切的反转录病毒，称之为 MSRV，该病毒与内源性反转录病毒 REV 家族密切相关，这种内源性反转录病毒的表达可能促发自身免疫反应，导致 MS 的发病。反转录病毒参与 MS 的致病级联反应以及对胶质细胞特异性的细胞毒作用，最近被认为是一个可以解释 MS 的一些复杂的病理生理以及神经病理特点的假设。细胞毒性作用能够诱导少突胶质细胞以及星形细胞的凋亡，这种作用在各种体液中都可以出现。这表明脱髓鞘现象可能是直接胶质细胞损伤的一部分。此外，反转录病毒的表达以及细胞毒因子的产生都可以在 MS 的单核细胞巨噬细胞培养物以及 MS 患者的 CSF 中找到证据。Dolei 等测定血液和 CSF 中 MS 相关的 MSRV，结果 MS 患者在临床发作时有 50% 的患者在 CSF 中可以测到 MSRV，并且随着疾病的进展测出的患者的比例增高，而在神经系统炎症性疾病患者中有 40% 的可以在 CSF 中测到 MSRV。在血液中，可以在所有的 MS 患者中测到 MSRV，而在大部分炎症性神经系统疾病患者以及很少正常献血者中可以测到 MSRV。于是认为 MSRV 可以作为炎症性神经系统疾病的一个标志。

病毒通过以下机制促进 MS 发病，如分子模拟、决定簇扩展、旁观者效应、超抗原激活淋巴细胞等引起对髓鞘成分的自身免疫应答。但用 MS 病变组织做病毒观察、分离和培养迄今均未成功。Carp 称从脑分离出"多发性硬化相关抗原"，但其后无人再能重复分离出此种抗原。Rorke 自 MS 患者脑中分离出巨细胞病毒，但其后发现可能为动物污染所致。有一种可能性是：一种"不完全"的病毒不能从组织培养中分离出来，但却能致中枢神经系统慢病毒感染。但是，把 MS 组织注入比人类低等的灵长类动物，迄今也未能致中枢神经系统慢病毒感染。

尽管目前发现某些病毒感染可以增加 MS 的发病危险性，但是还没有发现 MS 就是由某种病毒引起的依据。对感染和 MS 病因及发病机制之间关系的研究是目前 MS 研究中的热点之一。

（2）肺炎衣原体：有研究发现，64% MS 患者血清和 CSF 中可分离出肺炎衣原体，并运用聚合酶链反应（PCR）方法检测出 97% MS 患者 CSF 中肺炎衣原体主要的外膜蛋白（MOMP）基因，表明 MS 的发病与肺炎衣原体感染也有一定关系。大多数鞘内有针对肺炎衣原体免疫球蛋白的 MS 患者 CSF 中的寡克隆区带对肺炎衣原体的抗原成分起反应，但是这些抗体是 MS 患者非特异性免疫球蛋白产物的一部分。Krametter 等也发现 MS 患者 CSF 中肺炎衣原体 IgG 抗体的滴度明显高于对照组，并且 MS 患者中 13/16 有鞘内多克隆抗体的形成，但是 CSF 中肺炎衣原体滴度和病程的长短、病程经过、临床或者 MRI 上疾病的活动性以及病残患者 IgG、寡克隆区带（OCBs）的出现等并不相关。

（3）原虫：Mannaberg 早认为 MS 和疟原虫感染有关。最近，Kissler 等将美国疟原虫感染的分布和 MS 的分布作比较，认为在儿童早期感染疟原虫可以阻止以后 MS 的发病，而在青春期以后疟原虫隐性感染可能是导致 MS 的原因。

（三）促发因素

已证实干扰素 - γ（IFN - γ）是导致疾病活动及复发的触发因子之一，此外，HHV - 6、HSVⅠ或 HSVⅡ、MSRV 也被认为是触发疾病的因素。尚有其他诸多因素如外伤、感染、妊娠、手术、中毒、疫苗接种、输血、过度疲劳、情绪紧张、对某些药物的变态反应均可成为发病的诱因。

四、病理

MS 的病灶可发生于中枢神经系统白质的任何部位，最基本的病理特征是中枢神经系统硬化斑块，一般直径为 0.1~4cm。大体标本可见慢性斑块标本色浅、触之硬，新鲜斑块的色较慢性者为深。有些患者在脑桥和脊髓的表面可见斑块，但半球的切面尤其是在前部的脑室周围斑块较多。镜下则斑块更多，在灰质可有小的斑块。斑块内有完全或不完全的髓鞘脱失，相对的轴索保留和胶质增生。其破坏偶可严重到轴索完全中断，甚至产生束性坏死。

在中枢神经系统白质内小静脉周围，散在大小不一的斑块，其中最好发于脑室（尤其侧脑室）周围。新鲜病灶呈粉红色，神经细胞和轴突减少，呈血管周围的袖套，即静脉周围的炎性脱髓鞘病变，含巨噬细胞、淋巴细胞和浆细胞。病灶内可见呈游离状态或被巨噬细胞所吞噬的髓鞘（主要是脂质）的破坏产物。在急性期或晚期严重病变区则可见与髓鞘破坏不成比例的活勒变性。随病情好转，这些炎性改变渐趋消退而代之以星形细胞增生，所以，病灶颜色变灰、白，而呈斑块。另外，在病灶周围可见髓鞘再生作用。有人把伴坏死特点的视神经脊髓病名之为 Devic 综合征，但没有令人信服的证据来证明它是不同于多发性硬化的另外一种单独的临床或病理单元，过渡性硬化和 Balo 同心圆性硬化可能是多发性硬化的一种病理变异型。

多发性硬化的分类：①经典型；②急性型；③弥漫性脑硬化；④同心圆性硬化；⑤视神经脊髓炎来分述其主要病理改变。

（一）经典型

形态学上脑和脊髓外观基本正常，慢性病例脑可轻度萎缩，脑沟增宽，轻度脑室扩张。大脑、脑桥、脊髓表面和胼胝体切面可见大量的境界清楚的、不规则的、灰色硬实下陷的斑块。病灶直径数毫米到数厘米，分布在两侧大脑半球，略对称，以一侧大脑半球为主的罕见。斑块与脑室系统关系密切，特别是在侧脑室的侧角，导水管和第四脑室的底部。镜下斑块为脱髓鞘区，最初围静脉分布，血管周围有不等量淋巴细胞浸润。活动期病灶见髓鞘崩解。一般认为较早期的病变特征是髓鞘崩解，轴索相对保存，但严重时髓鞘和轴索均有崩解。崩解的髓鞘呈颗粒状，被吞噬细胞吞噬，形成泡沫细胞。在髓鞘和少枝胶质细胞丢失后几周，吞噬细胞内外还可见有中性脂肪。星形细胞有明显的反应性增生，并可见围血管性炎症。位于皮质内的斑块。可见神经细胞残存。晚期病灶胶质纤维化，成为硬斑。

（二）急性型多发性硬化

尸体检查发现患者髓鞘广泛破坏，轴索大量丧失，而脑水肿是早期特征，并伴有沃勒变性。炎症反应比典型 MS 严重，抗感染治疗能改善炎症反应。

（三）弥漫性硬化

尸解可见大脑半球、脑干和小脑有广泛融合性脱髓鞘，伴不同程度轴索损害。半球病变常不对称，病变边缘清楚，但不累及皮质下白质边缘。整个中枢神经系统有沃勒变性，在脊髓最易见到。在疾病晚期，病变处形成空洞。同时可见以多发小斑块为特征的、大小病变混合的过渡病变，这些病变支持该病为多发性硬化的一种形式。该型患者的年龄与典型病变相同，但临床经过多变。

（四）同心圆性硬化

尸解见白质有大的斑块，在大脑或小脑的病变通常双侧对称。髓鞘染色显示有髓鞘区与脱髓鞘区呈交替同心圆样排列，或呈不规则排列，脱髓鞘带内的轴索保存。在我国东北和西南地区有散发病例报道，其中也有老年病例。近年观察发现，同心圆性硬化和一般的脱髓鞘病灶可出现于同一病例，因此，同心圆性硬化可能是经典型 MS 的某一阶段的表现。本病较为罕见，患者见于 10～51 岁，多为 20～33 岁者。起病急，经过急骤，多数患者 1 年内死亡。

（五）视神经脊髓炎

如果病程为慢性，脊髓常常变细，受影响的节段（多为上胸段）出现明显的胶质瘢痕和脊膜变厚。在疾病急性期，严重的水肿是引起脊髓坏死的主要原因，这是因为受压所致。由于组织坏死，因而也解释了在脑脊液中出现抗胶质酸性蛋白（GFAP）抗体的原因。此型患者脑中也出现硬化斑块，因而证明是 MS 的亚型。多数病例急性起病，临床症状出现在数天或数周内，50% 患者在数月内死亡，其余则部分或完全康复。

五、临床改变的病理生理基础

（一）血管炎

现研究发现，淋巴细胞在通过内皮细胞过程中，淋巴细胞与内皮细胞间发生应答而产生前列腺素以助淋巴细胞顺利通过内皮细胞。若淋巴细胞或内皮细胞中有一个不正常，则淋巴细胞的移行过程会不顺利，刺激淋巴细胞产生淋巴因子、刺激内皮细胞产生大量前列腺素，以此来诱发血管附近的异常应答。多发性硬化患者的复发可能与淋巴细胞内皮细胞应答有关。

（二）髓鞘脱失

在 MS 患者中枢神经系统白质的病灶（至少是相对较老的病灶）中可见少突胶质细胞数量减少甚至缺如，实验动物的病灶中主要累及少突胶质细胞，且每个受累的郎飞节均可见髓鞘脱失，于是有人提出多发性硬化主要是一种累及少突胶质细胞的疾病。但有些多发性硬化患者的髓鞘脱失并不按此模式进行，郎飞节也非同样程度地受累，且在有些急性脱髓区内可见少突胶质细胞。这些资料提示其原发的病变并非少突胶质细胞而是髓鞘本身。

髓鞘是少突胶质细胞膜的最远端部分，所以病理对鉴别究竟是累及少突胶质细胞还是选择性累及髓鞘很重要。

多发性硬化患者的早期病灶内含少量髓鞘碱性蛋白，溶蛋白酶含量也增多，但此时病理学尚无明确髓鞘脱失的证据。免疫组织化学研究发现，髓鞘相伴糖蛋白减少的区域远较髓鞘脱失的范围广，可见髓鞘相伴蛋白的改变发生在髓鞘脱失之前。动物研究发现，在发育中的少突胶质细胞和髓鞘中可见髓鞘相伴糖蛋白，而在成熟髓鞘中髓鞘相伴糖蛋白位于轴突周围，即轴突周围的少突胶质细胞膜区。故有人认为这些都是少突胶质细胞的异常先于髓鞘破坏的佐证。但主张病变主要在髓鞘而非少突胶质细胞的超微结构研究，并未分析髓鞘相伴糖蛋白和髓鞘碱性蛋白的分布情况，所以这方面研究有待于深入进行。

（三）复发、缓解和加重

一般把临床症状和体征再出现持续超过 24h 或 48h 才定义为"复发"。

急性期，由于有充血、水肿和炎性细胞浸润，所以当时其临床表现较重，临床体征示其神经系统受累范围较广。急性加重之后的恢复可用水肿消退、神经系统的"可塑性"等解释，部分可能是因为有限的髓鞘再生，也可能还有其他因素。由于所遗留的斑块远较其急性期病变范围为小，故其发作间期虽可有后遗症，但较轻。总的说来，每发作一次其恢复的程度就差一次。其病情的进展可能是由于同一传导途径中又出了新的病灶，或者是由于原来的病灶扩大而累及了更多的纤维。Ebers G. C. 等对 1 例有 10 年进行性截瘫历史的患者尸检发现，在胸髓只有 1 个硬化斑。由于反复多次复发、缓解，其斑块渐趋增大，故其病情总趋势是逐渐加重的。

（四）周围神经受累

周围神经髓鞘的成分相当复杂，研究较多的是髓鞘碱性蛋白，有周围神经所特有的 PO，周围和中枢神经所共有的 Pl 以及产生 EAE 神经炎的 P2。中枢神经系统中主要有脑苷脂、神经节苷脂和髓鞘相伴糖蛋白。从免疫学角度看，若免疫攻击的靶仅限于中枢神经系统的髓鞘成分，则仅表现为多发性硬化；若免疫攻击的靶仅限于周围神经的髓鞘成分，则仅表现为吉兰 - 巴雷综合征。但当免疫攻击的靶为周围和中枢神经系统中髓鞘的共同成分，则患者可表现为既有多发性硬化又有吉兰 - 巴雷综合征的临床和电生理特征。

（五）临床定位与病理及影像学所见不一致

MS 的临床表现可千变万化，因人而异。病理检查不可能对整个中枢神经系统做连续切片，而选择性切片就有遗漏病灶之可能。又在病理上有些是新鲜有些是陈旧病灶。新鲜病灶范围较大、较明显而易被检出；但陈旧病灶可很小，稍不注意就易被忽视。有些不太明显或一过性的临床表现可能被患者、家属甚至医师所忽视而未做临床记载，病理上却查到病灶。有些临床表现可能与其发病或复发时的炎性浸润及充血、水肿有关，等病情缓解后这些改变消失而所遗留斑块可极小，于尸检时所见到很小的斑块不足以解释其生前发病或复发时的临床表现。磁共振可检出亚临床病灶。

六、临床表现

世界范围内 MS 的发病率因区域不同而有明显差别：Orkney 岛为 300/10 万，在北欧的北纬 45°~65°、美国北部、加拿大南部、澳大利亚南部和新西兰等 MS 高发病区为 30/10 万~80/10 万或 100/10 万；美国南部和南欧为 6/10 万~14/10 万；而在低发病区亚洲发病率低于 5/10 万；热带则不到 1/10 万；在非洲的 Bantu 则根本没发现有 MS 病例。该病好发于年轻人，发病年龄多在 20 岁~40 岁，发病高峰年龄女性为 22 岁~23 岁，男性为 25 岁。女性较男性多见，男女之比为 1 ：（1.9~2.1）。儿童起病较少，仅有 2% 发生于 14 岁以下儿童，男女孩之比为 1 ：4。

（一）病程

（1）由于病灶播散，新旧病灶并存，故临床表现不一，不仅不同患者可表现不同类型 MS，而且同一患者可表现不同类型 MS。总的说来 MS 的临床表现千变万化，按病程大致可归纳为以下 5 种类型（图 6 - 1）。

良性型：仅有轻度感觉障碍且症状可完全缓解，临床约 10% 患者属于此类，疾病发作后 10~15 年内没有明显的神经系统残留缺失（通常 EDSS 功能评分 <3）。

分类：
—— 稳定
······ 缓解
—— 进展

功能障碍 ⌐ ‿‿‿‿‿‿‿ 良性型

功能障碍 ⌐ ‿‿‿‿‿‿‿ 复发－缓解性

功能障碍 ⌐ ‿‿‿‿‿‿ 继发慢性进展性

功能障碍 ⌐ ‿‿‿‿ 原发进展型

时间 ⟶

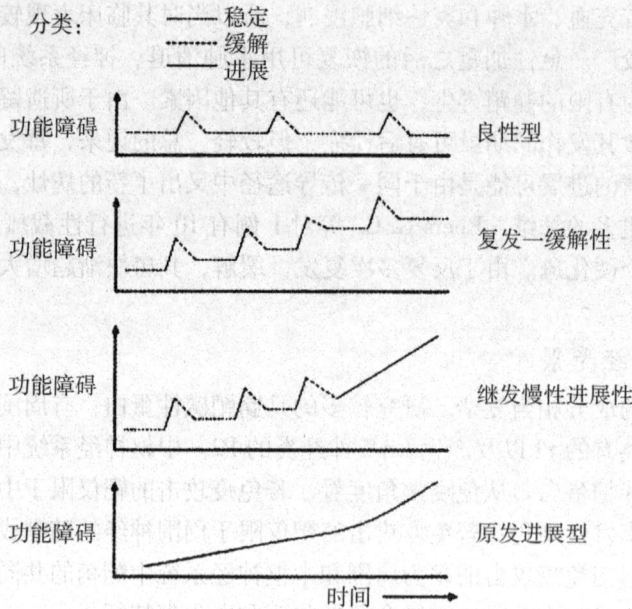

图 6－1　MS 各型病情变化趋势

复发－缓解型：症状反复发作、恶化且不能完全缓解，患者可遗留不同程度的功能障碍，复发往往症状更重、时间更长。是临床最常见的类型（约占70%），其中半数患者经过一段时间可转变为继发慢性进展型。

继发慢性进展型：复发缓解型患者复发症状越来越重而缓解却越来越不完全，发作间歇期逐渐缩短直至消失，整个病程转入持续进展。

原发进展型：患者病程中无缓解，疾病以缓慢进展的神经功能缺损开始并随时间逐渐加重，常见症状包括痉挛、轻瘫、小脑共济失调和尿失禁，此型多出现于 50 岁以上发病的患者。

急性（恶性）型：这型患者多为青年人，临床上有发热，多发性神经系统损害在几个月内迅速进展，严重致残或死亡。目前还未能肯定该病是 MS 的亚型，还是一种急性播散性静脉周围脑脊髓炎，或是一种特别的疾病。偶尔，在典型慢性 MS 晚期出现这型的暴发。

（2）Andreas Bitsch 将 MS 按病程分为 7 种类型（图 6－2）。

（3）Lublin 和 Reingold 在做了一个国际性的调查之后，提出将 MS 根据病程的特点分成4 类，并给出了相应的定义。

缓解复发型（relapsing－remitting MS，RRMS）：指反复的急性发作，伴完全的缓解恢复或在恢复的基础上遗留有一定程度的功能障碍；两次发作之间有一段稳定时期，在这段时间内，病情稳定无进展。此型最多见。

原发进展型（primary－progressive MS，PPMS）：从症状首次出现开始，神经功能即逐步地、几近持续性地恶化，过程中无缓解改善。此型约占 15%，这类患者年龄一般较大，多在 40~60 岁，临床多累及脊髓。

继发进展型（secondary－progressive MS，SPMS）：先为缓解复发型，后才出现神经功能的进展性恶化，伴或不伴反复的急性发作和缓解。约有一半以上的缓解复发型患者会转化成此型，且患病年龄越晚越易转化成进展型。

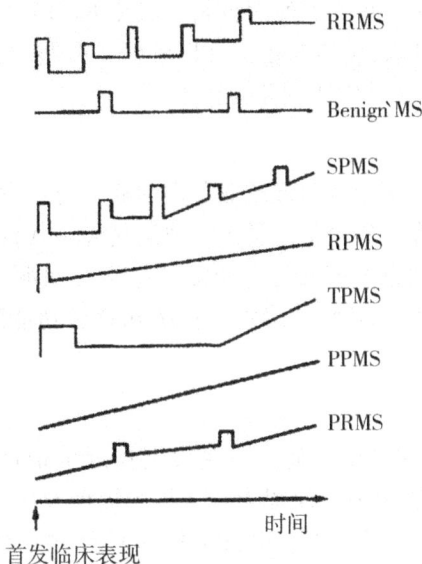

首发临床表现

图6－2 MS 各型病情变化示意

PPMS：原发进展型 MS；PRMS：进展缓解型 MS；RPMS：缓解进展
型 MS；RRMS：复发缓解型 MS；SPMS：继发进展型 MS；TPMS：短
暂进展型 MS；"Benign" MS："良性" MS

进展性发作型（progressive - relapsing MS，PRMS）：从症状首次出现开始，即有神经功能的不断恶化，但过程中仍有不断的新的发作出现，可完全或部分恢复，两次发作的间期神经功能呈进展性的恶化。

另外，根据病情的严重程度，他们定义了良性 MS 和恶性 MS 2 个亚类：

良性 MS：患者在发病 15 年后仍保持了全部的神经系统的正常功能。

恶性 MS：在发病后，短期内病情迅速恶化，导致神经系统多处的严重的功能障碍或直接造成患者的死亡。

（4）还可按诊断分类（在诊断中详述）：①临床确诊 MS（CDMS）：符合 Schumachar 临床确诊标准者。②实验室支持确诊 MS（LSDMS）：不够 CDMS 条件但有亚临床病灶及 CSF 中 OB（＋）。③可能 MS：仅有一个病灶多次发作或多个病灶一次发作而无其他支持证据。

MS 总的说来病程比较漫长，近年来国外报道的患者起病后平均存活期多在 25～42 年，复发则一般为每年 0.1～1.0 次，年轻患者的复发率较高些。病程从数周至数十年不等，最长的报道为 64 年。有国内研究者统计认为我国患者发病后的平均存活期较之国外为短，复发率亦高于国外，但仍需要进一步证实。

一般来讲，发病年龄较小的（＜40 岁）、女性、首发症状为视神经炎或感觉性症状的、病程表现呈缓解复发特点的以及复发频率较低的患者其预后较好；相反，发病年龄在 40 岁以上的、男性、以运动症状或小脑症状为首发表现的、病程呈进展性的以及较高的复发频率则预后不良。可根据 5 年末的残疾程度大致估计预后。

真正死于 MS 的患者是很少见的，支气管肺炎是最常见的死因，其次为心衰、恶性病

（指恶性肿瘤等）、败血症（褥疮、尿道感染）及自杀。在1991年的一项针对3126例的尸检研究中发现145例MS患者，并做了死因分析，其中82.1%可确定死因，47.15%直接死于MS并发症，15.5%死于自杀，6.0%死于恶性肿瘤，9.9%死于急性心肌梗死，5.9%死于卒中，9.5%死于其他原因（其中2例怀疑自杀）。

（二）首发症状

该病起病形式可急可缓，多数为急性或亚急性起病，急性发病者于数小时或数日内出现局灶性症状，缓慢发病者可在1周至1个月内病情达高峰。其首发症状和体征发生频率各家报道不一，总的来说最常反映锥体束（无力和反射亢进）、小脑（共济失调和协调障碍）和脑干受累（脑神经障碍等）功能异常，感觉、膀胱和直肠功能障碍少见，但在东方人中视物模糊（视神经受累）相对常见。

（三）认知和情感障碍

约70%的患者可出现认知功能障碍，主要表现在近事记忆、注意力、信号处理速度、执行功能、视觉空间感知等的缺损，而智力、言语、短期及绝对记忆则保持完整或受损较轻。认知障碍的机制目前还不完全清楚。认知障碍和MRI测定结果中常规MRI T_2相的病灶的数量和范围有关。部分患者特殊的认知障碍和病灶的部位有关（如额叶病灶与在执行功能测试中的错误有关）。

简单的临床检查未必能发现这些变化，因而有必要做一些正式的神经精神检查才能发现。

MS患者的情感障碍发生率相对较高，例如双相情感障碍于正常人群的发生率为1%，而在MS患者则为13%，所以，应当注意MS患者的抑郁问题并及时给予抗抑郁治疗。

由于精神的、心理的因素存在，患者有可能会表述一些夸大的症状，有时会与解剖学病灶或生理学的改变不相符。例如，右侧视神经炎的患者也诉及左眼视物困难、手部的麻木被夸大成整个上肢的麻木，或者患者主诉单眼复视或三重复视、四重复视甚至多重复视，这时，应考虑到精神症状的出现。

对一个处于人生关键时刻的年轻患者或一个处于事业发展高峰期的中年人，面对严重的躯体功能障碍，精神症状出现的可能性更大。缺乏特效的治疗、对长期预后的担心，甚至常会遇到的难以确诊的问题，都会严重影响患者的情绪、心理状态，需要引起重视的是，这种状态常常会，也较易于诱致病情的复发或加重，这种现象被称为"心因性的复发或加重"。

与MS有关的最常见的认知障碍包括记忆力、注意力、信息处理的速度、执行功能和视觉信息的处理。

（四）运动障碍

造成运动功能障碍的基础包括皮质脊髓束损害引起的痉挛性瘫痪，小脑或脊髓小脑通路病损造成的小脑性共济失调，以及感觉障碍导致的感觉性共济失调。

疲劳是一种常见的早期症状，大约80%的患者病程中会出现疲劳现象，甚至在神经系统检查正常的患者也是如此，应引起足够的重视，否则容易导致漏诊。疲劳可以分为2种类型，即易疲劳和持续性疲倦。前者表现为重复运动后单个肌肉或一组肌群的无力，休息后恢复正常，这种类型的肌肉疲劳与重症肌无力（MG）相似，常出现在体温升高时。易疲劳也可表现为感觉系统，如长时间的阅读、视物能力和清晰度下降，稍加休息后好转。持续性疲倦患者呈现持久的疲倦感，足够的睡眠也不能使其恢复到良好的状态，甚至很轻的工作也难以完成，此种疲劳常见于病变恶化时，也可见于神经系统症状并无改变而 MRI 上出现新的、大的损害时。2 种疲劳在 MS 患者中均常见，有器质性因素也有功能性因素。疲劳（尤其是易疲劳）的器质性因素可能与 MS 斑块中神经冲动传导的最大能力有关，需与功能性疲劳区别。功能性疲劳或称精神性疲劳的特征是无精打采、消沉、冷漠、抑郁，应用对抗抑郁药物治疗反应良好。MS 的疲劳与其他症状一样，一次热水浴后加剧，体温升高、气候炎热等也可引起症状恶化。有时疲劳成为 MS 最重要的临床表现，并影响日常生活工作。同时，疲劳可以看作是 MS 患者免疫活动的一个临床标志，其机制尚不清楚。

另外，反映皮质脊髓束受累的无力和痉挛也很常见，通常在早期就可以出现，单瘫、偏瘫、四肢瘫都有可能出现，而不对称的瘫痪最常见。有无力症状的 MS 患者对锻炼的耐受能力与无力程度相似的神经元或轴索病变的其他疾病（如遗传性痉挛性截瘫）患者相比有明显差别。并且运动受累较早者无论其首次发作是否完全恢复，基本都有残废发展较快的趋势。推测复发可能主要因为累及先前受累的部位，故其首次发作时的运动受累可能复发并进展。有的 MS 患者的痉挛和强直会很严重，以致需要外科治疗。在某些严重病例上肢远端肌萎缩并不罕见，但其他部位肌萎缩罕见，此时肌电图并无失神经改变。当皮质脊髓束受累时，患者表现典型的腱反射亢进，而反射降低少见（除非病变累及周围神经），但严重病例跟腱反射往往难以引出。

小脑及其与脑干之间的通路受累后，可引起构音障碍、共济失调步态、震颤及躯干或肢体运动不协调。头部及躯体的震颤有时会呈持续性，只有患者睡着后才会消失。50% MS 患者伴有小脑传出通路损害产生的意向性震颤，另有 50%～80% 的患者出现躯干及四肢共济失调、小脑性构音障碍。其中，躯干性小脑共济失调尤易致残，一旦出现多不易缓解。MS 的另一个特征性的症状是言语呐吃，是由于腭肌及唇肌的小脑性运动不协调造成的，通常还同时伴有构音障碍。目前已不再认为夏科三联征（眼球震颤、共济失调、吟诗样语言）是 MS 的典型体征。

（五）感觉障碍

感觉障碍十分常见，最常见的主诉为肢体、躯干或面部的针刺感或麻木感。往往由脊髓后束或脊髓。而另一部分则光反射消失所致。核间性眼肌麻痹是 MS 的重要体征，因为在年轻患者，核间性眼肌麻痹在其他情况下是很难见到的。具体表现为一侧内直肌的麻痹不能内收而对侧眼球外展无力，可伴有眼球震颤。这种凝视障碍出现在向一侧或两侧注视时。在内侧纵束损伤时，若会聚反射时内直肌的运动仍为正常，显示为核上性的病灶。有时复视会以视物模糊的主诉出现，而非明确的视物成双的表述，这时让患者闭上一只眼，视觉立即好转则表明是复视。

眼球震颤亦较常见，且对 MS 的诊断颇具价值，发病率在 54%～73%。眼球震颤类型可为水平性、旋转性或垂直性，多与脑干或小脑损伤有关。而 MS 最为特异的眼球震颤是共济失调性眼球震颤，即"摆动样"眼震。

脱髓鞘病变亦可出现三叉神经受累的症状，如面部痛觉障碍、角膜反射减弱或消失，亦可有发作性的面部疼痛，与三叉神经痛难以区分。应用卡马西平治疗通常能使该症状好转。当一个年轻患者出现三叉神经痛时应疑及 MS。

极少数患者可有周围性面瘫，但完全性的周围性面瘫则较少见，且多可自行并完全恢复正常，有时面瘫与其他脑干症状并存。偏瘫面肌痉挛虽然也少见，但对 MS 的诊断亦有特征性的意义。眩晕是较常见的症状，其表现酷似周围性眩晕，通常可持续几天而表现得较严重，多呈急性发作，一般是第四脑室底部前庭神经根进入处的脱髓鞘斑块所造成的，发作时伴呕吐、眼球震颤。患者可因假性延髓麻痹出现轻度吞咽困难，常与构音障碍并存，50% 患者出现构音障碍，多为小脑性语言障碍或咽喉部肌肉痉挛产生。年长患者常有双侧皮质延髓束脱髓鞘致假性延髓性麻痹，出现情绪不稳、强哭强笑。

（六）自主神经功能障碍

少数患者可有非括约肌性自主神经功能障碍的表现，如直立性低血压、出汗障碍和心律失常，有些患者可有肢端微循环不良或交感神经性皮肤异常反应的症状。但这些一般并不严重，也不会严重影响患者的生活。尿频、尿急、尿潴留、尿失禁等括约肌功能障碍较常见，70% 的患者可出现便秘。性功能障碍也是很常见的症状，女性表现为性欲减退、性高潮减少，男性则表现为阳痿及性欲减退。

（七）内分泌障碍

Klapps P. 等研究发现，50% 的 MS 患者有地塞米松抑制试验异常。女性较男性易患 MS，尤其产后疾病复发率明显升高，这可能与女性体内雌激素、泌乳素水平升高及基础生长激素释放致抑制性 T 细胞功能降低，从而使 MS 发作危险性增加有关。Kira J. 等发现血清中泌乳素水平在女性 MS 患者急性复发期上升，且泌乳素水平上升是 MS 患者产后复发率升高的主要机制，即泌乳素与 MS 病情加重密切相关。临床表现上、下丘脑受累少见，仅少数可表现为停经，偶可见泌乳、低体温等。

（八）发作性症状

Lhermitte 综合征在前文已经描述。其他发作性症状有单眼闪光幻觉（photopsia），这可能是一种与 Lhermitte 综合征相似的视觉症状，体育锻炼、情绪波动和发热会使原已部分脱髓鞘的周围轴索增加对神经传导阻滞的易患性，从而使症状加重或引起一次新的短暂发作，这种情况下短暂的视觉丧失称之为 Uhthoff 症状。发作性感觉异常、构音不良、无力、复视和共济失调等可单独或合并存在，很像暂时性大脑或脑干缺血发作。有时短暂的强直痉挛可累及臂或一侧肢体而被误诊为 Jackson 癫痫。某些病例过度换气可促发痛性痉挛和其他发作现象。大约 5% 患者有癫痫发作，可能是局灶性的，易被控制。

（九）MS 的变异表现

近年来许多有趣的 MS 变异型病例引起人们的注意，这些患者常以罕见症状或非常规方式起病，因而导致诊断上的困难。例如：

（1）年轻患者的典型三叉神经痛，仅根据其年龄较轻和有些患者出现双侧疼痛即可怀疑为 MS，其后可出现面部感觉缺失及其他神经体征而被确认。

（2）有些患者出现臂、胸或腰骶段疼痛，系由痛温觉传导径路病变刺激所致，常使诊断发生困难，直至发现新病灶而被确诊 MS。

（3）起病较急的右偏瘫、失语常首先想到脑血管病，有的患者表现缓慢进展的偏瘫，可误诊为脑神经胶质瘤，当又出现其他脑和脊髓损害征时才明确诊断。

（4）MS 患者可在复发期内发生昏迷，最后常导致死亡。

（5）有的患者可长期表现为单纯脊髓型，或以下肢上行性瘫痪迅速起病，累及躯干及膀胱，并伴有骶部剧烈疼痛，反射消失，易想到脊髓病变。

（6）有的患者首发症状是精神错乱伴有嗜睡，后来病情复发并累及小脑和脊髓；缓慢智力减退伴轻度小脑性共济失调也是常见的综合征，如曾报道1例青春期女孩表现10年缓慢进展的小脑性共济失调，后来出现核间性眼肌麻痹才确诊 MS。

（7）MS 晚发型病例的首发症状出现于 50~60 岁，有些晚期病例表现类似缓慢进展的颈髓病变。

七、辅助检查

（一）免疫学指标

许多见于其他自身免疫性疾病的免疫学功能异常也可见于 MS，并且在患者病程的不同阶段，血清、CSF 及组织中可检测出不同的免疫活性物质，有助于协助诊断、预测疾病的复发与加重、判断病变的活动性及判断预后。

1. 周围血

在疾病急性期或活动期，患者周围血中 CD_8^+ T 淋巴细胞计数降低，CD_4^+ T 淋巴细胞计数增高，CD_4^+/CD_8^+ 比值增高；血清及 CSF 中碱性髓鞘蛋白含量增高，且与病情严重程度呈正相关。在病变活动期，血清及 CSF 中炎性细胞因子 TNF-α、IFN-γ 和 IL-1、IL-2、IL-6 表达增高，血管细胞黏附分子（VCAM-1）、细胞间黏附分子（ICAM-1）及其受体、迟发抗原（VLA-4）、淋巴细胞功能相关抗原（LFA-1）表达增高。

许贤豪等用敏感的酶联免疫吸附试验检测血清中 IL-2 和可溶性 IL-2 受体，结果发现 14 例 MS 患者在加重期（89.7pg/ml±125.2pg/ml 和 481.0U/ml±639.6U/ml）明显（P<0.01）高于缓解期（36.9pg/ml±67.4pg/ml 和 114.9U/ml±225.4U/ml）以及 10 例正常对照组（31 pg/ml±39.0pg/ml 和 104.0U/ml±182.0U/ml）。血清中 IL-2 和可溶性 IL-2 受体密切相关（r=0.668，P<0.01），但与患者扩展的残废状态量表（EDSS）记分相关不密切（P>0.05）。提示患者血清中这两种物质在某种程度上可反映患者细胞免疫的活动程度，但不能反映患者临床病情的严重程度。

测定人类白细胞抗原。在 MS 患者中北欧白种人与 A_3、B_7 和 DR2 最相关，法国和德国人则与 DR3 较相关，地中海附近的人种（意大利和阿拉伯）与 DR4 相关。人类白细胞抗原 Ⅲ 型中以 A_4/B_2 及 Bfs 与 MS 相关最密切。近年随分子生物学的发展，测定 DNA 限制性片段多态性（RFLP）的分布亚型，发现 DR2DW2D 型与 MS 有关，另外，DQW1 中其 5.2kb 的 RFLP 与 MS 相关。

2. 脑脊液

（1）细胞学检查：

定量检查：MS 患者 CSF 外观无色澄清，细胞数多正常，但大约有50%的患者急性期出现 CSF 中细胞数轻度增多，一般 $15×10^6$ 个/L 左右，不超过（50~100）×10^6 个/L，且以单核细胞为主，如果细胞数高于 $100×10^6$ 个/L 则要怀疑 MS 的诊断。

定性检查：在 MS 患者中最常见的异常是包括淋巴样浆细胞或（和）成熟浆细胞在内的淋巴细胞的激活。在正常 CSF 中不存在浆细胞样细胞（淋巴样浆细胞和成熟浆细胞），因此它的出现有重要的诊断价值。而单核细胞常常既可以出现在多数的炎症性 CNS 疾病中，也可以出现在非炎症性 CNS 疾病中，所以对诊断的价值不大。MS 患者 CSF 出现的细胞以淋巴细胞增加为主，也可见其他免疫活性细胞，如巨噬细胞和浆细胞等。在急性期常常以小淋巴细胞为主的细胞轻度增高，且伴有激活淋巴细胞和浆细胞，有时尚有多核细胞，是疾病活动的指征。缓解期往往见激活单核细胞和吞噬细胞。发作期的细胞象可完全正常，复发期主要是浆细胞和激活淋巴细胞。

（2）蛋白质和 IgG 测定：

定量检查：大多数 MS 患者蛋白质定量正常或轻度增高（很少超过 1g/L），其中以 γ 球蛋白（IgG 和 IgM）增高为主，约 70% MS 患者 CSF 的 IgG 含量增高，轻链 χ 与 λ 比值升高。

70%～80% 的患者 IgG 指数 =［（CSF IgG/血清 IgG）/（CSF Alb/血清 Alb）］增高，它是监测鞘 IgG 合成的一个重要指标，参考值为 0.34～0.7。其中 CS-FAlb/SerumAlb 为 Abl 指数，它用于表示血脑屏障的完整性。

70%～96% 的 MS 患者的 24h 鞘内 IgG 合成率增高，IgG 指数增高可由于清蛋白和 IgG 的增高引起，所以并不一定反应鞘内 IgG 合成的增加，所以又提出了用鞘内 24h IgG 合成率来衡量鞘内 IgG 合成的情况。其公式为：鞘内 24h IgG 合成率 = CSF 中测得的 IgG，由于血中 IgG 增高而进入 CSF 中的部分由于血脑屏障通透性增加而入 CSF 的部分。1985 年，Lefvert AK 等认为 IgG 指数较鞘内 IgG 合成率更能反映病情。对于这两种评价方法的优劣文献报道不一，但多数认为这两者能够相互弥补。

定性检查：IgG 寡克隆区带（OCBs）是指 CSF 中出现的 2 个或 2 个以上的分离的免疫球蛋白区带，而在相应的血清标本中没有出现同样的区带或者没有 CSF 中的清晰度高。由于使用的电泳支持载体和蛋白识别技术的不同，阳性检出率也不同。实验员的技术是否熟练也是影响阳性检出率的一个因素。1984 年，Ebers G. C. 证实 MS 患者 CSF 等电聚焦或聚丙烯酰胺电泳寡克隆抗体区带阳性率为 90%～95%，但缺乏特异性（有报道认为非 MS 的其他神经系统疾病患者 CSF 中寡克隆区带阳性率为 8%。其中 4% 有免疫学异常，而另外 4% 则无）。1983 年，Link H. 等提出用等电点聚焦能提高其敏感性但降低其特异性。同年 Thompson E. J. 等指出，对 MS 患者来说，一旦 CSF 中查出寡克隆区带，则相对持续存在，仅在疾病的早期有可能转阴。1984 年，许贤豪等用等电点聚焦、电转印并配合 ABC 染色法来测定则其敏感性及特异性均高。此外，在 MS 的各个阶段，OCBs 的清晰度是不同的。有些患者一出现临床症状就有鞘内 IgG 合成增加；而有些患者发病时 CSF 中并没有检测出 OCBs，但随着疾病的进展和复发，出现越来越清晰的 OCBs，且能在多年内不变化；如果有慢性进展性的病程或者发病比较晚，则很可能出现 OCBs 阴性（40 岁以上发病的有 54% 的是 OCBs 阴性）。OCBs 阴性患者的颅内脱髓鞘病灶可能是非活动性的，其周围有很少的浆细胞，通常预示着有弱的体液免疫反应和良好的预后。但是 Din-E 等学者认为，如果 CSF 没有出现 OCBs，在对患者下 MS 的诊断时要谨慎。

因抗体 IgM 是新近免疫应答反应后出现较早的指标，故鞘内 IgM 寡克隆带测定同样能反映 MS 疾病的活动性。对 CSF 中免疫球蛋白的特异性的研究未能得到一致、肯定的结果。Johnson K. P. 等在 MS 患者 CSF 中测得各种病毒抗体，其中最主要的是麻疹病毒。

CSF 可溶性人类白细胞抗原（sHLA）能反映可溶性人类白细胞抗原的鞘内合成，其指标是：HI =（CSF sHLA/serum sHLA）/（CSF Alb/sermn Alb）。研究结果表明，在病情加重时此指数增高，缓解时正常化。可提示活动性 MS 患者的中枢神经系统内 T 细胞和 B 细胞激活增加。

测定 CSF 髓鞘碱性蛋白及其抗体含量, <4ng/ml 为阴性, 5~8ng/ml 为弱阳性, >9ng/ml 为阳性。动态观察发现 CSF 中髓鞘碱性蛋白随病情加重而升高, 一般急性加重后 2 周以上测定此指标多为阴性。活动期 MBP 及其抗体的急剧升高是髓鞘遭受破坏的近期指标。

（3）细胞因子（CK）网络：MS 患者 CSF 中 CK 如：TNF－α、淋巴毒素－α、IL－12、IL－10、TGF－β 的水平增高, 其中在 MS 复发期 TNF－α、淋巴毒素－α 增高比较明显, 在 MS 缓解期 IL－10、TGF－β 增高比较明显。CK 的增高发生在 MS 的早期, 同时可伴有 MS 的临床症状、头部 MRI 的异常以及 CSF 中 OCBs 阳性等。

由于 CK 固有的特性（自分泌或旁分泌而起作用, CK 半衰期短, 可被周围细胞代谢和吸收）, 决定了体液中 CK 水平不能反映它们在活体中的生成和效应。因此, 测定体液中 CK 的最好方法是测定各种相应 CK 的 mRNA 的表达。Monteyne 等学者应用反转录 PCR 和扩展 DNA 的放射杂交技术来测定 mR－NA 的含量, 发现 MS 患者的 CSF 单个核细胞上 IFN－γ 和 IL－10, TNF－α 的 mRNA 的水平增高, 其中 IFN－γ 和 IL－10 的 mRNA 的水平高于其他炎症性神经系统疾病。

MS 患者 CSF 中可溶性 IL－2 受体的水平高低与是否为 MS 及该病活动程度之间的关系尚不清楚。在当前应用的测定敏感性范围内, CSF 可溶性 IL－2 受体与 MS 的诊断和病情严重程度之间并不相关。

（4）CSF 中髓鞘自身反应性免疫细胞：已有研究在 MS 患者 CSF 中发现了针对髓鞘抗原及其肽段的自身反应性 T 细胞明显增高, 这些自身反应性 T 细胞可以分泌多种 CK, 从而影响 MS 病理生理过程。

CSF 中还存在针对髓鞘蛋白的 B 细胞及免疫球蛋白。对淋巴细胞亚群的测定表明, 脑脊液 CD_8^+ 的 B 细胞增高, 因它可能产生自身抗体, 故提示其致病作用主要是在 MS 患者的中枢神经系统中, 另外 CD_4^+/CD_8^+ T 细胞比值和人类白细胞抗原－DR^+ T 细胞较周围血高, 但特异性不足。另有大量证据表明, 抗体在 MS 斑块的形成中起着重要的作用, 它们参与对 T 细胞的抗原呈递, 并且数量的多少和疾病的活动性有关。另外有研究发现, 至少存在两种不同免疫型的 MS, 其中一种是常见的形式和 MBP 抗体相关, 并且在 CSF 和 CNS 有明显的炎症反应；另一少见的形式和 PLP 抗体相关, 仅在 CSF 和 CNS 引起轻度的炎症。

（5）黏附分子（adhesion molecules, AM）：黏附分子是介导细胞和细胞间或细胞与基质间黏附作用的糖蛋白。AM 在 CSF 白细胞上的表达可以介导细胞通过血脑屏障（BBB）, 从而和疾病损害有关。AM 在 MS 的发病中有重要的作用, 如自身反应性 T 细胞、单核细胞和巨噬细胞黏附到 CNS 内皮细胞上, 通过血脑屏障, 是 MS 发病过程中引起炎症反应非常关键的一步, 而这是由 AM 所诱导的。

Droogan 等学者用 ELISA 测定复发期 MS 患者 CSF 中 sVCAM－1、sICAM－1 和可溶性选择素－E, 结果提示 sVCAM 可以在鞘内合成, 其指数可以作为临床确诊 MS 疾病活动性的标志。Fran－ciotta 等学者发现在鞘内合成的 TGF－8 和 sICAM 的表达下调有关。

协同刺激分子（costimulating molecules, CM）在抗原递呈细胞激活 T 细胞的过程中有重要作用。若缺乏 CM, 则 T 细胞不能被激活, 而处于无能状态, 可造成免疫耐受的形成。AM 中免疫球蛋白超家族的一员 CD80 作为同时也是 T 细胞活化的 CM, 在 MS 的发病和病程方面起着重要的作用, 但是 CD80 仅在急性发作的部分 MS CSF 细胞上表达, 并且和 MS 复发没有关系，故不能在疾病后期作为疾病活动性的可靠标志。

（6）基质金属蛋白酶（matrix metalloproteinases，MMPs）：MMPs 由 20 个成员组成的一个基质降解酶基因家族。在 MS 患者的 CSF 中 MMPs 既可以由侵入脑内的白细胞和巨噬细胞产生，也可以由脑实质内的神经细胞产生，David 等学者认为 CSF 中单个核细胞是 MMPs 的主要来源，神经细胞（如星形胶质细胞和小胶质细胞）产生 MMPs 的量极少。MMPs 一旦被激活就可以损害细胞外基质的所有成分，通过溶解周围血管周围的基底层而造成 BBB 的通透性增加，从而引起免疫细胞进入 CNS 并造成 CNS 的损害。在脑内发现 MMPs 包括：MMP - 2（明胶酶 A）、MMP - 3（基质降解因子 - 1）、MMP - 7（基质溶解因子）、MMP - 9（明胶酶 B）和模型金属蛋白酶。其中，研究比较多的是 MMP - 2 和 MMP - 9。

Leppert 等学者发现：64% 处于复发期和 56% 处于缓解期的 RRPM 患者的 CSF 中的 MMP - 9 水平是增高的；CSF 中的 4 种 MMPs 中，仅有 MMP - 9 是增高的并且其水平和 CSF 中的细胞数呈正相关，且 CSF 中 MMP - 9 主要来源于渗入脑实质的免疫细胞，而不是由于血中水平的增高引起的。但是 MMP - 9 在 CSF 中的增高在 MS 中并没有特异性，因为在其他神经炎症性疾病也可增高。另外，MMP - 9 和疾病的活动性的关系并没有一致的结论，但普遍认为抑制 MMP - 9 的活性可以作为治疗 MS 的一个有效的途径。

3. 尿液　每日尿新蝶呤含量的增高可先于临床症状 7 ~ 14d 出现，故测定其含量可预测病变的复发。新蝶呤是 IFN - γ 介导的巨噬细胞活性产物之一，也是免疫活动的一个生物学指标。尿 MBP 样物质的含量测定有助于疾病的诊断，协助判断病情的严重程度、疗效及预后。

（二）电生理检查

电生理检测常能帮助发现中枢神经系统无神经系统症状及体征的亚临床病灶，并可为评价病变的进展提供客观依据。诱发电位（EPs）的变化，一般以潜伏期延长为主，有时波幅也可受影响甚至不出现。常用的有视觉诱发电位（VEP）、脑干听觉诱发电位（BAEP）和体感诱发电位（SEP）。

1. 视觉诱发电位

目的：检测视神经或视通路及其紧邻的病灶和（或）亚临床病灶。

主要表现为波峰潜伏期延长，即 P100 延长（常 > 30%）、波形变异（多呈"W"型）甚至不出波，两眼间潜伏期差过大是视神经功能障碍最敏感的指标。约 40% 无视神经炎史或无视力障碍的 MS 患者、80% 临床肯定的 MS 患者有 VEP 异常。有报道认为，如果有视神经损害的临床证据，模式刺激诱发电位（PRVEP）的异常率可高达 95%。MS 患者的 PRVEP 异常最常见的和最有诊断价值的是潜伏期延长。

2. 脑干听觉诱发电位

目的：检测听觉通络或其紧邻的病灶和（或）亚临床病灶。

MS 患者的脑干听觉诱发电位中枢段传导阻滞占 47% ~ 60%。Kijaer 的资料表明有脑干征且重残者 BAEP 异常率为 92%；有脑干征但无重残者 BAEP 异常率为 80%；仅有脑干症状无体征者其 BAEP 异常率为 50%。听力下降发生率据文献报道为 1% ~ 2%；有听力损失或明显听力下降的 MS 患者 I 波异常者占 2% ~ 10%；近年来有较充分证据认为 MS 患者单侧突发性耳聋主要为同侧听神经受累所致。

国外学者认为，此病的 BAEP 异常反应主要表现在 V 波各项参量的变化上，据统计，V

波波幅降低或消失约占异常 BAPE 的 87%，Ⅲ～Ⅴ峰间潜伏期延长者占 28%，此外，尚有Ⅲ波消失且Ⅰ～Ⅴ峰间潜伏期延长者。临床确诊的 MS 患者以Ⅳ、Ⅴ波波幅低平、Ⅲ～Ⅴ峰间潜伏期延长多见，45%～47% 的 BAEP 异常仅见于一侧，说明疑为 MS 时单耳刺激的重要性。

据 Kiaer 的资料，BAEP 异常率和异常程度与 MS 病程有关。BAEP 严重异常率也随病程而增高，可能是病程长短与病灶大小及数量多少有关，但 BAEP 异常率与 MS 及其进展的急缓也有关，有作者强调后者与异常率的关系更大。

3. 体感诱发电位

目的：检出深感觉通路或其紧邻的病灶和（或）亚临床病灶。

临床确诊的 MS 患者 SEP 异常率为 56%～69%，据报道有感觉障碍者 SEP 异常率较高，约为 75%；而无感觉障碍者稍低，为 42%。

据文献综合资料表明，MS 时 SEP 异常仅一侧者为 34%，这对指导选择 SEP 检测方法有意义，当诊断疑为 MS 时，SEP 检测（包括上、下肢）均应分侧进行，以免双侧同时刺激，异常侧的结果可能被正常侧的结果所掩盖。上肢 SEP 的异常率为 58%，下肢的异常率为 76%，据上、下肢 SEP 总的敏感性比较，提示常规 SEP 检测时，应首先检测下肢。

MS 时 SEP 异常的主要表现为 N_{13} 波形缺失或波幅低于 N_{11} 和 N_{14}；N_{20} 主要表现为一侧及双侧潜伏期延长；N_{13} 与 N_{20} 异常的分离现象。下肢主要表现为 P_{40} 异常，包括潜伏期延长及波形消失。

4. 三叉神经–颈反射 三叉神经–颈反射（trigenmino–cervical feflex，TCR）又称三叉神经–胸锁乳突肌反射，是刺激三叉神经眶下支后，于轻度收缩的胸锁乳突肌上记录到的一个短潜伏期反射，包括一个双侧的正/负波，它与一个短时限的运动单位抑制相对应。

Lazaaro 等发现，TCR 有助于脑干损伤的定位诊断，延髓损伤患者的 TCR 潜伏期和波幅均有异常，MS 患者至少一处 TCR 异常，最常见的异常是双侧反射的超常非对称性，而幕上损伤 TCR 正常，Rossi 等发现 TCR 有助于脑干和颈髓 C_1 的定位诊断。Sartucci 发现 TCR 有助于颈–球区（下行的三叉神经脊束核和颈髓前角 $C_{1～3}$）的定位。

由于 TCR 与 BAEP 的中枢不同，故二者之间不能互相代替，它们的异常代表不同的部位受累，所以它与 BAEP、VEP、SEP、运动诱发电位（MEP）一样，有助于 MS 的临床及亚临床病变的检出。

5. 瞬目反射（BR）

目的：发现 MS 患者脑干（亚）临床病变。

临床确诊者 BR 异常率高于临床可能组（前者 72.7%，后者 41.7%）。2 组均以 R1 异常表现突出，是脑桥受累的表现，R2 异常率低于 R1，且其异常与病变部位及侧别并不同步，说明这是由于中枢脱髓鞘对冲动传播的影响。

MS 时 BR 的异常既表现为 R1 的异常又有 R2 的异常，既有潜伏期延长又有波幅降低，变异较大。有临床研究发现，病情重、神经系统损伤程度重者 BR 异常并不突出，而病程长、体征多样化者 BR 异常较多且多为双侧异常。

6. 关于几种电生理检测方法的比较 大多临床研究认为，对于 MS 的诊断，VEP 敏感性稍高于 SEP，而明显高于 BAEP，但联合应用将有助于提高 MS 诊断的阳性率。特别是诱发电位在疾病的监测和愈合的判断方面优于传统的 MRI，为 MS 提供了一种操作简便、敏感而又经济的辅助工具。

（三）CT

CT 对除外颅底和颅后窝肿瘤、局灶性萎缩，以及对显示 MS 的无症状性病灶有意义，尤其是用造影剂加强后大大提高了大脑半球病灶的检出率。但由于影像干扰而难以检出脑干和脊髓的病变。在单纯 CT 平扫中，约 30% 的 MS 病例显示正常，约 18% 的病例仅见脑萎缩改变，而增强 CT 扫描中有 30.7% 的病例可发现病理性强化。磁共振克服了 CT 的这些缺点，能清晰地检出脑干和脊髓的病灶，使其病灶检出率提高到 95%。

主要表现为脑萎缩且低密度区相应于新、旧脱髓鞘病灶；脑白质内多灶性低密度斑且病灶多分布在侧脑室周围，其次是半卵圆中心、小脑、中脑及脑桥，亦可累及视神经、视交叉、视管等处。病灶数量最少为 1 个，最多可达数十个，脱髓鞘灶的数量常与发病期的长短及感觉神经损害程度呈正相关，与发病年龄、神经症状和体征之间没有显著相关性。病灶范围多 1~25mm，大部分在 5~10mm，病灶较大时常可能有脑肿瘤的假象。病灶绝大部分呈椭圆形（86%），其长轴垂直于脑室壁，这种在脑室周围的脱髓鞘，病理上描述为 "Dawson Fingers"，另外也可以呈环行低密度灶，罕见为环脑室低密度灶，一般为非融合性的多发性病变，边界清楚，病灶通常没有占位效应，但少数合并水肿者除外。在急性恶化期有 3 种可能性：正常、低密度灶和相当罕见的高密度灶伴假瘤形成。儿童期 MS 的表现与成人有所不同，病变在基底节发生较多、较严重以及幕下侵犯较常见，而脑皮质萎缩和异常的铁沉积则较成人少见。

发病年限长短与 CT 病变数量多少呈正相关。而在 CT 表现、CT 表现与脑电图改变之间也缺乏相关性，而后者也在较高比例的病例中显示无异常。有研究表明，CT 上 MS 病灶的数量仅与脑脊液中的 IgA 和 IgG 水平呈正相关，而脑脊液的白细胞数和清蛋白含量与 CT 形态学表现无显著相关性。另外，CT 平扫下可为低密度或等密度，增强扫描病灶的强化随疾病时期不同而变化。急性期（活动性脱髓鞘，大约 2 周内），病灶呈现均匀强化或环行强化。慢性期可呈环行强化并且环行逐渐消失，硬化灶治疗后遗留持久的瘢痕组织无强化，借此可帮助区别非复发性进行型 MS 与复发性 MS，也可通过脑脊液的白细胞计数辅助判断。

鉴别诊断：急性期脑质内或脑干内的低密度斑块并有增强扫描强化，常需要与胶质瘤和脑梗死鉴别。如果占位效应小、强化轻的脑干病灶内有钙化，而且有较显著的无力和脑干症状病史者，提示脑血管畸形。如果患者 50 岁以上，病灶 <5mm 而没有幕下病灶者提示脑梗死等白质缺血性改变。CT 上其他需要与 MS 鉴别的疾病有获得性免疫缺陷综合征（艾滋病）、中枢神经系统血管炎、放射性脑炎、淋巴瘤、结节病、脑结核、系统性红斑狼疮脑损害、脑囊虫病、脑转移瘤、多发性神经胶质瘤、神经纤维瘤病及脑挫伤等。

CT 平扫对视神经、脑干、小脑及脊髓病损敏感性不高，可采用增强扫描，50%~60% 急性期患者有局灶性对比剂增强，而双倍剂量的增强剂加延迟扫描的阳性率更高，增强影提示局部血脑屏障破坏，是病灶活动的标志。CT 所见有环行强化的低密度区在病理活检中可抽出黄色黏滞的液体，镜下病理显示为小块脑组织坏死性病灶被脱髓鞘区域包绕，经长期应用可的松类药物治疗后；神经系统体征及 CT 表现均有显著的改善，但一般认为，在 CT 上区别 MS 与脓肿、肿瘤及胶质增生是不可能的。经过十多年 CT 的应用总结，基本上可以一致肯定 CT 在诊断 MS 中的价值，认为可以作为常规的检查程序。

（四）MRI

在临床上肯定的 MS 患者 MRI 很少正常，所以，MRI 不仅可用于病变的定位，而且有利于了解其化学变化。这对 MS 的诊断和研究起到了很大的推动作用。虽然尚有待于进一步研究找出其扫描的最佳参数，但它在检出 MS 无症状脱髓鞘斑块以及脑干，视神经、脊髓病灶方面明显优于 CT。常规 MRI 检查对 MS 的诊断及监测病情变化和疗效观察具有更高的价值，临床确诊的 MS 患者 MRI 阳性率 >95%，同时，它可缩短试验性治疗是否有效所需的时间。

在 MRI 上，MS 病灶多为散在分布和融合 2 种形式：①单个小的，圆形或卵圆形病灶，最大直径 <10mm；单个大的，圆形或卵圆形病灶，直径 >10mm；②融合病灶，较大，两个或多个圆形病灶融合而成，由多个小病灶形成一个不规则形状或粗线形（>5mm）异常区，脑室周围的融合病灶可能为永久性改变。病变主要分布在侧脑室旁，胼胝体、脊髓、脑干、小脑，其特征性表现为圆形或卵圆形病灶，与脑室壁垂直，形状如手指样沿着脑室周围静脉方向呈放射状分布，MS 损害的低信号又被称为"黑洞"并与组织破坏相关（包括轴索丧失）。其幕下病灶弥散，多位于第四脑室层面及脑干周围，也可见于毗邻颞角、三角区。第四脑室或中脑、小脑脚。少数病灶见于灰质和白质交界处。MS 的 MRI 特征性表现见表 6 - 1。

表 6 - 1　MS 脑损害的 MRI 特征性表现

Paty 等	3 个高信号病灶，1 个靠近侧脑室
Fazekas 等	≥3 个高信号病灶，至少 2 个病灶符合以下特征
	≥病灶 >5mm
	与侧脑室体部相毗邻
	幕下病灶
Barkhof 等	80% MS 患者 MRI 满足以下 4 个条件：
	至少 1 个钆增强的损害病灶
	至少 2 个邻近皮质的病灶
	至少 3 个脑室周围病灶
	至少 1 个幕下病灶

据美国 Ormerod 研究发现，MS 急性期病变以水肿为主，病灶表现为 T_1 信号减弱 T_2 增强，慢性期则以胶质增生为主，真正的脱髓鞘病灶的信号无大变化。

MS 病灶的信号强度随疾病的不同阶段及所用扫描参数而变化，在急性期和进展期 T_1 加权像多表现为与脑白质等信号或略低信号，也可表现为不均匀信号或中央略低边缘略高的环状，病灶边界多不甚清楚，T_2 加权像则多为高信号斑。在慢性稳定期，T_1 加权像呈均匀低信号，边界清楚。T_2 加权像均匀高信号。Gd - DTPA 增强扫描发现的病灶是 MS 血脑屏障破坏及活动性炎症新损害的标志。增强的 MRI 使 MS 诊断的特异性和灵敏度大为提高，增强后的 T_1 加权像病灶可表现为无强化、均匀强化、环状强化及不均匀强化。病灶的强化形式与病灶的活动性、病程有关。活动性病灶表现为多种形式的强化，静止性病灶多不强化。急性病损出现强化的比例高，陈旧性病灶可不出现强化。如同一次扫描发现 T_1 加权像 Gd - DTPA 增强病灶及 T_2 加权像非增强病灶并存或多次扫描发现新病灶，则更支持本病的诊断。

MRI 对脊髓型 MS 及视神经脊髓炎的诊断更有帮助，阳性率为 75% ~ 80%，脊髓损害常见于颈髓，以中段颈髓为多，病灶长度不超过 2 个脊髓节段，呈卵圆形，病变不超过脊髓横断面的 50%，常不改变脊髓形态，仅有 12% 伴有脊髓萎缩、6% 伴有脊髓肿胀，急性斑块可产生脊髓水肿，并可显示增强。运用相控线圈和 3mm 层厚可提高脊髓损害的检出率。MRI 还有助于 MS 与脊髓肿瘤、损伤、急性横贯性脊髓炎及某些感染相鉴别，这些病变节段长且多伴有脊髓肿胀。Lycklama 等认为，脊髓 MRI 使可疑 MS 患者的诊断敏感度明显增加，并可作为 MS 病变早期诊断的手段。

MRI 技术的发展为 MS 的病理生理研究提供了新的可靠手段：

（1）磁化强度变换成像（MT）更有助于脊髓损害的检出。

（2）磁共振谱及质子磁共振谱（尤其后者）可以鉴别 MS 及遗传性共济失调。

（3）弥散加权成像可鉴别动物模型的髓鞘形成障碍或脱髓鞘改变，从 Clark 等研究所测定的平均弥散率和容积率提示，MS 脊髓病灶的平均弥散率是增加的，反映出脊髓白质的结构损害。

（4）新近报道的液体衰减反转恢复（FLAIR）序列技术可进一步显示水肿、脱髓鞘、胶质增生及炎症、轴突丧失等脱髓鞘斑块的病理改变的性质。

（5）黑色 T_2（blackT_2，BT_2）。由于 MS 患者的脑内有异常的铁沉积物，因此，可能引起 MRI 的 T_2 缩短，即产生所谓黑色的 T_2。BakshiR 对 114 例 MS 患者的研究中发现，BT_2 在丘脑出现占 57%，壳核占 42%，尾状核有 24%。而 BT_2 的产生显著地与 MS 病程长短和神经系统症状的进展相关，因此，BT_2 被提议作为一个临床相关的影像指标。

（6）MRI 频谱分析为 MS 的鉴别诊断和分期提供了前景。研究表明，在慢性 MS 病变内肌氨酸增加，而且在非病灶白质中肌糖增加，胆碱和肌糖之间的相关性差异则提示，慢性 MS 中肌糖或胆碱在活动的造影强化的病灶中增加的表达。而活动性病灶中而不是在慢性病灶中观察到 N – 乙酰 – 门氨酸和肌氨酸之间的相关性，提示细胞外水肿可能。而肌氨酸和胆碱在慢性病变中的相关性可能是神经胶质增生的结果。另一观察显示，临床症状的改善与神经元的二乙基氮乙酰氨标记的恢复完整成正相关，表明随着多发性硬化的好转，运动皮质呈动态性重建。

（7）可用不同的序列 MRI 来探讨 MS 的临床表现，例如快速 Short – tau 倒置恢复（fast – STIR）序列以及磁化转移率（MTR）柱状图，前者对于探测脊髓 MS 病灶较 T_2 加权相更为敏感，后者提供了比 T_2 加权相更高的脊髓 MS 病灶的病理学特征及更具破坏性的评估。原发进展期的 MS 患者呈较低的 MTR 及较低峰值，继发进展期患者的 MTR 和峰值更低，另外，MS 患者颈髓的病变数量和严重性在继发进展性期间较明显。也有研究表明，平均的 MTR 柱状图和峰高值在复发恢复期（RMMS）、原发进展期和继发进展期均有统计学上的差异。

（五）几种辅助检查手段的比较

Paty 等观察 200 例 MS 患者，各项实验室检查的阳性率依次为：磁共振 62%，CSF 寡克隆区带 47%，视觉诱发电位 47%，CT25%。

八、诊断与鉴别诊断

在 MS 早期或 MS 并发其他疾病（如颈椎病等）时，可造成诊断困难，以下几种情况可使诊断难度加大：

（1）患者对初发症状诉说不清。

（2）一些轻微的功能障碍难以早期发现，而对诊断有重要意义锥体束征往往出现较晚。

（3）症状和体征比较局限的非典型病例，有时需要几个月或几年出现复发和一些 MS 特征性体征（如球后视神经炎）后，才能明确诊断。

（4）缺乏特异性的实验室检查。所以，目前对 MS 的诊断主要还是根据临床表现。

（一）诊断标准

目前国际及国内学者多建议采用 2005 年 McDonaldWI 修订版的 MS 诊断标准。如表 6-2 所示。

表 6-2　多发性硬化的诊断标准

发作次数	病灶个数	其他 MS 诊断证据		是否诊断 MS
		空间多发	时间多发	
≥2	≥2	不需要	不需要	是
≥2	1	MRI 显示空间的多发；或 ≥2 个 MRI 病灶加阳性 CSF；或再次临床发作	不需要	是
1	≥2	不需要	MRI 示时间的多发；或第二次临床发作	是
1	1	MRI 显示空间的多发；或 ≥2 个 MRI 病灶加阳性 CSF	病灶时间的多发；或二次复发	是
隐袭进展	1	疾病进展 1 年和下列中的两条：（1）阳性脑 MRI；（2）阳性脊髓 MRI；（3）阳性 CSF 发现		是

（二）鉴别诊断

有很多疾病可以出现神经系统多病灶损害，其临床症状与体征与 MS 相似，因此，在诊断 MS 时需与之鉴别。

1. **急性播散性脑脊髓炎（ADE）**　是脑脊髓弥散性损害的炎症脱髓鞘疾病，发生于疫苗接种后，称为疫苗接种后脑脊髓炎（PVE）；发生在多种感染性疾病，如麻疹、风疹、水痘、带状疱疹等的，称为感染后脑脊髓炎（PIE）；病前无明显特异性感染疾患，也没有接种史的病例，统称为 ADE。本病起病急，多在感染后平均 7~14d，或疫苗接种后平均 10~12d 出现临床症状。通常在发热缓解期或疫苗接种反应高峰后几天，突然出现再度发热，并很快出现程度不同的神经系统病损的症状广，包括脑、脑干、小脑、脊髓、脑神经或（和）脊神经根、神经丛、单发或多发神经炎的表现。病情的轻重差别很大，加之病损部位较广泛，易与 MS 相混淆，但本病有感染或疫苗接种史可鉴别之。但对病前原接种疫苗史和感染史的病例与 MS 鉴别比较困难。若能在 CSF 中直接分离出病毒，或（和）血清中检得有关抗体滴度升高，则有助于鉴别。

2. **系统性红斑狼疮（SLE）**　本病急性型起病急骤，表现有高热、乏力、肌痛等全身症状，颜面红斑显著（有些可无皮疹），伴有严重中毒症状，同时有多系统、多脏器受累，发展迅速，出现功能衰竭，预后差，目前临床较少见；亚急性型起病缓慢，早期表现多为非特异性症状，可有发热、中毒等全身症状、多种脏器受损，其中，神经系统病损常在急性期或终末期出现症状，少数病例作为首发症状，其表现除某精神症状（躁动、幻觉、妄想等）外，中枢神经受累常表现有颅内压增高、脑膜炎、脑炎、脑血管意外、蛛网膜下腔出血、脊髓炎等，并出现相应的症状，如头痛、恶心、呕吐、颈项强直、偏瘫、截瘫、惊厥、昏迷等。脑神经可累及Ⅲ、Ⅴ、Ⅵ、Ⅶ神经（此多系脑干病损所致）；由于病程反复迁延，时轻时重，易与 MS 的复发与缓解相混淆，特别是不典型的 SLE 或以神经系统病损为首发症状者更是如此。鉴别方面除以上外，可参照有关实验室检查，如抗核抗体试验（ANA），抗核抗体是自身对各种细胞核成分产生相应抗体的总称，在 SLE 中所见的有抗脱氧核糖核酸（DNA）抗体、抗核蛋白（DNP）及组蛋白抗体、抗盐水可提取性核抗原（ENA）抗体、抗 Ro/SS－A 和抗 La/SS－B 抗体、抗核糖体 P 蛋白抗体、抗神经元抗体、抗神经节苷脂抗体等，以资鉴别。

3. 结节性多动脉炎　是一种累及中、小动脉全层的炎症和坏死性血管炎，随受累动脉的部位不同，临床表现多种多样，可波及多个器官或系统，其中，神经系统被累及是较常见的，即周围神经和中枢神经均可受累，以周围神经受累多见如多发性神经炎等，此与 MS 症不同，MS 病损主要为中枢神经系统。结节性多动脉炎亦可累及中枢神经，表现有头痛、头晕、脑血栓或动脉瘤破裂引起偏瘫。脊髓受累较少见。如临床与 MS 鉴别有困难时可行有关免疫学检查或病理活检和血管造影，对本病的诊断均有重要价值。

4. 视路疾患

（1）球后视神经炎：与脱髓鞘病，特别是 MS，有着某种特殊的关系。球后视神经炎患者中，有部分最终发展成为 MS。球后视神经炎多迅速发病，视力丧失快，往往伴有眼痛、转动痛和压迫痛，瞳孔不同程度扩大，对光反应有与视力减退相一致的障碍，暗适应能力降低。慢性者视力逐渐下降，多为双侧；中心视野有暗点，周边视野呈向心性缩小。早期眼底检查可为正常，但如为急性球后视神经炎，并且病变接近视盘时，由于炎症影响，可出现视盘充血、边缘不清、静脉略呈扩张纡曲，后期视神经萎缩、视盘苍白。慢性球后视神经炎常表现为颞侧视盘苍白。

（2）视盘炎同样表现为视力急骤减退，累及单眼或双眼，视野检查有中心暗点及生理盲点扩大，暗适应能力低。眼底检查可见视盘充血、水肿、边界不清，开始于上下缘及鼻侧缘，视盘周围可见放射状或环状条纹，视盘隆起不超过 3 个屈光度，视网膜静脉扩张迁曲，视盘及其附近视网膜可见出血、渗出斑。

（3）渗出性浆液性视网膜病变也可导致视力下降。视交叉、视神经肿瘤压迫、蛛网膜炎、动脉瘤或梅毒等都可引起单眼或双眼视力下降。甚至偶尔可见代谢障碍、中毒等引起的视力下降，均需要与 MS 的视力下降表现相鉴别。

（4）视力减退的病史有助于 MS 和视盘水肿相鉴别。其他鉴别诊断包括缺血性视神经炎，缺血性视神经炎常发生于有小动脉瘤的个体。此种病情影响视觉诱发电位的波幅而不影响其潜伏期。其他尚应想到药物所致的视神经病、压迫性病变和遗传性视神经萎缩等。

（5）亚急性脊髓－视神经炎（SMON）：该病是由于服用氯羟喹啉引起的累及视神经和脊髓的疾病，多见于国外报道，氯羟喹啉禁用后少有报道。表现为腹痛、腹泻、感觉障碍、肢体无力、视神经炎，可有周围神经损害的表现。

5. 颈椎病　Pallis 等分析一组 50 例患者，年龄均在 50 岁以上，75% 的患者放射影像学显示椎管狭窄，包括后部骨赘、颈椎半脱位和脊柱前凸的丧失，约半数患者显示椎管狭窄者有锥体束征。因此作者指出，中年晚期和老年颈椎病常见。在这些患者中锥体束征较常见，有时并无下肢无力的主诉。McAlpine 将一组 30 例颈椎病伴脊髓病的症状和体征与 27 例脊髓型 MS 做了比较，发现有显著不同点：

（1）MS 组平均发病年龄 42 岁，而颈椎病组为 51 岁。

（2）逐渐起病和缓慢进展的一侧下肢无力和同侧上肢无力偶见于 MS，而这种分布在颈椎病性脊髓病则遇不到。

（3）感觉异常的扩展在 MS 比颈椎病更快。

（4）上、下肢疼痛常发生于颈椎病，在 MS 亦不少见，27 例中有 8 例出现上、下肢疼痛。

（5）MS 患者的早期括约肌功能障碍比颈椎病性脊髓病更为多见，早期发作性短暂尿失禁应提示为 MS。

（6）脊髓型 MS 的病程有时因复发而中断，没有一例颈椎病有此表现。

（7）上肢反射无助于鉴别诊断，反射的减弱或消失在两种疾病中表现相同。

（8）上肢肌萎缩较多见于颈椎病。Brain 等称肌萎缩发生在单神经根区域或全面性累及单侧或双侧上肢及双手时，肌束震颤常见。而在 MS 患者中肌萎缩少见，除非四肢瘫的晚期，MS 病例双手可出现肌萎缩，很少见一个硬化斑累及前角或其运动支发出处。

（9）眼球震颤是区别两种不同原因截瘫的最重要的单个体征。27 例脊髓型 MS 中 14 例有眼球震颤；而 30 例颈椎病患者中仅有 4 例，多为水平型，而前者则有旋转或单眼震颤。

（10）除眼震颤外，在脊髓水平以上，1 个或多个损害的证据见于 9 例 MS：单侧颞侧视盘苍白 4 例，轻度构音障碍 3 例，下颌反射亢进 2 例，欣快表现 2 例。

（11）CSF 发现有重要诊断价值。Brain 和 Wilkinson 报道一组 17 例患者有两种疾病并存，其中 2 例双重诊断由尸检证实。Brain 等指出症状和体征起源于颈椎病变的要点：①上肢或颈部有根痛的病史；②单侧或两上肢出现肌萎缩和无力；③一侧或两侧上肢腱反射减弱，尤其所谓桡反射倒转；④腹壁反射存在。他们又提出以下几点提示为 MS：①一侧或双下肢迅速出现感觉障碍或无力；②一侧或双侧下肢和部分躯干的麻木；③膀胱括约肌功能早期出现障碍。

6. 亚急性脊髓联合变性　亚急性脊髓联合变性（SCDSC）是维生素 B_{12} 缺乏引起的脊髓侧索与后索变性，可伴有周围神经、视神经和大脑白质的急性变性。表现有下肢深感觉缺失、共济失调、痉挛性截瘫、肢体远端的感觉异常等。维生素 B_{12} 是核酸，特别是脱氧核糖核酸合成过程中的重要辅酶，缺乏时会影响造血功能，引起恶性贫血或巨幼红细胞性贫血，影响神经系统代谢而出现 SCDSC。因此 SCDSC 常与恶性贫血并存。恶性贫血在我国罕见，在白种人中多见，且 70% ~95% 合并 SCDSC。

SCDSC 见于中年以上，初起症状往往为肢体远端对称性感觉异常，下肢重于上肢。逐渐可因肌无力及深感觉丧失出现行走困难。周围神经损害的体征表现为手套、袜套感觉减退，腱反射的减低或消失，下肢可出现感觉性共济失调，振动觉与位置觉丧失。上肢深感觉亦可受累，但比下肢轻得多。侧索损害时出现痉挛性轻瘫、腱反射亢进和锥体束征阳性。个别患者出现视力障碍。精神症状并不少见，包括轻度痴呆、易激动、猜疑、记忆力减退、夜间精神混乱等。CSF 检查正常，周围血或骨髓检查可发现呈巨幼红细胞性贫血、轻度贫血，亦可完全正常。多数患者胃酸缺乏。口服放射性钴标记的维生素 B_{12}，观察胃肠道吸收情况，测定血清中抗内因子抗体有助于明确诊断。血清维生素 B_{12} 含量降低（正常值为 103.6～664pmol/L）。若不进行适当治疗，病情持续进展至痉挛性瘫痪并出现括约肌功能障碍。

胃全切除术、胃癌切除术、原发性脂肪痢、结核性肠炎、空回肠切除术等病史有助于 SCDSC 的诊断。

SCDSC 和 MS 疾病早期均可见上、下肢远端麻木、刺痛或痛性痉挛，隐袭起病，缓慢进展。在 SCDSC 患者中，此种感觉异常有时迅速发展至深感觉障碍和共济失调，常伴周围神经炎，出现腱反射减弱、消失。膀胱括约肌功能障碍在 SCDSC 患者中很少见。

7. 脊髓压迫症　如果将 1 例脊髓压迫症误诊为脊髓型 MS，那将产生难以挽回的后果。由各种不同原因的病变压迫脊髓或供应脊髓的血管而引起脊髓功能障碍的临床综合征称脊髓压迫症。肿瘤是最常见的原因之一。故多属慢性压迫，起病隐袭，进展缓慢。急性压迫症少见，主要有硬膜外脓肿、外伤后硬膜外血肿、椎间盘突出等，往往于发病后数小时至数日出现完全性瘫痪。

根痛是髓外肿瘤最早的症状，表现为刺痛、烧灼或刀割样疼痛。用力、咳嗽、喷嚏或变换体位时，CSF 压力一时性增高，神经根被牵拉，疼痛加剧。相应皮肤区域，早期表现过敏，后期表现麻木，也可表现束带感；前根受累时则出现节段性肌萎缩、肌束颤动及腱反射消失。锥体束受压，随病期和病变水平不同而出现单侧下肢不完全性瘫、Brown - Sequard 综合征、截瘫或四肢瘫。脊髓丘脑束受压时出现损害平面以下对侧躯干痛，温觉减退；后索受压时出现损害平面以下同侧深感觉丧失；横贯性损害患者中上述两束均受损，出现损害平面以下全部感觉丧失、大小便障碍，自主神经症状在髓外病变出现时间较晚，而髓内病变时出现较早，病变以下皮肤可有脱屑干燥、苍白或发绀、多汗或少汗、指（趾）甲角化过度等。脊椎 X 线平片、脊髓 CT 或 MRI 及椎管造影等检查常有异常发现，并可确立诊断。CSF 动力学检查（Queckenstedt 试验）无须特殊仪器设备，阳性结果往往可确立诊断，CSF 生化检验可发现蛋白含量增高，可伴黄变。而在 MS 患者中，蛋白含量很少超过 1.0g/L。

8. 家族性共济失调　家族性或遗传性共济失调是一组以共济失调、辨距不良为主要表现的中枢神经系统慢性变性疾病。常染色体隐性和显性遗传，偶为性染色体连锁遗传。一般可分为脊髓型、小脑型及橄榄脑桥小脑型 3 类。

（1）脊髓型：本型以 Friedreich 共济失调最多见。多见于儿童起病，为常染色体隐性遗传，也有显性遗传。一般患儿于 5～15 岁隐袭起病，进展缓慢。初始症状为双下肢共济失调、步态不稳、步态蹒跚、容易跌倒，站立时两脚分得很宽、左右摇晃，后索深感觉传导束受损后，闭目时上述症状更显著，Romberg 征阳性。随着病程进展，两上肢也出现共济失调，可有意向性震颤；但上肢症状往往轻于下肢。也可出现躯干性共济失调，站立时或坐起时身体摇摆不稳，讲话含糊不清或吟诗状。肢体无力，可出现胫骨前肌和手小肌轻度萎缩，深感觉明显减退，膝反射减弱甚至消失，肌张力低下。锥体束明显损害时出现痉挛性截瘫，跖反应呈伸性。多数患者有眼球震颤，部分有视神经萎缩。往往有骨骼改变，如脊柱后、侧凸，弓形足，马蹄内翻足等。疾病早期，患者即可有心电图异常，可不伴心脏症状，约有 1/3 病例有心脏病的症状和体征，包括心脏增大、心律失常、传导阻滞和心力衰竭。部分患儿可出现智力减退，病程呈进行性进展，最终卧床不起，死于并发症或心力衰竭。

（2）小脑型：本型以 Mare 遗传性痉挛性共济失调多见。为常染色体显性遗传。本型的各个个体中病损部位和临床症状可有很大差异，多在成年后隐袭起病，进展缓慢，共济失调为首发症状，缓慢进展的上肢意向性震颤、共济失调性步态、构音障碍，也可有躯干性共济失调，下肢肌张力增高，形成共济失调—痉挛步态，体检有腱反射亢进和病理反射，少数可见眼震及视神经萎缩。头颅 CT 或 MRI 可见小脑萎缩。

（3）橄榄–脑桥–小脑萎缩（olivo–ponto–cerebellarat–rophy，OPCA）：中年后起病，为遗传性共济失调中较常见的一型。常染色体显性遗传，散发病例甚多；症状有肢体共济失调、构音障碍、头部和躯干的震颤，后期可出现肌张力增高、腱反射亢进、跖反应呈伸性，常伴眼球震颤和视神经萎缩、精神异常和智能减退等。脑 CT 及 MRI 可明确诊断。

本类疾病诊断中阳性家族史的发现甚为重要，而且同胞发病年龄基本相似，都在 20 岁时出现，或晚至 30 岁甚至 40 岁。MS 发病也可见家族性倾向，但年龄的相关性很小。MS 病程呈反复缓解和复发，CSF 中 IgG 增高，IgG 指数升高，OCB 阳性，CT 或 MRI 可见白质内多灶性改变的发现均有利于鉴别诊断。

9. 急性脑炎 年轻人突然起病，出现嗜睡、精神错乱、眼肌麻痹、眼震、周围性面瘫、共济失调、锥体束征阳性等可见于急性脑灰质炎，也可见于 MS。但前者往往有头痛、发热和颈项强直。急性脑灰质炎的症状一般 1 周后消退。而 MS 患者缺乏脑膜刺激征和发热，病程中症状波动，缓解复发。

10. 热带痉挛性截瘫 由 HTLV–Ⅰ型病毒感染引起。近年来在某些地区，如印度南方、非洲、牙买加、美国南部、法国及日本等地均有发生，有些地区形成流行现象和趋势。热带痉挛性截瘫（TSP）又称 HTLV 伴随脊髓病（HAM）。临床表现与 MS 进行性脊髓型非常相似。临床特点为双下肢进行性感觉麻木、异常、痛温觉消失，双下肢呈痉挛性瘫痪，跖反应阳性，膀胱括约肌功能失调，步态障碍，可有肌萎缩。60%～90% 的患者，周围血和脑脊液中可发现 HTLV–Ⅰ病毒抗体。因此，目前西方某些国家诊断 MS 脊髓型时，常规进行HTLV–Ⅰ病毒抗体测定，以排除 TSP 或称 HAM 病。

11. 同心圆性硬化 同心圆性硬化又称 Balo 病，呈急性和亚急性发病，临床表现类似ADEM。病理改变为大脑皮质深面白质区髓鞘脱失，呈同心环状分层排列；各层之间为正常髓鞘区相间隔。一般认为本病是属于 MS 急性型或 MS 的一种变异型。本病的诊断主要依据病理诊断，MRI 有时可显示典型的同心圆脱髓鞘斑块。

其他需要做鉴别的疾病尚有缺血性脑血管病、肿瘤外综合征，包括海绵窦血管瘤的脑干血管畸形、Ⅰ型 Amold–Chiari 畸形。

其他变性性疾病如神经梅毒、肉芽肿病、隐性慢性半球性脑炎和脑干脑炎、肿瘤外综合征、血管炎和淋巴瘤样肉芽肿可能有多灶性中枢神经系统的症状和体征，其 CSF 也可能有相似的异常。但这些疾病可能累及多器官而有助于与 MS 相鉴别。

肾上腺白质营养不良和。肾上腺脊髓神经病的症状也可发生复发或缓解或晚发，而易与MS 相混淆。Eldeige R. 等指出，肾上腺白质营养不良携带状态可能与 MS 的慢性进行性脊髓病相混淆。成人起病的肾上腺白质营养不良也与 MS 相似。

Schaumburg H. 等指出，吡哆醇过量所致的脊髓神经病也可有 Lhermitte 征的症状。

其他如老年的早期侧束硬化和增生性脊柱炎性脊髓病，脑干和脊髓血管畸形可能易与慢性进行性脊髓型多发性硬化相混淆。

最后是 HTLV-Ⅰ 感染相关的脊髓病，后者由于病损范围超出脊髓，使其与典型 MS 鉴别难度增大，确诊有赖于血清学检查。

九、治疗

多发性硬化的病因及发病机制并不十分清楚。但它是免疫介导的自身免疫性疾病是可以肯定的。而且某些外在和内源性的因素都是促进其复发与进展的相关因子。因而在治疗上应当从以下几方面加以注意。

（一）一般治疗

1. 避免或减少促使多发性硬化病情加重或复发的外界因素　如外伤、感冒、腹泻、全身或局部感染性疾患、手术和麻醉、环境温度过高或桑拿浴、受凉淋雨、情绪激动或过度悲伤等均有可能使病情加重或复发，因此，应尽可能地避免这些不利因素。

2. 重视患者的心理或精神治疗　患有多发性硬化的患者本身就可以有心理或情感障碍。表现为焦虑、抑郁或情绪不稳等，有的知道本病病程长，反复发作，致残率高，会产生精神上的负担和抑郁情绪，对预后极其悲观并持消极态度，不愿配合治疗，因而，作为临床医生除了治病外，还应注重患者的心理治疗，这样内外因结合起来对巩固疗效和减少复发有益。

3. 饮食当中注意的问题　正常饮食对本病患者是重要的，应注意吃易消化的食物，多吃生蔬菜及水果，增加不饱和脂肪酸（植物或蔬菜油）的摄入。适当增加蜂蜜、谷类制品。同时应保持大便通畅。

（二）药物治疗

多发性硬化急性期因是炎性介导的脱髓鞘，应进行免疫抑制及控制炎症等治疗，常用的药物为：

1. 糖皮质激素　多发性硬化急性期首选药物（具有循证医学证据的治疗药物）。治疗的原则：大剂量，短疗程，不主张小剂量长时间应用激素；适用于 MS 的糖皮质激素：甲泼尼龙。

急性复发的 MS 应用激素治疗的临床试验研究较多，短期治疗可以明显地减轻症状和促进恢复，但激素疗程过短，减量过快，患者病情反跳也早，长期治疗可以减少核磁 T_1 像上病灶以及脑萎缩，而继发进展型 MS 应用激素治疗可以延缓残疾的出现，在复发缓解型 MS（RRMS）患者中联合应用甲泼尼龙和 IFN-β 治疗，结果显示活动病灶有很大程度的恢复，并且可以减少中和抗体的生成。

（1）甲泼尼龙：常规用法为从 1g 开始，加入 5% 葡萄糖 500ml 中静脉滴注 3~4h，共 3d，然后剂量减半，每 3~5d 减半量，每个剂量用 3~5d，直至减完，一般 30d 左右减完，如果第一次大剂量 3d 或 5d 缓解不满意，过 3d 或 5d 以后可以再用一次 1g/d，用 3~5d。

（2）地塞米松：用 30~40mg 加入 50ml 生理盐水中，5min 内缓慢静注，此法使血药浓度在短时间内迅速达到高峰，有效地起到免疫抑制作用。可在第 1、3、5、8、15d 分别用药。此外，还可用地塞米松 20~30mg 加入 5% 葡萄糖 500ml 中静脉滴注，连用 2 周，再逐渐减药。还有直接口服此药进行治疗。

（3）泼尼松：急性期或复发期有用此药 80~120mg/d 口服，10d~2 周左右再减量，减量方法不一，但根据经验，应适当慢一些，6 周～2 个月为一个疗程。特别是多次复发的患者，在减到 10～15mg 时可长期用下去，而不必全减，这样对复发可能有抑制作用。用激素类药物突出的要注意这些药物所产生的副作用，并加以预防，如骨质疏松（嘱患者在激素治疗的前 3 个月内少活动，以免大关节负重）、低钾、胃肠刺激、水钠潴留等。

2. 细胞毒性药物　对于激素治疗不敏感的患者或慢性进展性多发性硬化患者可选用如下细胞毒性药物当中的一种。

（1）环磷酰胺：有研究显示环磷酰胺对早期、进展性的 MS 有效，特别是在炎症活动期，而对慢性进行性退变的患者疗效差，但实际应用中，严重的并发症显著地限制了它在 MS 患者中的应用。14 例 SPMS 患者参加了联合应用 IFN－β 和环磷酰胺静脉冲击治疗的研究，治疗 12 个月，只有 1 例患者复发。与环磷酰胺单独治疗比较，IFN－β 抵抗的 MS 患者用环磷酰胺冲击治疗可以减少病情的恶化。因此，对于一些 IFN－β 抵抗的患者环磷酰胺冲击治疗或联合治疗是一个可能有效的治疗选择。具体用法：每次 400～500mg，每周 2～3 次，2 周后改为口服，每日 100mg，总量控制在 10～20g 为宜，对难治性的慢性进行性多发性硬化患者有一定疗效。应注意定期检查血象及肝功情况，观察有无白细胞数下降。

（2）硫唑嘌呤：又称依木兰，一般用量每日为 100～200mg，但应特别注意定期检查血象变化，观察有无白细胞数下降或再障情况，有时在减激素的过程中为了使激素能较快地撤下而不至于反跳，或者由于长期应用激素出现了明显副作用而需换药，可用此药，用量在每日 50～100mg，在继发进展型 MS 患者中联合应用硫唑嘌呤和 IFNβ－1b 的安全性和耐受性最近有报道，一项研究中，有 20 例患者已经平均随访了 5～6 个月，只有一个患者因为不耐受而退出研究，没有出现严重的副作用，显示这个治疗有良好的耐受性。

（3）环孢素 A：可特异性地抑制 T 细胞，对 B 细胞亦有影响，间接控制抗体的生成，但应注意此药有一定的肾毒性和致高血压作用。每日应用剂量为 2.5mg/（kg·d），需监测血清肌酐水平，血肌酐水平应控制在 13mg/L，为减少毒性分 2～3 次服用。既往的研究中，环孢素 A 并没有表现出对 MS 患者有明显的疗效，其治疗作用不足以抵消其明显的毒性。因此，美国神经学会的治疗和技术鉴定委员会以及 MS 委员会临床实践指南反对用环孢素 A 治疗 MS 患者。

（4）甲氨蝶呤：甲氨蝶呤的效果已经被临床试验证实。在一个对 20 例慢性进展性 MS 患者的开放性试验中，12 例患者口服低剂量甲氨蝶呤 18 个月，病情稳定。2 例患者因为副作用终止了治疗，6 例患者出现了一过性轻度的肝酶升高。因此，长期应用甲氨蝶呤治疗时肝脏毒性是一个问题，15 例单用 IFN－β 出现复发的患者联合应用口服甲氨蝶呤（20mg 每周）和 IFNβ－1a 进行一个开放性研究，结果报道很少有恶化趋势。同时在钆增强 MRI 上病变缩小。

硫唑嘌呤和甲氨蝶呤都有一定的副作用。但是，硫唑嘌呤可以减少 MS 患者的复发率，甲氨蝶呤可以改变进展型 MS 的疾病进程。因此，联合应用这两种药物是一种有益的尝试，有研究显示它安全并且有良好的耐受性，没有持久的血液、肾脏或者其他毒性报道。针对常规治疗无效的 MS 患者，提供了一种治疗的新思路。

3. 其他免疫调节疗法

（1）干扰素：IFNβ－1a 或 2a 及 IFNβ－1b 对多发性硬化的治疗目前认为有一定疗效，但其远期疗效尚难以定论。对 MS 的早期治疗主要针对隐匿的病理状态，干扰素 β 治疗后脑萎缩进程明显减慢，一旦开始 β 干扰素的治疗，如果疗效肯定且患者可以耐受，则应长期连续治疗。临床研究还提示干扰素 β 治疗的疗效与剂量呈正相关，大剂量干扰素 β1a（44mg 皮下注射，每周 3 次）的疗效显著优于小剂量干扰素 β1a（30mg 皮下注射，每周 1 次）。国外部分国家将此药列入医保范围，所以，很多患者能接受其使用，但国内因其价格昂贵，自费使用，难以推广。

（2）免疫耐受：针对多发性硬化的自身免疫应答的分子模拟学说，可采用与致病因子相似的物质，利用其抗原性使机体免疫耐受而不发病。方法：可用人工合成的 Copolymer - 1（L - 丙、谷、赖、酪氨酸 4 种按比例混合的多肽），疗效目前尚未充分肯定。另有用醋酸格拉替雷，20mg 每日皮下注射，可减少缓解复发型 MS 的次数，但对重症者无效。

（3）静脉用免疫球蛋白：静脉用免疫球蛋白 G（IVIG）是近年来治疗 MS 的新方案之一。有在急性期用此方法的，每日用量为 0.4g/kg，5d 一个疗程。一般认为其对 RRMS 有效，但对复发进展型和原发进展型无效。其作用机制是调节免疫系统，抑制脱髓鞘，促进髓鞘的再生。因此，理论上，IVIG 可用于急性复发患者的治疗以防再次复发，同时，促进髓鞘再生可以抑制疾病的进展和残疾的发展。

有学者在 RRMS 临床试验中观察到，IVIG 减少了复发率和钆增强像上病变的数量，因此，它可以作为确定的 RRMS 的一个治疗选择。最近公布的一个公开研究结果显示，在严重发病初的 3 个月内应用 IVIG，RRMS 患者的难治性视神经炎在视神经功能和敏锐度两方面都有改善。既往研究中，SPMS 患者或者有确定的慢性视觉缺损、运动症状的患者中，IVIG 治疗还没有证实有明显疗效。

（4）克拉屈滨：调节淋巴细胞功能，预防 MS 致残方面有良效。虽然有研究显示克拉屈滨可以减少 RRMS 和进展型 MS 的 MRI 病灶强化，但是克拉屈滨治疗能否改变疾病的进程，能否减少发作率或疾病进展，仍然缺乏有力的证据，需要进行更多的研究。一般 0.7mg/kg（用 4 个月，总量 2.8mg/kg）。有报告出现血液系统毒性和严重病毒感染等。

（5）米托蒽醌：治疗继发进展型 MS，干扰 DNA 合成，抑制体液免疫，减少 T 细胞数量，一般 5~12mg/m^2 静点，每 3 个月一次，持续 2 年。副作用有恶心、脱发、闭经、一过性白细胞减少、尿道感染等，并具有心脏的毒性作用，左心室射出量下降（10%）。

（6）造血干细胞移植：用于慢性进展性 MS，主要在于免疫重建。但远期疗效有待评估。

4. 血浆置换　疗效不肯定，一般不作为急性期的首选治疗，仅在没有其他方法时可以作为一个治疗手段。

5. 各种维生素、扩血管药物或活血化瘀治疗及神经营养因子的应用　一般应用维生素 C、E、B$_1$、B$_{12}$（氰钴胺）等，一方面有利于清除自由基，一方面促进髓鞘的修复。神经节苷脂（GM - 1）的应用对患者的神经修复有帮助。因病变区域血循环不良，对于长期的慢性患者适当应用扩血管药物或活血化瘀药物，例如二氢麦角碱、小活络丸、曲克芦丁等，对改善症状可能有一定的疗效。

6. MS 新的治疗药物及研究

（1）麦考酚吗乙酯：是抗代谢的免疫抑制剂，有学者在 RRMS 患者中联合用麦考酚吗乙酯和 IFNβ - 1a 进行安全性研究。除腹泻外几乎没有副作用，初步的结果显示联合治疗能减少复发率并稳定 EDSS 评分。

（2）单克隆抗体：①阿仑单抗：阿仑单抗是一种人抗白血病（CD52）单克隆抗体。在SPMS患者中，应用阿仑单抗冲击治疗，可以减少疾病的活动性，但不能减少患者的残疾程度，且部分患者会出现自身免疫性甲状腺炎，因此，MS患者应用阿仑单抗或者联合其他药物治疗的安全性和有效性还需要继续评估。②达（克）珠单抗：达（克）珠单抗可以抑制IL-2的淋巴细胞活性。在RRMS和SPMS患者中进行的公开试验已经有了初步结果，20例患者开始试验，16例患者已经治疗了6~22个月，3例患者刚开始试验，1例患者因副作用中止了治疗。已观察到有7例患者表现了持久地（超过6个月）临床改善，以及肯定的EDSS评分改善；另有12例患者病情稳定，此外，5例患者核磁T_2像的病变有改善。部分患者在治疗早期出现了一过性的恶心、感觉异常或痉挛等症状，所有症状随继续治疗而消失。③利妥昔单抗：利妥昔单抗是一种特异性结合CD20抗原的人鼠嵌合单克隆抗体，可以迅速消耗外周血中的CD20阳性B细胞。是FDA批准的用于癌症治疗的药物，同时也被用作自身免疫疾病的治疗，如类风湿性关节炎和MS。在一个小样本研究中，4个视神经脊髓炎和4个进展复发型脊髓炎患者静脉用利妥昔单抗4周，所有患者在6个月的研究过程中没有复发，多数患者（6/8；75%）运动功能有改善。在MS患者中的利妥昔单抗临床研究正在进行。

（3）他汀类药物：他汀类药物有多种免疫调节作用，如抑制T、B细胞的增殖活性，减少T细胞黏附分子的激活表达，调节TH_1和TH_2的平衡，下调B、T细胞趋化因子等。

最近公布了在RRMS患者中进行的第一个他汀类药物-辛伐他汀的临床试验结果，试验为期6个月，核磁增强像上病变的数量和体积均有明显减少。虽然这一结果令人鼓舞，但在研究中缺少安慰剂对照。确定他汀类药物在MS中的免疫调节作用需要大规模的双盲临床试验检验。

（4）雌激素：雌激素对MS患者的疾病进程有一定影响，最近研究显示，由婴儿胎盘特异产生的孕激素、雌三醇、雌激素可能在MS患者的治疗中发挥某些作用。在临床研究中，临床确诊的女性MS患者应用雌三醇，激素治疗可以使钆增强核磁像上病变体积和数量显著减少。因此，产后应用高剂量的孕激素可以减少这一时期MS患者的恶化。然而，雌激素改善MS症状的潜在益处必须衡量其可能的副作用，如癌症或血栓病增加的风险。

（5）抗生素与抗病毒药：有证据表明多种细菌和病毒感染可能与MS发病有关。MS复发更容易发生在衣原体肺炎感染期间，提示支原体感染和MS进展可能存在相关性。在一个试点研究中，10例RRMS患者每日2次口服米诺环素每次100mg，持续6个月，结果，患者核磁增强病变数量明显减少。

在已有的研究中，有人对米诺环素进行了观察，米诺环素是半合成的四环素类似物，除其抗菌效果外，体外研究中还发现它能抑制基质金属蛋白酶活性，减少T淋巴细胞的游走。因而可能对MS患者的治疗有益。在动物实验中，米诺环素在轻、重型EAE的治疗中都有良好的效果。

（6）其他：目前有些方法虽然还处于动物实验阶段，但可能对新药的发现有帮助。①清除自由基治疗：近年来，胆红素被认为是一种有前途的抗氧化剂。Liu等分别在急性期和慢性期的EAE中，发现胆红素能够有效地阻止病情进展。组织学检查显示，如果发作前给药，胆红素能够有效地保护血-脑脊液屏障的结构和功能的完整性，从而减少炎症细胞进入CNS，明显减轻脊髓的氧化性损伤。②Jolivalt等用低于治疗剂量范围的环孢素A联合一氧化氮清除剂 NOX100 治疗 EAE，检测发现 CNS 炎症明显减轻，炎性细胞因子和 iNOS 的基因表达下调。③激肽释放酶与钠钾 ATP 酶：Blaber 等发现，激肽释放酶 6（K6）在 MS 的组织损伤触发过程中具有重要作用。也有学者应用钠离子通道阻滞剂治疗 EAE，可以减轻轴突损伤，推测可能与巨噬细胞的活化依赖钠通道有关。④Kalyvas 和 David 对 EAE 模型进行研究，发现 EAE 病变区域内皮细胞和免疫细胞胞质型磷脂酶 A_2（$cPLA_2$）表达增加。在构建 EAE 动物模型的同时给予 $cPLA_2$ 抑制剂花生四烯酸三氟甲基酮（COAACF3），动物的患病率明显减少。考虑 $cPLA_2$ 是引发动物 EAE 的关键酶。需要继续研究其抑制剂的治疗作用。⑤Charles 等用 rH IgM22 诱导髓鞘再生取得了成功，其机制可能是诱导少突胶质细胞前体细胞的抗凋亡信号，减少 caspase 3 的激活和表达，诱导少突胶质细胞增殖分化进行修复可能成为 MS 治疗的又一新途径。

（三）特殊症状的处理

1. 运动功能障碍的治疗　如肌强直，应予巴氯芬或脊舒、苯二氮䓬类或卡马西平等药物治疗。此外，还可进行水疗，让患者在 27℃～29℃ 中的水中游泳或运动，有助于症状的缓解和运动功能的恢复。

2. 感觉异常的治疗　以发作性的肢体麻木、肢体疼痛（烧灼感）、痛性肌痉挛、束带感、过电感等最常见。治疗上常用卡马西平，也可用氯硝西泮或苯妥英钠。疼痛尚可加用止痛药。

3. 自主神经功能紊乱的治疗　多发性硬化自主神经功能紊乱的发生率较高，常见的有出汗异常、尿便障碍等。对于尿潴留可进行增加腹压、按摩膀胱等手法，另可加用兴奋副交感神经系统的药物，如氯化氨甲酰胆碱、氯化乌拉胆碱、苯氧苄胺、特拉唑嗪等。药物治疗无效者可插入导尿管或留置导尿。对于较轻的尿失禁可采取控制饮水量（尤其是夜间的饮水量）来缓解症状，而较重的尿失禁可用去氨加压素或抗胆碱类药物（丙胺太林），若仍无效可选用丙米嗪。对于便秘者要鼓励多饮水，适当多吃含纤维素多的食品，必要时用通便药。

4. 脑干症状的治疗　因脱髓鞘累及脑干可出现颅神经受累的症状，如复视、构音障碍、吞咽困难、眩晕发作、头面部麻木等症状。上述症状可呈发作性，持续数秒或数分，这是由于神经纤维髓鞘损伤使神经冲动跨越了损伤的髓鞘横向扩散的结果。这种病理情况在脊髓内也常见到。治疗主要选卡马西平来治疗，从小剂量开始，最大日用量不超过 600mg。眩晕还可用氯丙嗪口服。

5. 精神症状的治疗　多发性硬化的精神症状主要为抑郁、焦虑、性格及行为改变。有的为器质性，有的为心因性，还有的为药物所引起。对抑郁的治疗可用丙米嗪，对焦虑及精神兴奋等用阿米替林及多塞平治疗。

（孙向军）

第二节　弥漫性硬化

弥漫性硬化是亚急性或慢性脑白质广泛脱髓鞘疾病。大脑出现大面积脱髓鞘，可发生多个病灶或一个大病灶，多见于儿童和青春期，临床表现进行性视力障碍、智能减退、精神紊乱和痉挛性偏瘫、四肢瘫或截瘫等。

Schilder 以弥漫性轴周脑炎首先报告，又称 Schilder 弥漫性脑硬化或 Schilder 病。

一、研究史

Strumpell 最早用"弥漫性硬化"描述尸检时酗酒者质地较硬的脑组织，后来该术语被用于任何原因引起的广泛脑神经胶质增生。Schmaus 首先报告了 1 例 21 个月患儿，表现不明原因发热，抽搐、精神发育迟滞及全身拘挛，1 年后死亡，并用弥漫性硬化描述病变。Heubner 指出弥漫性硬化是非血管源性、非感染性及非占位性病变，病灶周围环绕小范围胶质细胞增生，但这一概念较笼统，可包括许多引起大脑半球胶质增生的不典型病变。

Schilder 描述一例 14 岁女孩，表现精神衰退和颅内压增高，临床诊断后颅凹肿瘤，19 周后死亡。尸检发现两侧大脑半球白质大片状边界清楚脱髓鞘病灶，也有许多类似于 MS 小病灶，由于病变与 MS 相似，呈明显炎性反应，轴突相对保留，Schilder 称为弥漫性硬化或弥漫性轴周脑炎，划归硬化性轴周脑炎之列。后者是 Marburg 用于描述一例急性 MS 患者的术语，但 Schilder 在他以后著述里使用弥漫性硬化描述 2 例截然不同的病例，一例是患家族性脑白质营养不良（肾上腺脑白质营养不良）男孩，另一例为浸润性淋巴瘤，这两例报道使这一概念发生极大混乱，多年来 Schilder 病和弥漫性硬化两个术语被不加区别地用于不同的疾病。

Poser 综述文献报告的 105 例最初意义的 Schilder 弥漫性硬化，其中 33 例唯一病损是累及半卵圆中心广泛脱髓鞘，患者多为儿童，倾向亚急性病程；另 72 例患者除大脑白质大病灶外，CNS 其他部位可发现孤立脱髓鞘斑块，起病年龄类似慢性复发性 MS，呈迁延或复发病程。Poser 等后来综述对这些发现作了详细描述，显然后组类型弥漫性硬化与 MS 有肯定关系，或如 Schilder 最初提出的 MS 变异型。

二、病因及发病机制

本病病因迄今未明。约半数患者 CSF – IgG 增高，个别患者 CSF 检出寡克隆带，脱髓鞘病灶淋巴细胞浸润，某些患者用皮质类固醇及环磷酰胺治疗有效，认为弥漫性硬化也属于自身免疫病或 MS 变异型。

三、病理

特征性病理损害是大脑半球大块的界限清晰的不对称性白质脱髓鞘。脑白质病变常侵犯整个脑叶或大脑半球，两侧病变常不对称，也可以对称性受累，多以一侧枕叶为主，界限分明，可为单一大片状广泛脱髓鞘区，或为多数散在病灶，典型者可经胼胝体延伸至对侧，多累及半卵圆中心，影响到对侧半球。可见视神经、脑干，小脑和脊髓等处散在的与 MS 相似的脱髓鞘斑。组织学上，以脱髓鞘病变为主，轴索受累较轻。新鲜病灶可见血管周围淋巴细胞浸润，巨噬细胞内有髓鞘分解颗粒。晚期可出现胶质细胞增生，也可见明显的组织坏死和空洞。有人认为本病是发生于幼年或少年期病变严重广泛的 MS 变异型。

四、临床表现

（1）Schilder 弥漫性硬化无家族性，幼儿或少年期发病，但 Sedric 曾报告一例 51 岁发病的病例，男女发病之比约为 4∶1。多呈亚急性、慢性进行性病程，部分起病隐匿，多数患者在数月至数年内死亡，但也有存活十余年的罕见病例。表现可类似 MS 病程，呈进行性或持续无缓解，也可有迅速恶化的发作，但病程中多年停顿或某段时间内症状改善者较少见。

（2）常见症状体征是痴呆或智能减退、精神障碍、同向性偏盲、皮质盲、皮质聋、偏瘫或四肢瘫、假性延髓性麻痹等，可有痫性发作、行走困难、锥体束征、共济失调、视乳头水肿、眼外肌麻痹、核间性眼肌麻痹、眼球震颤、面瘫、失语症和尿便失禁等。可以癫痫发作、智能减退、精神障碍，共济失调、肢体麻木无力、视力减退、听力下降和吞咽困难等为首发症状。病变进展较快因大片脱髓鞘伴脑水肿可导致颅内压增高。

（3）应注意在弥漫性硬化患者中确有一些特征性病例表现符合 Schilder 的原始描述，为非家族性，常见于儿童和青年，临床经过颇似 MS，呈进展性病程无缓解，或多次间断性发作急骤恶化，数年内停止发展极少见，个别患者甚至可有短时间改善。常见症状仍是痴呆、同向性偏盲、皮质盲、皮质聋、偏瘫、四肢瘫和假性延髓性麻痹等，也可发生视神经炎。CSF 改变与慢性复发性 MS 相似，但无寡克隆带，CSF 可含大量 MBP。

（4）临床分型：Lhermitte 曾将本病分为 4 个类型：①进展型：病情缓慢进展，表现智能障碍、精神错乱、锥体束征、皮质盲及听力障碍等；②多发性硬化型：起病年龄相对较大，呈缓慢进展病程，病情常有数次发作而加重；③假脑瘤型：头痛、视乳头水肿等颅高压增高表现；④精神障碍型：主要表现精神异常及认知障碍。

由于本病症状可逐渐增多，精神障碍、锥体束征、痫性发作、皮质盲及听力障碍等相继出现，故这一分类实用价值不大，也未得到临床广泛采用。

五、辅助检查

（一）电生理学检查

（1）脑电图（EEG）：可表现轻度至重度异常，为非特异性改变，仅反映脑组织病变部位和范围。可出现进行性节律失调，以高波幅慢波占优势，也可见阵发性棘波。与 SSPE 的重要区别是 SSPE 可出现特有的假节律性高波幅放电。

（2）诱发电位：枕叶白质最易受累而导致皮质盲，故 VEP 多有异常。采用模式翻转 VEP 检查发现，皮质盲患者 YEP 异常与患者的视野及主观视敏度缺陷一致；MS 患者 VEP 异常多提示视神经受损，具有一定的鉴别意义。

（3）神经传导速度（NCV）：因弥漫性硬化不累及周围神经，所以 NCV 正常，而肾上腺脑白质营养不良（ALD）常累及周围神经，可与之鉴别。

（二）影像学检查

（1）CT 显示两侧大脑白质不对称大片状低密度区，多累及侧脑室周围及枕、顶和颞叶，可累及胼胝体，病程可表现为复发性。急性期因病灶边缘可有轻度强化，水肿或肿胀等占位效应而颇似胶质瘤，可有囊性变，数月后形成局限性脑萎缩。

（2）MRI 可见脑白质 T_1WI 低信号、T_2WI 高信号弥漫性病灶，多累及双侧半球而不对称，可发现脑干，小脑病灶，可见囊性变及占位效应。如病情有缓解复发，可显示病灶大小及分布的相应变化，急性加重期病灶可呈环状增强。

（三）脑脊液检查

CSF 细胞数正常或轻度增高，蛋白轻度增高，部分患者 CSF – IgG 指数增高，通常无寡克隆带，个别病例可检出。

（四）血液生化检查

因本病临床上易与 ALD 相混淆，应常规检查血液中极长链脂肪酸（VLCFA）含量，血中 VLCFA 升高是 ALD 特异性诊断标准。

（一）诊断

目前弥漫性硬化诊断主要根据病史、病程经过、临床表现及某些辅助检查等综合判定：

（1）幼儿或青少年期发病，男性较多，呈慢性、亚急性进行性病程，多于数月至数年内死亡。

（2）常见特征性表现是进行性加重的智能减退或痴呆、精神异常、同向性偏盲、皮质盲、皮质聋，以及不同程度运动障碍、锥体束征和假性延髓性麻痹等，可有癫痫发作。

（3）影像学检查可见脑白质大片脱髓鞘证据，CT 显示枕、顶和颞区为主的脑白质大片状低密度区，累及一侧或两侧半球，MRI 可见脑白质 T_1WI 低信号、T_2WI 高信号弥漫性病灶。

（4）CSF - MNC 完全正常或轻度增高，蛋白轻度增高，可见 CSF - IgG 指数增高，常无寡克隆带，外周血中 VLCFA 含量正常。

（5）EEG 可有轻至重度非特异性异常，以高波幅慢波占优势，神经传导速度（NCV）正常。

（二）鉴别诊断

本病须注意与以下疾病鉴别：

（1）脑白质营养不良：为先天性代谢障碍所致，如男性患儿和青年的 ALD、Krabbe 球状细胞脑白质营养不良、嗜苏丹性脑白质营养不良和 Greenfield 异染性脑白质营养不良等。临床特征为进行性视力减退、精神衰退和痉挛性瘫痪，易与本病混淆。病理特征是大面积较对称的脑白质损害，各种类型均有髓鞘素含脂质蛋白特异的遗传性生化代谢缺陷，并可侵犯周围神经。

Bouman 复习文献中 100 例弥漫性硬化，资料完整的 90 例中儿童 40 例，成人 50 例。经重新评价 40 例患儿中 14 例为 ALD，成人组也有 ALD 病例。部分 ALD 病例有艾迪生病表现，如同时发生肾上腺萎缩、青铜色皮肤和脑白质营养不良，神经系统表现及大脑损害与 Schilder 病很难区别。ALD 是仅累及男性的性连锁遗传，多伴周围神经受累而出现 NCV 异常，血中 VLCFA 升高是特异性诊断指标。

（2）多发性硬化（MS）：Sehflder 病与 MS 的鉴别见表 6 - 3：

表 6 - 3 Schilder 病与 MS 的鉴别要点

	Schilder 病	MS
发病年龄性别	多在幼儿或青少年期发病，男性较多	20~40 岁多见，多见于女性
病程	慢性、亚急性进行性病程，一般无缓解复发，多于数月至数年内死亡	多为急性或亚急性，也可慢性起病。病程长达20~30 年，可有 2 次或以上缓解复发

	Schilder 病	MS
首发症状	常见智能减退、痴呆、精神异常、皮质盲、皮质聋、假性延髓性麻痹及运动障碍等弥漫性脑损害症状	多为肢体力弱、单眼或双眼视力减退或失明，感觉异常、复视、共济失调等，以智力障碍、精神异常和痫性发作起病极少
脑脊液检查	IgG 指数增高和 CSF 检出寡克隆区带仅见于个别病例	CSF 寡克隆带阳性率可高达 90% 以上，CSF - IgG 指数增高达 70% 以上
影像学检查	显示脑白质大片脱髓鞘，CT 可见脑白质大片状低密度区，MRI 显示脑白质 T_1WI 低信号、T_2WI 高信号弥漫性不对称病灶，可累及一或两侧半球，以枕、顶和颞区为主	MRI 可见侧脑室前角与后角及周围类圆形或融合性斑块，呈 T_1WI 低信号、T_2WI 高信号，大小不一，大的融合性斑块多累及侧脑室体部，脑干、小脑和脊髓可见斑点状不规则 T_1WI 低信号、T_2WI 高信号病灶

（3）急性播散性脑脊髓炎（ADEM）：①患者多为儿童和青壮年；②急性起病，常有病前感染史和疫苗接种史，平均潜伏期 7～14d；③严重的脑、脊髓弥漫性损害表现，精神症状和意识障碍突出，脑膜受累出现头痛、呕吐和脑膜刺激征等，脑实质损害出现惊厥、精神异常、意识障碍、偏瘫、偏盲、视力障碍、不随意运动、脑神经麻痹和共济失调等，脊髓损害出现截瘫、上升性麻痹和尿便障碍等；④病情险恶，多在病后数日至 1 个月左右死亡；⑤CSF 压力、MNC 和蛋白可增高，无特异性；⑥EEG 多为广泛中度以上异常，常见 θ 和 δ 波，也可见棘波和棘慢综合波；⑦CT 和 MRI 可发现脑和脊髓白质内散在多发病灶；⑧皮质类固醇治疗有效。

（4）亚急性硬化性全脑炎（SSPE）：是麻疹病毒引起的慢病毒感染性疾病。①发病隐袭，潜伏期平均 6 年；②发病年龄 2～20 岁，学龄儿童多见，男女发病之比为 3：1，农村多于城市；③早期（数周至数月）表现性格、行为改变，情绪不稳，学习成绩下降、记忆力减退，逐渐出现痴呆，其后（1～3 个月）典型症状是肌阵挛抽搐、舞蹈样动作、手足徐动、肌强直、共济失调、癫痫发作等，继之出现角弓反张、去大脑强直和昏迷；④血清和 CSF 麻疹病毒抗体滴度增高；⑤EEG 周期性发作高波幅慢波或棘－慢波，周期 4～20s；⑥CT 显示脑室扩大，皮质萎缩，也可见单个或多个低密度病灶。

（5）脑肿瘤：①多于成年期起病；②病程取决于肿瘤组织病理学特性及其部位；③临床症状和体征由肿瘤大小、部位和病理学特性决定，多有头痛、呕吐和视乳头水肿等颅内压增高症状和体征；④CT、MRI 检查有助于诊断。

七、治疗

目前尚缺乏有效治疗方法。文献报告肾上腺皮质激素和环磷酰胺等免疫抑制剂可使临床症状有所缓解，在有些患者 CT 可显示病灶缩小。宣武医院的 25 例患者 22 例采用静点或口服激素治疗，4 例（18.2%）临床稍有好转，18 例（81.8%）无效，其余 3 例使用大剂量维生素和中药治疗均无效。

八、预后

预后不良。发病即呈进行性恶化，多无缓解期，平均病程 6.2 年，最短 3 天，最长 45 年。1 年内死亡约占 40%，10 年以上死亡占 25%，死因多为肺炎、皮肤及尿路感染。

（陆　权）

第三节　同心圆性硬化

同心圆性硬化（concentric sclerosis of Balo）具有大脑白质特异性环状脱髓鞘病变，病理改变与 MRI 改变均与多发性硬化相似，认为是 MS 的变异型。Marbury 描述一例 30 岁急性 MS 女性患者的大理石样病理改变，Barre 也报道一例 23 岁男性患者的病理学特征，发病后 3 个半月死亡，并以同心圆性轴周性脑炎命名。Hallervorden 和 Spatz 相继报告 2 例类似病例，并称为同心圆性硬化。流行病学研究显示，本病在全球较少见，我国报告的病例相对较多。林世和报告 2 例，郭玉璞等报告 1 例，饶明俐等报告 10 例。

一、病理

Balo 描述本病的病理特点是病灶区脑白质内脱髓鞘带与正常髓鞘保留区形成整齐相间的同心圆形分层排列，状如树木的年轮，故名 Balo 同心圆性硬化。除脱髓鞘和胶质增生，还可见血管周围，特别是小静脉周围淋巴细胞"套袖"样浸润。

Balo 病是否为一个独立疾病，长期以来存有争议。由于本病的病理改变、病变分布及临床特点均与 MS 和弥漫性硬化相似，Balo 曾认为本病为急性 MS 或 Schilder 弥漫性硬化的变异型。Itoyama 的研究发现，在一例急性进展性 MS 患者的病理标本可见典型 MS 均质性脱髓鞘与同心圆性病灶并存。

二、临床表现

（1）青壮年期（20~50 岁）发病多见，无明显性别差异，临床病程无特异性，典型临床表现是亚急性（数周至数月）进行性起病的脑病，脑干、运动、感觉或膀胱直肠功能障碍，临床病程可为单相病程，病程较短，进展迅速，但也可发展成临床典型的 MS。

（2）多数患者以明显精神障碍为首发症状，如沉默寡言、淡漠、反应迟钝、发呆、无故发笑、言语错乱和重复语言等；以后相继出现大脑弥漫性多灶性损害症状和体征，如头痛、偏瘫、失语、眼外肌麻痹、眼球浮动和假性延髓性麻痹等。神经系统检查可见轻偏瘫、肌张力增高、腱反射亢进和病理反射等。

三、辅助检查

（一）脑脊液检查

压力多正常，脑脊液细胞数正常或轻度增高，蛋白含量可增高，部分病例脑脊液寡克隆区带和 IgG 指数增高。

（二）神经影像学检查

（1）CT 检查：可见双侧半球多发局限性低密度病灶，无明显占位效应，无增强效应。

· 209 ·

（2）MRI 检查：可显示同心圆性病变如洋葱头样明暗相间的条纹，与病理所见非常相似。特征性表现是 T_1WI 显示额叶、顶叶、枕叶、颞叶白质区洋葱头样或树木年轮样黑白相间的类圆形病灶，直径 1.5 ~ 3cm，髓鞘脱失区为低信号环，大致正常髓鞘区为高信号环，二者黑白相间，层次分明，共 3 ~ 5 个相间环。有的病例大脑白质其他区域和脑桥基底部也可见数个小类圆形 T_1WI 低信号病灶，与 MS 相似。T_2WI 显示高信号大的类圆形病灶，直径较 T_1WI 略大，分不清黑白相间环带，大脑白质或脑桥可见数个小类圆形 T_2WI 高信号灶，颇似 MS 硬化斑，直径 3 ~ 10mm，数目多于 T_1WI，注射 Gd – DTPA 后洋葱头样结构可显示更加分明。

（三）脑立体定向活组织检查

可为本病诊断提供重要病理学证据。

四、诊断及鉴别诊断

（一）诊断

同心圆性硬化临床确诊需依靠活检或尸检的病理组织学证实，多数病例生前难以确诊。我国以前诊断 Balo 病均根据尸检病理资料，现在报告病例多根据 MRI 典型表现诊断。Seki-jima 提出 Balo 病诊断标准：

（1）必备标准是：①急性起病的进行性大脑严重病损症状；②MRI 显示大脑白质急性期煎蛋样病变，以及亚急性期同心圆层状病变。

（2）参考标准是：①青年期（20 ~ 40 岁）发病；②脑脊液压力增高；③CT 及 MRI 显示大脑白质局限性病灶。

近年来认为，Balo 病临床症状严重程度并非诊断关键，MRI 显示典型改变才是重要诊断标准。

（二）鉴别诊断

临床多易误诊为各类脑肿瘤，鉴别主要依靠 MRI 检查。

（1）转移瘤：易发生于皮质与白质交界处，多两侧对称，大小相似，生长迅速，脑组织水肿明显，颅内压增高显著，CT 多有强化效应等可资鉴别。

（2）颅内淋巴瘤：患者常在出现头痛和颅内压增高等症状前，先有人格、行为和智力等改变。可为单发或多发，侵犯脑深部白质如基底节、脑室周围、小脑和脑干等，通常颅内压增高症状较显著，可资鉴别。

（3）脱髓鞘性假瘤：多见于中年患者，亚急性起病，进展较快，有明显颅内压增高表现。病变以皮质损害为主，病前有疫苗接种史。影像学检查可显示明显脑水肿和占位效应，脑脊液寡克隆区带可为阳性。

（4）本病还须与病毒性脑炎和其他脑病等鉴别。

五、治疗

基本原则与多发性硬化或弥漫性硬化相同。主要应用肾上腺皮质激素治疗，通常数月后病情可获缓解，此时不仅 T_1W 和质子密度加权像显示典型的洋葱头样明暗相间环，T_2W 也可显示同心圆样条纹，说明炎性水肿已经消退，血脑屏障功能已经恢复。

也有学者报道甲泼尼龙冲击疗法具有见效较快、疗程短、并发症较少等优点。

六、预后

以往认为本病的病程为急性进展性致死性经过，多数病例存活时间仅数周至数月，只有个别病例存活到 2 年。近年来国内外报道多例患者均为非致死性，有时诊断后数年仍可存活，可能由于许多良性经过的病例在 MRI 应用之前未能被临床所认识。

（陆　权）

第四节　急性播散性脑脊髓炎

急性播散性脑脊髓炎（acute disseminated encephalomyelitis，ADEM）是广泛累及脑和脊髓白质的急性炎症性脱髓鞘疾病，也称感染后、出疹后，疫苗接种后脑脊髓炎，20 世纪 20 年代后期 Perdrau 和 Greenfield 等认为，本病是发疹性疾病和疫苗接种后常见的病理反应。目前认为，ADEM 可能为 T 细胞介导的自身免疫性疾病。

一、流行病学

澳大利亚的 Hynson 等和英国的 Dale 等分别报告了 31 例和 28 例儿童 ADEM 患者，德国的 Schwarz 等研究了 40 例成人 ADEM 患者，均采用单中心回顾性方法，观察了患者的临床表现、实验室及 MRI 检查。两个儿童组仅以调查表和回顾性调查 MRI 形式研究，Schwarz 组成人患者在随访期间（8～137 个月，平均 38 个月）又进行了检查，对 ADEM 的最初诊断重新进行评价，其中 14 例在首次发病后 1 年内有第 2 次发作，因此被重新诊断为 MS，ADEM 病例为 26 例。

二、病因及发病机制

本病病因不清。最早发现 ADEM 常继发于天花或狂犬病疫苗接种后，人们了解到接种天花疫苗后可发生脑脊髓炎，发生率约为 1/4000。目前，天花作为人类的全球性疾病已经被消灭，天花疫苗也不再作为免疫接种的一部分，因此与之有关的急性播散性脑脊髓炎也将消失。

19 世纪末期已知注射狂犬病疫苗可引起严重脑脊髓炎，也称神经麻痹意外事件。据统计，750 例接种该疫苗者中有 1 例可发生脑脊髓炎，其中约 25% 的病例是致死性的，使用兔脑组织培养的死病毒疫苗后发病率显著下降，后来由胚胎鸭卵、人类二倍体细胞感染特定病毒制成的替代疫苗含极少或不含神经组织，发病率极低，但在有些发展中国家还在使用脑组织制成的廉价疫苗，疫苗后脑脊髓炎仍有发生。接种白喉，百日咳，破伤风减毒活疫苗、麻疹及日本乙型脑炎疫苗后也偶可发生 ADEM。在普遍进行接种麻疹疫苗前可发生麻疹大流行，每 800～2000 例患者即有 1 例出现明显的神经并发症，10%～20% 可遗留持久的神经损害，病死率可达 10%～20%。尽管 ADEM 明显地与病毒感染或疫苗接种有关，但发病机制仍然不清。发疹病例在发疹与 ADEM 起病之间常有一间隔期，病理改变也与病毒感染极为不同，且 CSF 或脑组织中均未查到病毒。感染后脱髓鞘病变虽与 CNS 病毒感染的病理改变不同，但临床很难区别，该病被认为是感染后免疫介导性病变，并非 CNS 直接感染。

典型 ADEM 有前驱感染病史，以麻疹，流行性腮腺炎、甲型或乙型流感、落基山斑疹热、甲型或乙型肝炎等最常见，也可继发于单纯疱疹、人类疱疹病毒-6，水痘、风疹、牛痘、EB 病毒、巨细胞病毒、支原体、衣原体、军团茵属、弯曲菌和链球菌感染后，但发生率较低。急性感染性与免疫接种后播散性脑脊髓炎从临床和病理上难以区别，有少数病例无特异性感染疾病或疫苗接种史，称为特发性 ADEM。

急性实验性自身免疫性脑脊髓炎（EAE）动物模型可以模拟 ADEM 的临床病程及多灶性脱髓鞘性病理改变，而 EAE 是由自身反应性中枢神经系统特异性 T 细胞所介导的。作用于微生物抗原决定簇的 T 细胞可通过分子模拟机制识别与髓鞘素抗原相同的氨基酸序列，通过自身或与抗体协同作用对 CNS 进行自身攻击，导致髓鞘或少突胶质细胞组分的免疫反应。病毒或细菌的超抗原也可激活自身反应性 T 细胞，如仍在印度使用的 Semple 狂犬病疫苗含有神经抗原，可激活交叉反应性 T 细胞。澳大利亚学者发现两例 ADEM 患者与乙型肝炎疫苗有关。

目前对 ADEM 持 2 种观点：①认为 ADEM 是 MS 急性型，ADEM 病变及分布与急性 MS 相同，均为脱髓鞘病变合并血管周围炎性细胞浸润；②认为 ADEM 是独立疾病，因 ADEM 脱髓鞘病灶较小，直径常在 1mm 以下，以小静脉为中心，软脑膜和血管周围淋巴细胞和浆细胞浸润，血管形成袖套状，MS 病灶较大，可见新旧病变并存。鉴于在临床表现、MRI 所见及可能的发病机制方面的相似性，把 ADEM 看作是炎症性脱髓鞘性疾病谱的一部分是合理的。

三、病理

ADEM 的病理特征是散布于脑和脊髓的多数急性脱髓鞘病灶，有些病灶仅限于小脑或脊髓。病灶直径从 0.1mm 到数毫米（融合时）不等，常围绕中、小静脉周围，轴突及神经细胞保持不同程度的完整。特点是小静脉周围的炎性反应，由脱髓鞘区多形核小神经胶质细胞和形成血管袖套的淋巴细胞及单核细胞组成，多灶性脑膜浸润多不严重。

四、临床表现

（一）发病状况

典型 ADEM 病前 1 个月内常有前驱感染病史，如感冒、发热和发疹，以及疫苗接种史，还可有受凉、雨淋、分娩和手术等病史。潜伏期 4~30d，平均 7d，14d。通常急性起病，症状数日内达高峰。本病的病情严重，有些病例病情凶险。病程可持续数周或数月。患者多为儿童及青壮年，该病多为散发，四季均可发病。

（二）神经功能障碍

临床出现多灶性神经功能障碍，如脑和脊髓广泛弥漫性损害，精神症状和意识障碍较突出。依据临床症状及病变部位可分为脑炎型，脊髓炎型和脑脊髓炎型。大多数成人患者头痛，发热、脑膜炎和视神经炎相对少见，感觉障碍发生率较高，其余临床表现与儿童相同。

（1）脑炎型：急性发病，出现发热、头痛、嗜睡、意识模糊、意识丧失和精神异常等，常伴局限性或全面性痫性发作，严重病例可迅速发生昏睡，昏迷和去脑强直发作，以及偏瘫、失语、视野缺损（如偏盲）、视力障碍（如双侧视神经炎）、脑神经麻痹和共济失调等，也可见共济失调性肌阵挛运动及舞蹈–手足徐动症，脑膜受累可出现脑膜刺激征，脑脊液可见脑膜炎改变。

（2）脊髓炎型：出现部分或完全性截瘫或四肢瘫，上升性麻痹，腱反射减弱或消失，传导束型感觉减退或消失，不同程度膀胱及直肠功能障碍；有时可见类似脊髓前动脉闭塞综合征，表现某一水平以下痉挛性截瘫和痛觉缺失，但触觉保留；起病时后背部疼痛可为突出症状，通常无发热。

（3）脑脊髓炎型：兼有脑炎与脊髓炎特点。

（三）疹病后脑脊髓炎

通常出现于疹后 2~4d，于疹斑消退、症状改善时突然再次出现高热、抽搐，昏睡和昏迷。有些患者发生偏瘫或小脑综合征，多发生在水痘之后，偶可发生横贯性脊髓炎。许多病例病情不重，表现短暂的脑炎症状，如头痛、意识模糊和脑膜刺激征等，CSF 可见淋巴细胞增多，蛋白增高。单独累及小脑的感染后脑脊髓炎变异型可能与特定病毒感染有关，表现轻微共济失调，伴不同程度锥体束征，出现于儿童疹病数日之内。

（四）神经根及周围神经病损

ADEM 可伴较严重的神经根及周围神经病损，类似于急性炎症性脱髓鞘性多发性神经病或表现为上升性瘫痪型，此型预后较差。南美洲使用乳鼠脑制成的狂犬病疫苗接种可引起此型周围神经病，较脑脊髓炎更为常见。

五、辅助检查

（1）外周血白细胞增多，血沉加快。脑脊液压力正常或增高，CSF–MNC 增多，蛋白轻至中度增高，IgG 可增高，鞘内寡克隆 IgG 带少见，且随病情恢复而消失。

（2）EEG 检查可见广泛中度以上异常，常见 θ 和 δ 波，亦可见棘波和棘慢综合波。

（3）MRI 可见 T_2WI 高信号病灶，脑室周围白质受累多见（约98%），其他为皮质下白质、脑干、小脑中脚和脊髓白质等，也可见胼胝体病变，为散在双侧不对称性病变，病变大小及数目差异很大，多可被造影剂增强，外周有水肿带。尽管 ADEM 典型表现累及白质，但灰质病变不少见，因灰质也包含髓鞘成分，见于基底节、丘脑和脑干等，ADEM 患者出现丘脑病变高达40%，病变可局限在脑干或小脑，有时出现脑瘤样损害。深部灰质受累有助于 ADEM 与 MS 鉴别。

六、诊断及鉴别诊断

（一）急性播散性脑脊髓炎诊断要点

（1）儿童及青壮年患者有感染或疫苗接种史，急性起病，病情严重或险恶。

（2）主要表现脑、脊髓多灶性弥漫性损害症状体征，脑型突出表现精神症状和意识障碍，可伴脑膜刺激征、锥体束征和小脑体征等；脊髓型出现截瘫、上升性麻痹和尿便障碍等。

（3）脑脊液压力正常或增高，CSF–MNC 增多，蛋白轻至中度增高，IgG 增高；广泛中度异常 EEG，CT 和 MRI 发现脑和脊髓多发散在病灶。

（二）鉴别诊断

应注意与以下疾病鉴别：

（1）多发性硬化：主要累及脑和脊髓白质的多灶性病变。ADEM 与早期 MS 鉴别对治疗和预后判定有意义，ADEM 患者可完全恢复，MS 患者可能复发或缓慢进展。MS 前驱病毒感染史不明显，一般为多相病程，伴复发与缓解，发病时无高热、抽搐和脑膜刺激征；CSF 多正常或 CSF－MNC 轻度增多，IgG 指数增高，可检出寡克隆带。ADEM 患者较年轻，多有明确病毒感染及疫苗接种史，起病更迅速，呈急性单相病程，病情严重，表现发热、意识障碍、多灶性神经功能障碍及脑膜炎等，共济失调常见，ADEM 早期复发可能是单相病程的延迟；脑脊液压力增高，CSF－MNC 增多，蛋白轻至中度增高，寡克隆带少见。发热、意识障碍或昏迷、脑膜炎等表现仅见于 ADEM 患者。MRI 显示深部灰质受累有助于 ADEM 诊断，ADEM 患者 98% 可有脑室周围白质受累，40% 有丘脑病变，可累及胼胝体；MS 病变较小，很少累及丘脑和胼胝体。Schwarz 等对成人 ADEM 进行了大规模研究，40 例患者最初临床表现及 MRI 所见符合 ADEM 诊断，经过平均 38 个月观察，35% 发展为 MS（Poster 标准）。

（2）乙型脑炎、单纯疱疹病毒脑炎、感染性单核细胞增多症等均可类似感染后脑炎变异型。乙型脑炎有明显的流行季节，ADEM 则为散发性；ADEM 常发生于疫苗接种后，表现脑炎及脊髓炎等症状有助于与脑膜炎、病毒性脑炎和脊髓灰质炎鉴别，但 ADEM 罕见病例可类似其中任何一种。在儿童疹病过程中癫痫首次发作应怀疑脑炎或感染后脑脊髓炎。

（3）ADEM 也要与脑血栓性静脉炎、缺氧性脑病或急性中毒性肝性脑病（Reye 综合征）鉴别。Reye 综合征常不难区别，其 CSF 正常，多种血清肝脏酶及血氨浓度增高。

七、治疗

（1）肾上腺皮质类固醇是首选治疗用药，在出现神经系统体征之后应尽早用药，常采用大剂量，长疗程，通常可减轻临床症状及病损严重程度，重症病例可考虑加用环磷酰胺、硫唑嘌呤等免疫抑制剂。

（2）血浆置换疗法和静脉注射大剂量免疫球蛋白对一些暴发型病例有效，大剂量激素治疗失败可试用血浆交换疗法。

（3）高热、昏迷患者可采用物理降温和冬眠疗法，颅内压增高可用脱水剂，还要注意控制感染和痫性发作，补充营养，维持水及电解质平衡。低温疗法的疗效还未被证实。

八、预后

严重感染后 ADEM 可于病后十余日至月余死亡，病死率较高，麻疹后 ADEM 病死率可达 20%，疫苗接种后可高达 30%～50%，近年来由于疫苗改进，ADEM 发病率已显著降低。国内统计一组经病理证实的 ADEM 在病后 12～46d 内死亡。存活患者的神经功能缺损治疗具有极大挑战性，如儿童急性期恢复后常遗留持久的行为障碍，精神发育迟滞或癫痫发作，成人通常恢复较好。良性小脑炎常可在数月内完全恢复。ADEM 患者可完全恢复，但部分患者会残留神经体征、智力损害和行为异常等。

（周红霞）

第五节　脑桥中央髓鞘溶解症

脑桥中央髓鞘溶解症（central pontine myelinolysis. CPM）是一种原因不明的以脑桥基底部对称性脱髓鞘病变为病理特征的致死性疾病。

Adams 和 Victor 观察了 1 例酒精戒断综合征年轻患者，表现迅速进展的弛缓性四肢瘫、腱反射亢进和假性延髓性麻痹，但瞳孔对光反射、角膜反射、眼球运动和面部感觉保留，临床酷似基底动脉闭塞，于数周后死亡。尸检发现占据脑桥基底大部分的对称性脱髓鞘病灶。作者后来又对 2 例酒精中毒和 1 例硬皮病患者进行临床病理研究。Adams 等报告了这 4 例患者，并用病变部位与典型病理特征命名为 CPM。

本病发病率不明，一组 3548 例成年患者尸检中发现 9 例 CPM，发生率为 0.25%。

一、病因及发病机制

CPM 病因及发病机制尚未完全阐明。约半数病例发生于酒精中毒晚期，以及 Wemicke 病、慢性肾衰竭透析治疗后、肝功能衰竭或肝移植后、进展性淋巴瘤、癌症晚期及各种原因所致恶病质、营养不良、严重细菌感染、败血症、脱水及电解质紊乱、急性出血性胰腺炎、糙皮病，多发性神经病和严重烧伤等。脱水和电解质紊乱在发病机制中的作用已引起高度重视，不少临床报道过快纠正低钠血症或给脱水患者过量补充液体可导致本病。通过给低钠血症动物快速补充高渗盐水已成功制成该病各种动物模型。低钠血症时脑组织处于低渗状态，快速补充高渗盐水可使血浆渗透压迅速升高而导致脑组织脱水和血脑屏障破坏，有害物质直接透过血脑屏障，导致髓鞘脱失。

二、病理

CPM 特征性病理改变是脑桥基底部呈对称性分布神经纤维髓鞘脱失，神经细胞和轴索相对完好，可见吞噬细胞及星形细胞反应，无少突胶质细胞反应和炎症现象。病灶边界清楚，小者直径仅数毫米，大者可占据脑桥基底部，背盖部也可受累，但很少波及中脑和延体。广泛对称性脱体鞘病变还可波及丘脑和下丘脑核团、纹状体、内囊、杏仁核、外侧膝状体、大脑及小脑白质，称脑桥外体鞘溶解症。

三、临床表现

（1）CPM 病例均为散发，未见与遗传有关，发生于任何年龄，男女皆可发病。可见于严重烧伤患者。临床特点是常伴威胁生命的严重疾病，半数以上为慢性酒精中毒晚期。

（2）常在原发疾病基础上突然发生皮质脊髓束、皮质延髓束受累症状，如四肢弛缓性瘫，咀嚼、吞咽及言语障碍，有些可见眼球震颤、眼球凝视障碍等。

首发症状常为声音嘶哑和发音困难。病灶波及中脑出现瞳孔光反应消失、眼球运动障碍，某些患者呈缄默和四肢瘫，意识清楚．感觉正常，表现完全或不完全性闭锁综合征。

（3）脑桥病变较小时可无临床症状，仅在尸检时偶被发现。较大病变也可缺少四肢瘫及球麻痹等典型症状。Strub 等报道一例 43 岁女性酒精中毒患者，进行性步态障碍 1 年余，检查见粗大眼震、步态失调，不伴脑神经功能缺损和锥体束征，无昏迷、肝功能衰竭及谵妄，血清钠水平正常，脑干听觉诱发电位及运动诱发电位正常。CT 检查，发现小脑蚓部萎缩，MRI 检查发现脑桥典型 CPM 改变病灶。

（4）本病临床变异型较多见，如 Adams 曾列举 2 例老年患者，一例表现意识模糊和昏迷、五四肢瘫、假性延髓性麻痹及锥体束征，严重构音障碍、共济失调已持续数月。CT 和 MRI 检查未发现脑干及小脑病变，血清 Na^+ 离子水平为 99mmol/L；另一例患者血清 Na^+ 离子 104mmol/L，在快速纠正低钠血症后出现典型闭锁综合征，MRI 显示额叶皮质及皮质下白质大片状对称性病灶，但脑桥未发现病变。

四、辅助检查

（1）脑干听觉诱发电位（BAEP）有助于确定脑桥病变，但不能确定病灶范围。

（2）脑电图检查可见弥漫性低波幅慢波，无特征性。

（3）脑脊液检查蛋白及髓鞘碱性蛋白可增高。

（4）CT 扫描病灶检出率很低。MRI 是最有效检查方法，某些病例可发现脑桥基底部特征性蝙蝠翅样病灶，为对称分布的 T_1WI 低信号、T_2WI 高信号，无增强效应。MRI 在出现临床症状 1 周内通常显示正常，发病后 2～3 周异常信号可显示清楚，甚至可占据除周边以外的整个脑桥。

五、诊断及鉴别诊断

（一）诊断

慢性酒精中毒、严重全身性疾病、低钠血症纠正过快患者，突然出现四肢弛缓性瘫、假性延髓性麻痹，数日内迅速进展为闭锁综合征，应高度怀疑 CPM 可能，结合 MRI 和 BAEP 检查可以确诊。大多数 CPM 患者脑桥病变很小，不超过 2～3mm，位于中线一侧，仅累及部分皮质脊髓束或皮质脑干束，可全无症状体征。有些 CPM 患者的表现可被代谢性疾病出现的昏迷所掩盖。

（二）鉴别诊断

应与脑桥基底部梗死、脑干脑炎、多发性硬化和脑桥肿瘤等鉴别。本病 MRI 表现无特异性，需与梗死性病灶或肿瘤鉴别，CPM 无显著占位效应，病灶对称，不符合血管分布特征，随病情好转，MRI 显示的病灶也逐渐恢复正常。

六、治疗

（1）CPM 以支持对症治疗为主，积极处理原发病。纠正低钠血症应缓慢，不用高渗盐水，必须使用时以每小时升高 1mmol/L 血清钠，24h 升高不超过 10mmol/L 速度为宜。限制液体入量，使用呋塞米等利尿药，急性期给予甘露醇等脱水剂治疗脑水肿。

（2）早期用大剂量激素冲击疗法有可能抑制本病发展，也可试用高压氧和血浆置换治疗。

七、预后

多数患者预后极差，病情进行性发展可出现癫痫发作、昏迷。多于发病后数日或数周内死亡，死亡率极高。少数存活患者可遗留痉挛性四肢瘫等严重神经功能障碍，偶有完全康复者。

（周红霞）

第六节　视神经脊髓炎

视神经脊髓炎的主要特征是急性或亚急性视神经与脊髓的脱髓鞘病变。又名戴维克（Devic）病。

一、病因及发病机制

与多发性硬化相同，尚未彻底阐明。也有指出同感染有关，因在起病过程中，约1/3患者有非特异性感染史，半数病例低热，血及 CSF 白细胞增多等。发病机制尚不十分清楚，内因、遗传、种族差异可能与之有关。东方多发性硬化患者以视神经和脊髓损害多见，而西方人则以脑干损害多见，这可能是遗传素质和种族差别所致。

二、病理学

典型病变在视神经与脊髓，主要为轻重不等的脱髓鞘改变，硬化斑及坏死空洞形成，伴有血管周围的炎性细胞浸润。视神经损害以视神经、视交叉处最为常见，偶可涉及视束。病变与急性间质性视神经炎的各个过程基本相同。脊髓损害好发于胸段和颈段，少数涉及腰段。大多呈弥散性，常侵及数个节段，脱髓鞘性改变轻重不一，有的病灶较小，有的融合成片，重者坏死与空洞形成，甚至涉及灰质，致病变区灰、白质界限不清。胶质增生通常不很明显。与经典的多发性硬化相比，视神经脊髓炎病损较为局限，少数病例破坏性改变较为明显，星形胶质细胞修补反应差，有别于多发性硬化，故是否立为疾病单元或属多发性硬化亚型值得进一步探究。

三、临床表现

5～60岁以上均可患病，平均21～41岁，男女均可发病。多数呈急性或亚急性起病。急性者起病突然，几天内症状达到高峰。亚急性者，1～2月内症状才发展到高峰，少数慢性起病，症状缓慢进行，数月后症状加重。发病前可有低热、咽痛、头痛、眩晕、恶心、呕吐、腹泻、腹胀等。

（1）眼部征象多先发生，一般是两侧的，但很少同时发生，多为一眼首发，相隔数小时、数天至数周、数月或一年多，而另眼亦被累及。起始感到视力模糊，可伴眼球胀痛或头痛。有的在发病几小时或几月后即完全失明，也有发病缓慢的。一般说来，在几周至几月即有好转，但视神经盘却遗有某种程度的萎缩。瞳孔常扩大，对光反应迟钝或消失，视野改变包括中心暗点、同心性缩小、各种偏盲和象限盲，以及部分视野消失。

（2）脊髓征象表现为脊髓横贯性损害与脊髓炎相似，先由下肢开始，然后逐渐上升，可有截瘫，或四肢瘫，在胸段占多数。眼底改变与病变部位有关：病变接近视盘者呈现乳头炎眼底改变，早期视盘可正常，晚期表现为视神经萎缩。虽然急性期患者视力减退多很严重，但部分患者有缓解的可能，在数日或数周视力得到显著恢复。脊髓主要表现为横贯性病征，呈现播散性、不完全横贯性、半横断或上升性脊髓炎征象，除有相应的感觉、运动和自主神经的功能障碍外，可有阵发性剧烈抽搐或有痛性强直性痉挛性发作。病变在颈髓，常出现 Lhermitte 征，有时可出现 Homner 征。视神经和脊髓症状可同时出现，也可先后发生，以后者多见，脊髓和视神经症状出现的间隔期可数天、数周、数月或数年。

四、实验室检查

急性发作时，血白细胞可增高，以多形核为主，血沉加快，脑脊液压力多正常，白细胞增高（12~350）×10⁶个/L，主要是淋巴细胞增多，蛋白质一般超过正常（50~450）g/L，其他改变见多发性硬化。

五、诊断

视神经和脊髓受累的症状联合出现时，诊断当无困难。以其中一种症状起病时，应分别同视神经炎及脊髓炎相鉴别，在相继出现多灶性神经症状时，如能除外有关疾病，应考虑多发性硬化的诊断。另外，尚要注意与急性播散性脑脊髓炎及亚急性脊髓视神经病相鉴别，后者常与用药有关，多见于小儿，均有腹部症状，表现为腹痛、腹泻，且先于神经症状出现，神经症状以感觉异常为主，常呈对称性，无反复发作，运动症状不突出，CSF 无明显改变，典型病例与视神经脊髓炎鉴别不难。

六、治疗

主要用肾上腺皮质激素治疗，或选用免疫抑制剂，在治疗过程中密切观察病情，注意病变上升和发生呼吸肌麻痹的情况，并要防止褥疮和泌尿道感染。球后视神经炎可用妥拉苏林在球后注射。积极治疗对于降低死亡率提高治愈率关系很大。

（周红霞）

第七章

脑血管病

第一节　脑梗死

因脑动脉急性闭塞所致的脑组织坏死称为脑梗死。脑梗死不是一类同质性的疾病，因为导致脑梗死的疾病可以完全不相同，譬如心脏疾病、脑动脉自身疾病以及血液系统疾病都可以导致脑梗死。因此，在脑梗死发生之前心脏、脑动脉或血液系统已经有异常改变，尽早发现这些异常改变可更有效地采取预防卒中的措施。在急性脑梗死发生后，也要尽快采取相应检查进行病因学诊断，才能更好地进行急性期治疗和采取更适宜的二级预防措施。

一、病理生理机制

1. 造成脑组织缺血损伤的血管壁及血管内病理　　造成脑组织缺血损伤的血管壁及血管内病理改变包括动脉粥样硬化、小动脉玻璃样变（也称小动脉硬化）、其他原因的血管壁改变以及血栓形成。颅外颈部动脉的粥样硬化好发于主动脉弓、颈内动脉起始处、椎动脉起始和锁骨下动脉起始处。颅内动脉粥样硬化好发生于大脑中动脉、颈内动脉虹吸、椎动脉颅内段、基底动脉和大脑后动脉起始处。发出穿支的载体动脉的粥样斑块可堵塞穿支动脉。穿支动脉口也可发生微小粥样斑块并会堵塞穿支动脉。高血压引起的脂质玻璃样变或纤维玻璃样变主要累及穿支动脉，造成中膜增生和纤维样物质沉积，致使原本很小的管腔更加狭窄。还可以有其他原因导致的血管壁改变，如外伤性或自发性血管壁撕裂引起的动脉夹层、动脉炎、肌纤维营养不良（内膜与中膜过度增生）、烟雾病（内膜层状增厚中层变薄）、感染等。

血栓形成发生在血管壁和血管内，损伤血管的表面可继发血栓形成，如上述提到的动脉粥样硬化性、动脉夹层、动脉炎、肌纤维营养不良、烟雾病、感染等所致的动脉病变处都可继发血栓形成；血管明显狭窄或收缩会继发血栓形成（极度狭窄处血流紊乱，可引起血流缓慢，尤其在系统性低灌注时，局部血流更加缓慢，更易导致血栓形成）；血管局部扩张也会导致血栓形成（局部扩张处血流缓慢）；凝血系统改变可继发血管内血栓形成（红细胞增多症、血小板增多症或全身高凝状态）。

动脉粥样硬化性血管损害是最常见的血管壁损害类型，其基本损害是大中型动脉内膜局部呈斑块状增厚，由于动脉内膜积聚的脂质外观呈黄色粥样，因此称为动脉粥样硬化。脑动脉粥样硬化的进展是一个动态的病理过程，从内中膜增厚、粥样斑块形成、血管重塑、斑块破裂、斑块表面或腔内血栓形成、斑块体积间断增加至最终形成重度狭窄。动脉粥样硬化斑块有稳定和易损斑块两种类型，易损斑块指的是将会变成"罪犯斑块"的斑块。颈动脉易损斑块的病理特点主要包括薄纤维冒大脂核、斑块表面溃疡、破裂、血栓形成、斑块内出血、炎症浸润等。管腔狭窄、大脂核以及斑块内新生血管床形成可能是颅内动脉粥样易损斑块的病理特点。

2. 导致脑组织损伤的心脏病理　心脏的很多疾病都有导致脑栓塞的风险，临床上称作心源性栓塞或心源性卒中。心源性栓塞是来源于心脏的栓子或经过心脏异常分流的栓子随血流进入脑循环阻塞脑动脉而导致梗死。这些可能已经存在的心脏疾病包括：①心律失常，特别是心房颤动和病态窦房结综合征；②心脏瓣膜疾病，特别是二尖瓣狭窄、人工心脏瓣膜、感染性心内膜炎和非细菌性心内膜炎；③心肌疾病或心内膜病，特别是心肌梗死、心内膜炎和扩张性心肌病；④心内病变如黏液瘤、左心室室壁瘤、左心室附壁血栓；⑤右向左分流，特别是房间隔缺损和卵圆孔未闭，来源于深静脉的栓子可经此通道进入体循环引起反常栓塞。

3. 导致脑组织缺血损伤的机制　导致脑组织缺血损伤的机制有栓塞及低灌注。栓塞可来源于心脏（心源性）和动脉（动脉源性）。心脏的栓子脱落后随血循环进入到脑动脉，栓塞了脑部的某一条或多条动脉导致脑组织损伤。起源于大动脉的栓子，譬如主动脉弓、颅外颈部动脉、颅内大动脉的栓子，顺血流脱落到远端堵塞脑部的一条或多条动脉导致脑组织损伤。栓塞还可来源于静脉系统，但静脉系统的血凝块常在心脏有右向左分流，譬如房间隔缺损或卵圆孔未闭时才有可能入脑。由于栓塞而堵塞的脑动脉本身可以没有病变，如心源性栓塞堵塞了右侧大脑中动脉导致大面积梗死，被栓塞的大脑中动脉本身没有病变。如由于颈内动脉或大脑中动脉粥样硬化斑块表面形成的血栓、斑块碎片、胆固醇结晶等脱落堵塞了同侧大脑中动脉分支导致该分支供血区梗死，被堵塞的这条大脑中动脉分支本身没有病变。还有一些比较少见的栓子，譬如空气、脂肪、肿瘤细胞等进入心脏然后栓塞到脑动脉。不同大小、性质和来源的栓子可堵塞不同动脉。来源于心脏的大栓子可栓塞颅外大动脉，来源于心脏或外周血管中形成的较小栓子，以及来自于主动脉弓和颈动脉的较小栓子常栓塞颅内主干动脉和（或）其分支，如大脑中动脉、大脑前动脉、大脑后动脉、椎动脉和基底动脉。最常栓塞的动脉是大脑中动脉及其分支。来源于颅内主干动脉如大脑中动脉、椎动脉和基底动脉的较小栓子可栓塞其远端的分支动脉。更微小的栓子可栓塞小穿支动脉、眼动脉及视网膜动脉。

低灌注性脑缺血包括两种，一种是系统性低灌注，即全身灌注压下降导致脑组织的血流减少，常见的原因为心脏泵衰竭（心肌梗死或严重心律失常）和低血压。另一种是颈部或颅内大动脉严重狭窄或闭塞后低灌注导致的脑缺血。动脉支配的交界区低灌注更明显，因此，低灌注梗死常发生在上述区域，称为分水岭梗死。

在动脉粥样硬化性狭窄导致脑梗死的发病机制中，斑块不稳定导致的动脉到动脉栓塞较单纯低灌注导致的梗死更常见。在一些发生在分水岭区的梗死灶还有可能是微小栓子栓塞与低灌注协同作用所致。

对于颈内动脉起始和椎动脉颅外段病变而言，斑块表面的血栓形成会加重狭窄程度，继而可能导致完全闭塞。颈动脉粥样硬化血栓形成性狭窄或闭塞有以下几个特点：①如果斑块碎片或血栓形成不脱落，而且 Willis 环侧支代偿良好的话，则不出现梗死灶；②如果斑块碎片或血栓形成不脱落，但Willis环侧支代偿不好，在血压下降等诱发血流灌注不足因素存在的情况下，可能会导致分水岭梗死；③如果斑块碎片或血栓形成脱落至远端，则可能导致该动脉供血区域内各种梗死类型的发生，包括皮质、区域性梗死、分水岭区梗死或多发梗死。椎动脉病变梗死的发病机制类似颈内动脉颅外段。

对于颅内大动脉而言，譬如大脑中动脉，斑块表面形成的血栓会加重狭窄程度，继而可能导致完全闭塞。大脑中动脉粥样硬化血栓形成性狭窄或闭塞有以下几个特点：①如果斑块碎片或血栓不脱落，也没有堵塞穿支动脉，而且皮质软脑膜侧支代偿良好，供应穿支动脉区的新生侧支血管丰富，整个大脑中动脉供血区经历了长时间缺血耐受，因此，即使完全闭塞，在其供血区可以不出现梗死灶；②如果斑块碎片或血栓不脱落，也没有堵塞穿支动脉，但侧支代偿不够丰富，在血压下降等诱发血流灌注降低因素存在的情况下，可能会导致分水岭区梗死；③如果血栓形成堵塞穿支动脉口，则造成穿支动脉区梗死灶；④如果斑块碎片或血栓脱落到远端，则可能导致该动脉供血区域内各种梗死类型的发生，包括皮质、区域性梗死、分水岭区梗死或多发梗死。基底动脉病变梗死的发病机制类似大脑中动脉。

4. 脑组织缺血损伤的组织病理

（1）梗死灶病理改变：当局部脑组织血流下降时，受累脑组织能否存活取决于缺血的程度、持续时间和侧支循环的代偿能力。动物实验提供了以下脑缺血阈值：CBF降至20ml/（100g·min）脑组织时脑电活动开始受到影响，降至10ml/（100g·min）脑组织以下时，细胞膜与细胞正常功能受到严重影响，降至5ml/（100g·min）脑组织以下时，神经元会在短时间内死亡。脑组织缺血后会发生一系列代谢改变，钾离子到细胞外，钙离子进入细胞内并导致线粒体功能衰竭，缺氧导致的氧自由基生成可使细胞内或细胞膜中的脂肪酸发生过氧化。缺氧还会使葡萄糖发生无氧代谢，从而导致乳酸堆积而引起酸中毒，进一步损伤细胞的代谢功能。此外，缺血脑组织中兴奋性神经递质活性增高加大细胞死亡风险。上述代谢改变引发恶性循环，最终使神经元损伤程度不断加重甚至死亡。当达到某一个阈值时，即使缺血脑组织得到富含氧气和葡萄糖的血液再灌注，缺血脑组织损伤也是不可逆的了。在某些情况下，缺血程度不足以引起神经元坏死，但有可能引起细胞凋亡。

某一动脉供血区血流量下降发生脑缺血后，在供血区域内的不同部位缺血程度不同。血流量最低部位缺血损伤最严重，成为梗死核心。而在梗死核心的周围，由于侧支循环的存在和建立，血流量尽管已经降低到可能导致脑细胞膜电衰竭，但未达到神经元死亡的阈值，此区域称为"缺血半暗带"。

（2）影响缺血事件严重程度有以下因素：血管堵塞的速度、侧支代偿能力、责任动脉或被栓塞动脉内局部变化、血糖、血氧含量、全身灌注情况等。①如果血管闭塞（无论颅外还是颅内动脉）是逐渐缓慢形成的，则往往已建立丰富的侧支循环，接受其供血的脑组织可能不发生严重缺血。如果血管堵塞是突然的，尤其是颅内动脉突然堵塞，往往导致其供血区严重缺血。②Willis环侧支代偿不足（先天发育不良或参与代偿的动脉有病变）、皮质软脑膜侧支建立不好以及穿支小动脉代偿不足（侧支不足或小动脉玻璃样变）会影响缺血程度。③无论责任动脉壁（如动脉粥样硬化或动脉夹层）的血栓形成还是来自于近心端（心源性或动脉源性）的血栓栓塞都可能沿管腔向近端或远端进一步生长，尤其是血栓栓塞不会一直黏附于血管壁，血栓会溶解，如果顺血流继续脱落到远端则造成更多血管床的缺血，进一步生长的血栓还有可能堵塞了潜在的侧支都加重缺血程度。管腔突然被堵塞还可能引起反应性血管痉挛进一步加重狭窄程度。④高血糖会对缺血脑组织造成损伤，但低血糖也会增加脑细胞死亡的风险。⑤低氧血症可使脑损害加重。⑥全身灌注不足，如心力衰竭、低血容量以及血黏度增高均可能降低脑血流量。

二、临床表现

从症候学角度出发，急性脑梗死可以导致运动障碍（如偏瘫）、语言功能障碍（包括各种类型的失语以及构音障碍）、感觉异常、共济失调、头痛、眼动障碍、视物异常、眩晕、不自主运动、癫痫和意识障碍等。急性起病的上述症状需要警惕脑梗死的可能性。反复脑梗死或者慢性期患者可以出现痴呆，精神行为异常及步态异常等症状。

与其他非血管性疾病不同的是，脑梗死的临床表现多数符合血管分布区特点。以下分别从不同供血动脉梗死角度出发，以血管解剖综合征形式描述脑梗死的症状。

1. 大脑中动脉供血区梗死

（1）皮质支梗死（superficial MCA territory in - farct）：完全的皮质支闭塞典型表现为突发起病的偏侧面瘫及肢体瘫痪（上肢重、远端重）、偏身感觉障碍，优势半球可出现失语（混合型失语或者运动型失语）、Gerstmann's syndrome（左右失认、手指失认、失算和书写困难），非优势半球可出现视空间障碍。此外可以出现对侧偏盲、象限盲或者凝视障碍等。根据受累分支不同，上述症状可以单独或者合并出现。

（2）豆纹动脉梗死（lenticulostriate arteries in - farct）：也称深穿支动脉梗死，豆纹动脉主要的供血区域包括内囊前肢的上半部、整个内囊和放射冠的上半部、外囊、豆状核以及尾状核头和体的上半部分。因此相应的穿支闭塞可以导致以下腔隙综合征的表现，如纯运动偏瘫、偏身感觉运动障碍、构音障碍 - 手笨拙综合征、构音障碍 - 面瘫综合征，少见的还有失语、偏侧忽视以及结构性失用等，后者有时与皮质支梗死不好鉴别，一般来说出现这些症状往往提示病灶范围较大。如果病变位于尾状核，还可以出现舞蹈症等不自主运动。

2. 大脑前动脉供血区梗死 肢体瘫痪是 ACA 梗死最常见的症状，下肢突出，上肢症状相对轻，一般不出现面瘫。如果 ACA 的分支 Heubner 动脉梗死累及尾状核头，壳核以及内囊前部时，临床症状也可以面瘫和上肢瘫痪突出，不同于常见的 ACA 梗死。亦可出现偏身感觉异常，此外皮质分支受累尚可以表现额叶的部分症状，如无动性缄默症、精神行为异常、遗忘、病理性抓握现象以及言语障碍等，后者临床上因为无肢体瘫痪等症状，急性起病时常需要与脑炎等其他疾病鉴别。此外 ACA 梗死可以累及旁中央小叶从而导致尿失禁或尿潴留。

3. 脉络膜前动脉梗死 起源及解剖走行和供血区域变异较大，常见供血区域包括视束、视放射、外侧膝状体、内囊后肢的后 2/3、苍白球以及大脑脚的中 1/3 部分。另外也供应侧脑室后角旁的放射冠区域。经典的临床症状三联征包括偏瘫、偏身感觉障碍和同向偏盲，但是多数患者仅表现为上述症状的一部分，临床并无特异性，以不伴失语、意识改变等与MCA 梗死鉴别。尽管不多见，有时还可以表现皮质受累的症状。多数脉络膜前动脉梗死临床仅表现单一的腔隙综合征。少见的症状包括偏瘫对侧的上睑下垂，眼球上下视障碍等（累及中脑）。

4. 大脑后动脉及分支梗死 临床症状依赖于 PCA 闭塞部位。PCA 起始部闭塞可以累及中脑、颞顶枕叶及丘脑，临床表现为不同程度的意识改变、不自主运动、动眼神经麻痹，对侧偏瘫、偏身感觉障碍和偏盲，后者如果单独出现似 MCA 梗死，临床需要鉴别。PCA 后交通动脉发出以远闭塞时，临床常无偏瘫出现（因中脑未受累），以此与近端病变鉴别。大脑后动脉远端闭塞累及皮质时最常见的症状是对侧视野缺损，多为同向偏盲，亦可为象限盲，症状轻重取决于梗死范围，黄斑区保留，因此视力常不受累。双侧 PCA 梗死临床少见，表现为双侧颞枕叶症状如皮质盲，言语障碍或者认知行为异常等。

丘脑梗死临床常见，血供主要来源于 PCA。外侧丘脑梗死最常见（丘脑膝状体动脉梗死），临床常表现 3 组征：单纯对侧偏身感觉障碍，症状较轻；偏身感觉（包括深感觉）及运动障碍；症状广泛时可以同时出现异常运动如舞蹈 - 手足徐动症及共济失调（累及锥体外系及小脑束），但是认知和行为能力相对保留。丘脑旁中央梗死（丘脑穿动脉供血）临床表现急性起病的意识障碍、精神异常及眼球垂直凝视障碍。脉络膜后动脉梗死常见的症状是累及外侧膝状体所致的视野缺损。

5. 椎 - 基底动脉及其分支梗死　后循环梗死特征性的临床症状包括眼球垂直运动障碍、复视、脑神经症状及交叉瘫等。急性椎 - 基底动脉闭塞可表现意识障碍、四肢瘫痪、共济失调、高热及眩晕呕吐等，临床出现上述症状时要高度警惕危及生命的后循环梗死可能。

（1）基底动脉穿支闭塞可以出现中脑或脑桥梗死，中脑旁中央动脉梗死临床常出现动眼神经麻痹或者眼球垂直运动障碍，可表现以下综合征：①Weber 综合征表现为同侧动眼神经麻痹和对侧肢体的偏瘫。②Claude 综合征表现为同侧动眼神经麻痹和对侧小脑症状。③Benedikt 综合征表现为同侧动眼神经麻痹和对侧不自主运动（震颤或者舞蹈症）。脑桥旁中央梗死，常累及皮质脊髓束，皮质 - 桥 - 小脑束以及皮质 - 核束，临床表现包括构音障碍 - 手笨拙综合征、纯运动偏瘫、共济失调性偏瘫、凝视障碍（双眼凝视向偏瘫侧）等。脑桥梗死可出现以下综合征：①Millard - Gubler 综合征表现为同侧外展和面神经瘫痪，对侧偏瘫；②Foville 综合征表现为同侧凝视麻痹、周围性面瘫和对侧偏瘫。针尖样瞳孔是脑桥病变特征性的体征。

（2）基底动脉尖端综合征，1980 年 Caplan 首次报道，基底动脉末端分出双侧小脑上动脉和大脑后动脉。基底动脉尖端综合征临床症状与累及部位（包括中脑、小脑上部、丘脑、颞叶内侧及枕叶）有关，可表现为眼球垂直运动障碍及瞳孔异常，动眼神经麻痹，核间性眼肌麻痹，意识水平下降，病变对侧偏盲或者皮质盲以及严重的记忆障碍。临床上急性出现上述部分症状时需要高度警惕基底动脉尖端综合征的可能性，及时的诊断有利于及时的治疗。

（3）小脑及其供血动脉梗死。小脑上动脉梗死，常同时合并脑干受累，常见症状包括同侧辨距不良、同侧 Homner 征、对侧偏身痛温觉减退及对侧滑车神经麻痹；小脑前下动脉供应脑桥背侧、小脑和小脑中脚等，可表现眩晕、呕吐、耳鸣和构音障碍，查体可发现同侧面瘫、听力减退、三叉神经感觉障碍、Homner 征、辨距不良和对侧躯干肢体痛温觉减退。小脑后下动脉闭塞综合征，也称延髓背外侧综合征（Wallenberg syndrome），临床最常见表现眩晕、呕吐和眼球震颤（前庭神经核）、交叉性感觉障碍（三叉神经脊束核及交叉过来的脊髓丘脑束）、同侧 Homner 征（下行的交感神经纤维受累）、饮水呛咳、吞咽困难和声音嘶哑（疑核）、同侧小脑性共济失调。但是临床常见的多为不全延髓背外侧综合征，因为小脑后下动脉解剖变异很多。

三、卒中的评估

卒中患者的评估是个体化治疗干预的基础，应该在卒中患者来就诊后立即进行。

1. 临床评估 详细的病史询问和神经病学查体是建立卒中诊断的基础。对于已经疑诊卒中的患者要注意心血管系统的查体，包括双侧血压测量、颈部血管听诊和心脏听诊。此外，要进行神经功能缺损评分，常用的为 NIHSS 评分。由于后循环的临床评估在现有评分系统中欠敏感，对疑诊后循环的卒中要进行包括脑干和小脑的体征的尽可能详尽的检查。

2. 卒中专科评估

（1）危险因素：在人群范围内，常见的卒中高危因素包括年龄、高血压、糖尿病、高脂血症、心脏疾病（如心房颤动）、不良的生活方式（如吸烟）等。除了年龄以外，这些高危因素均可以进行有效干预。因此，仔细的逐项排查这些卒中高危因素非常重要。在常规检查的同时，部分基础疾病只有通过一定的监测才能诊断，如阵发性心房颤动。在中国人群，夜间孤立性高血压并不少见（10%），通过 24h 血压监测可以明确诊断。

（2）血液化验：卒中患者常规的血液化验包括血常规、肝肾功能、电解质、血糖、血脂和凝血检查。对于有心源性卒中可能、冠心病病史的患者可考虑补充心肌酶谱的检查。作为少见卒中原因的筛查，可以进行血沉、同型半胱氨酸、免疫、感染等相关指标的检测。

（3）脑结构影像：所有疑诊 TIA 或卒中患者应尽快完成诊断性脑结构影像学检查。头颅 CT 是国内最普及的影像学手段，可以迅速排除脑出血，但是它对于后循环的脑梗死缺乏敏感度。有条件的医院可以做头 MRI（T_1、T_2、Flair、DWI 和 SWI/T_2），其中弥散成像（diffusion – weighted imaging, DWI）最重要。与 CT 和常规 MRI 相比，DWI 的主要优点是：①最快可以在梗死后数分钟内显示超急性期缺血病灶；②能发现 T_2 加权像无法识别的小的皮质梗死或脑干梗死，结合常规 MRI 区别新旧梗死灶。SWI 或 T_2 能够敏感探测微量出血的存在，它与高龄、高血压、脑小血管病等因素相关。

脑梗死病灶图案的分类有助于分析判断导致脑梗死的源头从而有助于最终的病因诊断。譬如，若梗死灶同时累及双侧颈内动脉系统或者前后循环系统，通常考虑来源于心脏或主动脉弓的栓塞；若仅限于一侧颈内动脉系统，表现为多发梗死，则来源于大脑中动脉、颈内动脉可能性大，但是主动脉弓以及心脏也有可能；若为单发基底节病灶，则穿支动脉病变或其载体动脉病变堵塞穿支的可能性最大。

（4）血管评估：卒中患者的直接血管评估包括颈部和颅内动脉，少数患者需要评估主动脉弓；作为患者全身粥样硬化评估的一部分，在必要时，下肢血管和冠状动脉也可以进行评估。常见评估方法有数字减影血管造影（DSA）、常规 MRA、CTA、增强 MRA（CEMRA）、颈动脉超声和 TCD。

DSA 仍然是诊断颅内外动脉狭窄的金标准，传统的 DSA 只包括正、侧位，新一代的 DSA 则可以进行三维旋转成像和重建图像，从而提供更多的测量信息，并且提高了探测狭窄血管的敏感性。但是，DSA 是有创的，通常不作为一线检查方法。只有在考虑可能进行介入治疗，或者无创血管检查不能充分建立诊断时才进行。

磁共振血管成像（MRA）是一种无创的检查颅内外血管的高敏感度的手段，先进的 MRA 可以通过增强剂提高敏感性，并辨别血管内血流的方向。MRA 的缺点是有可能会高估狭窄程度，一些血流速度缓慢或弯曲的血管部位有可能被误认为是病理狭窄。对于颈部狭窄动脉，常规 MRA 的敏感度和特异度可以达到 92.2% 和 75.7%；对于颅内狭窄动脉，MRA 的敏感度和特异度可以达到 92% 和 91%。

CTA 是近年来发展很快的一项血管评估手段。通过静脉注入造影剂，CTA 可以同时显示心脏、主动脉弓、颈动脉系统、颅内动脉系统的病变，并且可以三维重建。对于诊断颈动脉狭窄（70%~99%），CTA 的敏感度和特异度可达 85% 和 93%；对于颅内血管狭窄敏感度可达 97.1% 以上，特异度 99.5% 以上。

颈动脉超声是一种快速、无创、可床旁操作并便于动态随访的检查手段。它可以准确地判断颈部血管狭窄或闭塞，敏感度和特异度可达 94% 和 77%，已成为颈动脉内膜剥脱术术前决策的重要部分。彩色超声通过形态学、斑块回声形状可以对斑块成分做出判断，因此它也是评价颈部血管粥样斑块稳定性的常用手段。彩超的局限性在于它在很大程度上依赖操作者的技术水平，因此，不同的医学中心其准确性有可能不同。

经颅多普勒超声（TCD）是一项无创性脑动脉狭窄的检测方法，同颈动脉超声一样具有快速、可床旁操作并便于动态随访的优点，但对操作者依赖性强。TCD 可以判断颅底 Willis 环大部分管径减少超过 50% 的颅内血管狭窄。TCD 也是唯一能检测脑血流中微栓子的方法，该微栓子信号在大动脉病变中尤为常见，在颈内动脉狭窄病人，微栓子信号是再发卒中和 TIA 的独立危险因素。颞窗狭小或缺失是限制 TCD 的主要瓶颈，在后循环的评价上，TCD 的特异性也相对较低。

对于具有熟练超声技术的医院，联合颈动脉彩超和 TCD 可作为卒中患者血管病变的一线评估方法。对于有条件的医院，在超声血管评价基础上的脑灌注成像和血管管壁成像可以为临床决策提供更多的信息。

（5）心脏评估：无论是否有心脏病史，所有缺血性卒中患者都应进行至少一次心电图检查，有条件的医院也可将 24h Holter 检查作为常规检查，以期望发现更多的心房颤动患者。超声心动图有助于发现器质性心脏疾病。经胸超声心动图 TTE 能很好地检测到附壁血栓，尤其位于左心室心尖部；对心肌梗死后室性附壁血栓的患者，该检查敏感性和特异性均 >90%。经食管超声（TOE）比 TTE 具有更高的检测敏感度。对于不明原因的卒中患者，TOE 是卵圆孔未闭（PFO）诊断的金标准，此外，PFO 还可以由 TCD 盐水激发试验来诊断。

（6）危险分层的评估：危险因素的不同决定了患者卒中再发的风险也有所差别。目前临床上应用危险因素进行分层的有以下工具：Essen 卒中危险评分（ESRS）主要用来评价非心源性卒中的危险评分，ABCD$_2$ 则主要用来对 TIA 卒中复发进行风险评估，见表 7-1，表 7-2。

表 7-1　Essen 卒中危险评分（ESRS）

危险因素或疾病	分数
年龄 65~75 岁	1
年龄 >75 岁	2
高血压病	1
糖尿病	1
既往心肌梗死	1
其他心血管病（除心肌梗死和心房颤动）	1

危险因素或疾病	分数
周围血管病	1
吸烟	1
除本次事件之外的既往 TIA 或缺血性卒中	1

注：低危：0~2分；高危：3~6分；极高危：7~9分。

表7-2 小卒中/TIA 危险评分

特点	ABCD^2 评分
年龄≥60 岁	1
血压≥140/90mmHg	1
临床特点	
无力	2
言语障碍	1
持续时间	
≥60min	2
10~59min	1
糖尿病	1
总分	0~7

注：高风险：6~7分，2d 肉卒中发生风险8.1%；中度风险：4~5分，2d 内卒中发生风险4.1%；低风险：0~3分，2d 内卒中发生风险1.0%。

四、诊断和鉴别诊断

脑梗死的诊断主要依据临床表现和影像检查两方面。急性起病，迅速达高峰的局灶性神经功能缺损，后者符合血管分布特征，头颅 CT 或 MRI（特别是 DWI）未见出血改变，或者出现典型的低密度责任病灶，除外其他疾病，基本可以诊断。头颅磁共振+弥散加权成像（DWI）对于早期脑梗死的诊断具有特异性，即 DWI 显示病灶处高信号，相应的表观弥散系数（ADC）值减低的影像特征。因此临床表现不典型，或疑诊后循环脑梗死时，及时的 DWI 成像检查非常必要。

需要分析梗死灶类型及关注受累血管分布，并最终做出脑梗死的病因诊断。梗死灶类型：皮质梗死或区域性梗死、分水岭梗死和穿支动脉区梗死。梗死灶还应区分为单一或多发梗死。头颅 CT 对皮质微小梗死灶以及某些内分水岭区梗死灶不敏感，因此，头颅 CT 仅发现穿支动脉区梗死灶，未必表示其他部位没有梗死灶，因为梗死灶类型和分布对于造成梗死灶的源头及最终的病因诊断很重要。受累血管分布是否仅限于前循环、仅限于后循环或前后循环均累及。受累血管分布不同也往往有提示病变源头的价值。

脑梗死不是一种病，而是由多种疾病导致的综合征，因此，对于每一个脑梗死患者，都应尽可能找到导致卒中的病因。病因学分型中应用最广的依然是 TOAST 分型以及在此基础上的改良分型。脑梗死病因区分为：大动脉粥样硬化性、心源性栓塞、小动脉闭塞、其他病因和病因不明。以下从不同病因学角度出发，分析不同病因导致脑梗死的临床特点、梗死灶分布特点、诊断依据、注意要点等。

1. 大动脉粥样硬化性脑梗死　因主动脉弓和颅内外大动脉粥样硬化性狭窄或粥样硬化斑块不稳定而导致的脑梗死，是缺血性卒中最常见的亚型。以下分别阐述主动脉弓、颈内动脉、大脑中动脉和椎-基底动脉粥样硬化性脑梗死的诊断。

（1）主动脉弓粥样硬化性：主动脉弓相关脑梗死有时容易忽视，临床表现无特异性，有时表现同颈部或颅内动脉粥样硬化性梗死，症状出现在一侧颈内动脉供血区或仅限于后循环，有时表现同心源性栓塞，可同时出现前后循环受累的临床表现。如果影像学检查病灶仅累及单一系统动脉的分布区，譬如仅累及一侧颈内动脉分布区或仅累及后循环分布区，梗死灶为皮质、流域性或多发梗死，但其近端相应颅内外大动脉未发现能解释病灶的严重狭窄性病变，且已排除心房颤动等心源性栓塞的潜在原因，此时应高度怀疑主动脉弓病变。或者病灶同时累及双侧前循环或前后循环均累及，而且已排除心房颤动等心源性栓塞的潜在原因，此时也应高度怀疑主动脉弓病变。经食管超声、高分辨磁共振及多排CT发现主动脉弓粥样硬化易损斑块（斑块≥4mm，或有血栓形成）可以帮助诊断。研究发现隐源性卒中患者主动脉弓发现溃疡斑块的概率明显高于已知病因的卒中及对照组，提示临床上隐源性卒中患者需要注意主动脉弓的筛查。

（2）颈内动脉粥样硬化性狭窄导致脑梗死：临床可表现为累及该动脉供血区的TIA或脑梗死，临床表现多样，症状与被堵塞的颅内动脉有关，最常见的是累及大脑中动脉供血区的某个或数个分支供血区所导致的症状。影像学上梗死病灶的分布可以是大脑中或大脑前动脉的皮质或流域性梗死、分水岭区梗死（内分水岭、前分水岭或后分水岭）、或包括穿支动脉区梗死在内的多发梗死灶。在基底节区（深穿支动脉区）出现孤立梗死灶也有，但相对较少。当同侧PCA属于胚胎型时，即PCA起源于颈内动脉，病灶尚可位于同侧PCA分布区，此时就可能表现为前后循环都有梗死病灶，临床需要注意与心源性栓塞鉴别。此外如果病史中存在偏瘫肢体对侧单眼发作性黑矇时，需要高度警惕ICA狭窄可能，及时的血管评估非常必要。颈动脉超声、CTA、MRA或DSA等检查发现病灶同侧的ICA狭窄或有明确的易损斑块，结合上述症状及梗死灶分布基本可以诊断。当病灶仅分布于MCA供血区且合并存在同侧MCA狭窄时则需要鉴别责任动脉是ICA还是MCA。如果梗死灶仅位于深穿支动脉区，则MCA为责任动脉的可能性比较大，如果梗死灶为其他类型，ICA与MCA斑块部位的高分辨磁共振及TCD多深度微栓子监测（如果MCA狭窄前和狭窄后都有微栓子信号则提示ICA是责任动脉，如果仅在狭窄后监测到微栓子信号而狭窄前没有微栓子信号，则MCA是责任动脉的可能性更大）可能有助于鉴别，但有时鉴别还是非常困难。

（3）大脑中动脉粥样硬化狭窄导致脑梗死：临床主要表现为该供血区某一分支或某几个分支受累的症状。病灶分布有以下多种可能：基底节区或侧脑室旁的单发梗死灶（穿支动脉区梗死）、半卵圆中心或放射冠的内分水岭梗死、还可以出现前分水岭和后分水岭梗死，也可以出现上述类型混合的多发梗死灶，但一般不会出现包括整个大脑中动脉供血区的大面积脑梗死，以区别于近端栓塞源如颈内动脉、主动脉弓或心源性所致的大脑中动脉主干栓塞。血管影像检查证实梗死病灶同侧MCA粥样硬化性狭窄，结合以上特征可以考虑MCA狭窄所致脑梗死。在大脑中动脉粥样硬化性病变所致脑梗死中，穿支动脉孤立梗死灶是一常见类型，未做血管影像检查之前根据梗死病灶的大小是无法与穿支动脉自身病变所导致的梗死（也称作小动脉闭塞或腔梗）鉴别的，因此，即使梗死灶仅发生在穿支动脉区，即使头颅 CT 或 MRI 或 DWI 报告"腔梗"，也不能因此而不做血管检查，因为这样的梗死灶完全有可能是这条深穿支动脉的载体动脉（大脑中动脉）粥样病变所致。另外需要注意的是当病灶位于内囊后肢外侧时，需要与脉络膜前动脉梗死鉴别。

（4）椎和基底动脉：临床表现为椎或基底动脉的某一分支或数个分支或主干闭塞的症状和体征。影像学病灶符合以下情况：双侧中脑、丘脑，枕叶及颞叶内侧多发梗死；单侧枕叶皮质大面积梗死；单侧或双侧丘脑梗死；单侧或双侧小脑半球梗死、脑桥梗死等。血管检查发现相应的 BA 或 VA 动脉粥样硬化性狭窄可以诊断。但如果仅为一侧椎动脉闭塞，对侧椎动脉和基底动脉都正常，而梗死灶发生在基底动脉供血区，则需要考虑是否为其他源头所致，譬如主动脉弓或心源性栓塞。与大脑中动脉粥样硬化性狭窄相似，基底动脉粥样硬化性狭窄也可导致穿支动脉孤立梗死灶（脑桥梗死），未做血管影像检查之前根据梗死病灶的大小是无法与穿支动脉自身病变所导致的梗死鉴别的，因此，即使梗死灶仅发生在脑桥，即使头颅 CT 或 MRI 或 DWI 报告"腔梗"，也不能因此而不做血管检查，因为这样的梗死灶完全有可能是这条深穿支动脉的载体动脉（基底动脉）粥样病变所致。锁骨下动脉狭窄及椎 - 锁骨下动脉盗血现象的存在有可能会导致后循环 TIA，但不容易导致后循环梗死，当患者发生后循环梗死，但后循环动脉检查如果仅仅发现一侧锁骨下动脉狭窄而椎及基底动脉均正常时，该狭窄动脉未必是导致梗死灶的原因，尚需要进一步查其他源头，譬如主动脉弓或心源性。

2. 心源性栓塞　因心脏的各种疾病而导致的脑梗死。起病急骤，病情相对重。临床表现为累及一侧前循环、累及一侧后循环或前后循环均累及的相应症状和体征。影像学病灶分布：多为 MCA 供血区流域性梗死，易出现梗死后出血；皮质多发小梗死灶亦可见到；如果出现整个大脑中动脉区域的大面积梗死或双侧半球/前后循环同时出现多发病灶时要高度怀疑心源性栓塞。如果同时伴随其他部位的栓塞，则心源性栓塞的可能性更大。患者既往有心房颤动病史或病后心电图发现心房颤动，根据临床表现及上述梗死灶影像学检查基本可以诊断为心房颤动所致心源性栓塞。心源性栓塞的梗死灶也可仅累及一侧颈内动脉或仅限于后循环分布区，此时需要与颈内动脉系统或后循环系统大动脉病变所致脑梗死鉴别。如果梗死灶的供血动脉无明确狭窄性病变，则倾向于心源性栓塞。由于心源性栓塞除最常见的心房颤动之外还有其他原因，以及心源性栓塞还要与主动脉弓栓塞鉴别，因为两者在梗死灶分布上并无区别，因此当疑诊心源性栓塞，常规心电图又未发现有心房颤动，此时进行以下检查有助于检出更多潜在的心源性栓塞疾病或主动脉弓病变：心电监测、延长心电监测时间、经胸超声心动图、经食管超声心动图等。

3. 小动脉闭塞　因为小动脉或深穿支动脉自身病变导致的梗死。临床多表现各种类型的腔隙综合征，如偏瘫、偏身感觉障碍、构音障碍 - 手笨拙综合征及共济失调性轻偏瘫等，影像学病灶单发，常位于 MCA、ACA、PCA 及 BA 穿支动脉供血区，如基底节、脑桥和丘脑等，血管检查显示发出该穿支动脉的载体动脉无狭窄或无动脉粥样硬化斑块，可以考虑小动脉闭塞的诊断。颈内动脉狭窄有可能导致同侧基底节孤立梗死灶，椎动脉狭窄也有可能导致脑桥孤立梗死灶，或心源性栓塞也有可能导致上述孤立梗死灶，但这样的机会不大。当临床上反复刻板发作的一侧肢体无力且大血管检查完全正常时，需要警惕内囊或脑桥预警综合征的可能，因为进一步内囊单发梗死的概率高。

4. 其他病因 这类疾病的特点是种类繁多，发病率低，治疗上缺少循证医学证据，但却是儿童和青年人卒中的重要原因。由于种类繁多，各种疾病又都有其特殊性，难以一一描述。以下仅对动脉夹层和烟雾病的特点进行简单描述。动脉夹层：急性起病，近期有外伤史，伴头痛或颈痛的局灶性神经功能缺损，尤其无高危因素的青年患者，需要高度警惕夹层所致梗死的可能。颈内动脉夹层常见大脑中动脉分布区梗死，椎动脉夹层常见延髓梗死，多表现延髓背外侧综合征，急性期 CTA 和 DSA 可以辅助诊断。烟雾病：儿童、青年和成年人都可发病，血管造影显示双侧颈内动脉末端/大脑中/前动脉狭窄或闭塞，伴颅底烟雾血管形成，临床可表现为缺血也可表现为出血，诊断主要依据特征性的血管影像改变，DSA、MRA 和 CTA 均有助于诊断。

尽管经过了详细的心脏、血管、血液化验等一系列检查，仍然有一部分脑梗死的病因得不到诊断，属于病因不明的脑梗死。

脑梗死急性期需要与其他急性起病，表现类似的疾病进行鉴别，如脑出血、脑肿瘤、脑炎、代谢性脑病等，尤其当临床症状以皮质受累为主时需要注意，如脑梗死以癫痫发作、精神症状或者头痛起病时，有时临床很难与脑炎等疾病鉴别，需要详细询问病史，包括既往史及进一步的影像检查来鉴别。另外心脏疾病如阿-斯综合征，严重心律失常如室上性心动过速、室性心动过速、多源性室性期前收缩、病态窦房结综合征等，可以因为阵发性全脑供血不足，出现意识丧失有时需要与急性后循环梗死鉴别，后者常常伴有神经系统局灶性症状和体征，进一步行心电图和超声心动图检查有助于鉴别。

5. 治疗

（1）急性期的治疗：①一般治疗：卒中一般支持治疗的主要目的是尽量维持患者的内环境稳定，为卒中的特异性治疗和卒中康复创造条件。卒中的所有早期治疗可以在卒中单元（stroke unit）中进行。目前认为，它是组织化卒中管理较好的形式。常规的一般治疗包括：纠正低氧血症、及时处理心脏病变、积极控制感染和体温升高（>38℃给予降温）、重视营养支持等。

卒中早期的高血压处理仍没有定论，普遍认为急骤降压有可能加重卒中。作为溶栓前准备，应使收缩压<180mmHg、舒张压<100mmHg。血压持续升高，收缩压≥200mmHg 或舒张压≥110mmHg，或伴有严重心功能不全、主动脉夹层、高血压脑病，可予以谨慎降压治疗，并严密观察血压变化，必要时可静脉使用短效药物（如拉贝洛尔、尼卡地平等）。

约40%的患者存在脑卒中后高血糖，预后不良。在血糖超过 11.1 mmol/L 时给予胰岛素治疗。低血糖可直接导致脑缺血损伤和水肿加重，同样对预后不利。因此，血糖低于 2.8 mmol/L 时给予 10%~20% 葡萄糖口服或注射治疗。②溶栓治疗：从 1995 年 NINDS 实验开始，到 2008 年 ECASSⅢ研究，国际上多项随机、双盲、对照研究证实了超早期 t-PA 静脉溶栓治疗（0.9mg/kg，最大剂量90mg，其中 10% 在最初 1min 内静脉推注，其余持续滴注 1h）的有效性，时间窗由 3h 延长到了 4.5h。我国"九五"攻关课题"急性缺血性脑卒中 6h 内的尿激酶静脉溶栓治疗"证实了尿激酶（100~150WU，溶于生理盐水 100~200ml，持续静脉滴注 30min）的治疗作用，并已在国内广泛应用。在有条件的医院，介入动脉溶栓可以将 t-PA 的溶栓时间延长到 6h，尽管这还需要更大规模的临床研究来验证。溶栓治疗的主要风险是颅内出血，约占 6%。溶栓适应证的严格把握有助于减少这一并发症。③抗血小板治疗：多项大样本研究证实了脑卒中后48h内口服阿司匹林（150~300mg/d）的疗效。

阿司匹林能显著降低随访期末的病死率或残疾率，减少复发，但会轻度增加症状性颅内出血的风险。对不能耐受阿司匹林者，可考虑选用氯吡格雷等抗血小板治疗。④恶性大面积脑梗死的减压治疗：严重脑水肿和颅内压增高是急性重症脑梗死的常见并发症。对于发病48h内，60岁以下的恶性大脑中动脉梗死伴严重颅内压增高、外科减压术可以降低死亡率和致残程度。对压迫脑干的大面积小脑梗死患者也可考虑积极外科干预。⑤其他治疗：多项抗凝治疗的研究发现，它不能降低卒中病死率和致残率，但对于严重偏瘫的患者，抗凝治疗可以用于防治下肢静脉血栓形成和肺栓塞。有关降纤、扩容、神经保护、中医药的卒中治疗研究正在进行，但目前还没有足够的证据广泛应用于临床。

（2）卒中的二级预防：即卒中复发的预防，应该从急性期就开始实施。卒中二级预防的关键在于对卒中病因的诊断及危险因素的认识，针对不同病因，对不同复发风险的患者进行分层，制订出具有针对性的个体化的治疗方案。①危险因素控制：主要包括：a. 对于高血压患者，在参考高龄、基础血压、平时用药、可耐受性的情况下，降压目标一般应该达到≤140/90mmHg，理想应达到≤130/80mmHg。b. 糖尿病血糖控制的靶目标为$HbA_1c < 6.5\%$，但对于高危2型糖尿病患者要注意血糖不能降得过低，以免增加死亡率。c. 胆固醇水平升高或动脉粥样硬化性患者，应使用他汀类药物，目标LDL-C水平降至2.07mmol/L（80mg/dl）以下或使LDL-C下降幅度达到30%~40%。d. 戒烟限酒、增加体育活动、改良生活方式。②大动脉粥样硬化患者的非药物治疗：这种卒中是复发率最高的分型。尽管高危因素的药物控制可以降低该类卒中的复发，但是部分内科治疗无效的患者需要考虑介入或者外科干预治疗。主要包括：a. 症状性颈动脉狭窄70%~99%的患者，可考虑颈动脉内膜剥脱术（CEA），术后继续抗血小板治疗。b. 对于无条件做CEA时、有CEA禁忌或手术不能到达、CEA后早期再狭窄、放疗后狭窄可考虑行颈动脉支架置入术（CAS）。支架置入术前给予氯吡格雷和阿司匹林联用，持续至术后至少1个月。③心源性栓塞的抗栓治疗：心源性栓塞所致卒中的二级预防基础是抗凝，从传统的口服华法林到凝血酶抑制药（如dabigatran），依从性好的患者可以将卒中复发的概率降低2/3。华法林的目标剂量是维持INR在2.0~3.0，而凝血酶抑制药则可以不必检查INR。对于不能接受抗凝治疗的患者，可以使用抗血小板治疗。④非心源性卒中的抗栓治疗：大多数情况均给予抗血小板药物进行二级预防。药物的选择以单药治疗为主，氯吡格雷（75mg/d）、阿司匹林（50~325mg/d）都可以作为首选药物；有证据表明氯吡格雷优于阿司匹林，尤其对于高危患者获益更显著，但是会大幅度增加治疗花费。长期应用双重抗血小板药物（>3个月），可能会增加出血风险，但对于有急性冠状动脉疾病（例如不稳定型心绞痛，无Q波心肌梗死）或近期有支架成形术的患者，可以联合应用氯吡格雷和阿司匹林。⑤其他特殊情况：一些卒中具有非常见的病因，此类患者需要根据具体病因学进行处理。动脉夹层患者发生缺血性卒中后，可以选择抗凝治疗血小板或抗血小板治疗。常用抗凝治疗的方法为：静脉肝素，维持APTT 50~70s或低分子肝素治疗；随后改为口服华法林抗凝治疗（INR 2.0~3.0），通常使用3~6个月。药物规范治疗后仍有复发的患者可以考虑血管内治疗或者外科手术治疗。

不明原因的缺血性卒中/TIA合并卵圆孔未闭的患者，多使用抗血小板治疗。如果合并存在下肢静脉血栓形成、房间隔瘤或者存在抗凝治疗的其他指征，如心房颤动、高凝状态，可以华法林治疗（目标INR 2.0~3.0）。

伴有高同型半胱氨酸血症（空腹血浆水平≥16μmol/L）的卒中患者，每日给予维生素

B$_6$、维生素 B$_{12}$ 和叶酸口服可以降低同型半胱氨酸水平。尽管降低同型半胱氨酸水平在卒中一级预防中的证据较充分，其是否可以降低卒中复发证据仍需进一步研究。

（3）康复：原则上在卒中稳定后 48h 就可以由专业康复医生进行。有条件的医院可以在脑卒中早期阶段应用运动再学习方案来促进脑卒中运动功能恢复。亚急性期或者慢性期的卒中患者可以使用强制性运动疗法（CIMT）。减重步行训练可以用于脑卒中后 3 个月后轻到中度步行障碍的患者。卒中后进行有效的康复能够减轻功能上的残疾，是脑卒中组织化管理中不可或缺的关键环节。

（陆　权）

第二节　脑出血

近年来我国脑卒中的发病人数不断增加，根据 1991－2000 年世界卫生组织 MONICA 方案对我国 15 组人群（每组包括 10 万人口）脑卒中事件的监测，脑出血年发病率由 20 世纪 90 年代初期的 98.5/10 万逐渐上升至 2000 年的 138.2/10 万，排除年龄增长因素，结果亦十分惊人。

中国人出血性卒中的比例远高于欧美人群，据"九五"研究结果，国人出血性卒中约占全部卒中的 32.9%，而在欧美人群仅占 10%～15%，其中自发性脑出血（SICH）是最为常见的出血性卒中类型，占出血性卒中总数的 70%～80%，而且随着年龄的增长，发病率不断增高，与长期高血压及高龄患者脑血管淀粉样变有关。其中大约 50% 为深部出血，35% 为脑叶出血，10% 为小脑内出血，6% 为脑干出血。

脑出血对社会生产力破坏极大，严重威胁人群的健康。其中自发性脑出血预后甚差，发病 30d 内的死亡率为 35%～52%，且 50% 的死亡发生在发病 48h 内。据美国对 67 000 例脑内出血患者的调查结果表明：发病 6 个月后仅 20% 的患者具有独立的生活能力。

一、病因及发病机制

脑内出血的原因较多，最常见的是高血压。其他病因包括：脑动脉粥样硬化，血液病（白血病、再生障碍性贫血、血小板减少性紫癜、血友病、红细胞增多症和镰状细胞病等），以及动脉瘤、动静脉畸形、Moyamoya 病、脑动脉炎、硬膜静脉窦血栓形成、夹层动脉瘤、脑梗死继发脑出血、抗凝或溶栓治疗等。脑淀粉样血管病是脑出血的罕见原因，本病在老年患者（平均年龄 70 岁）最常见，典型病例为多灶性脑叶出血。偶见原发性或转移性脑肿瘤性出血。伴发出血的肿瘤包括多形性胶质母细胞瘤、黑色素瘤、绒毛膜癌、肾细胞癌及支气管源性癌等。

长期慢性高血压，会使脑血管发生一系列的病理变化：

1. 脑内小动脉玻璃样变、纤维素样坏死和动脉瘤形成　脑动脉的外膜和中膜在结构上较其他脏器血管的结构要薄弱，在长期血压逐渐升高的患者中，脑内小动脉可发生玻璃样变和纤维素样坏死，这些病变使脑动脉管壁内发育完好的内膜受到损伤，高血压可促使这种被损伤的小动脉内膜破裂，形成夹层动脉瘤，动脉瘤破裂即可引起出血。在慢性高血压时，小动脉上还可间断地发生直径约 1mm 的微动脉瘤，这种动脉瘤是经薄弱的中层膨出的内膜。当血压骤然升高，微动脉瘤或纤维素样坏死的细小动脉直接破裂，引起出血性卒中。

2. 脑内小动脉痉挛　在高血压过程中，若平均动脉压迅速增高，可引起血管自动调节过强或不足，当血压超过自动调节上限而且持续时间较长，可导致弥散性血管痉挛，使进入微循环的血流量减少，引起毛细血管和神经元缺血，可使液体漏至细胞外间隙，发生脑水肿，同时毛细血管由于缺血、缺氧可导致破裂，发生点状出血，若病变广泛或呈多灶性，则可引起大片脑内出血。

二、病理

1. 血肿扩大　血肿体积增大超过首次 CT 血肿体积的 33% 或 20ml 为血肿扩大。血肿扩大是脑内出血病情进行性恶化的首要原因。血肿扩大的机制尚不清楚，目前的观点是血肿扩大是由于血管已破裂部位的持续出血或再次出血，但有证据表明血肿扩大可以是出血灶周围坏死和水肿组织内的继发性出血。这一观点与 Fujii 等观察到外形不规则的血肿更容易扩大的现象吻合，因为血肿形状不规则提示多根血管的活动性出血。

2. 血肿周围脑组织损伤　脑出血后血肿周围脑组织内存在复杂的病理生理变化过程，可引起血肿周围脑组织损伤和水肿形成。

（1）血肿周围脑组织缺血：脑出血后血肿周围脑组织局部血流量下降的原因有以下几种：①血肿直接压迫周围脑组织使血管床缩小；②血肿占位效应激活脑血流 - 容积自我调节系统，局部血流量下降；③血肿或血肿周围组织释放的血管活性物质引起血管痉挛等。该区域内的病理改变在一定时间内是可逆性的，如果能在此时间窗内给予适当的治疗措施，可使受损组织恢复功能，因此该区域称血肿周边半影区或半暗带。

（2）血肿周围脑组织水肿：主要有间质性和细胞性两种。其产生原因分别为缺血性、渗透性、代谢性和神经内分泌性。

缺血性水肿与机械压迫和血管活性物质异常升高有关。

血肿形成后很快开始溶解，血浆中的各种蛋白质、细胞膜性成分降解物即由细胞内逸出的各种大分子物质，可经组织间隙向脑组织渗透，引起细胞外间隙的胶体渗透压升高，造成渗透性水肿。

血肿溶解可以释放细胞毒性物质引起细胞代谢紊乱，最终导致细胞死亡或细胞水肿，主要有血红蛋白、自由基、蛋白酶等。蛋白酶中以凝血酶和基质金属蛋白酶（IMPs）最重要。凝血酶可诱发脑水肿形成，凝血酶抑制剂则可阻止凝血酶诱发脑水肿形成。脑内出血后 MMPs 活性增高，血管基质破坏增加，血 - 脑屏障完整性破坏，通透性增加，引起血管源性水肿，使用 MMPs 抑制剂可减轻水肿。

高血压性脑内出血后血管加压素与心房利钠肽的水平失衡及由此产生的脑细胞体积调节障碍，也可能引起细胞或组织水肿。

（3）颅内压增高：脑内出血后因血肿的占位效应使颅内压增高，而且由于血肿压迫周围组织及血液中血管活性物质的释放引起的继发性脑缺血、脑水肿，可进一步使颅内压升高。

三、病理改变

新鲜的脑出血标本可见出血侧半球肿胀，体积增大，脑回变宽，脑沟变浅。中线结构向病灶对侧移位，颅内压增高，病灶侧脑组织可疝出至大脑镰下或疝入小脑幕切迹。切面可见出血灶和病灶周围脑组织水肿、软化。镜下可分 3 期：①出血期，可见大片新鲜的红细胞。出血灶边缘脑组织坏死、软化，神经细胞消失或呈局部缺血改变，常有多核细胞浸润。②吸收期，出血后 24 ~ 36h 即可出现胶质细胞增生，小胶质细胞及来自血管外膜的细胞形成格子细胞，少数格子细胞含有含铁血黄素。星形胶质细胞增生及肥胖变性。③修复期，血液及坏死组织逐渐被清除，组织缺损部分由胶质细胞、胶质纤维及胶原纤维代替。出血量小的可完全修复，出血量大的形成囊腔。血红蛋白代谢产物高铁血红蛋白长久残存于瘢痕组织中，呈现棕黄色。

四、临床表现

脑出血好发于 50 ~ 70 岁，男性略多见，多在冬春季发病。患者多有高血压病史。在情绪激动或活动时易发生，发病前多无预兆，少数可有头痛、头晕、肢体麻木等前驱症状。临床症状常在数分钟到数小时内达到高峰，临床特点可因出血部位及出血量不同各异。

1. 基底节内囊区出血 基底节内囊区是高血压颅内出血最常见的部位，约占全部脑内出血的 60%，该区域由众多动脉供血。

（1）尾部型：占 12% 左右，由 Heubner 返动脉供血（包括尾状核），主要累及尾状核头和（或）体（均称为尾状核出血），易破入侧脑室前角，严重者可同时累及第Ⅲ、Ⅳ脑室，血肿可向后外侧延伸，损伤内囊前肢与壳核前部。

临床特征：严重头痛和明显的脑膜刺激症状，类似蛛网膜下腔出血，多无意识障碍，个别患者可出现病初一过性嗜睡。若血肿向后外侧延伸累及内囊前肢和（或）壳核前部可出现程度较轻的语言障碍、对侧偏身运动、感觉功能缺损，通常预后较好。无精神异常、眼球分离、凝视、眼震、癫痫发作等症状。50% 患者完全恢复正常，70% 患者预后良好。

（2）中间型：占 7% 左右，最为罕见，由内侧豆 - 纹动脉供血，血肿累及苍白球及壳核中部，可向后累及内囊膝部或向前外侧破入侧脑室。

临床特征：患者意识多不受影响，可有一过性嗜睡，但几天后恢复正常。该型出血虽死亡率极低，但常导致较严重的失语和（或）偏身症状，无精神异常、眼球分离、患侧忽视、癫痫发作等症状。预后差，患者多留有较明显后遗症，50% 以上存在严重残障。

（3）后中间型：占 10% 左右，由脉络膜前动脉供血，通常位于内囊后肢前半部分，常向内囊膝部扩展，可导致壳核中部或丘脑外侧受压。若血肿较大可破入第Ⅲ、Ⅳ脑室并导致昏迷。

临床特征：多数患者神志清楚，50% 患者存在语言障碍，几乎所有患者均不同程度出现对侧面部、肢体运动障碍，60% 以上患者存在偏身感觉缺失。无精神异常、眼球分离、癫痫发作等症状。预后较中间型好，多数恢复良好，近 1/3 患者可遗留中、重度残障，几乎没有死亡病例。

（4）后外侧型：是仅次于外侧型的常见基底节内囊区出血，所占比例近 20%，由外侧豆 - 纹动脉后内侧支供血，血肿位于豆状核后部的内囊区域，平均出血量 30ml，最大可达 90ml，血肿相对较大，主要向前侧延伸，累及颞叶峡部白质、壳核前部和（或）内囊区豆状核后部，少数可经前角破入侧脑室，严重者可同时累及蛛网膜下腔。

临床特征：多数患者神志清楚或仅有一过性意识障碍，出血量大者可有昏迷及瞳孔改变。30% 病例出现共轭凝视，80% 以上患者有语言障碍，几乎所有患者存在不同程度对侧面部、肢体感觉及运动障碍。脑疝时有瞳孔改变，无眼球分离。预后较差，20%患者死亡，存活病例多遗留重度残障。

(5) 外侧型：最为常见，占40%左右，虽该型出血多被当作壳核出血，但头 MRI 证实其为介于壳核和岛叶皮质之间的裂隙样出血，不直接累及壳核。由外侧豆 - 纹动脉的大部分外侧支供血，原发灶位于壳核外部和岛叶皮层，多为凸透镜形和卵圆形，平均出血量 20ml，最大 80ml。常向前外侧扩展，可向内经前角破入侧脑室。

临床特征：多数患者神志清楚或仅有轻度意识水平下降，血肿较大者可出现昏迷。优势半球出血患者多有失语，非优势半球出血患者近50%出现构音障碍。出血量大患者可出现共轭凝视麻痹、瞳孔改变及癫痫发作。所有患者均存在不同程度偏身麻痹，60%以上患者出现对侧偏身感觉障碍。50%以上患者遗留中至重度残障，近10%患者死亡。

(6) 大量出血型：发病率亦较高，血肿占据全部或大部分的基底节内囊区域，血肿极大（最大 144ml，平均 70ml），仅偶尔尾状核及内囊前肢得以保留，以致不能找到原发出血部位。常向前外侧延伸，50%以上破入侧脑室及第Ⅲ、Ⅳ脑室，严重者可同时破入蛛网膜下腔。

临床特征：意识、言语障碍，中至重度偏身感觉、运动缺失几乎出现于所有患者，共轭凝视或眼位改变（眼球分离或固定）。血肿常导致中线移位并继发 Monro 孔梗阻导致对侧脑室扩张，严重者常在几分钟或几小时内出现枕大孔疝或颞叶沟回疝，从而引起意识水平进一步下降及四肢瘫和脑干损伤所致的眼动障碍等脑疝症状，甚至错过住院治疗时机。几乎所有患者预后差，近50%患者死亡。

2. 丘脑出血　由丘脑膝状动脉和丘脑穿通动脉破裂所致，在脑出血中较常见，占全部脑出血的15%～24%，致残率、病死率均高。高龄、高血压是丘脑出血的主要因素，高脂血症、糖尿病、吸烟、饮酒是相关因素。

临床表现为突发对侧偏瘫、偏身感觉障碍、甚至偏盲等内囊性三偏症状，CT 扫描呈圆形、椭圆形或不规则形境界比较清楚的高密度血肿影，意识障碍多见且较重，出血波及丘脑下部或破入第三脑室则出现昏迷加深、瞳孔缩小、去皮质强直等中线症状。

由于丘脑复杂的结构功能与毗邻关系，其临床表现复杂多样。如为小量出血或出血局限于丘脑内侧则症状较轻；丘脑中间腹侧核受累可出现运动性震颤、帕金森综合征表现；累及丘脑底核或纹状体可呈偏身舞蹈 - 投掷样运动。

3. 脑桥出血　约占全部脑内出血的10%，主要由基底动脉的脑桥支破裂出血引起，出血灶多位于脑桥基底与被盖部之间。

原发性脑桥出血病人中以大量出血型和基底被盖型死亡率最高，但两者之间无明显差异，单侧被盖型死亡率最低。在实际工作中要注意：①技术上采用薄层、小间隔扫描手段；②充分重视病人症状，特别是那些无法用 CT 特征来解释的脑桥损害症状，必要时可做 MR 扫描，以提高小病灶的检出率。

4. 中脑出血　罕见。但应用 CT 及 MRI 检查并结合临床已可确诊，轻症表现为一侧或双侧动眼神经不全瘫痪或 Weber 综合征；重症表现为深昏迷，四肢弛缓性瘫痪，可迅速死亡。

5. 小脑内血　多由小脑齿状核动脉破裂所致，约占脑出血的10%。自发性小脑出血的常见病因是高血压动脉硬化、脑血管畸形、脑动脉瘤、血液病及应用抗凝药，在成年人高血压动脉硬化是小脑出血的最常见原因，占 50% ~ 70%。

发病初期大多意识清楚或有轻度意识障碍，表现眩晕、频繁呕吐、枕部剧烈头痛和平衡障碍等，但无肢体瘫痪是其常见的临床特点；轻症者表现出一侧肢体笨拙、行动不稳、共济失调和眼球震颤，无瘫痪；两眼向病灶对侧凝视，吞咽及发音困难，四肢锥体束征，病侧或对侧瞳孔缩小、对光反应减弱，晚期瞳孔散大，中枢性呼吸障碍，最后枕大孔疝死亡；暴发型则常突然昏迷，在数小时内迅速死亡。如出血量较大，病情迅速进展，发病时或发病后 12 ~ 24h 出现昏迷及脑干受压征象，可有面神经麻痹、两眼凝视病灶对侧、肢体瘫痪及病理反射出现等。

由于小脑的代偿能力较强，小脑出血的临床征象变化多样，缺乏特异性，早期临床诊断较为困难，故临床上遇下列情况应注意小脑出血的可能：①40 岁以上并有高血压症病史；②以眩晕、呕吐、头痛起病；③有眼震、共济失调、脑膜刺激征阳性；④发病后迅速或渐进入昏迷，伴瞳孔缩小、凝视、麻痹、双侧病理征、偏瘫或四肢瘫。

6. 脑叶出血　约占脑出血的 10%，常由脑动静脉畸形、Moyamoya 病、血管淀粉样病变、肿瘤等所致。出血以顶叶最常见，其次为颞叶、枕叶、额叶，也可有多发脑叶出血。常表现头痛、呕吐、脑膜刺激征及出血脑叶的局灶定位症状，如额叶出血可有偏瘫、Broca 失语、摸索等；颞叶可有 Wernicke 失语、精神症状；枕叶可有视野缺损；顶叶可有偏身感觉障碍、空间构象障碍。抽搐较其他部位出血常见，昏迷较少见；部分病例缺乏脑叶的定位症状。

7. 脑室出血　占脑出血的 3% ~ 5%，由脑室内脉络丛动脉或室管膜下动脉破裂出血，血液直流入脑室内所致，又称原发性脑室出血。原发性脑室内出血最常见的部位是侧脑室，其次是第Ⅲ脑室和第Ⅳ脑室，在中间罕见。目前未见有文献报道透明隔腔（第Ⅴ脑室）内原发出血。

多数病例为小量脑室出血，常有头痛、呕吐、脑膜刺激征，一般无意识障碍及局灶性神经缺损症状，血性 CSF，酷似蛛网膜下腔出血，可完全恢复，预后良好。大量脑室出血造成脑室铸型或引起急性梗阻性脑积水未及时解除者，其临床过程符合传统描述的脑室出血表现：起病急骤，迅速出现昏迷、频繁呕吐、针尖样瞳孔、眼球分离斜视或浮动、四肢弛缓性瘫痪及去脑强直发作等，病情危笃，预后不良，多在 24h 内死亡。而大多数原发性脑室出血不具备这些"典型"的表现。

由于原发性脑室出血没有脑实质损害或损害较轻，若无脑积水或及时解除，其预后要比继发性脑室出血好。与继发性脑室出血相比，原发性脑室出血有以下临床特点：高发年龄分布两极化；意识障碍较轻或无；可亚急性或慢性起病；定位体征不明显，即运动障碍轻或缺如，脑神经受累及瞳孔异常少见；多以认识功能障碍或精神症状为常见表现。

四、诊断

1. 病史询问　为了及时地发现和诊断脑出血，详细的病史询问是必不可少的。

（1）对症状的询问：了解发病时间，是白天起病还是晨起发病。如果病人是睡醒后发病，那么发病时间要从最后看似正常的时间算起。如果患者出现瘫痪，要了解瘫痪的发病形式，如是否急性起病，起病的诱因：如病史中有无导致全身血压下降的情况、由坐位或卧位变为直立位后发病等，肢体无力的进展和波动情况，有无麻木、疼痛、肌肉萎缩等伴随症状。如果合并头痛，要询问头痛的性质、部位、发作频率。如果出现眩晕，则要询问有无恶心、呕吐、出汗、耳鸣、听力减退、血压和脉搏的改变，以及发作的诱因和持续时间，以帮助鉴别周围性眩晕和中枢性眩晕。

（2）对既往病史的询问：对于来诊的患者要询问患者的既往病史，如有无高血压、心脏病、糖尿病等相关病史；同时了解患者既往有无类似短暂性脑缺血发作的症状，尤其要注意易被患者忽略的单眼黑矇；如果是中青年女性，还要询问有无避孕药服用史、多次自然流产史。除了个人既往病史以外，还要简要询问患者的家族中有无类似的病史。

2. 体格检查　病史采集完成后，要对患者进行神经系统体格检查和全身检查。对于脑出血患者，除了重要的神经系统检查外，还需着重检查以下几个方面。

（1）双侧颈动脉和桡动脉扪诊：检查双侧动脉搏动是否对称，同时可以初步了解心律是否齐整。

（2）测量双上肢血压。

（3）体表血管听诊：选择钟形听诊器，放在各个动脉在体表的标志。①颈动脉听诊区：胸锁乳突肌外缘与甲状软骨连线的交点。②椎动脉听诊区：胸锁乳突肌后缘上方，颈2、3横突水平。③锁骨下动脉听诊区：锁骨上窝内侧。④眼动脉听诊区：嘱患者轻闭双眼，将听诊器放在眼部上方。

3. 结构影像学检查　影像学检查方法包括 CT 和 MRI 成像。随着 CT、MRI 成像技术的不断提高，以及密度分辨力和空间分辨力的进一步完善，CT 和 IVIRI 已成为脑血管病的主要检查方法之一。

（1）头部 CT 检查：头颅 CT 是诊断脑出血的首选检查。急性脑内出血的 CT 检查以平扫为主，一般不需强化检查。急性脑实质内出血在 CT 平扫图像上表现为高密度影，病灶边缘清楚。当血肿破入脑室后常常可以观察到脑室内的血液平面。

（2）头部磁共振成像：超急性期血肿发病 2～3h，很难产生异常信号，此时 CT 可显示血肿存在。急性期血肿发病数小时至数天，稍长 T_1，短 T_2。亚急性期血肿发病数天至数月，短 T_1，长 T_2。慢性期血肿发病数月至不定期，长 T_1，短 T_2。

梯度回波序列也称为场回波序列，是非常基本的磁共振成像序列。由于具有许多优点，在各个系统都得到了广泛的应用。发病 6h 内急性卒中的多中心研究表明，梯度回波 MRI 在发现急性出血方面与 CT 检查一样精确，但在发现慢性出血方面优于 CT。MRI 在发现相关的血管畸形尤其是海绵状血管瘤方面也优于 CT，但是 MRI 并不像 CT 一样适于全部患者。

4. 血管影像学检查

（1）头部 CTA：是一种静脉注射含碘造影剂后，利用计算机三维重建方法合成的无创性血管造影术，可以三维显示颅内血管系统。CTA 对 Willis 环周围 >4mm 的颅内动脉瘤可达到与 DSA 相同的检出率，而且可以明确 DSA 显示不理想的动脉瘤的瘤颈和载瘤动脉的情况。对血栓性动脉瘤的检测 CTA 明显优于 DSA。CTA 对动静脉畸形（AVM）血管团的显示率达 100%，其中供血动脉的显示率为 93.9%，引流静脉的显示率为 87.8%。CTA 对脑动脉狭窄的显示基本达到与 DSA 相同的效果。CTA 是有效的无创伤性血管成像技术，在很大程度上可替代有创性 DSA。

（2）头部 MRA（V）：可以很好地显示颅内大动脉的形态，以及动脉发生病变时的一些侧支循环。

MRA 对正常脑动静脉的显示和对异常血管的显示有很好的效果，除对显示前交通动脉和后交通动脉的敏感性和特异性稍低外，对显示大脑前、中、后动脉、基底动脉和颈内动脉的敏感性和特异性均接近 100%。MRA 可以显示脑 AVM 的供血动脉、血管团和引流静脉，可以显示动静脉瘘的动脉、瘘口的位置和大小、静脉的扩张程度和引流方向。对于 >5mm 的动脉瘤，MRA 的显示率可达 100%，并且结合源图像可以显示那些 DSA 不能显示的有血栓形成的动脉瘤。MRA 对 <5mm 直径的脑动脉瘤漏诊率较高，对发生颅内出血的脑动脉瘤患者 MRA 不能替代常规脑血管造影做介入治疗。MRA 对脑动脉狭窄显示直观，与 DSA 的相关性较好，但当动脉狭窄严重程度达 75% 以上时，有过高评价的倾向。

MRV 对上下静脉窦、直窦、横窦、乙状窦、大脑内和大脑大静脉的显示率达 100%，对岩上窦和岩下窦的显示率也达 85%。MRV 可显示脑静脉血栓的范围、是否完全闭塞和侧支引流的情况等。

（3）颈部 MRA：磁共振对比增强血管三维成像（3D CE - MRA）可从任一角度观察血管的 3D 血管图像。与传统非增强 MRA 相比，该技术与血液的流动增强无关，不需空间予饱和，对平行于扫描平面的血管也能很好显示，因此可通过冠状位激发扫描，显示包括颈部大血管根部至颅内 Willis 环的颈部血管全程。3D CE - MRA 可同时显示两侧头、颈部所有血管的受累情况，即受累血管段及其范围以及狭窄程度或闭塞后侧支循环血管情况。3D CE - MRA 上动脉闭塞表现为动脉血流中断和远端动脉不显影；动脉狭窄表现为动脉腔节段性狭窄，其远端动脉分支减少，或显影差，有的动脉表现为该段动脉血流中断，但其远端动脉仍显影；明显的动脉硬化表现为动脉管腔粗细不均，呈"串珠状"。因此，3D CE - MRA 可为临床血管性病变的筛选检查、制订治疗方案提供依据。

（4）血管造影：数字减影血管造影（DSA）具有很好的空间分辨率，可以显示 0.5mm 的脑血管，清晰显示脑血管各级分支的大小、位置、形态和变异。主要用于需要造影确诊或是否适合介入治疗的脑血管病。DSA 可以用于了解脑动脉狭窄的部位程度；明确脑血栓形成时血管闭塞的部位和动脉溶栓；可以显示颅内动脉瘤的情况；显示 AVM 供血动脉的来源和引流静脉的方向等，为手术和介入治疗提供详细的资料。

目前认为 DSA 是诊断脑供血动脉狭窄的金标准，同时也是判断狭窄程度的有效方法，为临床治疗提供可靠依据。

血管造影的指征包括出血伴有 SAH、局部异常钙化影、明显的血管畸形、异常的出血部位等，不明原因的出血，如孤立的脑室出血也需行血管造影。患高血压和深部出血的老年患者尽量避免血管造影检查。行血管造影检查的时间需依据患者病情平衡诊断的需要及外科手术干预的潜在时间。脑疝患者在血管造影检查前需紧急手术，病情稳定的动脉瘤或血管畸形的患者在任何干预之前应行血管造影检查。

5. 头部 CT 灌注影像（CT perfusion imaging） 是脑功能成像方法之一，通过研究脑组织的血流灌注状态以及组织血管化程度来揭示脑组织的病理解剖和病理生理改变的一种检查手段。

CT 灌注成像是临床脑出血周围组织损伤研究较为理想的方法，一次检查可同时产生有关血肿体积的解剖学信息，以及有关血肿周围组织脑血流动力学变化的功能信息。CT 灌注成像空间分辨率高，成像速度快，可对血肿周围组织脑血流动力学参数进行定量测量，有助于脑出血病人个体化救治和预后评估。

在 CT 灌注成像所用的参数中，TTP 较为敏感，所有被观察对象均清晰地显示出血肿周围 TTP 延长区，TTP 持续延长提示由血肿占位效应引起的脑微循环障碍在脑内出血慢性期可依然存在。MTT 可以敏感地显示出血管远端局部灌注压的降低，对脑组织灌注异常具有良好的预测性。rCBF 和 rCBV 可以准确地反映出脑出血后血肿周围组织的灌注状态，对于判断血肿周围组织缺血性损伤有重要的价值。

6. 实验室检查　脑出血患者常规实验室检查包括血常规、电解质、BUN、肌酐、血糖、心电图、X 线胸片、凝血功能，青中年患者应行药物筛查排除可卡因的应用，育龄女性应行妊娠试验。

血糖升高可能是机体的应激反应或脑出血严重性的反应。华法林的应用，反映在凝血酶原时间或国际标准化比值（INR）的升高，是血肿扩大的一个危险因素（OR = 6.2），且较未应用华法林患者血肿扩大的持续时间长。

近来研究表明，检测血清生物学标志物有助于判断 ICH 患者的预后，且能提供病理生理学线索。金属蛋白酶是降解细胞外基质的酶，脑出血发生后此酶被炎症因子激活。脑出血发生 24h 后基质金属蛋白酶 - 9（MIP - 9）水平与血肿相关，而 MMP - 3 在卒中发生后的 24 ~ 48h 与死亡相关，两者的水平与残腔体积相关。细胞纤维连接蛋白（c - Fn）是一种糖蛋白，具有黏附血小板至纤维蛋白的作用，是血管损伤的标志。一项研究表明：c - Fn 高于 6μg/ml 或 IL - 6 高于 24 pg/ml 与血肿扩大独立相关。另一项研究表明，肿瘤坏死因子 - α（TNF - α）与血肿周围水肿相关，而谷氨酸盐水平则与血肿的残腔体积相关。这些血清标志物的临床应用需要进一步研究。

五、鉴别诊断

1. 壳核、丘脑及脑叶的高血压性脑出血与脑梗死难以鉴别　在某种程度上，严重的头痛、恶心、呕吐，以及意识障碍可能是发生脑出血的有用线索，CT 检查可以识别病变。脑干卒中或小脑梗死可似小脑出血，CT 扫描或 MRI 是最有用的诊断方法。

2. 外伤性脑出血是闭合性头部外伤的常见后果　这类出血可发生于受冲击处颅骨下或冲击直接相对的部位（对冲伤），最常见的部位是额极和颞极。外伤史可提供诊断线索。外伤性脑出血的 CT 扫描表现可延迟至伤后 24h 显影，MRI 可早期发现异常。

3. 突然发病、迅速陷入昏迷的脑出血患者须与全身性中毒（酒精、药物、CO）及代谢性疾病（糖尿病、低血糖、肝性昏迷、尿毒症）鉴别　病史、相关实验室检查和头部 CT 检查可提供诊断线索。

4. 急性周围性前庭病　可引起恶心、呕吐及步态共济失调等症与小脑出血极为相似。然而，发病时严重头痛、意识障碍、血压升高或高龄等均强烈支持为小脑出血。

六、治疗

脑出血病情凶险，经常有血压和颅内压升高，经常需要气管插管和辅助通气，所以脑出血患者的监测与管理应在重症监护室进行。

需要监测神经功能状态、脉搏、血压、体温和氧饱和度。氧饱和度 < 95%，需要吸氧；意识水平下降或气道阻塞时，应进行气道支持和辅助通气。

1. 血压的管理　脑出血的急性期血压会明显升高，血压的升高会加剧脑出血量，增加死亡风险、神经功能恶化及残疾率，因此血压的控制尤为重要。脑出血急性期后，如无明显禁忌，建议良好控制血压，尤其对于出血位于高血压性血管病变部位者。脑出血急性期后，推荐的血压控制目标是＜140/90mmHg，合并糖尿病和慢性肾损害者＜130/80mmHg。脑出血急性期高血压的药物治疗，推荐的一线降压药物为口服卡托普利（captopril，6.25～12.5mg），但是其作用短暂，且降压迅速。静脉用药的一线选择为半衰期短的降压药物。在美国和加拿大推荐使用静脉注射拉贝洛尔（labetalol），或者盐酸艾司洛尔（esmolol）、尼卡地平（nicardipin）、依那普利（enalapril）。静脉注射乌拉地尔（urapidil）的应用也日益广泛。最后，必要时应用硝普钠（nitroprusside），但是其主要副作用有反射性心动过速、冠状动脉缺血、抗血小板活性、增高颅内压和降低脑灌注压。静脉注射治疗高血压需要对血压进行连续监测。

2. 血糖的管理　在脑出血后最初24h内持续高血糖（＞140mg/dl）提示预后不良。血清葡萄糖＞185mg/dl时，建议静脉滴注胰岛素治疗，并密切监测血糖浓度并调整胰岛素剂量，以避免发生低血糖。

3. 颅内压增高的治疗　颅内压增高、脑水肿和血肿占位效应都会使脑出血后的致残率和死亡率升高。对于怀疑颅内压增高和意识水平持续下降的患者，需要进行连续有创颅内压监测，但是其应用价值是否优于临床和放射学监测仍未被证实。

对于脑出血后颅内压增高的治疗应当是一个平衡和逐步的过程。抬高床头、镇痛和镇静，渗透性利尿药（甘露醇和高张盐水）、经脑室导管引流脑脊液、过度通气，目前仍不推荐使用类固醇激素。同步监测颅内压和血压，以使脑灌注压＞70mmHg。

4. 脑出血并发症预防和治疗　病情不严重的患者采取措施预防亚急性并发症，如吸入性肺炎、深静脉血栓形成和压力性溃疡等。脑出血患者临床稳定后，应进行早期活动和康复治疗。

发热：查找感染证据。治疗发热源，给发热的患者使用退热药以降低体温。

控制感染：应用适当的抗生素治疗脑出血后感染。不建议预防性应用抗生素。

预防深静脉血栓形成：有轻偏瘫或偏瘫患者使用间歇充气加压装置预防静脉血栓栓塞。如果脑出血停止，发病3～4d后，可以考虑给偏瘫患者皮下注射低剂量低分子肝素或普通肝素治疗。

痫性发作：脑出血患者有临床痫性发作时，给予适当抗癫痫药物治疗；脑叶出血的患者在发病后立即短期预防性应用抗癫痫药，可能降低其早期痫性发作的风险。

5. 治疗凝血异常和纤维蛋白溶解引起的脑出血　使用鱼精蛋白逆转肝素引起的脑出血；华法林引起的脑出血，静脉给予维生素K以逆转华法林的效应，并给予凝血因子替代治疗；溶栓引起的脑出血使用凝血因子和血小板替代。合并严重凝血因子缺陷或严重血小板减少的患者，应该适当补充凝血因子或输注血小板。

6. 脑出血的外科治疗　外科治疗的意义：对于大多数脑出血患者而言，手术的作用尚不确定；对于有手术指征的脑出血患者。血肿的清除减少了血肿量，降低颅内压，提高了受损半球的灌注压及减少神经细胞毒性水肿。

外科治疗指征：小脑出血伴神经功能继续恶化或脑干受压或脑室梗阻引起脑积水，应尽快手术清除血肿；脑叶出血超过30ml且血肿距皮质表面1cm以内者，可以考虑血肿清除术。

手术时机：超早期开颅术能改善功能结局或降低死亡率。极早期开颅术可能使再出血的风险加大。严密监测病情，及时进行手术评估。

七、预后

脑出血急性期的死亡率为35%～52%，脑出血的预后与血肿的大小、GCS评分、脑水肿、破入脑室、出血部位、中线移位、意识水平、年龄、发热、高血糖及血匣等相关。脑出血的10年存活率约为24.1%。

八、康复

多数脑出血患者会发生功能残疾，因此所有的ICH患者都应当接受多方面的康复训练。如果可能的话，康复应该尽早开始并于出院后在社区继续进行，并形成良好协作的项目以实现早期出院和以家庭为基础的康复促进恢复。

（陆　权）

第三节　腔隙性梗死

腔隙性梗死是指脑深穿动脉及其分支闭塞引起的脑深部的微小梗死。简称腔梗。脑的微小梗死发生以后，坏死组织被吞噬细胞清除掉，遗留下来的小腔或小洞被称为腔隙，其容积介于0.2～15mm^3，大多数为2mm^3，本病好发于长期高血压、动脉粥样硬化的患者，男性多于女性，60岁以上的老年人多见，其发病率约占所有脑卒中患者的10%～30%。临床上，神经缺失症状轻或单一，短期内有自愈倾向或预后良好。本病被定为缺血性中风范围内独立的一类疾病。CT问世后，腔梗由病理诊断发展为临床诊断时代。

一、病因及发病机制

本病主要的病因是长期高血压病，约占2/3。由于持续性高血压作用于小动脉及微血管壁，引起管壁纤维素样坏死，脂肪透明变性、微小动脉粥样硬化和粥样瘤，最终导致深穿动脉的狭窄和闭塞。其次的病因约占1/3，包括多种病因，如脑动脉粥样硬化、颈动脉狭窄和闭塞、血管炎、白细胞、真性红细胞增多症、转移癌、脓肿等，引起深穿动脉或小动脉的缺血，血栓或心源性栓塞而发生小软化灶。腔隙性梗死一般为4～6个，最多达15个。梗死的好发部位在豆状核（37%）、脑桥（16%）、丘脑（14%）、尾状核（10%）、内囊（10%），其他部位罕见。

发病机制。Hughes提出创伤学说，即高血压病后使基底动脉拉长，穿通动脉移位，血管扭曲进一步减少而发生缺血。内囊及其周围结构是脑动脉供血的交界区，常处于低血流灌注状态，加之深动脉因高血压小动脉病变引起管腔狭窄已形成血栓，进而闭塞发生软化灶。

二、临床表现

腔隙性脑梗死以急性或亚急性起病者居多，症状一般需要12～72小时达高峰。起病前有TIA史约为20%。Fisher将腔梗的临床表现归纳为21种腔隙综合征，常见的类型为下述的5种（约占80%），其余16种均少见。最多见的是纯运动型轻偏瘫（约50%）。这些综合征或经病理证实或根据临床与 CT 检查确定的。

（一）纯运动型轻偏瘫（PMH）

一侧面、臂、腿无力（不包括单瘫），偶诉感觉异常的症状，但无客观感觉障碍。病灶发生在对侧内囊后肢、放射冠、脑桥基底部的皮质脊髓束。PMH 至少有 7 种变异型。

1. 伴有"运动性失语"的 PMH　表现为右侧面肌重度、右手中度及右下肢轻度无力，巴宾斯基征阳性；病初有构音障碍，且逐渐加重，终于不能说话，理解力保持良好，但反应明显迟钝。系豆纹动脉闭塞所至，病灶位于内囊膝部和前肢及放射冠下部附近白质。

2. 无面瘫的 PMH　表现为起病时有轻度眩晕及跟震，一侧轻偏瘫；若伴有舌肌麻木和无力，则为延髓内侧综合征的症状，晚期可累及对侧锥体，造成四肢瘫。由椎动脉及其深穿支闭塞引起，病灶位于延髓锥体。

3. 伴有水平性凝视麻痹的 PMH　表现为一侧轻偏瘫，伴一过性一个半综合征，及同相凝视麻痹和交叉性核间性眼肌麻痹，而外展神经功能保持正常。由脑桥下部旁正中动脉梗死所致。

4. 伴有交叉性动眼神经麻痹的 PMH Wcber 综合征　表现为一侧动眼神经麻痹及对侧轻偏瘫，由大脑脚部梗死累及动眼神经纤维所致。

5. 伴有交叉性展神经麻痹的 PMH　表现为一侧展神经麻痹及对侧轻偏瘫。

6. 伴有精神错乱的 PMH　表现为一侧轻偏瘫，伴急性起病的精神错乱，记忆丧失和注意涣散。

7. 闭锁综合征　表现为四肢瘫，不能讲话而貌似昏迷，实则神志清醒，可借助眼球运动来表达思维。由双侧内囊、或双侧脑桥、或偶见的双侧大脑皮质脊髓束梗死所致。

（二）纯感觉性脑卒中（PPS）

一侧面、臂、腿感觉异常或减退。典型的半身感觉障碍严格按正中轴分布，可有或无客观感觉障碍。病灶位于对侧丘脑感觉核（即腹核）。

（三）感觉运动性脑卒中（SMS）

一侧面、臂、腿无力，伴有同侧感觉异常或感觉减退，仅损及面或腿者不包括在内。病灶在对侧内囊后肢和丘脑腹后外侧桉通常为大脑后动脉的丘脑深穿枝或脉络膜后动脉闭塞所致。

（四）共济失调性轻偏瘫（AN）

一侧下肢为重的轻偏瘫，伴同侧肢体明显共济失调。偶诉肢体感觉异常或轻度感觉减退。病灶位于对侧脑桥基底部，由基底动脉的旁正中支梗死所致。已有 CT 报告病灶在内囊或丘脑。

（五）构音障碍 – 手笨拙综合征（DDU）

中度以上构音障碍，吞咽发呛，一侧（常为右侧）中枢性偏瘫。舌肌轻瘫，手动作笨拙，但无明显肢体瘫痪，病灶在对侧的脑桥基底部或内囊膝部。

以上综合征的不同表现主要取决于腔隙性梗死的独特位置。除上述典型局灶症状外，尚可有一般症状如头痛、头昏、眼花、呃逆、扑翼动作或情绪不稳。

此外，还有无症状性腔隙及腔隙状态。

无症状性腔隙：腔隙局限于尾状核头部、壳核而不影响内囊，或大脑白质和斤脑中央部的小腔隙，通常无症状。临床亦不少见。

腔隙状态：系指多发性腔隙形成，表现为痴呆、假性延髓性麻痹、类震颤麻痹，不自主舞蹈样动作，尿便失禁等症状。病情演变通常呈渐进性或阶梯状恶化。

有人对 172 例经 CT 证实的腔梗患者进行分析，发现近半数表现为典型的腔隙综合征，而几乎确三分之一是无症状的，不典型的腔隙综合征亦不少见。有的学者认为由于梗死部位的某些变异，具体到某一病例，对照某一腔隙综合征，就可能有一些增减。因此，命名更多的腔隙综合征无多大意义。

三、辅助检查

（一）CT 扫描

在内囊、丘脑、基底部、脑干、大脑或小脑白质可发现最大直径在 20mm 以下的低密度灶，呈圆形、卵圆形、楔形，大多边界清楚，无占位效应。腔梗的 CT 检查阳性率在 30% ~ 90%，以发病后 8 ~ 11 天检查最为合适，过早检查往往不能发现病灶或阳性率低，过完检查往往与出血灶不易区别。腔梗在 5mm 以下或位于颅后凹易漏诊。有时发现腔梗病灶与临床表现并不相符，包括：

（1）CT 病灶与临床体征在同侧。

（2）两侧病灶仅有一侧体征。

（3）CT 阳性而无临床体征。可能的原因之一：腔梗病灶未位于感觉和运动束上，处于脑的静区，因此无相应的临床症状。原因之二：旧的（上次的）病灶可能位于瘫痪同侧，而新的（本次）病灶可能太小，或因位于后颅凹，或因 CT 及分辨性能差，未能显示出来的缘故。因此，CT 扫描阴性不能排除腔梗的存在。但是，CT 扫描阴性可以排除出血、大面积脑梗死、脑肿瘤等其他脑部疾患。

（二）脑电图

腔梗病灶由于位于脑的深部，EEC 大多正常，很少有轻度异常。

（三）脑脊液（CSF）检查

单纯腔梗脑脊液常规和压力一般正常，若合并其他脑血管病时可出现异常。脑脊液酶学检查有助于鉴别腔梗和皮层梗死。后者脑脊液肌酐酶（CK）、谷草转氨酶（GOT）、乳酸脱氢酶（LDH）升高占 80%，其中以 CK 意义最大，而前者酶学一般无异常。

（四）血生化及血流变学检查

血糖血脂血流变学列为常规辅助检查，对本病的治疗和预防有一定的参考意义。

（五）脑血管造影检查

由于造成腔梗的血管较细（直径 500μm），脑血管造影不易显示闭塞血管。

（六）MRI

MRI 显示腔梗明显优于 CT。因为 MRI 分辨率高、组织对比度好。其优点为：

病灶显示早，在 CT 能显示腔隙前一周，MRI 即可显示出长 T_1（暗区）和长 T_2（亮区）。

如为多发性腔隙梗死，MRI 显示较 CT 多。

CT 显示脑干的腔隙灶有一定缺陷，而 MRI 中较清楚地显示。

MRI 可行矢状及冠状面扫描，有利于准确定位。

四、诊断要点

国内魏岗之提出的五条标准为：

（1）中年以后有长期高血压病史。

（2）临床符合腔隙性综合征之一。

（3）预后良好，短期内有完全恢复倾向。

（4）辅助检查如 EEG、CSF 及脑血管造影无肯定的阳性所见。

（5）CT 或 MRI 证实与临床一致的病灶。

五、治疗

（一）控制高血压

对有高血压的患者应长期服用降压药物，以降低发病率；对已有腔隙性梗死或 TIA 发作史者，更应注意控制血压，以防再次复发。如患者处在急性发病期，降压应慎重，以防止血压下降过快而导致脑血流量下降，加重脑组织缺氧。

（二）抗凝治疗

目前对腔隙性梗死是否需要抗凝药物治疗还有争议。Fisher 等人为单纯感觉性卒中患者，其动脉病理变化为脂肪透明变性，红细胞可渗出血管外，如应用抗凝药物，可诱发出血，故抗凝药物属禁忌范围。而单纯性轻偏瘫患者，往有多次 TIA 发作史或病情逐渐进展，可试用抗凝药物。但目前多数认为腔梗患者禁忌使用抗凝药物，以防止出血的发生。

（三）抗血小板药物

对有高血压者，禁忌抗凝治疗和长期应用抗血小板药物。目前主张短期应用小剂量阿司匹林（50mg）或潘生丁（双嘧达莫）治疗。

（四）扩血管药物

其临床疗效尚难作出明确结论，总的趋向是用于恢复期或作为预防性药物。

（五）中药、针灸、体疗或理疗等

可治疗或预防腔隙性脑梗死。

六、注意事项

控制高血压、吸烟、饮酒等动脉硬化的高危因素，采取以预防为主的措施。对多发病灶或影响脑部重要功能的病灶应配合中医中药进行治疗。

（陆　权）

第四节　蛛网膜下腔出血

蛛网膜下腔出血（SAH）是指颅内血管破裂后，血液流入蛛网膜下腔而致。颅脑损伤引起的称为外伤性蛛网膜下腔出血。因脑实质出血血液穿破脑组织而进入蛛网膜下腔者，称为继发性蛛网膜下腔出血。本节只介绍原发性蛛网膜下腔出血，简称 SAH。蛛网膜下腔出血的病因依次为颅内动脉瘤、颅内血管畸形和高血压性动脉硬化。少见的病因有肿瘤、血液病、脑动脉炎、结缔组织病、抗凝治疗并发症等。

一、临床表现

部分患者发病前有一定的诱发因素，如体力劳动、咳嗽、排便、奔跑、饮酒、情绪激动、性生活等。

（一）急性起病者

多为急骤起病，主诉剧烈头痛，位于前额、后枕或整个头痛，并可延及颈、肩、背、腰等部位，头痛发生率为 70% ~ 100%。老年人头痛较轻，偶可主诉头昏或眩晕。半数以上患者伴恶心及呕吐，多为喷射性呕吐。33% ~ 81% 的患者有意识障碍，多为起病后立即发生，程度可从轻度意识模糊至昏迷。持续时间可自数分钟至数天。老年人意识障碍较重。可有淡漠、畏光、少动、言语减少等，有的患者出现谵妄、幻觉、妄想躁动等。

部分患者有癫痫发作，可发生在出血时或出血后，表现为全身性或部分性发作。个别患者可以癫痫发作为首发症状。

体格检查时可见颈项强直，Kernig 征和 Brudzinski 征阳性。少数患者在发病早期 Kernig 征可以阴性。

眼底检查可见一侧或双侧玻璃体下出血，在发病数小时内发现，约于 2 周内逐渐吸收和消失。玻璃体下出血的发现有诊断价值。可见到一侧或双侧视乳头水肿。

此外，在体格检查中，可以见到不同程度的局限性神经系统体征。如颅神经麻痹：以一侧动眼神经最多见，可有面神经麻痹、视和听神经麻痹、三叉神经和展神经麻痹。偏瘫和偏身感觉障碍：可出现短暂或持久的肢体单瘫、偏瘫、四肢瘫、偏身感觉障碍等局限性症状和体征。

亦可见到自主神经和内脏功能紊乱，如体温升高、血压升高、心电图 ST 段降低、巨大 θ 波改变以及应激性溃疡、呼吸功能紊乱或急性肺水肿等。

（二）迟发性神经功能缺损

迟发性神经功能缺损或称作后期并发症，包括再出血、脑血管痉挛、急性非交通性脑积水和正常颅压脑积水等。再出血以 5 ~ 11d 为高峰，81% 发生在 1 个月内。临床表现为在病情稳定好转的情况下，突然发生剧烈头痛、恶心呕吐，意识障碍加重，原有局灶症状和体征亦可重新出现。血管痉挛通常在出血后 3 ~ 5d 发生，持续 1 ~ 2 周，表现为病情稳定后又出现神经系统定位体征和意识障碍。脑血管痉挛严重时可导致脑梗死，主要表现为蛛网膜下腔出血症状好转后又出现恶化或进行性加重；意识状态好转后又加重至嗜睡或昏迷；出现偏瘫、偏身感觉障碍、失语等神经系统局灶体征；出现头痛、呕吐等颅内压升高症状；腰椎穿刺无再出血的表现。蛛网膜下腔出血后 1 周左右可见脑室开始扩大，发生急性或亚急性脑室扩大和脑积水。晚期可出现正常颅压脑积水，表现为精神障碍、步态异常和尿失禁。

二、诊断要点

（一）诊断

突然发生的剧烈头痛和呕吐、脑膜刺激征阳性、癫痫发作、颅神经损害特别是动眼神经麻痹，或轻偏瘫等局限性体征，若眼底检查发现玻璃体下出血即可诊断 SAH。

（二）辅助检查

1. 脑脊液检查　均匀血性脑脊液是蛛网膜下腔出血的特征性表现，起病 1d 后红细胞开始破坏，脑脊液逐步变黄，持续 2～3 周，故脑脊液黄变提示蛛网膜下腔陈旧出血可能。脑脊液压力增高，白细胞计数轻度增高。

2. 影像学检查

（1）CT 检查：可以显示蛛网膜下腔、脑池、脑沟内高密度影的蛛网膜下腔出血，以及继发颅内血肿、脑室出血、脑积水、脑水肿、脑梗死等，颅底、鞍上池、侧裂等处可见高密度影，在发病开始后 5d 内阳性率较高。MRI 诊断蛛网膜下腔出血的实用价值没有 CT 高，但磁共振血管造影 MRA 可发现动脉瘤等。CT 和 MRI 也可排除非动脉瘤 SAH 的病因，如肿瘤或血管畸形等。

（2）脑血管造影：数字减影动脉造影（DSA）和磁共振血管造影（MRA）已广为应用，是确定蛛网膜下腔出血病因的重要手段，可确定出血的病因、部位、性质，如动脉瘤、动静脉畸形及血管痉挛等。MRA 可在任何时候进行，DSA 选择出血 3d 内或 3 周后进行为宜。

（三）鉴别诊断

包括脑膜炎、偏头痛急性发作、高血压脑病、脑实质内出血、脑室出血、颅内肿瘤等。

三、治疗方案及原则

治疗原则为尽早明确病因，对因治疗，防止继发性血管痉挛，降低颅内压，减轻脑水肿，防止再出血和并发症等。

（一）一般治疗

绝对卧床休息，避免情绪激动和用力，维持生命体征稳定，维持水、电解质平衡，保持大小便通畅。应尽早请神经外科会诊，完成病因检查和积极早期介入或手术治疗。没有条件的地区和医院应当立即告知病情的危险性，并绝对卧床 3～4 周。

（二）控制血压

血压过高是再出血的危险因素之一，过低可致脑缺血，故应使血压控制在正常偏低。

（三）控制颅内压

可予 20% 甘露醇 125～250ml，静脉滴注，每 6～8h 1 次，注意尿量、血钾及心、肾功能。也可应用甘油果糖 250～500ml 缓慢静脉滴注，每 8～12h 1 次，注意血糖和血钠。也可适量应用呋塞米。

（四）抗纤溶药物

为防止血块溶解引起的再出血，应用较大剂量的抗纤溶药物，常用包括：6 - 氨基己酸、氨甲苯酸（止血芳酸）、氨甲环酸（止血环酸）等。但抗纤溶药物易引起深静脉血栓形成、肺动脉栓塞和脑积水，以及诱发和加重脑血管痉挛等。近年来，对该类药物的应用尚有争议。

（五）预防和治疗脑血管痉挛

可应用钙通道拮抗剂如尼莫地平缓慢静滴治疗14d。手术处理动脉瘤后，在保证无再出血的情况下，可在严密观察下进行短期扩容、增高血压和增加心排出量的治疗。

（六）对症处理

止痛，控制烦躁不安，改善睡眠和防止便秘等。

（周红霞）

第五节　脑动静脉血管畸形

脑动静脉畸形（AVM）是脑血管在发育过程中的变异，脑动静脉在胚胎第45～60 d时发生。此时为脑血管的原始血管网期，血管分化出动脉、毛细血管及静脉，如果发育出现障碍则形成脑动静脉畸形。病变部位的脑动脉与脑静脉之间没有毛细血管，致使动脉与静脉直接沟通，形成脑动、静脉的短路。由此产生一系列脑血流动力学的紊乱，临床上表现为颅内出血，全身性或局部性抽搐，短暂脑缺血发作及进行性神经功能障碍等。

一、发生率

脑 AVM 发病率文献报道各有不同。大宗尸检显示，AVM 发生率为1.4%～4.3%，但有症状的患者不到10%。美国报道 AVM 发病率为0.14%；在脑出血病例中，38% 为 AVM 所引起；与动脉瘤的发病率相比，低于脑动脉瘤，为1：5.3。男性患者略多于女性，平均发病年龄33 岁左右。国内资料显示，AVM 与动脉瘤发病率比例接近1：1；男性2 倍于女性；常见于 20～40 岁，平均25 岁。约20% 在 20 岁前发病，64% 在 40 岁前发病，81% 在 50 岁前发病，95% 在 60 岁前发病，超过 60 岁再发病的不到5%。因此60 岁以上出现的脑出血及蛛网膜下腔出血多半不是 AVM 引起，应首先考虑高血压动脉粥样硬化等病因。

二、病理

脑 AVM 有三个组成部分，即畸形血管团、供血动脉和引流静脉。畸形血管团大小不等，可发生在脑的各部位，是由形如互相缠绕并沟通、管径不同的异常血管构成的团块状结构。常有1 支或多支增粗的动脉供血，供血动脉往往明显地比同一区域正常动脉粗而且搏动有力。引流静脉扩张而扭曲，可膨大成瘤样，内含动脉血。血管团周围有异常的增生血管。畸形团内和周围通常有变性的神经组织。AVM 病灶表面的软脑膜及蛛网膜增厚发白，或有含铁血黄素沉着。

1. 分布　90% 以上的 AVM 位于幕上脑组织内。65% 分布于大脑皮质与白质交界处，在皮质表面即可见浅表的供血动脉、引流静脉及部分血管团；于顶叶、额叶、颞叶和枕叶都可形成。也有在大脑纵裂内即额、顶、枕叶内侧面者，占幕上病灶的 15% 左右；外侧裂区 AVM 约为 8%；累及深部结构，如纹状体、内囊、丘脑区等部位者约为 6%，胼胝体及其他中线结构者为 6% 左右。幕下的 AVM，占 10% 以下，分布于小脑半球、小脑蚓部、小脑脚及脑干等部位。病变于左、右侧分布基本相等，多位于一侧。

2. 畸形血管团的形态　大脑浅表典型的 AVM 团常呈锥体形，其基底部位于大脑皮质，锥尖深入白质，往往达脑室壁，或与脉络丛相连。而各个血管团的形态有很大的不同。史玉泉（1982）在 1979 年起的几年中，将完整切除的 AVM 灌注塑料制成立体形态模型，根据血管团的立体形态分为四类（图 7-1）。①曲张型：动脉与静脉均明显扩张、扭曲，襻结成团，动静脉之间相互沟通，中间没有毛细血管，微血管也很少；此类型最多见，约占 64.6%。②分支型：动脉比较细直，从动脉发出很多细小分支，常较挺直，不太扭曲，与静脉的细小分支直接沟通。引流静脉一般亦不很扩张，扭曲亦不太多，约占 11.0%。③动静脉瘤型：动脉和静脉都很粗大，呈不规则球状膨大，似由多个动脉瘤及静脉瘤合并组成，占 12.2%。④混合型：由上述三种不同类型混合组成，占 12.2%。

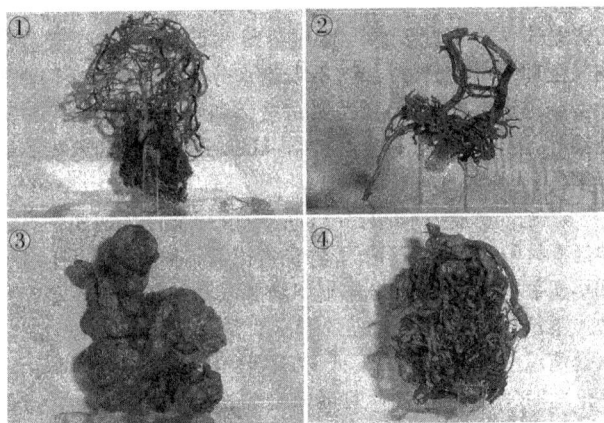

图 7-1　脑 AVM 注塑模型显示 AVM 立体形态
①曲张型；②分支型；③动静脉瘤型；④混合型

3. 病灶大小　AVM 的大小相差悬殊，小的肉眼看不到，需凭放大镜或显微镜来寻找；大的可以布满半球的大部分。AVM 大小的划分，应用 Drake 标准者较为普遍：①小型，最大径小于 2.5cm。②中型，最大径在 2.5~5cm 之间。③大型，最大径超过 5cm。但在这三类之外，应再增加巨型，其最大径超出 6cm 或 7.5cm。

自 CT 和 MRI 应用于临床以来，亦有人提出应以 AVM 的实际体积来表达其大小。如直径小于 2cm 的圆球体积（4.2ml）为小型，介于直径 2~4cm 圆球体积（4.2~33.5ml）为中型，超过直径 4cm 圆球体积（33.5ml）为大型。

4. AVM 周围脑组织的病理改变　AVM 周围脑组织由于脑盗血而缺血、缺氧，常见血管扩张、脑白质水肿、胶质增生，在 AVM 病灶边缘形成胶质样假包膜。长期缺血，可导致脑萎缩，脑回缩小，脑沟增宽变深。AVM 多数发生出血，即使临床上没有颅内出血症状，血管团内或其周缘的变性脑组织常有出血的痕迹。发生 SAH 后，出血部位的脑皮质和蛛网膜明显黄染，软脑膜和蛛网膜增厚并可与硬脑膜粘连。如脑内出血，在 AVM 附近形成血肿，内含不同期龄的凝血块。脑内血肿吸收消失后可遗留空腔及质地坚韧的胶质瘢痕。

5. 显微镜所见　可见病灶由大小不等的血管组成。血管壁大多成熟，但厚薄不均，动脉壁中层平滑肌菲薄或缺如，弹力纤维减少或缺如，并有玻璃样变性、粥样硬化或钙化斑块；有的部位血管壁甚至仅有单层或增生的内皮细胞和胶原纤维组成；而有的部位血管内膜增生肥厚，突向管腔，使其狭窄或阻塞。静脉壁更薄，局部管壁内侧可附有血栓。

6. 伴同病变　最常见的伴同病变是颅内动脉瘤，其检出率随着脑血管造影技术的发展不断增加。AVM 伴发动脉瘤的发生率为 7.5% ~58%。好发于与 AVM 供血动脉有关的血管，包括主要供血动脉、供血动脉起始端和 AVM 团内动脉，称为血流相关性动脉瘤，占 80% 左右。其余位于与供血动脉无关的血管。合并动脉瘤的 AVM，其出血发生率比单纯 AVM 高。除动脉瘤外，常见的伴发病变还有颅内海绵状血管瘤、毛细血管扩张症或静脉型畸形、颅外血管畸形、三叉动脉等胚胎动脉未闭以及颈内动脉纤维肌肉发育不良（fibromuscular dystrophy）。颈内动脉纤维肌肉发育不良是动脉壁内局部弹力纤维及平滑肌变性，伴有胶原纤维增生，致使血管粗细不均，血管造影时呈念珠状，亦可伴发梭形动脉瘤或夹层动脉瘤。

7. AVM 团的扩大　AVM 虽不是新生物，但可随着时间的迁移逐渐扩大，儿童病例尤为明显。常见的原因可能是：①在高流量血液的长期冲击下，畸形团内发育不正常的血管壁受损，管腔扩大，AVM 团的体积增大。②畸形团内局部血栓形成，血流的重新分布导致团内其他部位血管腔扩大，于是畸形团有扩大的趋向。③AVM 造成的盗血致使邻近脑组织的血管长期扩张，可能加入 AVM 团。④分子生物学研究表明，畸形团附近脑组织释放血管内皮生长因子（VEGF），可促成血管增生，AVM 增大。但对大多数成年人来说，AVM 扩大是不明显的。

三、发病原理

AVM 的主要缺陷是病变区的动静脉之间缺乏毛细血管，血流阻力减小，动脉血直接进入静脉。于是局部脑动脉压降低、脑静脉压增高，脑血供紊乱。

1. 脑动脉压降低　邻近区的动脉血流向低压区，形成"脑盗血"现象。动脉的灌注范围缩小，病变丹周围脑组织得不到应有的灌注而缺血。脑缺血程度较重时可产生癫痫。由于 AVM 供血动脉的流量大，使动脉扩张扭曲，甚至形成动脉瘤。邻近区的小动脉，因动脉内压力降低亦处于扩张状态。原来已经闭合或应该闭合的动脉管道因此而开放或不闭。对侧半球的动脉通过脑底 Willis 环跨越中线供应脑缺血区，使对侧脑动脉的负荷增加，亦可引起动脉瘤及有关动脉扩张迂曲。

由于病变及其周围区脑动脉长期处于扩张状态，管壁上的平滑肌失去舒缩反应，血管自动调节功能失调。AVM 切除以后，脑动脉的自动调节不会马上恢复。随着动脉压突然上升，脑灌注压大幅度增高。脑灌注压超越脑血管自动调节功能阈值的上限，脑血流量呈线性递增，引起急性脑血管扩张、脑肿胀、脑水肿、颅内压增高、血管渗血及出血等，这一病理过程称为脑过度灌注现象。1978 年 Spetzler 将其命名为"正常灌注压突破现象"（NPPB）。中、大型 AVM 术后，脑过度灌注现象的发生率为 1% ~3%，巨大型高流量 AVM 切除后的发生率为 12% ~21%。一旦发生，致残率和病死率可高达 54%。

2. 脑静脉压升高　动脉血通过瘘管直接进入脑静脉大幅度地提高脑静脉压，致使正常区域的静脉回流受阻。脑组织长期处于瘀血状态而有脑水肿。因此，尽管 AVM 本身并没有占位性，不少患者可表现为颅高压。在颅高压及脑静脉压增高的同时，脑脊液的吸收减少，分泌增加，可导致不同程度的交通性脑积水。另外，扩张成球状的脑深静脉可以堵塞脑脊液的循环通路导致阻塞性脑积水。

AVM 切除后亦可造成引流静脉的残端狭窄、血栓形成或栓塞，致使周围脑组织的静脉回流障碍加重。AI - Roodhan（1993 年）将此现象称为静脉闭塞性充血（occlusive hyperemic），认为是术后出现脑水肿和残腔出血的原因。

3. 颅内出血　是脑 AVM 的最大危害，引起血管破裂的因素有以下几种：①大量血流冲击畸形血管团的静脉部分和引流静脉，管壁较薄的静脉局部容易扩张呈瘤状，亦容易破裂出血。②大流量的血液使管壁结构异常的动脉局部扩张，血管壁进一步损伤，一旦不能忍受血流压力时即破裂出血。③AVM 伴发的动脉瘤破裂出血。④病灶周围脑组织的长期缺血造成该区域的小动脉处于持续扩张状态，管壁结构随之发生改变，亦有破裂出血的可能。

AVM 的出血危险性与其大小有关，小型 AVM 的出血率相对较高。AVM 的出血危险性与其部位亦有一定关系。位于脑室、脑室旁、基底节和丘脑等深部结构的 AVM 出血率是位于大脑半球浅表部位的 1.5 倍，其中以脑室和脑室旁的病灶最高。

AVM 出血以脑内血肿多见，通常不伴有严重的脑血管痉挛。AVM 第一次出血的患者 80% ~90% 存活。未破裂的 AVM 每年出血的发生率为 2% ~4%，破裂出血的 AVM 存活者第一年的再出血危险是 6%，第二年起每年亦有 2% ~4% 的出血可能。AVM 出血可反复发作，最多可达十余次，而随着出血次数的增多，症状、体征加重。继发于出血的年病死率为 1%，总病死率 10% ~15%。永久性重残率每年 2% ~3%，其中 20% ~30% 为出血所致。因此 AVM 对患者的健康和生命安全有不可忽视的危险，一经发现，应作相应的积极处理。

4. 脑缺血　由大量"脑盗血"所引起。巨大型 AVM 的"盗血"量大，脑缺血的发生机会和程度也大，更容易发生癫痫及短暂性脑缺血发作。小型 AVM 因"盗血"量少，不致引起脑缺血，故发生癫痫的机会相对要少些。

5. 颅内压增高　除了上述的静脉压增高、脑脊液吸收与分泌的平衡失调及脑脊液通路的受阻等因素所致脑积水外，出血引起的脑内血肿及出血所引起的蛛网膜下腔的部分闭塞与蛛网膜粒的堵塞都可成为颅内压增高的因素。

四、分级

脑 AVM 的大小、部位和形态各异，没有完全相同的 AVM 存在。为了便于选择治疗方式、估计治疗效果，不少作者对 AVM 进行临床分级的设想。

史玉泉（1984 年）根据多年来从事 AVM 手术治疗的经验，制订了一个 AVl 分级的标准，供临床应用。评分标准有四个内容：①AVM 的大小；②AVM 的部位；③供血动脉的多少、部位及深浅；④引流静脉的多少、深浅及扩张情况。将以上每个标准又分为 1 ~4 级，见表 7 - 4。

表 7 - 4　史玉泉法分级标准

项目	Ⅰ级	Ⅱ级	Ⅲ级	Ⅳ级
大小	小型，直径 <2.5cm	中型，2.5~5cm	大型，5.0~7.5cm	巨大型，>7.5cm
部位和深度	表浅，非功能区	表浅，在功能区	深部，包括大脑半球内侧面，基底节等	涉及脑深部重要结构如脑干，间脑等

续　表

项目	Ⅰ级	Ⅱ级	Ⅲ级	Ⅳ级
供血动脉	单根大脑前或大脑中动脉的表浅支	多根大脑前或大脑中动脉的表浅支或其单根深支	大脑后动脉或大脑中和大脑前动脉深支，椎动脉分支	大脑前、中、后动脉都参与供血
引流静脉	单根，表浅，增粗不明显	多根，表浅，有静脉瘤样扩大	深静脉或深、浅静脉都参与	深静脉，增粗曲张呈静脉瘤

　　根据上表对照脑血管造影逐条评定，每一级别内如有 2 项以上因素符合者，即可归入该级；如只有一项因素符合时，则从该级减去半级。例如一例小型 AVM，位于脑"功能区"，其供血动脉及引流静脉都较表浅单一，则由于此例只有部位一项属 2 级，其他各项都为 1 级，故定为 1～2 级或 1.5 级。余类推之。上海华山医院神经外科应用此分级标准对手术全切除的 AVM 病例作评估，发现级别越高，术后的病残率也越大。1～2 级病例不但手术困难较小，术后没有病死率及病残率。2～3 级病例手术难度较大，手术后有病残率。3～4 级病例术后有病残率和病死率。4 级 AVM 因巨大型、高流量和涉及脑的重要功能区，手术全切除的可能较小，可选择作较安全的血管内介入手术。

　　Spetzler 及 Martin（1986 年）以 AVM 是否具有明显的神经功能、引流静脉的模式及 AVM 血管团的最大径作为评级的主要指标，制订了一个分为 6 级的方案。AVM 所在的神经功能区包括：①感觉运动；②言语功能；③视觉；④丘脑及下丘脑；⑤内囊区；⑥脑干；⑦小脑脚；⑧小脑深部各核。凡 AVM 紧邻这些区域均记 1 分，否则列为"静区"，记 0 分。AVM 的引流静脉模式是根据脑血管造影中引流静脉分布的深浅来决定的。引流静脉中有部分或全部导入深静脉者，记 1 分，否则记 0 分。AVM 的大小是根据脑血管造影中血管团的最大径，经校正其放大系数后作为依据，小型 AVM 最大径 <3cm，记 1 分；中型 AVM 的最大径为 >3cm 而 <6cm，记 2 分；大型 AVM 的最大径 >6cm，记 3 分（表 7 -5）。三项得分之和即为该 AVM 的级别。三项标准共有 12 种组合，其总分最低的只 1 分，共 1 个，为工级；总分最高的 5 分也只一个，为 Ⅴ级；总分为 2 分及 4 分者各有 3 个；均为 Ⅱ级；总分为 3 分者有 4 个，各为 Ⅳ级。另外，作者将 AVM 明显涉及脑干、下丘脑者作为不能手术切除的病例，为 Ⅵ级（表 7 -6）。

表 7 -5　Spetzler - Martin 评分标准

项目	记分
AVM 大小（血管团最大直径）	
小（<3cm）	1
中（3～6cm）	2
大（>6cm）	3
AVM 部位	
非重要功能区	0
重要功能区	1

续 表

项目	记分
引流静脉	
浅静脉	0
深静脉或深浅静脉都参与	1

表 7 - 6　Spetzler - Martin 分级

级别	大小（cm）			部位		引流静脉		总分
	<3	3~6	>6	非功能区	功能区	浅	深	
Ⅰ	1			0		0		1
Ⅱ	1				1	0		2
	1			0			1	2
		2		0		0		2
Ⅲ	1				1		1	3
		2			1	0		3
		2		0			1	3
			3	0				3
Ⅳ		2			1		1	4
			3		1	0		4
			3	0			1	4
Ⅴ			3		1		1	4

　　此法与史氏分级法可相对应，如 Spetzler - Martin 分级法Ⅰ级与史氏分级法 1 级和 1.5 级相当，前者Ⅱ级与后者 2 级，前者Ⅲ级与后者 2.5 级，前者Ⅳ、Ⅴ、Ⅵ级与后者 3 级、3.5级和 4 级相当。相当级别的 AVM 手术疗效几乎一致。

五、临床表现

　　常见的临床表现如以下。

　　1. 出血　多发生于年龄较小的病例，可表现为 SAH、脑内出血或硬膜下出血。往往在患者体力活动或有情绪波动时突发剧烈头痛、呕吐，有时出现意识丧失，颈项强硬，Kernig征阳性。

　　2. 抽搐　多见于较大的 AVM 患者，40% ~50% 的病例有癫痫发作，可全身性发作或局部性发作，尤以额、顶叶 AVM 发病最多。抽搐亦可发生于出血时。

　　3. 头痛　60% 以上的患者有长期头痛史，可能与脑血管扩张有关。常局限于一侧，类似偏头痛。AVM 出血时头痛比原有的头痛剧烈，多伴有呕吐。

　　4. 进行性神经功能障碍　主要表现为运动或感觉性瘫痪。引起神经功能障碍的主要原因为：①"脑盗血"引起的脑缺血。②由伴同的脑水肿或脑萎缩所致的神经功能障碍。③由出血所引起的脑损害或压迫。当出血逐渐吸收，瘫痪可逐步减轻甚至完全恢复正常。

5. 智力减退　见于巨大型 AVM 患者，由于"脑盗血"的程度严重，导致脑的弥漫性缺血及脑发育障碍。癫痫的频繁发作和抗痫药物的双重抑制，亦可使智力衰退。

6. 颅内杂音　患者自己感受到颅内及头皮上有颤动及杂音，但旁人多不易听到。AVM 涉及颅外软组织或硬脑膜时，则杂音可较明显。压迫颈总动脉可使杂音消失。

7. 眼球突出　较少见，一般见于颞叶前端的 AVM；由于较大引流静脉导入海绵窦，引起该窦区静脉压增高，影响眼静脉的血液回流所致。

幕下 AVM 的临床表现较幕上者为隐蔽，除了有自发性 SAH 以外，较少有其他症状。有的可完全无症状，而突然出血引起呼吸骤停。也有以双眼视力进行性减退为惟一症状。少数可表现出颅后窝的症状，如后组脑神经麻痹或小脑性共济失调等。

七、影像学表现

脑 AVM 有特异的放射影像学上的表现，对明确诊断有重要价值。

1. 头颅 CT 扫描　平扫时未出血的 AVM 表现为不规则的低、等或高密度混杂病灶，周围无明显的脑水肿带。注射造影剂后，表现为明显的片状或团块状强化，边界较清晰但不规则，有时在血管团附近可见异常增粗的血管影，为 AVM 的供血动脉或引流静脉。AVM 出血时，蛛网膜下腔或脑内或脑室内可见高密度的积血或血肿。脑内血肿常有占位征象，周围脑水肿明显，脑室受压、移位，中线亦可推向对侧（图 7-2）。

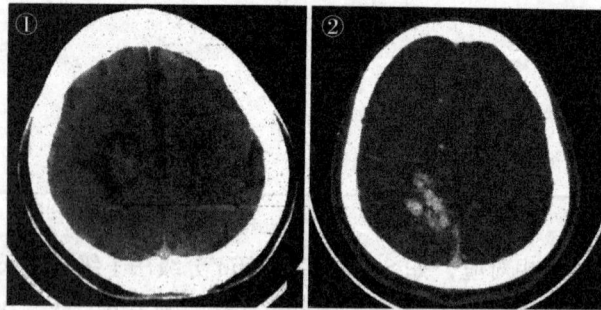

图 7-2　脑 AVM 的 CT 表现
①CT 平扫见 AVM 不规则的略高密度病灶；②病灶强化

2. 头颅 MRI 检查　血管内快速流动和呈涡流的血液在 MRI 图像的 T_1W 或 T_2W 上均呈低信号或无信号的管状或圆点状的血管影，因此，AVM 表现为由这类"流空"血管影组成的团块状病灶，边界可不规则；周围有出血形成的血肿或血肿吸收后的空腔；脑组织中常有粗大的供血动脉或引流静脉与血管团相连。注射增强剂后，部分血管影可强化。AVM 在 MRI 图像中的显示明显优于 CT。同时，MRI 可清晰地描绘病灶与邻近重要结构的关系，是对脑血管造影检查的补充，有助于治疗方案的制订和预后的估计（图 7-3）。

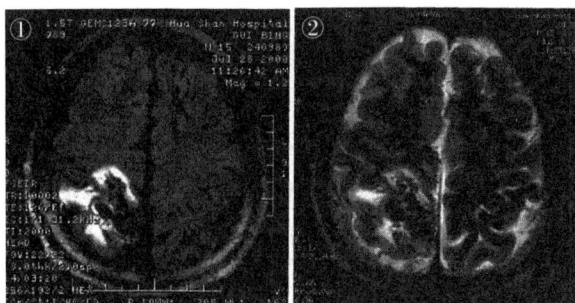

图 7-3 脑 AVM 的 MRI 表现

①T_1W；②T_2W。AVM 表现为由"流空"血管影组成的团块状病灶，边界可不规则

3. 脑血管造影　这是 AVM 最重要的诊断方法。目前，数字减影血管造影技术已广泛应用，不仅损伤较少而且可获得清楚的连续摄片的图像。在动脉期摄片上，AVM 呈一堆不规则的血管团，有一根或数根粗大而显影较深的供血动脉进入血管团。动脉期早期即出现扩张扭曲的引流静脉，导入颅内静脉窦。幕上 AVM 可由同侧颈内动脉的大脑前动脉、大脑中脉的分支，或椎-基底动脉的大脑后动脉的分支供血，也可接受通过 Willis 环来自对侧颈内动脉系统或椎-基底动脉系统的血流。幕下 AVM 主要由椎-基底动脉系统的分支供血。部分 AVM 还接受颅外动脉系统的供血。位于皮质附近的 AVM，常由浅表的引流静脉汇入上矢状窦、下矢状窦、横窦、乙状窦，位于深部的病灶由深静脉引流入直窦，再到横窦。DSA 摄片中，有时可显示并发的动脉瘤，多位于畸形团内和供血动脉上。脑血管造影的动脉早期尚未出现引流静脉时，畸形血管团内在两个不同的投影角度都出现不规则圆形造影剂浓集点则为动脉瘤。动脉瘤还可发生在与供血动脉无关的脑血管上。因此，AVM 患者常规作全脑六血管造影是必需的（图 7-4）。

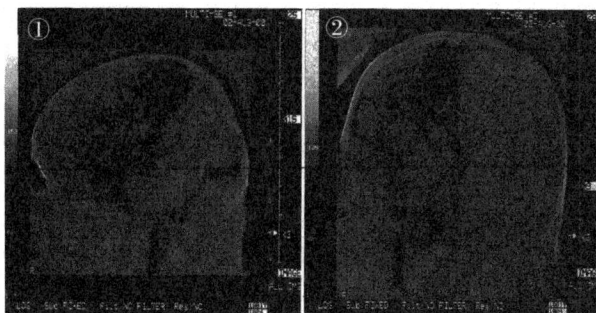

图 7-4 脑 AVM 的 DSA 表现
①侧位像；②正位像

AVM 远侧的脑动脉常因盗血而充盈不良或不显影；病灶切除或栓塞后，这些正常血管才显示出来。如有较大的脑内血肿时，局部可出现无血管区，正常脑血管发生移位。较小的 AVM 血管团被血肿压迫可不显影，直到血肿吸收后再作 DSA 时出现。因此，在出血急性期未显示畸形血管团的患者，1~2 个月后应再作 DSA 检查，以免漏诊。

4. 三维计算机断层扫描血管造影（3D-CTA）和磁共振血管成像（IRA）3D-CTA 和

MRA 均能显示 AVM 特征性图像而作出诊断。3D－CTA 的立体结构显示好，并能呈现 AVM 与周围颅骨间的关系。3D－CTA 无创伤、简便、迅速，费用又低，对 AVM 出血急性期的患者更适用，尤其是昏迷而又急需手术时，短时间即可完成 CT 扫描和病灶重建成像，明了 AVM 的大小、部位及脑内血肿的状况，以便指导急诊手术方案的确定和实施。但 3D－CTA 的小血管显影较差，引流静脉可有遗漏。MRA 的成像分辨率和清晰度较好，动脉和静脉能分期成像；一般不需要造影剂，无辐射，无创伤，费用较低，但病灶显影易受血肿、水肿、脑软化灶以及周围扩张的脑血管信号的影响，血液湍流和血管壁的钙化可产生伪影（图7－5）。

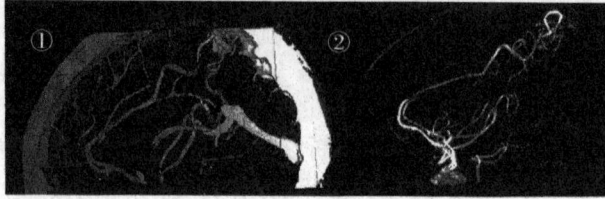

图 7－5　脑 AVM 的 3D－CTA 和 MRA 表现
①CTA 上表现；②MRA 上表现

八、诊断与鉴别诊断

1. 诊断　年轻人有自发 SAH 或脑内出血时应考虑本病。如有局部性或全身性癫痫发作病史则更应怀疑之。头颅 CT 扫描是重要的诊断依据，MRI 检查基本可确诊。DSA 是不可缺少的诊断手段。在出血急性期，尤其是出现脑疝危象，来不及作 DSA 而又急需手术者，3D－CTA 检查有很大的帮助。

2. 鉴别诊断

（1）与其他常见的出血性脑血管病鉴别：如海绵状血管瘤、颅内动脉瘤及高血压脑出血等。

1）海绵状血管瘤　又称海绵状血管畸形（CM），中青年人好发。常见的起病方式是出血和癫痫发作。出血可以是 SAH 或脑内出血，一般来说出血量较少，位于功能区或脑干的病灶出血可有相应的体征出现。DSA 不显影。CT 平扫时呈边界清晰的圆形或类圆形高密度灶，内有钙化，增强后明显强化。出血时病灶可扩大，周围出现脑水肿，随着血肿吸收病灶缩小，水肿亦消退，但 CM 不会消失。MRI 的 T_1W 图像上，CM 呈等信号或稍高信号，出血时为明显高信号，T_2W 图像上为不均匀的高信号夹杂部分低信号；无论是 T_1 或 T_2W，病灶周围有环状的低信号区，为出血后含铁血黄素沉积所致。增强时病灶可强化。

2）颅内动脉瘤　是引起 SAH 的最常见的病因，常发生于中老年人，发病高峰年龄在40～60 岁。由于动脉瘤好发于脑底 Willis 环，SAH 伴有严重的脑血管痉挛，因此病情较重，意识障碍者较多见。以癫痫起病少见。一般 CT 与 MRI 检查除显示 SAH 外，很难发现动脉瘤本身；CTA 对颅内动脉瘤有较高的检出率，但可有假阳性和假阴性，因此需作 DSA 以确诊。

3）高血压脑出血　多数发生于 50 岁以上的高血压病患者，出血部位常见于基底节丘脑区，故很快出现偏瘫、偏身感觉障碍和同向偏盲的三偏征，患者轻则剧烈头痛伴呕吐，重者即刻昏迷，病情发展较快。

4）烟雾病（moyamoya 病）　又称脑底异常血管网症。好发于幼儿和青年，15 岁以下的儿童主要表现为颈内动脉系统缺血，成年患者多半为蛛网膜下腔出血、脑室内出血或脑内出血，以脑室内出血起病较常见。CT 和 MRI 扫描显示脑缺血、脑梗死病灶，常多发和双侧均有；有脑萎缩和脑室扩大。DSA 可见单侧或双侧颈内动脉和大脑前、中动脉完全或不全闭塞，脑底部有异常血管网，但没有早现的扩张的回流静脉。

（2）与血供丰富的颅内肿瘤鉴别：如恶性胶质瘤、血管外皮瘤、转移瘤、实体型血管母细胞瘤等。上述肿瘤有丰富的血供，可出血引起 SAH 或脑内血肿。出血前常伴有明显的颅内压增高征，神经功能障碍进行性发展较快。DSA 显示异常血管团，但不如 AVM 成熟，供血动脉不增粗，引流静脉可早现或不出现，即使出现也不扩张不扭曲。此外，各类肿瘤的 CT 和 MRI 表现均有特征性，可以鉴别。

九、治疗

脑 AVM 的主要危害是出血和"盗血"，两者都可导致严重后果。最合理的治疗应作手术切除，以杜绝后患。切除后由于脑血流动力学的紊乱得到纠正，脑的血供得到改善，原有的神经功能障碍可逐渐好转，癫痫发作可望减少或减轻，亦得以阻止智力障碍继续恶化。但不是每一例 AVM 都可以作全切除。级别高的 AVM 由于病变范围过于广泛或部位险要，彻底切除不仅技术上有困难，还具有较大的病死率和病残率。因此对 AVM 患者，必须根据其具体情况，权衡手术的利弊，慎重对待。实际上确有不少病例虽病变很广泛，但通过长期随访仍能正常生活，有的甚至还能担任较正常的工作。对这种病例不应单纯为抽搐或轻度的局灶性神经功能障碍而列为手术指征。只有病变的反复出血才应作为手术指征。对于级别低的 AVM 病例因切除术的危险性很小，只要患者有决心都可考虑作全切手术。

1. 非手术治疗　目的是防止或制止出血，控制癫痫发作及缓解已经存在的神经症状。一般适用于：①3～4 级或 4 级 AVM 病例；②未出血的其他病例；③因故暂时不适合做手术的病例。

（1）调节日常生活：有合理的作息制度，建议轻工作和适度体力活动，避免剧烈的情绪波动。

（2）控制癫痫：根据发作类型选择抗痫药物，正规服药。

（3）对症治疗：根据患者的症状给予药物以缓解或减轻其症状。

2. 手术治疗　即 AVM 全切除术，是解决病变破裂出血和脑盗血根源的最合理的治疗方法。适合于史氏分级法 1～3 级的 AVM；4 级 AVM 由于切除的危险性太大，不宜采用。介于 3 级与 4 级之间的病例则根据具体情况考虑。

有学者从 1979 年至 2006 年间在复旦大学附属华山医院神经外科实施 653 例脑 AVM（660 个病灶）显微手术。其中，男性 383 例，女性 270 例；年龄 5 个月～66 岁，平均 26.8 岁。AVM 病灶大小，小型（＜2.5cm）172 个（26.1%），中型（2.5～5.0 cm）296 个（44.8%），大型（5.0～7.5cm）161 个（24.4%），巨型（＞7.5 cm）31 个（4.7%）。AVM 病灶部位，左侧 327 个，右侧 333 例；位于小脑幕上 595 个，小脑幕下 65 个；浅型（皮质表面可见者）323 个，深型（皮质表面不可见者）337 个。分布于额叶 178 个（其中内侧面 45 个），颞叶 86 个（其中海马回 5 个），顶叶 133 个（其中内侧面 32 个），枕叶 90 个（其中内侧面 40 个），外侧裂区 52 个，纹状体丘脑内囊区 23 个，胼胝体 33 个，后颅窝

65 个。按史氏法分级法，1 级 30 例（4.6%），1.5 级 63 例（9.6%），2 级 139 例（21.3%），2.5 级 148 例（22.7%），3 级 202 例（30.9%），3.5 级 71 例（10.9%）。按 Spetzler - Martin 法分级，1 级 93 例（14.2%），2 级 139 例（21.3%），3 级 148 例（22.7%），4、5 级 273 例（41.8%）。

手术全切除 645 例（98.8%）；术后死亡 1 例（0.2%），神经功能改善或与术前相同者 523 例（80.1%），出现轻度功能障碍（如同向偏盲等）者 66 例（10.0%），轻残（能生活自理）者 50 例（7.7%），重残（生活不能自理）者 13 例（2.0%）。近年来在术中采用 B 型超声导航定位，有助于 AVM 全切除（图 7 - 6）。因此认为，借助于娴熟的显微手术技术可以获得良好的治疗效果。

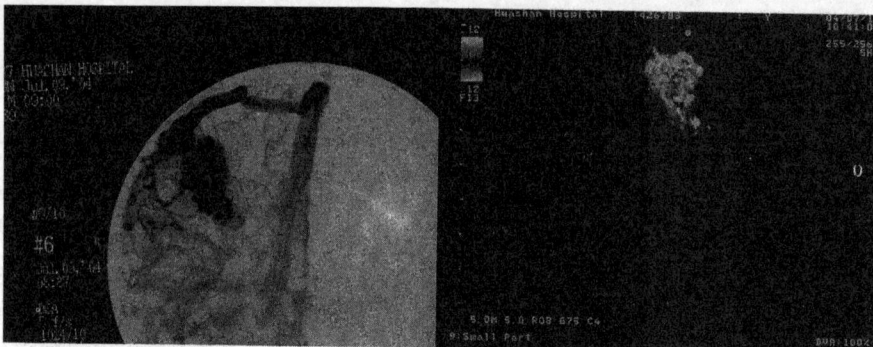

图 7 - 6　AVM 的 DSA 与术中 B 超图像

3. 介入放射治疗　1960 年，Luessenhop 和 Spence 在 X 线监视下，使用导管技术，经颈外动脉向颈内动脉注入塑料或涂硅的金属栓子治疗脑 AVM。目前，AVM 的血管内栓塞治疗在国内外广泛展开。但由于 AVM 的结构复杂，常常不能做到完全栓塞，因此不是根治的手段，可结合手术切除或放射外科，作为综合治疗措施之一。

栓塞材料应是无菌和"三不致"（不致癌、不致畸形、不致突变）的物质，而且要便于操作又不易再通。AVM 栓塞目前最常用的栓塞材料是 ONYX。ONYX 的优点是能避免微导管与血管的粘连，使病灶栓塞结束后撤回微导管相对容易；ONYX 对病灶渗透力强，注入病灶后变成海绵状膨胀并闭塞之；此外，ONYX 不会迅速凝固堵住导管，可一次性注入更多的栓塞物质。据统计，使用 ONYX 治疗 AVM 的一次完全栓塞率可高达 44%，分次治疗完全栓塞率将更高（图 7 - 7）。

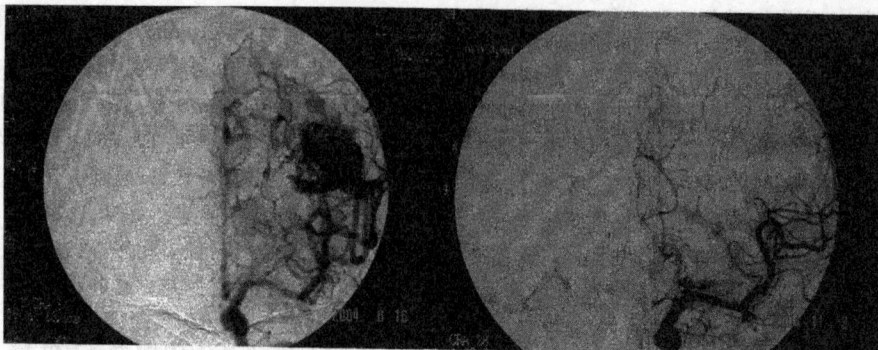

图 7 - 7　左额 AVM 采用 ONYX 栓塞前后 DSA 图像（左侧为栓塞前，右侧为栓塞后）

血管内介入栓塞治疗 AVM 可发生以下并发症：①脑过度灌注现象，巨大型高流量的 AVM 栓塞时可能发生。②颅内出血，其发生率约为7%～11%。脑过度灌注是出血的原因之一。此外，操作时导管或导丝损伤血管也可导致出血。如一旦怀疑出血，即刻作头颅 CT 检查，并采取相应的治疗措施。③脑血管痉挛，术中发现患者神志不清、偏瘫等，在排除颅内出血后，应考虑到脑血管痉挛，即刻注入罂粟碱等解除血管痉挛后拔除导管。④误栓正常脑血管，立即停止栓塞，应用扩血管药物、神经营养药物等改善脑供血和神经功能。⑤微导管断裂或微导管前端黏着在血管内。

4. 放射外科治疗　1972 年 Steiner、Leksell 成功地应用 γ 刀治疗脑 AVM。近年来，国内已有不少单位开展此项工作。AVM 经放射外科治疗后，畸形血管壁正常结构破坏，被胶原性物质取代，血管腔变窄，腔内血栓形成而最后闭塞。AVM 的闭塞过程需 2 年左右，在未完全闭塞前仍有出血可能。Colombo 指出 2 年内的出血率亦在 4.1% 左右。放射外科治疗最常见的并发症，早期有恶心呕吐、癫痫发作，一般对症处理后能控制；晚期有脑白质放射性水肿和放射性坏死。水肿常发生于治疗后的 1～1.5 年，以后逐渐消退，3 年后完全消失。并发症的发生与畸形血管团的大小及照射剂量有关。通常认为，AVM 团的最大径≤3cm、位于脑深部结构或经过血管内栓塞或开颅手术后残留的最大径不大于 3cm 的 AVM 是合适的病例。照射剂量以一次性25Gy 作为中心剂量。治疗后，应每隔 6 个月至 1 年复查 CT 或 MRI 或 DSA，直至 DSA 证实病灶完全消失。

十、预后

1. AVM 自发血栓形成　极为罕见。
2. 变为小型或微型 AVM　出血致局部组织破坏或坏死，AVM 自身亦被出血所破坏。
3. 畸形血管团保持相对稳定　在一段时间内不增大亦不缩小，临床上无特殊表现。但可以在若干年后，因破裂出血而致残或死亡。
4. 其他　随着脑盗血量的不断扩大、AVM 逐渐增大、出血次数增多，发病亦日益加重，患者智力逐渐衰退，甚至出现痴呆。

（周红霞）

第六节　烟雾病

一、概述

烟雾病（moyamoya disease）是以双侧颈内动脉末端慢性进行性狭窄或闭塞为特征，并继发引起颅底异常血管网形成的一种少见的脑血管疾病。这种颅底异常血管网在脑血管造影图像上形似"烟雾"，被称之为"烟雾状血管"（图 7-8）。因此，1969 年日本学者 Suzuki 及 Takaku 将该病称之为"烟雾病"。烟雾状血管是扩张的穿通动脉，起着侧支循环的代偿作用。病变可累及大脑中动脉和大脑前动脉的近端，少数亦可累及椎-基底动脉系统。该病可合并动脉瘤及动静脉畸形。

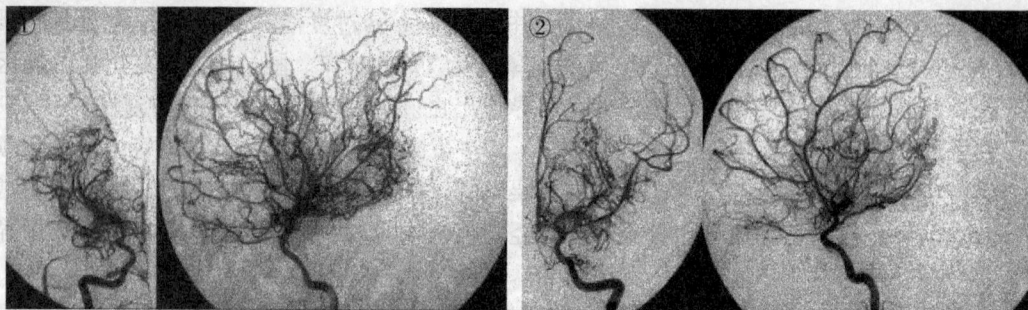

图 7-8 典型烟雾病脑血管造影表现

①右侧颈内动脉正侧位；②左侧颈内动脉正侧位。两图显示双侧颈内动脉末端至大脑前动脉、大脑中动脉起始段狭窄，并且颅底可见典型"烟雾状血管"

二、流行病学

烟雾病在韩国、日本等亚洲东部国家高发，其发病在性别、人种、地域等差别较大。2008 年日本北海道的一项全民调查结果与传统统计数据差别较大，该研究显示烟雾病的年患病率与年发病率分别为 10.5/10 万及 0.94/10 万，女性患者较男性患者多（约 2.8 ：1），该病有两个发病高峰，分别为 5~9 岁前后及 45~49 岁前后。该病在东亚其他地方发病率约为日本的 1/3 左右，而欧美的发病率大约为日本的 1/10 左右。目前我国尚无大规模流行病学调查数据。

流行病学调查显示烟雾病的发病有一定的家族聚集性，约占全部烟雾病患者的 15%，且有着独特的流行病学特征：女性明显高发，且平均发病年龄明显低于散发病例。

三、病理生理与病因学

烟雾病的病因迄今不明。通过术中观察及组织学检查发现烟雾病患者基底动脉环的主要分支内膜增厚、内弹力层不规则变厚或变薄断裂以及中膜变薄。内膜增生主要为平滑肌细胞增生并伴有大量细胞外基质，而内膜及内弹力层几乎没有磷脂沉积，这与动脉粥样硬化不同（图 7-9）。烟雾病患者的心脏、肾脏及其他器官的动脉也可见到类似的病理改变，提示该病不单纯是脑血管疾病，有可能是一种系统性血管疾病。最近的研究表明胱冬酶-3 依赖的细胞凋亡机制（caspase-3-dependent apoptosis）可能与上述病理变化相关。烟雾状血管是扩张的穿通支，可发生血管壁纤维蛋白沉积、弹力层断裂、中膜变薄以及微动脉瘤形成等许多不同的病理变化。烟雾状血管亦可发生管壁结构的破坏及继发血栓形成。这些病理改变是临床上烟雾病患者既可表现为缺血性症状，又可表现为出血性症状的病理学基础。

烟雾状血管的形成提示该病有丰富的血管新生过程。已有的研究发现多种生长因子及细胞因子与烟雾病的脑内血管新生相关，现择要介绍如下。

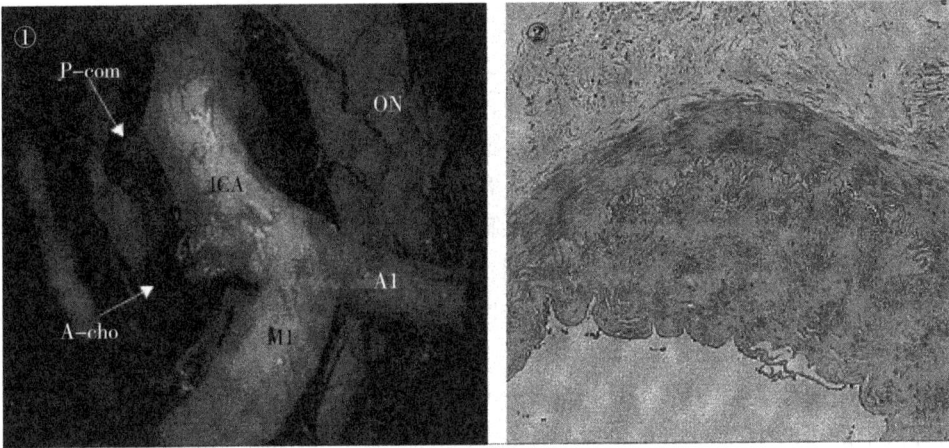

图 7 - 9 烟雾病病理表现

①烟雾病患者 X 颈内动脉末端及其分叉部术中照片，可见颈内动脉末端及大脑前动脉、大脑中动脉起始段外径变细，但前交通动脉、后交通动脉及 A1 发出的穿通支直径正常。②烟雾病患者颈内动脉末端组织学检查（HE 染色），显示颈内动脉末端内膜增厚、内弹力层不规则及中膜变薄

1. 血管内皮生长因子（vascular endothelial growth factor，VEGF） 是一种分子量在 40 ~ 45 kD 的分泌性糖蛋白，可刺激血管内皮细胞增生，促进血管形成和血管通透性增加。由于 Willis 环进行性狭窄或闭塞，脑组织发生缺血缺氧，而后者是刺激 VEGF 表达上调的重要因素，很可能是促使血管新生过程启动的始发因素。已经发现烟雾病的血管内皮细胞、平滑肌细胞、硬脑膜及脑脊液和血清中均有 VEGF 的高表达。

2. 碱性成纤维细胞生长因子（basic fibroblast growth factor，bFGF） 可促进血管内皮细胞和平滑肌细胞的有丝分裂并增强其分化，同时又是一种趋化因子，对内皮细胞、成纤维细胞和星形胶质细胞均有趋化作用。已经发现烟雾病者颈内动脉末端增厚、狭窄部位 bFGF 染色呈强阳性，而且颞浅动脉、脑膜中动脉血管平滑肌细胞及内皮细胞上存在 bFGF 及其受体，染色结果均强于对照，提示 bFGF 可能在烟雾病的发生过程中起着重要作用，可能既刺激血管内皮细胞和血管平滑肌细胞增生，导致颈内动脉末端狭窄或闭塞，同时又刺激血管再生，促使颅底和皮层表面形成异常血管。而这两种不同的作用可能与 bFGF 浓度的不同有关。

3. 肝细胞生长因子（hepatocyte growth factor，bHGF） 是一种强有力的血管生成促进因子。血清 HGF 浓度的升高在烟雾病的演变中可能既起着促进侧支循环及颅底异常血管网形成的作用，又发挥着强大的神经保护作用。此外，HGF 虽然没有直接刺激血管平滑肌细胞生长的作用，但有实验表明它却对其具有趋化作用，可以刺激平滑肌细胞移行。故血清中升高的 HGF 很可能也参与了促进烟雾病动脉内膜进行性增厚的病理过程。

4. 血小板源性生长因子（platelet - derived growth factor，PDGF） 最早是由血小板中分离而得，有研究表明，PDGF 也会影响血管内皮细胞，诱导血管生成。PDGF - B 与 VEGF 共同作用于新血管形成，促进内皮细胞及平滑肌细胞的稳定性。血管新生过程中 PDGF 的缺乏可导致新生血管的脆弱易出血及组织缺血缺氧。已有研究发现 PDGF - B 与烟雾病尤其是出血性明显相关。

5. 前列腺素 – 2 （prostaglandin E – 2，PGE – 2）与白细胞介素 – 1 （interleukin – 1，IL – 1） 对起源于头皮动脉的平滑肌细胞研究发现，IL – 1 可导致 PGE – 2 水平增高，进一步的研究发现，烟雾病患者的 PGE – 2 水平显著增高。据此推测，过量的 PGE – 2 可降低血管紧张度，增加管壁通透性，从而使血管更容易接触到各种促进内膜增生的生长因子及细胞因子；同时 PGE – 2 抑制平滑肌细胞的移行阻碍了管壁损伤后的快速修复，进一步增加了血管通透性和平滑肌细胞与各种因子接触时间；另外，PGE – 2 与 IL – 1 还可诱导 VEGF 的表达，后者也能促进血管形成，增加血管通透性。因此，PGE – 2 与 IL – 1 可能在烟雾病的发病过程中发挥作用。

6. 可溶性细胞黏附因子 （soluble vascular – cell adhesion molecule） 检测烟雾病患者血清及脑脊液中的可溶性黏附分子水平，结果发现三种亚型（细胞内黏附分子 – 1、血管细胞黏附分子 – 1、E 选择蛋白）在脑脊液中水平均显著升高，在血清中则无显著变化。因此推测烟雾病可能由慢性中枢神经系统炎症所致，但亦不能完全排除脑脊液中黏附分子来源于血管内皮细胞的可能，因为同时检测清蛋白指数（可反应血脑屏障功能），结果提示血脑屏障有轻度损害。究竟可溶性黏附分子与烟雾病发病直接相关，还是外周血液循环泄漏抑或是脑缺血后改变导致其升高，尚有待于进一步研究。

7. 细胞外基质 （extracellular matrix，ECM） ECM 包含了高度组织化的蛋白多糖和蛋白质，为内皮细胞提供支持作用；作为内皮细胞与其他因子（纤溶酶原激活剂、金属基质蛋白酶、类肝素酶、糜蛋白酶、类胰蛋白酶、组织蛋白酶类等）相互作用的容器，激活血管生成。基质金属蛋白酶（matrix metalloproteinase，MMP）与烟雾病关系密切，MMP 可通过改变 ECM 组成成分（包括Ⅳ型胶原，层粘连蛋白，纤维连接蛋白）而影响血管的稳定性。在血管新生过程中，MMP 通过影响血管的稳定性，为 bFGF、VEGF、TGF – β 等介导血管新生创造条件。

四、临床表现

儿童及成人烟雾病患者临床表现各有特点。儿童患者以缺血症状为主要临床表现，包括短暂性脑缺血发作、可逆性神经功能障碍及脑梗死。成人患者的缺血症状和体征与儿童患者类似，但成人患者常以出血症状为主，具体症状因出血部位而异。少数患者可无症状，因体检或其他原因被发现，可能属疾病早期。

1. 短暂性脑缺血发作 烟雾病患者通常可出现颈内动脉供血区（尤其是额叶）缺血。因此，大多数患者表现为一过性、短暂、反复发作局灶神经功能缺损，如失语、偏瘫、黑矇。此外，少数可晕厥、轻度截瘫、视觉症状或出现不随意运动，以儿童患者多见。儿童患者可因反复发作出现智力受损、认知障碍（近事遗忘、易激惹或焦虑等），可被误诊为精神分裂症、抑郁症、多动症等精神疾病。

儿童患者的缺血发作的另一个特征是在哭闹或吹奏乐器（用力或过度换气）时诱发，此与过度通气引发血 CO_2 分压下降有关。

2. 颅内出血 近半数成年患者可出现颅内出血，出血往往可以给患者带来严重的神经功能损害，而且患者还面临着反复出血的威胁。文献报道再出血率高达 28.3% ~ 33%，年再出血率为 7.09%。

烟雾病患者发生颅内出血主要有两个原因：烟雾状血管破裂出血或合并的微动脉瘤破裂出血。烟雾状血管破裂出血主要是由于持续的血流动力学压力使脆弱的烟雾状血管破裂，通常出血发生于基底节区、丘脑及脑室旁区域，且常常合并脑室内出血，微动脉瘤可位于侧支或烟雾状血管的周围或基底动脉分叉部或基底动脉与小脑上动脉交界处。对于烟雾病患者的椎-基底动脉系统在提供血流代偿前循环上往往起着重要的作用，相应的椎-基底动脉系统也承担着较大的血流动力学压力，这或许是诱发患者动脉瘤形成和造成蛛网膜下腔出血的一个重要原因。目前有越来越多的证据表明成年烟雾病患者可诱发非颅内动脉瘤破裂所致的蛛网膜下腔出血。另外一种导致烟雾病患者发生颅内出血的少见原因是脑表面扩张的动脉侧支破裂所致。

3. 其他神经系统症状　头痛是较为常见的临床症状，尤其是儿童患者，主要表现为额部头痛或偏头痛样头痛。此外，癫痫及不随意运动见于部分患者，特别是儿童患者。

五、自然史及预后

研究较少，目前尚未明确，因此较难判断烟雾病患者的临床进展。早期的临床研究表明接受保守治疗（未采用血管重建手术）的儿童患者神经功能、智力状态等预后均较差。婴幼儿患者发生缺血性卒中的比例较其他患者高，且往往预后更差，儿童患者颈内动脉末端狭窄进展及临床表现进展较成人患者更为常见。妊娠时缺血性或出血性卒中的风险均增高，且这些患者往往预后很差。

烟雾病病死率约为7.5%，其中成年患者为10%，儿童患者约为4.3%，导致死亡的主要原因为颅内出血。

六、辅助检查

1. 脑血管造影　是诊断烟雾病的金标准。典型的表现为双侧颈内动脉床突上段狭窄或闭塞；基底部位纤细的异常血管网，呈烟雾状；广泛的血管吻合，如大脑后动脉与胼周动脉吻合。可合并ACAs和MCAs近端狭窄或闭塞，约25%患者椎基底动脉系统亦存在狭窄或闭塞。脑血管造影还可用于评价烟雾病的进展变化，用于血管重建手术后评价。

1969年Suzuki和Takaku提出的根据脑血管造影表现不同，将烟雾病分为6期的分期标准被普遍接受并广泛应用于临床（表7-7、图7-10）。

表7-7　Suzuki和Takaku烟雾病分期

分期	造影表现
Ⅰ期	颈内动脉末端狭窄，通常累及双侧
Ⅱ期	脑内主要动脉扩张，脑底产生特征性异常血管网（烟雾状血管）
Ⅲ期	颈内动脉进一步狭窄或闭塞，逐步累及MCA及ACA；烟雾状血管更加明显（大多数病例在此期发现）
Ⅳ期	整个Willis环甚至PCA闭塞，颅外侧支循环开始出现；烟雾状血管开始减少
Ⅴ期	Ⅳ期的进一步发展
Ⅵ期	颈内动脉及其分支完全闭塞，烟雾状血管消失；脑的血供完全依赖于颈外动脉和椎-基底动脉系统的侧支循环

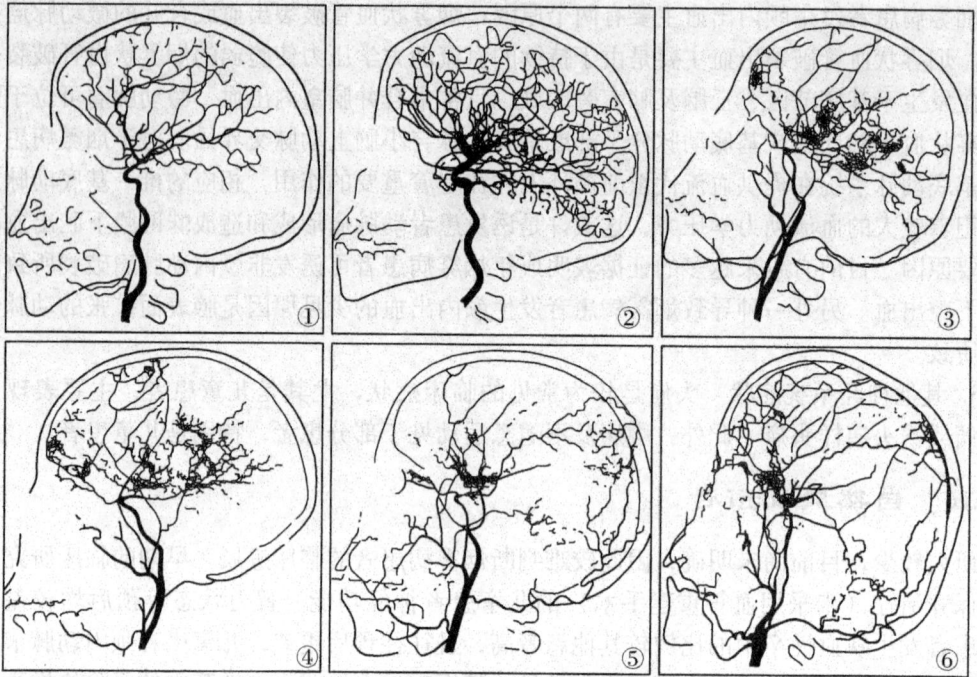

图7-10 Suzuki 等对烟雾病的分期

①第Ⅰ期；②第Ⅱ期；③第Ⅲ期；④第Ⅳ期；⑤第Ⅴ期；⑥第Ⅵ期。第Ⅰ～Ⅵ期，Willis环动
脉闭塞性病变逐渐加重，颅底烟雾状血管表现为出现、旺盛、衰减到最后消失及减少的过程

典型的发展过程多见于儿童患者而少见于成人患者，而且可以停止在任何阶段，少部分
患者可发生自发性改善。

2. CT 及 CTA 烟雾病患者头颅 CT 扫描并无特异性，主要是缺血或出血引起的改变。
前者可见双侧多发的低密度区，常局限于皮质或皮质下，皮质萎缩，脑室扩大。后者为高密
度影。增强 CT 成像可见基底节盘曲的血管。CTA 可见狭窄或闭塞的颈内动脉及其分支以及
烟雾血管。

3. MRI 及 MRA 由于 MRI 多序列成像（包括 T_1W、T_2W、FLAIR、DWI）在诊断本病
具有重要作用。例如，脑内微出血灶，尤其是基底节区的是导致患者认知障碍及颅内出血的
一个重要的危险因素，在15%～44%的成人烟雾病患者头颅 MRI 的 T_2W 成像上可发现脑内
微出血灶，从而及早进行干预（图7-11）。MRA 通常可显示颈内动脉的狭窄或闭塞及增多
的侧支循环。烟雾状血管在 MRI 上显示为流空信号，在 MRA 上显示为明确的血管网，与儿
童患者比对成人患者显示更好。因此，在儿童患者可取代 DSA。

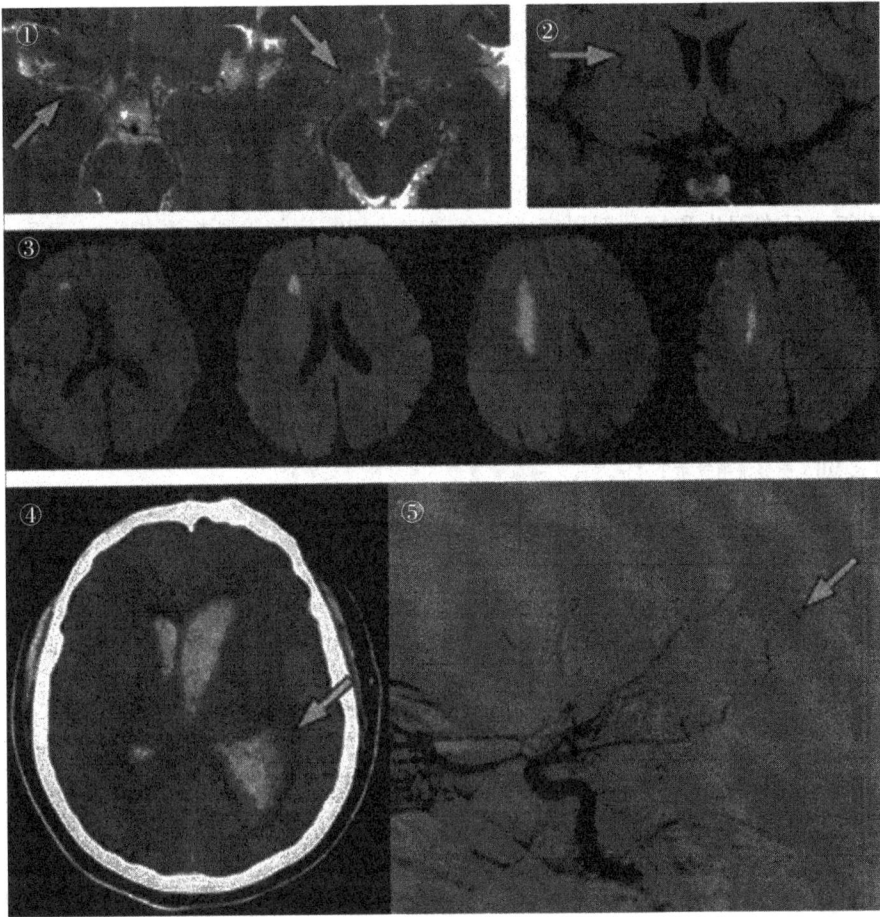

图 7 – 11　典型烟雾病患者影像表现

①T₂ 序列显示一名患者大脑中动脉水平段流空信号消失，取而代之的是烟雾状血管的流空信号。②Ti 序列显示一名患者基底节区扩张的烟雾状血管。③DWI 序列显示一名缺血型烟雾病者发生右侧额叶的急性梗死。④头颅 CT 平扫显示一名烟雾病患者发生脑室内出血。⑤左侧颈内动脉 DSA 造影显示该患者为烟雾病，且脉络膜前动脉远端可见一个小动脉瘤

4. 脑血流和脑代谢评价　单光子发射计算机断层显像（single photon emlssion computed tomography SPECT）、PET、PCT 及 PMRI 等脑血流评估手段为缺血性脑血管病的诊断提供了一种新方法，评价指标有脑灌注压（cerebral perfusionpressure，CPP）、脑血流量（cerebral bloocl flow，CBF）、脑血容量（cerebral blood volume，CBV）、达峰时间（time to peak，TTP）、平均通过时间（mean transmit time，MTT）及脑血管储备功能（cerebrovascular reserve，CVR）等。其中 CPP 为平均动脉压与颅内压的差。CBF 是组织内血流量，CBV 是血管床容积；MTT 是显影剂通过观测区平均时间，主要是通过毛细血管的时间；TTP 指对比剂首次通过脑组织观测区至峰值的时间。此外，PET 还可获得脑氧代谢率（cerebral oxygen metabolism rate，GMRO₂）、氧摄取分数（oxygen extraction：fraction，OEF）以及脑葡萄糖代谢率（cerebral glucose metabolism rate，CMRglu）等反映脑代谢功能的指标。这些指标是用于评价脑血流灌注的理想方法之一，对指导临床医师选择最佳治疗方案及观察疗效也具有非常

重要的意义。

七、诊断与鉴别诊断

患者出现自发性脑出血，特别是脑室内出血；儿童或年轻患者出现反复发作的 TIA，应考虑该病，经辅助诊断，可以明确诊断。

1997 年，日本卫生和福利部研究委员会制定了烟雾病的诊断标准指南（表 7 - 8）。

表 7 - 8　日本烟雾病的诊断标准指南（1997）

A. 脑血管造影是诊断烟雾病必不可缺少的，而且必须包括以下表现

1. ICA 末端狭窄或闭塞，和（或）ACA 和（或）MCA 起始段狭窄或闭塞

2. 动脉相出现颅底异常血管网

3. 上述表现为双侧性

B. 当 MRI 及 MRA 能够清晰提示下述表现时，脑血管造影不是诊断．必需的

1. ICA 末端狭窄或闭塞，和（或）ACA 和（或）MCA 起始段狭窄或闭塞

2. 基底节区出现异常血管网（在 1 个扫描层面上发现基底节区有 2 个以上明显的流空血管影，即可提示存在异常血管网）

3. 上述表现为双侧性

C. 烟雾病的诊断必须排除下列情形

1. 动脉粥样硬化　　2. 自身免疫性疾病

3. 脑膜炎　　　　　4. 颅内新生物

5. 唐氏综合征　　　6. 神经纤维瘤病

7. 颅脑创伤　　　　8. 颅脑放射治疗后

9. 其他，镰刀型红细胞病、结节性硬化症等

D. 对诊断有指导意义的病理表现

1. 在 ICA 末端内及附近发现内膜增厚并引起管腔狭窄或闭塞，通常双侧均有；增生的内膜内偶见脂质沉积

2. 构成 Willis 动脉环的主要分支血管均可见由内膜增厚所致的程度不等的管腔狭窄或闭塞；内弹力层不规则变厚或变薄断裂以及中膜变薄

3. Willis 动脉环可发现大量的小血管（开放的穿通支及自发吻合血管）

4. 软脑膜处可发现小血管网状聚集

诊断标准：（无脑血管造影的尸检病例可参考 D）

1. 确切诊断

（1）具备 A 或 B + C 的病例可作出确切诊断

（2）儿童患者一侧脑血管出现 A1 + A2 或 B1 + B2，同时对侧 ICA 末端出现明显的狭窄也可做出确切诊断

2. 可能诊断：A1 + A2 + C 或 B1 + B2 + C 的单侧累及病例

许多疾病的继发改变与烟雾病相似，有时难以鉴别，故笔者认为基于 MRI/MRA 做出烟雾病的诊断只推荐应用于儿童及其他无法配合进行脑血管造影检查的患者。

八、治疗

1. 药物治疗　用于烟雾病治疗的药物有血管扩张剂、抗血小板药物及抗凝药等，这些药物有一定的临床疗效，但有效性均无循证医学 I、II 级试验证实。对于有缺血症状的患者可考虑使用阿司匹林、噻氯匹定等药物，癫痫患者可予使用抗癫痫药物。目前尚无有效的药物能够降低烟雾病患者出血率。

2. 外科治疗　烟雾病手术治疗疗效明显优于药物治疗，目前绝大多数的烟雾病患者是采用外科手术治疗。烟雾病有进展性，因此诊断明确后即应手术。手术可分为直接和间接的血管重建手术。但是，目前手术方法很不统一，而且各种方法都还缺乏有循证医学证据的大宗病例报道。外科治疗方法包括三类：间接血管重建手术、直接血管重建手术以及组合手术。

直接血管重建手术包括：①颞浅动脉－大脑中动脉分支吻合术，最常用；②枕动脉－大脑中动脉分支吻合术，在颞浅动脉细小时采用；③枕动脉－大脑后动脉吻合术。

间接血管重建手术包括：①脑－硬脑膜－动脉血管融合术（encephalo－duro－arterio－synangiosis. EDAS）；②脑－肌肉血管融合术（encephalo－myo－synangiosis，EMS）；③脑－肌肉－动脉血管融合术（encephalo－myo－arterio－synangiosis，ER/IAS）；④脑－硬脑膜－动脉－肌肉血管融合术（encephalo－duro－arterio－myo－synangiosis，EDAMS）；⑤环锯钻孔，硬脑膜和蛛网膜切开术；⑥大网膜移植术。

在间接手术血管供体的选择上，复旦大学附属华山医院根据不同术式术后随访血管造影得出的经验是：颞深动脉和脑膜中动脉在术后引起的新生血管吻合要明显好于颞浅动脉，颞浅动脉作为间接手术的供体血管，效果很差，但是在直接手术中，颞浅动脉是最好的供体血管。因此，我们设计了新的手术方式，采用颞浅动脉－大脑中动脉分支吻合术结合颞肌贴敷、硬膜翻转贴敷的组合术式，并将之命名为"颞浅动脉－大脑中动脉分支吻合术＋脑－硬膜－肌肉血管融合术（STA－MCA anastomosis combined. with encepho－duro－mvo－synangiosis，STA－MCA＋EDIVIS）"。随访 DSA 发现间接手术形成的脑膜中（副）动脉、颞中深动脉、蝶腭动脉均与皮层动脉形成的不同程度的吻合并相应的较术前明显增粗（图 7－12）。术后 CT 灌注显示，吻合侧术后皮层血流量、血容量及血流峰值时间以对侧为参照，与术前相比明显改善（图 7－13）。

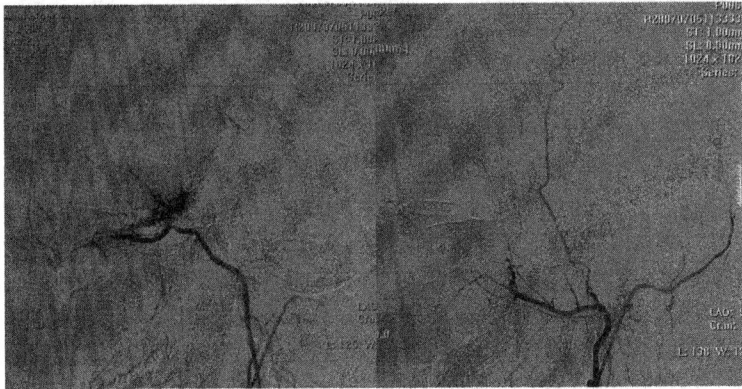

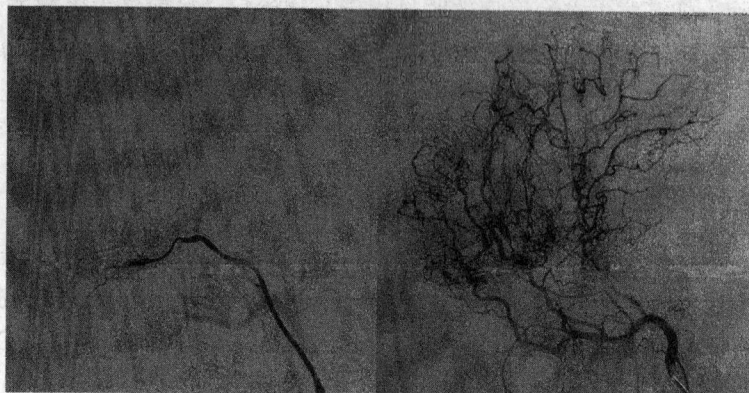

图 7-12　烟雾病 V 期患者术前与术后一年 DSA 对比

左上图：术前右颈内动脉造影，右上图：术前右颈外动脉造影，左下图：术后右颈内动脉造影，示颅内段完全闭塞，异网消失。右下图：术后右颈外动脉造影，示颞浅动脉吻合口通畅，颞中深动脉、脑膜中动脉、蝶腭动脉均较术前明显增粗，与皮层动脉吻合良好，术侧半球血供完全依赖颈外动脉

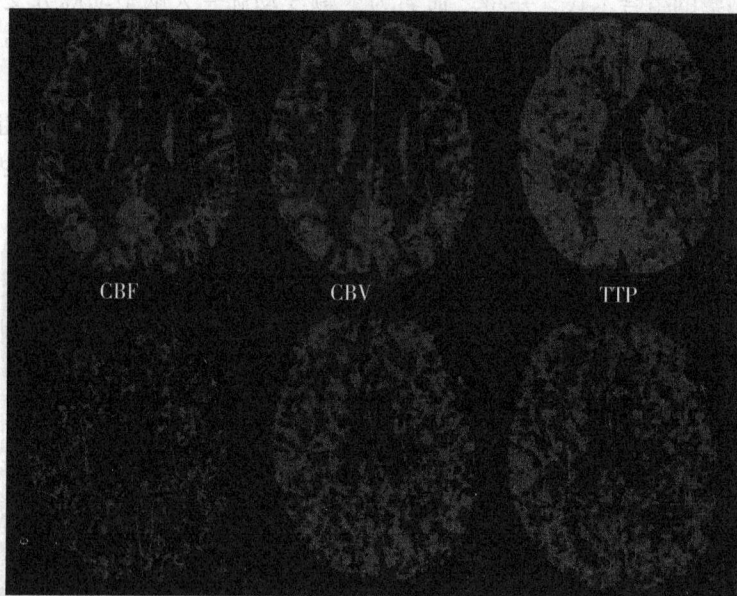

图 7-13　手术侧为左侧（白色箭头侧），CTP 图像，上排为术前，见左侧血

流达峰时间明显延长，下排为术后，显示术后双侧 CBF、CBV：明显增加，TTP 明显缩短，恢复正常

3. 手术疗效

（1）缺血型烟雾病患者的手术疗效：血管重建手术可以有效地改善患者的血流动力学受损、减少患者缺血型卒中的发生率。对于儿童患者，直接血管重建手术能明显改善患儿脑缺血状态，脑血管造影显示在缺血区能建立良好的侧支循环，还可使颅底烟雾状血管减少或

消失。但对于年龄较小的患者，由于血管条件限制而只能施以间接血管重建手术的患者，也可取得良好的临床疗效。30 岁以下成年缺血型患者，直接或间接血管重建手术都有一定的疗效，但间接手术效果不如儿童患者。30 岁以上尤其 40 岁以上患者间接手术效果不明显，应当尽量选择直接或组合血管重建手术。

围手术期的患者管理对于临床疗效有很大的影响，主要是患者的血压及呼吸管理。高/低碳酸血症、高/低血压可引起严重的并发症。

（2）出血性烟雾病患者手术疗效：大多数患者的随访过程中可以发现烟雾状血管在血管重建手术后明显减少，甚至消失。脆弱的烟雾状血管破裂出血是烟雾病患者出血的重要来源之一，因此，血管重建手术后烟雾状血管内血流动力学压力减轻，其破裂出血的风险下降，这可能是血管重建手术能降低患者出血率的机制。但也有一些研究表明血管重建手术并不能明显降低烟雾病患者出血率。有学者认为这些差异可能与烟雾病出血原因复杂有关。

接受保守治疗的成人患者发生缺血性或出血性卒中的风险亦显著高于接受手术治疗组，Hallemeier 等的一项临床研究显示一组包含 34 例接受保守治疗的烟雾病成年患者 5 年内反复发生起病同侧卒中的比例为 65%，5 年内发展为双侧血管均受累并出现临床症状的患者比例高达 82%。出血仍是成人烟雾病最为严重的表现，既往文献显示患者随访 2~20 年，成人患者出血的发生率为 30%~65% 不等，且出血既可以发生在与前次相同部位，也可以发生在与前次不同部位。烟雾病的一个临床特征是患者既可以发生缺血症状，又可以发生出血性卒中。

一项包含 1156 名烟雾病患者的 Meta 分析，平均随访时间为 73.6 个月，50%~66% 的患者病程进展，最终神经功能受损加重，而仅 2.6% 的儿童患者出现病程的缓解。

综合分析后，患者病程进展取决于患者血管闭塞进展情况、侧支循环代偿情况、发病年龄、其病症状及严重程度等综合因素的影响。因此，烟雾病患者均应进行密切的随访，尤其是选择保守治疗的患者，以便能即时采取适当的手术治疗预防卒中的发生。

（李　珂）

第七节　血管性认知障碍

一、概述

血管性认知损害（vascular cognitive impair – ment，VCI）是指脑血管疾病（cerebrovascular dis – ease，CVD）引起的认知功能障碍。VCI 包括了脑血管病引起的所有水平的认知功能下降，从一个至多个认知领域的轻度损害到广泛性痴呆综合征。

对于脑血管病导致认知功能障碍的认识在逐渐深入。虽然血管性痴呆被用于描述与脑血管病相关的痴呆，而且应用的血管性痴呆诊断标准已经提出超过 10 年，但是血管性痴呆这一概念在不断地演化过程中，至今尚缺乏统一的定义。Kraepelin 等在 1896 年提出了"动脉硬化性痴呆"的概念。Hachinski 等在 1975 年提出了"多发梗死性痴呆"的概念。在 20 世纪 80 年代到 90 年代初，几乎所有脑血管损害导致的痴呆都归因于大面积的皮质及皮质下梗死，即被称为多发性梗死性痴呆（multi lnfarct deffientia，IN/IID）。血管性痴呆（vascular dementia，VaD）概念的引入是以进一步细化痴呆的描述，包括大小不等的梗死性痴呆小腔隙性梗死和微梗死。VaD 界定了一组由血管性病因导致的但表现为不同临床综合征的痴呆人群，其中皮质和皮质下血管性痴呆是其重要亚型。虽然这是一个重要的进步，但不足以充分描述早期认知功能障碍的血管原因。直到 1993 年 Hachinski 和 Bowler 等提出了血管性认知障碍（vascular cognltlvelmpair-ment，VCI）的概念，其中包括血管性痴呆、伴血管病变的阿尔茨海默病和不符合痴呆诊断标准的血管性认知障碍等。随后血管性认知障碍逐渐替代成为描述脑血管病导致认知下降的主要概念。Sachdev 等 1999 年提出了血管性认知障碍疾病（VCD）的概念。迄今为止虽然血管性认知障碍的概念得到了广泛的认同，但是血管性痴呆这一概念仍然存在；正如 Aggarwal 等在 2007 年指出血管性痴呆是与脑血管损伤相关的血管性认知障碍综合征中的痴呆亚型。这些概念的提出与人们对于血管性痴呆的认识不断深入有关。目前血管性痴呆被认为是异质性的临床疾病实体，基于不同脑血管病亚型有着不同血管性病理生理过程。

二、流行病学

对血管性认知障碍人口分布及其结局的评估受到多种不同定义的影响。由于 VCI 包括合并 CVD 的阿尔茨海默病（Alzheimer's disease，AD）或伴有 AD 病变的 VaD，VCI 已成为老年人群慢性进行性认知损害的常见原因。在加拿大健康和老龄化研究中，VCI 在 65 岁以上人群中的患病率达 5%，其中包括非痴呆的认知损害。非痴呆的血管性认知损害的患病率为 2.4%，合并 CVD 的 AD 为 0.9%，VaD 为 1.5%。在所有年龄组中（最高为 85 岁）无血管性因素的 AD 占 5.1%。

关于血管性痴呆的发病率尚缺乏大样本的流行病学资料。血管性痴呆（vascular dementia，VaD）是痴呆的常见类型。近期的国际性流行病调查显示血管性痴呆约占痴呆总患病率的 30%。一般认为血管性痴呆在痴呆中属于仅次于阿尔茨海默病的类型。由于诊断需要缺血性事件的临床、神经影像或神经病理性证据。这可能导致低估微血管闭塞和慢性低灌注的作用，而这种作用很难在常规神经病理检查中检测到。因此，血管性痴呆的发生率可能比目前所认为的更高些。急性卒中相关痴呆的发病率可能较高，10%~35% 的病人在一次半球性卒中后在 5 年内发展为痴呆。症状性半球卒中的病人较年龄匹配的对照组，痴呆风险增加大约 4 倍。血管性痴呆和阿尔茨海默病的发病率都随着年龄增长而增加。Helsinki 卒中老年化研究显示卒中后认知损害常见。55~85 岁年龄段的患者中缺血性卒中后 3 个月有 1 个领域认知损害者占 62%，2 个领域损害者占 35%。受损的认知领域包括短期记忆（31%）、长期记忆（23%）、视空间结构功能（37%）、执行功能（25%）以及失语（14%）。卒中后 3 个月至 1 年卒中后痴呆的发病率为 12%~32%。在 Helsinki 研究中，卒中后 3 个月痴呆的发病率为 25%，并随着年龄增长而升高，55~64 岁年龄段的发病率为 19%，75~85 岁则为 32%。

三、病因和发病机制

VCI 涉及了包括血管性危险因素在内的所有 CVD 病因，它们可导致脑损伤并进一步引起认知损害。VCI 包括高血压、糖尿病或动脉硬化、TIA、皮质-皮质下梗死、静止性梗死、关键部位梗死、伴有脑白质病变和腔隙性梗死的小血管疾病相关的认知功能损害以及 AD 与 CVD 共存的认知障碍。它还包括脑出血性疾病患者出现的认知损害。

VCI 相关的危险因素包括卒中和缺血性白质病变的危险因素。临床上症状性梗死、静止性梗死及白质病变发生痴呆的风险更高。

VCI 的危险因素包括人口学特征（如年龄、教育水平），血管因素（如动脉性高血压、心房颤动、心肌梗死、冠心病、糖尿病、全身性动脉粥样硬化、血脂异常、吸烟），遗传因素（如家族史、特殊的遗传特征）和缺血性病变的特点（如 CVD 的类型、卒中的部位和大小）。缺氧缺血性事件（心律失常，充血性心力衰竭，心肌梗死，癫痫发作，肺炎）引起全脑血管缺血缺氧是引起脑卒中患者痴呆的重要危险因素。

血管性痴呆和脑血管病有共同的危险因素，包括年龄、男性、糖尿病、高血压症、心肌病和可能的同型半胱氨酸水平。血管性痴呆主要是由缺血性脑血管病造成的，也有少部分是出血性脑血管病造成。血管性痴呆中单纯血管病导致的并不多见，常合并有神经系统退行性病变，特别是 AD 样病变。因此从发病机制上分析，在已经退行性病变的基础上脑血管病导致的缺血性脑损伤可能是血管性痴呆的主要病因。血管性痴呆一个不太常见的病因是全脑缺氧缺血性损伤，不可逆性认知功能损害常见于冠状动脉旁路移植术后。颈动脉狭窄（CAS）相关的慢性脑缺血是否会改变认知功能仍存在争议性。颞动脉炎、结节性多动脉炎、原发性脑血管病、红斑狼疮和烟雾病等，以及常染色体显性遗传脑动脉病伴皮质下梗死和脑白质病（CADASIL）均可能导致血管性痴呆。

四、病理学

血管性痴呆的主要病理类型包括：多发梗死性痴呆或者皮质痴呆（常被称为卒中后 VaD），关键部位梗死性痴呆和小血管病痴呆或者皮质下血管性痴呆，也包括由全脑血管缺血所致的低灌注性痴呆以及出血性痴呆。VaD 的神经病理改变包括多灶性和（或）弥漫性病灶，从腔隙性病灶、微梗死（常累及皮质下、丘脑、前脑基底部和边缘系统）、白质病变和海马硬化到多发梗死性脑病、弥漫性缺血后病变。轻度 AD 在合并小血管病变后迅速恶化。卒中后血管性痴呆通常在病理上表现为多发性卒中后痴呆。1968 年，Blessed 等研究认为当梗死灶脑组织体积在 $100cm^3$ 以下则不会发生血管性痴呆，但是现在发现病灶体积较小但是部位（如丘脑、前脑底部、尾状核等部位）重要的梗死也会导致血管性痴呆的突然发生，称之为关键部位梗死性痴呆。皮质下缺血性血管性痴呆在病理上表现为小血管病变导致腔隙性和不完全白质缺血的结果。尸检病理研究显示痴呆患者中 15% ~ 34% 有显著的血管性病变，有单独存在的也有合并 AD 病理的。这也是混合型痴呆（AD 合并脑血管病）的病理基础。白质病变（WMLs），常由神经影像学检测发现。广泛融合的 WMLs 与认知功能下降及残疾快速进展相关。WMLs 被认为与皮质下缺血性脑血管病性痴呆（SIVD）相关。

五、临床表现

血管性痴呆的认知障碍等表现常在卒中发生后较短时间内比较迅速地出现，以阶梯样方式进展。另一方面也有一些血管性痴呆患者的卒中病史并不明确，逐渐进展，可能与 AD 混淆。血管性痴呆的认知障碍程度也达到痴呆诊断标准要求，表现为记忆力和至少 1 项其他认知领域（如定向力、语言、实践、执行功能、视空间能力）的受损。这些损害应该足够严重而影响日常生活活动，并且持续存在以鉴别痴呆与短期意识障碍，例如谵妄。血管性痴呆的认知障碍被认为与 AD 等的认知障碍存在差异：一方面是某些血管性痴呆的记忆障碍并不突出而容易被忽略；另一方面是血管性痴呆的执行功能障碍比较突出，而对患者生活质量和工作能力产生较严重的影响。血管性痴呆还具有脑血管病的临床表现，特别是某些脑局灶性功能障碍的症状和体征。这些局灶性症状和体征与阿尔茨海默病存在较明显的差异。血管性痴呆也可能具有抑郁、焦虑和激越等神经精神症状，但一般比较轻微。

血管性痴呆的不同类型有不同的临床特点。卒中后血管性痴呆（多发性卒中后痴呆被称为MID）的特点是突发局灶性神经缺损症状和体征，伴随皮质认知功能障碍，如失语、失用或者失认。MID相对不常见或者与静息性梗死相关，在每次发病之间有长的间期，波动严重。梗死和功能障碍的相关性不明确。关键部位梗死性痴呆的临床特点根据病变在皮质或者皮质下区域不同而不同，记忆障碍、执行功能障碍、意识模糊和意识水平的波动都可能发生。行为的改变包括情感淡漠，缺乏自发性和持续性等。皮质下缺血性血管性痴呆临床上突出的认知功能障碍特点是执行功能不全综合征，由于错误的目标形成、起始、计划和组织影响了日常生活的表现；抽象思维也受影响，但是记忆障碍要比AD轻微；认知相对完整；抑郁情绪、个性改变和情绪不稳见。起病通常缓慢隐袭，一般没有急性卒中样的发病。常并发局灶性运动症状、步态障碍、尿失禁和精神运动缓慢。混合性痴呆则可能发病缓慢，但有卒中后加重的阶梯样进展特点，其认知障碍兼具AD的特点，如记忆力严者受损。

1. 皮质下缺血性血管病性痴呆（subcorticalischemlc vascular disease and dementia9 SIVD）包括两大类疾病"腔隙状态"和"Binswanger's病"，属于小血管病，特征性表现为腔隙性梗死、局灶性和弥散性缺血性WMLs和不完全缺血性损伤。皮质下认知综合征是SIVD的主要临床表现，前额叶皮质下环路常先受损。SIVD病人的神经影像学研究显示存在多发腔隙和广泛的WMILs，这支持了诊断标准中影像学表现的重要性。SIVD的早期认知综合征特点为执行功能障碍综合征伴信息处理减慢，通常有轻度记忆力受损和行为症状。SIVD的执行功能障碍综合征包括目标制定、启动、计划、组织、排序、执行、设置－转换和设置－维护以及抽象功能受损。SIVD的记忆力缺损通常轻于AD，特征性表现为回忆受损、相对完整的再认功能、更轻的健忘和更好的提示性回忆。SIVD的行为和精神症状包括抑郁、性格改变、情绪不稳定和不能自制以及迟钝、情感反应迟钝和精神运动发育迟滞。SIVD的早期阶段可能包括轻度上运动神经元体征（肌力下降、反射不对称、共济失调）、步态异常、平衡障碍和跌倒、尿频和尿失禁、构音障碍、吞咽困难以及锥体外系体征，例如运动减少和肌强直。然而这些局灶性神经系统体征常常是轻微的。

2. 皮质型血管性痴呆cortical vascular dementia 典型特征为相对急性起病（数日至数周）、阶梯性恶化（恶化后可部分恢复）。皮质型VaD主要与大血管疾病和心脏栓塞事件相关。它的主要特征为皮质型和皮质－皮质下动脉分布区和远端区域（分水岭区）梗死。皮质型VaD的早期认知综合征包括轻度的记忆力受损和一些异质性皮质症状，例如失语、失用、失认和视空间或构建功能受损。此外，多数病人有一定程度的执行功能障碍综合征。由于多发皮质－皮质下梗死，皮质型VaD病人常有更多的神经系统缺损症状，例如视野缺损、下面部肌无力、单侧感觉运动障碍和步态障碍。

3. 合并脑血管病的AD（alzheimer's diseasewith cerebrovascular disease） AD和脑血管病共存可见于大部分病人。此外，脑血管病在决定AD临床症状的表现和严重性方面也发挥了重要作用。AD合并CVD在临床上表现为AD伴有影像学上发现脑血管性病变的证据，或者同时表现出AD和VaD的临床表现。血管性危险因素和局灶性神经系统体征在AD合并

CVD 中较单纯 AD 更常见。其他诊断 AD 合并 CVD 的临床线索可由分析病程特点和部分认知缺陷、早期痫性发作和步态障碍获得。一个更好地识别 AD 合并 CVD 病人的方法是发现临床 AD 可靠的生物学标记物。其他的潜在标记物包括早期突出的情景记忆力受损、早期 MRI 上显著的颞叶内侧萎缩、SPECT 双侧顶叶低灌注和脑脊液 Aβ 多肽降低伴 tau 蛋白升高。

六、辅助检查

血管性认知障碍的诊断有赖于辅助检查的支持和验证。这些检查主要涉及 3 个方面：①通过认知评测明确痴呆的诊断，将血管性痴呆与非痴呆的血管性认知障碍进行有效区分；②通过影像学检查明确脑血管病变；③通过神经生化标记物、神经影像技术鉴别血管性痴呆以及退行性病变导致的痴呆（主要是 AD）。

在认知评测方面，我国 2011 年血管性认知障碍诊治指南推荐应当采用适合国人的测验对 VCI 患者进行多个认知领域的评估，包括记忆力（如词语学习测验）、注意执行功能（如语意分类流畅性和数字符号测验）、视空间结构功能等。MoCA 量表比 MMSE 量表显示出更好的敏感度，有助于筛选出有认知障碍的受试者。应用临床痴呆量表（CDR≥0.5）对筛查痴呆可靠性性较高。结构影像学检查对于确认脑血管病以及病变的类型、部位和程度等十分必要。近年一些生物学标记物作为病理生理过程的客观指标被应用于血管性痴呆的诊断和鉴别诊断。这些生物学标记物不仅包括 CT、MRI 等结构影像学检查，还包括正电子发射断层扫描（PET）等分子影像检查，以及脑脊液标记物（Aβ 肽和 tau 蛋白）、血浆细胞因子和脑血管血流动力学检查等。

脑脊液和血液中的 Aβ 和 tau 蛋白是近年痴呆领域研究较深入的生物学标记物，主要用于 VaD 与 AD、VaD 与混合型痴呆的鉴别诊断。ROC 分析显示脑脊液 $Aβ_{42}$ 能够鉴别 AD 和 VaD（AUC=0.85），以 493 pg/ml 为临界值能达到 77% 的敏感度和 80% 的特异度。这些结果通过提示应用 $Aβ_{42}$ 可以鉴别 VaD 与 AD。联合三个生物学标记物或者通过比值（总 tau 蛋白×磷酸化 tau 蛋白/A/342），可以鉴别 VaD 和 AD 或者 VaD 和 MD，达到 85% 以上的正确率。脑脊液磷酸化 tau 蛋白可能有助于预测认知衰退的速度，但不能鉴别 AD 和 VaD。脑脊液标本的获取困难，通过血液测定用于 VaD 和 AD 的鉴别诊断正在广泛进行。血浆 $Aβ_{38}$/$Aβ_{40}$ 比值可以鉴别 VaD 与其他类型痴呆（AD、PDD）以及健康对照，准确度分别超过 80% 和 85%。这些结果提示血浆 $Aβ_{38}$/$Aβ_{40}$ 比值是 VaD 潜在的血液生物学标记物。

血管性痴呆的 PET 脑代谢研究虽然较少，但却提示在鉴别 VaD 与 AD 方面的重要应用价值。VaD 与 AD 在低代谢方面的差异主要在深部灰质核团、小脑、初级皮质、颞中回、扣带回前部；而 AD 与 VaD 相比的低代谢主要在海马区域和眶回、扣带回后部和顶叶皮质后部。通过 MRI 等结构影像学加深了对血管性痴呆病理基础的认识，特别是对于小血管病和慢性缺血性改变的识别。基于 MRI 的研究发现 VaD 的血管病以小血管病占主要，大血管病占大约 1/5。MRI 上内侧颞叶萎缩程度严重或者大血管 VaD 患者的整体认知障碍和执行功能障碍更严重，小血管病 VaD 则执行功能障碍更严重。

在已经研究的生物学标记物中，以 Aβ 和 tau 蛋白为代表的神经生化指标、以脑血流和脑代谢测定为主的功能影像标记物、以新型 MRI 技术为代表的结构影像显示出良好的前景。初步的研究支持这些生物学标记物在 VaD 诊断和鉴别诊断中的应用价值。但是疾病特异的生物学标记物应该能反映神经病理改变的基础性特征，并可以经神经病理验证。迄今以生物学标记物与病理对照研究来验证生物学标记物的研究较少。如果将这些生物学标记物作为VaD 药物临床试验中评价疗效的替代终点，这些生物学标记物应该对治疗有反应，能预测治疗反应并且与痴呆病理生理过程相关。这些都有待深入研究。

七、诊断

目前 VCI 包括不同类型，非痴呆的血管性认知障碍以及 AD 合并脑血管病尚缺乏统一的诊断标准。国际上应用和研究较多的血管性痴呆诊断标准主要有下列四个标准：DSIVI - Ⅳ诊断标准；ICD - 10 标准；ADDTC 标准；NINDS - AIREN 标准。虽然这些诊断标准都包括 3个要素：痴呆、脑血管病以及脑血管病和痴呆的相关性，但是对于这些要素的具体描述仍有较多差异。

NINDS - AIREN 标准是为了临床研究目的提出的，也是目前临床研究中应用最广泛的标准。NINDS - AIREN 标准对于痴呆的定义中要求有记忆障碍以及至少两个其他认知领域的障碍。NINDS - AIREN 很可能血管性痴呆诊断标准要求有脑血管病的临床和放射学证据，以及在卒中和痴呆发生之间明确的时间关系 - 间隔不超过最长 3 个月；或者没有时间上的关联性但病程中有突然恶化或者阶梯样进展。NINDS - AIREN 可能血管性痴呆诊断标准包括以下 3种情况：没有神经影像表现的病例，没有明确的时间相关性，以及不典型病程。

ADDTC 和 NINDS - AIREN 诊断标准都要求有痴呆，脑血管病的证据，根据两者之间的相关程度确定诊断水平（可能或者很可能）。ADDTC 标准中对痴呆的定义要求有两个认知领域异常，但不强调记忆障碍。ADDTC 很可能血管性痴呆标准要求：如果只有 1 次卒中需要在卒中事件和痴呆发生间有明确的时间上的相关性，如果病史中有 2 次或以上卒中事件则不要求这种时间上的相关性。ADDTC 可能血管性痴呆标准包括：1 次卒中但是在卒中和痴呆发生之间没有明确的时间上的相关性，或者有 Binswanger 病的临床和神经影像证据。

ICD - 10 和 DSI - Ⅳ标准中对于脑血管病事件要求是显著的、并且可以合理地推断与痴呆发生有关；对于认知能力下降要求必须包括记忆障碍，判断和思考（例如计划和组织）的衰退等。另外要求有情绪改变。与其他标准相反，ICD - 10 标准要求局灶性神经系统发现限于下列情况：单侧肢体的痉挛性瘫痪，单侧腱反射活跃，巴氏征阳性或者假性延髓性麻痹；要求认知障碍分布的不平行。ICD - 10 标准也是 4 个标准中唯一对于认知障碍持续时间有规定的，要求持续 6 个月以上标准。与其他标准有比较明确的定义不同，该标准是描述性的。

DSM - Ⅳ诊断标准要求有脑血管病的症状、体征，或者实验室证据。该标准对于痴呆的定义中要求多个认知领域障碍，包括记忆障碍和失用、失认、失语或者执行功能障碍中的至少一项；这种障碍必须是从以往水平上的下降，导致在社会或职业能力的显著障碍，并且不是在谵妄过程中出现的。DSIVI - Ⅳ标准和 ICD - 10 标准都没有要求脑影像检查的证据。

根据 ADDTC 标准和 NINDS - AIREN 标准将患者分类为非血管性痴呆，可能血管性痴呆和很可能血管性痴呆。根据 DSM - Ⅳ和 ICD - 10 标准将患者分类为非血管性痴呆或者血管性痴呆。目前关于血管性痴呆的临床诊断标准主要是建立在关于危险因素、神经系统表现和病因机制等的专家意见基础上的，其诊断的准确度需要通过临床、病理对照研究进行评价。迄今只有 6 项此类研究应用神经病理诊断作为对照，特异性地评价了 Hachinski 缺血量表、DSIVI - Ⅳ诊断标准、ICD - 10 标准、AD - DTC 标准和 NINDS - AIREN 标准等 5 个血管性痴呆诊断标准的准确性。NINDS – AIREN 标准在各研究中被发现是最特异的标准。在诊断敏感度方面尚无统一的结果。这些诊断标准在鉴别 VaD 和 AD 方面准确度较高，在鉴别 VaD 与混合性痴呆方面误诊率较高。虽然这些诊断标准主要是用于鉴别 VD 和 AD，但是严格地将两种疾病截然分开面临困难。因为 AD 和脑血管病常同时存在，存在重叠。流行病学研究提示 AD 和 VD 有共同的危险因子。病理研究证实许多被诊断为 VD 的病例可能是血管性和神经退行性病两种病因共同的结果。将诊断建立在严格区分 AD 和 VD 有局限性，AD 合并脑血管病或者混合型痴呆的概念在理解 VD 患者潜在病理生理学方面是重要的。基于现有的诊断标准，借助于 CT、MRI 等脑结构影像和 PET 等脑功能影像学检查，以及持续性地随访，也有助于提高对于血管性痴呆诊断的准确度。

八、鉴别诊断

血管性痴呆需要与下列常见类型的痴呆进行鉴别：

1. 阿尔茨海默病（Alzheimer's disease，AD） 是发生在老年期及老年前期的一种原发性退行性脑病，表现为持续性高级神经功能活动障碍，在没有意识障碍的状态下，记忆、思维、分析判断、视空间辨认、情绪等方面的障碍。其特征性病理变化为大脑皮质萎缩伴 β - 淀粉样蛋白（β - amyloid，β - AP）沉积形成老年斑，神经元纤维缠结（neurofibrillar – ytangles，NFT），神经元减少。临床表现为缓慢起病，逐渐加重，无脑卒中史，头部 MRI 等结构影像学检查显示颞叶内侧萎缩进行性加重，晚期弥漫性脑萎缩，无局灶性病变。Hackinski 评分少于 4。SPECT 和 PET 等分子影像学检查提示以双顶为主的脑代谢降低。

2. 额颞叶痴呆 是一类神经退行性病变导致的痴呆，包括 Pick 病和原发性进行性非流利性失语等类型。通常在 50 ~ 60 岁缓慢起病。早期出现人格改变、情感变化和举止不当，逐渐出现行为异常。言语障碍早期出现，如言语减少、词汇贫乏、刻板语言和模仿语言随后出现明显失语症，早期计算力保存、记忆力障碍较轻，视空间定向力相对保留。晚期出现智能衰退，记忆力显著下降，伴有尿便失禁和缄默症等。头部 CT 和 MRI 显示额和（或）颞叶不对称性萎缩。PET 检查显示不对称的额颞叶为主的脑部低代谢。

3. 路易体痴呆 具有帕金森综合征样表现和痴呆的表现。主要特征是对于左旋多巴反应不良的帕金森综合征表现，波动性认知障碍和视幻觉等表现。与其他痴呆不同的是在早期出现运动迟缓减少、肢体强直等运动障碍，一般无锥体束征，也较少出现肢体静止性震颤。其认知状态可在数小时到数天之间波动，表现为认知障碍和认知相对正常的波动出现。与血管性痴呆、阿尔茨海默病等存在显著差异的是该病早期可出现生动、形象的视幻觉。用胆碱酯酶抑制药等治疗有较好的疗效。

4. 正常压力脑积水与脑脊液循环障碍有关。典型表现是认知障碍、步态障碍和排尿障碍为主的"三联征"。其认知障碍相对较轻，多表现为执行功能障碍；步态障碍相对较明显，伴有运动迟缓和轻度肌强直，但症状主要局限在躯干而四肢症状较轻微。该病腰穿脑脊液测压在正常范围内。头部 CT、MRI 等检查可见侧脑室为主的脑室扩大。部分患者在进行脑穿放脑脊液后症状可得到部分缓解，特别是步态障碍得到改善、行走速度加快等。

九、治疗

1. VCI 的预防

（1）一级预防：脑血管病的危险因素和脑血管病本身都是 VCI 的主要病因。因此，通过控制脑血管病的危险因素（例如高血压病、糖尿病、高脂血症等），减少脑血管病的发生是 VCI 一级预防的根本途径。降压治疗和对中年高胆固醇血症进行降脂治疗能改善认知功能或防止认知功能下降，应尽早干预以预防 VCI 的发生。血糖管理对于 VCI 预防可能有益，但需要进一步的大规模临床试验证实。

（2）二级预防：二级预防是对于已经出现卒中或 VCI 的患者，进行血管危险因素的干预以防止再次出现卒中，从而预防 VCI 的发生或缓解 VCI 的进展。PROGRESS 研究证明降压治疗能减少复发性卒中相关的痴呆和认知功能下降，该研究认为降压治疗对于认知功能下降和痴呆的预防作用主要在于其对卒中的预防。故脑血管病或者 VCI 患者伴有高血压时应该积极进行血压调控，同时存在其他血管危险因素时应进行干预，防止卒中的二次复发有助于减少或缓解 VCI。

2. VCI 治疗

（1）VCI 认知障碍的治疗：①胆碱酯酶抑制药和非竞争性 N - 甲基 - D 天冬氨酸受体拮抗药：关于血管性痴呆的胆碱能障碍机制研究较多。血管性痴呆胆碱能障碍与是否合并 AD 无关。在脑缺血中胆碱能结构容易受损，例如前脑基底部胆碱能核团由于高血压导致的穿通动脉损伤而受累。海马 CA1 区神经元对缺血性损伤易感，在不合并 AD 的血管性痴呆中海马萎缩很常见。有学者在人脑中发现两个高度完整的胆碱能传导束从基底核投射到皮质和杏仁核。两个通路在白质内投射到新皮质，同时有广泛的胆碱能投射纤维加入。局灶性脑卒中可能破坏这些胆碱能传导束。有学者在年轻的 CADASIL 中发现在未合并 AD 的情况下，病灶导致传导通路胆碱能失神经改变。神经病理学研究显示 70% AD 患者和 40% 血管性痴呆患者有胆碱能神经元的缺失，表现为皮质、海马、纹状体和脑脊液的乙酰胆碱活性降低。有 3 个已经批准治疗 AD 的乙酰胆碱酯酶抑制药（多奈哌齐、酒石酸卡巴拉汀和加兰他敏）也被试用于血管性痴呆的治疗。

多奈哌齐作为哌啶衍生物，是一种可逆的中枢性胆碱酯酶抑制药，目前被批准治疗轻到中度 AD。在美国、日本和欧洲，只批准多奈哌齐治疗轻、中度 AD，印度、新西兰、菲律宾、罗马尼亚、韩国和泰国已经批准用于治疗 VaD。迄今为止最大的一个多奈哌齐对单纯血管性痴呆安全性和有效性的临床研究中 1219 例患者参加了这个为期 24 周、随机、安慰剂对照的多中心、多国家的研究，分为两个独立的试验，307 研究和 308 研究。在 307 研究中，多奈哌齐组显示 ADAS - cog 测定的认知功能的显著改善，与基线比较：多奈哌齐 5mg/d 组下降 1.90（P = 0.001）和多奈哌齐 10mg/d 组下降 2.33（P < 0.001）。MMSE 测定也提示多奈哌齐组与对照组比较有显著差异。在 308 研究中，多奈哌齐显示 ADAS - cog 测定的认知功能的显著改善，与基线比较：多奈哌齐 5mg/d 组下降 1.65（P = 0.001）和多奈哌齐 10mg/d 组下降 2.09（P < 0.001）。MMSE 测定也提示与对照组比较的显著差异。

加兰他敏是乙酰胆碱酯酶抑制药，也能调节中枢烟碱型受体增加胆碱能神经递质。在一个随机双盲对照、多中心为期 6 个月的临床试验中，对诊断为很可能血管性痴呆或者很可能 AD 合并脑血管病的患者进行了研究。ADAS - cog 和 CIBIC - plus 评价显示加兰他敏比安慰剂有效，改变统计学方法可以发现多奈哌齐和加兰他敏对血管性痴呆的疗效可以与这些药物对 AD 的疗效相比较，尽管疗效较小，但是临床上可以检测出来。酒石酸卡巴拉汀是乙酰胆碱酯酶抑制药和丁酰胆碱酯酶抑制药，其对血管性痴呆的疗效有待研究。在一个皮质下血管性痴呆的小型开放试验中该药可以改善认知、看护者看护强度和行为。

美金刚是一个具有中度受体结合能力、电压依赖的非竞争性 NMDA 受体拮抗药。在对家庭护理的混合性痴呆患者的双盲、安慰剂对照研究中，与安慰剂比较美金刚（10mg/d）的耐受性好，可以改善功能，降低患者对看护人员的依赖度。根据谷氨酸对脑缺血的神经保护假说，进行了 2 个美金刚（20mg/d）对于轻、中度很可能血管性痴呆（依据 NINDS – AIREN 标准诊断）疗效的为期 6 个月的随机、安慰剂对照研究。在 MMM 300 研究中 GBS 智能评分和 NOSGER 异常行为程度评测提示美金刚更优。在 MMM 500 研究中，病情严重的患者比病情轻微的患者在认知方面获益更大。基线 MMSE 分数低于 15 分的患者 ADAS – cog 评分比对照组高 3.2 分。另外对于那些 CT 或者 MRI 排除皮质梗死并且有显著小血管病变的患者，美金刚在认知方面的效果更显著。

已经进行了一系列的临床试验评价多奈哌齐、加兰他敏和美金刚对血管性痴呆的疗效。尽管结果提示这些药物的有效性，但还没有被正式批准。胆碱酯酶抑制药对于血管性痴呆作用的机制依然值得研究。血管性病变，特别是影响到皮质下区域的病变，可能破坏从皮质下到皮质的胆碱能通路，这可能解释为何胆碱酯酶抑制药对于血管性痴呆还是有效的。目前，考虑到混合性痴呆的发病率，这些药物的使用是有一定道理的。②其他药物：尼莫地平是一种二氢吡啶类钙离子拮抗药，对脑血管自主调节有效，可以在无盗血现象的情况下扩张血管，阻断 L 型钙离子受体，同时有某种程度的神经保护作用。该药主要对小血管有作用。一个大型双盲对照的开放试验评价尼莫地平对不同类型血管性痴呆的疗效。结果发现尼莫地平对皮质下缺血性血管性痴呆的注意力和精神运动表现有效，但对混合性痴呆无效。目前没有尼莫地平对血管性痴呆症状治疗有效的足够证据。此外，其他一些药物如尼麦角林、己酮可可碱、奥拉西坦等对 VaD 疗效尚存争议。③中成药物：某些中药提取物如银杏制剂对改善 VaD 患者认知功能可能有效，但仍需进一步研究。

（2）VCI 精神行为症状治疗：一般较少出现明显的精神行为症状，即使出现，症状也多轻微，应首选非药物治疗，如音乐治疗、行为治疗和周围环境调整等。

VaD 较 VCIND 容易出现精神行为症状如抑郁、焦虑、幻觉、妄想、激越、睡眠倒错、冲动攻击行为等，且程度通常较重。如果症状使得患者痛苦或伴随的激越、冲动攻击行为使患者或他人处于危险之中，则是药物治疗的适应证。

选择性 5 – 羟色胺再摄取抑制剂（SSRIs）为常用的抗抑郁药。抗精神病药物常用于幻觉、妄想、激越、冲动攻击行为等症状的治疗。由于典型抗抗精神病药物不良反应较多，目前常用非典型抗精神病药物。目前指南建议治疗精神行为症状应首选非药物治疗，使用非典型抗精神病药物时应充分考虑患者的临床获益和潜在风险。

十、预后

血管性痴呆认知功能损害的进展率是多变的；一些病人以比 AD 病人更高的一个速率进展。然而，VaD 病人死亡率高于 AD 病人，50% 的 VaD 病人生存时间不超过 4 年。

（周红霞）

第八节　脑出血 ICV

一、基本概念

脑出血（intracerebral hemorrhage ICH）为脑实质内动脉或静脉及毛细血管破裂而造成的自发性脑实质内出血，是一种常见和多发的脑血管疾病。高血压是脑出血最常见的诱因。脑出血具有很高的死亡率和致残率。在世界范围内，脑出血的发生占所有卒中的20%，其中原发性脑出血的发生率为10~40/100万，男性发病率高；发病30d的死亡率为32%~50%，其中在存活3个月的患者中，有独立生活能力的仅占28%~35%。在我国，脑出血的死亡数与西方国家所报道的数据一致，2006年脑出血的死亡人数在所有卒中死亡人数中占41%，比日本高1倍。

二、常见病因

主要原因有高血压、淀粉样血管病、动静脉畸形、动脉瘤、海绵状血管瘤、静脉血管瘤、静脉窦血栓、颅内肿瘤、凝血障碍疾病、血管炎等。在西方国家，主要的病因之一是淀粉样变血管病，在70岁以上出现的脑出血患者中占20%；在中国，主要的病因是高血压，但淀粉样血管病所占的比例也呈上升趋势。其他的危险因素，如长期大量的酒精消耗，血清中胆固醇水平偏低（<4.16mmol/L）、使用他汀类药物与脑淀粉样血管病出现的微出血等也可能增加脑出血风险。

三、发病机制

脑内基底节的壳核及内囊是高血压脑出血的最高发部位，约占到70%，脑叶、脑干、小脑齿状核区各占10%。尸解发现：深穿支动脉有粟粒状动脉瘤，发生频率依次为大脑中动脉深穿支豆纹动脉、基底动脉脑桥支、大脑后动脉丘脑支、供应小脑齿状核及深部白质的小脑上动脉分支等。病理检验可见出血侧半球肿胀、充血，血液可流入蛛网膜下腔或破入脑室系统；出血灶呈大而不规则空腔，中心充满血液或紫色葡萄浆状血块，周围是坏死脑组织，血肿周围的脑组织受压，水肿明显；血肿较大时可致颅内高压，使脑组织和脑室移位、变形，严重者形成脑疝。脑疝是各类脑出血最常见的直接致死原因。急性期过后血块溶解，吞噬细胞清除含铁血黄素和坏死的脑组织，胶质细胞增生，出血灶形成胶质瘢痕，进而形成中风囊。

四、临床特征

脑出血多发生在高血压控制不好，或未经系统治疗的高血压病，发病时血压明显升高，临床症状取决于出血部位和出血量。意识障碍的程度是判断病情轻重的主要指标。通常自发性脑出血常在30分钟内停止，20%~40%为活动性出血或早期再出血，24小时内血肿仍继续扩大。其中高血压脑出血的常见特征是颈硬、抽搐、舒张压高于110mmHg、呕吐、头痛。

1. 基底节区出血　最多见，达60%~70%，其中壳核最多，占脑出血的60%，丘脑占10%，尾状核较少，共同特点：出血较多时均可侵及内囊。轻症：头痛、呕吐、轻度意识障碍、三偏征（病灶对侧偏瘫、偏身感觉缺失和偏盲）。优势半球可有失语。轻症一般出血量30mL以内。重症：出血量30~160mL，突然发病、意识障碍、双眼凝视、两侧瞳孔不等大、偏瘫、病理征阳性。血液破入脑室或损伤丘脑下部、脑干可出现去脑强直、高热，最后死于枕骨大孔疝。

2. 脑叶出血　占脑出血的10%，即皮层下白质出血，出血部位以顶叶最多见，其次为颞、枕、额叶。因出血部位不同而临床症状不一样。

3. 桥脑出血　占脑出血的10%，多由高血压致基底动脉旁中央支破裂引起，可立即昏迷、四肢瘫、针尖大瞳孔、中枢性高热，多于数小时内死亡。小的基底动脉出血可引起闭锁综合征。小量出血表现为交叉性瘫或共济失调性轻偏瘫。

4. 小脑出血　占脑出血的10%，多发于一侧半球，突然出现站立不能、眩晕、呕吐、共济失调，压迫脑干可致昏迷、死亡。

5. 脑室出血　占脑出血的3%~5%，多为继发性，即脑实质出血破入脑室，临床表现酷似蛛网膜下腔出血。

五、辅助检查

1. CT　怀疑脑出血时首选头颅 CT 检查，可确定血肿大小、部位、形态及是否破入脑室，血肿周围有无水肿带及占位效应，脑组织是否有移位等，有助于确诊及选择治疗方案。CT 动态观察可发现进展型脑出血。发病后 CT 即可显示新鲜血肿，为圆形或卵圆形均匀高密度区，边界清楚。左侧基底节出血延伸脑室见图 7-14A，丘脑出血见图 7-14B。

2. CT 灌注成像（CTP）　在同步观察血肿的大小、部位、周围水肿情况和脑组织的血流动力学变化方面，CTP 有明显的优势，是临床上一种实用的血流动力学检查方法。可应用非去卷积模型斜率法来计算血肿中心、血肿周围水肿带、水肿带外（距离水肿边缘 1cm）以及远隔皮质区不同感兴趣区的脑血流量（CBF）、相对脑血容量（rCBV）、达峰值时间（PT）及各感兴趣区时间密度曲线（TDC）。所得的脑血流量可作为血肿周围组织的脑灌注损伤程度的一个评价标准。

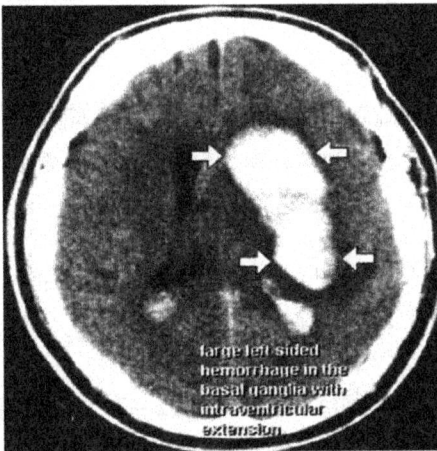

图 7-14A　左侧基底节出血延伸脑室

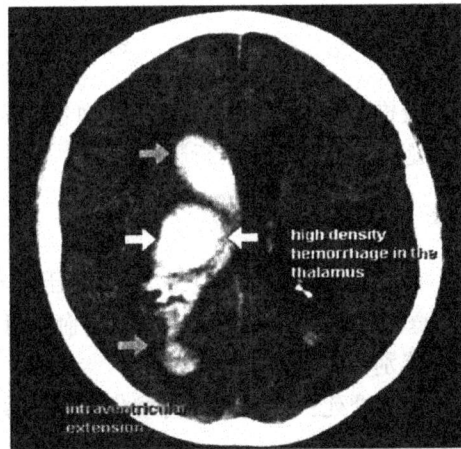

图 7-14B　丘脑出血

3. CTA 作为无创、快捷、操作简单、价格低廉的一种影像学诊断技术，CTA 运用在脑出血血肿扩大的病因诊断上有很大作用，在临床颅内动脉瘤的诊断上可大部分取代 DSA 造影检查。

4. MRI 对高血压急性脑出血病灶 CT 检查敏感，一般无需 MRI 检查；对脑干出血诊断 MRI 优于 CT，但急性期对幕上及小脑出血的诊断价值不如 CT。其他疾病合并脑出血时，可选择头颅 MRI 检查进一步明确诊断。

超急性期（<24 小时）：表现为长 T_1、长 T_2 信号，与脑梗死、水肿不易鉴别。

急性期（24~48 小时）：为等 T_1、短 T_2。

亚急性期（3 天~2 周）：为短 T_1、长 T_2 信号。

慢性期（>3 周）：长 T_1、长 T_2 信号。

5. DSA 怀疑血管畸形、血管炎可选做。由于该技术为有创、价格相对贵、技术要求高，在临床上应用有一定的要求。

6. MRA 无创性、时间短、不受明显干扰，能清晰显示血肿的形态，是目前显示颅内动脉瘤的首选技术。对于常规 MRI 检测不到的脑微出血（CMBs），磁共振多回波采集重度 T_2WI 三维梯度回波序列（ESWAN）是检测脑微出血的一项高度敏感的技术，脑实质内几毫米大小的含铁血黄素的沉积均可以检测到，表现为信号均匀一致、类圆形、边界清晰、直径 <5mm 的低信号区，周围无水肿。ESWAN 上脑微出血见图 7-15。

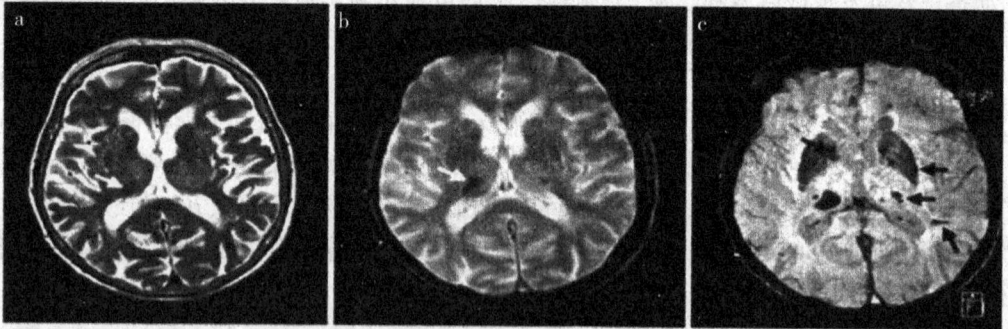

图 7-15　ESWAN 上脑微出血

7. 腰椎穿刺术 对于颅高压、血性脑脊液、脑出血急性期，腰椎穿刺有诱发脑疝的危险。怀疑有小脑出血的禁行腰椎穿刺。

六、诊断思路

1. 诊断标准 中老年人、有高血压者在活动或情绪激动时突然发病，迅速出现头痛、呕吐及意识障碍者，应首先考虑脑出血的可能，脑 CT 可立刻确诊。

2. 鉴别诊断

（1）脑梗死：多在安静时发病，神经缺失症状逐渐加重，CT 早期（12~24 小时）常无阳性病灶发现。

（2）蛛网膜下腔出血：突然出现剧烈头痛及呕吐，一过性意识障碍，明显的脑膜刺激征，腰穿为血性脑脊液。头颅 CT 可见脑沟、脑回高密度影。

（3）与引起昏迷的一些疾病鉴别：与糖尿病高渗性昏迷、CO 中毒昏迷、低血糖昏迷、肝性脑病、尿毒症等依据相关病史及检查，可鉴别清楚。外伤性颅内出血多有外伤史，脑 CT 可发现血肿。

七、救治方法

1. 内科治疗

（1）卧床休息：卧床休息 2～4 周，保持良好心态，避免情绪激动。

（2）保持气道通畅：保持气道通畅是昏迷患者急救的第一步。头歪向一侧，随时吸出口腔内的分泌物和呕吐物，必要时行气管内插管或气管切开。有意识障碍、缺氧或血氧饱和度下降者应给予鼻导管或面罩吸氧。

（3）高血压的处理：脑出血时常伴颅高压，此时高血压是维持有效脑灌流所必需的，故不应过分降血压，而应着重脱水降颅压，颅内压下降，血压会随之下降。2010 年 AHA/ASA 的脑出血治疗指南中，推荐根据血压值采取不同的策略，如收缩压：＞200mmHg 或平均动脉压＞150mmHg，应积极降压；如收缩压＞180mmHg 或平均动脉压＞130mmHg，应适度降压。将血压控制在 160/90mmHg，一般血压超过 200/120mmHg 时才做处理。在血压的控制方面，要掌握好降压的速度，且降压的目标值需要个体化；需要综合考虑患者的年龄、发病前的血压水平、脑出血的病因以及患者的血管条件等因素。

（4）脱水降颅压：脑出血后脑水肿在 48 小时内达到高峰，维持 3～5 天后逐渐消退，可持续 2～3 周或更长。脑水肿可使颅内压增高，导致脑疝，增加死亡率，故积极控制脑水肿是治疗脑出血急性期的关键。常用 20% 甘露醇、人血白蛋白、呋塞米、甘油果糖等。

（5）止血治疗：对于大多数的脑出血患者来说，目前并没有特效的止血治疗。临床上常用的止血剂，如氨基己酸和氨甲环酸均是氨基酸衍生物，具有抗纤溶的作用，但并不能改善脑出血患者的预后。

（6）预防消化道出血：多为脑干或丘脑下部受累导致的应激性溃疡出血，常用 H_2 受体阻滞剂或质子泵抑制剂。

（7）抗感染：肺部感染和尿路感染常见，应注意排痰，定期尿路冲洗，合理选用抗生素治疗。注意翻身，预防褥疮。

（8）维持水电解质及酸碱平衡：每日入液量按"尿量 + 500mL"计算，如有高热、多汗、腹泻或呕吐，可适当增加入液量。注意维持中心静脉压在 5～12mmHg。有意识障碍者应尽早留置胃管，基本热量应从肠内供给为主。注意保证大便通畅，此可起到减轻颅内压的作用。

（9）中枢性高热的处理：用冰毯、冰帽等物理降温为主。

2. 外科手术治疗

（1）目的：清除血肿，降低颅内压，消除危及头部的恶性循环，减轻出血后脑损害。

（2）手术指征：①壳核出血＞30mL，丘脑出血＞15mL，可适时选择微创穿刺血肿清除术或小骨窗开颅血肿清除术；②小脑半球出血＞10mL，蚓部出血＞6mL，出现脑干受压征象时应立刻手术治疗；③意识障碍逐渐加重，尚未形成脑疝者；④脑叶出血占位效应明显，疑有形成脑疝可能的；⑤脑室出血致脑积水者。

（3）常用手术方法：①开颅血肿清除术；②锥孔颅内血肿清除术；③立体定向血肿引

流术；④脑室引流术。

八、最新进展

2006 年提出了 Lund 概念的原理以及临床治疗相关的正式指南，主要是以生理学为导向的一种治疗方法，其中包括处理脑容量和调控脑灌注的血流动力学原理等，是集中针对脑水肿及颅内压的处理，同时针对改善大脑灌注以及氧合情况的，是瑞典 Lund 大学医院于 1990–1991 年开始提出运用于治疗重型颅脑损伤。脑出血的发生演变一般分为：出血、血肿扩大及血肿周围水肿形成 3 个阶段，其中血肿扩大和血肿周围水肿对预后和疾病演变有着重要的影响。因此，脑水肿的处理，对于预防血肿扩大，稳定血肿，防止再出血有着积极的作用。

Lund 治疗主要是基于脑容量和脑灌注调节的生理学和病理生理学的血流动力原则，并以颅内压（ICP）治疗和保持脑灌注为特点的一种理论方法。相比于传统的指南，Lund 概念在液体治疗的处理、最佳的血红蛋白浓度、肺保护、体温控制、脑脊液（CSF）引流和减压开颅手术的风险和收益等方面，均有更为严谨的推荐意见。针对 Lund 治疗方法的研究显示：无论用于成年人还是在儿童，都产生了较乐观的疗效和前景。Lund 治疗方法，在已发表的首个运用 Lund 方法治疗严重颅脑损伤的研究结果显示：与常用的传统治疗相比，接受 Lund 方法的患者死亡率为前者的一半。

（一）治疗颅内压

人们认为高的脑灌注压（CPP）将血液挤入肿胀脑组织，从而改善受伤的脑组织氧合，并通过血管收缩反馈调节而降低颅内血容量。在受损脑组织中，氧合改善只是短暂的，高灌注压会引起毛细血管滤过、加剧水肿，毛细血管对小分子溶质的通透性被动增加，受损后脑组织自动调节能力也变得十分微弱。

Lund 治疗方法中，可接受比最初推荐的 70mmHg 甚至更低的 CPP，从而避免使用血管升压药物，使副作用明显减轻。Lund 概念甚至主张使用 β_1 阻滞剂、α_2 激动剂和血管紧张素受体拮抗剂这一类药物，进行抗高血压治疗，以阻止水肿的发展。在 Lund 概念提出的液体疗法中，尽管使用了降血压的药物，CPP 仍将会保持在可接受的水平。而且根据 Starling 液体平衡方程，纠正下降的血浆胶体渗透压将抵消脑组织渗出，这也表示可以接受更高的 CPP 而不会引起毛细血管渗出。在最初的 Lund 概念里，当 ICP 明显升高时，双氢麦角胺被用于减少颅内静脉血容量。开颅减压术已经成为阻止 ICP 失控性增加的一种更有效的选择，而双氢麦角胺作为血管收缩剂，对人体各个组织的血液循环有一定影响，Lund 治疗中不再推荐使用这种药物。

（二）改善灌注

灌注压和血管阻力决定组织灌注，相对较低的 CPP 可以通过适当的液体疗法来保证脑灌注和脑组织氧合，这已经在 Lund 治疗的脑外伤患者的微量渗析研究中得以证实：尽管使用了降血压药物使动脉血压下降，但通过对半暗带区间质乳酸/丙酮酸的比值、甘油、葡萄糖和谷氨酸盐的测量，发现其氧合得以改善，血流量有所增加，组织降解减少。Lund 治疗方法避免了使用去甲肾上腺素所引起的血管收缩、血浆渗漏，避免出现低血红蛋白浓度。同时认为"与高 CPP 相比，对半暗带区的氧合，足够的血容量更为重要"。

运用 Lund 治疗方法，成人 CPP 维持在 60~70mmHg 范围内，当必须使增高的 ICP 降低时，应该在给予适当的液体治疗的前提下，接受 ICP 低至 50mmHg，微量透析研究也支持这一观点。儿童的 CPP 值低至 38~40mmHg 也是可以接受的。

（三）渗透疗法

自 19 世纪 60 年代以来，甘露醇作为传统指南的渗透疗法，已经在全世界广泛地运用于降低颅内压。但该疗法能否很好地改善预后，目前仍然缺乏可靠的研究证据。尽管在少数研究中得出了大剂量甘露醇有益的结论，但是由于这些研究完整性的问题，它们还不足以支持甘露醇疗法。

由于缺乏科学性和生理学支持，以及其存在已被证实的不良反应，在渗透疗法中，甘露醇和尿素的降颅内压效果是短暂的，且给药几个小时后其反弹性的颅内压升高会进一步加重脑水肿。同时甘露醇还与肾功能不全和严重的电解质紊乱具有相关性。Lund 治疗中并未采用渗透疗法。但渗透疗法，特别是高渗透盐液，在救护车上或是向手术室转送患者的途中运用，以降低颅内压、消除脑疝的威胁起到重要作用。

（四）脑脊液引流和减压手术

脑脊液引流术会诱发渗出而增加脑毛细血管压；减少的脑脊液容积将被脑水肿的增加所替代，存在脑室塌陷的风险。若在相对高压时进行脑脊液引流术，并且通过 CT 监测来估计脑室容积，则能降低该风险。在这种情况下，Lund 治疗接受运用引流术来控制增高的 ICP（只通过脑室引流），尤其是存在脑积水征象时。

开颅减压手术以清除血肿，在 Lund 治疗中是可供选择的。由于目前缺乏相关研究证实其对患者的预后有益，开颅减压仍是一个有争议的措施。开颅手术的一个重大不良反应是颅骨打开时由于脑疝的形成导致头颅的狭窄以及由于缺乏对抗的压力造成的脑组织膨出。在 Lund 治疗中，提倡降颅压治疗相对低的 CPP 以及维持正常的血浆胶体渗透压，也许可以降低开颅手术的不良反应。在 Lund 治疗中开颅减压手术是阻止脑疝的最后措施。

（周红霞）

第九节　急性脑梗死 ICU

一、基本概念

脑梗死（cerebral infarction，CI）又称缺血性脑卒中（cerebral ischemic stroke，CIS），指因脑部血液循环障碍，缺血、缺氧所致的局限性脑组织的缺血性坏死或软化，出现相应的神经功能缺损症状和体征。血管壁病变、血液成分和血流动力学改变是引起脑梗死的主要原因，脑梗死大约占全部脑卒中 70%，且 25%~75% 的脑梗死患者在 2~5 年内出现复发。有报道指出，脑梗死是目前严重危害人类健康的主要疾病之一，是致残的首位病因，死亡率仅低于心肌梗死和癌症，居第 3 位，其发病率存在一定的地区和性别差异。按发病机理及临床表现不同，通常将脑梗死分为脑血栓形成、脑栓塞和腔隙性脑梗死。脑血栓形成是脑梗死的最常见类型，约占全部脑梗死的 60%~70%，本节重点叙述脑血栓形成。

二、常见病因

1. 动脉粥样硬化　是本病的基本病因。脑动脉粥样硬化的发生主要累及管径 $500\mu m$ 以上的动脉，在颈内动脉和椎-基底动脉系统的任何部位可见，其中主要以动脉分叉处多见，如颈总动脉与颈内外动脉分叉处、大脑前中动脉起始段、椎动脉在锁骨下动脉的起始部、椎动脉进入颅内段、基底动脉起始段及分叉部，在动脉粥样硬化的基础上导致血管管腔狭窄和血栓形成。高血压与动脉粥样硬化斑块的堵塞或与脑血管的缩小具有相关性，从而加快血栓的形成导致局部缺血，进而导致大脑小动脉的损害和影响脑组织血供，因此高血压与动脉粥样硬化互为因果关系。长期的高血糖易导致血管内皮功能障碍、内膜损伤，进而启动血管动脉粥样硬化进程；同时血糖的升高也对氧化应激、炎症反应、凝血酶原等有一定的影响；糖尿病患者常常合并胰岛素抵抗、脂质代谢紊乱等情况，均可加速动脉粥样硬化的进程。

2. 动脉炎　如各类细菌、病毒感染、虫媒感染以及结缔组织病等，都可导致动脉炎症，引起血管壁炎症和坏死改变，出现免疫炎性反应，从而使动脉硬化加速，进一步促使血液高凝、内皮功能受损，导致斑块失稳定，使管腔狭窄或闭塞。其具有以下共同的病理变化：内膜下炎性细胞的浸润，使内膜增厚，导致动脉中层及内弹力层水肿，动脉管腔的狭窄，血栓形成，导致动脉闭塞或远端血管栓塞。

3. 其他　如血液系统疾病、脑淀粉样血管病、Binswanger 病、夹层动脉瘤、药源性（如可卡因、安非他明）、烟雾病等。

三、发病机制

大约 80% 的脑梗死发生于颈内动脉系统，20% 的脑梗死发生于椎，基底动脉系统。闭塞好发的血管依次为颈内动脉、大脑中动脉、大脑后动脉、大脑前动脉及椎-基底动脉。闭塞血管内可见血栓形成或栓子、动脉粥样硬化或血管炎等改变。脑缺血一般形成白色梗死，梗死区脑组织软化、坏死，伴脑水肿和毛细血管周围点状出血，大面积脑梗死后可发生出血性梗死。

病理分期：超早期（1~6 小时）：脑组织变化不明显，仅有部分血管内皮细胞、神经细胞肿胀。急性期（6~24 小时）：局部脑组织苍白、轻度肿胀，血管内皮细胞、神经细胞呈明显缺血改变。坏死期（24~48 小时）：脑组织水肿明显，大量神经细胞消失、吞噬细胞浸润，高度水肿时可致中线移位，形成脑疝。软化期（3 天~3 周）：中心区组织坏死、液化。恢复期（3~4 周）：液化、坏死的脑组织逐渐被吞噬细胞清除，毛细血管和胶质细胞增生，大病灶形成中风囊。

脑组织对缺血、缺氧损害非常敏感，阻断血流 30 秒钟脑代谢即发生改变，1 分钟后神经元功能活动停止，脑动脉闭塞导致脑缺血超过 5 分钟可发生脑梗死。缺血后神经元损伤具有选择性，轻度缺血时仅有某些神经元丧失，完全持久缺血时缺血区各种神经元、胶质细胞及内皮细胞均坏死。

急性脑梗死病灶由中心坏死区及周围的缺血半暗带组成。坏死区由于完全缺血导致细胞死亡，但缺血半暗带仍存在侧支循环，可获得部分血液供应，尚有大量存活的神经元，如果血流尽快恢复使脑代谢改善，损伤仍然可逆，神经细胞仍可存活并恢复功能。因此，保护这些可逆性神经元是急性脑梗死治疗的关键。

脑动脉闭塞血流再通后，氧与葡萄糖的供应恢复，脑组织缺血损伤理应得到恢复，但实际上并非如此，这是因为存在再灌注时间窗，研究证实，脑缺血早期治疗时间窗为 6 小时内。如果脑血流再通超过此时间窗时限，脑损伤可继续加剧。

四、临床特征

1. 发病形式　有高血压、糖尿病或心脏病史者，常在安静或睡眠中起病。神经系统局灶性症状多在发病后数小时或 1～2 天内达到高峰。除脑干梗死和大面积梗死外，大部分患者意识清楚或仅有轻度意识障碍。

2. 全脑症状　多无头痛、呕吐、昏迷，起病即有昏迷的多为脑干梗死，大片半球梗死多在局部症状出现后意识障碍逐渐加深，直至昏迷。

3. 临床类型　临床分型方法较多，较常见的按发病形式和病程分为：

（1）完全性梗死：指发病后神经功能缺失较重，常于 6 小时内达高峰。

（2）进展性梗死：指发病后神经功能缺失在 48 小时内逐渐进展。

（3）可逆性缺血性神经功能缺失：指发病后神经功能缺失较轻，持续 24 小时以上，但可于 3 周内恢复。

依临床表现及神经影像学检查分为：

（1）大面积脑梗死：指颈内动脉、大脑中动脉等主干动脉梗死。

（2）分水岭脑梗死（CWSI）：指血管供血区之间边缘带的局部缺血。

（3）出血性脑梗死：多发生于大面积脑梗死后。

（4）多发性脑梗死：指两个以上不同的供血系统发生的梗死。

4. 定位症状和体征　决定于脑血管闭塞的部位。

（1）颈内动脉系统：包括颈内动脉，大脑前、中动脉及其分支闭塞。可以出现：①构音障碍或失语，对侧中枢性面瘫，舌瘫；②双眼向对侧注视障碍，向病灶侧同向偏视，偏盲；③对侧中枢性偏瘫和偏身感觉障碍。

（2）椎-基底动脉系统：包括大脑后动脉和椎动脉血栓形成，表现为：眩晕、复视、呕吐、声嘶、吞咽困难、共济失调。体征有：①交叉性瘫，即同侧周围性颅神经瘫，对侧肢体中枢性瘫；②交叉性感觉障碍；③小脑性共济失调：眼震、平衡障碍、四肢肌张力下降。

五、辅助检查

1. CT　是目前最方便、快捷、常用的影像学检查手段。主要的缺点是对于脑干、小脑部位的病灶以及较小梗死灶其分辨率差。大部分患者发病 24 小时后 CT 逐渐显示低密度梗死灶，发病后 2～15 天显示均匀片状或楔形的明显低密度灶。在大面积脑梗死中显示有脑水肿和占位效应，出血性梗死时病灶呈混杂密度。梗死吸收期为发病后 2～3 周，病灶水肿消失，出现吞噬细胞浸润与周围正常脑组织等密度，在 CT 上难以分辨，称之为"模糊效应"。

2. MRI　早期缺血性梗死，脑干、小脑梗死以及静脉窦血栓形成等均可显示，梗死灶 T_1 呈低信号、T_2 呈高信号，出血性梗死时 T_1 相有高信号混杂。MRI 弥散加权成像早期能够显示缺血病变（发病 2 小时内），是早期治疗的重要信息来源。急性脑梗死 MRI 检查：T_1WI 低信号，T_2WI 高信号，FLAIR 呈高信号，DWI 信号很高（明亮），水肿明显、轻至中度占位效应。T_1WI 见图 7-16；T_2WI 见图 7-17；FLAIR 见图 7-18；DWI 见图 7-19。

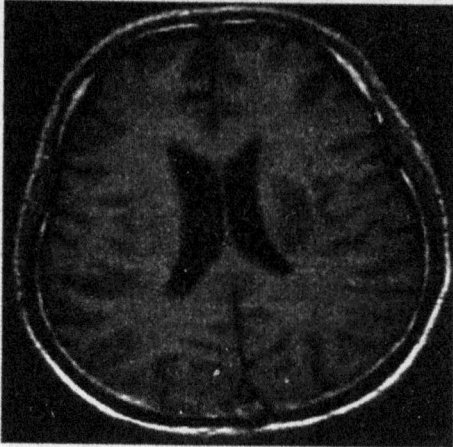

图 7－16　T₁WI

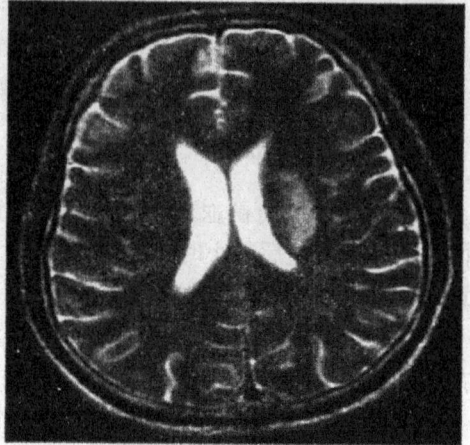

图 7－17　T₂WI

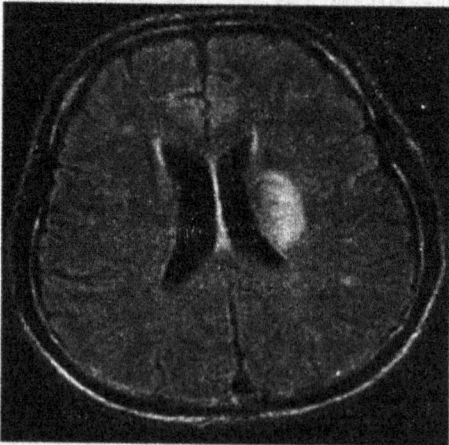

图 7－18　FLAIR

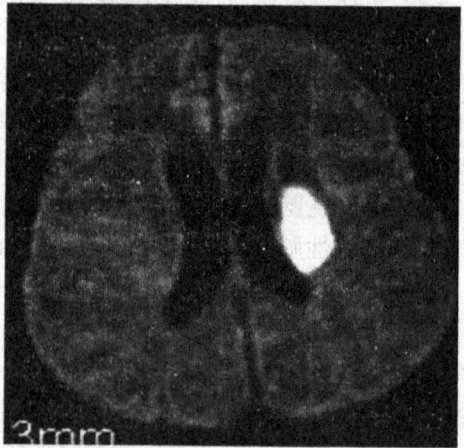

图 7－19　DWI

3. DSA、CTA 和 MRA　是发现血管狭窄、闭塞及其他血管病变的重要检查手段，如动脉炎、脑底异常血管网病、动脉瘤和动静脉畸形等，能够为脑梗死的血管内治疗提供依据。金标准是 DSA。CTA 与 DSA 比较，在颈动脉狭窄病变中，前者具有良好的分辨能力；MRA 的基本方法多，包括时间飞越法（TOF）、相位对比法（PCA）、血管内注射对比剂的三维对比剂增强磁共振成像（3D－CE－MRA），后者能显示主动脉弓至颅内动脉整个血管数，能很好地了解颅内外动脉的病变情况以及侧支循环建立情况。在进行血管评估的时候，MRI 可以显示脑梗死病灶，对脑梗死的分型及临床上指导治疗有很大的帮助。

3. 经颅多普勒　目前能够用于评估颅内外血管狭窄、闭塞、痉挛或血管侧支循环建立情况，用于溶栓治疗监测。由于存在血管周围软组织或颅骨干扰以及操作人员技术水平影响的缺点，目前仍不能完全替代 DSA，多被用于高危患者筛查和定期血管病变监测。

4. 超声心动图检查　用于发现心脏附壁血栓、心房黏液瘤和二尖瓣脱垂，利于脑梗死不同类型间鉴别诊断。

六、诊断思路

1. 发病特点　中老年人；有基础病变史；静态下发病，病后几小时或几天内症状达高峰。

2. 临床表现　取决于梗死灶的大小和部位，主要表现为局灶性神经功能缺损的症状和体征。

3. 影像学检查　CT 显示低密度影，MRI 显示长 T_1 和 T_2 异常信号。

七、救治方法

1. 一般治疗

（1）卧床休息，头部抬高 10 度。

（2）保持呼吸道通畅，预防感染，合理使用抗生素。

（3）注意营养均衡，有意识障碍的应留置胃管，以肠内营养为主，注意维持水、电解质平衡，注意预防消化道出血，可适当选用 H_2 受体拮抗剂或质子泵抑制剂。如出现明显的呼吸困难、窒息应考虑行气管插管和机械通气。

（4）脱水降颅压：根据病情选用：①甘露醇：是最常用的脱水剂，短时间内可明显提高血浆晶体渗透压，达到渗透性利尿作用，用后 10 分钟开始利尿，2~3 小时达高峰，维持 4~6 小时。用法：125~250mL 快速静脉滴注，6~8 小时一次，疗程 5~7 天。②人血白蛋白：可明显提高血浆胶体渗透压，达到渗透性利尿作用，但需与呋塞米联合应用方能取得较好的利尿效果。用法：先用白蛋白 10~12.5g 静脉滴注（每 8 小时一次），接着用呋塞米 20~40mg 静脉注射。③呋塞米：可与甘露醇或（和）人血白蛋白交替使用，20~40mg，每 6~8 小时一次。④甘油果糖：高渗性脱水剂，其渗透压相当于血浆的 7 倍，起效时间较慢，约 30 分钟，但持续时间长达 6~12 小时。用法：250~500mL 静脉滴注，1~2 次/天。

在脱水药物的使用中，需注意：老年患者大量使用甘露醇时易出现心肾衰竭，须记录出入量，观察心律及心率变化；甘油果糖在滴注过快时可能导致溶血；呋塞米易出现水、电解质紊乱，特别是低血钾，临床应重视监测相应指标。

（5）维持血压在发病前之稍高水平，一般不使用降血压药物，以免减少脑血流灌注量，加重梗死。若发病后 24~48 小时血压超过 220/120mmHg 或平均动脉压超过 130mmHg 时，可考虑加用降压药，首选 ACEI 类降压药；若舒张压超过 140mmHg，可用硝普钠 0.5~10μg/（kg·min），维持血压在 170~180/95~100mmHg 水平。

调控血压要注意：①控制过高血压的同时要防止血压下降过低、过快；②严密监测血压，尤其在降血压治疗过程中，要注意保护靶器官，特别是心、脑、肾；③降血压方案要个体化，要综合考虑患者的基础血压、对原有降血压药物敏感性以及是否合并其他疾病等；④调控血压要平稳，一般主张使用长效降血压药物。

2. 抗凝治疗　目的在于防止血栓扩散和新血栓形成。急性期是否使用抗凝治疗，目前仍存在争议。常用低分子肝素：4000~5000IU，2 次/天，腹壁皮下注射，连用 7~10 天。华法林：6~12mg/d，口服，3~5 天后改为 2~6mg/d 维持，逐步调整 INR，使之控制在 2.0~3.0 之间。

3. 抗血小板　多数无禁忌证，不进行溶栓治疗的患者在 48 小时内应开始使用阿司匹林。发病后尽早口服阿司匹林 150～300mg/d，急性期后可改用 50～150mg/d 的预防剂量。对于不能耐受阿司匹林的患者，可选用氯吡格雷 75mg/d；也可考虑用小剂量阿司匹林 25mg 加双嘧达莫缓释剂的复合制剂（片剂或胶囊），2 次/天。

4. 溶栓治疗　溶栓治疗前应常规做凝血功能检查。

（1）静脉溶栓：静脉溶栓应严格掌握适应证，提倡超早期溶栓，即发病 3～6 小时内。部分因基底动脉血栓导致的死亡率非常高，而溶栓可能是唯一的抢救办法，因而溶栓治疗的时间窗和适应证可适当放宽。

静脉溶栓适应证：①年龄 18～75 岁；②发病后 6 小时内；③脑功能损害的体征持续存在超过 1 小时，且比较严重（NIHSS 评分 7～22 分）；④CT 已排除颅内出血，且无早期脑梗死低密度改变；⑤患者或家属签署知情同意书。

静脉溶栓禁忌证：①既往有颅内出血，包括可疑蛛网膜下腔出血；近 3 个月有头颅外伤史；近 3 周内有胃肠或泌尿系统出血；近两周内进行过大的外科手术；近 1 周内有不可压迫部位的动脉穿刺。②近 3 个月有脑梗死或心肌梗死史。③严重心、肝、肾功能不全或严重糖尿病者。④体检发现有活动性出血或外伤（如骨折）证据者。⑤已口服抗凝药，且 INR ＞ 1.5；48 小时内接受过肝素治疗（APTT 超出正常范围）。⑥血小板计数 ＜100×10^9/L，血糖 ＜2.7mmol/L。⑦血压：收缩压 ＞180mmHg，或舒张压 ＞100mmHg。⑧妊娠。⑨不合作。

常用的药物有：①尿激酶（UK）是一种非选择性的纤维蛋白溶解剂，将纤溶酶原直接激活并转化为纤溶酶，裂解血栓表面以及游离于血液中的纤维蛋白，在血栓内外发挥纤溶作用。安全、抗原性小，但其选择性较差，血液中的纤维蛋白原和血栓中的纤维蛋白可被同时溶解，容易引起出血，相比重组组织型纤溶酶原激活物（rt - PA），其价格相对便宜，临床上仍在使用。50 万～100 万 IU 加入 0.9% 氯化钠注射液中，在 1 小时内静脉滴注。②rt - PA 是我国目前广泛使用的主要溶栓药，是一种选择性的纤维蛋白溶解剂，作用原理同尿激酶，较少出现全身抗凝、纤溶状态。早期静脉溶栓再通率为 20%～60%。一次用量是 0.9mg/kg，用法：先静脉推注 10% 的药物剂量，余液在 1 小时内持续静脉滴注。

溶栓治疗时需注意：①将患者收到脑梗死单元进行全面监测；②神经功能评估需要定时进行，在静脉滴注溶栓药物的过程中每 15 分钟一次，随后 6 小时内每 30 分钟一次，此后 60 分钟一次，直至 24 小时；③如患者突然出现严重的头痛、血压急剧增高，恶心或呕吐，应立即停用药物，紧急进行头颅 CT 检查；④定时血压监测；⑤溶栓治疗 24 小时内不使用抗凝、抗血小板药物，24 小时后无禁忌证的患者可用阿司匹林 300mg/d，共 10 天，以后改为 75～100mg/d 的维持量；⑥静脉溶栓后，应综合患者病情选择个体化方案进行综合治疗。

（2）动脉溶栓：既往运用的血管内介入治疗的方法主要有动脉介入接触性溶栓术，近年也提出不少新方法，其中具有代表性的技术为机械取栓术 Penumbra、低频经颅多普勒（TCD）颅外超声辅助及 EKOS 血管内超声辅助的动脉介入溶栓术、介入溶栓或取栓辅助血管成形术等。

5. 降纤治疗　通过降解血中纤维蛋白原、增强纤溶系统活性以抑制血栓形成，常用药物有：巴曲酶、降纤酶、安克洛等。

6. 血管扩张剂及脑活化剂　急性期不宜使用，因急性期脑缺血区血管呈麻痹及过度灌流状态，会导致脑内盗血而加重脑水肿，宜在脑梗死亚急性期（2～4 周）使用。另外，可以根据患者情况选用一些中药制剂，如川芎嗪、银杏制剂、疏血通等，但目前缺乏一些大规模、多中心、随机对照的临床实验的研究。

7. 脑保护剂　丁苯酞软胶囊是目前唯一具有线粒体保护作用的脑微循环重构剂，因其独特的药理机制，在临床运用中发现对脑梗死有治疗和预防作用，同时对改善脑梗死后所致神经功能缺损、记忆障碍及血管性痴呆有一定的作用。

8. 外科治疗　小脑幕上大面积脑梗死、有严重脑水肿、占位效应明显、尚未形成脑疝者，可行开颅减压术；对于颈动脉狭窄性疾病，颈动脉内膜切除术（CEA）是一项重要的手段。颈动脉狭窄＞70%，患者有与狭窄相关的神经症状；或颈动脉狭窄＜70%，但有明显与狭窄相关的临床症状者，可考虑行血管内介入治疗术，包括颅内外血管经皮腔内血管成形术及血管内支架置入等，其与溶栓治疗的结合已经越来越受到重视。此外，动脉血管成形术（PTA）也在临床上有一定的运用。

9. 神经干细胞移植　神经干细胞（NSCs）是一种具有分裂潜能和自我更新能力的母细胞，可产生各种类型的神经细胞，在脑梗死后神经功能修复方面有着广阔的应用前景。

八、最新进展

脑梗死是局部脑组织急性血供减少，导致局灶性神经功能的缺失。主要病因是大血管的狭窄、小血管疾病和心源性脑栓塞，也有研究指出，遗传因素是脑梗死发生的独立危险因素，这可能与遗传易感基因存在相关性。目前对脑梗死与基因的相关性研究有以下3种方法：连锁不平衡、候选基因、全基因组关联研究（GWAS）。其中运用微阵列数据对数以百万的基因进行基因分型方法的GWAS，对脑梗死易感基因的研究进行了彻底的改革。然而，目前GWAS中脑梗死的阳性位点报道并不多，且在不同种族、地区存在着明显的差异，其中2010年Ikram等进行的全基因组关联分析，在白人和黑人样本中发现染色体12p13上NINJ2基因rs12425791与rs11833579遗传多态性与脑梗死发生风险的关联均达到GWAS显著水准，也是目前研究的热点之一。

但是目前对于染色体12p13上NINJ2基因rs12425791与rs11833579遗传多态性与脑梗死发生风险的关联研究中，在亚洲和欧洲人群不同样本量的研究分析中，都未得出一致的结论。近期发表一项Meta分析结果显示，等位基因模型和显性模型的分析中发现rs12425791与脑梗死存在着显著关联，但是并没有在其他的模型中重复得出相同结论。2012年发表的另一项对亚洲人群的更大样本量的Meta分析得出rs12425791与脑梗死发生风险在显性模型中存在显著关联。2013年对来自10个中国人群的研究结果并未得出rs12425791基因型、等位基因与中国汉族人脑梗死发生风险相关联。因此，目前对于脑梗死的易感基因并没有一致的结论，且基因与环境、种族、地区均有一定的相关性。

目前对于脑梗死并不能治愈，因此，预防十分重要。随着基因组学研究的进一步的深入，有望为寻找脑梗死的易感基因提供更多的手段和证据，为脑梗死的防治提供更多的参考。

（于　兰）

第八章

颅内感染

第一节　脑膜炎

（一）急性化脓性脑膜炎

细菌可以通过血液播散或由心、肺及其他内脏的感染波及脑室蛛网膜下隙系统。脑膜炎亦可直接由颅骨、椎骨和其他神经系统实质的化脓灶（如：鼻窦炎、中耳炎或脑脓肿）直接感染而来。肺炎链球菌感染的病例约占1/2，其他还包括流感嗜血杆菌性脑膜炎、葡萄球菌性脑膜炎、大肠杆菌和溶血性链球菌性脑膜炎。

1. 临床特征

（1）急性起病，感染中毒症状。

（2）头痛、发热、呕吐、癫痫发作，精神症状，不同程度的意识障碍，甚至昏迷。

（3）脑膜刺激征。

（4）颅内或全身的合并症。

2. 辅助检查

（1）脑脊液检查：呈化脓性改变，压力增高，外观混浊或呈米汤样。细胞数增高 1000 个/mm³ 以上，以中性多形核细胞为主，蛋白增高，糖和氯化物含量降低。

（2）脑脊液离心沉渣涂片可查到致病菌。

（3）脑脊液细菌培养阳性。

（4）血常规可见白细胞总数增高。

（5）脑电图：非特异性改变，弥散性慢波，癫痫发作者可有癫痫样放电。

（6）CT 或 MRI 检查：可能发现脑肿胀、硬膜下积脓或脑脓肿病灶。

3. 诊断　根据急性发病，高热、头痛和脑膜刺激征，脑脊液呈化脓性改变，可以诊断。查到致病细菌或全身其他部位的化脓灶即可做出病因诊断。

4. 鉴别诊断

（1）病毒性脑膜炎。

（2）结核性脑膜炎。

（3）真菌性脑膜炎。

（4）蛛网膜下隙出血。

（5）脑膜癌病。

5. 治疗

（1）支持疗法。

（2）抗菌治疗：根据致病菌药敏试验，合理选择抗生素。

（3）对症治疗。

（二）流行性脑脊髓膜炎

流行性脑脊髓膜炎（又称脑膜炎球菌性脑膜炎，简称流脑），属国家法定传染病。

1. 临床特征

（1）儿童和青少年多见。

（2）冬春季好发。

（3）可有接触史。

（4）潜伏期 1~7 天。

（5）普通型占绝大多数，上呼吸道感染症状，全身感染中毒症状、败血症和脑膜刺激征。

（6）全身皮下可有迅速出现的出血点、瘀点或瘀斑。

（7）少数为暴发型，病情凶险，头痛、高热、呕吐、癫痫发作和意识障碍，甚至危及患者的生命。

2. 辅助检查

（1）脑脊液呈化脓性改变。

（2）脑脊液沉渣涂片或培养。

（3）皮肤瘀斑液涂片查找脑膜炎双球菌。

（4）细菌抗原检测。

（5）血常规化验。

3. 诊断　根据发病季节，突然高热、头痛、呕吐和脑膜刺激征，脑脊液呈化脓性改变，脑脊液沉渣或皮下出血点涂片找到革兰阴性染色的脑膜炎双球菌即可确诊。

4. 鉴别诊断　主要应当与其他非传染性的化脓性脑膜炎相鉴别。

5. 治疗

（1）磺胺类药物。

（2）头孢三代类抗生素。

（3）做好传染病的隔离消毒工作。

（三）结核性脑膜炎

结核性脑膜炎的病程长，病死率较高。

1. 临床特征

（1）任何年龄均可发病，多见于儿童和青壮年。

（2）亚急性起病，常见症状包括头痛、呕吐、发热、易怒和夜间不眠症。可有恶心、体重减轻和腹痛。

（3）随着病情的发展，患者呈昏睡和昏迷状态。可发生失明和其他脑神经损伤的症状，或出现局灶性神经系统定位体征和癫痫发作。

（4）脑膜刺激征。

（5）眼底检查可以发现视盘水肿。

2. 辅助检查

（1）腰椎穿刺：是诊断结核性脑膜炎的重要手段。颅内压增高，脑脊液轻度浑浊或呈毛玻璃状并形成凝固；脑脊液细胞数的增高范围在 25~500 个/mm³，以淋巴细胞为主，蛋白含量增加，糖含量较低常常在 20~40mg/dl，氯化物降低（即两高两低改变，细胞数和蛋白高，糖和氯化物低；但两高两低绝非结核性脑膜炎所特有，许多的细菌性和真菌性脑膜炎的脑脊液改变都可表现为两高两低现象，应密切结合临床）。

（2）少数患者的脑脊液沉渣涂片染色检查可发现抗酸杆菌。

（3）PCR 检测脑脊液中分枝杆菌的 DNA 具有较高的敏感性、特异性和快速性。

（4）CT 和 MRI 检查可以发现蛛网膜下隙渗出液的增多、脑膜增强效应、脑积水、脑梗死和伴有的结核瘤等改变，但结核性脑膜炎的神经影像学改变无特异性。

（5）彻底查找原发灶，包括胸部 X 线片、结核菌素皮肤试验（目前在临床上已很少应用）和 TB – sport 试验。

（6）脑膜活检：非常规手段，只用于临床诊断非常困难的病例。

3. 诊断　结核性脑膜炎的诊断可以通过临床表现、查体和发现脑脊液病原微生物来确定。但结核性脑膜炎的临床表现变化多样，加上抗生素的滥用，有时很难确诊，甚至误诊为其他疾病。

4. 鉴别诊断

（1）其他形式的急性和亚急性脑膜炎，包括病毒性脑膜炎、真菌性脑膜炎、梅毒性脑膜炎和化脓性脑膜炎。

（2）肿瘤性脑膜炎，例如脑膜癌病和转移瘤。

（3）神经结节病。

5. 治疗

（1）系统、足量、正规抗结核治疗：给予异烟肼、利福平、乙胺丁醇和吡嗪酰胺；有些特殊病例，甚至可以考虑使用链霉素。治疗通常要持续 18~24 个月。

（2）蛛网膜下隙阻塞和有发生脑疝危险时，皮质类固醇类药物可能有益。

（3）可以用维生素 B₆ 预防异烟肼等抗结核药物导致的周围神经病。

（4）对 AIDS 病合并结核性脑膜炎患者，治疗非常困难。

（四）新型隐球菌性脑膜炎

新型隐球菌性脑膜炎是深部真菌病中比较常见的一种类型，由新型隐球菌感染中枢神经系统所致的脑膜炎，常累及到脑实质。

1. 临床特征

（1）任何年龄均可发病，青壮年多见，无性别差异。

（2）多因身体免疫功能低下的情况而发病。

（3）一些患者可有养鸽史。

（4）多数缓慢发病，少数急剧发病。病情逐渐加重，头痛程度不等，重者难以忍受，发热。

（5）颅内压增高的症状和体征。

（6）脑膜刺激征。

（7）可反复出现脑疝，甚至死亡。

2. 辅助检查

（1）腰椎穿刺：脑脊液压力增高。细胞数变化不定，从正常到 500 个/mm³ 以上，多伴有红细胞，甚至类似蛛网膜下隙出血的改变。蛋白含量增高，甚至高达 1～2g/L。葡萄糖和氯化物明显降低。

（2）脑脊液涂片墨汁染色检查：可找到带有荚膜和芽孢的新型隐球菌，查找新型隐球菌是一项艰苦的工作，需要一定的脑脊液量、取材部位，以及检查者的耐力、经验和查找时间。

（3）脑脊液免疫学检查：隐球菌荚膜多糖抗原抗体检测阳性。

（4）脑脊液培养：可能见到新型隐球菌生长。

（5）神经影像学：早期无特异性改变，中晚期可发现脑实质受累的证据，例如真菌性脓肿形成、多发性缺血病灶（与继发性脑血管损害有关）、颅内压增高和脑膜强化效应等。

3. 诊断　诊断的关键是腰椎穿刺在脑脊液中找到新型隐球菌，在没有找到新型隐球菌之前只能是怀疑诊断，有时需要反复多次才能找到病原菌。在没有找到新型隐球菌的确凿证据之前，不应该盲目给予抗真菌药物治疗，尤其是两性霉素 B 之类的药物，因为药物带来的机体损伤效应更为可怕。

4. 鉴别诊断

（1）结核性脑膜炎。

（2）细菌性脑脓肿。

（3）脑寄生虫病：例如囊虫病。

（4）脑膜癌病。

5. 治疗

（1）抗真菌治疗：包括两性霉素 B、5－氟胞嘧啶和氟康唑等。两性霉素 B 的给药方式包括静脉滴注和鞘内注射。

（2）降颅压：包括脱水剂、碳酸酐酶抑制剂和激素等，必要时考虑行颅骨减压手术。

（3）对症治疗。

（五）Mollaret 脑膜炎

Mollaret（莫拉里特）脑膜炎是由 Mollaret 在 1944 年提出的，本病为良性无菌性反复发作的脑膜炎。Mollaret 脑膜炎的致病因素包括 I 型单纯疱疹病毒、表皮样囊肿和组织胞浆菌病等。

1. 临床特征

（1）首次发病可发生在儿童和任何年龄的成人，男、女都可发病。

（2）反复发作的、短期自发的、忽轻忽重的头痛和项强。

（3）发作间期患者的健康状况良好。

（4）脑膜炎发作通常持续 2～3 天。

（5）绝大多数为轻微的脑膜炎，个别患者可表现为短暂性神经功能障碍，例如昏迷、癫痫发作、晕厥、复视、构音障碍、平衡不稳、面神经麻痹、瞳孔不等大和 Babinsik 征阳性。

（6）体温一般为中度升高，最高可达 40℃。

（7）病程可持续 3～5 年。

2. 辅助检查

（1）腰椎穿刺：发作期脑脊液淋巴细胞增生和蛋白含量轻微升高。脑脊液糖含量正常。细胞数从每立方毫米 200 个至数千个。绝大多数细胞是单核细胞。

（2）神经影像学检查：多无阳性所见。

3. 诊断 根据反复发生的脑膜炎，排除其他疾病，即可做出临床诊断。但一些脑外伤颅底骨折的患者，也可反复出现颅内感染的表现，应注意查找颅内与外界相通的破溃点，多数发生在鼻漏或耳漏的通路上。

4. 鉴别诊断

（1）反复发作的细菌性脑膜炎。

（2）复发性病毒性脑膜炎。

（3）神经结节病。

（4）囊虫病。

（5）真菌性脑膜炎。

（6）颅内肿瘤。

（7）神经白塞病。

（8）伏格特 – 小柳 – 原田综合征。

5. 治疗

（1）对症治疗。

（2）尚无有效的治疗手段来缩短本病的发作时间或防止复发。

（刘小双）

第二节 脑炎

脑炎系指由病毒、细菌及其他生物病原体感染脑实质所引起的弥漫性炎症性疾病，主要临床特点为发热、抽搐、不同程度的意识障碍，重则昏迷或死亡。

按照不同生物病原体所引起的脑部炎症，可将脑炎分为下列各类表 8–1。

表 8–1 脑炎分类表

（一）病毒性脑炎

1. 虫媒病毒脑炎：森林脑炎，日本乙型脑炎，马型脑炎，圣路易脑炎等

2. 疱疹病毒脑炎：单纯疱疹病毒脑炎，带状疱疹病毒脑炎，巨细胞病毒脑炎，EB 病毒脑炎，单纯疱疹 – 6 病毒脑炎

3. 肠道病毒脑炎：ECHO 病毒脑炎，Coxsackies 病毒脑炎，灰质炎脑炎

4. 其他病毒脑炎：流行性腮腺病毒脑炎，麻疹病毒脑炎，登革热脑炎，黄热病脑炎

5. 慢病毒脑炎：风疹脑炎，亚急性硬化性全脑炎，进行性多灶性脑白质脑病

6. 艾滋病（AIDS）脑病

7. 边缘叶脑炎及其他自身免疫性脑炎

（二）细菌性脑炎

1. 细菌直接感染的脑炎：化脓性脑炎（脑脓肿），结核性脑炎（结核病），布氏杆菌性脑炎

2. 细菌毒素或代谢产物所引起的脓毒性脑病：伤寒，百日咳，细菌性痢疾，鼠疫，霍乱，风湿热，土拉伦斯菌病等

（三）真菌性脑炎：新型隐球菌、曲霉菌、组织胞浆菌、毛霉菌、放线菌、酵母菌、芽生菌、孢子丝菌、球孢子菌、念珠球菌病等

（四）螺旋体性脑炎：神经梅毒，中枢钩端螺旋体病，莱姆病等

（五）寄生虫病性脑炎

1. 原虫病性脑炎：弓形体虫病，恶性疟疾，脑锥虫病，脑阿米巴病，黑热病

2. 蠕虫性脑炎：脑血吸虫病，肺吸虫病，圆口线虫病，旋线毛虫病等

一、虫媒病毒脑炎

虫媒病毒脑炎系指通过节肢动物传递的中枢神经病毒感染，最常见的病毒脑炎有森林脑炎和流行性乙型脑炎。

（一）森林脑炎

森林脑炎，又称蜱传染脑炎、春夏脑炎、壁虱脑炎、远东脑炎等，主要分布于俄罗斯的西伯利亚，我国的黑龙江、吉林、新疆等地的森林地区。好发季节为 5 ~ 7 月，以青壮年的森林工作者多见，森林旅游者也有发生。

森林脑炎病毒属被盖病毒科的 B 组，嗜神经质性，寄生于森林的蜱虫。当森林工作人员或旅游者被感染的蜱虱叮咬后，即可产生病毒血症而不发生临床症状。抵抗力降低者，病毒可经血脑脑屏障薄弱部位（如嗅神经）进入中枢神经引起各脑部位的实质性病变而出现脑炎的临床症状。

1. 临床表现　多数感染患者在蜱虫叮咬后 1 ~ 4 周后出现上呼吸道样感染症状，多数发病较急，突然高热，体温可达 39 ~ 40℃，呈稽留热或弛张热，少数还可出现每日双峰或三峰热．持续 5 ~ 10 d。患者精神萎靡，可伴出血性皮疹，部分可出现心肌损害和心律不齐，重者可出现血压下降。神经精神症状一般在发病的 2 ~ 5 天后出现，半数以上的患者出现不同程度的意识障碍，如嗜睡、谵妄、昏沉乃至昏迷；亦可出现胡言乱语、狂躁不安和惊厥、抽搐发作等。这种神经精神症状，往往随体温下降而逐步减轻。剧烈头痛、恶心、呕吐、颈项强直是多数患者的神经症状和体征。这些症状可与发热同时存在，持续 7 ~ 10 d。此后可出现肩颈无力，抬头困难，两上肢近端无力和瘫痪。少数病者出现偏瘫和下肢瘫痪。所有瘫痪均属软瘫，肌张力降低，腱反射降低。多数患者出现上述症状和体征后持续 10 ~ 20 d，此后逐步恢复。部分患者残留颈肌肩胛肌萎缩和垂头现象。极少数患者发病时出现震颤和不自主运动、眼球震颤和构音障碍等。

多数病程转归良好，极少数发展到慢性瘫痪，精神失常，继发癫痫、震颤麻痹等症状，迁延数年。极个别者因过度高热而救治不及，在 1 ~ 2 d 内死亡。重症患者死亡率在 20% 以上。

实验室检查可见周围血白细胞的增高，可达（10 ~ 20）×10^9/L，以中性粒细胞为主。脑脊液检查，压力升高，白细胞增多，达（50 ~ 500）×10^6/L，以淋巴细胞为主。糖、蛋白质、氯化物含量正常。血清免疫学双份血清前后对照比较，抗体滴度增高 4 倍以上可供诊

断参考。

2. 诊断与鉴别诊断　根据发病季节、职业、疫区活动史等流行病学资料，结合发热、头痛、项强、神经精神症状，特别是出现肩颈肌无力、肢体软瘫等临床表现，脑脊液蛋白、糖、氯化物正常和以淋巴细胞为主的白细胞增多等可作诊断。但临床上仍需与流行性乙型脑炎、肠道病毒中枢神经系统感染等相鉴别。

3. 治疗　本病无特殊治疗。急性高热期的物理降温，脑肿胀、脑水肿的积极降颅压以及镇静药的应用均十分必要。急性期后的恢复阶段，应康复治疗。

预防本病的发生是关键。春夏进入森林的工作者应作病毒疫苗的主动免疫接种。

（二）流行性乙型脑炎

流行性乙型脑炎（epidemic encephalitis – B）亦称为日本乙型脑炎（Japanese type B encephalitis），简称乙型脑炎，是由乙型脑炎病毒直接感染所引起的，以蚊子为主要传播的自然疫源性疾病。流行于夏秋季节。主要分布于亚洲日本、中国、东南亚各国、俄罗斯远东地区以及太平洋一些岛屿国家。我国以每年的 7 ~ 9 月为主要流行季节，每隔若干年出现一次较大的流行。其流行状况与人群的免疫水平、蚊子密度、季节消长以及牲畜、家禽乙型脑炎病毒血症出现的情况等因素有关。人群感染中，60% 以上见于 10 岁以下的儿童。

1. 病因和病理　乙型脑炎属黄病毒科，是我国流行的主要虫媒病毒，是一种核糖核酸（RNA）病毒，直径为 20 ~ 40 nm。电镜下见有核心、包膜和表面突起三部分。病毒寄生于蚊子体内，经卵传代，并在蚊子体内过冬。待气温高达 25℃ 以上时，病毒在蚊内繁殖活跃，并开始传染给人及动物。该病毒在 100℃ 环境中 2 min、56℃ 30 min 可以灭活，但在 4℃ 冰箱中可以存活数年之久。最适宜温度为 25 ~ 30℃。

当人体被带病毒的蚊虫叮咬后，病毒即侵入血液循环。多数患者只形成短暂的病毒血症，而不侵入中枢神经系统，称为隐性感染。部分患者由于病毒量多，毒力大，或机体免疫力低下，血 – 脑屏障功能受损，病毒侵入中枢神经系统，引起广泛性病变，发生脑炎，称为显性感染。流行地区健康人群隐性感染及轻微感染可获中和抗体。一般在感染后 1 ~ 2 周出现，可持续数年或终身，但 10 岁以下儿童的抗体滴度极低，故特别易发病，约占全部发生率的 80% 以上，尤以 3 ~ 6 岁儿童发病率最高。1 岁以下婴儿极少发病。

病理上，肉眼可见脑膜紧张充血，脑肿胀，脑回扁平，脑切面见皮质和深部灰质散在分布的软化灶，如针尖大小。若病变严重，软化灶可融合而成带状坏死，尤以脑干底部为多见。由于充血、水肿而有颅内压增高，可出现颞叶钩回或小脑扁桃体疝。慢性病例则有许多空隙可见。镜检可见小血管扩张，内皮细胞肿胀，脑膜和血管周围有少量淋巴细胞和单核细胞浸润。神经细胞呈不同程度的变性和坏死，坏死的神经细胞吸引大量单核细胞或小胶质细胞，形成胶质结节和小的软化灶，软化灶融合而成片状坏死，随后可形成钙化或空腔。

2. 临床表现

（1）分期：乙脑病毒侵入人体经 4 ~ 21d 潜伏期后出现神经症状。按病程可分为下列四期。①初热期：病初 3d 为病毒血症期，起病急，无明显前驱症状。有发热、精神萎靡、纳差或轻度嗜睡。儿童可诉有头痛，婴幼儿可出现腹泻。体温一般在 39℃ 左右，持续不退。此时神经系统症状及体征不明显而误诊为上呼吸道感染。少数患者出现神志淡漠、激惹或颈项轻度抵抗感。②极期：病程 3 ~ 10d，此期除全身毒血症状之外，常伴严重脑部损害的症状。主要表现为：高热：体温表可高达 40℃ 以上，并持续不退；直至极期结束。轻者 3 ~

5d，重者 3~4 周以上。发热越高，病程越长，症状越重。严重的神经系统症状和体征：50%~94%的患者意识障碍加重，由嗜睡转入昏迷。昏迷出现越早、越深，病情越重。一般患者此期持续 1 周左右，重者可达 1 个月以上。40%~60%的患者可出现抽搐发作，呈强直－阵挛发作，发作后意识障碍加重，浅反射减弱或消失，腱反射亢进或消失，病理锥体束征阳性。部分患者可有脑膜刺激征阳性。随弥漫性脑损害加重，出现不同程度的脑水肿。随脑水肿加重，抽搐发作可以增多，昏迷加重，严重者出现天幕裂孔疝（颞叶疝），或出现枕大孔疝等极为严重的症状。

重症乙型脑炎患者由于受累水平的不同可以出现不同的神经系统体征，根据受累部位可分为以下几型。大脑型：病变累及大脑及间脑，不累及脑干，此型患者临床表现为昏睡或昏迷，压眶反应存在，患者眼球运动正常，瞳孔光反射良好，呼吸正常，但可有颞叶的精神症状或枕叶的皮质盲。若累及间脑则可有脸色潮红和血压波动。脑干型：当病变累及中脑时患者呈深昏迷，四肢肌强直，瞳孔散大、强直，光反应消失。两侧中脑受累常出现去脑僵直，两下肢挺直，两上肢旋后、伸直。鉴于同时伴皮质损害，往往伴发强直－阵挛痫性发作。当病变累及脑桥和延髓时，除出现深昏迷和相应脑神经（第 Ⅸ、Ⅻ 对脑神经）损害外，突出的表现为吞咽困难，喉部分泌物积贮和严重的呼吸障碍。以脑桥损害为主时出现潮式呼吸，延髓受累时出现鱼嘴状呼吸，叹息样呼吸等。重症乙型脑炎中，发生呼吸障碍者占 30%~40%。凡有脑干损害者往往提示患者预后不佳。③恢复期：继极期之体温下降后，意识状况逐步恢复，由呆滞、淡漠而逐步转为清醒。重症患者，一般需 1~6 个月的恢复期。恢复期中亦可出现许多神经和全身症状和体征。例如，持续性中枢性低热不退；多汗、面色潮红、失眠等自主神经症状；反应堆迟钝、精神异常、行为紊乱或痴呆等弥漫性脑损害症状；失语或构音障碍，吞咽困难；癫痫发作以及肢体强直性瘫痪或不自主运动等。上述症状在半年内逐步消失者为恢复期，若在急性期后 6 个月内症状不能消除者为后遗症。④后遗症期：在半年恢复期后仍残留神经精神症状的患者，约占总病例的 5%~20%。后遗症的多少和轻重直接与疾病的严重程度有关。主要的后遗症表现有：意识障碍、认知行为障碍（痴呆）、失语、不自主运动和肢体瘫痪等。少数长期意识不能恢复者可因继发全身感染而死亡。多数患者残留不同程度的神经系统体征而终身残疾。

（2）分型：根据临床症状严重度，一般又可将乙型脑炎分为下列四种临床类型。①轻型：患者意识清醒，或有嗜睡，体温在 38~39℃，可伴脑膜刺激征，脑脊液检查可有白细胞数增加。此型患者一般在 7~10 d 后症状消失。除流行季节外，极易误诊为病毒性脑膜炎。往往需作乙型脑炎病毒抗体检测才能诊断。②中型：患者嗜睡或昏迷，高热 39~40℃持续 4~5 d，可有短暂抽搐，并有明显的脑膜刺激征。可有浅反射消失，脑神经麻痹或肢体运动障碍。多数患者在 2 周内恢复。③重型：昏迷，持续高热 40℃以上，伴频繁抽搐。脑膜刺激征明显，病理锥体束征阳性，脑干受累者可出现呼吸障碍，部分患者亦可出现脑疝症状。此型患者病程较长，若能度过脑水肿期，多数患者可在 2~4 周后恢复，但多数在恢复期中出现精神、行为障碍和一定的神经系统体征。④极重型：少见，占脑炎的 5% 左右。往往起病骤然，频繁抽搐，体温在 40℃或 41℃以上。患者昏迷，严重脑水肿和脑肿胀，抽搐极难控制，患者往往在发病后 1~2 d 内因为呼吸衰竭或因脑疝而死亡。除上述四种典型类型之外，尚有少数表现脑干脑炎、脑膜脑炎或脊髓炎等不典型性临床症状者。

3. 实验室检查　周围血白细胞增多，一般在（10~20）×10⁹/L 间，偶亦可高达 30×

10^9/L 之多，以中性白细胞为主。脑脊液检查可见压力升高，白细胞数增多，达（50～500）×10^6/L，早期以中性粒细胞为主，4～5d 后转为淋巴细胞增多为主。脑脊液蛋白质、糖、氯化物含量正常或有轻度升高。

血清免疫学检测有诊断价值，IgM 型乙脑病毒抗体可于病毒感染后 5～7d 内出现阳性，并速达高峰，对乙脑的早期诊断有一定价值。

4. 诊断和鉴别诊断　根据典型的临床表现：急性起病的发热、头痛、恶心、呕吐、嗜睡、昏迷和抽搐等症状，伴脑神经麻痹和肢体瘫痪等体征，在 7～9 月季节发病及蚊子（特别是库蚊）好发地区发病者，应当首先考虑乙型脑炎之可能。应作脑脊液和血清学抗体检测予以确诊。但同时亦应考虑其他病毒脑炎，特别是单纯疱疹病毒脑炎、肠道病毒脑膜脑炎、恶性疟疾等可能。暑天尚应与中暑相鉴别。

5. 治疗　乙型脑炎患者的治疗可归纳为：降温、止惊、脱水和防止呼吸衰竭四个方面。

（1）降温：凡高热者应尽一切措施，包括化学、物理和药物等综合措施，将体温降至 38℃以下。反复抽搐发作者可考虑亚冬眠疗法，降低体温和降低脑细胞代谢。

（2）止惊：凡抽搐发作者应按癫痫发作治疗，可静脉推注地西泮 10～20mg，每分钟 2mg。若连续发作者可用地西泮 100mg 加于生理盐水 250ml 中静脉滴注。必要时，可加用苯妥英钠，250mg 加生理盐水 10～20ml 作静脉推注。亦可用 10% 水合氯醛 10～30ml 鼻饲或保留灌肠。

（3）脱水：颅内压增高的处理与一般相同，以 20% 甘露醇 250 ml 静滴，短期内，每日可用 3～4 个剂量。急性脑肿胀和脑水肿期，在应用甘露醇同时，可加用地塞米松 10～20mg/d，分次静脉滴入。

（4）防止呼吸衰竭：凡有呼吸衰竭者，激素可加大剂量，亦可合用人体清蛋白等其他脱水剂。凡有严重呼吸道感染者除积极应用抗生素药物外，应尽早气管切开，加强引流。凡有呼吸麻痹和呼吸衰竭者应尽早应用人工辅助呼吸，保持呼吸道通畅。

中药大青叶、板蓝根、大蒜和大小青龙汤，以及紫雪丹、安宫牛黄丸等均在脑炎治疗中具有特殊效果，可以酌情使用。

5. 预后　若能度过急性期的病者，多数预后良好。5%～20% 的病者残留不同程度的后遗症，肢体瘫痪、言语障碍和认知障碍为最主要表现。韩国和南亚资料显示，上述残留神经精神症状在发病后十年至数十年仍未完全康复。

二、疱疹病毒脑炎

过去的 50 年中，从各种动物身上分离出疱疹病毒 50 余种，与人类有关的是单纯疱疹病毒、水痘-带状疱疹病毒、巨细胞病毒和 EB 病毒，都属于 DNA 病毒。此组病毒的共同特点是：①通过接触黏膜表面传染，也可通过胎盘屏障或器官移植传播，巨细胞病毒及 EB 病毒亦可通过输血感染；②引起多种临床表现不明显或轻型感染，但严重者可致死；③感染后病毒终身寄生，在机体抵抗力降低、免疫抑制等情况下，寄生病毒可被再次激活，并导致各种疾病；④与肿瘤和脱髓鞘性疾病有一定关系。

（一）单纯疱疹病毒脑炎

自 1941 年从脑炎患者的脑中分离出单纯疱疹病毒以来，确立了本病的致病原。本病呈散发性，见于世界各地，无季节性倾向。可能是非流行性脑炎中最常见的病原。据统计占病毒性脑炎的 2%～19%，散发性坏死性脑炎的 20%～75%，且发病率有逐渐增高趋势。

1. 病因和病理　单纯疱疹病毒脑炎又称急性坏死性脑炎，由 DNA 疱疹病毒感染引起，该病毒可分为两个抗原亚型，即Ⅰ型和Ⅱ型。Ⅰ型病毒主要通过嗅神经和三叉神经侵入并寄生于半月神经节，发病时常选择性地损害额叶基底部和颞叶，以成人及少年儿童感染为多。Ⅱ型病毒主要见于新生儿，与生殖道的感染有关。

病理改变主要是脑组织水肿、软化、出血性坏死。这种改变呈不对称分布，以颞叶、边缘系统和额叶最明显，亦可累及枕叶。镜下见脑膜和血管周围有大量淋巴细胞形成袖套状，小胶质细胞增生，神经细胞广泛性坏死。神经细胞和胶质细胞核内有嗜酸性包涵体，包涵体内含有疱疹病毒的颗粒和抗原。

2. 临床表现　本病可发生于任何年龄。10 岁以下和 20～30 岁之间有两个发病高峰。本病临床变化很大，常急性起病。前驱期可有呼吸道感染、发热、乏力、头痛、呕吐等非特殊性症状以及轻度行为、精神或性格改变，症状持续 1 到数天，继之，出现神经精神症状。

单纯疱疹病毒脑炎的临床表现轻重差异很大，形式亦有不同。其主要临床表现有：①症状性癫痫，局灶性或全面发作。临床上可见突然跌倒后抽搐发作，继之意识丧失，数次抽搐发作后逐步意识转清，或连续多次发作，持续意识不清，昏迷。重症病者，癫痫发作呈持续状态，并因继发颅内压增高，出现脑疝而致死。癫痫发作频度随病情严重程度和积极治疗而异，一般可持续抽搐，昏迷 1 至数周，重则可持续 1 个月至数个月，并残留严重后遗症。②精神症状，表现形式无固定模式，幻觉丰富、如幻嗅、幻视，呼喊别人名字、无目的的对话、大吵大闹、打人、骂人均很常见。多数精神症状丰富的患者不伴肢体瘫痪。③自动症和口周不自主运动，单纯疱疹病毒脑炎患者除丰富的精神症状、癫痫发作外，常可见摸索行为，口周撅动、咀嚼等不自主运动，有的患者还可出现吸吮等幼稚行为。除癫痫发作，精神异常和自动症等神经精神症状外，临床神经体征还可有颈项强直、失语、眼球同向凝视、瞳孔不等、偏盲、偏瘫、肌张力增高、反射亢进和病理征出现。32% 的患者出现脑神经功能障碍，如眼球联合运动障碍、展神经麻痹等。部分患者在疾病早期即呈去大脑强直姿势，最后由于脑实质坏死、水肿，脑疝而死亡。有极少数病例经治疗后 1～3 个月又复发。约半数患者可残留癫痫、精神异常或认知障碍等后遗症。

新生儿单纯疱疹病毒感染，约 80% 由单纯疱疹Ⅱ型病毒所致。从分娩过程中经产道感染或胎儿期经产道上行性感染。分娩过程中感染的潜伏期为 4～21d。常见受损部位是皮肤、肝脏、肺、脑等。神经方面表现为难喂养、激惹、嗜睡、局限性或全身性癫痫发作、囟门隆起、角弓反张、瘫痪、去大脑强直、昏迷。病死率高。胎儿早期的感染常造成畸形，如小头畸形、小眼球、颅内钙化等。Ⅱ型疱疹病毒寄生于骶神经节，主要的临床表现为神经根痛、腰背痛。近年来，有认为与复发性上皮细胞性脑膜炎有关。

3. 实验室检查　周围白细胞数增高，可达 $10×10^9/L$ 以上。早期出现轻度中性粒细胞增多。脑脊液检查可见压力升高，白细胞数正常或增多。一般在（10～100）×$10^6/L$，以淋巴细胞为主，亦可以多形核增多为主者。部分患者可以见到较多的红细胞，（50～500）×$10^6/L$。脑脊液糖含量正常。蛋白质正常或轻度升高，一般均低于 1.0 g/L。脑脊液单纯疱疹病毒抗体检测可以阳性。当脑脊液中单纯疱疹病毒抗体滴度与血清该抗体滴度相近或大于血清抗体滴度时，有诊断意义。

脑电图检查可见 α 波节律消失，额、颞部出现高波幅的周期性棘波和慢波，偶可出现局灶性的三相波。头颅 CT 可见局灶性脑肿胀。头颅 MRI 在 T_1W 可见额叶或颞叶低信号，T_2W 则见高密度异常信号。部分患者头颅 MRI 不能发现异常信号。放射性核素检查，可见颞部受累区核素摄入增加，这种改变较 CT 异常为早。

脑组织活检，可应用抗病毒抗体与活检脑组织标本进行免疫荧光检测脑组织中单纯疱疹病毒抗原，还可用免疫酶点术检测脑组织中的特异抗原，为最终肯定诊断提供依据。

4. 诊断和鉴别诊断　根据急性起病，发热，意识障碍，伴或不伴抽搐，脑电图异常和头颅 CT 或 MRI 见到额、颞叶的炎症性异常信号，可做出临床诊断。脑脊液细胞数增多和抗单纯疱疹病毒抗体阳性，脑脊液细胞单纯疱疹病毒抗体分泌细胞检测阳性（HSV - IgGsereating cells），脑组织活检，单纯疱疹病毒抗原检测阳性为肯定诊断。然而，鉴于肯定病因诊断的检测方法限制，临床上仍为拟似诊断，必须与流行性乙型脑炎、肠道病毒脑炎、其他疱疹病毒脑炎和中枢神经其他炎性疾病相鉴别。

近年来，关于自身免疫性边缘叶脑炎、脑血管炎、炎性假瘤、弓形体虫病及淋巴瘤等的不断报告，特别是在过去诊断为单纯疱疹病毒脑炎患者血清中检测到抗 NMDA 受体、AMPA 受体、GABAa 受体等抗体阳性，这些结果为疱疹病毒脑炎致病的免疫病理机制提供了新思路。

5. 治疗

（1）抗病毒治疗：单纯疱疹病毒脑炎诊断一旦拟定，应立即进行抗病毒治疗。常用的抗病毒药物应用如下。①阿昔洛韦：亦称无环鸟苷（aciclovir）。按 5 mg/kg 静脉滴注，1h 内滴入，每日 2 次；或 250 mg 静脉滴注，每日 3~4 次，连续 10 d 后改为口服，剂量为 0.2 g，每日 5 次，5~10 d 后改为 2~3 次每日。用药时间不少于 4 周。②更昔洛韦（ganciclovir）：粉针剂，按 5 mg/kg 静脉滴注，每日 2 次，每次滴注 1h，连续应用 2~3 周。

抗病毒药物有轻度肾功能损害和血小板减少的不良反应。用药中应当随访肝、肾功能和全血改变。

（2）脱水治疗：弥漫性脑肿胀和脑水肿者可应用地塞米松 10~20 mg/d，或甲泼尼龙 1000 mg/d 冲击治疗，疗程为 7~10 天。同时应用 20% 甘露醇 125~250 ml. 静脉滴注，每日 3~4 次。严重者可应用人清蛋白和 IgG 静脉治疗，剂量为 0.4 g/kg，每日 1 次，连续 5d 为 1 个疗程。

（3）中医中药：按中医学辨证论治的方法予以清热祛惊治则服用汤药。或服用安宫牛黄丸、紫雪丹等，每日 1 丸，不少患者有效。

6. 预后　单纯疱疹病毒脑炎，急性和暴发型者危险性大，病死率高，但轻型和中等严重者尤其自应用抗病毒药物以来，预后已大大改观，但仍有 1/3~1/2 患者遗留不同程度的后遗症（癫痫、偏瘫、痴呆等），需长期药物治疗和护理。

（二）带状疱疹病毒脑炎

带状疱疹病毒脑炎属 DNA 疱疹病毒，与水痘病毒一致，又称水痘 - 带状疱疹病毒。初次感染常见于儿童。病毒感染后以一种潜伏的形式长期存在于脊神经背根神经节或三叉神经节细胞内，当机体免疫功能低下时，如老年人，恶性肿瘤特别是淋巴瘤、白血病患者，较长期接受肾上腺皮质激素、免疫抑制剂治疗的患者，放射治疗的患者，艾滋病患者，潜伏的病毒可被激活并复制，沿感觉神经离心传到相应皮肤引起皮疹，或沿神经上行，进入神经系统引起脑炎或脑膜炎。

1. 临床表现　脑部症状一般在皮疹出现后 3～5 周出现，此时疱疹已消退，皮肤留有色素斑；少数患者脑损害可先于皮疹或与皮疹同时发生。常突然发生头痛、呕吐、发热、抽搐、偏瘫、失语以及精神异常、意识障碍。少数由烦躁不安、谵妄转为昏睡、昏迷甚至死亡。伴发脑干受累者可有脑神经麻痹、共济失调、病理征等。有报道，在眼部带状疱疹后发生迟发性同侧小脑症状或对侧渐进型偏瘫，CT 扫描提示在带状疱疹同侧的内囊部位有椭圆形、边界清楚的低密度区，大脑中动脉分布区有多灶性密度减低区。颈动脉造影显示大脑中动脉近端呈节段性串珠状狭窄，可能由于眼眶带状疱疹发展至颈内动脉虹吸部动脉炎造成大脑半球梗死所致。带状疱疹脑炎患者一般症状较轻，可以完全恢复，但老年人或三叉神经眼支感染侵犯眼球时可有严重并发症。

2. 实验室检查　脑脊液白细胞轻至中度增高，可达 $500×10^6/L$，以淋巴细胞为主，蛋白质略升高，糖及氯化物正常。部分患者脑脊液中存在水痘 - 带状疱疹病毒抗体。

3. 治疗　带状疱疹病毒脑炎的治疗可参考单纯疱疹病毒脑炎的处理。阿昔洛韦（无环鸟苷）、阿糖腺苷以及转移因子和人血白细胞干扰素的应用可使症状减轻，病程缩短。

（三）巨细胞病毒脑炎

巨细胞病毒（CMV）感染普遍存在于世界各地，成人抗体的阳性率为 40%～100% 不等，多数是隐性感染。巨细胞病毒为叶片神经病毒，它对神经系统有直接破坏和间接破坏作用。直接破坏左右系指巨胞病毒感染后直接进入大细胞内，形成包涵体，并利用细胞内物质进行繁殖，直接导致宿主细胞的死亡。间接作用是指巨细胞病毒感染后通过细胞介导的免疫反应而引起神经细胞死亡，如巨细胞病毒的感染，激活 TNF - α 和 IL - 6 分泌，IL - 8 的分泌可以增加巨细胞病毒的复制，并刺激白细胞数的增加。巨细胞病毒的直接感染引起脑内血管内皮细胞，通过血 - 脑屏障并感染星形细胞，因此，感染巨细胞病毒后，颅内血管内皮细胞中常发现包涵体，或伴发血管壁炎性反应和血栓形成，脑实质中有不同程度的胶质细胞增生，特别是在包涵体周边的胶质细胞增生更为明显。巨细胞病毒的间接侵入是由于病毒感染脉络膜上皮细胞后，引起脉络膜的炎性反应，继发地植入到脑室周边和向内扩散，引起脑室周围的脑白质坏死，称为坏死性脑室炎。病理上可见室管膜表面有大量的巨噬细胞，炎性渗出，细胞坏死，偶可伴出血。

临床表现以发热及呼吸道、神经系统及血液系统的症状为主。急性感染者常可累及脑血管而发生闭塞性脑膜血管病。体温可从低热到 40℃，神经症状为嗜睡、昏迷、惊厥、运动障碍、脑性瘫痪，有时有脑积水、智能减退、视网膜脉络膜炎等。

脑脊液检查中单核细胞增多。尿沉渣中找到特征性含核内包涵体的巨细胞有助于诊断。应用荧光抗体可检测组织或脱落细胞中的抗原。由于 IgM 不能通过胎盘，因此新生儿脐带血抗体阳性即可诊断先天性感染。

抗病毒药更昔洛韦对巨细胞病毒效果较好。剂量为 5mg/kg，静脉滴注，2～3 周为 1 个疗程，急性感染者疗效较好。颅内感染者治疗效果较差，但伴血管炎者效果较好。.

（四）Epstein - Barr 病毒脑炎

Epstein - Barr 病毒属疱疹病毒科 γ 疱疹病毒亚科，人们较早认识它是因为它与单核细胞增多症及鼻咽癌的发病有关。近年来，该病毒与神经系统疾病的关系备受人们注意，特别是中枢神经系统脱髓鞘性疾病及脑炎等的关系深感关切。E - B 病毒感染通过软脑膜血管深入感染脑实质或经血管引起血管周围性脱髓鞘的机制不尽清楚。

临床上，急性EBV感染可出现癫痫发作、昏迷、人格改变、知觉异常、小脑共济失调和局灶性的脑干及大脑病变。这些并发症常在传染性单核细胞增多症临床起病后1～3周内发生，但也可出现在病程之前或病程中，或者有可能是急性EBV感染的唯一症状。发展为脑炎的患者在数天内常有发热和头痛。大多数患者为年轻人和大龄儿童。癫痫、昏迷以及其他弥散性脑部病变的表现可以不出现局部神经系统症状。但多数患者出现不同程度的局灶性神经症状和体征，如局灶性癫痫、轻度偏瘫、单瘫、锥体束征阳性等。E-B病毒脑炎可累及脑的任何部位，其中小脑最易受累，大多以步态异常起病，严重者亦可因小脑肿胀、颅内压增高和脑疝而致死。多数病者可出现精神症状、视物变形、体像改变和知觉异常；部分患者可有锥体外系的症状和体征，如齿轮状强直、手足徐动和舞蹈症等。E-B病毒脑炎是儿童和青年急性病偏瘫的常见原因，急性精神症状和短暂性遗忘症亦可能是E-B病毒脑炎的唯一神经系统表现。

E-B病毒的特殊并发症有急性导水管阻塞、抗利尿激素分泌异常综合征、Reye综合征等。

三、腮腺病毒脑炎

腮腺病毒脑炎系由流行性腮腺病毒感染所引起，该病毒属副黏病毒，主要感染腮腺，亦可感染附睾和中枢神经系统，产生腮腺病毒脑膜炎、脑炎。腮腺病毒的中枢神经感染，以脑膜炎最多见，亦有暴发性致死性脑炎。

腮腺病毒脑炎的发病机制尚不完全清楚。有的认为由病毒直接感染所致，有的认为系由病毒感染诱发脱髓鞘改变所致。

腮腺病毒脑炎多数在腮腺炎表现明显的时间发生，常表现为低热、厌食、乏力、头痛、耳痛和腮腺肿大。头痛和腮腺肿大往往同时出现，伴发脑膜炎者出现项强、恶心、呕吐，严重者意识不清、抽搐。体温可以高达39～40℃，持续3～4 d。头痛、呕吐剧烈，持续48～72 h。多数患者在体温降低后症状减轻。体温降低后症状不见减轻，又出现嗜睡、意识不清或抽搐，或有局灶性神经体征者，拟为腮腺病毒脑膜炎脑炎。腮腺病毒感染的临床病程约为7～14 d，伴发中枢神经感染时，病程延长至3～4周。

腮腺病毒脑炎的诊断依赖于有典型的流行性腮腺炎临床表现和头痛、呕吐、昏迷等神经症状，脑脊液细胞增多，有糖、蛋白、氯化物正常的实验室检查特点可予诊断，但应与其他肠道病毒脑炎、脑膜炎等相鉴别。

腮腺病毒脑炎的治疗以对症治疗为主。应用退热药，注意水电解质平衡，多饮水，保证足够的营养为主要治疗措施。中药牛黄解毒制剂可以试用。

腮腺病毒脑炎预后良好，病程自限，不留后遗症。死亡率在1.5%以下，罕见永久性后遗症。最多见的后遗症状为抽搐、人格改变、慢性头痛、听力减退，偶有脑神经麻痹、肢体无力、偏瘫等局灶性神经体征。偶有继发性阻塞性脑积水的报道。

四、狂犬病毒脑炎

狂犬病毒脑炎又称恐水病，是狂犬病毒所引起的传染病，因被病犬咬伤而感染。病毒经狂犬的唾液从伤口进入人体，沿脊神经背根进入中枢神经系统。若未经适当处理，经数月至数年的潜伏期后出现典型的狂犬病症状。近年来，国内大中城市中居民家养宠物非常普遍，我国已成为全世界狂犬病患者最多的国家，应引起广大医务人员的重视。

1. 病理　病毒沿周围神经的轴索向心性扩散，到达背根神经节后，即大量繁殖，然后侵入脊髓和整个中枢神经系统。病变最明显的部位是颞叶海马回、延髓、脑桥、小脑和伤口相应的脊髓节段和背根神经节。脑实质充血、水肿及微小出血。镜下可见脑及脊髓弥漫性充血、水肿，炎症细胞浸润和血管周围脱髓鞘变，神经细胞空泡形成、透明变性和染色质分解。80%的患者神经细胞质中有嗜酸性包涵体。电镜证明包涵体内含有杆状病毒颗粒。

2. 临床表现　本病潜伏期一般在3个月之内。半数在1～2个月之间，文献报道最长为数十年。典型发病可分三期。

（1）前驱期　在已愈合的伤口周围出现麻木、刺痛、痒及蚁走感，并有低热、食欲缺乏、头痛、周身不适等症状，持续2～3 d。

（2）兴奋激动期　高度兴奋、暴躁，出现反射性咽喉痉挛，饮水时明显加重，呼吸困难，极度惊恐，出现恐水、怕风、畏光，在看到水或听到水声、风声亦能引起咽喉痉挛发作。神志清楚，口涎增多，体温升高，脉搏加快，瞳孔散大，持续1～2 d。

（3）麻痹期根据病毒侵入的途径，神经麻痹的临床表现可有两种形式。一种表现为肢体上升性瘫痪，酷似上升性运动性麻痹，表现为下肢远端，逐步累及躯干、上肢的肌无力，张力降低，腱反射消失，但感觉存在，病理征阴性，因此，又称为吉兰－巴雷型样上升性瘫痪。然而，肢体肌肉的麻痹仍会上升，累及呼吸肌、延髓肌而引起呼吸困难。另一种为脑干型，此时虽然没有痉挛或很轻痉挛发作，多数患者将出现昏迷、呼吸循环衰竭而死亡。

本病一旦出现神经症状，病程均无逆转可能，并且迅速发展，多数在一周内死亡，偶可达10 d以上。

3. 实验室检查　血液中白细胞增加，可达（20～30）×10^9/L，以中性粒细胞为主。脑脊液细胞数增多，一般不超过200×10^6/L，主要为淋巴细胞。蛋白质增加，糖和氯化物正常。

4. 诊断　根据有被病犬、病猫咬伤史，明确患者的典型恐水、畏光、流涎等症状，诊断并不困难。

5. 治疗　被狂犬咬伤后应及早接种狂犬病毒疫苗。目前国际上通用的狂犬疫苗有两种，即Semple疫苗和鸭胚疫苗（DEV）。目前国内采用Semple疫苗，在腹壁或肩胛下缘做皮下注射，严禁肌内或静脉注射。剂量为1～6岁1 ml，6岁以上2 ml，每日1次。连续14 d为1个疗程。伤口在颈部以上或伤势严重者可给2 ml，每日2次，7d后改为每日1次。若能联合应用狂犬病毒血清则效果更好，一般剂量为0.5 ml/kg肌内注射，伤情严重者可用1～2 ml/kg，此外，应积极处理伤口，做清创术。

五、慢病毒脑炎

慢病毒脑炎（slow viral encephalitis）系指由病毒直接感染后所引起的慢性弥漫性脑病，是中枢神经系统的一组难治性疾病，主要有进行性风疹病毒脑炎、亚急性硬化性全脑炎、进行性多灶性白质脑病等。

（一）进行性风疹病毒脑炎

进行性风疹病毒脑炎是一种非常罕见的缓慢进行性致死性疾病。自1974－1984年仅报道 12 例。

1. 病理　病理改变主要表现为脑膜和血管周围间隙的炎症以及脑组织的弥漫性萎缩，小脑萎缩严重。在大脑、小脑的实质内和小血管的壁上有广泛无定形嗜碱性沉积物，有时伴钙化。在脑组织中可发现风疹病毒。因此病理学上可根据无包涵体、有嗜碱性沉积物和严重的小脑萎缩与麻疹病毒引起的亚急性硬化性全脑类（SSPE）相鉴别。

2. 临床表现　隐袭起病，发病年龄在 8~19 岁，开始报道的 9 例均为男性。出现行为异常，学习成绩下降，智力进行性减退，动作笨拙。步态、躯体和四肢共济失调为本病突出的表现，癫痫发作常见，晚期发生痉挛性四肢瘫。其他有构音障碍、面肌无力和眼球运动障碍，尚可有视神经萎缩。病情进行性加重，经 8~10 年呈完性痴呆和进行痉挛状态。

实验室检查可见脑脊液中单核细胞增多，蛋白质增高，IgG 明显升高，有寡克隆 IgG 带，提示中枢神经系统内有抗风疹病毒抗体。血清及脑脊液中抗风疹病毒抗体滴度明显增高。脑电图示背景活动为慢节律，无局灶性表现。CT 检查示脑室扩大，特别是第四脑室，并有小脑皮质萎缩。

3. 诊断　根据母亲怀孕期有风疹病毒接触或感染史，或患者有明确的风疹感染史，以及以上临床表现和实验室检查，可作出诊断。

4. 治疗　主要是对症治疗，和 SSPE 相同。无特殊治疗方法可以中止疾病的进展。

（二）亚急性硬化性全脑炎

亚急性硬化性全脑炎（subacute sclerosing panencephalitis，SSPE）又称亚急性硬化性白质脑炎、亚急性包涵体脑炎。1933 年由 Dawson 首先报道。本病见于世界各地，主要发生在儿童和青年，农村儿童较城市儿童发病率高，50% 以上病例在 2 岁前曾有麻疹感染。虽亦可发生在接种过疫苗的儿童，但其发生率只及自然麻疹感染后的 1/5~1/50。自患者麻疹感染到 SSPE 发病的潜伏期平均 5~8 年。

1. 病因和病理　本病与麻疹病毒的持续感染有关。患者血清和脑脊液中抗麻疹病毒抗体滴定度升高，用荧光抗体技术证明在神经细胞内存在麻疹病毒抗原。偶可从死者脑组织中分离出麻疹病毒。近年来用对麻疹病毒易感的指示细胞进行协同培养，已使病毒分离成功。神经细胞核中有特殊形态的包涵体。电镜检查见脑内包涵体呈管状结构，大小与麻疹病毒的核衣壳相当。用患者脑组织接种于动物，可使动物成功地感染。以上资料支持本病与麻疹病毒感染有关。

关于 SSPE 的发病机制曾有多种学说，但至今仍有不明确之处。有作者认为麻疹病毒初次感染时，病毒在机体内增殖而偶然发生变异株，或认为 SSPE 是由于机体对麻疹病毒发生不正常免疫反应所致。用电镜检查患者的脑组织发现麻疹病毒外，尚存在乳头状瘤病毒，因此提出两种病毒混合感染所致。麻疹病毒可使免疫细胞遭受破坏，影响了 T 细胞依赖性细胞的免疫功能，因而对麻疹病毒发生了细胞免疫的耐受性，致使病毒能够在脑内存活，造成对神经系统的进行性损害。综上多种学说，SSPE 的发病可能与病毒的特点及宿主的免疫状态有关。

病理检查可见亚急性炎症变化，灰质和白质均受累。脑血管周围的淋巴细胞、巨噬细胞和浆细胞浸润，呈袖套状。灰质的炎性改变是非特异性的，神经元有严重丧失，伴明显的反应性胶质增生。在白质有星形细胞增多及神经胶质增生，并伴不同程度的髓鞘脱失。特征性的变化为电镜下可见神经节细胞、星形细胞及少突神经胶质细胞中有核内和胞质内包涵体存在，免疫荧光染色显示存在麻疹病毒抗原。一般认为，较慢性、病程较长的病例，有较多的白质髓鞘脱失，亚急性或病程较短者则包涵体显著。

2. 临床表现　起病年龄为 2 ~ 20 岁，平均 7 ~ 8 岁，以学龄儿童为最多见。男性略多于女性，为 2.5 : 1 ~ 3.3 : 1。起病多呈隐袭进行性，偶有暂时缓解期。无全身性或中枢神经系统感染的临床表现。根据病程演变的特点，一般可分为四期。

（1）第一期：行为及精神障碍期，患者有性格和行为改变，情感不稳，记忆力减退，学习成绩下降，淡漠，嗜睡，幻觉。尚可有脉络膜视网膜炎，甚至失明。此期历时约数周至数个月。

（2）第二期：运动障碍期，一般为 1 ~ 3 个月。最重要的特征是肌阵挛抽动，每分钟 4 ~ 12 次，通常是头、躯干和四肢的突然屈曲运动，接着 1 ~ 2 s 的缓慢放松期。发生在清醒时，尚可发生舞蹈样和手足徐动样姿态、震颤、半身狂跃运动或肌紧张不全、癫痫发作、共济失调。此外，由于脉络膜视网膜炎、视神经萎缩或皮质盲而致视力障碍。偶尔发生视盘水肿。

（3）第三期：昏迷、角弓反张期，表现为去大脑强直，阵发性角弓反张，伴不规则呼吸及自主神经功能紊乱症状，如体温波动、出汗异常、高热等，最终进入昏迷。

（4）第四期：终末期，大脑皮层功能几乎完全丧失并出现眼球浮动，肌张力低下，肌阵挛消失。

多数患者病情进行性加重，整个病程 9 个月至 3 年，最终因继发性感染、循环衰竭或营养不良、恶病质而死亡。亦有报道在病后 6 周就死亡或病程长达 10 年以上。长期存活者，约 5% 的患者有自发性的症状缓解。

脑脊液检查正常或轻微细胞、蛋白质升高，可见浆细胞和激活的淋巴细胞。大多数病例免疫球蛋白增高，主要是 IgG、IgM 增高，有寡克隆 IgG 带。血清、脑脊液中有高滴度的麻疹抗体。脑电图示特在低平的背景上间隔 4 ~ 8 s，周期性地出现 2 ~ 3 Hz 的高幅慢波，持续时间 0.5 ~ 2 s。双侧对称，以枕顶部最为显著。该波在疾病第二期最显著，至第四期消失。早期脑 CT 及 MRI 正常，随着病情进展，可显示进行性皮质萎缩，脑室扩大和多灶性低密度白质病损。

3. 诊断　根据典型的临床病程，特殊的脑电图改变，脑脊液的细胞学检查，免疫球蛋白增高以及血清和脑脊液中抗病毒抗体的水平异常增高，可作出临床诊断。为进一步确诊可做脑活检，从脑组织中发现典型的包涵体、麻疹病毒抗原或分离出麻疹病毒。

4. 治疗和预防　主要是对症治疗，减轻肌阵挛及癫痫发作，加强护理，防止并发症。对疾病本身尚无特殊的治疗方法。曾用各种抗病毒药物、免疫抑制药或干扰素及转移因子，均不能肯定可影响疾病的自然过程。近年来有报道用肌苷治疗本病，特别对缓慢进展的患者似可延长生命，但确实的疗效尚待进一步研究。

预防本病最有效的方法是接种麻疹疫苗。

（三）进行性多灶性白质脑病

进行性多灶性白质脑病（progressive multifocal leukoencephalopathy, PML）为一种少见的亚急性脱髓鞘疾病，1958 年首次报道至今已有许多报道，世界各地都有病例发生。

1. 病因和病理　本病为乳头多瘤空泡病毒（JC 病毒）感染引起，常在全身性严重疾病的基础上发生，特别是亚急性淋巴细胞增生性疾病，如慢性淋巴细胞性白血病、霍奇金病、淋巴肉瘤，单核－巨噬细胞系统良性疾病，如结核和结节病，以及癌症等。近来有报道发生于器官移植、长期使用免疫抑制剂和获得性免疫缺陷综合征病例。电镜检查发现少突胶质细胞中有包涵体，直径为 33～45 nm 的二十面体，与乳头多瘤空泡病毒颗粒相似，现已证实属多瘤病毒亚型，称为 JC 病毒。少数病例脑部已分离出此类病毒，并证明病毒直接作用于少突胶质细胞，破坏其所支撑的髓鞘，形成严重的脱髓鞘病变。因而认为本病系由于机体免疫功能低下，中枢神经系统慢病毒感染所致。

病理检查可见脑白质内有广泛性多灶脱髓鞘病变，以大脑半球为主，脑干及小脑亦可累及，轴突相对而、言保持完整。病灶区少突胶质细胞及髓鞘脱失。病灶周围少突胶质细胞肥大，可见核内包涵体，系由大量乳头多瘤空泡病毒颗粒组成。

2. 临床表现　多见于成年男性，起病年龄 20～80 岁，多在 50 岁以上。起病无发热。大多数患者在原发疾病确诊后 2～4 年出现神经症状，进行性脑损害的症状有精神症状、偏瘫、四肢瘫、偏盲、皮质盲、共济失调、构音障碍、智能减退、最后成为痴呆。少数有癫痫发作、意识模糊，严重者昏迷。一旦出现神经症状后，病程迅速进展，平均 3～6 个月死亡，个别报道可有缓解。

脑脊液检查多数正常，偶可有轻度蛋白质增高或少量单核细胞。脑电图呈弥散性异常伴局灶性改变。CT 检查示白质内有多灶性低密度区，注射造影剂后无增强现象，无肿块效应。MRI 对特征性白质病损的发现更为敏感。

3. 诊断　根据在原有疾病基础上，经数年后迅速出现神经系统症状，结合实验室检查，可考虑本病诊断，然而只有脑组织活检才能作出肯定的诊断。

4. 治疗　以支持及对症治疗为主。加强护理，预防并发症的发生。

（骆志坚）

第三节　脑脓肿

一、病因

健康脑组织对细菌有一定抗御能力，实验证明把致病菌接种于脑内，很难造成脑脓肿。外伤、梗死引起的脑组织坏死，以及术后残留无效腔等则有利于脑脓肿的形成。因此，脑脓肿大多继发于颅外感染，少数因开放性颅脑外伤或开颅术后感染所致。根据感染来源可分为以下几种。

1. 直接来自邻近感染灶的脑脓肿　其中以慢性化脓性中耳炎或乳突炎并发胆脂瘤引起者最常见，称耳源性脑脓肿，2/3 发生于同侧颞叶，1/3 在同侧小脑半球，大多为单发脓肿，但也可以是多房性的。额窦或筛窦炎可引起同侧额叶突面或底面的脓肿，称鼻源性脑脓肿。蝶窦炎可引起鞍内或颞叶脓肿。头皮疖痈、颅骨骨髓炎等也可直接蔓延至颅内形成脑脓肿。这些脓肿大多发生在原发感染灶同侧，少数在对侧。耳源性脑脓肿的发生率一度占脑脓肿的首位，近来随人民生活水平提高和对中耳炎防治的普及，其发生率已退居在血源性脑脓肿之后。

2. 血源性脑脓肿　多因脓毒血症或远处感染灶经血行播散到脑内而形成。如原发感染灶为胸部化脓性疾患（如脓胸、肺脓肿、支气管扩张症等）称为肺源性脑脓肿；因心脏疾患（细菌性心内膜炎、先天性心脏病等）引起者称为心源性脑脓肿。此外，皮肤疖痈、骨髓炎、牙周脓肿、膈下脓肿、胆道感染、盆腔感染等均可成为感染源。此类脓肿常为多发，分布于大脑中动脉供应区，以额、顶叶多见，少数可发生于丘脑、脑干等部位。

3. 外伤性脑脓肿 在开放性颅脑外伤中，因异物或碎骨片进入颅内带入细菌，或因颅底骨折伤及鼻窦、鼓室盖，细菌从骨折裂缝侵入。由非金属异物所致的脑脓肿多发生在外伤后早期，金属异物所致者，则多在晚期，有长达38年后发病的报道。脓肿部位多位于伤道或异物所在处。

4. 医源性脑脓肿 因颅脑手术感染所引起，如发生于开颅术、经蝶（或筛）窦手术、立体导向术后感染。

5. 隐源性脑脓肿 感染源不明，可能因原发病灶很轻微，已于短期内自愈或经抗生素等药物治愈，但细菌经血行已潜伏于脑内，一旦患者抵抗力减弱，潜伏的细菌就繁殖而致脑脓肿。因此，此类脑脓肿多为血源性，其病原体毒力低或机体抵抗力较强，急性化脓性炎症期不显著，病程长，诊断较困难。

二、流行病学

缺少流行病学报告。临床资料显示，随着诊疗水平提高，细菌性脑脓肿发生率显著减少，但是获得性免疫障碍引起的真菌性脑脓肿有增多趋势。美国1991年报告基于人口的脑脓肿发生率为1.3/10万，男女比为3∶1，5~9岁和>60岁的患者最常见。

三、病理

1. 致病菌随感染来源而异 常见的有：链球菌、葡萄球菌、肺炎链球菌、大肠埃希杆菌、变形杆菌和铜绿假单胞菌（绿脓杆菌）等，也可为混合性感染。耳源性脓肿多属链球菌或变形杆菌为主的混合感染；鼻源性脑脓肿以链球菌和肺炎链球菌为多见；血源性脑脓肿取决于其原发病灶的致病菌，胸部感染多属混合性感染；外伤性脑脓肿多为金黄色葡萄球菌。不同种类的细菌产生不同性质的脓液，如链球菌感染产生黄白色稀薄的脓，金黄色葡萄球菌为黄色黏稠状脓，变形杆菌为灰白色、较稀薄，有恶臭的脓，铜绿假单胞菌为绿色有腥臭的脓，大肠埃希杆菌为有粪便样恶臭的脓。脓液应及时做细菌涂片固紫染色、普通和厌氧细菌培养及药敏试验。有时脓液细菌培养阴性，此乃由于已应用过大量抗生素或脓液长时间暴露在空气后再培养，也可由于未做厌氧菌培养。厌氧菌性脑脓肿的发生率日益增多，其中以链球菌居多，其次为杆菌和其他球菌。除开放性颅脑外伤引起的脑脓肿外，大多数厌氧菌脑脓肿继发于慢性化脓性病灶，如中耳炎和胸腔化脓性病变等。结杆菌、诺卡菌、真菌（如放射菌、隐球菌）、阿米巴原虫及肺吸虫等偶也可引起脑脓肿，特别发生于免疫机制障碍者。

2. 细菌侵入颅内的途径随病因而异 耳源性脑脓肿的细菌主要入侵途径是经邻近的骨结构（如鼓室盖）直接蔓延至硬脑膜、蛛网膜、血管、血管周围间隙，从而进入脑实质，形成脓肿；在少数病例，并有血栓性静脉炎时，感染性栓子可经静脉窦逆行或经导静脉（或动脉）传入脑，引起远隔部位如顶叶、枕叶、额叶、小脑蚓部或原发病灶对侧的脑脓肿。鼻源性脑脓肿是因感染侵蚀鼻窦壁引起邻近的硬脑膜炎或硬脑膜外（或下）脓肿，进而炎症扩散人脑实质及其血管，形成脑脓肿。血源性脑脓肿细菌侵入脑实质的途径有：①经动脉血循环，多见于脓毒血症和胸腔内感染及细菌性心内膜炎，细菌或感染性栓子经动脉血循环到达脑内，先天性心脏病因有动静脉短路，大量静脉血不经肺过滤，直接进入左心，使细菌或感染栓子直达脑内，而且由于青紫型心脏病者常伴有红细胞增多症，血液黏度增加，易形成栓子造成脑栓塞，引起脑梗死，脑组织缺血缺氧、坏死，从而有利细菌繁殖而形成脑脓肿；②经静脉血循环，见于头面部感染、颅骨骨髓炎、牙周脓肿等，细菌可经面静脉与颅内的吻合支或板障静脉、导静脉等侵入颅内；③经椎管内静脉丛，肝、胆、膈下脓肿、泌尿系感染和盆腔感染，可经脊柱周围静脉丛与椎管内之静脉吻合进入椎管内静脉，再经椎静脉逆行入颅内；④外伤性脑脓肿因硬脑膜破损，异物侵入颅内将细菌带入。

3. 病变的演变过程　病菌侵入脑内，一般经下述三个阶段形成脓肿。

（1）急性化脓性脑炎或脑膜脑炎期：由于病灶部位小血管的脓毒性静脉炎或化脓性栓塞，使局部脑组织软化、坏死，继而出现多个小的液化区，病灶周围血管扩张，伴炎症细胞浸润和脑水肿。

（2）化脓期：随着液化区扩大和融合而成脓腔，其中有少量脓液，周围有一薄层不规则的炎性肉芽组织，邻近脑组织有胶质细胞增生和水肿带。

（3）包膜形成期：脓腔外周的肉芽组织因血管周围结缔组织与神经胶质细胞增生逐步形成包膜，其外周脑水肿逐渐减轻。脓肿包膜形成的快慢不一，取决于机体对炎症防卫能力和病菌的毒力等。一般感染后 10 ~ 14 d 包膜初步形成，4 ~ 8 周包膜趋于完善。但少数患者因其抵抗力差或病菌的毒力强大，脑部化脓性病灶长期不能局限，感染范围不断扩大，脑水肿严重，除形成多灶性少量积脓外，无包膜形成，称为暴发性脑脓肿，这是脑脓肿的一种特殊类型，预后多不良。另外，在脓肿不同部位，包膜形成也不一致，在近脑皮质处，因血管丰富，包膜形成较厚；在白质深处包膜则薄而脆，因此脑脓肿易向脑室破溃。脑脓肿大小不一，可单房或多房。在脑脓肿周围常伴有局部的浆液性脑膜炎或蛛网膜炎，有时合并化脓性脑膜炎、硬脑膜外（或下）脓肿，增加鉴别诊断的困难。

三、临床表现

1. 全身症状　多数患者有近期感染或慢性中耳炎急性发作史，伴发脑膜脑炎者可有畏寒、发热、头痛、呕吐、意识障碍（嗜睡、谵妄或昏迷）、脑膜刺激征等。周围血象呈现白细胞增高，中性多核白细胞比例增高，血沉加快等。此时神经系统并无定位体征。一般不超过 2 ~ 3 周，上述症状逐渐消退。隐源性脑脓肿可无这些症状。

2. 颅压增高症状　颅压增高虽然在急性脑膜脑炎期可出现，但是大多数患者于脓肿形成后才逐渐表现出来。表现为头痛好转后又出现，且呈持续性，阵发性加重，剧烈时伴呕吐、缓脉、血压升高等。半数患者有视盘（视乳头）水肿。严重患者可有意识障碍。上述诸症状可与脑膜脑炎期的表现相互交错，也可于后者症状缓解后再出现。

3. 脑部定位征　神经系统定位体征因脓肿所在部位而异。颞叶脓肿可出现欣快、健忘等精神症状，对侧同侧偏盲，轻偏瘫，感觉性或命名性失语（优势半球）等，也可无任何定位征。小脑脓肿的头痛多在枕部并向颈部或前额放射，眼底乳头水肿多见，向患侧注视时出现粗大的眼球震颤，还常有一侧肢体共济失调、肌张力降低、肌腱反射下降、强迫性头位和脑膜刺激征等，晚期可出现后组脑神经麻痹。额叶脓肿常有表情淡漠、记忆力减退、个性改变等精神症状，亦可伴有对侧肢体局灶性癫痫或全身大发作，偏瘫和运动性失语（优势半球）等。若鼻窦前壁呈现局部红肿、压痛，则提示原发感染灶可能即在此处。顶叶脓肿以感觉障碍为主，如浅感觉减退、皮质感觉丧失、空间定向障碍；优势半球受损可有自体不识症、失读、失写、计算不能等。丘脑脓肿可表现偏瘫、偏身感觉障碍和偏盲，少数有命名性失语，也可无任何定位体征。

4. 并发症脑脓肿可发生两种危象。

（1）脑疝形成：颞叶脓肿易发生颞叶钩回疝，小脑脓肿则常引起小脑扁桃体疝，而且脓肿所引起的脑疝较脑瘤者发展更加迅速。有时以脑疝为首发症状而掩盖其他定位征象。

（2）脓肿破裂而引起急性脑膜脑炎、脑室管膜炎：当脓肿接近脑室或脑表面，因用力、咳嗽、腰椎穿刺、脑室造影、不恰当的脓肿穿刺等，使脓肿突然溃破，引起化脓性脑膜脑炎或脑室管膜炎并发症。常表现突然高热、头痛、昏迷、脑膜刺激征、角弓反张、癫痫等。其脑脊液可呈脓性，颇似急性化脓性脑膜炎，但其病情更凶险，且多有局灶性神经系统体征。

四、诊断

头颅超声波检查、脑电图检查和核素脑扫描由于缺乏特异性和敏感性，现已少应用。下面介绍常用的方法。

1. 头颅 X 线平片 可发现乳突、鼻窦和颞骨岩锥炎性病变、金属异物、外伤性气颅、颅内压增高和钙化松果体侧移等。

2. 腰椎穿刺和脑脊液检查 在脑膜脑炎期颅内压多为正常或稍增高，脑脊液中白细胞可达数千以上，以中性多形核为主，蛋白相应增高，糖降低。脓肿形成后，颅压即显著增高，脑脊液中的白细胞可正常或略增高（多在 $100 \times 10^6/L$），糖正常或略低。但若化脓性脑膜炎与脑脓肿并存，则脑脊液的变化对诊断意义不大。而且，腰椎穿刺如操作不当会诱发脑疝。因此当临床上怀疑到脑脓肿时，腰椎穿刺要慎重。在操作时勿放脑脊液，只能取少量脑脊液送检。

3. 脑 CT 检查 是诊断脑脓肿的主要方法，适用于各种部位的脑脓肿（图 8-1）。由于脑 CT 检查方便、有效，可准确显示脓肿的大小、部位和数目，故已成为诊断脑脓肿的首选和重要方法。脑脓肿的典型 CT 表现为：边界清楚或不清楚的低密度灶（10～15HU），静脉注射造影剂后，脓肿周边呈均匀环状高密度增强（30HU），脓肿中央密度始终不变，脓肿附近脑组织可有低密度水肿带，脑室系统可受压、推移等。如脓肿接近脑室，可引起脑室室管膜增强征。少数脑脓肿的增强环不均匀，或呈结节状。可是，脑 CT 显示的环征并非脑脓肿特有，也可见于胶质母细胞瘤、转移癌、囊性胶质细胞瘤、脑梗死和脑内血肿等，应注意鉴别。一般脑脓肿的 CT 值有一定范围，环均匀，可有多发病灶和室管膜增强，以及常有感染病史等，还是容易与其他病变区别。在脑炎晚期，CT 也可显示增强环征，此乃由于脑炎时血脑屏障改变，血管周围炎症细胞浸润和新生血管形成等所致，因此脑炎的环征与脑脓肿包膜的环征在本质上不同。要区分这两种环征，除结合临床发病时间外，可采用延迟 CT 检查法，即在静脉注射造影剂 30min 后再扫描，脑炎原来低密度中央区也变成高密度，但脓肿中央区始终密度不变。由于皮质类固醇有抑制炎症反应和成纤维增生及新生血管形成之作用，乃至影响脑脓肿环的形成，因此，对可疑患者应停用激素后重复脑 CT 检查。

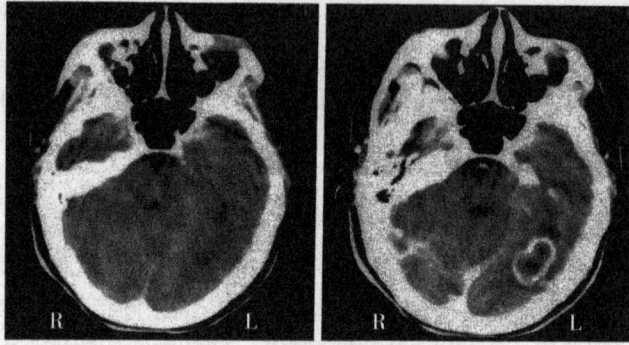

图 8-1 左颞枕部脑脓肿的 CT 表现 (平扫与增强)

4. 脑 MRI 检查 优于 CT，不仅可诊断和鉴别诊断，且可作疗效评估指标。常规序列（T_1W、T_2W）可显示脑脓肿特征表现，在急性化脓性脑炎，T_1W 为不规则略低信号区，T_2W 呈高信号伴病灶中央略低信号，有明显占位效应。T_1W 增强病灶显示不规则强化。脓肿形成后，T_1W 脓肿为边界清楚、低信号区，增强后呈环状增强带，病灶中央不强化。T_2W 则为等到中度高信号或高信号区，周围水肿带呈明显高信号（图 8-2）。可是 MR 常规序列难与囊性或坏死性肿瘤鉴别。可用弥散加权（DW）或近似弥散系数（ALDC）或分割各向异性（FA）成像技术，鉴别脑脓肿与非脓肿性病变。另外，ADC 和 FA 尚可作为评估疗效（如脓肿穿刺）的疗效（图 8-3）。

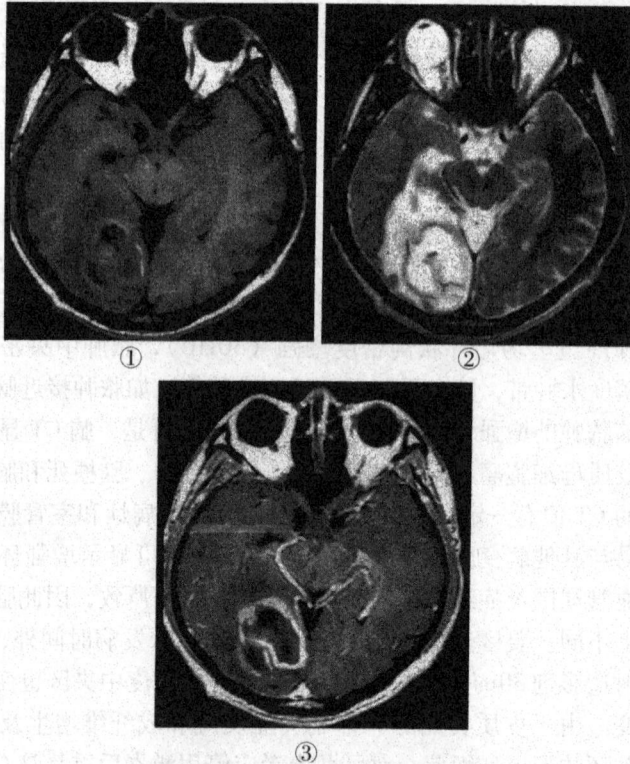

①

②

③

图 8-2 脑脓肿的 MRI 图像
①T_1W；②T_2W；③增加扫描

5. 钻孔穿刺　具有诊断和治疗的双重价值，适用于采取上述各检查方法后还不能确诊的病例，而又怀疑脑脓肿者。在无上述检查设备的单位，临床上高度怀疑脑脓肿者，可在脓肿好发部位钻孔穿刺。

五、鉴别诊断

1. 化脓性脑膜炎　一般化脓性脑膜炎体温较高，中毒症状和脑膜刺激征较明显，多无定位体征，脑脊液呈化脓性炎症改变等，不难与脑脓肿鉴别。但若脑脓肿与化脓性脑膜炎相伴随，则临床上两者难以严格区别，可采用头 CT 和头 MRI 加以鉴别。

2. 耳源性脑积水　多因中耳感染、乳突炎和横窦血栓形成所致。其特点为颅内压增高而缺少定位体征，病程较长。可采用头 CT 和头 MRI 检查来与小脑脓肿区分，以及 MRV 协作诊断或小心行腰椎穿刺，压迫病灶侧颈静脉，如不引起脑脊液压力增高，则提示该侧横窦阻塞（Tobey Ayer 试验）。本病经药物抗炎、脱水治疗多能缓解。

3. 化脓性迷路炎　为中耳炎的并发症，可出现眼颤、共济失调和强迫头位等，颇似小脑脓肿。但其头痛较轻，而眩晕较重，眼底视乳头无水肿，也没有病理征和颈部抵抗，经药物治疗 2~3 周后多能好转。

4. 脑瘤　一般根据病史、CT 和 MRI 可鉴别，有时须手术才能确诊。

六、治疗

在化脓性脑膜脑炎时选用有效的抗生素和脱水剂治疗，常可避免脓肿形成。

（一）药物治疗

抗生素是治疗脑脓肿的一项重要措施，由于血脑屏障的存在，抗生素在脑组织和脑脊液中的浓度比血中要低。因此应用抗生素要注意：①用药要及时，剂量要足，一旦诊断为化脓性脑膜炎或脑脓肿，应立即全身给药，在某些情况下（如固紫染色阴性细菌感染），为提高抗生素在脑脊液中浓度，可从鞘内（或脑室内）与静脉同时给药；②开始选用抗生素时要考虑到混合性细菌感染的可能，抗菌谱要全面，通常选用青霉素和氯霉素，以后可根据细菌培养和药敏结果，再改用相应的抗生素；③持续用药时间要够长，必须完全控制感染，等脑脊液正常后方可停药，以免复发。在脑脓肿术后应用抗生素，不应少于 2~4 周。一般抗生素用法：青霉素钠盐或钾盐 500 万 ~1000 万 U/d，分 2~4 次静脉滴注；氯霉素 50mg/（kg·d），分 2~3 次静脉给药；氨苄西林 150~200mg/（kg·d），分 2~4 次静脉滴注；阿米卡星 200~400 mg/d，分 2 次肌内或静脉给药；庆大霉素 3mg/（kg·d），分 2~3 次静脉滴注；头孢噻肟钠每次 0.5~1.5g，每日 4 次，肌内或静脉给药；头孢曲松钠每次 1~2g，每日 1 次或分 2 次，静脉给药；羧苄西米 300~500mg/（kg·d），分 2~4 次静脉给药；万古霉素 1~2g/d，分 2 次静脉滴注；利福平 1200mg/d，分 2 次口服；甲硝唑每次 500mg，8hl 次静脉滴注。常用鞘内注射抗生素：庆大霉素每次 1 万 ~2 万 U，每日 1~2 次；阿米卡星（amikacin）每次 5~10mg，每日 1 次；多黏菌素每次 1 万 ~5 万 U，每日 1 次。用药前应明确该药批号能否鞘内注射，并用生理盐水把药稀释，注射时要缓慢，使药液逐渐在脑脊液中弥散，并根据患者反应调整针尖位置和注射速度，以减少药液对神经组织的毒性和刺激。

（二）手术治疗

一旦脑脓肿形成，就不能单独用药物治疗，还必须采用手术。对包膜尚未完善形成的脓肿早期、多发性小脓肿、基底核等深部脑脓肿，或患者年老体弱不能耐受手术，可先采用内科治疗，但必须密切随访，定期神经系统检查和脑 CT 复查。

关于手术时机，有两种意见，一种主张一旦确诊为脑脓肿即应手术，另一种主张用抗生素治疗 1~2 周，待包膜形成完善后手术。多数人偏向后一种意见，但当病情恶化时，则应立即手术。手术方法如下。

1. 颅脑穿刺抽脓术　简便安全，既可诊断又可治疗，适用于各种部位的脓肿，特别对位于脑功能区或深部脓肿（如丘脑、基底核）或老年体弱、婴儿、先天性心脏病及病情危重不能耐受开颅手术者适用。而且穿刺失败后，仍可改用其他方法。因此，随着 CT、MRI 的应用，穿刺法常作为首选的治疗方法，甚至用于多发性脑脓肿。对深部脓肿（如丘脑脓肿）采用立体定向技术或脑窥镜技术，可提高穿刺的准确性。但其缺点是疗程较长，对厚壁脓肿、脓腔内有异物者不适用。穿刺抽脓时，应根据脓肿部位，选最近脓肿而又不在脑功能区或大血管部位钻洞。穿刺入脓腔后，应保持针尖在脓腔中央，把脓液尽量抽吸出来，并反复、小心地用生理盐水冲洗脓腔，防止脓液污染术野。最后向脓腔内注入含抗生素的硫酸钡混悬液做脓腔造影，以便以后摄头颅正侧位片随访和作为再穿刺的标志，也可不做脓腔造影，单纯注入抗生素，而用脑 CT 随访来指导穿刺。临床症状、体征的消失，脓腔造影或 CT 显示脓肿缩小（一般直径 <1 cm）、皱缩，则说明脓腔已闭合，可停止穿刺。但临床还应定期随访半年至 1 年。也可用 MRI 的 ADC 和 FA 动态观察，判断疗效（图 8-3）。

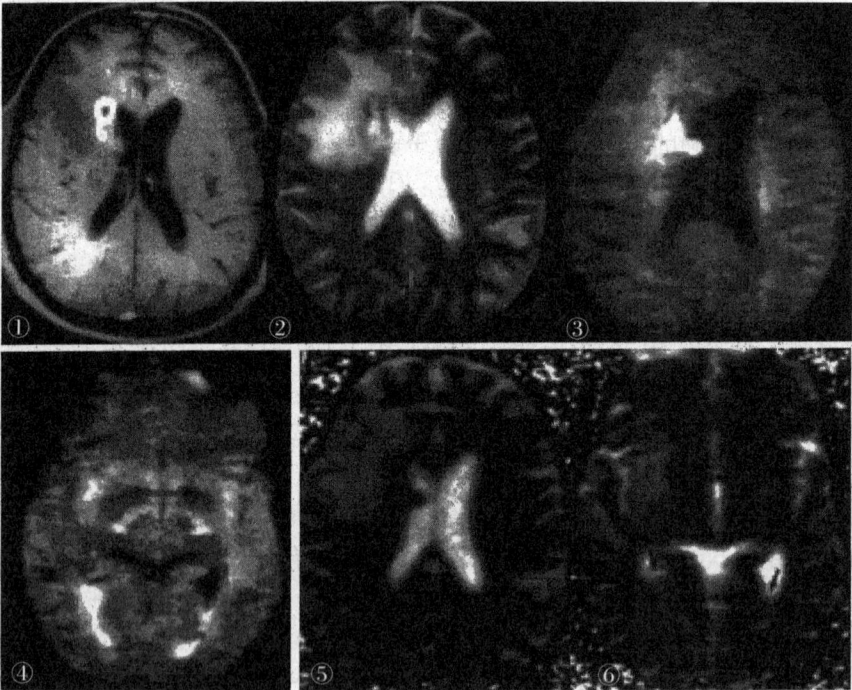

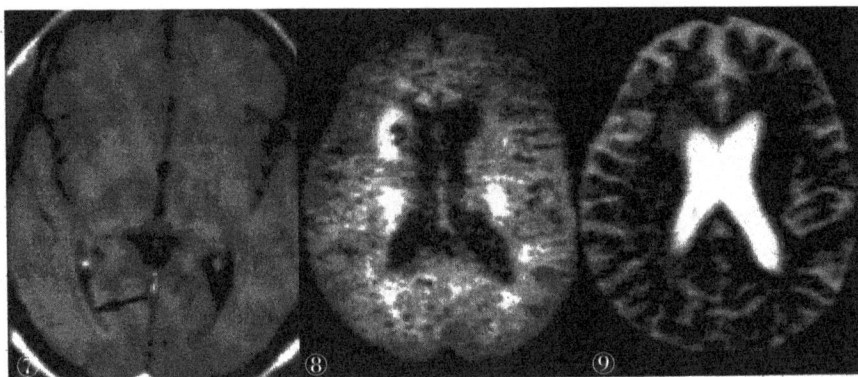

图 8 - 3　脑脓肿 MRI 检查增强 T_1W

①示右侧室前角后壁脓肿，T_2W；②示病灶为高信号区伴周边不规则水肿带，DW 示脓肿腔高信号；③双侧室枕角也高信号；④（空箭头）；⑤⑥ADC 见脓肿腔和枕角（黑箭）均低信号；⑦增强 TIW 见右枕角壁强化（黑箭），提示脑室炎；⑧治疗 4 周后，DW 见脓肿低信号，提示脓肿壁塌陷；⑨ADC 未见任何低信号灶

2. 脑脓肿切除术　经穿刺抽脓失败者、多房性脓肿、小脑脓肿或脓腔内有异物者均应行脓肿切除术，对脓肿溃破者也应紧急开颅切除脓肿，并清洗脑室内积脓。术时应注意防止脓液污染伤口。本法治疗彻底，颅内减压满意，但它要求一定的医疗技术和条件。可见，上述两法各有利弊，应根据患者情况合理选用。一般而论，手术方法与术后癫痫发生率、脓肿复发率及神经系统并发症之间并无显著关系。不论采用什么方法，最重要的是及时诊断和治疗，在脑干尚未发生不可逆的继发性损伤以前清除病变，解除脑受压，并配合应用适当的抗生素、脱水治疗，注意营养和水、电解质平衡。

七、预后与预防

脑脓肿的病死率和病残率仍较高，大组病例报道的病死率为 20% ～60%。自从脑 CT 应用以后，由于诊治水平的提高，病死率有所下降，但仍在 14% 上下。复旦大学附属华山医院神经外科 25 年收治 321 例脑脓肿，手术死亡率从 17.8% 下降到 3%。但必须指出，脑脓肿的各种疗法都有程度不等的后遗症如偏瘫、癫痫、视野缺损、失语、精神意识改变、脑积水等。因此，对脑脓肿来说，重要的问题在于预防和早期诊疗，尤应重视对中耳炎、肺部化脓性感染及其他原发病灶的根治，以期防患于未然。影响疗效和预后的因素有：①诊治是否及时，晚期患者常因脑干受压或脓肿破溃而导致死亡；②致病菌的毒力，特别是厌氧链球菌引起的脑脓肿发生率和病死率均较高，可能与其破坏脑组织的毒力有关；③心源性、肺源性和多发脑脓肿预后差；④婴幼儿患者预后较成人差。

（刘小双）

第九章

癫痫

第一节　概述

　　癫痫是多种原因引起的慢性脑部疾病，是神经科的常见病和多发病。国际范围内的患病率为 5% ~ 10%，发病率为每年 20 ~ 70/1 000 000 而根据我国近年来的大规模流行病学调查，癫痫患病率为 7%，5 年活动性的患病率为 4.6%，发病率为每年 28.8/100 000 癫痫的病程长，致残率高，死亡危险性为一般人群的 2 ~ 3 倍。临床反复出现的癫痫发作给患者造成巨大的生理和心理痛苦，也严重影响了患者的教育、就业、婚姻生育等，导致生活质量低下，同时，也对家庭和社会带来严重而深远的影响。

　　癫痫发作和癫痫综合征：不同大脑区域神经元的过度同步异常兴奋以及这种兴奋循着复杂的神经网络途径进行扩散和传播，导致了癫痫发作症状的多样性，而癫痫综合征则是基于病因、临床症状、脑电特征以及治疗和预后反应等的概念。癫痫的临床表现是如此地复杂，需要寻找规律去认识，并区分不同的类型。目前癫痫领域存在的问题很大一部分是诊断和分类诊断的问题，对于癫痫发作和非癫痫发作的识别不清，对于癫痫的类型区分不清，以及对于癫痫综合征的认识不足，导致了治疗效果差，甚至是错误的治疗。统一的分类不仅便于临床掌握和交流，也便于对于癫痫进行深入的基础和临床研究。从最初 20 世纪 70 年代 Gastaut 提出系统化的癫痫分类方案之至 2010 年的最新国际抗癫痫联盟（ILAE）分类建议，对于癫痫发作和癫痫综合征的分类就在不停地发展之中，不断有新的发作类型和综合征类型被描述，体现了人们认识的不断深入。

　　脑电生理：电生理异常是癫痫的核心问题，能够记录这种脑电生理异常的脑电图是癫痫最重要的检查手段。自 1935 年失神发作的特征性脑电图被发现以来，人们对于癫痫的认识由于脑电图的帮助进入了崭新的时代。通过癫痫性放电的出现方式、出现部位，以及异常放电模式等的细致分析，脑电生理不仅有助于判别是否癫痫，而且提供了分类的信息，并且能够加深我们对于不同临床发作类型和综合征类型的理解。目前，脑电图的理论已经发展的比较成熟，而脑电图的数字化、录像脑电图检测等技术方面的问题已经使临床的应用更为便利。常规的头皮电极能够满足于临床的一般需要，针对需要外科治疗的病例，颅内电极的临床应用一方面有助于更好地发现放电起源，放电特征以及记录和研究放电的异常传播，探讨癫痫发作电生理异常的机制，同时能够精确进行脑功能定位，近年来也有了快速进展。

神经影像学：神经影像学的出现和发展为癫痫的诊疗带来了另外一个突破性的进展。特别是高分辨率的头颅 MRI 检查，有助于发现癫痫相关病理灶，为病因的诊断和治疗提供了重要的帮助。目前，在体发现常见的癫痫病理灶，包括海马硬化、脑发育异常、脑肿瘤以及多种因素造成的脑损伤等，已经成为可能。但是，由于部分患者的病变部位轻微，如局灶性皮质发育不良，需要借助特殊序列以及参数调整，以突出病变特征。另外一方面，癫痫本质上反映了脑功能的异常，因此，除了了解结构影像学之外，功能影像学也有很大的价值，在近年来研究和应用也较为活跃。但是，功能学的检查尚不具有诊断癫痫的特异性，但有助于了解在癫痫诊断以后的功能变化，在癫痫术前评估中，能够有助于癫痫源和功能区的定位。

癫痫的药物治疗：除了少数已经很好地被认识，并且预后良好的年龄相关性特发性癫痫类型，如果发作稀少，可以不采取治疗而随诊观察，绝大多数癫痫患者，需要积极而适宜的正规治疗。尽管现在有多种治疗手段出现，但药物治疗是癫痫治疗的主流。习惯上将 20 世纪 90 年代后上市的药物称为抗癫痫新药。目前临床可以应用的抗癫痫药物有 10 余种，越来越多的抗癫痫药物对全面控制癫痫提供了更多的机会。在追求疗效的同时，药物不良反应也是一个需要重视的问题，患者面临着种种可能的不良作用威胁，极为罕见的是，有些不良作用甚至有致命性。总体来说，70%~80% 的患者经过适宜的抗癫痫药物能够达到长期完全缓解。根据发作类型和根据综合征类型选择药物，单药治疗目前依然是开始癫痫治疗的标准，40%~50% 的病例通过单药治疗能够缓解，但很多时候我们不得不采用具有不同机制的 2 种甚至 2 种以上的药物联合，使另外大约 30% 的患者能够获得良好的控制，但多药联合治疗易于产生更多的不良反应。大量的随机对照双盲试验（RCT）有助于我们选择更适宜的治疗，但是，应该强调的是，由于多种原因，RCT 试验所得的证据并非完美，同时，同一发作类型成者同种综合征类型的不同患者，对于相同药物的反应也有个体差异性。因此，对于 RCT 的结论，既不能刻板遵照，也不能不予重视，客观评价现有的证据，在循证医学的基础上进行个体化的治疗。

癫痫的外科手术治疗：近年来，癫痫外科手术已经在我国蓬勃发展起来。根据国际的研究，癫痫外科的治疗并不仅仅限于药物难治的类型，对于某些有很好手术效果的类型，即适合于手术治疗的类型，经过适当的时间观察，也主张采取积极的手术态度，对此也有循证医学的证据。手术成败的关键在于术前全面而准确的癫痫源和功能区定位。目前运用的定位手段包括对于发作症状学的细致分析，寻找定侧和定位的线索；对于发作期和发作间歇期脑电变化细致分析，了解发作起源和扩散的信息；对于结构影像学和功能影像学的细致分析，寻找即使是细微的异常改变等。癫痫源是一个理论的概念，在临床实践中，人们已经观察到：发作间歇期的电生理异常与发作期的电生理异常的差别，提示发作间歇期的癫痫样放电区域（激动区）与发作期异常放电的起源部位（发作起始区）并不完全一致；产生发作症状的区域（发作症状区）并不一定等同于发作起始区；在原发的癫痫源之外，部分病例还存在可能的继发性癫痫源等。内外科以及多科充分协作，对于癫痫源理论认识的深入，无疑能够有效提高手术的成功率，并且有效地扩大手术适应证的范围。

癫痫发作的异常放电的出现和传播并非孤立，临床电生理和功能影像学研究提示癫痫涉及了复杂的神经网络结构参与，其中，不同的结构之间存在互相影响，通过对于其中一部分进行干预，进而调节癫痫源的兴奋性和抑制癫痫发作，是目前刺激治疗的理论基础。作为一种姑息手段，尽管难以全面控制发作，但对于不适合手术或者不能接受手术治疗的药物抵抗性癫痫患者，有机会通过刺激治疗手段而获得较好的发作减少和减轻的效果。其中，迷走神经刺激术已经用于临床，有一定的疗效。

癫痫的社会心理影响：癫痫患者的生活质量下降，特别是具有长期病程的成年癫痫患者，面临生活窘迫的困境，这在东西方社会都是一个普遍存在的问题。对此，既存在疾病本身生物学的因素，也存在治疗所带来不良因素影响，而更多的因素来自于患者在日常生活、学习和就业以及工作中长期所遭受的挫折感。尽管有效地控制发作是改善癫痫患者生活质量的根源，也是我们临床工作者的目标，但是，依然要重视患者的认知功能、社会心理问题，并积极地去改善。

癫痫发作（epileptic seizure）：是因脑部神缢元异常过度超同步化放电所造成的一过性症状和（或）体征。由于异常放电大脑中的起源部位不同以及传播通路不同，癫痫发作的临床表现多种多样，可以是运动、感觉、认知、精神或自主神经，并伴有或不伴有意识或者警觉程度的变化。癫痫发作有以下本质特征：①癫痫发作是一过性的临床现象，绝大多数的癫痫发作持续时间短于5min；②尽管癫痫发作症状多种多样，但是在个体患者，发作呈现相对的刻板性；③癫痫发作总是伴有脑电的发作性异常放电，尽管有时不能从头皮电极可靠地记录。

癫痫（epilepsy）：是一种慢性脑部疾病，其特点是持续存在能够产生癫痫发作的脑部持久性改变，并出现相应的神经生物、认知、心理及社会等方面的后果。尽管ILAE的新的定义建议，诊断癫痫至少需要有1次癫痫发作，但目前普遍观点倾向于，诊断癫痫以出现1次以上的癫痫发作为宜，能更好地反映反复癫痫发作的倾向。癫痫的具体特征包括：①癫痫的电生理基础是脑部神经元异常过度超同步化放电；②癫痫是脑部慢性的功能障碍，表现为反复出现的癫痫发作。单次/单簇的癫痫发作，因为不能证实存在反复发作特征，诊断为癫痫发作，而不诊断为癫痫。有病理性诱因，如发热、酒精戒断、低血糖或者高血糖等原因造成的癫痫发作，去除以上诱因后，发作也随之消失，不诊断为癫痫；③慢性脑功能障碍是癫痫的发病基础，除了会造成反复的癫痫发作以外，还会对大脑的其他功能产生不良影响，同时长期的癫痫发作也会对患者的躯体、认知、精神心理和社会功能等多方面的产生不良影响。

一、发病率

在发达国家，初次诊断原发性癫痫的全人群年发病率为20/10万～70/10万。其中主要的癫痫年发病率研究结果为，芬兰24/10万，瑞典34/10万，美国48/10万，英国48/10万，冰岛44/10万。而在发展中国家，智利农村地区、坦桑尼亚和厄瓜多尔的癫痫年发病率分别为114/10万、77/10万和190/10万，洪都拉斯、印度分别为92.7/10万和49.3/10万。尽管各研究所采用的癫痫的定义不尽相同，各研究之间的发病率无法比较，但发展中国家癫痫的发病率大约是发达国家的2～3倍。

我国大规模人群调查的资料显示，癫痫的年发病率农村和城市分别为25/10万和35/10万，处于中等水平。在我国农村和少数民族地区进行的调查，显示了地区之间发病率的差异，高发地区有新疆、陕西、云南等地，年发病率在60/10万左右；发病率较低的是福建、浙江、贵州等地，年发病率在10/10万以下。

许多研究报道的是特定年龄段人群的发病率，包括儿童、成人或老年人。年龄段发病率数据往往是整个人群发病率的重要组成部分。一些调查显示癫痫的年龄发病率从婴儿到青年有明显的下降，在此之后新发病例逐渐减少。而其他疾病发病率自婴儿后基本不变，或者是随着年龄的增长而增加。在发达国家，癫痫发生的高峰在生命的两端。复旦大学附属华山医院神经内科在浙江天台的癫痫流调中也发现了"双峰"的现象。各地发病率在年轻人群中一致性较高，在刚出生的几个月中最高。1岁以后发病率急剧下降，到10岁这段时间内相对稳定，并在青春期再次下降。儿童发生热性惊厥的危险性为2%，在美国和欧洲有较大差异，表现在1%~4%之间。在日本、马里亚纳群岛和巴拿马印第安人的调查显示该危险性分别为7%、11%和14%。从总体上看发热惊厥发病率男性与女性比为1.2：1。在绝大多数的研究中，发热惊厥中有三分之一为周期性发热惊厥，而2%~4%的单纯性发热惊厥和11%的复杂性发热惊厥将转变为癫痫。

发达国家的成人期年龄别癫痫发病率是最低的。大部分西方国家的研究发现癫痫发病率在老年人中有一个高峰，且高于成人数倍之多。图9-1显示在美国明尼苏达州按年龄分组的癫痫的发病情况。癫痫在一岁内高发，在儿童期和青春期发病率逐渐下降，到55岁又呈上升趋势。癫痫的累积发病率在24岁前为1.2%，并逐渐增至4.4%（85岁）。75岁以上人群中将近有1.5%的人有癫痫频繁发作。在西有，约50%的癫痫病例起病于儿童或青少年，而70岁以上人群的癫痫发病率明显高于10岁以下者。一项英国的普查提示约25%新发症状性癫痫（非癫痫病）病例发生于60岁以上的人群。但发展中国家的情况却有所不同，在非洲和南美的调查中，癫痫的发病率高峰出现在青年人，且第二个高峰并不出现，提示其发病模式和危险因素不同于西方国家。

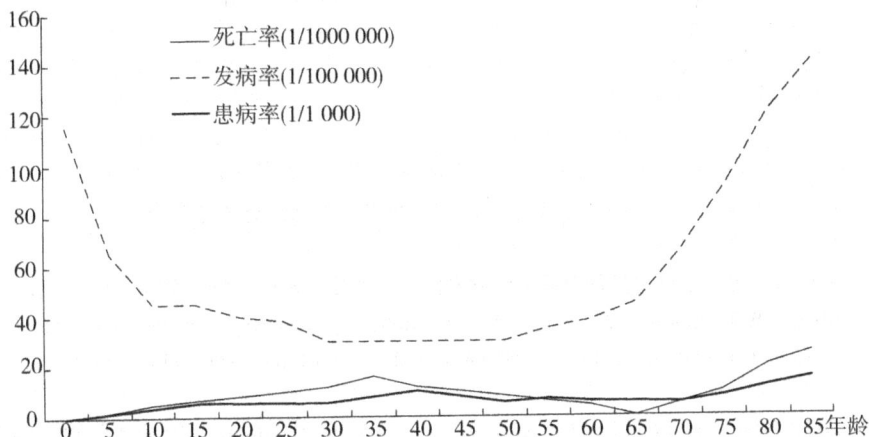

图9-1 癫痫的年龄别患病率\发病率和死亡率（美国，Rochester，1935-1984年）

（Hauser WA, Annegers JF, Rocca WA Descriptive epidemiology of epilepsy: contributions of population-based studiesfrom Rocester, Miniiesota. Mayo Clin Proc, 1996, 71: 576-586）

大部分研究发现，对大多数类型的癫痫，在所有年龄段男性发病率比女性高15%。可能是因为男性易患脑外伤、脑卒中及中枢神经感染等危险因素。男女差异在多个研究中的一致性表明男性患原发性癫痫发作和癫痫病的危险性高于女性。但失神发作在女孩中的发病率是男孩的两倍。

大多数人群发病率研究的对象是欧洲世系的白色人种，在亚洲和非洲的研究人种也较单纯。种族差异仅发现于儿童发病率或队列研究。在国家围产期合作研究中，小于7岁者非热性惊厥的发病情况无种族差异。在针对日本东京儿童及罗彻斯特的高加索儿童研究中，年龄别发病率和各发作类型发病率在小于 14 岁者中基本是确定的。这两个研究尽管其方法学不同，癫痫的定义却相似。一个对康涅狄格州纽黑文镇儿童的研究尽管使用的定义与上述其他研究不同，仍显示 15 岁以下黑人癫痫的发病率是白人的 1.7 倍。这项研究还根据周围社会平均经济状况进行了生态学比较，控制人种因素后，显示较低社会经济阶层发病率明显增高。

明尼苏达州的罗彻斯特、非洛群岛及智利等地的研究表明，新发病例中部分性发作病例略高于 50%。在瑞典对成人和儿童的调查数据汇总后发现部分性发作是主要的发作类型。明尼苏达研究发现：肌阵挛发作是 1 岁内最主要的发作类型，也是 1～4 岁年龄组最常见的类型，但是 5 岁后就罕见了。失神发作常见于 1～4 岁年龄组，并且不出现在 20 岁以上的患者中。复杂部分性发作（精神运动性发作）和全身强直阵挛发作在 5～65 岁间发病情况无明显差异，大约为 5/10 万～15/10 万，同样 1～4 岁为高发年龄，而 70 岁以上发病率又急剧上升。全身强直阵挛发作的发病率曲线在原发性和继发性癫痫中大致相同。简单部分发作的发病率随年龄略有上升（图 9－2）。

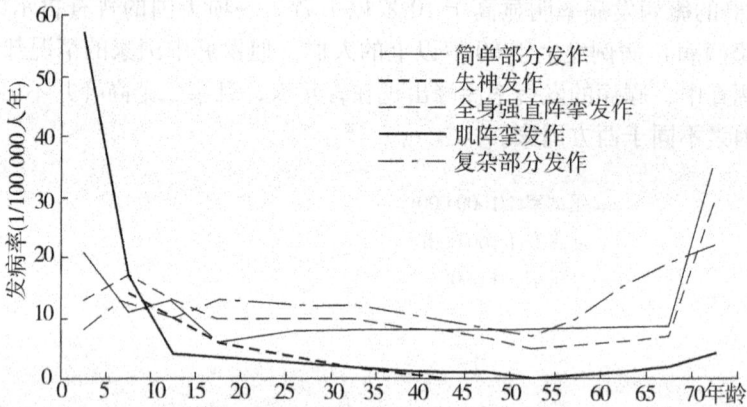

图 9－2　不同发作类型的癫痫年龄别发病率（美国，Rochester，1935－1984 年）

（引自：Hauser WA，Annegers JF，Rocca WA Descriptive epidemiology of epilepsy：contributions of-population－based studies from Rocester，Miniiesota. Mayo Clin Proc，1996，71：576－586）

有关癫痫综合征的发病率数据并不多见。一项来自 Bordeaux 的研究表明：特发性局灶性癫痫和症状性局灶性癫痫的发病率分别是 1.7/10 万和 13.6/10 万，分别占所有病例的 7% 和 56%。如果使用目前绝大多数发病率研究标准的话，约 60% 的病例能归入部分性发作。青少年肌阵挛癫痫，觉醒期的全身强直阵挛性发作和 West 综合征各占新发病例的 1%，其中约 2% 合并有失神发作。这些数据与罗彻斯特及其他全人群研究中所显示的癫痫综合征发病率的数据基本一致。在法国和美国罗彻斯特的研究中，非热性相关癫痫的发病率分别为 30/10 万和 40/10 万。单次的癫痫发作在上述两地的研究中发病率相近，为 18/10 万。West 综合征在几个不同地区的研究显示，出生存活者发病率在 2/10 万～4/10 万之间。良性枕叶中央颞癫痫是多发生于儿童期的一种癫痫综合征。意大利的一项研究表明这种癫痫占 4～15 岁儿童癫痫的 24%。在瑞典，良性枕叶中央颞癫痫在 15 岁以下儿童中的发病率为 10.7/10 万，占儿童期癫痫的 14%。青少年肌阵挛的年发病率在 Faeroe 岛、瑞典和罗彻斯特分别为

1. 1/10 万、6/10 万和 1/10 万。

累计发病率随着年龄的增长逐渐上升，是年龄别发病率的总和。在丹麦，80 岁以下癫痫的累积发病率是 1.3%，低于罗彻斯特的同年龄组累计发病率（癫痫为 4%，所有原发性癫痫发作大于 5%）。罗切斯特的资料表明癫痫发生的风险从出生至 20 岁的 1% 上升到 75 岁的 3%。因此，大约 3% 的人在其一生中有可能罹患癫痫。累计发病率可揭示暴露在特定病因下发生癫痫的风险。如严重的颅脑外伤后，5 年内发生癫痫的风险是 15%。

二、患病率

美国、欧洲和亚洲的大多数研究报告癫痫的人群患病率为 5/1000 ~ 9/1000，而一些热带国家则较高，如巴拿马的印第安美国人社区的患病率为 57/1000。男性和黑人比女性和白人患病率更高。痉挛发作的患病率大约为 3/1000 ~ 9/1000，在哥伦比亚的波哥大，患病率高达 19.5/1000。1979 - 1987 年间，发作性癫痫的患病率在意大利的 Vecchiano 为 5.1/1000，法国的 Beziers 为 6.48/1000，芬兰的库奥皮奥为 6.3/1000，美国的罗彻斯特为 6.8/1000，厄瓜多尔北部为 8/1000。英国出生队列的随访研究显示 10 年内癫痫的患病率为 4.3/1000。

我国癫痫流行病学调查结果显示，癫痫的患病率为 0.9/1000 ~ 4.8/1000，与发展中国家相比处于较低水平。不同地区之间也存在明显差异，如在最近的一次农村六地区癫痫患病率调查显示，终身患病率为 4.7/1000 ~ 8.5/1000，宁夏、黑龙江、江苏的活动性癫痫患病率分别为 6.40/1000、5.32/1000 和 5.22/1000，而上海郊区、河南、山西分别为 3.84/1000、3.50/1000 和 3.65/1000。回、汉民流行病学对比分析结果表明，回族的患病率国际调整率为 8.48/1000，明显高于汉族 3.03/1000。

考虑到人群年龄结构的不同以至患病率有较大的变异度，因此必须应用年龄标化才能比较不同的研究结果。癫痫的年龄校正患病率变动范围从 2.7/1000 到 40/1000 以上，而大多数研究为 4/1000 到 8/1000。即使相同的研究者运用相同的癫痫定义和研究方法，活动性癫痫的患病率还是波动于 3.6/1000 ~ 41.3/1000 之间。在台湾，30 ~ 39 岁活动性癫痫的患病率为 2.77/1000，40 ~ 49 岁为 4.0/1000；在香港，活动性癫痫的患病率是 3.94/1000；在巴拿马、厄瓜多尔、哥伦比亚和委内瑞拉使用标准的 WHO 方案进行的试验研究，报道了较高的患病（14/1000 ~ 57/1000）。在中美洲、南美洲运用 WHO 方案得到的较高的癫痫患病率与方法学有关。在 Ecuador 农村运用国际人群癫痫研究组（ICBERG）方案的一项研究发现患病率（8.0/1000）明显低于同一地区运用 WHO 方案的试验研究所报告的患病率（18.5/1000）。这个差别可能与在 ICBERG 研究中病例入选更严格有关。墨西哥农村的一个人群调查显示，按照 1980 年美国人口进行年龄校正后，活动性癫痫的患病率为 5.9/1000，巴基斯坦的患病率约为 10/1000，在埃塞俄比亚农村约为 5/1000。

癫痫是一生都可能得的疾病。来自罗彻斯特和冰岛的患病率研究指出，随着年龄的增长，各年龄组中活动性癫痫患病率不断增加，老年人患病率最高。来自其他欧洲国家和 Faeroe 岛的研究报道了在成人的患病率相对稳定。在法国 Beziers，发病的第一个高峰是 20 ~ 50 岁，第二个高峰是 70 ~ 74 岁。在许多情况下，由于各年龄组的患病例数较少，年龄别患病率估计并不准确。大多数研究，尤其来自发展中国家的研究，报道了最高患病率发生在一生中的第二、第三个十年，在老年中患病率相对较低。而我国 1998 年在浙江的一个 10 万人群的流行病学调查发现癫痫的终身患病率存在"双峰"现象，主要表现在 10 ~ 40 岁和 90 岁以上两个患病高峰。

和发病率研究一样，大多数患病率研究报道男性患病率高于女性。几乎没有研究可以直接比较种族的差异。城市中黑人社区研究的初步报告的患病率为 10/1000～14/1000。在这些研究中，儿童年龄别患病率与美国其他社区相同。在 20～59 岁的人群中，黑人的年龄别患病率明显高于白人或西班牙人。

较小人群的患病率研究不可避免地受到了社会经济状况的影响。在厄瓜多尔，患病率与社区等级呈负相关。据报道，巴基斯坦农村癫痫患病率大于城市。癫痫在发展中国家特别是不发达国家中较发达国家更为常见。WHO 报告，发达国家、经济转轨国家、发展中国家和不发达国家癫痫的患病率分别为 5.0/1000、6.1/1000、7.2/1000 和 11.2/1000。

三、死亡率

癫痫的死亡率据国外报告为 1/10 万～4.5/10 万，我国报告为 3/10 万～7.9/10 万。每年有 0.1% 的癫痫患者因癫痫而死亡，死亡率在不同年龄组中几乎相同。英美两国关于癫痫人群死亡趋势的调查表明：从 1950－1994 年两国癫痫死亡率变化总趋势很相似：20 岁以下年轻人的死亡率大幅下降，但中年组下降幅度不大，老年人口中死亡率开始有所下降但后来又升高了，可能与医疗技术水平提高及期望寿命延长有关。

美国每年有 10.5～15.2 万患者发生癫痫持续状态。癫痫持续状态是神经科的急症，虽然治疗手段有了提高，但目前死亡率依然很高，30 d 内死亡的约占 20%。癫痫持续状态后短期内死亡是由于潜在的急性病因。1965－1984 年间在明尼苏达州的人群病例—对照研究显示，40% 的研究对象在癫痫持续状态后的 30 d 内存活，却在 10 年内死亡。对于肌阵挛性癫痫持续状态，癫痫持续状态超过 24 h 和有症状的癫痫持续状态的患者，远期死亡率就更高了。远期死亡率在先天性癫痫持续状态或隐性癫痫持续状态患者中并不增高。这些结果表明癫痫持续状态本身并不影响远期死亡率。

许多疾病的死亡率可以反映疾病的严重程度，但癫痫则不完全如此。癫痫的死亡原因有多种：第一，癫痫的病因，尤其像脑肿瘤和脑血管疾病等直接导致了死亡；第二，发作时的意外事故，如溺水以及少数的婴儿癫痫持续状态导致了死亡。最近，在一些难治性癫痫病例、手术病例、接受新抗癫痫药物（anti－epilepsy drug，AED）或迷走神经刺激治疗病例的队列研究中发现一个难以预料和解释的死亡现象。这些死亡通常发生在睡眠时或其他正常活动时，不能用窒息或冠心病等原因来解释，推测可能是由于一次发作所引起。有严重癫痫病的成人，这种癫痫的不明原因的突然死亡（sudden unexpected death in epilepsy，SUDEP）的年发生率是 0.2%～1%，比无发作性疾病的人群高出好几倍。Walczak 等通过 3 个中心 4578 个患者的研究得出：强直－阵挛性发作可能是突然不明原因死亡的一个重要原因，其中大多是癫痫持续状态者，但更多的癫痫持续状态是由脑出血、外伤、脑肿瘤引起，而这些疾病本身可导致死亡。国外有作者分析突然死亡有下列因素引起：GTCS、频繁发作、癫痫的初始年龄早、癫痫发作持续时间长、多药治疗/多药大剂量、频繁改变 AED 药物的剂量、死亡前的发作、低于治疗的剂量、青少年、拟行癫痫外科手术治疗、伴有其他神经科疾病、男性、依从性差、颅脑外伤史、酗酒、在家、卧床、严重的发作、有病因的发作、起始于部分性发作者等。

由于癫痫不作为单独的疾病列入死亡登记表的"死因"，有关癫痫的死亡率数据并不可靠。近年来采用标化死亡比（standard mortality ratlo，SMR）来比较癫痫人群与一般人群死亡的情况，能更加准确地反映癫痫的严重程度。1896－1965 年间英国癫痫的 SMR 是 2.3，在整个时期变化不显著。斯德哥尔摩市的 1980－1989 年住院的癫痫患者随访的 SMR 是 3.6。各类死因包括癫痫相关疾病（如颅内肿瘤、卒中和痴呆）、癫痫并发症（如肺炎和坠落伤）和其他原因。欧洲其他地区的研究经随访 6.5～45 年，所得的 SMR 为 1.6～9.3，而美国的研究分别随访 17～29 年，SMR 为 1.8～8.0。在冰岛原发性癫痫发作的患者中发现所有原因导致的死亡在男性中增高（SMR 2.25），而女性中却没有（SMR 0.79）。这些男性增加的死亡部分是由于车祸和自杀。在其他的研究中也显示癫痫患者的自杀率是一般人群的 5～6 倍。欧美的另一些重要的有关癫痫死亡原因的 SMR：恶性肿瘤 1.47～5.2，循环系统疾病 1.3～4.0，呼吸系统疾病 1.7～4.0，消化系统疾病 5.1，外伤和中毒 2.7～5.6，自杀 1.8～3.5，SUDEP 0.5～6.0。

我国近期完成的癫痫管理示范项目中发现，癫痫患者的主要死因是伤害（30%）和卒中（30%），而恶性肿瘤、肺炎和心肌梗死分别占 15%、6% 和 5%。肺炎、伤害、卒中和恶性肿瘤的 SMR 分别为 21.3、12.2、7.0 和 1.60 以 2004 年中国人口年龄构成进行标化后得出总的 SMR 为 3.85，其中 15～19 岁、20～24 岁和 25～29 岁年龄组的 SMR 分别是 23.3、40.2 和 33.3，说明癫痫死亡在青年中非常严重（图 9－3）。

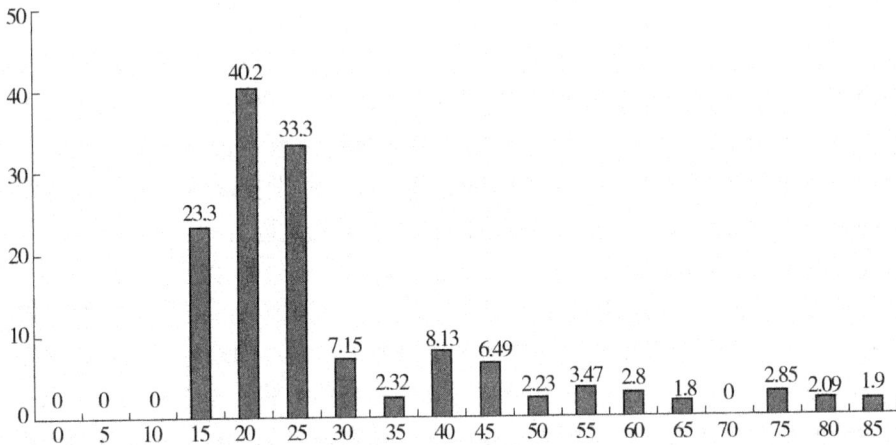

图 9－3　中国农村地区癫痫的标化死亡比（SMR）（以中国 2004 年人口构成标化）

（引自：Ding D, Wang W, Wu J, et al. Premature mortality in people with epilepsy m rural China: a prospective study. Lancet Neurol, 2006, 823－827）

四、危险因素

绝大多数人群发病率研究提供了关于病因假设的信息，其中新诊断的病例仅有约 1/3 有明确的病因。在儿童，先天性神经系统缺陷，如脑性瘫痪可能与癫痫有重要的病因关联，而脑血管疾病是发达国家成人中最常见的明确病因，大约占新发病例的 12%（图 9－4）。

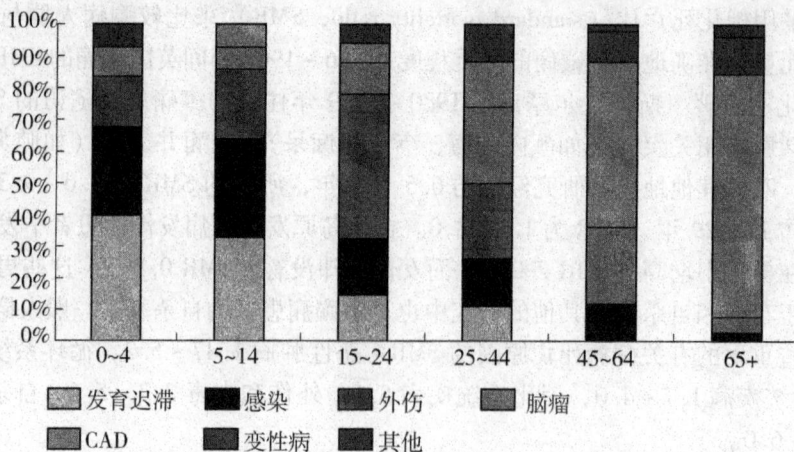

图9-4 不同年龄癫痫病因的构成（美国，Rochester，1935-1984）

（引自：Hauser WA，Annegers JF，Rocca WA Descriptive epidemiology of epilepsy：contributions of population-based studies from Rocester，Miniiesota．Mayo Clin Proc，1996，71：576-586）

（一）遗传因素

像其他慢性疾病一样，癫痫发作也呈现出家庭聚集的倾向，普通人群的癫痫患病率为0.3%~0.9%，原发性癫痫的家属中癫痫患病率为19.8%~35%，个别高达69%，继发性癫痫的阳性家族史为1%~4.5%。家庭聚集现象在热性惊厥中最为明显，患病个体的一级亲属中大约有4倍的相对危险度和10%的绝对危险度。原发性癫痫，尤其是儿童时期就起病的全身强直-阵挛性发作，家庭聚集程度的总体水平的危险性在小于20岁的一级亲属中约为3倍或者5%。老年人或者部分性发作癫痫患者的家庭聚集水平呈下降趋势，推测其相对危险度接近1.0。通过对双胞胎的脑电图和家系染色体研究为癫痫的遗传倾向提供了一定的证据。Miller对16 634个双胞胎和他们的亲属研究显示，单卵双生子同时患癫痫的概率比双卵双生子的要大，且有统计学差异，但关于癫痫的遗传方式，至今尚无统一意见。近年来有多基因遗传的观点，认为致病基因无显隐区别，需在许多基因积累效应共同作用的基础上发病。也有明确定位的相关基因，如Fletcher等证实了定位于19号染色体长臂上的CAC-NLIA4基因是与失神发作有关的基因，Escayg等报道在一些家族性癫痫和共济失调的小家系中发现钙离子通道β4亚基基因CACNB4存在突变，其癫痫发作类型包括青少年肌阵挛性癫痫、全面性癫痫、运动诱发的癫痫和周期性共济失调。调节神经元正常迁移的基因，如FLN1基因的突变可引起一种X-连锁遗传的室周灰质异位综合征可导致癫痫发作。20q、1q和15q上极少的多型性基因与夜间发作的额叶癫痫有关。γ-氨基丁酸受体和钙通道上的基因突变对儿童失神发作起作用。国内有研究观察颞叶癫痫患者和脑外伤对照患者编码内向整流钾通道蛋白的KCNJ4基因表达的差异，阐明内向整流钾通道编码基因下调可能是难治性颞叶癫痫发生发展的基础。癫痫表现型的家庭多样性和全身发作型癫痫较多地表现在热性惊厥患者中，提示有多种不同的具有癫痫发作素质的等位基因的存在。国内有研究探讨GABRG2基因的突变及多态性与全身性癫痫发作伴高热惊厥叠加综合征（GEFS⁺）之间的关系。该研究发现外显子8的K289M基因突变及外显子5的单核苷酸多态性（SNP）C540T

在研究人群中突变率比较低。外显子5的 SNP C588T 在 GEFS⁺ 病例组与正常对照之间有明显差异，可能与 mRNA 二级结构变化影响其稳定性导致功能的异常有关。由此推测，该构象的改变可能会引起相关蛋白表达水平的变化从而影响功能，并且可能为 GEFS⁺ 的病因学研究提供依据。临床上也观察到许多常见的癫痫合并有先天遗传性疾病，如：结节性硬化、神经纤维瘤病、家族性黑矇性痴呆、异染性脑白质营养不良等多基因遗传性疾病。

（二）产前及产时损伤

产前损伤主要包括：物理因素如 X 线照射，有毒物质如吸毒、吸烟、饮酒和摄入致畸药等。孕妇营养不良、高血压、心脏病、贫血和感染性疾病等都可引起胎儿发育障碍。此外风疹、疱疹、巨细胞病毒和其他可通过胎盘的病原微生物感染都可能导致胎儿出生后癫痫发作。产时损伤如：产钳助产、吸引产、产后窒息、胎位不正、产伤、早破水、过期产和吸入性肺炎等均可增加癫痫的危险性。以上因素是否与癫痫发作有直接因果关系尚需进一步证实。

（三）发育缺陷

5.5%的初发癫痫病例和18%的有原因的癫痫病例都和发育缺陷有关，是儿童中最重要的继发性因素（图9-4）。每1000个存活的出生婴儿中有大约3~6个是脑瘫或（和）中重度精神发育迟滞，其中有1/3会发生癫痫。所以，脑瘫和精神发育迟滞应该被考虑为导致神经性残疾和癫痫的重要因素。具有脑瘫和精神发育迟滞的儿童在进入成年阶段后癫痫发生率呈现出增长的趋势。成人中的 Down 综合征，同样也可以被认为是一种退行性改变的病因，这类患者中的癫痫患病率随年龄增长迅速，从18~29岁人群中的大约5%上升到50~60岁人群中的50%。一项最新研究表明癫痫母亲的自发性的流产会导致其后代癫痫发生危险性上升4~5倍。

（四）高热惊厥史

许多研究显示了高热惊厥与癫痫之间的关系。印度的一项研究证实了高热惊厥史是癫痫的独立危险因素（OR=6.45；95%CCI：1.45~28.66）。Slovitor 和 Pedley 提出，由遗传因素决定的隐匿型海马畸形是许多高热惊厥患儿继发海马硬化及难治性颞叶癫痫的共同病因。另有研究表明每次高热惊厥的发生都会使再发率提高18%，体温每升高一摄氏度，再发的危险增加一倍，而年龄、性别、首发类型、首发体温、家族史都与再发率无关。

（五）脑外伤、脑瘤和颅脑手术

脑外伤和脑瘤是青壮年时期癫痫的主要病因（图9-4）。有研究表明脑外伤后癫痫平均发病率约为30%（根据四次世界及地区战争的统计）。通常颅脑损伤程度越重，癫痫发生率越高。在军队服役期间头部受穿通伤者患癫痫的危险性是一般人群的500倍。相反，脑损伤后意识或记忆丧失在30分钟以下者并不增加患癫痫的危险性。据统计，闭合性颅脑损伤中轻度外伤、脑震荡及伴有神经症状者癫痫发生率为8.5%、11.9%和26.6%，而开放者颅脑损伤中有硬脑膜穿通而无神经症状、脑膜穿通有神经症状和脑膜穿通没有显著并发症的癫痫发生率分别为17.4%、34.2%和50.5%。此外与外伤部位也有关系，Cox 模型显示脑外伤早期有癫痫并有单纯的颞叶或额叶病灶者，其癫痫的发生率为8.58%，是无上述部位病灶的3.43倍。1个月内有脑电图改变的患者其危险度是无变化者的3.49倍。在脑瘤患者中，癫痫发病率为18%~30%，其中以癫痫为首发症状的约占10%左右。癫痫的发病率高低与肿瘤的部位有关，一般认为幕上肿瘤比幕下肿瘤的癫痫发病率高。癫痫是颅脑手术后的一种常见的并发症，其发生率根据病变的性质、部位、术前病情的轻重、手术入路及术后是否有后遗症等情况而异。

（六）脑血管病

脑血管病是老年人癫痫发作的主要原因。在 Roehester 和 Minnesota 的研究中发现大于 65 岁的所有的新近诊断为癫痫发作的患者中，有 55% 与急性发作的脑血管疾病或其后遗症有关（图 9 - 4）。脑血管疾病的发生率随着年龄的增长而增加。75 岁以后脑血管病的年发病率高于 1%，这也是老年期癫痫发生率陡增的主要原因。我国国内 1985 ~ 2003 年广州、河南、北京和江苏的病例报道卒中后癫痫的发生率为 7.2% ~ 8.9%。

据统计，各型脑血管病的癫痫发生率为：脑出血 4.5% ~ 17.6%，蛛网膜下腔出血 6.2% ~ 19.2%，脑血栓 3.9% ~ 15.6%，脑栓塞 9.3% ~ 18.2%，短暂性脑缺血发作为 4.5% ~ 5.5%。出血性脑血管病发病后一日内出现癫痫发作者占 80%，缺血性者占 50% 以上。卒中后发生迟发性发作的比例是 3% ~ 8%。卒中后一年内癫痫的累积发生率是 3%，五年是 5%。香港的一项研究报道了卒中后癫痫的发作类型。在早发性（ <1 个月）痫性发作中，以全身强直 – 阵挛性发作（43.8%）和简单部分性发作（37.5%）为主，而在迟发性痫性发作（ >1 个月）中，以全身强直 – 阵挛性发作（72.2%）和简单部分性发作继发全身发作（22.2%）为主。

癫痫的发生与脑卒中引起的皮质损害关系密切，且以多灶多叶损害者癫痫发生率高。CT 或尸检发现的脑皮质损害是迟发性发作的预兆。在 1987 年，Olsen 报道了卒中后两年的癫痫发作发生率是 9%。23 个有皮质损害的患者中，有 6 个发生了癫痫，42 个皮质下损害的患者中只有 1 个发生迟发性发作，而 12 个没有损害的人都没有发生迟发性发作。

（七）神经系统感染

以前认为有 1% ~ 5% 的癫痫病例与中枢神经系统感染有关，如脑囊虫、疟疾、脑炎、脑膜炎、脑脓肿等。在南美，中枢神经系统感染是癫痫最常见的病因。尽管感染经常发生在孩童时期，但也是 15 ~ 64 岁年龄组发生癫痫的主要因素（图 9 - 4）。中枢神经系统感染后的存活者发生癫痫的危险性是一般人群的 3 倍，并且与发生感染的年龄无关，但是危险性却因感染类型和早期临床表现的不同而有较大的变化。

无论在发展中国家还是发达国家，在拉美、亚洲和非洲，目前普遍认为脑囊虫病是癫痫的最主要的原因。这一疾病同样也频繁出现在有大量移民的发达国家。一项美国的研究显示，有 2.1% 癫痫患者是由于脑囊虫病所致。在疟疾和病毒性脑炎患者中常见惊厥性发作和癫痫持续状态，病死率较高。病毒性脑炎使癫痫发作的危险性增加 10 倍，而且在感染后至少持续 15 年。对于有脑炎和早期癫痫发作的患者，在感染后的前 5 年发生癫痫的危险性是 10%，前 20 年是 22%。在没有早期癫痫发作的脑炎患者中，20 年内的非诱发性癫痫发作的危险性是 10%。国内一项对流行性乙型脑炎的长期随访研究表明，2.6% 的患者在感染后有早发的癫痫发作，而 10.3% 的患者在患病后 3 ~ 17 年间出现了迟发的癫痫发作。无菌性脑膜炎后发生癫痫的危险性并没有明显增加，细菌性脑膜炎后癫痫发作的危险性大约增加 5 倍，而且大部分是感染后的前两年发生的。在有癫痫早期发作和没有早期发作的病例中，细菌性脑膜炎后 20 年内迟发癫痫发作的危险性分别是 13% 和 2%。

（八）神经系统退行性疾病

神经系统退行性疾病的发生率随年龄的增加而增加。癫痫患者中，与退行性疾病有关的约占 2%，与其他原因相关的约占 6%。在 70～79 岁和大于 80 岁的人群中，每年分别有 0.5% 和 2% 的人患 AD。这个疾病使癫痫发生的危险性增加了 10 倍，而且估计 10% 晚期患有 AD 的患者最终会发生癫痫。尽管通常认为癫痫与神经元有关，但是脱髓鞘病变的患者癫痫发作的危险性较高。近年来许多报道及临床资料表明，多发性硬化也是癫痫的危险因素。5% 的多发性硬化患者有癫痫发作，其发生率是正常人群的 3 倍。

（九）中毒

许多外来或内生物质中毒均可以导致癫痫，如：乙醇、高浓度氧、士的宁、尼可刹米过量及某些抗精神病药使用过量。此外有报道青霉素刺激大脑皮质可以引起癫痫，使用西司他丁（泰能）等也可以致癫痫发作。内生毒物如肾功能衰竭和子痫时容易出现癫痫持续状态。此外，锗、锂中毒也可诱发癫痫，人静脉注射 600 mg/m² 的锗即可引起癫痫全身性发作。

（十）其他

有研究表明高血压可增加癫痫的危险性，有学者认为地理环境、季节差异、社会经济因素都可成为癫痫的危险因素。癫痫还有很多诱发因素，如：发热、过量饮水、过度换气、饮酒、睡眠剥夺、过度疲劳、饥饿、低血糖、使用某些药物（如贝美格、戊四氮、米帕明、可卡因及某些抗癫痫药物等），各种感觉因素如：视、听、嗅、味、前庭和躯体的受到特定的刺激可引起反射性癫痫，此外，精神因素也可以引起癫痫的发作。体内激素水平如雌、孕激素可分别增强及降低皮层海马神经细胞的兴奋性，N－甲基－D－天冬氨酸受体 1（NMDAR1）亚单位的 mRNA 水平使惊厥易感性增加。Timst 等在海仁酸诱发的大鼠癫痫模型中，发现海马 CA3 区 Cyclin Dl mRNA 表达增多，认为 Cyclin Dl 可能是癫痫发作后神经细胞凋亡的调节因子。有人发现有 11 种可诱发癫痫的植物，以桉树、茴香、牛膝草和迷迭香等有特殊气味的植物为代表。以上这些诱因都可使身体内环境发生暂时性变化造成致痫阈值的一过性降低而导致癫痫发作。

（孙建奎）

第二节　癫痫的病因

对癫痫病因的寻找是癫痫诊断中的重要步骤和重要内容，特别是对于新出现的癫痫发作和具有部分性发作的病例。寻找癫痫病因对于选择治疗、判断预后都有帮助。

对于癫痫的病因，一方面，病史、家族史等都能提供帮助。例如，家族的遗传背景可以提供遗传倾向，有头颅外伤的病史、有中枢神经系统感染的病史可以提供明确的病因。另外一方面，现代高分辨率的影像学对于病因也有很好的提示，能够发现结构性异常，例如，对于皮质发育畸形的发现、对于新生肿物的发现等。

一、癫痫病因的分类

传统上，从病因的角度，癫痫可以分为特发性癫痫、症状性癫痫以及隐源性癫痫。

1. 特发性（idiopathic）　是指除了存在或者可疑的遗传因素意外，缺乏其他的病因。

多在青春期前起病，预后良好，但并不是临床查不到病因的就是特发性癫痫。现在的研究显示，特发性癫痫多为中枢神经系统的离子通道病。

2. 症状性（symptomatic）　由于各种原因造成的中枢神经系统病变或者异常，包括脑结构异常或者影响脑功能的各种因素。在这一类，癫痫发作是其中的一个症状或者主要症状。值得注意的是，少部分遗传性疾病，但是造成了发育的异常、代谢的异常或者其他的进行性病程，仍然为症状性癫痫的范畴。随着医学的进步和检查手段的不断发展和丰富，能够寻找到病因的癫痫病例越来越多。

3. 隐源性（cryptogenic）　可能为症状性。尽管临床的某些特征提示为症状性的，但是，目前的手段难以寻找到病因。

在 2010 年 ILAE 的建议中，对于癫痫病因，进一步划分为遗传性（Genetic）、结构/代谢性（Structural Metablic）和未知病因（Unknown causes）型。

二、与癫痫发作或癫痫综合征相关的疾病分类

与癫痫发作或癫痫综合征相关的疾病分类，见表 9 - 1。

表 9 - 1　与癫痫发作或者癫痫综合征相关的常见疾病分类

疾病分组	具体的疾病	疾病分组	具体的疾病
进行性肌阵挛癫痫	蜡样褐脂质积症	遗传性代谢性疾病	非酮性高甘氨酸血症
	Sialidosis（涎酸沉积症）		甘氨酸血症
	Lafora 病		丙酸血症
	Univerricht - Lundborg 病		亚硫酸盐氧化酶缺乏症
	神经轴素营养不良		果酸，二磷酸酶缺乏症
	肌阵挛癫痫伴破碎红纤维（MER-RF）		其他有机酸尿症
			吡哆醇依赖症
	齿状核红核苍白球路易体萎缩		氨基酸病（枫糖尿症，苯丙酮
神经皮肤病变	结节性硬化		尿症，其他）
	神经纤维瘤病		尿素循环障碍
	伊藤（Ito）黑色素减少症		糖类代谢异常
	表皮痣综合征		生物素代谢异常
	Sturge - Weber 综合征		叶酸和维生素代谢异常
皮质发育异常所致的畸形	孤立的无脑回畸形		葡萄糖转运蛋白缺乏病
	Miller - Dieker 综合征		糖原贮积症病
	X - 连锁无脑网畸形		延胡索酸酶缺乏
	皮质下带状灰质异位		过氧化物体病
	局灶性灰质异位		综合征
	半侧巨脑回		线粒体病（丙酮酸脱氢酶缺乏
	双侧大脑外侧裂周围综合征		症，呼吸链缺陷）
	单侧多处小脑回畸形		
	裂脑畸形		
	局灶或多灶性皮质发育不良		

疾病分组	具体的疾病	疾病分组	具体的疾病
其他大脑畸形	Aicardi 综合征 PEHO 综合征 肢端肼胝体综合征 其他	出生前或围生期缺血或缺氧性损伤或大脑感染造成的非进行性脑病	脑穿通畸形 脑室周围白质软化 小头畸形 弓形虫原虫病、脑血管意外、HIV 等造成大脑钙化和其他损伤
肿瘤	胚胎发育不良神经上皮肿瘤（DNET） 神经节细胞瘤 神经胶质瘤 海绵状血管瘤 星形细胞瘤 丘脑下部错构瘤（伴有痴笑发作） 其他	出生后感染	脑囊虫病 疱疹性脑炎 细菌性脑膜炎 其他
染色体异常	部分性4P单体或 Wolf - Hirschhorn 综合征 12P 三体征 15 染色体倒位复制综合征 环状 20 染色体 其他	其他出生后因素	头部外伤 乙醇或其他药物滥用 卒中 其他
伴复杂发病机制的单基因孟德尔遗传病	Angelman 综合征 Rett 综合征 其他	其他	腹部疾病（癫痫伴有枕叶钙化和腹部疾病） Northern 癫痫综合征 Coffin - Iowry 综合征 Alzheimer 病 Alper 病

三、常见病因

（一）遗传因素

遗传因素是导致癫痫，特别是经典的特发性癫痫的重要原因。分子遗传学研究发现，大部分遗传性癫痫的分子机制为离子通道或相关分子的结构或功能改变。已经发现的主要遗传性癫痫的致病基因见表9-2。鉴于癫痫遗传学的快速发展，癫痫的诊断将有可能由表型逐步向表型＋基因型诊断方向发展，癫痫的基因型诊断不仅可以进行遗传咨询，而且有可能指导临床治疗。

表9-2 部分单基因和多基因遗传性癫痫的致病基因

癫痫类型	致病基因	基因产物
单基因遗传性癫痫		
良性家族性新生儿癫痫	KCNQ2, 3	M 型钾通道 $Q_{2,3}$ 亚单位
良性家族性新生儿婴儿癫痫	SCN2A	Ⅱ 型钠离子通道 α 亚单位
全面性癫痫伴热性惊厥附加症	SCNIB, SCN1A, SCN2A, AGBAG2	钠通道 β 亚单位，Ⅰ，Ⅱ 型钠通道 α 亚单位，GABAa 受体亚单位

癫痫类型	致病基因	基因产物
婴儿重症肌阵挛癫痫	SCNIA	Ⅰ型钠通道 α 亚单位
常染色体显性遗传夜发性额叶癫痫	CHRNA4，CHRNB2	烟碱型乙酰胆碱受体 α₄，β₂ 亚单位
青少年肌阵挛癫痫	GABRA1	GABAa 亚单位
常染色体遗传性伴听觉特征的部分性癫痫	LGI1	富亮氨酸胶质瘤失活蛋白
多基因性全面性癫痫		
特发性全面性癫痫	CLCN2，GABRD	氯离子通道
		GABAδ 亚单位
儿童失神癫痫	CACNAIH	T 型钙通道
青少年肌阵挛癫痫	BRD2	转录调控因子
钙感受器等	EFHC1，2	

（二）主要的癫痫结构性异常病因

1. 海马硬化（hipocampal sclerosis，HS）　尽管对于海马硬化是病因还是疾病的结果还存在争议，但海马硬化是最常见的癫痫性异常病理改变之一。目前通过高分辨率的头颅MRI，已经能够在体诊断。在影像学上，表现为海马萎缩，内部细微结构丧失，在 FLAIR 相海马信号增高，脑室颞角扩大等（图 9 -5）。

组织学上，海马硬化特征表现为 CA1、CA3、CA4 区神经元脱失和胶质细胞增生，而CA2 区神经元相对保留。对于海马硬化，可以根据神经元的脱失程度和胶质细胞增生分类（wyler），或者根据内部区域神经元脱失和胶质细胞增生的差异性分类，如可以分为 CA1 为主型（神经元脱失主要局限于 CA1 区）；经典硬化型（A1、CA3、CA4 区神经元脱失，而CA2 区相对保留）；endfolium 型（神经元脱失主要限于 CA3，CA4 区）以及全面硬化型（CA1～4 神经元均脱失）。

2. 大脑皮质发育不良（malformation of corti - cal development，MCD）　MCD 是在宫内大脑皮质形成过程中障碍而导致的皮质异常。遗传因素以及非遗传性因素干扰了神经干细胞增殖、迁移和分化的不同阶段过程，导致了不同类型的皮质异常，形成了非常广泛的疾病谱，如小头畸形、脑室周围灰质异位结节、偏侧巨脑症、脑穿通畸形、皮质下灰质异位带以及无脑回畸形等（图 9 -6）。

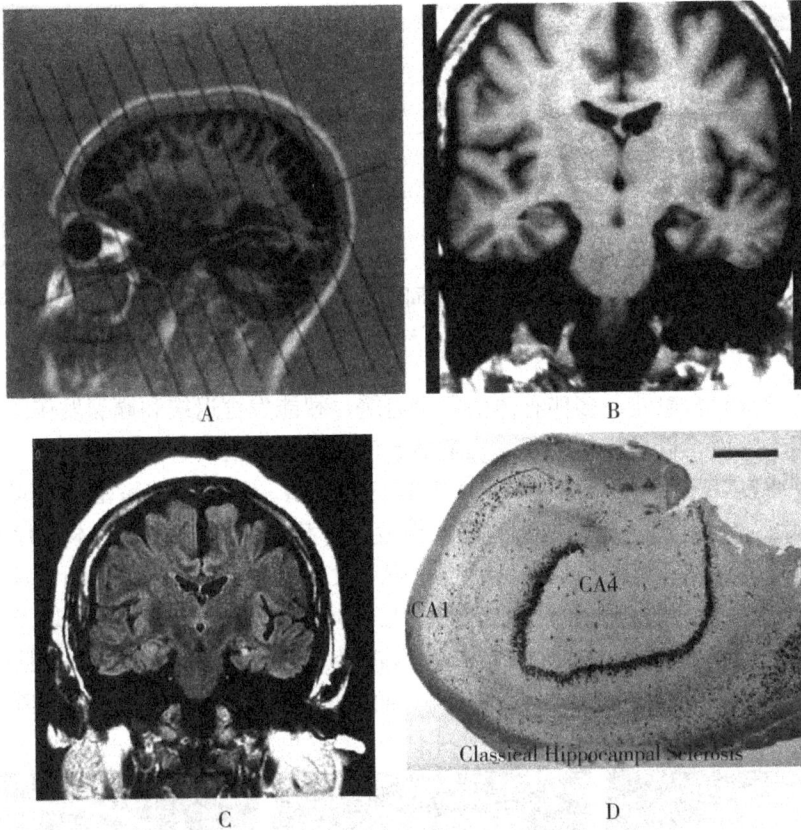

图 9-5 海马萎缩的磁共振和病理表现

A. 垂直于海马长轴的定位相；B. T₁ 显示左侧海马萎缩；C. FLAIR 显示左侧海马萎缩伴信号增强；D. 海马硬化的组织病理学表现，经典性海马硬化显示 CA1 区和 CA3 和 CA4 区神经元脱失（neun 染色）

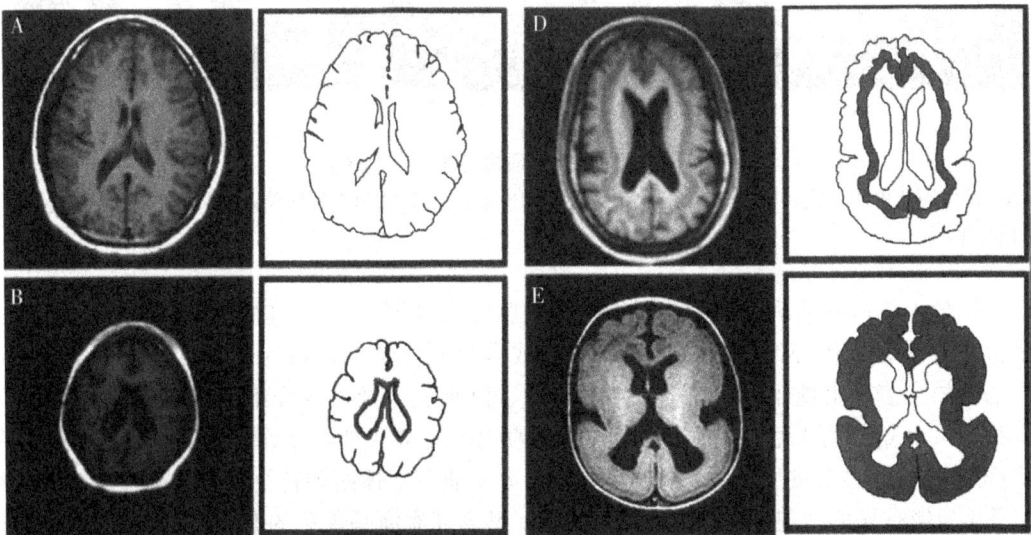

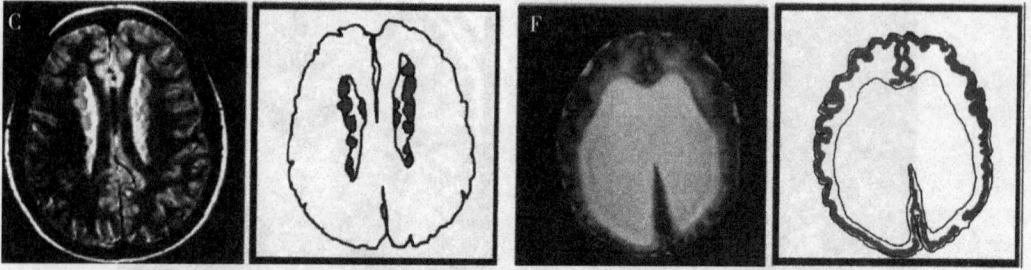

图 9 - 6　A. 正常大脑；B. 小头畸形；C. 脑室周围灰质异位结节；D. 皮质下带状灰质异位；E. 经典型无脑回畸形（无脑回畸形 1 型）；F. 卵石样无脑回畸形（无脑回畸形 2 型）

　　大脑皮质发育异常患儿，多伴有体格发育迟缓、智能发育迟缓和癫痫发作。其中，癫痫发作往往趋于难治性，也是婴幼儿期、儿童期难治性癫痫的主要病因之一。

　　局灶性皮质发育不良（FCD）是 MCD 中的一种类型，与癫痫关系密切。80% ~ 90% 在 10 岁以前发病，表现为趋于药物难治的局灶性发作，病变局灶的病例手术治疗有较好的效果，是儿童难治性癫痫手术治疗最常见的组织病理发现之一。病变发生于新皮质，中央沟附近多见。影像学，可以观察到局部皮质增厚、信号增高，灰白质边界模糊以及 transtmental 征（从皮质到脑室的逐渐减少的异常信号，为神经元在发育期迁移过程中遗留所致）等（图 9 - 7）。有时病变轻微，影像学难以发现。而脑电图可以呈现发作间歇期阵发性或者节律/半节律性放电。

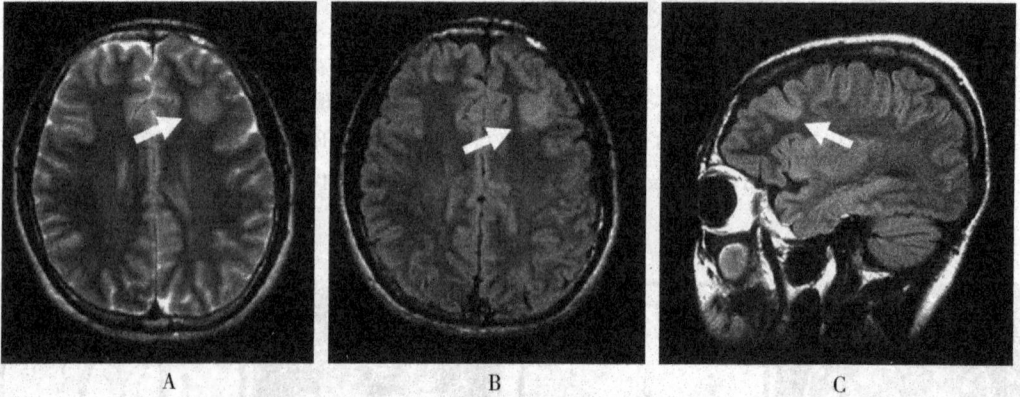

图 9 - 7　局灶性皮质发育不良（FCD）

A. 额叶局灶皮质增宽，灰白质信号不清；B. FLAIR 轴位；C. FLAIR 矢状位示相同部位局灶性皮质信号增强

　　组织学上，FCD 表现为皮质构层异常和细胞异常（图 9 - 8）。皮质构层异常为皮质 I ~ Ⅵ呈排列紊乱，锥体神经元散在于 Ⅱ ~ Ⅵ 层或者呈现异常线性排列，Ⅰ 层即分子层细胞增多。细胞异常表现出现非成熟细胞、异形细胞、巨细胞以及气球样细胞。根据 2011 年的国际分类，FCD 划分为 3 型：①Ⅰa 为皮质的垂直构层异常（神经元异常的垂直于皮质表面的线状排列）；Ⅰb 型为皮质的水平构层异常；Ⅰc 型兼有上述两种特征。②Ⅱa 为伴有异形细胞；Ⅱb 为伴有异形细胞和气球样细胞。③Ⅲa 型为伴有海马硬化的颞叶皮质构层异常；Ⅲb 为胶质肿瘤或者神经胶质细胞混合瘤附近的皮质构层异常；Ⅲc 型为血管畸形附近的皮质构

层异常；Ⅲd型为其他在早期获得性病变，如外伤、缺血性损害以及脑炎等附近的皮质构层异常。

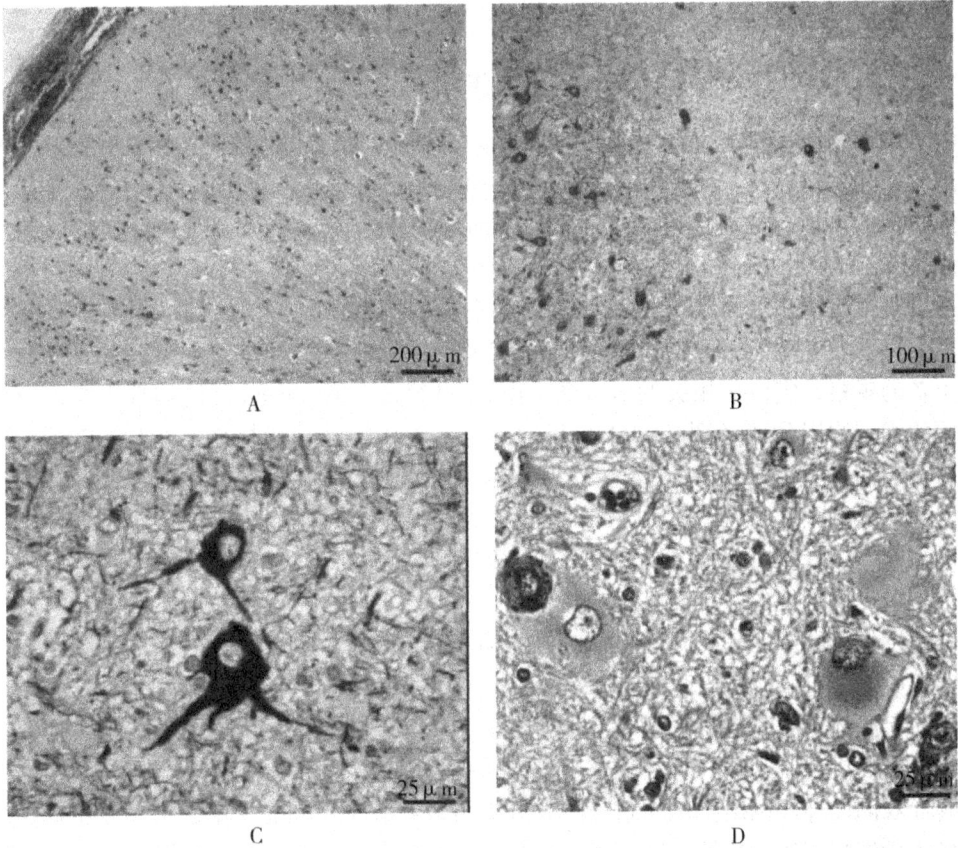

图9-8　FCD的病理

A. 神经元呈现异常柱状排列（KB染色）；B. 未成熟神经元以及白质中神经元异位（neurofilament染色）；C. 异形细胞（neurofilament染色）；D. 气球样细胞和异形细胞（KB染色）

3. 肿瘤　生长缓慢的低级别脑肿瘤更容易导致癫痫。而神经胶质混合细胞肿瘤，主要包括神经上皮发育不良肿瘤（DNT）、神经节细胞肿瘤等，属于发育性肿瘤，尽管从肿瘤分级的角度属于Ⅰ～Ⅱ级，但是造成药物难治的一个重要原因。特别是青少年、儿童和婴幼儿难治性患者中最常见的肿瘤类型。在影像学上，神经胶质混合细胞肿瘤多位于皮质，可有囊性改变、钙化，有轻度增强。

其他常见病因包括血管发育异常、各种原因造成的损伤等。

（孙建奎）

第三节　癫痫发作

一、大脑的功能解剖与发作症状

由于癫痫发作症状与大脑功能密切相关。一方面，对于功能解剖的属性，能够有助于解释和理解癫痫发作症状，而另外一方面，对于癫痫发作的研究和分析，也有助于加深对于大脑功能解剖的认识。特别是在局灶性发作的癫痫源定位中，更强调对神经功能解剖知识的掌握。

通过观察由于多种原因造成特定部位脑损伤而导致的神经功能缺损、神经心理学检查，以及电生理手段和功能影像学检查是研究脑功能的主要手段。Broca 和 Wernical 根据对于脑损伤患者的观察，定位了相关的语言区，而 20 世纪初，Broadman 通过病理手段，描绘了大脑皮质的细胞构层分区（图 9 - 9A、B），为进一步研究脑功能提供了指导。20 世纪 40 年代，以 Penfield 为代表的癫痫病学家，开始运用皮质脑刺激技术对脑功能定位，对于深化脑功能解剖认识有很大帮助（图 9 - 9C）。目前已经识别了部分脑功能区，而仍然存在所谓的静区（图 9 - 9D，E）。相信，随着研究的深入，既往所认为的静区所负载的功能，主要是参与了高级皮质功能的过程，也逐步被认识。

癫痫发作症状即癫痫发作的具体表现。对于癫痫发作症状的全面细致的观察和描述，是深入认识癫痫、鉴别癫痫发作与非癫痫发作和分类癫痫发作的基础，特别是在定位局灶性癫痫发作的起源部位中，能够提供重要的价值。目前，随着录像脑电图记录技术的广泛应用，人们有更多的机会去观察和分析发作症状。癫痫发作涉及了大脑皮质、皮质下结构，以及局灶性或者双侧性神经网络。由于过度异常放电可以起源于不同的大脑区域，并循着复杂的神经网络途径进行扩散和传播，临床发作症状也异常复杂。癫痫发作症状既可能代表了发作起源区的异常功能表现，也可能代表了异常放电传播的结果，并反映了不同脑区通过神经网络共同作用的结果。因此，即使相同部位起源的癫痫发作，由于不同的传导，也可能出现不同的发作症状，而不同部位起源的发作，也可能传播到相同的功能区，而出现相似的症状。同时，随着发作中的时间进程，症状也往往发生改变。

在部分性发作中，产生癫痫发作症状的脑功能区域，也称之为发作症状区。但是，发作症状区，并不等同于发作起源区域。癫痫发作的起源既可以起源于脑功能区，也可能来自附近的区域，由于异常放电的传导所致。目前，主要借助于对于发作症状的观察和皮质电刺激的结果，人们已经认识到某些功能区受累出现的常见表现。

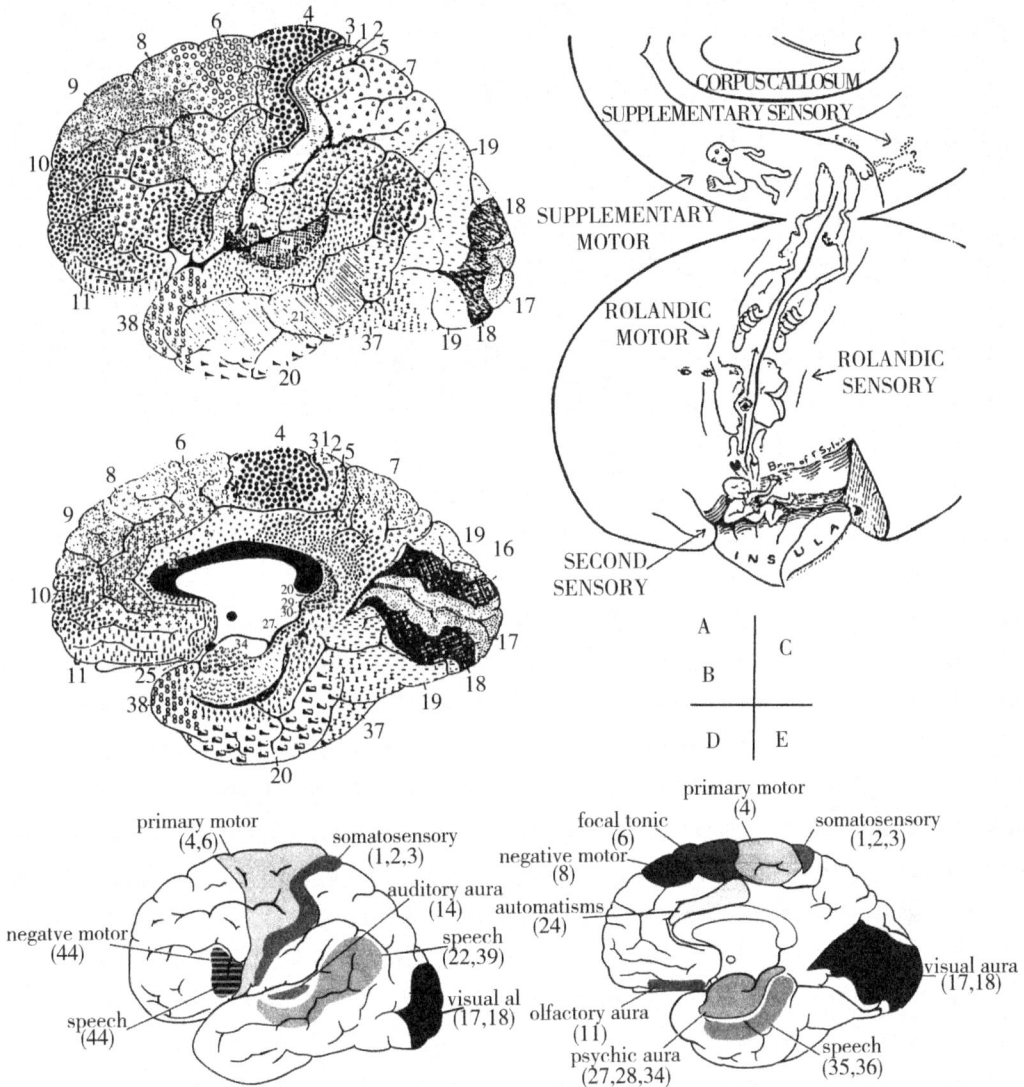

图 9 – 9 A，B. Broadman 描绘的脑皮质细胞构层分区（Broadman，1909）；C. Penfield 描绘的原发性运动区和原发性躯体感觉区的功能分布（Penfield，1954）；D，E. 主要的脑功能区

二、癫痫发作的分类

由国际抗癫痫联盟（ILAE）发布的癫痫发作、癫痫综合征的分类，将繁杂的癫痫发作症状，依照某种规律标准进行分类，为临床实践和研究提供了框架。癫痫发作多年来经历了多次修订，目前世界范围内广泛应用的癫痫发作分类方案仍是 1981 年由 ILAE 发布，在我国也已经普遍应用至今。

近年来，近来随着临床电生理、功能和结构影像学、遗传学等方面的发展，在 2001 年 ILAE 分别对癫痫发作和癫痫综合征的分类提出了新的建议，并在 2006 年进行修订。2010 年 ILAE 提出了新的方案，但是癫痫发作和癫痫的分类还没有最终完善，仍然是在不断发展和完善之中。相对于 2001 年和 2006 年的建议，2010 年发作方案的组织逻辑性较好，并保持了与 1981 年分类的延续性。

（一）1981 年 ILAE 分类中的癫痫发作

根据发作的临床 - 脑电图改变特征，原则性采用二分法，即发作起源症状和 EEG 改变提示由于"大脑半球部分神经元首先受累"的发作为部分性（partial seizure）或局灶性发作；而由于"双侧大脑半球同时受累"的发作，则称之为全面性发作（generalized seizure）。

全面性发作：临床的发作表现提示全面性放电，脑电图的本质特征在于无论是发作间歇期或者发作期，异常放电均是以双侧半球同步对称的方式出现。意识障碍出现并且可能是最初的表现，运动症状为全身性或者双侧性。全面性发作既可以为单纯的发作性意识障碍，如失神发作；也可以以突出运动症状为主要表现（强直、阵挛、肌阵挛、失张力）。

1. 全面性发作（表 9 - 3）

表 9 - 3　全面性发作分类（1981，ILAE）

临床发作类型	发作期脑电图类型	发作间歇期脑电图类型
A1. 失神发作 　a）仅有意识障碍 　b）有轻微的阵挛成分 　c）有失张力成分 　d）有强直成分 　e）有自动症 　f）有自主神经发作成分 　（b - f 可以单独或者联合出现）	为规则和双侧对称的 3Hz 棘慢复合波，但也可以见多棘慢波复合波	背景活动往往正常。阵发性 3Hz 棘慢复合波电活动往往规则和对称
A2. 不典型失神发作 　可以有 　a）肌张力的变化比典型失神更为突出 　b）发作起始和终止并不突然	主要为不规则棘慢复合波节律，<3Hz	背景活动往往不正常。阵发性电活动往往不规则和不对称
B. 肌阵挛发作	多棘慢波或者为棘慢波，或者尖慢波	同发作期
C. 阵挛发作	快活动（10Hz 或者频率更高），慢波活动，偶尔为棘慢波模式	棘慢或者多棘慢波放电
D. 强直发作	低电压快活动或者 9～10Hz 的快节律放电频率逐渐下降而波幅逐渐升高	或多或少的尖慢波节律性放电，有时不对称，并且背景活动相对于年龄段为异常
E. 强直 - 阵挛发作	节律性 10Hz 或者以上的电活动，在强直发作期频率逐渐降低而波幅逐渐升高。在阵挛期出现慢波节律	多棘慢波或者棘慢波，或者偶尔出现尖慢波放电
F. 失张力发作	多棘慢波或者电抑制或者低电压快活动	多棘慢波，低波幅活动或电抑制

（1）失神发作（absence seizure）：典型失神表现为动作突然中止，凝视，呼之不应，可有眨眼，不伴有或者仅伴有轻微的运动症状，结束也突然，持续 5～20 s 多见，易为过度换

气诱发。发作时 EEG 伴规律性的双侧半球的 3Hz 的棘慢波复合波节律。多发生于儿童和青少年，见于儿童失神癫痫、青少年失神以及青少年失神肌阵挛等。非典型失神的意识障碍发生与结束较缓慢，发作持续时间较典型失神发作长，可伴有轻度的运动症状或者自动症表现，发作时 EEG 提示为慢（1.0~2.5Hz）的棘慢波复合波节律。主要见于 L-G 综合征，也可见于其他多种儿童癫痫综合征。

（2）强直发作（tonic seizure）：表现为发作性躯体以及肢体双侧性肌肉的强直性持续收缩，躯体通常轴性伸展前屈或者背屈，持续时间在 2~60 s，多持续 10 余秒，强直发作可以导致跌倒。发作时 EEG 显示双侧的低波幅快活动或者爆发性高波幅棘波节律。主要见于 L-G 综合征、大田原综合征等。

（3）阵挛发作（clonic seizure）：为发作性全身或者双侧肢体肌肉规律的交替性收缩与松弛，导致肢体表现为节律性抽动。发作期 EEG 为快波活动或者棘慢/多棘慢波复合波节律。单纯的阵挛发作婴儿期多见。

（4）全面性强直-阵挛发作（generalized tonic-clonic seizure，GTCS）：以突发意识丧失，并序贯出现全身强直、阵挛为特征，典型的发作过程可分为"强直期-阵挛期-痉挛后期"。一次发作持续时间一般小于 5min，常伴有舌咬伤、大小便失禁等，并容易因窒息而造成伤害。发作期脑电活动多以全面的低波幅棘波节律或者电抑制（强直期）起始，棘波节律波幅逐渐增高，频率逐渐减慢，并出现棘慢复合波等（阵挛期）。发作后呈现电抑制现象。

（5）肌阵挛发作（myoclonlc seizure）：表现为快速、短暂、触电样肌肉收缩，持续时间短于 400~500ms，可累及全身肌肉，也可以肌群受累为主，常成簇发生，节律不规则。发作期 EEG 表现为爆发新出现的全面性多棘慢复合波，与发作具有锁时关系。肌阵挛发作既可以见于预后良好的癫痫患者，如青少年肌阵挛癫痫，也可见于预后差、有弥散性脑损害的患者，如进行性肌阵挛癫痫等。

（6）失张力发作（atonlc seizure）：是由于双侧性身体肌肉张力突然丧失，导致不能维持原有的姿势，出现跌倒、肢体下坠等表现，发作时间相对短，持续时间多在 1s 以内。EEG 表现为全面性爆发出现的多棘慢复合波节律、低波幅电活动或者电抑制。同时记录的肌电图有助于诊断和与其他发作类型鉴别诊断。

2. 部分性/局灶性（partial/focal）发作　部分性发作（表9-4）：是指开始的临床症状和脑电图改变提示局限于一侧大脑半球的部分神经元最早受到激活而出现的发作。进一步，部分性发作依据在发作中是否有意识障碍划分简单部分性发作和复杂部分性发作，以及简单和复杂部分性发作进展为继发性全面强直-阵挛发作。

（1）简单部分性发作（simple partial seizure，SPS）：发作时意识保留。简单部分发作的持续时间往往为数秒至数十秒。脑电图变化为局灶起源的异常电活动，短暂的简单部分性发作通过头皮电极有时记录不到异常放电。简单部分发作内容丰富多样，根据发作起源的部分不同，包括运动性、感觉性、自主神经性和精神性发作。

表9-4 部分性发作的分类 (1981, ILAE)

临床发作类型	发作期 EEG 类型	发作间歇期 EEG 表现
A. 简单部分性发作（意识无障碍） 　1. 具有运动症状 　　a）局灶性运动（不扩散） 　　b）局灶性运动（杰克逊扩散） 　　c）偏转性 　　d）姿势性 　　e）语音性（出声或者语言剥夺） 　2. 具有躯体感觉或者特殊感觉症状 （简单幻觉，如针刺感、闪光、蜂鸣声 等） 　　a）躯体感觉 　　b）视觉 　　c）听觉 　　d）嗅觉 　　e）味觉 　　f）眩晕感 　3. 具有自主神经症状或者体征（包括 上腹部感觉、苍白、出汗、面红、立毛 和瞳孔扩大等） 　4. 具有精神症状（高级皮质功能障 碍）。这些症状很少在没有意识障碍的情 况下发生，更多见于复杂部分性发作中 　　a）言语障碍 　　b）记忆障碍（例如，c）似曾相识 感） 　　d）认知障碍（例如，做梦样状态， e）时间感觉的扭曲） 　　f）情感障碍（恐惧、发怒等） 　　g）错觉（例如视物变大症） 　　h）结构性幻觉（例如音乐、风景）	起始于对侧相对应皮质区的局灶性 放电。（并不总是能被头皮脑电图记 录到）	主要为发作症状对侧局灶性异常 放电
B. 复杂部分性发作（具有意识障碍） 　1 简单部分性发作后出现意识障碍 　　a）具有简单局灶特征（A1-A4）， 然后出现意识障碍 　　b）具有自动症 　2 开始即有意识障碍 　　a）仅有意识障碍 　　b）具有自动症	单侧或者常常为双侧性放电，弥散 性或者局灶性，多位于颞叶或者额 区	单侧或者为双侧全面性不同步，局 灶常常位于颞区或者额区

临床发作类型	发作期 EEG 类型	发作间歇期 EEG 表现
C 部分性发作进展为继发性全面性发作 （主要是 SGTCS，或者强直发作、阵挛发作。异常放电也快速或者继发全面化） 　1 简单部分性发作（A）进展为全面性发作 　2 复杂部分性发作（B）进展为全面性发作 　3 简单部分性发作进展为复杂部分性发作再进展为全面性发作		

1）运动性发作：发作累及躯体的某一部位，相对局限或伴有不同程度的扩散。

A. 仅为局灶性运动性发作：指局限于身体某一部位的发作，其性质多为阵挛性，即局灶性抽搐。身体任何部位均可见到局灶性抽搐，但多见于面部或者手部，因其在皮质相应的功能区面积较大。

B. 杰克逊发作：开始为身体某一部分抽搐，随后按照一定车次序逐渐向周围扩散。其扩散的顺序与大脑皮质运动区所支配的部位有关。如异常放电在原发性运动区由上至下传播，临床发作表现为从拇指向躯体、面部扩散。

C. 偏转性发作：眼、头甚至躯干向一侧偏转，有时身体可旋转一圈。发作往往累及了额叶的眼区。

D. 姿势性发作：也称为不对称强直发作。发作呈现特殊的姿势，如击剑样姿势，表现为一侧上肢外展，一侧上肢屈曲，头眼偏转注视外展的上肢。发作往往累及了上肢外展对侧的辅助运动区。

E. 发音性发作：可表现为重复语言、发出声音或者言语中断。其发作可以起源于额叶或者颞叶区。

2）感觉性发作：发作起源于相应的感觉皮质，其性质为躯体感觉性或者特殊感觉性发作。

A. 躯体感觉性发作：其性质为体表感觉异常，如麻木感、针刺感、电击感以及烧灼感等。发作可以局限于身体某一部位，也可以逐渐向周围部位扩散（感觉性杰克逊发作）。放电起源于对侧中央后回皮质。

B. 视觉性发作：可以表现为简单视觉症状，如视野中暗点、黑矇、闪光等症状，发作起源于枕叶皮质。

C. 听觉性发作：多表现为重复的噪声或者单调声音，如蝉鸣、嚷嚷以及咝咝声等。发作起源于颞上回。

D. 嗅觉性发作：常表现为不愉快的嗅幻觉，如烧橡胶的气味等。放电起源于钩回的前上部。

E. 味觉性发作：以苦味或金属味常见。单纯的味觉性发作少见，放电起源于岛叶或者周边。

F. 眩晕性发作：常表现为坠入空间的感觉或者空间漂浮的感觉。放电多起源于颞顶叶交界皮质区。因单纯的眩晕性发作临床较少见，而眩晕的原因众多，对于诊断眩晕性发作必须谨慎。

3）自主神经性发作：症状复杂多样，常表现为上腹部不适感或者压迫感、气往上涌感、肠鸣、恶心、呕吐、口角流涎、面色或者口唇苍白或潮红、出汗以及竖毛等。其放电起源于岛叶以及边缘系统多见。

4）精神性发作：主要表现为高级皮质功能障碍，很少单独出现，多为继发或者作为复杂部分性发作的一部分。

A. 情感性发作：常表现为愉悦或者不愉悦的感觉，如欣快感、恐惧感、愤怒感等。恐惧感是最多见的症状，发生突然，患者突然表情惊恐，甚至因为恐惧而逃离。发作常伴有自主神经症状，如瞳孔散大，面色苍白等。放电多起源于边缘系统以及颞叶基底以及外侧。

B. 记忆障碍性发作：是一种记忆失真，主要表现为似曾相识感、似曾不相识感、记忆性幻觉等，放电起源于颞叶、海马等。

C. 认知障碍性发作：常表现为梦样状态、时间失真感、非真实感等。

D. 发作性错觉：由于知觉歪曲而使客观事物变形。如视物变大或者变小，变远或者变近，物体形态变化；声音变大或者变小，变远或者变近等。放电多起源于颞叶以及颞顶枕交界处。

E. 结构性幻觉发作：表现为一定程度整合的认知经历，为复杂性幻觉。幻觉可以是躯体感觉性、视觉性、听觉性等，发作内容复杂，包括风景、任务以及音乐等。

（2）复杂部分性发作（complex partial seizure，CPS）：发作时伴有不同程度的意识障碍，意识障碍可以是最早的临床症状，也可能是简单部分发作进展为复杂部分性发作（出现意识障碍）。尽管大多数的复杂部分性发作均起源于颞叶内侧或者边缘系统结构，但是复杂部分发作并不等同于颞叶发作，也可以起源于其他部位，如额叶等。发作期的脑电图变化为脑局部的异常放电，并可以扩散到附近脑区以及对侧大脑。

复杂部分性发作可以仅表现为简单部分性发作后出现意识障碍，或者突发的意识障碍。复杂部分性临床表现类似失神发作，但是，成年人的"失神样发作"往往均为复杂部分性发作，EEG可提供鉴别。

自动症（automatism）：是一种癫痫发作的特殊的临床表现，是在意识障碍的状态下，出现的不自主、无目的的动作或行为，多出现在复杂部分性发作中或者发作后，也可以出现于其他的状态，例如，全面性强直阵挛发作后、非典型失神发作。常见的自动症包括①口咽自动症：最为常见，表现为不自主的舔唇、咂嘴、咀嚼、吞咽或者进食样动作，有时伴有流涎、清喉等动作；②姿势自动症：表现为躯体和四肢的大幅度扭动，常伴有恐惧面容和喊叫，容易出现于睡眠中，多见于额叶癫痫；③手部自动症：简单重复的手部动作，如摸索、擦脸、拍手、解衣扣等；④行走自动症：无目的地走动、奔跑等；⑤言语自动症：表现为自言自语，语言多为重复简单，或者单个词语或者不完整句子，语义不清。

（3）继发性全面强直阵挛发作（secondary general tonic - clonlc seizure，SGTCS）：简单或者复杂部分性发作均可以继发全面性发作。最常见的为继发全面性强直 - 阵挛性发作。发作时 EEG 可见局灶性异常放电迅速泛化为双侧半球全面性放电。SGTCS 本质上是部分性发作的全面化，患者发作前多有先兆或其他形式的发作。

3. 不能分类的癫痫发作　由于资料的缺乏或者不完整而不能分类，或者发作表现不符合现有的分类方案的癫痫发作，考虑为不能分类的癫痫发作，包括许多新生儿发作，例如节律性眼球运动、咀嚼和游泳样运动。

4. 反射性发作　反射性发作是指癫痫发作具有特殊的触发因素。每次发作均可以由某种特定感觉刺激所诱发，诱发因素包括视觉、思考、音乐等非病理性因素。可以是单纯的感觉刺激，也可以是复杂的智能活动刺激，如我国特有的麻将性癫痫。而病理性因素，如发热、酒精戒断等因素诱发的发作则不属于反射性发作。类似于自发性发作，反射性发作可以表现为全面性或者部分性。

（二）2010年ILAE分类中的癫痫发作

癫痫的分类（表9-5）很大程度上取决于临床观察和专家意见。而随着录像脑电图监测的普遍应用、现代影像学进展、基因技术和分子生物学的进展，分类的变迁也反映了这种趋势。目前，一个固定的分类并不现实，而随着研究的进一步深入，2010年ILAE的分类在今后也会进一步的修订。

表9-5　癫痫发作分类（ILAE，2010）

全面性发作
　强直-阵挛发作（多种联合出现形式）
　失神
　　典型
　　不典型
　　失神伴有特异性表现
　　　肌阵挛失神
　　　眼睑肌阵挛
　肌阵挛
　　肌阵挛-失张力
　　肌阵挛强直
　阵挛
　强直
　失张力
局灶性发作
未确定全面性或局灶性发作
癫痫性痉挛

注：不能明确诊断力以上分类的发作，在获得进一步充分的言息之前，应考虑为不能分类。

在新的分类建议中，引入了神经网络的概念，重新阐述了全面性和局灶性发作：①全面性发作定义为发作起源于双侧分布网络中的某一点，并快速扩散至双侧神经网络。这种双侧性的网络可以包括皮质和皮质下结构，但并非意味着包括整个脑皮质。尽管个体发作可以表现为局灶或者偏侧特征，但在发作与发作之间，并不固定。全面性发作可以不对称。②局灶性发作定义为发作起源于一侧半球的网络。这种网络可以是明确的局灶性或者弥散性，局灶性发作也可以起源于皮质下结构。对于每一种发作类型，发作起源在发作之间保持固定，并存在可以累及对侧半球的优先传导模式。然而，部分患者可以有多于一种发作类型和神经网络，但每一发作类型都有一个固定起始点。

与 1981 年发作分类方案相比，主要有以下变化：①新生儿发作不再作为一个单独的实体。新生儿发作也应在目前的框架中分类诊断。②对既往失神发作的亚分类做了简化和改动。肌阵挛失神和眼睑肌阵挛类型现在得到公认。③这次分类包括了痉挛，由于痉挛可以延续到或者在婴儿期以后发生，"癫痫性痉挛"的概念代替了"婴儿痉挛"，但是，目前的知识并不能将"婴儿痉挛"明确划分为局灶性或者全面性。癫痫性痉挛（spasm）：表现为突然、短暂的躯干肌和双侧肢体强直性屈性或伸展性收缩，多表现为发作性点头，偶有发作性后仰，肌肉收缩在 0.5 ~ 2 s 松弛，常成簇发作。常见于婴儿痉挛，偶见于其他癫痫综合征。④取消了局灶性发作的不同亚型之间的区分。但是，对个体患者以及特殊的目的（如癫痫性和非癫痫发作的鉴别、随机临床试验以及手术治疗等），认识到意识或警觉性障碍以及其他特征，仍然非常重要（表 9 – 6）。⑤肌阵挛 – 失张力发作类型被认可。

表 9 – 6 根据发作中意识障碍的程度描述的局灶性发作（ILAE. 2010）

不伴有意识或者警觉性障碍

　伴有可以观察到的运动或者自主神经成分（与"简单部分性发作"的概念大体相一致，如根据发作表现而描述的局灶运动性、自主神经能够精确地反映这个概念）T

　仅累及主官感觉或者精神现象（与"先兆"的概念大体一致）

　伴有意识或者警觉性障碍（与"复杂部分性发作"的概念大体一致）

　累及双侧的惊厥性发作（包括强直、阵挛或强直和阵挛成分）这种表达可以替换"继发全面性发作"的概念

三、癫痫持续状态

癫痫持续状态（status epileptlcus，SE）是一种以持续的癫痫发作为特征的病理状态，是神经科的常见急症，持续的癫痫发作不仅可导致脑部神经元死亡，还可由于合并感染、电解质紊乱、酸碱平衡失调、呼吸循环衰竭、肝肾功能障碍等因素导致患者死亡。幸存者也常常遗留严重的神经功能障碍。根据是否有惊厥，可以分为惊厥性癫痫持续状态（convulsive status epileptlcus，CSE）和非惊厥性癫痫持续状态（non – convulsive status epilepticus，NCSE）。其中，CSE 的死亡率和致残率更高。

既往国内沿用的定义为出现两次以上的癫痫发作，而在发作间歇期意识未完全恢复；或者一次癫痫发作持续 30min 以上。ILAE 在 2001 年建议，癫痫持续状态是"超过这种发作类型大多数患者发作持续时间后，发作仍然没有停止的临床征象或反复的癫痫发作在发作间期中枢神经系统的功能没有恢复到正常基线"。而基于癫痫持续状态的临床控制和对脑的保护，对于发作持续时间也有较多的争议，发作持续 5min 以上可以考虑为癫痫持续状态是较为积极的观点。

四、局灶性发作中的定位体征

癫痫发作是发作性脑功能异常的结果，而局灶性发作的症状能够提示相对应的脑功能异常区域。因此，在局灶性发作中，对于发作症状的仔细分析，能够获得发作症状的脑皮质功能区域定位信息（发作症状区）。目前，在长期的临床实践中，人们已经陆续识别了较多发作症状的定侧、定位价值，这对于难治性癫痫手术治疗的癫痫源定位有很大帮助。

下列表格列出了部分先兆（表9-7）、发作期症状（表9-8）、发作后症状（表9-9）提示的定位定侧价值。

表9-7 先兆的定侧定位

类型	癫痫灶定侧	可能的定位
一侧体感先兆	对侧	初级体感中枢
一侧听觉先兆	对侧	颞上回
一侧视野初级视觉先兆	对侧	距状回
复杂视觉先兆	不提示定侧	颞顶枕交界
发作性尿意/勃起	非优势半球	岛叶/内侧额、颞叶？
发作性立毛	同侧，右侧多见	扣带回，杏仁核？

表9-8 发作期症状的定侧定位

类型	癫痫灶定侧	可能的定位
强迫性偏转	偏转对侧	额叶眼区
一侧阵挛	对侧	原发性运动区
一侧强直	对侧	辅助运动区，原发性运动区
4字征（SGTC前）	（伸直肢体）对侧	辅助运动区或额叶前部（不对称传播）
一侧肌张力障碍性姿势	对侧	基底节
SGTC不对称结束	（末次阵挛肢体）同侧	可能为发作侧运动区功能耗竭
发作时一侧眨眼	同侧＞对侧	不明
一侧运动不能	对侧	负性运动区
发作时吐痰	非优势半球	岛叶受累可能
发作时呕吐	非优势半球	岛叶受累可能
一侧肢体自动症对侧肌张力障碍姿势	（MTLE）自动症同侧	扣带回前部/基底节区
自动症伴反应保留	（MTLE）非优势侧	不明
情感性面部不对称	（强直侧）对侧	不明
发作性发声	右侧半球	额叶Broca区
发作性失语/语言障碍	优势半球	语言区

表9-9 发作后症状的定侧定位

类型	癫痫灶定侧	可能的定位
发作后一侧一侧Todd，麻痹	对侧	初级运动区（功能耗竭？）
发作后偏盲	对侧	初级视皮质区（功能耗竭？）
发作后失语/语言障碍	优势半球	语言区（功能耗竭？）
发作后定向力障碍	非优势半球	不明
发作后情感淡漠	非优势半球	不明
发作后饮水	非优势半球	边缘系统，下丘脑？

续　表

类型	癫痫灶定侧	可能的定位
发作后擦鼻子	（MTLE）同侧	不明
发作性眼震	快相对侧	扫视区受累可能？

（孙建奎）

第四节　癫痫的诊断与鉴别诊断

癫痫的诊断对临床表现典型者来说一般并不困难，但发作表现复杂或不典型者，确定诊断也非易事。癫痫的诊断方法和其他疾病一样，主要是通过病史、体格检查与神经系统检查、实验室检查等几个方面收集资料，进行综合分析。癫痫诊断的思维程序，包括是否是癫痫，是何类型或综合征的癫痫和由何病因导致的癫痫。癫痫的诊断需要解决或回答下列问题：①其发作性症状是癫痫性的，还是非癫痫性的？②如为癫痫性的，是什么类型的发作？是否为一特殊的癫痫综合征？③是否有癫痫性病灶的证据，病因或病理变化是什么？④是否有特殊的诱发因素？

一、癫痫的诊断步骤

确定癫痫的诊断，主要依靠临床表现，脑电图波形和抗癫痫药物的效应。对一位患者来说，初步的诊断并非要求三项条件必备，但在诊断过程中，对不同的患者，三者都是重要的尤其是最后诊断的确立，对多数患者来说，三项条件都是必不可少的

1. 病史采集与体检　当前虽然有了良好的实验室条件，但病史采集和临床检查仍无可替代。癫痫患者就诊时均在发作以后而且体检大多数无异常所见。因此病史十分重要。由于患者发作时多数有意识障碍，所以叙述不清发作中的情况，甚至根本不知道自己有发作（如夜间入睡中的发作）。所以必须详细询问患者的亲属或目击其发作的人，常需要很长时间了解患者的过去和现在。应该包括详细的发作中及发作后的表现，有否先兆，发作次数及时间，发作有什么诱因与生理变化如月经和睡眠的关系如何，患者智力、生活能力及社会适应性如何，患者性格有否变化等。但目击者往往由于缺乏医学专业培训，或是在目睹患者发作时由于惊慌等原因而不能提供充分、详尽、可靠的发作细节，甚至于对患者的发病情况描述错误，最终导致临床医生误诊，将痫性发作与非痫性发作相混淆；因此，对初诊断为癫痫的患者使用带录像的脑电图作较长时程的视频脑电图（V－EEG）就变得十分必要。国外还有建议对癫痫患者设立家庭录像，用以了解患者的发作情况。对病史搜集应注意的是：癫痫通常是一个慢性病的过程，患者的发作常不确定，因此在就诊时对每次发作的描述常有很大变异。因此对专科医师而言，每次与患者交谈时都应反复地询问患者及其家属对发作的描述，以便不断地修正诊断。由于移动电话的普及，可要求患者家属在发作时用其携带的摄影功能记录其发作情况，在就诊时交给医生不失为简便有效的方法。

还应了解过去患过什么病、有否脑外伤史，母亲在怀孕期间及围产期有否异常，以及患者的习惯、工作、营养状态等。家族史也同样重要，父母亲双方有否癫痫或其他遗传病史。对上述细节的询问有助于临床医生进一步判断引起癫痫发作的可能病因。临床体检除可发现

有无神经系统阳性体征外，还须注意患者的智能情况、心脏情况、皮肤和皮下结节，有无畸形、有无运动与协调功能障碍等。必须强调癫痫是临床诊断，如实验室报告与观察到的临床现象不符，则以后者为主。

2. 抗癫痫药物治疗反应　抗癫痫药物的治疗效应是癫痫最后诊断的一项根据。当然，不能认为一次药物治疗效果不好就否定癫痫的诊断。因为选药不当、药物剂量不足、代谢障碍以及患者对药物敏感性的差异等均可影响疗效。经验证明，正确的药物治疗可使90%以上的患者获得满意的效果。临床怀疑癫痫，但发作表现不典型，而脑电图检查又为阴性的病例，抗癫痫药物效应，往往成为确定诊断的主要依据。

二、鉴别诊断

临床上癫痫发作应与以下多种发作性疾病相鉴别，判断某种发作性疾病是否为癫痫，这是诊断中的重要问题，临床上要鉴别患者出现的发作性事件是否为癫痫，应注意与以下疾病相鉴别。

1. 假性发作　又称为心因性发作（pseudoepileptic seizures），亦曾被称为癔病、癔病性癫痫、转换发作、精神性发作、模拟性发作、非器质性发作等。其临床表现类似癫痫发作，但发病由于心理功能障碍所致，与脑部电生理紊乱无关。在临床上，假性发作与癫痫发作容易混淆。将假性发作诊为癫痫，会导致不恰当的用药以及医疗负担，将癫痫诊为假性发作，则会延误治疗。现将假性发作的病因、临床表现、诊断、治疗等作一概述如下。

假性发作的确切发病率尚不清楚。根据国外一些研究的报道，每年的发病率是1.5/10万~3/10万，好发年龄为20~30岁，但亦曾见于4岁的儿童和70岁以上的老人。四分之三的患者是女性。假性发作可以与癫痫共存。据估计，癫痫患者中有4%的伴假性发作。

假性发作属于精神医学的范畴。ICD－10把其归于神经症性、应激相关的及躯体形式障碍。在遭遇无法解决的问题和冲突时产生不快心情，以转化成躯体症状的方式出现。这些症状没有可证实的器质性病变基础。

其病因与精神因素关系密切，各种不愉快的心境、愤怒、惊恐、委屈等精神创伤常是初次发病的诱因，此后因联想或重新体验初次发作的情感可再发病，且多由于暗示或自我暗示引起。许多患者有癔症性人格（或称表演性人格）基础，遇较轻刺激即易发病。一些患者存在脑功能障碍，以癫痫和学习障碍最多见。受虐待亦是假性发作的危险因素之一，许多患者在幼儿期有遭受身体或性虐待的历史。另外，社会文化环境，如风俗习惯、宗教信仰、生活习惯等，对本症的发生也有一定影响。

假性发作临床表现：①通常与一定的诱因如情绪的变化、环境的刺激等有关，紧张、焦虑、恐惧、生气，或突然的听觉或视觉刺激都有可能诱发假性发作。部分慢性病程、反复发作的患者可以没有明显的精神刺激因素。②假性发作的起始较癫痫发作缓慢，通常在几分钟内逐渐启动。持续时间长短不一，但一般较癫痫发作长，癫痫发作一般小于2 min，而假性发作则一般超过此时间。终止可以是逐渐停止，亦可是突然中止。③假性发作在半夜至早上6点少见，睡眠中从未出现假性发作，即使患者发作前似在睡眠（全身不动、闭眼），但当时脑电图提示患者实际上是清醒的（α节律），这称为发作前假睡状态（preictalpseudosleep，PIPS）。④假性发作的临床表现多种多样。运动性发作可类似于强直阵挛发作，表现为肢体的强直或重复动作。强直表现为四肢肌张力增高甚至"角弓反张"状，但癫痫发作时在强直阶段多双眼睁开、瞳孔对光反应消失，而假性发作常为闭眼且对被动睁眼有抵抗、瞳孔对光反应存在。重复动作可以表现为有规律的或无规律的、协调的或不协调的，类似于阵挛，但假性发作的阵挛往往不具备真正阵挛的特征：从快速而小幅度逐渐变慢而幅度增大，快速收缩与缓慢松弛。并且，假性发作的这种运动发作通常缺少真正的强直-阵挛过程。⑤假性发作也可表现为类似失张力发作，突然的肢体无力、跌倒，或失神发作，呆愣、对外界无反应。有一些表现为行为异常，口唇动作、摸索、脱衣，甚至咬、抓、掷东西等看似半目的或有目的的行为。这种发作可以被言语或外界所干扰。假性发作还可出现自主神经功能症状，如咳嗽、呼吸困难、过度换气、心悸、心动过速、胸痛、头痛、皮肤潮红、苍白或发绀。

自伤、舌咬伤、大小便失禁过去认为是假性发作与癫痫的鉴别要点之一，但有调查发现，66 例假性发作的患者，37.8% 出现自体损伤，43.6% 有舌咬伤，42.4% 有尿失禁，烧伤则很罕见。发音在假性发作也较常见，不同于癫痫发作时由于喉肌痉挛造成的短促尖叫，多为较丰富的表现如叫嚷、哭喊、啜泣等，一般认为哭泣是假性发作的强有力证据。假性发作时患者无意识丧失，常述发作时能听到呼唤、知道周围发生的事情。部分患者会诉不能回忆当时情况，但脑电图显示发作时患者实际上是清醒的。

假性发作目前尚无可以确诊的检查：①脑电图：是重要的辅助手段。癫痫发作时脑电图可见痫样放电并以此作为诊断依据，而假性发作脑电图则无异常或仅为肌肉收缩所致的肌电伪迹。发作期间存在 α 节律常提示假性发作的诊断，特别是表现为有"意识障碍"的患者。但常规脑电图检查时间较短，且多于癫痫发作间歇期行此检查，故往往不易捕捉。可采取延长记录时间、同步录像的方法，必要时停用抗癫痫药。长程视频脑电监测还可以用于部分合并假性发作的难治性癫痫患者，判断癫痫发作与假性发作的相对频率，从而采取更有针对性的治疗。但是，并非所有的癫痫发作均能记录到脑电的异常改变（特别是额叶癫痫），需注意假阴性的发生。②诱发试验：暗示性是假性发作的重要特点。临床上经常不能亲眼目睹患者的发作，而患者及家属的描述又可能不确切或有一定的倾向性，故采取诱发试验（谈话暗示、过度换气、闪光刺激、注射生理盐水等），特别是配合视频脑电监测可以有助于诊断。有研究对门诊印象为假性发作的患者进行诱发试验，18 例病例中有 17 例诱发出临床发作，同步脑电描记未见有别于背景脑电波的改变。此外，诱发试验提示对此类患者进行心理治疗是必要的和有效的。③催乳素：癫痫发作特别是在强直阵挛发作后，血清 PRL 的水平明显升高，在发作后 20～30 min 达到高峰，随后的 1h 内逐渐降低回到基线。而假性发作则无明显变化。但单纯部分性发作、轻度的复杂部分性发作及没有累及边缘系统的发作，可没有明显的 PRL 水平改变。另外，垂体病变、药物使用、外伤、中毒等都可能影响 PRL 水平，须注意假阳性可能。④神经元特异性烯醇化酶：NSE 特异定位于神经元和神经内分泌细胞，主要参与糖酵解，在神经元坏死或损伤时进入脑脊液和血液。在癫痫发作后 NSE 明显升高，而假性发作则不升高。⑤神经心理测定：本身没有诊断或治疗作用。但是，通过判断患者是否存在一定的精神心理障碍，有助于了解其是否存在假性发作的疾病基础，并采取相应的心理治疗。

假性发作目前尚没有明确的诊断标准。有以下表现提示假性发作：①病前有一定的性格心理特征，与症状的发生和恶化有一定联系的精神刺激。②发作时的临床症状多样化，持续时间长，"大发作"时闭眼，瞳孔对光反射保存，事后能够回忆，PIPS，发作时哭泣。③发作时脑电图正常。④具有一定的暗示性，诱发试验可以诱发或中止发作。⑤抗癫痫药物治疗无效。

应用长程视频脑电监测加诱发试验，PRL 或 NSE 水平测定可以帮助假性发作的诊断。但是这些辅助检查并不是诊断的金标准，对检查的结果需慎重分析。而且，对许多癫痫合并假性发作的患者，诊断假性发作后并不能自动排除另一个诊断。

对于精神性发作的假性发作患者主要采用心理治疗，一般对患者予精神安慰、支持、劝解、保证、疏导和环境调整等，并对他们进行诱导、启发、教育，帮助患者认识疾病的本质，了解发病的原因及症状，促使疾病的恢复。现代心理治疗方法很多，可根据不同情况分别或联合应用。如有必要，可请专业人员根据患者需要制订一套完整的心理协调咨询计划，依据计划来完成心理辅导。给患者以心理治疗时，需取得其家属配合，应与患者及家属进行良好的沟通，不能简单告知其未患癫痫（尤其是对于已按照癫痫治疗多年的患者）。

当癫痫患者合并假性发作时，是否给予 AED 治疗的判断很重要。必须让患者理解其存在两种发作类型并能够很好地区分它们。如果癫痫诊断不肯定，则应尽量避免首先使用AED，必须衡量可能发生的癫痫发作和 AED 的不良反应哪一个危害更大。

如有焦虑或抑郁症状严重者，可给抗焦虑、抗抑郁药物。有时药物暗示也可取得一定效果。

2. 晕厥（syncope）　由于一时性广泛性脑供血不足，导致大脑皮质高度抑制而突然引起短暂的意识丧失称为晕厥。

晕厥的原因很多，临床较多见者有以下四种。

（1）心源性：引起心源性晕厥的原因有心律失常、病态窦房结综合征、主动脉狭窄、先天性心脏病、原发性肺动脉高压症、心绞痛、急性心肌梗死、左心房黏液瘤及血栓形成等。这类晕厥是由于心脏停搏、严重心律失常、心肌缺血、心脏排血受阻等引起血液动力学紊乱，导致脑缺血而发生。

（2）延髓性：由于脑干病变或药物影响延髓的血管运动中枢引起者。前者如脑干的血管病变、肿瘤、脱髓鞘病及变性疾病等；后者如安定药、镇静药、安眠药、抗抑郁剂和麻醉剂等对血管运动中枢的直接抑制作用。

（3）反射性：反射性晕厥最常见，约占各型晕厥的 90%。大多是通过血管迷走反射，导致心脏抑制和全身血管扩张，使心输出量降低引起晕厥。如：①血管减压性晕厥（单纯性晕厥）：本病多见于青春期体质较弱的女性，常有家族史。其诱因多为疼痛、情绪紧张、恐惧、抽血、注射、拔牙、外伤、各种穿刺及小手术、焦虑、闷热、脱水、站立、疲劳、愤怒等。有短暂的前驱症状，如头晕、恶心、上腹部闷涨、视力模糊、出冷汗、面色苍白、无力等。继则意识丧失，倒地，血压迅速下降，脉搏缓。患者可很快恢复知觉，常无严重后果。②体位性（直立性）低血压：常发生于由卧位或蹲位突然站立或持续站立时。其特点是血压急骤下降，心率加速，晕厥持续时间较短，有反复发作倾向，一般无前驱症状。③颈动脉窦综合征：多发生于中年以上动脉硬化的患者。发作时常有眼花、眩晕、感觉异常，闪光性中心盲点等。压迫颈动脉窦常可诱发，这是由于颈动脉窦压力感受器对直接刺激压迫敏感所致。④排尿性晕厥：多见于老年和中年男性患者，发病多在醒后起床排尿时或排尿后。多无前驱症状，或仅有极短暂的头晕、眼花及下肢发软等。发作时患者突然意识丧失、晕倒，约持续 1 ~ 2 min 自行缓解。本病的发病机制为综合性，如膀胱收缩产生强烈的迷走性反射导致心脏抑制和节律失常，血管迷走或血管减压反射，体位骤然转变及自主神经不稳定等，其他还有舌咽神经痛所致晕厥及舌咽性晕厥、咳嗽性晕厥和仰卧位低血压综合征等。

（4）脑源性：由于广泛性脑血管闭塞，一过性脑缺血发作，蛛网膜下腔出血，慢性铅中毒性脑病，主动脉弓综合征等脑缺氧所致的晕厥。此外，小儿窒息性缺氧也可引起晕厥。

晕厥的临床表现：①发作前期：患者常感头部及全身不适，视力模糊、耳鸣、面色苍白、出汗，预示即将发生晕厥。此时如患者取头低位卧姿势常可防止发作。②发作期：轻者眩晕恶心、肢体发软、摇摆。重者常突然意识丧失，全身肌紧张度消失、跌倒地上、两眼上翻。少数惊厥性晕厥患者甚至出现角弓反张、阵挛动作、瞳孔极度散大、流涎、咬舌、尿失禁。脑电图检查出现持续 3~10 s 的广泛性、对称性 2~3 次/秒的慢波，枕区较明显。③发作后期：患者苏醒后，可有一段时间意识混浊状态，感腹部不适、恶心、有便意，甚至大小便失禁。苍白和出汗可持续一段时间，有极度疲劳感或嗜睡。发作后期延续时间取决于晕厥发作的程度，轻度发作仅延续数秒钟，惊厥性晕厥发作可长达半小时之久。

晕厥病例被漏诊或被误诊为癫痫发作。某些轻度的晕厥发作与失神发作、颞叶癫痫相混。在另一些病例中，把惊厥性晕厥误诊为癫痫强直阵挛发作，尤多见于婴儿和儿童。晕厥与癫痫之所以易于混淆，主要是由于两者之间具有共同的症状学特点所造成的，如意识丧失、全身痉挛、瞳孔散大、流涎、尿失禁、发作后疲倦等，因此，对癫痫或晕厥的诊断不能单凭有无这些症状或分类之中的一项或几项来判别，应仔细分析癫痫与晕厥的全面临床表现。有时需要脑电图与心电图监测来与癫痫鉴别。

3. 偏头痛（mlgraine） 亦是发作性疾病之一，多为单侧，每次发作的性质及过程相似，间歇期正常。以女性多见，约为男性的 3.5 倍。偏头痛按症状可分下列数型。

（1）典型偏头痛：约占偏头痛的 10%。多有家族史，有明显的前驱期，亦称"先兆"，此期最常见的是眼症状，有闪光、冒金星、各种形状的暗点、黑矇、偏盲等。其他前驱期症状有精神不振、嗜睡、肢体感觉异常、轻瘫、失语。前驱期症状持续数分钟至半小时，随之出现剧烈头痛，多在一侧，有时双侧，或左右侧交替。头痛部位多在前额、颞、眼眶，或向半侧头部扩散。呈跳痛、胀痛、敲击痛。同侧颞浅动脉可怒张及搏动增强，压迫可使疼痛稍轻。患者面色青白、恶心、出汗、畏光、怕声，少数有腹痛、腹泻，往往有呕吐，呕吐后头痛缓解。如未用止痛剂，发作持续数小时或长达 1~2 d，多在上午或日间发作，频度不定，可每日发作，或数周，甚至数年发作一次，如每日均有发作时称为偏头痛持续状态。

（2）普通偏头痛：约占偏头痛的 60%。前驱期症状常不明显，有的在头痛前数小时或数日出现胃肠道症状或轻度情绪改变。头痛的部位、性质与典型偏头痛相似。头痛持续时间可达数日。家族史多不明显。

（3）特殊型偏头痛：比较少见，约占偏头痛的 1%~2%。眼肌麻痹型偏头痛和偏瘫型偏头痛，多为青年人，发作开始或发作后在头痛侧出现眼肌麻痹或头痛对侧出现轻偏瘫或偏身麻木、失语，可短暂消失或持续较长时间。阳性家族史较多。基底动脉型偏头痛多为女性，发作与月经有明显关系，多有家族史。典型发作是在开始时出现以视觉障碍和脑干功能紊乱的前驱症状，持续数分钟后发生短暂晕厥，待意识恢复后出现枕部或一侧头部剧烈搏动性疼痛，伴恶心呕吐，发作持续数小时。腹型偏头痛，以腹痛为主，头痛很轻，常伴恶心、呕吐、寒战、出汗、苍白、腹泻等，持续数小时或 1~2 d。

偏头痛与癫痫为两种机制不同而临床上有交叉的疾病，两者可以合并出现。偏头痛的视觉先兆与偶然出现的肢体感觉异常要与部部分性癫痫发作相鉴别。部分偏头痛患者可出现脑电图的异常，5%～9%的患者在偏头痛发作间歇期脑电图有棘波或尖波发放。但偏头痛的先兆症状与持续时程均较长，随后往往都有头痛发作，常伴有恶心、呕吐，患者多有头痛发作史和偏头痛家族史。

4. 短暂性脑缺血发作　TIA为脑局部血流灌注不足所致的功能障碍，表现为功能抑制的现象，多见于中老年患者，常伴有高血压、高血脂及脑血管疾病史。

要注意与部分性癫痫发作相鉴别。特别是部分感觉性发作和失语性发作，与本病鉴别比较困难。除病因和发病年龄有一定不同外，脑电图表现是主要的鉴别依据。局限性尖、棘波及棘－慢波为癫痫发作的特征。发作时间长短是鉴别手段之一，TIA持续时间通常较一次癫痫发作长。

5. 运动诱发性发作性运动障碍（paroxysmal kinesigenic movement disorder，PKD）　运动诱发性发作性运动障碍是一类少见的运动障碍疾病，临床表现类似癫痫，但病因及预后与癫痫不相同，可能是一种离子通道病，与癫痫有一定关系，曾被归类于癫痫的一种发作类型，EEG大多正常。PKD多在儿童及青少年期起病，男孩比女孩多见，往往由于突然运动所诱发，如上课时被老师提问突然站立、体育课突然起跑，或是在房内听到门铃或电话铃响站起去接电话时。精神紧张、疲劳、月经周期时容易诱发。发作时表现为一侧或双侧肢体呈肌张力不全或舞蹈症样表现，严重时可致跌倒，发作时患儿神志清楚，有时有语言障碍，持续数秒至数十秒，少数可长达1～2 min，每日可发作多次或数日数月发作1次，发作期及发作间期大多数脑电图正常，预后良好，PKD有年龄自限性，大部分对AED疗效良好。

6. 发作性睡病　是一种睡眠障碍，是在不该睡眠的场所和时间发生的不可克制的睡眠。其睡眠与正常睡眠相同，能被唤醒。患者同时可伴有猝倒症、睡眠瘫痪及入睡前幻觉。称为发作性睡病四联症。病因不明，可能是下丘脑及网状结构的功能紊乱。患者在夜间入睡或白天发作时皆由典型的眼快动相开始。这在正常人或其他嗜睡患者中从不发生。猝倒症、睡眠瘫痪及入睡前幻觉均为眼快动相中所特有的现象。类似发作性睡病的表现可见于三脑室肿瘤、脑炎、脑外伤、脑动脉硬化及内分泌障碍等疾病。开始起病多在青少年，男性较女性为多。主要症状是不能抗拒的睡眠，在课堂、工作场所或会场等场所最易发生，饭后是好发时间。遇到突然响声、叫唤或轻拍其身时即能醒来。站立工作或与人交谈时可有倦意思睡。每次发作10余分钟。或1个月发作数次。如在躺卧体位而无环境吵扰情况下，睡眠可持续数小时。猝倒症是突然而短暂的躯干肌张力减低，出现低头、弯腰、屈膝或跌倒，但意识清楚，在强烈情感如大笑后更易发生。睡眠瘫痪是入睡或醒来时不能移动躯肢或说话，意识清楚，有焦急感，历时甚短，在努力活动之后即可恢复正常。入睡前幻觉以视幻觉较听幻觉多见，内容多属惊恐性质，醒后认为是"做梦"。发作性睡病伴有猝倒症者达70%，伴睡眠瘫痪者约50%，伴入睡幻觉者约25%，完全四联症者仅10%。病程较长，发作可随年龄增大而减少。

在不合适的地点与时间反复发生不可克制的睡眠是本病的特征，如病程中伴有猝倒症、睡眠瘫痪及入睡前幻觉则更能明确诊断。需与失神发作鉴别。失神发作者起病年龄较发作性睡病早，儿童多见。失神发作是突然意识丧失而非睡眠。失神发作有的伴有失张力，但持续时间短暂，一般仅数秒钟。脑电图3次/秒棘－慢波综合，是其特征性改变，有重要的鉴别价值。

7. 内科系统疾病伴发的抽搐症状　阿－斯综合征发作时，往往伴有心律失常，轻者感觉黑矇，重者知觉完全丧失，有时可伴发抽搐。当心排血量骤降时，患者先表现为面色苍白，继而意识丧失，发生抽搐，抽搐的表现往往与癫痫相似。如果脑循环及时恢复，患者立即清醒，这时常因反射性充血而面色潮红，清醒后患者神志可立即恢复。

低血糖、高血糖也会引起抽搐发作，血糖低于 2.8～3.36 mmol/L 或是血糖突然升高及高渗状态均可引起抽搐，患者的发作多为部分性发作，且对常规的抗癫痫药物疗效不佳。

其他如低血钙、尿毒症等也可引发抽搐，患者的血清游离钙浓度低于 0.6 mmol/L 即可引起肌肉痉挛、手足搐搦等，大约 1/3 的急性肾功能衰竭的病例会出现癫痫发作，患者出现肌肉阵挛，全身强直阵挛发作及癫痫持续状态多见于透析综合征。

（孙建奎）

第五节　癫痫的治疗

症状性癫痫者如能明确病因则应针对病因治疗。

癫痫发作的治疗包括药物治疗和手术治疗，生酮饮食与迷走神经刺激术等辅助治疗手段。除少数患者外，大多数患者均需要长期使用抗癫痫药物治疗。患者对战胜疾病的信心、积极乐观的情绪以及有规律的工作、学习和生活，周围和社会的理解、支持与关心，都是使治疗取得成功的重要条件。此外，适当的体育锻炼，避免烟酒等刺激物，不要从事高空或水上作业以及驾驶、不在高速转动的机器旁等工作，以免发生危险。除脑部本身已有病损者外，未给予及时治疗，或未按照发作类型选用药物，或药物选择虽然恰当但剂量不足，服药不规则或经常更换药物，或过早地停用药物或减量等，常常是发作控制不佳的主要原因，均应设法避免及纠正。

抗癫痫药物治疗的目标是：①尽可能地控制发作；②改善癫痫预后；③最大限度地减少使用抗癫痫药物而产生的不良反应；④提高患者的生活质量。

癫痫诊断的建立需要至少两次非激发性的发作。循证学证据表明，首次癫痫发作后即开始抗癫痫药物治疗相比不治疗可降低癫痫复发率，但并不改善患者的长期预后。一般而言，已建立癫痫诊断者均应开始治疗，但以下情况：某些外界因素引起的激发性发作，某些药物引起的偶尔发作，或某些疾病如脑血管病等引起的急性期单次发作，发作频率稀疏如 1～2 年有一次发作，以及某些类型的癫痫如良性儿童中央区－颞叶棘波灶癫痫等，可以权衡治疗利弊包括经济负担等因素，在与患者及家属充分沟通后，采取随访观察，可以暂不予药物治疗。

一、发作时的处理

1. 全身性强直－阵挛发作的处理　注意防止跌伤和碰伤。应立即使患者侧卧，尽量让唾液和呕吐物流出口外，不致吸入气道。在患者张口时，可将折叠成条状的小毛巾或手帕等塞入其上下臼齿之间，以免舌部咬伤。衣领及裤带应该放松。抽搐时不可用力按压患者的肢体，以免造成骨折。发作大都能在几分钟内中止，不必采取特殊的治疗措施。亦不要采取所谓"掐人中"的方法，因为此举不仅不能中止发作，还有可能对患者造成新的伤害。对自动症发作的患者，在发作时应防止其自伤、伤人或毁物。

2. 癫痫持续状态的治疗　癫痫持续状态是一种严重而紧急的情况，必须设法于最短时间内使其中止，并保持 24 ~ 48 小时不再复发。应保持气道的通畅和正常换气。在积极治疗病因的同时，选用以下药物之一作静脉注射（均为成人剂量）。这些药物对呼吸循环功能都有不同程度的抑制，使用时必须严密观察。

（1）地西泮（安定）：10 mg，于 5 ~ 10 min 内静脉注射，由于分布快，血浓度很快下降，故作用持续时间较短，可以每隔 15 ~ 20 min 重复应用，总量不超过 100 ~ 200 mg。地西泮注射偶可产生呼吸抑制，呼吸道分泌大量增加或血压降低。应注意观察并及时采取相应措施。

（2）苯妥英钠（phenytoin，PHT）：文献报道，因安定作用时间较短，故在静脉注射安定后应给予作用较持久的药物，一般用苯妥英钠 0.5 ~ 1.0g 静脉注射，目标总量至少 13 mg/kg，甚至 18mg/kg，每分钟注射不超过 50 mg。有心律不齐、低血压和肺功能损害者应谨慎。用苯妥英钠对局部刺激明显，国外现已有新一代制剂磷苯妥英钠（FDPH），可以减少这一不良反应。

（3）氯硝西泮（clonazepam，CZP）：1 ~ 4 mg 静脉注射，但此药对心脏、呼吸的抑制作用均较安定为强。

（4）氯羟西泮（lorazepam）：4 ~ 8 mg 静脉注射，于 2 min 内注完，亦有较佳效果。作用较安定持久，对心脏和呼吸系统抑制较安定为弱。

（5）丙戊酸钠（valproate，VPA）：静脉注射，5 ~ 15 mg/kg 推注，1 次注射以 3 ~ 5 min 推完。每日可以重复 2 次。亦可静脉维持，0.5 ~ 1.0 mg/（kg·h）。

（6）异戊巴比妥：0.5 ~ 0.75 g，溶于注射用水 10 ml 内缓慢静脉注射，根据患者的呼吸、心律、血压及发作情况控制注射速度，如出现呼吸抑制现象时应立即停止用药。但目前国内无此药物。

（7）咪达唑仑（midazolam）：先予 0.1 mg/kg 静脉注射后予 0.1 mg/（kg·h）静脉持续滴注，如癫痫再发作，加用咪达唑仑 0.1 mg/kg 静脉注射并以 0.05 mg/（kg·h）幅度加量，直到惊厥控制，如果给药剂量达 0.6 mg/（kg·h）时，癫痫未控制应考虑此药无效，不再加大用药剂量。如持续 24 h 无癫痫发作，予逐渐减量，每 12 h 以 0.05 ~ 0.1 mg/（kg·h）减量直至停用。静脉注射后，有 15% 的患者可发生呼吸抑制。特别当与鸦片类滇痛剂合用时，可发生呼吸抑制、停止，部分患者可因缺氧性脑病而死亡。

少数患者如仍难以控制，则可应用利多卡因甚至全身麻醉。在发作基本被控制后，根据患者的意识状态采用口服或鼻饲给药，用间歇期的药物剂量。

反复的全身强直-阵挛发作会引起脑水肿，后者又能促使癫痫发作，可静脉注射 20% 的甘露醇等以消除脑水肿。还应注意维持患者的呼吸道畅通，防止缺氧，必要时作气管切开并人工辅助呼吸。还应保持循环系统的功能，预防和治疗各种并发症，如使用抗生素治疗继发感染等。

二、发作间歇期的抗癫痫药物应用

1. 抗癫痫药物的应用 必须遵循的原则：①有 2 次非激发性发作以上开始用药；②单药，小剂量开始，逐步达到有效浓度；③服药后不应随意更换或停药，换药应逐步进行；有良好控制并持续 3 ~ 5 年没有发作者方可考虑逐步撤减药物直至停药；④药物选择必须依发作类型或癫痫综合征而异，药物选择不当不仅不能控制癫痫，有时反能加剧发作，如卡马西平用于肌阵挛发作；⑤合并用药应当选用作用机制不同的药物；⑥不选用有相同不良反应的药物；⑦不选用同一类型的药物，如扑痫酮和苯巴比妥，丙戊酸钠与丙戊酸镁以及癫痫安等；⑧合并用药以二药联合为宜，除某些状态如换药外，不要同时使用三种以上药物。

2. 癫痫的治疗流程　治疗流程如图9-10所示。

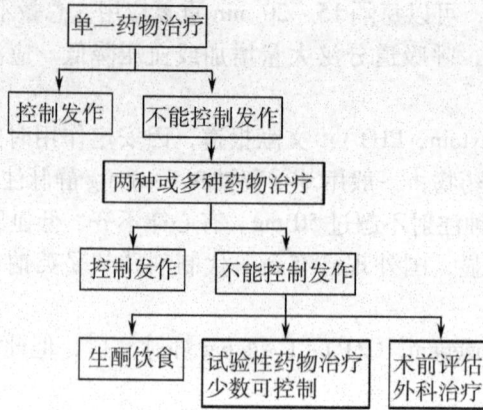

图9-10　癫痫的治疗流程

3. 抗癫痫药物选择　目前国内常用的抗癫痫药物选择见表9-10及表9-11。国际抗癫痫联盟推荐的用药方案见表9-12。

表9-10　根据发作类型的选药原则

发作类型	一线药物	二线药物	可考虑的药物	可能加重发作的药物
强直-阵挛发作	VPA	LEV, TPM	PHT, PB	
失神发作	VPA, LTG	TPM	–	CBZ, OXC, PB, GBP
肌阵挛发作	VPA, TPM	LEV, CZP, LTG	–	CBZ, OXC, PHT
强直发作	VPA	LEV, CZP, LTG, TPM	PHT, PB	CBZ, OXC
失张力发作	VPA, LTG	LEV, TPM, CZP	PB	CBZ, OXC
部分性发作（伴或不伴全身发作）	CBZ, VPA; OXC, LTG	LEV, GBP, TPM, ZNS	PHT, PB	

注：VPA 丙戊酸钠；LTG 托必脂（妥泰）；CBZ 卡马西平；OXC 奥卡西平；LEV 左乙拉西坦；CZP 氯硝西洋；PB 苯巴比妥；GBP 加巴喷丁；ZNS 唑咪胺；PH 苯妥英钠。

表9-11　根据癫痫综合征的选药原则

综合征	一线药物	二线药物	可考虑的药物	可能加重发作的药物
儿童失神癫痫	VPA, LTG	LEV, TPM		CBZ, OXC
青少年失神癫痫	VPA, LTG	LEV, TPM	–	CBZ, OXC, PHT
青少年肌阵挛癫痫	VPA, LTG	LEV, TPM, CZP	–	PHT, CBZ, OXC
仅有全面强直阵挛发作的癫痫部性癫痫	VPA, CBZ, TPM, LTG	LEV, OXC	CZP, PB	

综合征	一线药物	二线药物	可考虑的药物	可能加重发作的药物
症状性	VPA，CBZ	LEV，GBP	PB	
隐源性	TPM，LTG，OXC	PHT		
婴儿痉挛	类固醇	CNZ，VPZ		CBZ，OXC
Lennox – Gastaut 综合征	VPA，TPM，LTG	LEV，CZP		CBZ，OXC
伴中央颞区棘波的儿童良性癫痫	VPA，CBZ，LTG，OXC	LEV，TPM		
伴枕部暴发活动的儿童良性癫痫	VPA，CBZ，LTG，OXC	LEV，TPM		
儿童期严重肌阵挛癫痫	VPA，TPM，CZP	LEV		CBZ，OXC
慢波睡眠中持续棘慢波	VPA，类固醇，LTG，CZP	LEV，TPM		CBZ，OXC
Landau – Kleffner 综合征（获得性癫痫失语）	VPA，类固醇，LTG	LEV，TPM		CBZ，OXC
肌阵挛站立不能癫痫	VPA，TPM，CZP	LEV，LTG		CBZ，OXC

表 9 – 12　国际抗癫痫联盟推荐的用药方案

类型	一线药物	二线药物
仅有全身性发作	丙戊酸钠	托吡酯，拉莫三嗪
青少年肌阵挛发作	丙戊酸钠	托吡酯，拉莫三嗪
失神发作	乙琥胺，丙戊酸钠	托吡酯，拉莫三嗪
LGS	托吡酯，非氨脂，拉莫三嗪	苯二氮䓬类，丙戊酸钠，氨己烯酸，唑尼沙胺，苯巴比妥
West 综合征	激素，丙戊酸钠，氨己烯酸	托吡酯，拉莫三嗪，唑尼沙胺，苯二氮䓬类，维生素 B_6
部分性发作	卡马西平	拉莫三嗪，奥卡西平，苯妥类，托吡酯，丙戊酸钠
以部分性发作起病继发全面性发作	卡马西平	拉莫三嗪，奥卡西平，妥泰
肌阵挛发作	丙戊酸钠，乙琥胺	拉莫三嗪，托吡酯

推荐的用药方案如下。

（1）全身强直 - 阵挛性发作：按表 9 - 11 选择药物。具体根据患者对哪个药的不良反应为最轻而选用，一般首选丙戊酸钠。

1）丙戊酸钠（Valproate，VPA）：常用剂量为 0.2 ~ 0.4 g，每日 3 次，最大剂量为 1.8 ~ 2.4 g，分次口服。主要不良反应为纳差，少数出现肝功能损害，尤其是年龄较小者。有效血浓度为 60 ~ 100μg/ml。

2）苯妥英钠（Phenytoln，PHT）：优点为安全，可以控制发作而不引起镇静或智力影响，缺点是该药的代谢遵循饱和代谢动力学，且治疗剂量与中毒剂量接近，存在较大的个体差异。常用剂量为 0.3 ~ 0.4 g/d，每日 3 次分服，口服吸收需要 8 ~ 12 h，有效血浓度为 10 μg/ml。与血清蛋白结合率高，与 VPA 竞争同一结合位点。部分患者在剂量偏高时使失神或大发作增多。主要不良反应为齿龈增生、毛发增生，偶有粒细胞减少。长期过大剂量可有中毒性小脑损害。

3）苯巴比妥（Phenobarbital，PB）：一般无上述全身反应，但有产生镇静和反应迟钝的缺点。扑米酮为去氧苯巴比妥，在体内代谢为苯巴比妥，体内代谢产物为苯巴比妥与苯乙基二酰胺（phenylethylmalonamide，PEIA），最大的不良反应也为镇静，常常使患者因此而不能依从医嘱。若以小剂量（扑痫酮62.5mg，每次1/4片，每日1次）开始，逐渐增加剂量，可达到治疗目的而无镇静不良反应。苯巴比妥在儿童可能引起活动增多、过度兴奋或失神发作增频。该药另一缺陷是对认知功能尤其是儿童和青少年影响较明显。

4）卡马西平（Carbamazepine，CBZ）：常用剂量为0.1～0.2g，每日3次服用，最大剂量为1.2g/d，分次口服。主要不良反应为皮疹、粒细胞减少，罕有再生障碍性贫血。有效血浓度为4～12μg/ml。

（2）其他全面性发作：失神可选用乙琥胺或丙戊酸钠，但前者目前国内无药。苯妥英钠、苯巴比妥、卡马西平、扑痫酮等均可加重失神发作。

非典型失神和肌阵挛型发作较难控制，选用丙戊酸钠，也可应用氯硝西泮，但易于产生耐药性，氯硝西泮若与丙戊酸钠同用可能会触发失神发作持续状态，应当慎重。

（3）部分性发作：卡马西平、奥卡西平为治疗首选药物，苯妥英钠、扑痫酮、苯巴比妥也可能有效。丙戊酸钠的反应不一。复杂部分性发作一般难以控制，单药治疗常常无效而需合并用药，常用的组合有卡马西平、奥卡西平与丙戊酸钠，或者使用新一代抗癫痫药如拉莫三嗪、左乙拉西坦、托吡酯等。

这些药物在大剂量时都有神经毒性，在治疗范围血浓度常会出现眼球震颤，更高血浓度时可出现共济失调、眩晕、震颤、健忘、精神错乱、意识障碍等。

（4）婴儿痉挛症

1）常规抗癫痫药：多选用VPA，口服至50mg/kg，每日2次口服，10～14d后无效则增至100mg/kg，分2次口服，10～14d后如仍无效则代之以激素治疗。

2）泼尼松：每晨服30～40mg，4～6周后减至5mg，以后每2～4周减5mg，达隔日5mg，总疗程10～12个月。

可同时激素和氯硝西泮合用。

3）维生素B6：300mg，每日3次，部分患儿可获显效。

伴结节硬化病者非氨酯效果较好。

4. 抗癫痫药物的血清浓度测定　抗癫痫药物的血清浓度测定有助于调整剂量和了解患者是否按要求服药。所有药物均与血清蛋白结合，但比例不同，起抗痫作用的是不与蛋白结合的这部分"游离"药物。常规测定的血药浓度为药物总浓度，是间接了解药物是否达到治疗范围的方法。但肝、肾功能差的患者可能与蛋白结合的这部分药物异常减少而"游离"药物浓度相对为高。在血浓度很低的情况下就能出现毒性反应。偶尔也可发生相反的情况，血浓度已经很高，患者却依然发作如旧，连药物的"生理性"不良反应也不出现。然而，所有的抗癫痫药物都有它的毒性、允许剂量和它一定的有效浓度及严重不良反应。

5. 新型抗癫痫药　近十数年已有10余种新药上市，部分如托吡酯、拉莫三嗪、奥卡西平、加巴喷丁、左乙拉西坦等，已在国内用于临床，其余如唑尼沙胺等，已在国内完成临床试验并即将上市，不久即可应用于临床。

（1）非氨酯（Felbamate）：口服吸收好，经过肝脏代谢。抗癫痫谱广，对 Lennox - Gastaut 综合征的非典型失神、强直性发作、肌阵挛发作、失张力性发作等也有效，还能减少复杂部分性发作、继发性全身性强直 - 阵挛发作。动物实验显示毒性较低，远高于控制发作的剂量在动物中无致畸作用。但 5% ~ 10% 的患者因不良反应而中止用药。合并治疗时与常用抗癫痫药明显地相互影响，开始增添非氨酯时应将原用苯妥英钠、卡马西平和丙戊酸钠的剂量减少 1/3。由于其有骨髓抑制的严重不良反应而使受到限制。

（2）加巴喷丁（Gabapentin）：结构与 γ 氨基丁酸（GABA）相近，但未发现它对经由 GABA 介导的抑制过程有何影响。与其他抗癫痫药物不同，在体内不代谢，以原型经肾脏排出体外，不与蛋白结合。与其他抗痫药无相互影响。半衰期短，必须 1 日服用三四次。以添加治疗复杂部分性发作或继发性全身性强直 - 阵挛性发作。但近年来多个国际性临床试验的结果发现其疗效一般，故已有用于治疗神经痛的趋势。

（3）拉莫三嗪（Lamotrigine）：为广谱抗癫痫药，口服吸收好，经肝脏代谢。对复杂部分性发作、原发或继发性全身强直 - 阵挛发作有效。单独应用时半衰期为 24h，与苯妥英钠或卡马西平共同使用时半衰期为 15 h。丙戊酸钠能抑制其代谢，合用时半衰期延长至 60 h，故必须将拉莫三嗪剂量减少 50% 以维持原来的血浓度。

（4）氨己烯酸（Vigabatrin）：口服后很快吸收，它不与血浆蛋白结合，也无代谢产物。血浆半衰期为 5 ~ 7 h。对部分性发作的疗效较好。但因有引起视野缺失的不良反应而使其应用受到限制。

（5）托吡酯（Topiramate）：它能阻断钠离子通道，在 $GABA_A$ 受体上增强 GABA 活性，又可以抑制红藻氨酸/AMPA 受体，并可部分抑制碳酸酐酶活性，是一种有效的抗癫痫新药。国人常用剂量从 25mg/d 开始，逐步增加，每 2 ~ 4 周增加一次，多数在 200mg/d 分次服用时有效，最大剂量可达 400 ~ 800mg。主要不良反应为嗜睡、头昏，少数有找词困难、认知功能障碍与体重减轻。

（6）奥卡西平（Oxcarbazepine）：为卡马西平的 10 - 酮基衍生物，口服吸收完全，生物利用度达 96%，半衰期仅为 1 ~ 2h，故达稳态快，无药物代谢自身诱导作用，并极少出现药动学相互作用，作用机制和临床特征同卡马西平。

（7）唑尼沙胺（Zonisamide, excegren）：作用于钠离子通道及 T 形钙通道，口服吸收好，生物利用度高，半衰期为 27h，非线性药物动力学，临床上用于部分性发作、全身强直 - 阵挛性发作、失张力发作、不典型失神及肌阵挛性发作。

（8）替加宾（Tiagabine）：选择性抑制神经元及神经胶质细胞对 GABA 的重吸收，使突触间隙部位的 GABA 浓度增高。口服吸收快，生物利用度为 95%，肝中代谢但不影响肝酶，蛋白结合率 96%，半衰期为 4 ~ 8h，可应用于复杂部分性发作及继发性 GTC。但该药也因为有视野缺失的不良反应而使其应用受限。

（9）左乙拉西坦（Levetiracetam）：口服吸收快，进食不影响其生物利用度，为线性动力学，半衰期 6 ~ 8h，蛋白结合率低，不被细胞色素 P_{450} 代谢，66% 以原形从肾脏排出，主要不良反应为嗜睡、乏力、头昏，另外还见行为异常、激动、焦虑、不安、抑郁、幻觉、健忘、共济失调等。

（10）普瑞巴林（Pregabalin）：是一种与抑制性神经递质 γ - 氨基丁酸的结构相类似物质，可与中枢神经系统中电压门控钙通道辅助性亚单位（$α_2 - δ$ 蛋白）结合，使钙离子在神经末梢处的内流减少，从而使一些神经递质（谷氨酸、去甲肾上腺素、5-羟色胺、多巴胺及P物质）的释放减少，通过这些活性和效应可起到抗惊厥、抗焦虑和止痛作用。

近年来随着循证医学的理念不断被接受，一些癫痫治疗的指南如AAN、NICE、ILAE等常被临床作者用以指导临床选药，中国抗癫痫协会（CAAE）综合上述指南也编制了《癫痫诊治指南》。但指南中缺乏我国人群的资料，为此虽然在证据等级上低于其他RCT资料与"指南"，但由于该共识集中了目前在临床一线专家的经验，因此有更确切的现实可操作性。

6. 抗癫痫药物治疗专家共识　中华医学会神经病学分会脑电图与癫痫学组于2010年制定了《抗癫痫药物应用专家共识》。采用无记名问卷调查形式，收集我国三级医院中成人神经科专科医生有关抗癫痫药物的应用经验与评价。调查内容为特发性全面性癫痫与症状性部分性癫痫的药物治疗，以及特殊人群与伴有共患病患者的抗癫痫药物应用。药物评价标准采用九级分级制。药物治疗策略评价根据专家评分所得均数、标准差与95%可信区间，分为首选药物、一线、二线与三线药物。总体治疗策略中，特发性全面性癫痫与症状性部分性癫痫首选单药治疗（图9-11、图9-12）。丙戊酸钠是新诊断特发性全面性癫痫的一线药物且唯一的首选药物（表9-13）。症状性部分性癫痫的初始药物首选均为卡马西平与奥卡西平（表9-14）。在特发性全面性癫痫药物治疗中，丙戊酸钠是与其他药物联合治疗的首选药物（表9-15）。症状性部分性癫痫的药物治疗中，卡马西平（奥卡西平）+托吡酯、卡马西平（奥卡西平）+左乙拉西坦、卡马西平（奥卡西平）+丙戊酸钠、丙戊酸钠+拉莫三嗪等是常用配伍（表9-16）。拉莫三嗪为健康育龄期妇女特发性全面性癫痫与症状性部分性癫痫的首选用药（表9-17）；伴抑郁的癫痫患者，特发性全面性发作的首选用药为丙戊酸钠与拉莫三嗪，继发性部分性发作的首选用药为拉莫三嗪、奥卡西平与卡马西平；伴有乙肝的癫痫患者，无论肝功能是否正常，特发性全面性发作的首选用药为托吡酯与左乙拉西坦，肝功能正常的继发性部分性患者，首选用药为奥卡西平，肝功能指标异常时，首选用药为托吡酯与左乙拉西坦（表9-18）；急诊室中的癫痫患者（不确定类型）首选丙戊酸钠与左乙拉西坦。

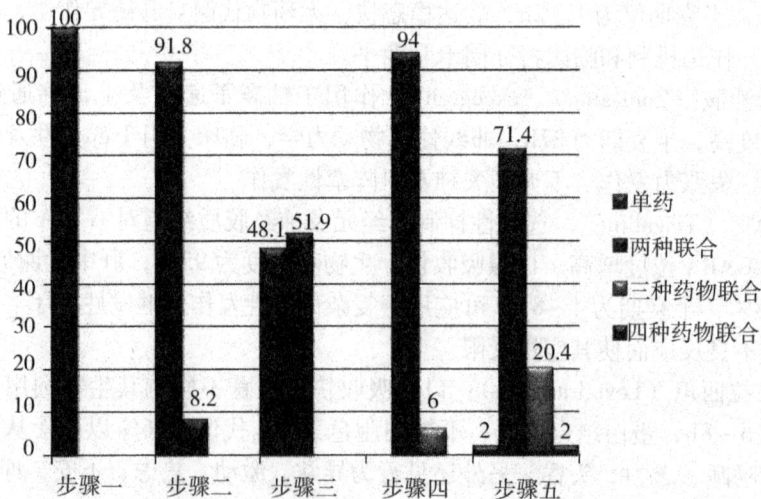

图9-11　特发性全面性癫痫的治疗策略

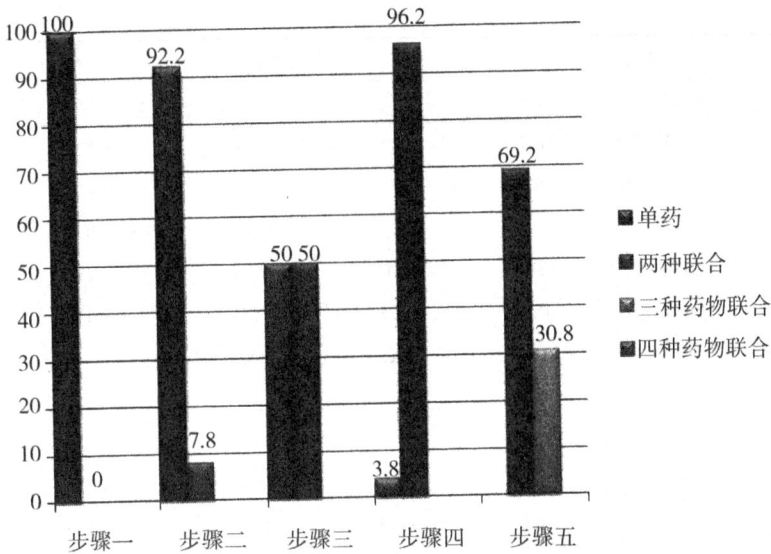

图 9 – 12 症状性部分性癫痫的治疗策略

表 9 – 13 特发性全面性癫痫的初始与第二种药物治疗选择

	全身强直阵挛性发作		失神		肌阵挛	
	首选（%）	一线	首选（%）	一线	首选（%）	一线
初始药物	VPA (93.9)	VPA TPM LTG	VPA (93.9)	VPA	VPA (83.7)	VPA
VPA 失败后	LTG (85.1)	LTG TPM LEV	LTG (60.4)	LTG	–	LEV
LTG 失败后	VPA (89.6)	VPA TPM LEV	VPA (93.8)	VPA	VPA (85.4)	VPA LEV
TPM 失败后	VPA (89.6)	VPA LTG LEV	VPA (93.9)	VPA (89.8) LTG (67.3)	VPA (87.8)	VPA LEV

表 9 – 14 症状性部分性癫痫的初始与第二种药物治疗选择

	简单部分性发作		复杂部分性发作		继发性全面性发作	
	首选（%）	一线	首选（%）	一线	首选（%）	一线
初始	CBZ (89.8) OXC	CBZ OXC LTG	CBZ (93.9) OXC	CBZ OXC LTG	CBZ (87.8) OXC	CBZ OXC LTG

续 表

	简单部分性发作		复杂部分性发作		继发性全面性发作	
	首选（%）	一线	首选（%）	一线	首选（%）	一线
	(67.3)	TPM	(72.9)	TPM	(64.6)	TPM
		LEV		LEV	LTG	LEV
					(50.0)	VPA
CBZ 失败后	LTG	LTG	LTG	LTG	LTG	LTG
	(64.6)	OXC	(63.8)	TPM	(63.0)	TPM
	OXC	TPM	OXC	OXC		LEV
	(58.7)	LEV		LEV		VPA
		VPA				
LTG 失败后	OXC	OXC	OXC	OXC	OXC	OXC
	(83.3)	CBZ	(81.3)	CBZ	(79.2)	CBZ
	CBZ	TPM	CBZ	TPM	CBZ	TPM
	(66.7)	LEV	(76.6)	LEV	(70.8)	LEV
						VPA
OXC 失败后	LTG	LTG	LTG	LTG	LTG	LTG
	(57.4)	TPM	(59.6)	TPM	(63.8)	TPM
		LEV		LEV	TPM	LEV
					(51.0)	VPA
PHT 失败后	CBZ	CBZ	CBZ	CBZ	CBZ	CBZ
	(66.7)	OXC	(70.8)	OXC	(63.8)	LTG
	OXC	LTG	OXC	LTG	LTG	OXC
	(72.3)	TPIV	(76.6)	TPM	(58.7)	TPM
	LTG	LEV	LTG	LEV	OXC	VPA
	(61.7)	VPA	(57.4)		(62.5)	LEV
TPM 失败后	CBZ	CBZ	CBZ	CBZ	CBZ	CBZ
	(68.8)	OXC	(76.6)	OXC	(75.0)	LTG
	OXC	LTG	OXC	LTG	LTG	OXC
	(68.1)	LEV	(74.5)	LEV	(59.6)	LEV
	LTG		LTG		OXC	VPA
	(59.6)		(55.3)		(68.1)	
VPA 失败后	CBZ	CBZ	CBZ	CBZ	CBZ	CBZ
	(72.9)	OXC	(83.0)	OXC	(77.1)	OXC
	OXC	LTG	OXC	LTG	OXC	LTG
	(71.7)	TPM	(80.4)	TPM	(71.7)	TPM
	LTG	LEV	LTG	LEV	LTG	LEV
	(57.4)		(55.3)		(56.5)	

续　表

	简单部分性发作		复杂部分性发作		继发性全面性发作	
	首选（%）	一线	首选（%）	一线	首选（%）	一线
GBP 失败后	OXC (76.1) CBZ LTG (65.2)	OXC CBZ LTG LEV	CBZ (78.7) OXC LTG (63.1)	CBZ OXC LTG TPM	CBZ (74.5) LTG OXC (68.9)	CBZ LTG OXC LEV VPA
LEV 失败后	CBZ (70.8) OXC (67.1) LTG (61.7)	CBZ OXC LTG TPM	CBZ (79.2) OXC (74.5) LTG (61.7)	CBZ OXC LTG TPM	OXC (74.5) C.BZ (70.8) LTG (66.0)	OXC CBZ LTG TPM

表 9-15　特发性全面性癫痫的联合用药

联合药物	全身强直阵挛发作	失神	肌阵挛
LTG	VPA	VPA	VPA
LEV	VPA	VPA	VPA
TPM	VPA	VPA	VPA
VPA	LTG	LTG	

表 9-16　症状性部分性癫痫的联合用药

联合药物	简单部分性发作	复杂部分性发作	部分继发全面性性发作
CBZ	TPM	TPM LEV	TPM VPA LEV
GBP	OXC	OXC CBZ	OXC CBZ
LTG	VPA TPM	VPA TPM	VPA TPM
LEV	CBZ OXC LTG	CBZ OXC LTG	CBZ OXC LTG TPM VPA
OXC	TPM	LEV	VPA

续表

联合药物	简单部分性发作	复杂部分性发作	部分继发全面性性发作
PB	－	－	－
PHT	－	TPM	TPM
TPM	CBZ	CBZ	CBZ
		OXC	LTG
			VPA
			OXC
VPA	LTG	LTG	LTG
	CBZ	CBZ	CBZ
	OXC	OXC	OXC

表 9 - 17　特殊人群的 AED 治疗

	全面性发作		部分性发作	
	首选（%）	一线	首选（%）	一线
健康育龄期妇女	LTG	LTG	LTG	LTG
	(73.3)	LEV	(64.4)	LEV
	LEV	TPM		OXC
	(50.0)			TPM
计划受孕并哺乳	LTG	LTG	LTG	LTG
	(74.5)	LEV	(70.2)	LEV
除癫痫外健康老		－	LTG	LTG
年人			(68.8)	OXC
			OXC	LEV
			(51.1)	TPM
				CBZ
				VPA
伴有其他系统疾病		－	LTG	LTG
的老年癫痫患者			(59.6)	LEV
			LEV	OXC
			(56.8)	TPM
学龄期儿童	LTG	LTG	OXC	OXC
	(54.2)	LEV	(74.5)	LTG
			LTG	LEV
			(58.7)	CBZ
				VPA

表 9-18 伴有共患病的 AED 治疗

	全面性发作		部分性发作	
	首选	一线	首选	一线
伴抑郁	VPA (78.3)	VPA	LTG (68.9)	LTG
	LTG (64.4)	LTG	OXC (62.8)	OXC
			CBZ (57.8)	CBZ
				VPA
伴行为问题	VPA (86.0)	VPA	CBZ (62.8)	CBZ
	LTG (57.8)	LTG	OXC (56.8)	OXC
			LTG (59.5)	LTG
				VPA
伴肾衰	VPA (54.3)	LTG	LTG (50.0)	LTG
		VPA		LEV
		LEV		
HBsAg (+) 肝功 (-)	TPM (56.3)	TPM	OXC (52.2)	TPM
	LEV (50.0)	LEV		LEV
		LTG		LTG
				OXC
HBsAg (+) 肝功 (+)	TPM (57.4)	TPM	rPM (57.4)	TPM
	LEV (52.3)	LEV	LEV (56.8)	LEV
		LTG		LTG
肝病 (除乙肝)	TPM (60.4) LEV	TPM (60.4)	TPM	TPM
	LEV (55.6)	LTG	LEV	
			LEV (60.0)	
认知损害儿童	LTG (65.2) LEV	LTG (63.3)	LTG	LTG
		VPA	OXC	
			OXC (53.1)	LEV
认知损害老年	LTG (64.6)	LTG	LTG (70.8)	LTG
		LEV	OXC (52.2)	OXC
		VPA	LEV (50.0)	LEV

（三）迷走神经刺激

传统的癫痫病灶切除手术要求致痫灶部位确定，通过致痫灶切除以达到治疗癫痫的目的。但是，在难治性癫痫病例中，有相当一部分患者致痫灶部位不能确定，或者存在多个致痫灶，切除手术难以奏效。近年来发现，刺激性手术无需对癫痫灶进行精确定位，通过刺激迷走神经即可使顽固性癫痫的发作次数减少，对部分患者甚至可以完全控制，这为不能进行切除手术或切除术后复发的顽固性癫痫患者开辟了新的治疗途径。美国食品药物管理局（FDA）于1997年7月16日正式批准迷走神经刺激（VNS）用于顽固性癫痫的治疗。迄今，全世界已有超过75个国家，逾50 000例患者使用迷走神经刺激术，并且有过VNS体验的患者至今已达100 000例。由于VNS的作用机制不同于传统的药物治疗和切除手术，所以当药物无法控制时，VNS与其他抗癫痫药物和手术一起使用，可以作为顽固性癫痫的一种辅助疗法。

VNS装置包括多个组成部分，包括一个圆形的、与心脏起搏器大小类似的发生器和一个末端缠绕在颈动脉鞘内迷走神经上的螺旋状刺激电极。不同的VNS治疗方法对疗效的影响及长期不良反应尚不十分清楚。目前VNS治疗参数设置是在埋植术后2周，主要根据临床前实验结果及部分临床试验资料，及每个患者的具体耐受情况和前期疗效选定最佳的刺激参数并开机，以保证VNS治疗的安全性和有效性。而后发生器在每个开/关期内持续传送双向电流。相关的刺激参数有刺激强度、脉冲宽度、刺激频率与工作期。

Marcus Wheeler等利用Engel评价对难治性癫痫的治疗结果进行分析，认为VNS治疗难治性癫痫不如手术切除的疗效好，但它优于其他疗法。当患者不能手术时，VNS是可行的方案，它能让20%的Ⅰ、Ⅱ级和另外50%的患者癫痫发作有了可观的改善。如今采用外科手术的方法在人体内植入一个刺激器对患者的迷走神经进行电刺激已经成为一种治疗难治性癫痫重要且全新的模式。

目前公认的VNS的适应证主要是：①局限性发作，有或无继发性、全身发作；②应用抗癫痫药物进行正规治疗，但未能有效控制病情；③多发病灶或病灶定位不确定；④患者年龄通常在12~60岁。VNS禁忌证：存在进行性神经系统疾患、精神疾病、心律不齐、消化性溃疡或全身状况不佳者是VNS治疗的禁忌证。

（四）生酮饮食治疗

生酮饮食最早是由模仿饥饿时产生酮病状态设计发展而来，是指高脂肪、低蛋白质和低碳水化合物的一种饮食，使患者体内产生酮体并维持酮酸中毒，从而控制癫痫发作。目前主要有3种类型。最常用的是传统类型，即脂肪主要以长链甘油三酯饮食为主。第2种为中链甘油三酯饮食，脂肪以中链甘油三酯为主，由于其对肠道刺激而不常用。第3种是改良型中链甘油三酯饮食，30%为中链甘油三酯，40%为长链甘油三酯。

作为当药物单独控制无效时的另一种手段，生酮饮食多用于儿童，大量临床报道证实其对儿童癫痫，包括Lennox－Gastaut综合征在内的多种形式发作的综合征及难治性癫痫，尤其是肌阵挛发作、失张力发作或猝倒发作以及不典型失神发作最为有效。以往认为生酮饮食用于成人不易获得持久稳定的酮病状态，但近年来也开始不断有关于生酮饮食治疗成人难治性癫痫的报道。临床应用需特别注意其禁忌证：各种脂肪、酮体代谢障碍性疾病或线粒体病；成人糖尿病、心脑血管疾病等。此外，一些抗癫痫药物可能加重生酮饮食的某些不良反应，它们包括乙酰唑胺、妥泰、唑尼沙胺，它们都可能导致酸中毒以及肾结石。

（孙建奎）

第六节　预后

一般而言，无严重或进行性脑部病因的癫痫患者，学习工作能力和平均寿命不比一般人差。发作时的突然意识丧失可能造成意外，持续状态可致生命危险。若能及早诊断，在熟悉其病情的医师指导下，坚持长期、正规的治疗，应根据发作类型正确选择抗痫药物，首次选药正确与否对于疾病预后关系重大，大约70%的患者在用药后可获得发作完全控制，一般而言，预后大致可分为：①属良性自限性疾病，发作频率少，发作后可缓解，并不一定需要抗癫痫药物治疗。如良性新生儿家族性惊厥、良性部分性发作、急性症状性发作、药物和高热引起的发作，等等。这部分病例占20%～30%。②30%～40%的病例经合理的抗癫痫药物治疗后可达到无发作，部分病例在发作控制后抗痫药可逐渐撤除。比较容易控制的发作类型包括失神发作、GTCS和一些隐源性或症状性局限性癫痫。③有10%～20%的患者使用抗癫痫药物治疗后能抑制其发作，但停药后会复发，须终身服用抗痫药，此类包括青少年肌阵挛性癫痫，以及大多数与部位相关的癫痫（隐源性或症状性）。④另有20%～30%的患者预后不佳，即属于难治性癫痫，抗癫痫药物仅能减轻而不能抑制其发作。包括 West 综合征，Lennox‑Gastaut 综合征，复杂部分性发作，先天性神经功能缺损（如：结节性硬化、Sturge‑Weber 综合征、脑发育不全）所致的发作，以及部分性持续性癫痫，进行性肌阵挛性癫痫和以失张力/强直发作为特征的综合征。另外还包括有显著结构性损伤的部位相关性发作与部位相关性隐源性癫痫。

（孙建奎）

第七节　癫痫综合征

明确了一次发作性临床事件是癫痫发作以后，并不能提供关于病情的严重程度、预后、治疗时间长短的信息，以及不能给予遗传学检查和咨询等方面的重要指导，而这些对于患者的家庭、社会生活、教育和职业的选择都有明显的影响。因此，对于癫痫类型的诊断应该深化，综合征的诊断能有助于科学地分析潜在的疾病特征，以及临床病理和遗传特征，进一步为采用合理的临床治疗提供帮助。

1989年的癫痫分类主要采用了两分法。

第一步分为具有全面性发作的癫痫类型（全面性癫痫）和具有部分性发作的癫痫类型（部位相关性、部分性或者局灶性癫痫）。

第二步将已知病因（症状性或者继发性癫痫）与特发性（原发性癫痫）以及隐源性癫痫分开。

一、癫痫综合征分类（表9‑19）

癫痫综合征是指一组体征和症状组成的特定癫痫现象。对癫痫综合征和癫痫疾病的认识是癫痫病学发展的最重要里程碑。国际上第一次尝试进行的癫痫综合征分类的方案报道于1970年。ILAE 的分类和名词委员会在1985年提出的癫痫和癫痫综合征的分类和有关定义，在1989年做了修订。

表 9 - 19 癫痫综合征分类（1989，ILAE）

部位相关性（局灶性、部分性）癫痫	·儿童失神癫痫	和综合征
特发性（年龄依赖）	·青少年失神癫痫	继有全面性发作又有局灶性发作
·良性儿童癫痫伴有中央颞部棘波	·青少年肌阵挛癫痫	·新生儿发作
·儿童癫痫伴有枕部阵发性活动	·觉醒期 GTCS 癫痫	·婴儿期严重肌阵挛癫痫
·原发性阅读性癫痫	·不同于上述其他特发性全面性	·慢波睡眠中持续棘慢复合波的
症状性	癫痫	癫痫
·儿童慢性进展性部分性癫痫持续	·由特定刺激模式诱发发作的癫痫	·获得性癫痫性失语（Landau -
状态（Kozhevnikov 型综合征）	隐源性或者症状性（按发病年龄的先	Kleffner 综合征）
·以特定因素诱发发作为特征的综	后次序排列）	·不同于上述，但未能确定的
合征	·West 综合征（婴儿痉挛症）	癫痫
·颞叶癫痫	·Lennox - Gastaut 综合征	局灶性或者全面性的特征不明确有
·额叶癫痫	·肌阵挛 - 站立不能发作癫痫	全面性强直 - 阵挛发作，但是临床
·顶叶癫痫	·肌阵挛失神癫痫	和脑电图资料不能提供区分全面性
·枕叶癫痫	症状性	或者局灶性的所有病例。例如，许
隐源性	非特异性病因	多有睡眠大发作的病例难以判断全
隐源性癫痫被猜测属于症状性，但是	·早发性肌阵挛脑病	面性或者局灶性起源
病因未知	·伴抑制爆发的早期婴儿脑病	特殊的综合征
全面性癫痫和综合征	·不同于上述的症状性全面性癫痫	状态相关的发作
特发性（年龄依赖性，根据发病的先	特异性综合征	·热性惊厥
后次序排列）	·癫痫发作伴随许多疾病状态。在	·孤立发作或者孤立癫痫持续
·良性新生儿家族性惊厥	此组，包括那些以癫痫发作为一种症	状态
·良性新生儿惊厥	状或者突出症状的疾病	·仅由于存在急性代谢性或者
·婴儿期良性肌阵挛癫痫	不能分类为局灶性或者全面性的癫痫	中毒

2010 年的 ILAE 国际分类中，提出了"临床 - 电综合征"的概念，尝试代替"癫痫综合征"。"临床 - 电综合征"（表 9 - 20）：是基于典型的发病年龄、特异性的 EEG 表现、发作类型识别的明确综合征，并常常与其他特征共同产生一个明确诊断。而这个综合征的诊断能够提示治疗以及预后。同时放弃了将癫痫综合征根据病因进行分类，而是强调了临床电综合征的年龄相关性。

表 9 - 20 临床电综合征和癫痫分类（2010，ILAE）

根据发病时间持续的临床电生理综合征	特定的综合征
新生儿期	良性家族性新生儿癫痫（BFNE）
	早发性肌阵挛脑病（EME）
	大田原综合征
婴儿期	婴儿期癫痫伴游走性局灶发作
	West 综合征
	婴儿期肌阵挛癫痫
	良性婴儿癫痫
	良性家族性婴儿癫痫
	Dravet 综合征

根据发病时间持续的临床电生理综合征	特定的综合征
	非进行性疾病中的肌阵挛脑病
儿童期	全面性癫痫伴热性惊厥附加症（可于婴儿期发病）
	Panayiotopoulos 综合征
	癫痫伴有肌阵挛—失张力发作
	伴中央颞区棘波的癫痫（BECTS）
	常染色体显性遗传夜发性额叶癫痫（ADNFLE）
	晚发性儿童枕叶癫痫（Gastaut 型）
	肌阵挛失神癫痫
	Lennox – Gastaut 综合征（LGS）
	癫痫性脑病伴慢波睡眠中持续棘慢复合波（ECSVVS）
	Landau – Kleffner 综合征（LKS）
	儿童失神癫痫
青少年—成人期	青少年失神癫痫（JAE）
	青少年肌阵挛癫痫（JME）
	仅有全面性强直阵挛发作的癫痫
	进行性肌阵挛癫痫（PME）
	常染色体显性癫痫伴听觉症状（ADEAF）
	其他家族性颞叶癫痫
年龄非特性癫痫	家族性局灶癫痫伴可变局灶
	反射性癫痫
相对明确的诊断实体	伴海马硬化的内侧颞叶癫痫
	Rasmussen 综合征
	痴笑发作伴下丘脑错构瘤
	偏侧惊厥 – 偏瘫癫痫
	不能归属于上述任何诊断实体的癫痫可以首先根据存在或者缺乏的已知的结构或代谢异常，并根据主要的发作起源方式区分（局灶或全面）
由于代谢或者结构性病因的癫痫	皮质发育异常（偏侧巨脑征，灰质异位等）
	神经皮肤综合征（结节性硬化，sturge – weber 等）肿瘤
	感染
	外伤
	血管瘤
	围生期损伤
	卒中等
病因未知的癫痫	
可不诊断为癫痫的发作	良性新生儿发作
	热性惊厥

二、部分癫痫综合征介绍

1. 早发性肌阵挛脑病（EME）　罕见。发生在出生后的数天至数周，超过 60% 的病例在出生后 10d 内发病。无性别差异。病因是多因素，最常见的为严重的遗传性代谢障碍。表现为难治性频繁的游走性或节段性肌阵挛发作，脑电图表现为爆发抑制异常模式，多出现在睡眠期，或在睡眠期增强。病情严重，精神运动发育迟滞，缺乏有效的治疗，预后不良。与大田原综合征是癫痫性脑病的最早形式。

2. 大田原综合征（Oahara 综合征）　罕见。出生数天至数月发病，多发病于出生后 10d 左右。为症状性或者隐源性的病因，最常见病因为脑的发育性异常，如偏侧巨脑回、脑穿通畸形、无脑回畸形等，代谢性因素少见。影像学检查有帮助。临床表现以强直发作为主要特征，表现为持续 1~10s 的躯干向前强直性屈曲组成，发作频繁，单独或者丛集出现。肌阵挛发作罕见。脑电图也表现为清醒期和睡眠期的爆发抑制异常模式。患儿精神运动发育迟滞，缺乏有效的治疗，预后不良。

3. Dravet 综合征（婴儿严重肌阵挛癫痫）　临床相对少见。大多数 Dravet 综合征由 SC-NIA 基因的新发严重突变（错义、框移和无义突变）所致。发病高峰在出生后 5 个月。发病前发育正常，多具有热敏感性，最初的发作可以表现为热性惊厥，少部分病例在疫苗接种后特别是百白破疫苗后出现首次发作，随着病程的进展，并有多种其他的发作形式，包括全身强直-阵挛、肌阵挛发作、非典型失神发作以及发作具有局灶性特征等，出现进行性精神运动发育迟滞，对于药物的反应性差，而作用于钠离子通道的抗癫痫药物，如卡马西平、奥卡西平以及拉莫三嗪等加重发作。脑电图正常背景活动随着病程进展逐渐变慢，以全面性 θ 和 δ 波为主。阵发性的多棘波或棘慢波逐渐增多，并占优势，多呈短暂爆发，通常不对称，局灶或多灶性的尖波或棘慢波常见。

4. 婴儿痉挛症（West 综合征）　是一种多种原因导致的特异性癫痫性脑病，具有严格的年龄依赖性，多在 3 个月至 1 岁发病，70% 的患儿在出生后 6 个月内发病，但出生后 3 个月内发病者少见。男婴儿占轻微优势。大多数可以找到明确的脑损伤因素，例围生期损伤、遗传代谢疾病、发育异常等，结节性硬化是常见病因之一。临床表现为频繁"点头"的癫痫性痉挛为特征性发作形式，为躯体和肢体突发而短暂的强直性收缩，持续时间介于肌阵挛和强直发作之间，往往呈丛集性发作特征。脑电图特征为高度失律，背景活动紊乱，脑电活动高波幅不同步，以及有多灶性的尖慢/棘慢复合波等。本综合征预后差，精神运动发育迟滞，为难治性类型，随着年龄增长，可以转化为 LGS。ACTH 是首选治疗药物。

5. Lennox-Gastaut 综合征（LGS）　也为年龄相关性癫痫，多于 3~8 岁发病，3~5 岁为发病高峰。男孩占轻度优势。病因与 West 综合征类似，多种脑损伤性因素都可以导致，少部分由 West 综合征演变而来。临床表现为多种形式的频繁癫痫发作，包括强直发作、非典型失神发作、肌阵挛发作和失张力发作等多种形式发作，发作时容易猝倒。发作间歇期脑电图表现为背景活动异常基础上的，慢棘慢复合波节律（1~2.5Hz），睡眠中可有快波节律。患儿智能发育迟滞。预后差，在丙戊酸基础用药上，添加其他药物联合治疗，但也为药物难治性类型，是癫痫性脑病的一种。临床需要与肌阵挛-失张力癫痫鉴别。与 West 综合征相似，如有肯定的局灶性病变并导致发病，可以考虑手术切除治疗。胼胝体部分切开术有助于缓解跌倒发作。

6. 失神癫痫　根据发病年龄不同，可以分为儿童失神癫痫（CAE）和青少年失神癫痫（JAE）。CAE 是儿童期最常见的癫痫类型之一，多在 4 ~ 10 岁发病，5 ~ 6 岁为发病高峰。女性患儿有轻度发病优势。临床以典型失神发作为核心特征，表现为突发突止的短暂意识障碍，未经治疗的病例发作频繁，但缺乏其他的发作类型。充分的过度换气几乎均可以诱发发作，患儿体格智能发育正常，丙戊酸是治疗的首选，预后良好。脑电图为 3Hz 的棘慢波综合。JAE 发病年龄多为 9 ~ 13 岁，主要表现为失神发作，大多数患者具有全身强直阵挛发作，大约 1/5 的患者有肌阵挛发作。未经治疗的病例，发作可能持续多年。

7. 青少年肌阵挛癫痫（JIE）　也为常见的癫痫类型，具有遗传背景，青少年起病，高峰为 14 ~ 15 岁，智能体格发育正常。JME 以多在觉醒后出现肌阵挛发作为主要特征，波及下肢可以出现跌倒。绝大多数患者会有全面性强直阵挛发作，少部分病例有典型失神发作。疲劳、睡眠剥夺以及饮酒往往是明显的触发因素。脑电图特征为双侧性多棘慢波或者棘慢复合波。避免触发因素，丙戊酸为首选治疗。本类型预后良好，未经治疗的病例发作可能持续多年。

8. 儿童良性癫痫伴有中央颞部棘波（BECTS）　是儿童期最常见的癫痫类型之一，具有遗传背景。5 ~ 10 岁发病最为多见，7 ~ 9 岁是发病高峰。临床核心特征是大多数病例仅在睡眠中发作，发作稀疏，经常是单次的局灶性发作，主要为单侧面部运动感觉症状，口 - 咽 - 喉表现，语言剥夺以及唾液分泌过多，偶尔全面化。患儿发育正常，预后良好，青春前期有自我缓解的趋势。脑电图的特征在于一侧中央颞部棘波，多为双相形态，并且在睡眠中频繁出现。少部分发作非常稀少的病例，不需要治疗。对于发作相对较多的病例，可以选择丙戊酸或者卡马西平等，后者偶尔可以导致发作增多以及负性肌阵挛。

9. 儿童良性枕叶癫痫　是年龄相关性的预后良好的癫痫类型，患儿生长发育正常。根据发病时间，可以分为早发型（Panayioltopoulos 型）和晚发型（Gastaut 型）。Panayioltopoulos 型起病年龄在 1 ~ 14 岁，高峰为 4 ~ 5 岁。无性别差异。其主要表现为局灶性发作，以自主神经发作，如发作性呕吐和自主神经发作持续状态为特征，以及头眼的偏转。脑电图显示功能性棘波，主要是多灶性高波幅尖慢复合波，在后头部更为突出。Gastaut 型或称为特发性晚发型儿童枕叶癫痫，发病年龄在 3 ~ 15 岁，平均为 8 岁，无性别差异。发作症状表现为简单视幻觉、视盲，并常伴有眼睛偏转、发作后头痛以及呕吐。发作往往频繁，多在清醒中发作。脑电图显示一侧或者双侧枕区的癫痫样放电，预后相对良好，有自限性。

10. Rasmussen's 综合征　是一种严重的，主要影响一侧大脑半球伴有药物难治性的癫痫，也是癫痫性脑病的一种。发病可能与病毒感染以及自身免疫异常有关。多起病于 1 ~ 15 岁，突出症状为难以控制的癫痫发作，多为单纯部分性运动性发作起病，易出现部分性局灶性运动发作持续状态（EPC），也可继发其他类型发作。随着病情进展，患者出现轻偏瘫和神经心理恶化和认知、语言缺陷。影像学可以发现一侧或者局部大脑萎缩，脑电图呈现背景活动异常，一侧为主的癫痫样放电，病灶处神经外科活检显示慢性脑炎证据。早期的手术治疗能够缓解发作，改善预后。

11. 颞叶癫痫（TLE）　是指发作起源于颞叶的癫痫类型，是最常见的癫痫综合征之一。根据发作起源的解剖部位可以分为内侧颞叶癫痫（MTLE）和外侧颞叶癫痫（LTLE），前者更为多见。MLTE 的病因多样化，多种损伤性因素，如脑炎、局部肿瘤等都可以导致发病，其中海马硬化是最多见的病理改变，患者往往幼年有热性惊厥的病史，在儿童期可以发病，对治疗的反应好，但在青春期前发作再次出现，并趋于多种抗癫痫药物难治，病情迁延。MTLE 的发作症状包括以自主神经症状（胸腹部不适感，胃气上涌感）以及精神症状（似曾相识/似曾不相识）等为特点的简单部分性发作，多伴有自动症的复杂部分性发作等。而 LTLE 的病因包括皮质发育不良、血管畸形以及肿瘤等，发作多以幻听为首发症状。对于药物治疗效果不好以及有特殊性病变的患者，手术治疗有较好的疗效。脑电图显示颞区的癫痫样放电。

12. 额叶癫痫（FLE） 是癫痫发作起源于额叶结构的癫痫类型。病因复杂。常染色体显性遗传夜发性额叶癫痫（ADNFLE）在 7～12 岁为发病高峰，临床表现为睡眠中频繁的癫痫发作，一夜可以几次到数十次，具体发作类型为运动性部分性发作，过度运动为主。脑电图大多正常或者存有额区的癫痫样放电。预后良好。而大多数额叶癫痫为症状性或者隐源性。任何导致额叶损伤的因素都有可能造成癫痫发作。由于额叶结构复杂，起源于不同亚区的发作可有不同的发作症状表现。例如，起源于原发运动区的发作以阵挛为主要表现，起源于辅助运动区的发作表现为不对称强直，起源于运动前区的发作可以表现为过度运动，起源于眶额回的发作也可以类似于颞叶发作的起源等。额叶发作发作时间相对短，持续 10 余秒以及数十秒，丛集发作，发作后意识恢复快以及多余睡眠中发作等。脑电图记录到额区的局灶性癫痫性放电对于诊断有帮助，而发作期记录到的节律性演变性放电节律有助于定位。

13. 获得性癫痫性失语 又称 Landau - Klef - fner 综合征（LKS），本病少见，是一种部分可逆的癫痫性脑病。2～8 岁发病，5～7 岁为发病高峰。男性患儿多于女性患儿。所有的患儿都有获得性的语言功能衰退，首发症状通常为听觉性词语失认，逐渐进展，出现言语表达障碍、错语、重复语言等，最终发展为完全性词聋，以及各种类型失语。多伴有行为和心理的障碍，多动 - 注意力缺陷常见。大约 3/4 的病例伴有稀少的癫痫发作，其形式包括部分性发作和全面性发作。脑电图以睡眠中连续出现的棘慢复合波节律为特征，多为双侧性，颞区占优势。本病为年龄依赖性，在一定的阶段对于抗癫痫药物的反应性差，青春前期趋于缓解，但可能遗留一定的语言功能缺陷，部分患者可以尝试激素以及免疫球蛋白治疗。本病的临床与慢波睡眠中持续棘慢复合波的癫痫性脑病（ECSWS）有重叠，区别点在于 LKS 的获得性失语为临床核心表现，后者其他认知行为异常表现突出，前者癫痫发作缺乏或者稀少，而后者癫痫发作出现率高。脑电图前者慢波睡眠中的持续放电颞区明显，而后者额区更为突出，获得性的失语并非特征性的临床表现。

14. 进行性肌阵挛癫痫（PIVIE） 青少年期发病多见，患者临床以进行性加重的肌阵挛发作为特征，以及全身强直阵挛发作，并出现进行性认知功能衰退、小脑性共济失调以及锥体束症状等。脑电图呈现背景活动异常基础上的全面性以及多灶性棘慢/多棘慢波复合波。进行性肌阵挛见于蜡样褐脂质沉积症、Lafora 病等几种遗传代谢病。

（孙建奎）

神经系统
疾病的内科治疗与康复

（下）

杨玉芳等◎主编

吉林科学技术出版社

第十章

癫痫发作期的脑电图

第一节　概述

脑电图是研究癫痫发作特征的重要工具，有时是确诊癫痫和确定发作类型的主要方法。其所反映的发作信息是其他生理学方法所不能提供的。脑电图具有高度的时间分辨率，可反映出数毫秒的瞬间电位变化，并可持续记录数分钟、数小时乃至数天的脑电活动，显示脑电活动的动态变化过程。但由于头皮脑电图电极位置、数目、电场扩散范围的不同及信号衰减等原因，空间分辨率相对较低。

单发或短阵暴发的癫痫样放电在不引起临床表现时，属于发作间期放电或临床下放电（subclinical discharges）。有些临床下放电可以非常频繁甚至持续发放，但并无临床发作症状，这种情况多出现在睡眠期，如伴有慢波睡眠期持续棘慢波的癫痫。非常局限性的放电偶可在清醒和睡眠期持续发放而无明显临床症状，如一侧枕区的持续棘波发放。

当持续癫痫样放电引起严重脑功能障碍并产生临床可观察到和（或）病人能感觉到的异常症状体征时，即为癫痫发作，如失神发作、全身强直·阵挛发作、部分感觉性发作等。短暂而强烈的放电也可引起癫痫发作，如肌阵挛发作、痉挛发作等；对一个已确诊为癫痫的病人，如脑电图出现肯定的发作期图形但不伴有临床可发现的异常表现，称为电发作（electric seizures）或临床下发作（subclinical seizures）。如果在临床下发作时进行更敏感的神经心理学测试，常常可发现细微的异常。因此临床发作和临床下发作只是表现的严重程度不同。

一、发作期图形的一般特征

除典型失神发作、肌阵挛发作等少数发作类型外，多数癫痫发作期图形与发作间期图形不完全相同或完全不同。和发作间期放电相比，发作期图形常常缺乏典型的棘慢复合波或尖慢复合波图形，且在发作过程中呈现出动态变化的特点。发作期图形常有以下一种或多种表现。

（一）节律的变化

表现为从背景的随机活动突然或逐渐变为节律性的活动，在发作进展过程中频率可有变化，通常是从较快的节律开始，频率越来越慢，直至发作停止。一般来说，除正常的 α 节律、β 节律等背景节律外，任何明显区别于背景的阵发性节律性活动都有可能是发作期图形。特别是新生儿和小婴儿，几乎所有的阵发性节律都和电发作或电·临床发作有关。发作期节律的变化通常伴有波幅、波形和频率的改变，但在少数癫痫发作时，仅表现为背景活动变得更加有节律，波幅和波形都没有明显的变化，如颞叶癫痫发作早期的颞区 5~6Hz 低，中波幅 θ 节律。这种图形如不结合临床，非常难以识别，极有可能被忽略。

（二）频率的变化

癫痫发作开始时的频率通常比较快，在发作进展过程中逐渐变慢，如典型失神发作的频率变化过程一般为 4Hz→3Hz→5Hz；全身强直－阵挛发作的频率变化大致为 10Hz 以上快活动→8Hz 左右尖波→2Hz 左右棘波与慢波交替。部分性发作时，内侧颞叶起源的发作期放电频率相对较慢，在 θ 和慢 α 频带范围。新皮层发作时放电的频率较快，在 α 或 β 频带范围。

（三）波幅的变化

波幅的变化是癫痫发作期图形的一个很重要的特点，在发作初期可表现为波幅突然增高，如失神发作的广泛性高波幅棘慢复合波、肌阵挛发作的全导多棘慢复合波暴发、痉挛发作初期的瞬间高波幅慢波等；也可表现为波幅突然降低，形成广泛性低波幅去同步化快波，见于全身强直，阵挛发作、失张力发作的最早期、某些额叶发作的早期、痉挛发作或肌阵挛发作的后期。除肌阵挛、痉挛等短暂的发作外，多数发作在进展过程中波幅逐渐增高，如强直－阵挛发作、局部阵挛发作等逐渐演变为高波幅棘波、棘慢复合波节律；少数表现为波幅逐渐降低。失神发作时波幅可始终无明显变化。

（四）波形的变化

发作期波形变化多样，既可为棘波、尖波，也可为各种频率的正弦样波，或出现各种畸变的波形，但不论什么波形，大都有持续重复发放的特点。一般在同一个病人的同一种发作形式中，各次发作的波形类似；但不同病人或不同发作形式的波形可有很大区别。某些发作类型有刻板的波形变化，如全身强直－阵挛发作、失神发作、痉挛发作等，可作为诊断发作类型的依据之一。

（五）局灶性发作期放电的起源和扩散

局灶性发作时，局部起源的放电可向邻近区域或对侧半球扩散，此时各部位的频率、波幅、波形等特征可能不一致，如枕叶起源的放电在向前头部和对侧扩散是，枕区仍保持较低波幅的快节律（棘波节律），而前头部和对侧半球则为慢波活动；或枕区快节律逐渐减慢，而游走为中央区为主的快节律，其他部位以慢波为主。此时多以出现快节律的部位作为兴奋性最高的脑区，也是和发作症状相关性最强的脑区，不论其是放电的起源点还是传导或游走而来。

（六）发作引起的伪差

各种运动性发作时的脑电图中常夹杂大量的伪差，严重时完全掩盖脑电活动。对可能出现发作的病人用火棉胶固定盘状电极可避免因发作运动引起电极脱落。但惊厥发作时大量的肌电伪差常常难以避免。某些类型发作时刻板的肌电伪差图形有助于确定发作形式，如全身强直－阵挛发作初期持续广泛的肌电活动、眼睑肌阵挛时双侧额极的节律性眼睑肌电伪差、口部自动症时颞区成簇的咀嚼肌运动电位等。在将高频滤波设定在 70Hz 时，肌电活动比脑电活动频率更快（在 20～30Hz 以上），波峰更锐如针尖状，频率和波幅不稳定如同毛刺状，有经验的脑电图工作者不难识别。但如果为消除肌电伪差将高频滤波降低到 15Hz 左右时，肌电活动会变得很像快节律暴发，容易引起判断错误。

（七）发作期脑电图无明显变化

癫痫发作时绝大多数都有头皮脑电图的改变，包括背景频率和波幅的变化。在极少数情况下，发作期头皮脑电图不能发现特殊的变化，可能的原因有：①脑电活动完全被肌电活动或运动伪差掩盖；②在部分性发作时，因异常放电的电场范围非常小，头皮脑电图不能显示；③起源于半球内侧面或底面等深部结构的放电在头皮脑电图上记录不到。

（八）发作期图形与发作类型的关系

多数发作类型伴有特征性的发作期放电，是诊断分型的重要依据，如典型失神发作时的广泛性 3Hz 棘慢复合波暴发。但发作期图形与发作类型并非绝对的一对一关系。同一种发作期图形可能见于不同的发作类型，如 3Hz 棘慢复合波暴发也可见于肌阵挛失神。反之同一种发作类型也可能有不同的放电特征，如失张力发作时可以是广泛性电压降低，也可能为棘慢复合波节律。脑电图工作者应了解各种癫痫发作的临床特点，在记录到癫痫发作时注意观察发作症状，以便协助临床更准确地判断发作类型。

（九）非惊厥性发作

当病人在基本清醒状态下而脑电图出现长时间的广泛性高波幅棘慢复合波、尖慢复合波、慢波发放时，应特别注意病人有无精神萎靡、反应迟钝、认知能力下降、协调运动不良、情绪行为异常等非惊厥性发作表现。一般情况下，广泛性癫痫样放电持续数秒以上即可不同程度影响病人的意识水平，但不一定达到意识完全丧失的程度。如怀疑病人的意识水平或认知能力下降与癫痫样放电有关，可在脑电图监测下给予氯硝西泮静脉注射。如有非惊厥性发作，给药后短时间内在异常放电被抑制的同时，病人的临床状况常可获得明显改善。

二、多导生理监测在诊断发作类型中的应用

（一）肌电图

有些快速而短暂的运动性发作如点头或跌倒发作，单纯依靠脑电图和临床观察不容易确定发作类型，可在下颌肌、三角肌、股四头肌等部位同步记录发作期的表面肌电图协助诊断，有条件时可通过计算机分析由肌肉抽动锁定的逆向平均电位（jerk - locked back averaging），或静止期锁定的逆向平均电位（slilent - locked back averaging），即由肌电暴发电位或肌电静息段作为触发点，对其前面一段时间的脑电图进行叠加平均，可凸显出原本不清楚的棘波。根据脑电图皮层起源的棘波与肌电暴发（或肌电静息）之间的潜伏期，可确定异常运动的类型及其与皮层事件的关系，并鉴别皮层反射性肌阵挛和其他皮层下肌阵挛。在皮层反射性肌阵挛或癫痫性负性肌阵挛，皮层棘波出现在肌电暴发或肌电静息之前 15～50ms，二者之间有固定的锁时关系（图 10 - 1）；而起源于基底节、脑干网状结构或小脑的皮层下肌阵挛，即使用平均技术处理，脑电图上也没有棘波或尖波。

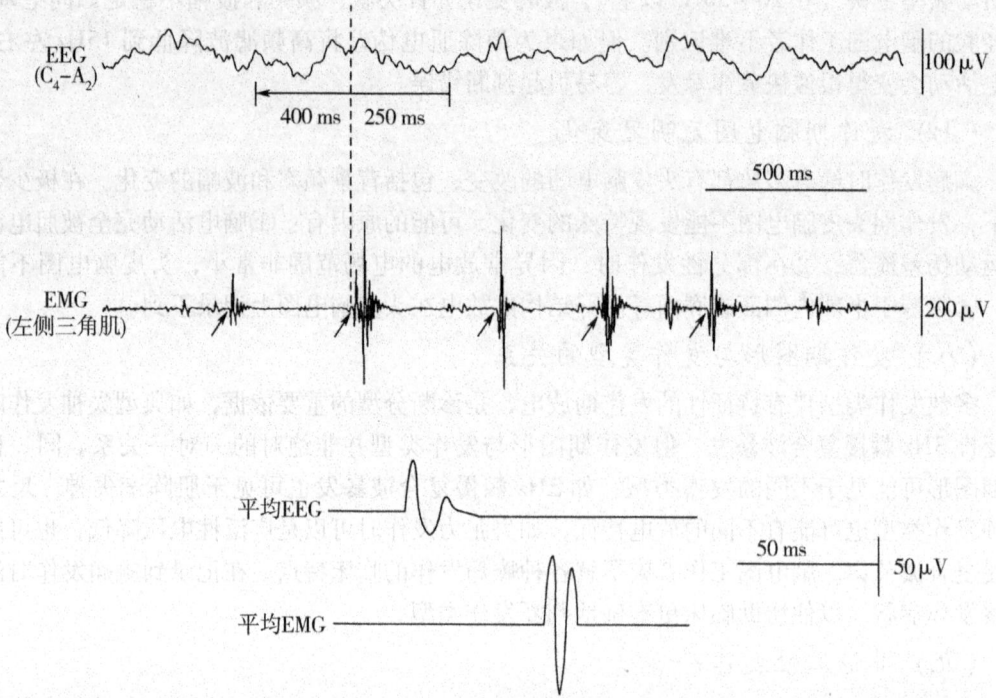

图 10 - 1 抽动锁定的逆向平均电位

男，7 岁，持续性部分性癫痫，左侧上肢近端频繁抽搐。上方同步显示 C4 - A2 导联的 EEG 和左侧三角肌的 EMG，抽动引起肌电暴发时 EEG 无明显棘波；箭头指处为每次抽动锁定的触发点，对此点前 400 ms 至后 250ms 的 EEC 进行平均 c 下方为逆向平均后的模拟图，可见 EEC 棘波与 EMC 爆发之间有 50ms 左右的潜伏期

（二）心电图

同步心电图或心电 Holter 记录可用于鉴别癫痫发作和由严重心律失常引起的惊厥发作，寻找可能引起癫痫病人不能解释的猝死（sudden unexplained death in epileptic patients, SUDEP）的原因。

1. 癫痫发作时合并的心律失常　脑电图和心电图同步监测发现，很多病人在癫痫发作时合并各种类型的心律失常。各种惊厥性或非惊厥性癫痫发作均可合并心率加快。在部分性癫痫发作时，82.5% 合并心动过速，3.3% 有心动过缓。窦性心动过缓多数发生在颞叶癫痫，特别是左侧起源者，甚至可出现窦性停搏，偶可继发心源性晕厥；少数发作在额叶癫痫，一般为良性，癫痫发作期和发作后即刻也可出现房性或室性早搏、室上性心动过速、房颤、束支传导阻滞等各种心脏节律或传导失常。此外病人也常伴有心率变异性降低。癫痫发作合并心律失常的机制与放电起源于或扩散到自主神经中枢（海马、杏仁核、岛叶、额叶眶回等结构），导致心脏交感神经和副交感神经功能不平衡有关。

2. 抗癫痫药物引起的心律紊乱　卡马西平或苯妥英钠可引起窦房结功能不全（窦性心动过缓、窦 - 房阻滞、窦性停搏）、房室传导阻滞、QT 间期延长等心律紊乱或心率变异性降低。突然停用卡马西平、苯妥英钠等药物可出现室性早搏、房颤。这些现象可能与药物改变心肌细胞的膜电位水平有关。

3. 严重心律失常引起的意识障碍、晕厥或惊厥发作 包括 QT 间期延长综合征、窦性心动过缓或窦性停搏、房室传导阻滞、阵发性室速或室上速等。各种严重心律失常引起的急性脑缺氧发作需要与癫痫发作鉴别。呼吸

用于鉴别新生儿和小婴儿的惊厥性和非惊厥性呼吸暂停，以及儿童和成人的睡眠呼吸暂停的性质。

（三）眼动图

用于确定癫痫发作时的眼震特征（眼阵挛发作）。

（杨玉芳）

第二节 全身性发作

全身性发作（generalized seizures）的最初临床改变表明在发作开始时即有双侧半球受累。发作的运动性症状是双侧性的。发作期脑电图最初有双侧半球广泛性放电。

一、强直－阵挛发作

强直－阵挛发作（tonic－clonic seizures）是临床最常见的全身性发作类型之一，过去也称为大发作（grand mal），但由于"大发作"这一术语概念不清，常被病人或医生错误理解或错误使用，因此现在不推荐使用。

（一）神经生理学机制

强直－阵挛发作涉及多种可能的神经生理学机制：①皮层兴奋性的普遍异常增高，导致对正常丘脑输入的反应异常；②皮层下结构或功能异常，成为全身性发作的"触发器"；③皮层下结构与皮层的相互反馈作用。一些研究认为，在发作的强直期，10Hz 左右棘波节律是一种癫痫性募集节律（epileptic recruiting. rhythm），持续的异常放电由非特异性网状丘脑结构广泛投射到双侧大脑半球并经由脑干下传，引起意识丧失、运动症状、自主神经症状及脑电图的强直性放电。在阵挛期，皮层抑制系统被启动，使强直性的连续棘波发放被慢波打断。此外，脑内其他神经结构如黑质、小脑及某些中枢神经递质和受体在改变发作阈值及发作扩散过程中起重要作用。一般来说，强直－阵挛发作需要以脑结构和功能发育相对成熟为基础，以实现发作初期的快速募集和同步化，因而在生命早期发育不成熟的脑难以形成典型的强直－阵挛发作。发作表现

多数发作前无先兆，但部分病人在发作前数小时或数天有某些前驱症状，如头痛，情绪改变，睡眠障碍，眼前闪亮，难以集中精力等。这些前驱症状可能与皮层兴奋性的改变有关，但不是先兆，也不是发作的组成部分。

发作大体分为三个时相。

1. 强直期 发作时突然意识丧失，瞳孔散大，全身肌肉持续强烈收缩，以躯干的轴性强直开始，迅速扩散到四肢，病人跌倒在地，头向后仰，双眼上翻，牙关紧闭，四肢强直性伸展，或上肢屈曲而下肢伸展。呼吸肌最初的强烈收缩使病人发出特殊的喊声，继而呼吸运动停止，逐渐出现发绀。

2. 阵挛期 强直期持续数秒至数十秒后转为频率较快的震颤，逐渐演变为阵挛期，全身肌肉有节律的收缩和放松，在阵挛性收缩时病人可咬破舌头。阵挛的频率逐渐变慢，肌肉放松期逐渐延长，最终结束发作。发作时多伴有心率与血压增加，出汗，支气管分泌物增多等自主神经表现。发作过程一般持续 1～3 分钟。

3. 发作后抑制期 发作结束后病人可再次出现短暂的全身肌张力增高，为发作后皮层广泛抑制引起的一过性去皮层强直。也可出现短暂的发作后意识混沌，伴有某些自动症表现。尿失禁多出现在发作结束时，由括约肌松弛所致。随后病人进入深度睡眠状态，呼吸深大。醒后常感头痛及全身肌肉酸痛，对发作过程不能回忆。

有些强直 - 阵挛发作以连续不规则的肌阵挛发作开始，然后转变为强直，阵挛发作。也有些开始为短暂的阵挛性发作，继而出现强直 - 阵挛发作，称为阵挛 - 强直 - 阵挛发作。在少数情况下，全身强直 - 阵挛发作在一侧表现的更为突出，或发作开始时表现有不对称的强直，临床上这种情况与部分起源的发作不易鉴别，而脑电图证实为双侧性放电。有些病人的强直相或阵挛相时间很短或没有出现，可能与应用抗惊厥药物有关。

典型的强直 - 阵挛发作在婴幼儿期很少见到。小儿癫痫的强直. 阵挛发作常常不如上述发作过程典型和完整，如强直期短暂或轻微，阵挛期可有左右交替的不对称阵挛，发作后抑制过程不明显等。

有些病人的强直 - 阵挛发作可找到诱发因素，常见诱因有饮酒、睡眠缺乏、紧张、压力、闪光或图形刺激及撤药，少见的诱因为思维、阅读等高级皮层活动。

（二）脑电图特征

单纯强直 - 阵挛发作的病人脑电图背景活动正常或轻度异常。发作间期可记录到少量散发棘波或 3～5Hz 棘慢复合波广泛分布或以额区为主。不少病人即使进行 24 小时长程脑电图监测，也难以捕捉到发作间期放电，特别是在成年人发作稀少的病例。

发作时的强直期以突然而广泛的低电压去同步化开始，持续 1～3 秒，而后出现广泛的 10～20Hz 低波幅快节律，并形成募集反应，使波幅逐渐增高，频率逐渐减慢。但在该期由于全身肌肉持续强烈收缩，脑电活动中常夹杂大量肌电伪差，有时完全掩盖脑电活动。如强直期之前有短暂的阵挛或肌阵挛发作，脑电图可见全导多棘慢复合波暴发或棘慢复合波节律性发放。

阵挛期棘波频率进一步减慢，并有不规则的慢波插入，逐渐转为棘波或多棘波与慢波交替出现，棘波或多棘波对应于收缩相，慢波对应于松弛相，但并不形成真正的棘慢复合波。随着发作的进展，上述交替出现的图形变得比较规律并逐渐减慢，当周期性交替的电活动减慢至 1～0.5Hz 左右或更慢时，阵挛期突然结束，进入发作后期。

发作后期可出现数秒的低电压或等电位图形，并可伴有强度不等的肌电活动，为发作后的一过性去皮层强直所致。随后出现弥漫性 0.5～1Hz 的低波幅不规则慢波，波幅逐渐增高，频率逐渐变快，持续数 10 秒至数分钟，逐渐出现睡眠纺锤，病人进入深度睡眠状态（图 10 - 2）。

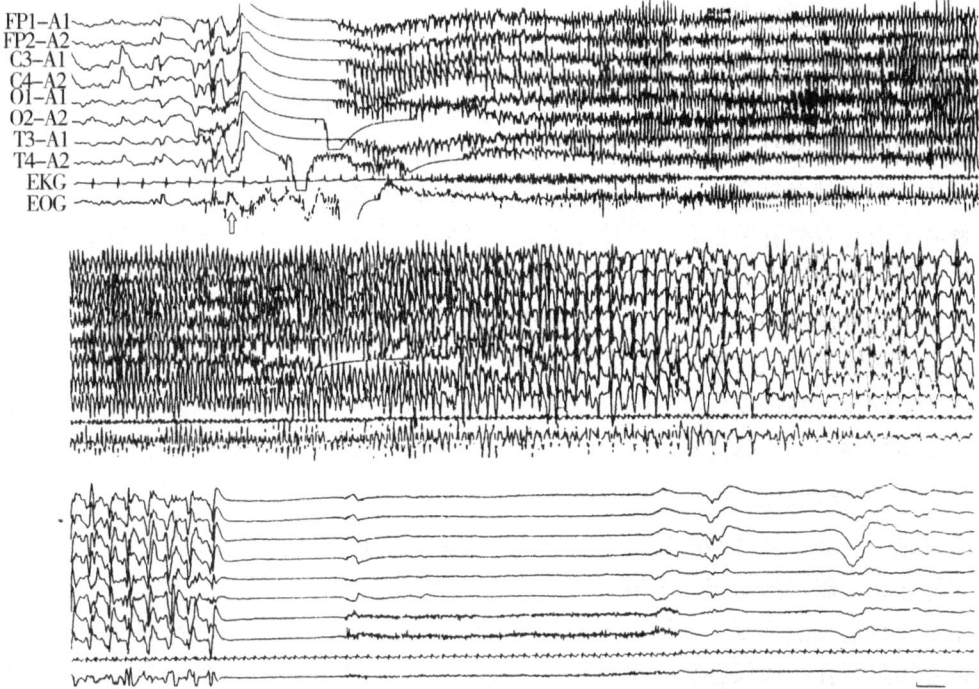

图 10-2　全身强直－阵挛发作

男，6 岁，反复癫痫发作 5 年，智力发育落后。图为 VEEG 监测到的 1 次全身强直－阵挛发作，箭头指处为发作开始，在运动引起的基线漂移后可见广泛性 6～10Hz 棘波节律持续发放，波幅逐渐增高，并夹杂肌电活动，临床对应于强直相；而后频率逐渐减慢，并有慢波插入，临床表现为节律性阵挛运动；发作后广泛性电抑制，并再次出现轻微强直伴肌电伪差，为发作后的去皮层强直状态，约 15s 后开始出现慢波活动（定标 1s，100 μV）

（三）鉴别诊断

强直－阵挛发作首先应与某些非癫痫性情况鉴别，如低钙惊厥、破伤风的角弓反张样强直、癔病发作等。

在各种癫痫发作中，强直－阵挛发作应与部分性发作继发全身强直．阵挛发作、强直性发作等其他发作类型鉴别。如发作早期有感觉先兆、明显不对称偏转性或姿势性强直等部分性发作的症状，或发作后出现 Todd 麻痹等局部功能障碍，常提示为部分继发全身性发作。如发作期脑电图有明确的局限性起源，或发作间期有恒定的局灶性放电，也应考虑为部分性发作继发全身强直－阵挛发作。

二、典型失神发作

典型失神发作（typical absence seizures）过去也称为"小发作"（petit mal）。但这一术语和"大发作"一样，容易被错误理解和使用，与所谓"小运动型发作"混淆，或被用于形容各种比较轻微的发作。因此不推荐使用"小发作"一词。但国外仍有些文献中使用"小发作"或"失神小发作"（petit mal absences）。

（一）神经生理学机制

失神发作的基本机制与丘脑皮层环路的异常振荡节律有关。对失神发作 3Hz 棘慢复合波的起源已进行了数十年的研究。早期对猫科癫痫动物模型研究有以下发现：①丘脑电刺激可引起双侧同步棘慢复合波活动；②刺激丘脑前内侧可引起动物的无动性反应，类似人类的失神发作，但无棘慢复合波；③肌肉内注射青霉素引起双侧皮层广泛性棘慢复合波发放；④刺激额叶可引起双侧棘慢复合波发放和类似失神发作。但上述模型都不能完全模拟人类失神发作的全部临床和脑电图特征，对人类失神发作的深部电极研究也没有明确结论。早期的一些研究认为失神放电的棘波成分为皮层起源，慢波成分系丘脑起源。有些研究强调原发性皮层受累引起棘慢复合波发放，特别是额叶皮层是失神发作的始动区。还有些人强调环路系统在产生广泛同步化棘慢复合波中的重要作用。近期国内对一大组儿童失神癫痫核心家系的分子遗传学研究显示，丘脑内板核 T 型钙通道异常可能与失神发作有关。

（二）发作表现

失神是一种非惊厥性的癫痫发作，临床表现为突然的意识障碍，正在进行的自主性活动及语言停止，双眼茫然凝视，表情呆滞，对外界刺激无反应，一般不跌倒或掉物。发作持续数秒至数十秒后突然恢复，继续发作前正在进行的动作。无发作后意识障碍。患者往往意识不到曾经历过发作，或仅感觉脑子中曾有一阵"空白"。发作均出现在醒觉状态。未经治疗的典型失神多数发作频繁，一日可达数次至数十次甚至上百次。有些短暂的发作仅有一过性的轻微认知损伤，需非常仔细观察或使用特殊的心理学测试方法才能发现。脑电图监测发现全导 3Hz 棘慢复合波发放持续 3 秒钟以上即可引起失神发作。失神发作可自发出现或为某些因素诱发，同一病人的诱发因素往往比较恒定。可能的诱发因素包括情绪因素、注意力涣散、缺乏智力活动、醒觉水平降低、思睡、从睡眠中觉醒的过程、低血糖或其他代谢异常等。当患儿智力活动增强、醒觉水平提高、保持注意时一般不出现发作。过度换气对诱发失神发作非常敏感有效，如患儿能完成足够深度的过度换气，一般均能诱发出典型的脑电图和临床发作。未经治疗的发作如不能被过度换气诱发，则应对典型失神发作的诊断提出质疑。

根据对大量失神发作的录像脑电图分析，发现典型失神发作可合并各种其他伴随症状，同一病人的同一次发作中可有一种以上的表现。这极大丰富了对失神发作症状学的详细认识，并有助于鉴别诊断，但不同亚型的典型失神发作在预后方面无明显区别。

1. 简单性失神（simple absences）　　发作时仅表现为单纯的失神，无其他伴随症状。在对一大组失神发作的分析中，简单性失神并不常见，仅占 10% 左右。

2. 失神伴轻微阵挛成分（absences with mild clonic components）　　见于半数左右的失神发作，主要表现为失神发作时伴有面部或上肢轻微的节律性肌阵挛抽动。但如肌阵挛为首发且突出的症状，则应考虑为肌阵挛失神。

3. 失神伴失张力成分（absences with atomc components）　　约占失神发作的 20% 左右。发作时维持姿势的肌肉张力减低，通常表现为头部缓慢下垂或躯干缓慢倾倒，但很少因肌张力完全消失而致突然跌倒。失神伴跌倒发作一般见于不典型失神。

4. 失神伴强直成分（absences with tonic components）　　主要表现为失神发作时姿势性张力轻度增加，以影响伸肌为主，最常累及眼肌，引起眼球向上凝视。累及范围可进一步扩大到颈部或躯干，导致头向后仰或躯干的后冲性运动。不对称的姿势性强直可导致头或躯干转向一侧，需要与部分性发作鉴别。有时强直中伴有轻度的阵挛成分。

5. 失神伴自动症（absences with automatisms） 自动症在失神发作中相当常见，约为60%。自动症的出现率随失神发作持续时间的延长而增加，如发作持续超过10s以上，几乎都有自动症。失神时的自动症通常与发作前正在进行的活动无关，表现为咂嘴、舔唇、吞咽、咀嚼、咬牙、摩擦面部、摸索衣服等简单动作。亦有少数病人在发作开始后可仍继续正在进行的比较复杂的动作，但明显缺乏目的性和适宜的反应，如可继续走路甚至骑车，但速度变慢，反应迟钝，缺乏方向性；如果正在倒水时发作，可继续倒水，但杯中水满溢出仍无反应等。这种伴有复杂自动症的失神发作应与部分性发作伴意识损伤和自动症性发作鉴别。另一方面，失神发作引起的意外损伤．特别是骑车、驾车等交通意外的问题应引起注意。

6. 失神伴自主神经症状（absences with autonomlc components） 失神发作时常可观察到自主神经的症状，如瞳孔扩大，面色苍白或潮红，心动过速，呼吸改变等，少数可有尿失禁。

肌阵挛发作可伴有失神成分，但属于以肌阵挛为主的发作类型（肌阵挛失神或眼睑肌阵挛伴失神），不属于典型失神发作。

（三）脑电图特征

典型失神是少数几种与脑电图特征高度相关的发作类型之一，特征性的发作期脑电图表现是典型失神发作诊断必不可少的条件，表现为双侧对称同步3Hz棘慢复合波节律性暴发，少数可有多棘慢复合波。暴发起止突然，持续数秒至数十秒不等，容易被过度换气诱发。一般在一段暴发的开始部分频率略快于3Hz（3.5~4.5Hz），结束前则稍慢于3Hz（2.5~2.8Hz左右）。棘慢复合波的最大波幅位于额一中央区。有时枕区棘波成分很低甚至不出现，仅有节律性慢波成分。放电结束后很快恢复背景活动，没有发作后抑制或慢波活动（图10-3）。偶有发作结束后双侧额区3~4Hz慢波活动持续1~2s。

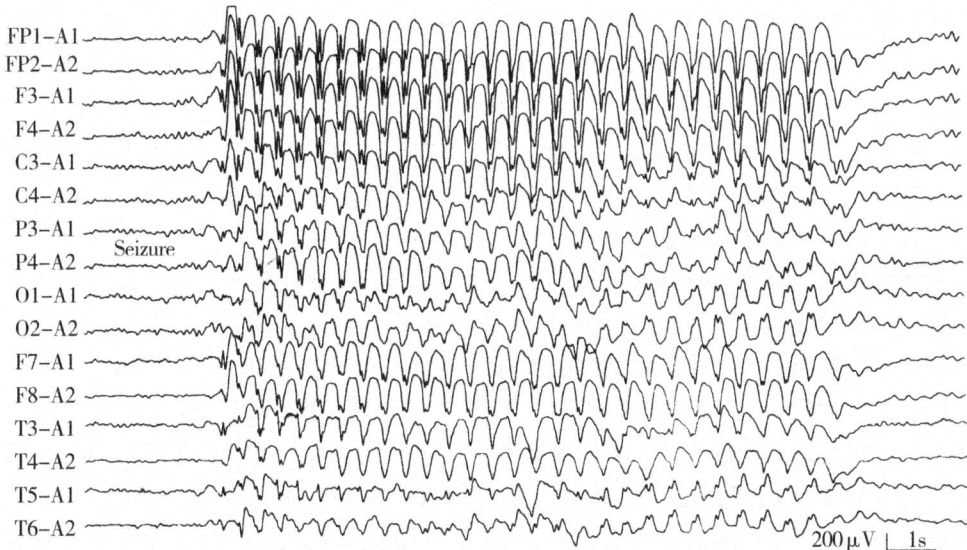

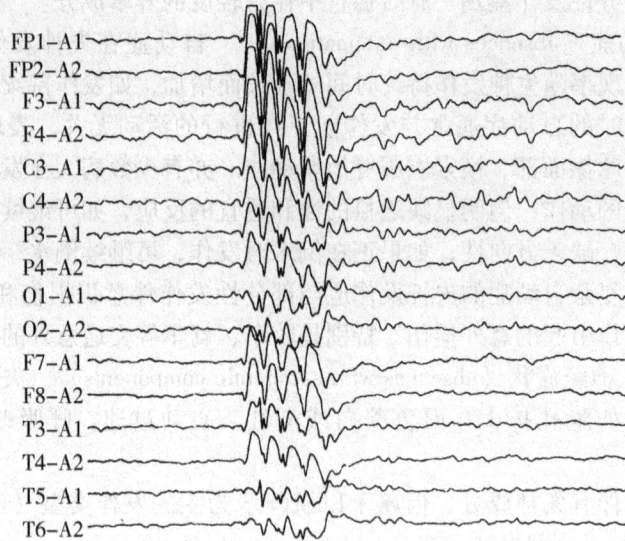

图 10 - 3　典型失神发作

　　女，5 岁，VEEG 监测，上图为清醒期记录到的发作期图形，下图为睡眠期片断性的棘慢复合
　　波发放，不伴临床发作（定标 Is，200μV）

　　对失神发作期放电的仔细分析测量可发现，双侧半球的棘慢复合波波幅可有轻度不对称。最初的 1～2 个棘波波幅较低，常随机出现在任何一侧，多数在前头部明显，少数后头部明显。采用高时间分辨率分析方法显示 3Hz 棘慢复合波发放在双侧半球并非绝对同步，可随机在任何一侧提前开始数毫秒。这些现象表明皮层的某些部位可能被首先激活。对其产生机制有如下推测：①一些研究提示刺激额叶的某些部位可产生快速扩散的广泛性 3Hz 棘慢复合波节律，但在这种情况下常有额区明确而突出的限局性棘慢复合波，例如额叶失神。②皮层的不同区域具有不同的兴奋阈值，来自丘脑的传入性刺激最先激活兴奋性较高的区域（例如额叶皮层），可产生更强的电位，引起较高波幅的棘波；而在另一些兴奋性较低的区域则产生的电位相对较弱，使棘波的波幅较低。③棘波成分在向头皮表面传导的过程中被不同程度地衰减。但无论是怎样的推测，都不能将这种随机一侧性或仅有微小时间差的广泛性棘慢复合波解释为继发双侧同步化。

　　发作间期清醒期可见少量散发或持续 3s 以内的广泛性 3Hz 棘慢复合波发放，偶可见限局在一侧或双侧额区的单发棘波或棘慢复合波。思睡期 3Hz 棘慢复合波节律暴发常增多，但不容易观察到临床发作。NREM 睡眠期棘慢复合波发放常更频繁，但多呈 2～4Hz 的不规则片断性发放，时程 0.5～3s，有些仅限于额区。REM 睡眠期 3Hz 棘慢复合波节律爆发类似于清醒期，但持续时间较短（2～4s 左右）。15%～38% 的病人发作间期可出现枕区间断节律性 δ 活动（OIRDA），但其出现具有明显的年龄依赖性，6～10 岁时出现率为 70%，15 岁以后罕见。因此在典型失神发作病人出现 OIRDA 更提示为儿童失神癫痫，在少年失神癫痫中少见。50%～80% 的儿童失神癫痫过度换气可诱发 3Hz 棘慢复合波暴发，特别是在具有枕区间断节律性 δ 活动的病人。18% 的病人闪光刺激可诱发。

　　失神发作时的棘慢复合波可因治疗或年龄增加而变得不典型。丙戊酸或乙琥胺治疗后

1/3 ~ 1/2 的病人棘慢复合波减少或消失。经过治疗的病人发作期及发作间期的棘慢复合波可有一过性的不对称或不规则。青少年及成人失神的棘慢复合波频率可快至 4 ~ 4.5Hz。

临床上，棘慢复合波发放时间在 3 ~ 5s 以内时临床很难观察到发作，但特殊的认知测试表明更短的棘慢复合波暴发也可产生一过性认知损伤，测试结果取决于测试方法的灵敏性：仅以家长或医生的观察判断失神发作的频度或发作是否完全控制是不可靠的。一方面可能将一些非癫痫性凝视行为误认为是失神发作，另一方面容易遗漏真正的失神发作，因而应当定期（1 ~ 2 次/年）进行长程脑电图监测，如脑电图仍有持续 3s 以上的棘慢复合波暴发，应认为发作尚未完全控制。这对于决定停药时机十分重要。

（四）鉴别诊断

典型失神发作应与非癫痫性失神及其他伴有失神表现的癫痫发作类型鉴别。

1. 非癫痫性失神　多属于儿童期的行为、情绪问题，又称为"白日梦"。发作时凝视无动，对外界的一般刺激如呼唤、对话无反应，但对强刺激有反应。发作多出现于上课、做作业或看电视时。事后追问小儿往往正在凝神思考或"走神"。发作期脑电图无异常改变。

2. 不典型失神发作　起止常不如典型失神发作突然。脑电图为广泛性 2 ~ 2.5Hz 慢棘慢复合波或不规则棘慢复合波。常为 Lennox – Gastaut 综合征的多种发作形式之一。患儿常为症状性癫痫并伴有不同程度的精神运动发育落后（参见表 10 – 1）。

3. 额叶失神（frontal absences）　额叶起源的部分性发作有时以凝视为主要表现，与全身性失神发作十分相似，发作起止突然，持续时间短暂，可有意识障碍、强直、眼或肢体的局部阵挛及自动症。仅靠临床观察有时很难鉴别。额叶失神发作间期脑电图可正常或仅有少量额区的放电。发作期为额叶起源的电活动，可迅速扩散至双侧半球并以 3Hz 的频率节律性发放。动物实验也发现刺激额叶内侧皮层可引起全脑 3Hz 棘慢复合波暴发及动物的凝视性发作。但额叶失神患者常伴有其他具有额叶癫痫特点的发作形式，如姿势性或扭转性发作、局部运动性发作、过度运动性自动症、发声等。额叶失神发作不如全身性失神发作频繁，但夜间发作较多见，并常有一夜数次的成簇发作。在有些额叶癫痫病人，神经影像学可发现相关的结构性异常。额叶失神与全身性失神的鉴别对治疗药物的选择十分重要。

4. 颞叶失神（temporal absences）　颞叶起源的部分性发作也可表现为长时间的凝视或茫然四顾，发作起止缓慢，持续时间较长，可达数十秒至数分钟，伴有口 – 消化道自动症或其他精神症状。脑电图为颞区起源的棘慢复合波或 4 ~ 6Hz 的 θ 节律长时间发放，一般不容易与全身性失神发作混淆。

三、不典型失神发作

对不典型失神发作（atypical absence seizures）的起源和产生机方面的研究较少，定义也比较笼统。一般认为其产生机制可能与典型失神相似，涉及丘脑皮层投射系统的震荡，但不典型失神的放电多数不如典型失神发作的放电节律，因而可能还有脑干网状结构的参与。由于不典型失神与典型失神的病因不同，前者多有脑的结构性或功能性异常，而后者主要为遗传性因素所致，因而慢的或不规则的棘慢复合波在一定程度上反映了脑损伤的程度。

（一）发作表现

与典型失神相比，不典型失神发作的起始与终止均缓慢，尤其是发作终止时有较长

（数秒至数十秒，甚至2分钟）的蒙眬期，因而发作后常不能继续发作前的动作或谈话。临床观察以凝视为主要表现，伴有不同程度的反应减低，动作减少或停止。如意识损伤较轻，临床可能不容易确定，特别是在原本就有智力低下的患儿，很难观察到阵发性的轻度意识减低。此时诊断高度依赖于视频脑电图监测，在出现阵发性慢棘慢复合波暴发时，仔细观察可发现有动作减少、反应减低等表现。如发作时间较长，可伴有轻微的强直、不规则的眼睑或面部肌阵挛、或伴有失张力成分，表现为缓慢低头或流涎。不典型失神在清醒及思睡时均可出现，但入睡后一般没有发作，尽管睡眠期可出现大量广泛的慢棘慢复合波长程发放，也观察不到任何发作表现。不典型失神是 Lennox - Gastaut 综合征的主要发作类型之一，患儿常伴有其他类型的全身性发作，或合并部分性发作；也可见于肌阵挛 - 站立不能发作或伴有慢波睡眠期持续棘慢波的癫痫。

（二）脑电图特征

发作期常见广泛性高波幅 1.5 ~ 2.5Hz 慢棘慢复合波发放，亦可为不规则棘慢复合波、多棘慢复合波或弥漫性高波幅慢波，持续数秒至数十秒不等。棘波成分常在前头部波幅最高，后头部有时只有慢波成分。上述阵发性放电可突然暴发性出现，也可从较慢的背景活动逐渐演变而来（图 10 - 4）。睡眠期广泛性棘慢波的频率更慢，可在 1 ~ 1.5Hz，常见大量长程发放甚至睡眠期电持续状态，但一般不伴有发作。

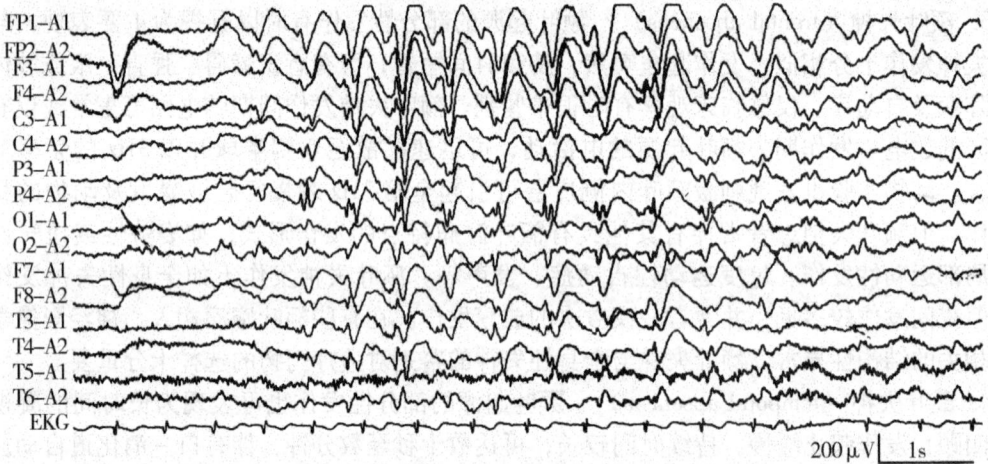

图 10 - 4　不典型失神

女，6 岁，Lennox - Gastaut 综合征。VEEC 监测清醒期图形，广泛性 2Hz 慢棘慢复台波发放，渐起渐止，伴动作减少，反应减低，持续 5 ~ 6s（定标 1s，200μV）

（三）鉴别诊断

不典型失神和典型失神发作的鉴别诊断见表 10 - 1。

表 10 - 1　典型失神发作和不典型失神发作的鉴别

	典型失神发作	不典型失神发作
病因	特发性	症状性或隐源性
发作起止	突然	缓慢或突然

	典型失神发作	不典型失神发作
脑电图背景活动	正常	不正常
发作期脑电图	全导 3Hz 棘慢复合波节律暴发	广泛性 1.5 ~ 2.5Hz 慢棘慢复合波或不规则棘慢复合波、慢波发放
合并其他发作类型	偶有肌阵挛或全身强直 – 阵挛发作（特发性全身性癫痫）	强直发作、失张力发作、肌阵挛发作、部分性发作等
相关的癫痫综合征	儿童失神癫痫、少年失神癫痫	Lennox – Gastaut 综合征、癫痫伴肌阵挛 – 站立不能发作、伴有慢波睡眠期持续棘慢波的癫痫

四、强直发作

（一）神经生理学机制

强直发作（tonic seizures）主要累及颈部、躯干及肢体近端（轴性强直），是一种原始的运动形式。动物实验表明强直发作主要起源于脑干，特别是中脑下部和脑桥的网状结构，而无需前脑的参与。但这一结论不能解释人类癫痫强直发作期表面脑电图记录到的强直性放电。目前推测强直发作起源于脑干，同时有丘脑 . 皮层系统的参与。

（二）发作表现

以肌肉持续而强力的异常收缩为特征，使躯干或肢体维持固定在某种姿势。发作可持续5 ~ 20s 不等。颈部和面部肌肉的强直性收缩引起颈部屈曲或后仰，眼睑上提，眼球上视；呼吸肌受累时导致呼吸暂停引起发绀；发作累及上肢近端肌群（斜方肌、三角肌等）时引起肩部抬高；累及躯干及四肢时表现为上肢外展、上举、呈半屈曲位，躯干和下肢伸展，站立时常引起向前跌倒。双侧的强直性发作可有轻度不对称，导致头和双眼向一侧偏转，严重时整个身体随之扭转。轴性强直发作多见于儿童癫痫，发作时头、颈和躯干伸展性强直。发作过程中常伴有自主神经症状，包括呼吸深度和频率的改变，心动过速或过缓，瞳孔扩大，面色潮红等。强直性发作的程度可有很大变化，严重时躯干及四肢强直，可跌倒致伤，轻时仅有颈部伸展、肩部抬高或双眼上视，常出现在睡眠中，临床很容易被忽视。发作程度较重或持续时间较长的强直发作后可有思睡或嗜睡，轻微的发作无明显发作后症状。

（三）脑电图特征

发作期脑电图为广泛性 10 ~ 25Hz 棘波节律，或称快活动（fast activity），波幅逐渐增高，额区最突出，称为癫痫性募集节律，持续数秒，很少超过 10 秒。多导图显示在肌肉收缩的最初数秒内肌电活动逐渐增强，然后维持于整个发作过程中。一般棘波节律持续 5 秒以上即可伴有双眼的强直性上视；如放电继续维持，可出现颈部强直继而躯干强直。发作间期的棘波节律暴发在清醒期脑电图很少能记录到，多出现在 NREM 睡眠期（图 10 – 5 ~ 图10 – 8）。

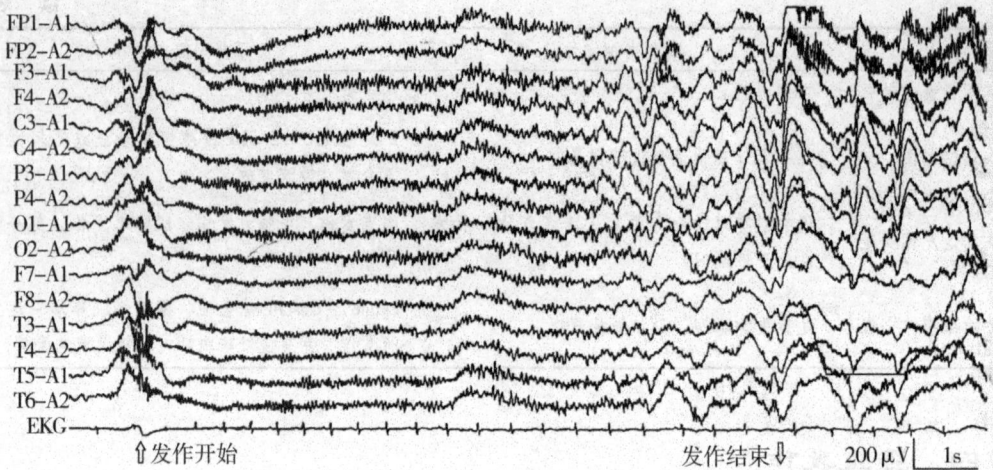

图 10 - 5　强直发作

女，3 岁半，Lennox - Gastaut 综合征，多种发作形式（强直、不典型失神、肌阵挛发作等），智力发育落后并有倒退。图为 VEEG 监测到的一次睡眠中强直发作，表现为突然睁眼，双眼球上视，头颈部后仰，双上肢近端轻微上举，持续 10 余秒；EEG 显示广泛性低波幅 18 ~ 20Hz 快波节律，波幅逐渐增高（癫痫性募集节律）。发作结束后可见弥漫性商波幅慢波，前头部混合肌电伪差，此时病人有轻微觉醒反应（定标 1s，200μV）

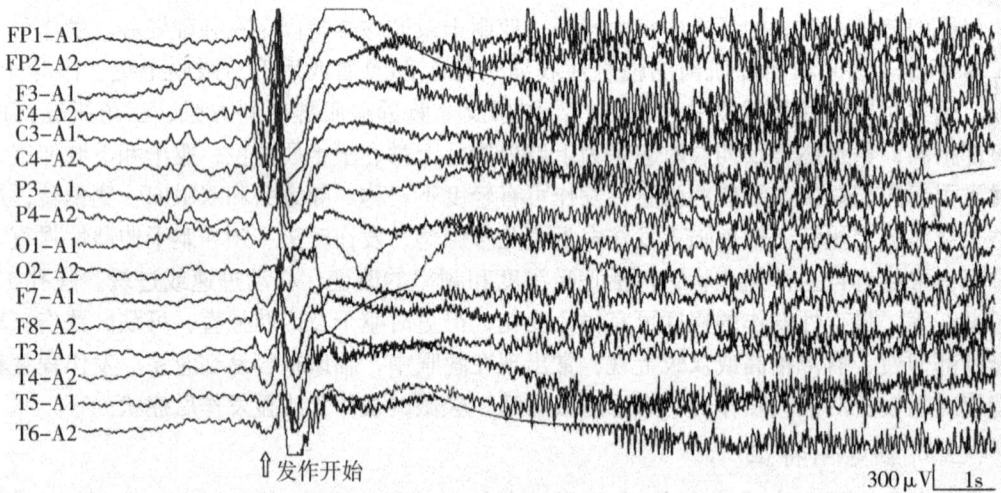

图 10 - 6　强直发作

男，5 岁，Lennox - Gastaut 综合征，图为 VEEC 监测到的一次全身性强直发作，表现为颈部、躯干及双侧上肢近端屈曲，双臂上举，EEG 为广泛性电电压降低→10Hz 左右募集性棘波节律暴发（定标 1s. 300μV）

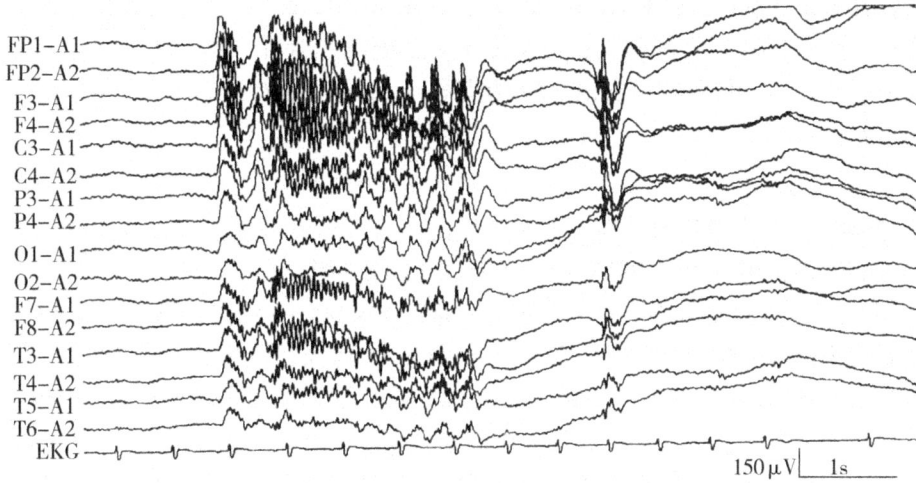

图 10 - 7 强直发作

女，10 岁，Lennox - Gastaut 综合征伴多种形式发作。经抗癫痫药物治疗后家长认为发作消失，VEEG 监测显示睡眠中频繁全导 20Hz 左右棘波节律短阵暴发，前头部著，临床仅表现为短暂睁眼，眼球上视，无其他症状（定标 1s，150μV）

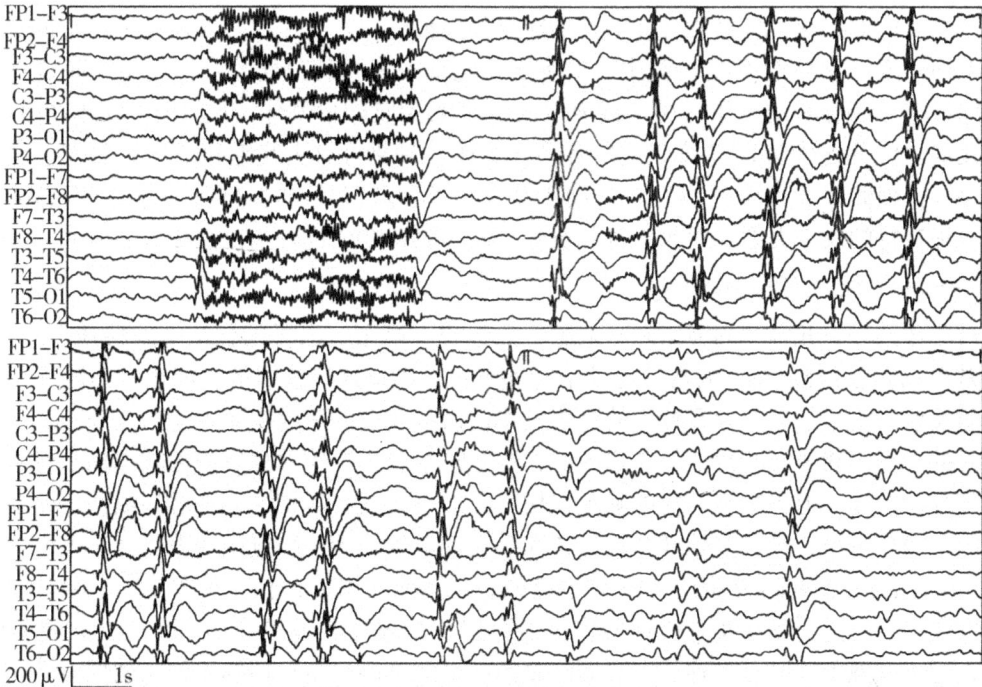

图 10 - 8 强直发作

男，7 岁半，全身强直发作 4 个月，智力落后。VEFG 监测中多次睡眠期短暂睁眼凝视数秒，而后继续入睡，家长认为不是发作。同步 EEC 显示发作期广泛性 15～18Hz 快节律暴发伴睁眼凝视，而后反复全导多棘慢复合波无节律发放，临床无症状（定标 1s，200μV）

全身性强直发作和广泛性棘波节律暴发是 Lennox – Gastaut 综合征最具特征性的电 – 临床表现之一，见于 90% 以上的病人；很少见于其他癫痫综合征，预后不好。但有报道极少数儿童仅有强直发作一种形式，多在学龄前起病，神经发育和神经影像学正常，脑电图背景正常，预后较好。

（四）鉴别诊断

1. 与非癫痫性强直症状的鉴别　如破伤风的角弓反张性强直、阵发性肌张力不全、婴儿良性非癫痫性强直等。发作期脑电图正常有助于临床鉴别。

2. 与其他类型癫痫发作的鉴别　①强直 – 阵挛发作与强直发作是两种不同的发作类型，不应将后者视为前者的顿挫型，两种发作类型所对应的癫痫综合征及预后有很大不同；②痉挛性发作具有特殊的发作形式，每次痉挛的持续时间比强直性发作短，发作期脑电图的高波幅慢波 – 低波幅去同步化特征也与强直发作的募集性节律不同；③额叶或枕叶起源的部分性发作可表现为明显不对称的强直姿势，头和眼球甚至躯干极度向一侧偏转，双上肢不对称强直上举。少数全身性强直发作可有轻微的不对称或偏转症状，鉴别困难时可参考发作期脑电图。

五、痉挛发作

在 70 年代的癫痫发作国际分类中，将婴儿痉挛归类为全身性发作。但由于婴儿痉挛常有部分性发作的特征，且患儿常有一侧半球的局部损伤，其自然演变过程并不一定发展为全身性癫痫，因而在 1981 年的分类中，未将婴儿痉挛列为一种独立的发作类型，而是将其笼统地归在"不能分类的发作"中。国内以前将其归为肌阵挛发作。此外痉挛发作虽然多见于婴儿期，但可延续至 1～2 岁以后仍有痉挛发作，甚至可有更晚起病的痉挛发作，偶可见于成年人，因此痉挛发作并不完全等同于婴儿痉挛。2001 年的发作分类将痉挛（spasms）作为一种独特的发作类型。近年来对其发生机制和临床特征进行了比较深入的研究。

（一）神经生理学机制

过去曾推测婴儿痉挛的临床和脑电图特征起源于脑干。脑桥网状结构的特殊神经核团，特别是 5 – 羟色胺能纤维，有着广泛的上行和下行投射。这些核团的功能异常影响下行投射对脊髓反射的正常控制，导致特殊的痉挛发作；而脑电图的高度失律则是输入到丘脑和皮层神经元的上行投射异常所致。但在临床上，婴儿痉挛患儿尽管常见有局部脑损伤，且常常合并有部分性发作，但很少有孤立的脑干损伤。因而有人进一步推测，局部脑损伤可改变其他脑区的癫痫性电位，导致多灶性功能异常和婴儿痉挛的临床—脑电图表现。另一方面，由于ACTH 和肾上腺皮质激素对治疗婴儿痉挛有效，也有人提出下丘脑 – 垂体 – 肾上腺轴在婴儿痉挛发生中的作用。动物实验已证实促肾上腺皮质激素释放激素（CRH）作为内源性的神经肽，对不成熟的大脑是一种强有力的致痉剂。由此推测出生早期的各种应激性事件作用于不成熟的脑，可引起 CRH 的过度释放，从而导致婴儿痉挛发作。ACTH 或糖皮质激素则可通过负反馈作用抑制 CRH 释放，达到治疗婴儿痉挛发作的效果。但目前尚无证据表明婴儿痉挛患儿的 CRH 分泌有异常改变。

（二）临床表现

痉挛发作的特征为重复而刻板的痉挛性收缩，痉挛表现为短暂的点头伴四肢屈曲样收缩

（屈曲型），也有些为四肢伸展和头向后仰（伸展型），或上肢屈曲而下肢伸展或相反（混合型）。每次痉挛后可有短暂凝视。少数表现为不对称痉挛，见于症状性婴儿痉挛伴限局性脑损伤或胼胝体缺如，并可伴有部分性发作。就每一次痉挛而言，虽类似于强直或肌阵挛发作，但痉挛本身仍为一种特殊类型的发作。多导图记录显示，肌阵挛通常为快速的"电击"样收缩，肌电暴发的持续时间一般不超过200ms，强直性发作则为持续5~10秒的逐渐增强的持续性肌肉收缩。痉挛发作的持续时间比肌阵挛长而较强直发作短，肌电暴发呈现快速增强快速减弱的菱形特征（图10-9），其特有的屈曲样或伸展样的痉挛姿势也与其他发作形式有明显不同。

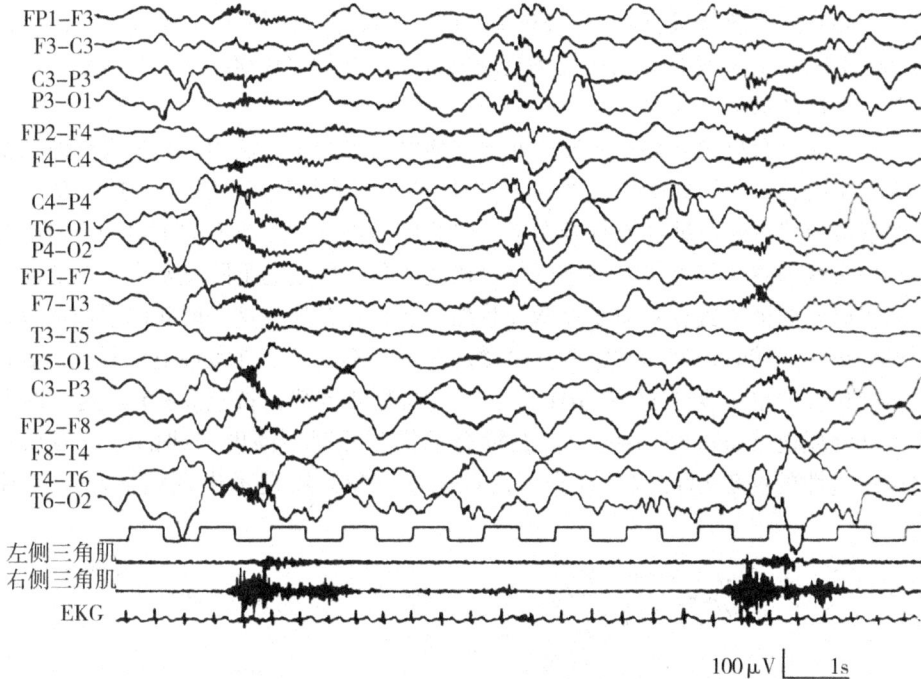

图10-9 痉挛发作

男，6个月，结节性硬化，发作间期左侧局灶性癫痫样放电，发作期慢波活动复合低波幅快波，同步EMG记录可见不对称肌肉收缩（右上肢为主的痉挛动作），肌电暴发呈快速增强快速减弱的菱形特征（定标1s，100μV）

痉挛发作的另一特点是发作常成串出现，每串痉挛的强度逐渐增加，达高峰后又逐渐减弱。往往开始的几次痉挛非常轻微，仅表现为眼的短暂偏视或上视，常被忽视；而后逐渐出现躯干和四肢的轻微收缩；直至出现极期典型的"折刀样"、"鞠躬样"或"抱球样"发作。每串发作次数不等，从数次到数十次，甚至可达150次。每天发作次数亦不等，多时可达60次。成串发作常出现在入睡前或睡醒后不久，各下痉挛之间常有哭闹或躁动，有时出现微笑面容。发作时自主神经症状也很常见，如面色苍白、潮红、出汗、瞳孔散大、流泪及呼吸和心率的改变等。发作后可有烦躁、运动障碍、反应迟钝等症状，持续1~2分钟，也可无明显发作后症状。

（三）脑电图特征

婴儿痉挛发作间期多数为高度失律图形，但高度失律并非仅见于痉挛发作患儿，也可出现在其他癫痫性脑病时；而有些婴儿痉挛发作间期没有明显的高度失律，少数病儿表现为不典型的高度失律，常与临床特殊的病因和病程有关。

Kellaway 等（1979）详细分析了 24 例 West 综合征的 5042 次痉挛发现，显示如下各种发作期图形：广泛性高波幅一过性慢波，额区突出，而后为弥漫性电压衰减（37.9%）；广泛性尖慢复合波（17.4%）；广泛性尖慢复合波而后弥漫性电压衰减（13.2%）；仅有一段波幅衰减 11.9%）；一过性广泛性慢波（10.9%）；波幅衰减复合快波活动（6.9%）；广泛性慢波而后波幅衰减复合快波活动（1.3%）；波幅衰减伴节律性慢波活动（0.2%）；仅有快波活动（0.2%）；尖慢复合波而后波幅衰减复合快波活动（0.06%）；披幅衰减复合快波活动而后节律性慢波活动 0.06%）。

有学者通过对百余例婴儿痉挛的发作期视频脑电图监测分析认为，痉挛发作时的脑电图大致可分为三个时相：①短暂的广泛性 10~20Hz 低-中波幅快节律发放，持续 0.2~0.3s，这一时相的快波节律有时可缺如或复合在下一时相的慢波之上。②广泛性 1.5~2Hz 高波幅慢波，顶、中央区为主，其上可有切迹或复合快波成分。慢波的下降支常有一个非常深的正相偏转，同步肌电图证实其相对应于痉挛性收缩的症状。在缺少这一时相的慢波成分，或慢波没有明显的正相偏转时，发作常常非常轻微甚至观察不到。③弥漫性电压降低，表现为低波幅去同步化快波，也可复合 14~16Hz 低-中波幅快波节律，持续 3~6s。这一时期临床常表现为无动性凝视（motionlessstare）。在没有录像监测时，高度失律的背景活动突然消失，代之以一过性的高波幅慢波活动和广泛性电压衰减高度提示出现痉挛发作（图 10-10）。

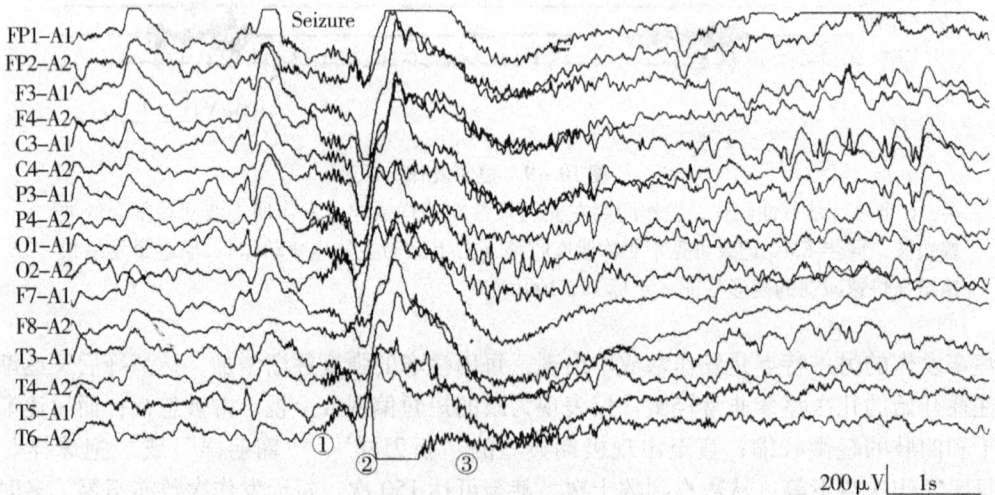

图 10-10 痉挛发作

女，6 个月，成串痉挛发作 2 个月，发育落后。VEEG 监测发作期图形：①短暂低波幅快节律；②高波幅慢波伴痉挛动作；③广泛性电压降低伴快波活动（定标 1s，200μV）

各次痉挛之间的间隔时间从 5~6s 到 10~30s 不等。间隔时期的背景仍可为高度失律，但多数高度失律消失，表现为低－中波幅的快慢混合波，没有或很少棘、尖波发放，貌似"正常"背景活动，直至一串发作结束后才重新出现高度失律图形。有文献认为发去期高度失律消失的情况预后更不好。

（四）鉴别诊断

痉挛发作应与下列情况鉴别：

1. 婴儿良性肌阵挛（infantile benign myoclonus） 国外有人称其为良性非癫痫性婴儿痉挛（benign nonepileptic infantile spasms），但这一称谓容易在临床造成概念的混淆。国内报道将其称为"婴儿非癫痫性强直样发作"（林庆，1999）。症状出现的年龄与婴儿痉挛的发病年龄相似（3~12个月，高峰6~8个月）。发作出现在清醒特别是兴奋时，典型表现为耸肩，上肢强直样上举或伴震颤，有时有摇头或点头样动作。发作时意识清楚，常可通过逗引诱发其发作。患儿精神运动发育正常，发作期及发作间期脑电图正常，震颤或强直样发作时常有刻板的肌电和运动伪差，持续2~3s。

2. 肌阵挛发作 如上所述，肌阵挛发作比痉挛发作肌肉异常收缩的时间更短暂。但这种区别仅凭临床目测观察有时很难区分。痉挛发作的特殊姿势和发作期脑电图特征有助于鉴别诊断

3. 强直发作 发作时肌肉持续收缩的时间比痉挛发作长，脑电图为持续的棘波节律暴发，一般不易与痉挛发作混淆。

六、肌阵挛发作

（一）肌阵挛的分类

肌阵挛是指肌肉快速的不自主收缩。分为生理性肌阵挛和病理性肌阵挛。病理性肌阵挛根据其起源和病理生理学性质又分为非癫痫性肌阵挛和癫痫性肌阵挛。肌阵挛的分类见表10－2。

表10－2 肌阵挛的分类

生理性肌阵挛	病理性肌阵挛	
	非癫痫性肌阵挛	癫痫性肌阵挛
睡眠肌阵挛	锥体外系肌阵挛	皮层反射性肌阵挛
嗝逆等	网状反射性肌阵挛	网状反射性肌阵挛
惊跳反应	脊髓节段性肌阵挛腭肌阵挛	原发性全身性癫痫性肌阵挛

（二）神经生理学机制

癫痫性肌阵挛发作（myoclonic seizures）起源于中枢神经系统，脑电图放电时伴有肌电图的短暂暴发或抑制电位。根据肌阵挛的起源部位可将癫痫性肌阵挛分为三类，即皮层反射性肌阵挛，网状反射性肌阵挛和原发性全身性癫痫性肌阵挛。

1. 皮层反射性肌阵挛 源于感觉运动皮层的兴奋性增高，见于某些部分性癫痫，如Kojevni-kov持续性部分性癫痫、癫痫性负性肌阵挛等，同步的表面肌电图记录显示皮层放电与肌阵挛抽动有锁时关系，二者之间的潜伏期约为15~50ms。主动肌和拮抗肌常同时收缩（而锥体外系肌阵挛则表现为主动肌和拮抗肌钟摆样交替收缩），常伴有巨大的体感诱发电

位和运动诱发电位，表明感觉运动皮层区的兴奋性增高。

2. 原发性全身性癫痫性肌阵挛　双侧受累的异常运动表明双侧运动皮层广泛兴奋性增高，而节律性棘慢复合波提示有丘脑－皮层环路的参与，因而推测为皮层下起源，通过丘脑－皮层投射系统上行至双侧广泛的运动皮层区，见于某些全身性癫痫综合征如青少年肌阵挛癫痫。

3. 网状反射性肌阵挛　起源于脑干网状结构，多见于某些进行性肌阵挛性癫痫。但这一组疾病中的肌阵挛症状不一定都是癫痫性肌阵挛。

（三）临床表现

不同病因的全身性肌阵挛癫痫发作特征不同，主要有轴性肌阵挛和游走性肌阵挛两类。

1. 轴性（axial myoclonus）肌阵挛　或称粗大性肌阵挛（massive myoclonus）。多起源于皮层下结构。发作主要累及双侧颈部、躯干、肩部及上肢近端肌肉，临床表现为点头、头后仰或双侧肩部及手臂抽动，导致病人动作不稳定或掉物；如下肢受累，病人可出现站立或步态不稳、猝倒甚至跌伤。偶可有不对称的肌阵挛抽动，需与部分性发作鉴别。肌阵挛可自发出现，或为某些因素诱发，如声、光、躯体感觉刺激、自主运动等。在单次肌阵挛抽动时，无法确定有无瞬间的意识丧失。在出现连续的肌阵挛抽动（肌阵挛持续状态）时，病人可表现为蒙眬状态或知觉减退，但也可意识完全正常，能准确描述发作感受。连续的肌阵挛发作可演变为其他发作类型，特别是全身强直－阵挛发作。不论是症状性还是特发性肌阵挛，多在刚睡醒后或思睡时容易发作，有些在闭目时引起发作。睡眠中发作明显减少或消失。双侧粗大肌阵挛常见于青少年特发性全身性癫痫及婴儿良性肌阵挛癫痫，也可见于 Lennox - Gastaut 综合征及某些进行性肌阵挛癫痫。

2. 游走性肌阵挛（erratic myoclonus）　较少见。发作起源于皮层或皮层下结构，肌阵挛主要累及四肢远端，常常不对称或不同步出现。肌肉抽动常常很轻微，甚至肉眼不易察觉，需要触及病人肢体才可感觉到肌肉抽搐。临床表现为姿势性震颤或运动性肌阵挛，即在试图做精细运动时出现刻板的节律性运动或肌阵挛性抖动，四肢远端明显。肌电图显示主动肌和拮抗肌同时收缩，引起 9～18Hz 节律性暴发，持续 50ms 左右。脑电图在肌电图暴发之前有皮层电位，可从背景活动中发现，或通过逆向平均方式显示。在主动运动开始前 1～2s 脑电图可见负向漂移。游走性肌阵挛常见于婴幼儿严重的癫痫性脑病及某些进行性肌阵挛癫痫。

（四）脑电图特征

肌阵挛的脑电图特征取决于肌阵挛的类型和癫痫综合征类型。婴儿早期肌阵挛脑病的远端游走性肌阵挛表现为暴发，抑制或类似高度失律图形，微小的肌阵挛抽动与异常放电可以没有明确的相关性。Lennox - Gastaut 综合征的肌阵挛发作时脑电图为广泛同步的多棘慢复合波暴发，其后常有一个大的电位正相偏转，并继以 2～3s 的广泛性电压下降（图 10 - 11），病人常伴有其他类型的异常放电和其他发作形式。青少年肌阵挛癫痫则为广泛性 3.5～5Hz（有时为 2.5～3Hz）棘慢复合波、多棘慢复合波暴发，肌阵挛的强度与多棘波的数量及波幅有关，睡醒后及思睡时多见，入睡后减少。常有光敏性反应（图 10 - 12）。

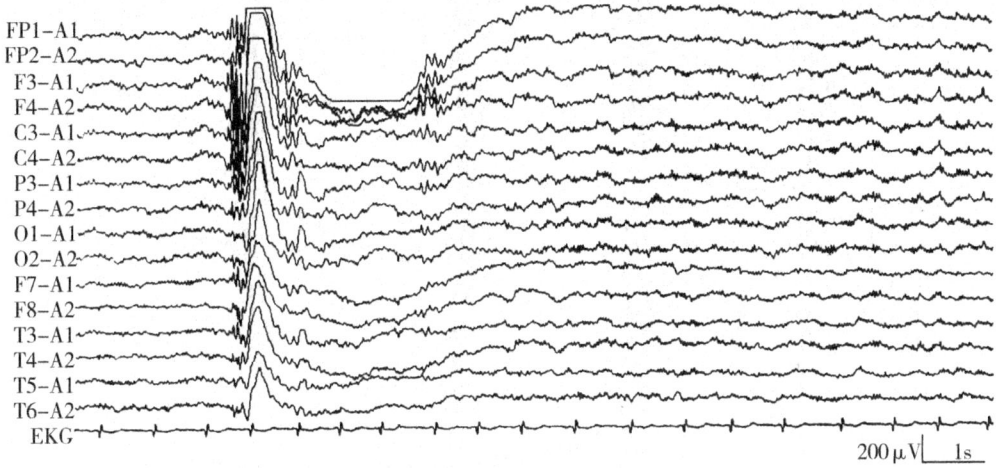

图 10 – 11　肌阵挛发作

男，3 岁半，Iennox – Gastaut 综合征。VFEEG 监测到的一次浅睡期全身粗大肌阵挛发作，同步
EEG 为广泛性极高波幅多棘慢复合波暴发，而后有一明显的电位正相偏转（定标 1s，200μV）

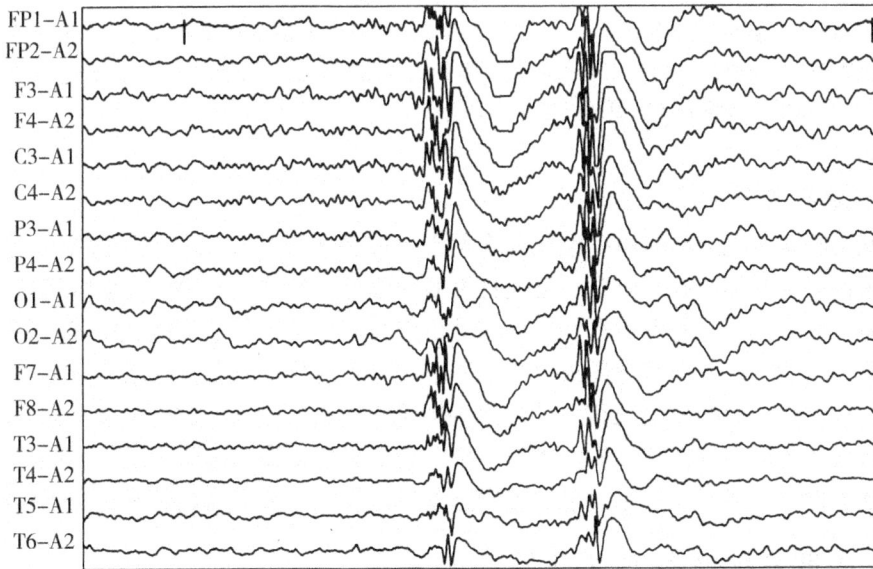

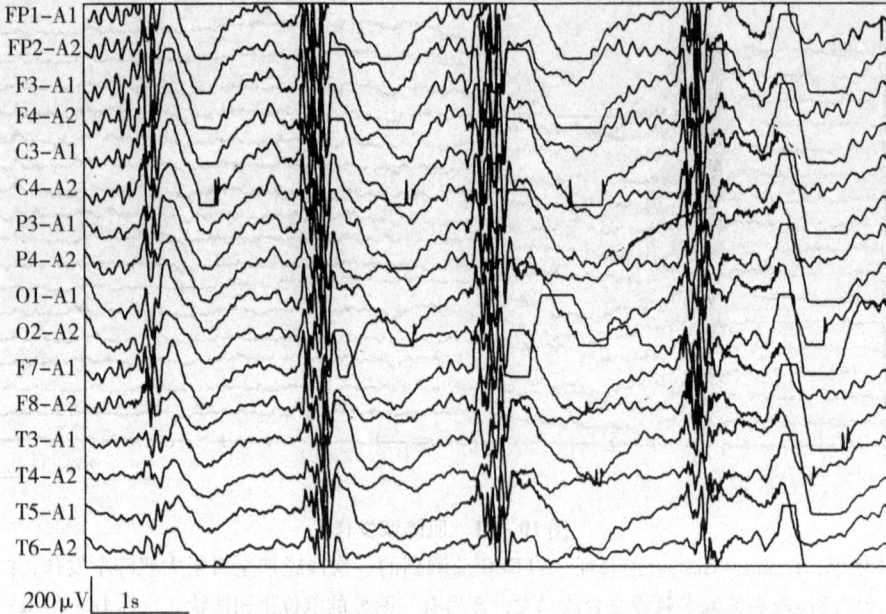

图 10 - 12　肌阵挛发作

女，12 岁，青少年肌阵挛癫痫。VEEG 监测显示广泛性多棘慢复合波暴发，上图为浅睡期发作，表现为双侧前臂轻微抖动；下图为觉醒后发作，双侧上肢和肩部连续抽动，多棘慢复合波的波幅更高（定 1s，200μV）

（五）鉴别诊断

癫痫性肌阵挛首先应与非癫痫性肌阵挛鉴别。许多肌阵挛症状不属于癫痫发作的范畴。常见的生理性肌阵挛如睡眠肌阵挛、婴儿良性肌阵挛等。症状性非癫痫性肌阵挛包括皮层下肌阵挛、小脑性肌阵挛、脊髓节段性肌阵挛等，应与起源于皮层的癫痫性肌阵挛鉴别。在大多数情况下，癫痫性肌阵挛脑电图放电与肌阵挛的相关性好，非癫痫性肌阵挛脑电图无典型的癫痫样发放，或与痫样放电无相关性。但游走性肌阵挛与癫痫样放电可能不完全一致。

肌阵挛发作还应与其他癫痫发作类型鉴别，包括痉挛发作、失张力发作、肌阵挛-失张力发作或强直发作。多导图记录对准确鉴别这些发作类型非常有帮助甚至是必不可少的。

七、失张力发作和负性肌阵挛

（一）神经生理学规制

目前对全身性失张力发作（atonic seizures）的神经起源尚不完全清楚。一种推测认为失张力发作可能起源于脑干，主要是脑桥网状结构，实验表明直接或间接刺激这一区域均可引起失张力发作。发作性睡病的睡瘫和猝倒也具有相似的机制。另一种推测认为癫痫性失张力发作与皮层短暂而强烈的抑制有关。有人认为伴脑电图广泛棘慢复合波发放的失张力发作与失神发作具有共同的病理生理学机制，但失张力发作比失神发作的皮层抑制作用更强烈。而失张力发作时表现为广泛性电压降低则可能是起源于脑干结构的发作。有些癫痫性跌倒发作在胼胝体切断后发作明显减少或消失，提示发作为一侧局部的癫痫样放电经胼胝体实现快速双侧同步化所致。但尚不清楚究竟是激活了双侧抑制皮层区还是通过皮层投射激活某些脑干结构。

负性肌阵挛（negative myoclonus） 是近年提出的新的癫痫发作类型，实际上是一种非常短暂的失张力发作。相对于通常意义肌阵挛发作的快速肌肉收缩（正性肌阵挛）而言，负性肌阵挛是指发作瞬间的肌张力丧失，一般仅持续 50~400ms。与肌阵挛 - 失张力发作不同，其前没有正性肌阵挛的成分。

（二）临床表现和脑电图特征

全身性失张力发作包括短暂失张力发作和长时间失张力发作。短暂失张力发作也称为跌倒发作（drop seizures），表现为全身肌张力的突然减低或丧失，导致头下垂或突然跌倒，跌倒的姿势多为低头、弯腰、屈膝、臀部着地瘫倒在地，而后迅速起来，持续不足 1 秒钟，意识丧失常不明显。发作期脑电图多为广泛性高波幅棘慢复合波暴发，同步肌电图可见发作期短暂电静息，出现在脑电图棘波暴发之后 20~40ms，持续数十至数百毫秒不等。脑电图亦可表现为广泛性电抑制或低波幅去同步化，或全导慢波暴发，亦可为低波幅或高波幅快活动。有时肌电静息的时间短暂但脑电暴发的时间持续更长。如没有同步肌电图监测，常难与肌阵挛引起的跌倒发作鉴别，有时跌倒的姿势可帮助鉴别。

长时间的失张力发作又称运动不能发作（akinetic seizures），病人意识丧失，全身松软，凝视或闭目，无发声亦无运动性症状，多见于小儿发热时合并的非惊厥性癫痫发作。失张力发作持续状态表现为反复连续的失张力性跌倒、头下垂或类似共济失调样运动，亦可表现为长时间的意识丧失伴全身肌张力丧失。发作期脑电图可为广泛性棘慢复合波持续发放，亦可表现为在持续弥漫性慢波活动中反复出现低波幅去同步化快波（图 10 - 13）。

（三）鉴别诊断

跌倒发作亦可见于其他癫痫发作类型，如肌阵挛发作或强直发作，应结合发作表现和肌电图特征鉴别。与局部失张力发作的鉴别详见下一节的"负性肌阵挛"。非癫痫性的跌倒发作如一过性脑干缺血（TIA）或发作性睡病的猝倒症应与失张力发作鉴别，持续时间较长的失张力发作还要与晕厥发作鉴别。全面的病史调查、相应的临床症状和体征及发作期脑电图无癫痫样放电有助于和癫痫性发作的鉴别。

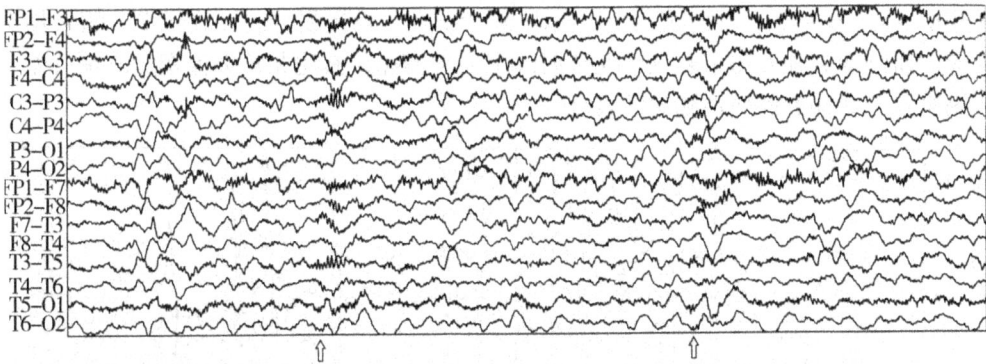

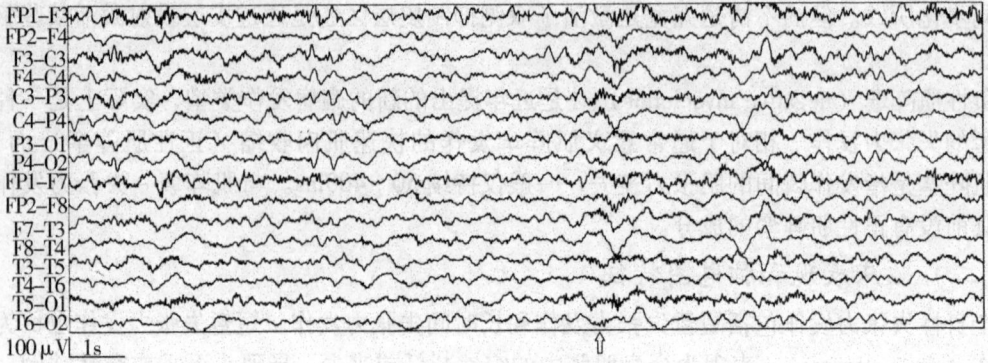

图 10 - 13　失张力发作

男，4 岁 5 个月，Lennox - Gastaut 综合征，VEEG 监测显示坐位时频频倾倒，发作时广泛性快波活动（箭头指处），而后电压有轻微降低，上、下图为连续记录（定标 1s，100μV）

八、阵挛发作

阵挛发作（clonic seizures）临床表现为双侧肢体的节律性阵挛性收缩，远端更明显，也可伴有眼睑、下颌及面肌的抽动。持续时间短暂，随着阵挛频率的减慢，抽动的幅度逐渐变小直至消失。发作后状态一般短暂。单纯全身性阵挛发作不多见，可出现在某些小儿热性惊厥发作。

发作期脑电图为广泛同步的高波幅棘慢复合波、多棘慢复合波节律暴发或以相似的间隔反复发放，与阵挛运动同步；也可表现为不规则的棘慢复合波发放，与阵挛运动不完全同步。发作后电抑制不明显（图 10 - 14）。发作间期可有数量不等的广泛性阵发性放电，偶见限局性放电。

九、肌阵挛失神发作

肌阵挛失神发作（myoclonic absence seizures）是一种少见的发作类型，主要见于小儿。发作首先表现为双侧肩部、上肢和下肢的节律性肌阵挛抽动，随着发作的持续出现意识障碍。其肌阵挛抽动的症状比伴轻微阵挛成分的典型失神发作更明显，而失神的程度可能比典型失神发作轻。脑电图为双侧半球 3Hz 左右棘慢复合波节律暴发，持续 10 ~ 60s，与典型失神发作相似（图 10 - 15）。同步肌电图显示肌阵挛抽动与棘慢复合波发放同步。病人均有光敏性反应。肌阵挛失神发作主要见于儿童肌阵挛失神癫痫，其比儿童失神癫痫的预后差，发作控制困难，有些伴有癫痫性脑病的表现。

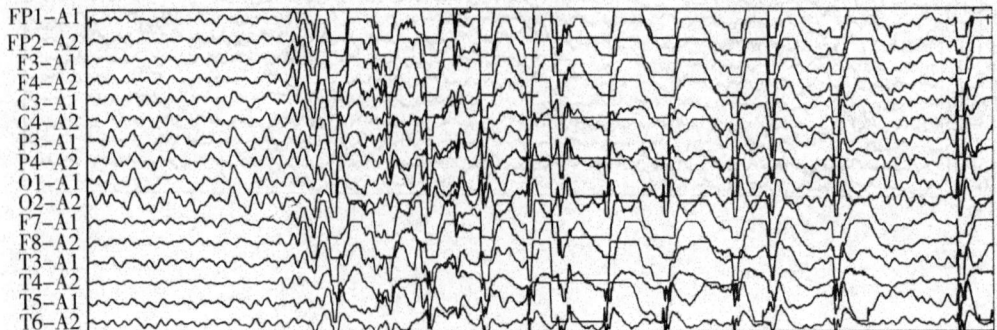

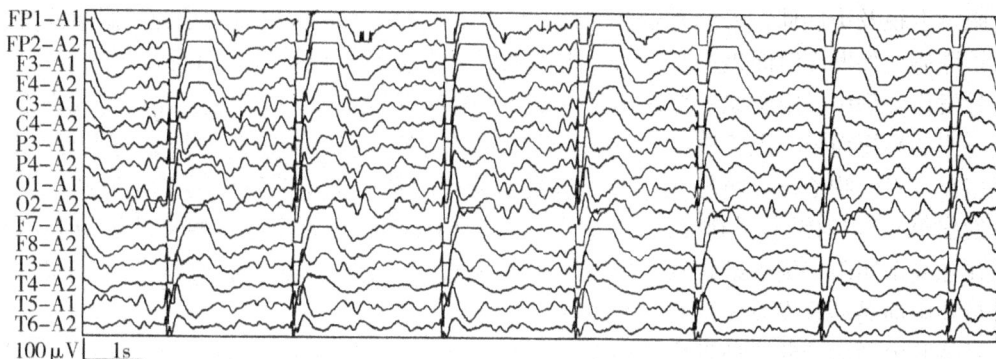

图 10-14 阵挛发作

男，3 岁 10 个月，间断抽搐 10 个月。图为 VEEG 监测到的一次发作，表现为睡眠中突然双眼凝视，全身反复节律性阵挛抽动。EEG 显示广泛性 1.5~2Hz 棘慢波反复发放，频率逐渐减慢，持续 1 分钟左右（上下图为连续记录，定标 1s，100μV）

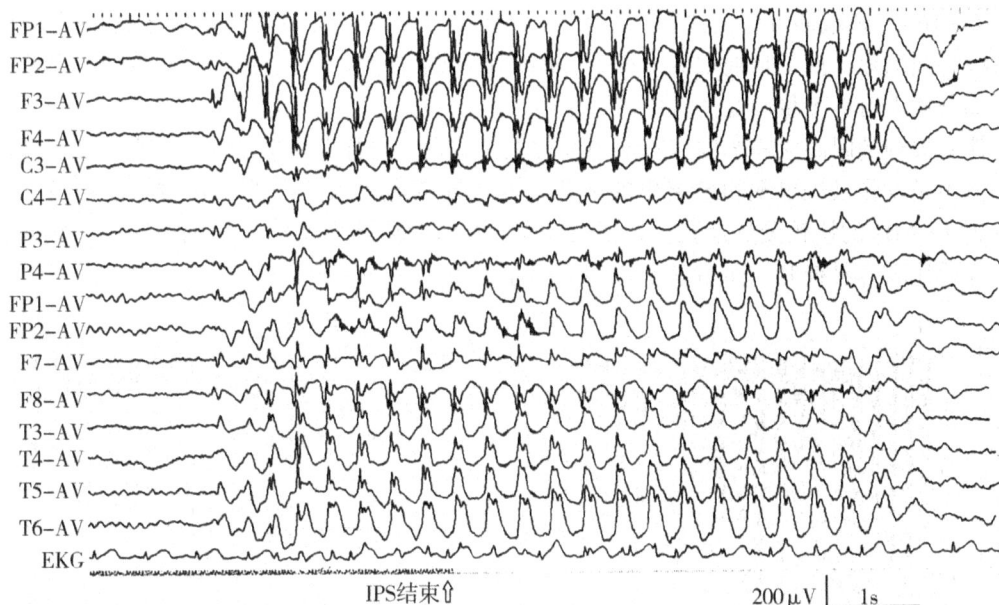

图 10-15 肌阵挛失神发作

男，5 岁半，近半年来阵发性双臂及肩部节律性抽动伴意识减低，持续数秒，一日数十次。起病前智力正常，近半年轻度僵退。图为 VEEG 监测下 30Hz 闪光刺激诱发的一次发作，EEG 为广泛性 3Hz 棘慢复合波节律暴发，前头部波幅最高，与肌阵挛抽动同步，持续到闪光刺激结束后（定标 1s，300μV）

十、眼睑肌阵挛

眼睑肌阵挛（eyelid myoclonus）是 Jeavons（1977）首先详细描述的一种发作类型，其突出症状为双侧眼睑局部的节律性肌阵挛抽搐，表现为眼睑和眼球每秒 3~6 次的抽动，常伴有眼球上视及头后仰，表明有轻微的强直成分。短暂的发作一般只有单纯的眼睑肌阵挛而无意识障碍。如发作时间进一步延长，则出现轻－中度的意识障碍，即眼睑肌阵挛伴失神。在这种发作类型中，眼睑肌阵挛总是最主要和首先出现的症状，失神成分是否出现则视发作持续时间的长短而异。眼睑肌阵挛常见于青少年特发性全身性癫痫，平均起病年龄在6岁，女孩多见。对药物治疗反应较差，抗癫痫药物治疗后其他全身性发作类型（失神、强直－阵挛发作等）容易控制，但眼睑肌阵挛发作可长期存在。也可见于某些症状性或隐源性癫痫。在强光下闭眼特别容易诱发，少数病人有自我诱发倾向，患儿刻意朝向阳光闭眼，或分开五指在眼前晃动诱发发作并有愉悦感觉。

录像脑电图对诊断这种发作类型是必不可少的。发作期脑电图为广泛性3~6Hz棘慢复合波暴发，前头部波幅最高，多在闭目后0.5~2s内出现，持续1~5s，但在黑暗环境下闭目时不出现，提示放电与光线刺激有关。所有未经治疗的儿童患者均有光敏性反应，但治疗后或年龄较大的病人光敏性反应可减弱或消失。少数同时有失对焦敏感（fixation - off sensitivity）。有些症状性癫痫的眼睑肌阵挛发作光敏性反应不明显。过度换气容易诱发，常伴有不同程度的临床发作，即使临床发作控制很好的病人，过度换气也容易诱发异常放电的出现（图10~16）。睡眠期可见正常睡眠图形和睡眠周期，广泛性多棘慢波发放在睡眠期常增多，但持续时间缩短；偶见睡眠期放电减少。即使清醒期发作很频繁，睡眠期也观察不到临床发作。部分病人可有少量局灶性放电。

伴有失神的眼睑肌阵挛发作需要与失神发作鉴别，失神发作也可伴有或多或少的眼睑抽动，但不是发作最先出现和最突出的症状，发作期脑电图为广泛性3Hz棘慢复合波，很少能达到4~6Hz的快棘慢复合波。典型失神发作和眼睑肌阵挛发作可出现在同一个病人，前者治疗后比较容易控制，而后者多长期持续存在。

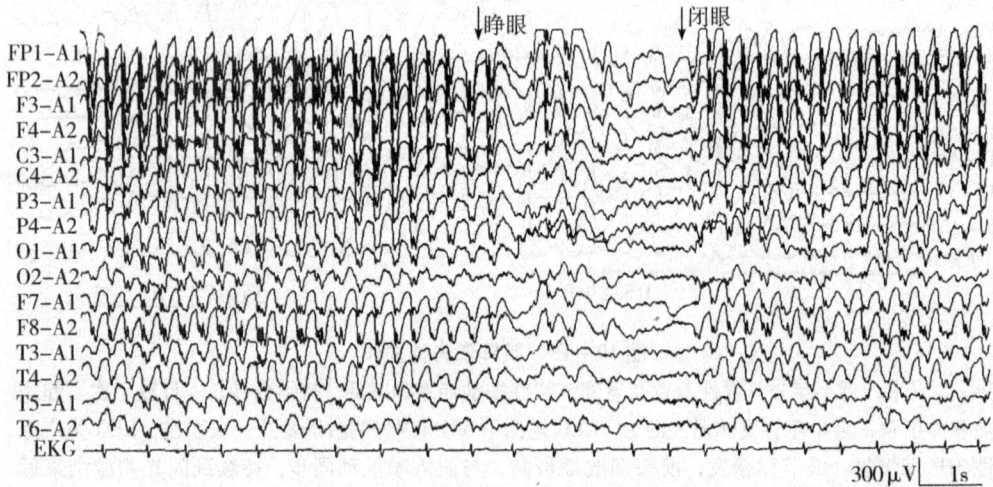

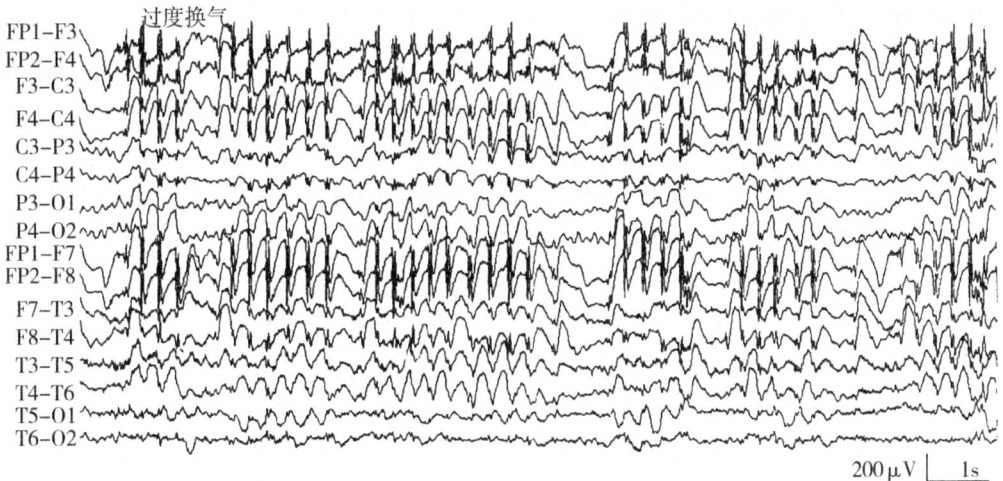

FP1-F3
FP2-F4
F3-C3
F4-C4
C3-P3
C4-P4
P3-O1
P4-O2
FP1-F7
FP2-F8
F7-T3
F8-T4
T3-T5
T4-T6
T5-O1
T6-O2

过度换气

200μV 1s

图 10 - 16　眼睑肌阵挛伴失神

女，11 岁，VEEG 监测显示广泛性 3.5 ~ 4Hz 棘慢复合波、多棘慢复合波节律长程暴发，前头部显著，伴节律性眨眼及意识减低，闭眼及过度换气容易诱发。上图为闭目诱发的发作，睁眼时棘慢复合波节律可中断（定标 1s，300μV）；下图为过度换气诱发，双极导联显示前头部棘慢复合波更突出，且前额区棘慢复合波中含有眼睑抽动引起的肌电成分（定标 1s，200μV）

十一、肌阵挛 – 失张力发作

肌阵挛 – 失张力发作（mvoclonic – atonic seizures）中的失张力成分也被称为站立不能（astat – ic）或运动不能（akinetic）。其特点为失张力跌倒之前有短暂的肌阵挛抽动，为躯干和颈部的轴性肌阵挛，屈肌更明显；随即出现肌张力丧失而致跌倒。临床表现为点头或身体前屈（肌阵挛）而后快速跌倒（失张力），常跌伤面部。有时仅有肌阵挛而无失张力表现。严重时可有面肌，特别是口和眼部的不规则颤搐。脑电图在肌阵挛发作时为广泛性棘慢复合波、多棘慢复合波暴发，肌阵挛对应于棘波成分，而失张力对应于慢波成分。发作间期常有中央顶区 θ 节律。儿童早期起病，高峰年龄在 3 ~ 4 岁。多数病例有光敏性反应。这种发作类型是癫痫伴肌阵挛站立不能发作的主要发作类型，该综合征还可伴有短暂失神等其他发作类型。临床和脑电图监测时如没有同步肌电图记录，很难确定跌倒发作时是否有肌阵挛和（或）失张力成分，因而诊断比较困难。

（杨玉芳）

第三节　部分性发作

一、基本概念

部分性发作（partial seizures）的临床和脑电图改变提示异常电活动起源于一侧大脑半球的局部区域。为了更好地理解部分性发作，首先介绍一些有关的概念。

（一）部分性发作的一些概念

1. 意识（consciousness） 对各种部分性发作都应注意发作时有无意识损伤及意识损伤的程度。意识在癫痫发作中指病人对外界刺激的知觉和反应性。在癫痫发作时，反应性（response）是病人执行简单指令或对外界刺激作出反应的能力。知觉（aware）则指对自身及环境事件所具有的感知能力。部分性发作时出现意识障碍通常表明发作影响到双侧半球，脑电图可见双侧半球的持续异常放电。在过去的癫痫发作分类中，将伴有意识障碍的部分性发作称为复杂部分性发作（complex partial seizures）。由于任何部位起源的发作在扩散过程中都可能产生意识障碍，因而复杂部分性发作是一个相当宽泛，缺乏特异性的概念，有时容易与内侧颞叶起源的精神运动性发作混淆，故目前不推荐使用。

2. 先兆（aura） 是指在局部运动性发作或继发全身性发作之前出现的感觉症状，如视幻觉、听幻觉、嗅幻觉、内脏感觉（恶心、腹部不适、疼痛、饥饿感、腹部发热、上升感、腹鸣、嗝逆等不愉快或不寻常的感觉）或恐惧、欣快等情感症状。先兆是整个发作过程的一部分，单纯先兆发作即为局部感觉性发作，通常可以回忆。先兆的特征常可提示发作的起源（表10-3）。

表10-3 感觉性发作的表现及定位

分类	表现	定位
基本感觉症状		
躯体感觉症状（对侧）	刺痛感、麻木感、运动感、冷、热或疼痛感、电击感、身体局部忽视感等	中央后回
躯体感觉症状（双侧、对侧或同侧）	上述感觉症状常累及指尖、足，或唇、舌等口周区	第二感觉区（运动区下方外侧裂附近额、顶、岛盖交界区）
视觉症状	黑蒙、光点或周边视觉症状	距状裂和距状裂周围枕叶皮层
听觉症状	蜂鸣音、敲鼓声或噪音感，声错觉（声音变大或变小、变远或变近）	颞上回听觉皮层（Heschl回）
前庭症状	眩晕	颞上回前庭皮层到听皮层
味觉	味幻觉或错觉	顶叶接近岛盖区
嗅觉	嗅幻觉或错觉	内侧颞叶，包括前梨状区皮层、外嗅皮层、内嗅皮层、杏仁核及周围皮层、膈核、视丘下部
体验性感觉	记忆（熟悉感、陌生感、记忆重现、记忆空白）、情绪（恐惧、沮丧、愉悦、抑郁、生气）、其他（不真实感、人格解体、强迫思维、身体扭曲感）等	杏仁核、海马、海马旁回、颞叶新皮层

3. Todd麻痹（Todd paralysis） 局部运动性发作后，在发作累及的部位可出现一过性肌力减弱或瘫痪，数分钟到数小时恢复，一般不超过24小时，称为Todd麻痹。在继发全身性发作的病例，Todd麻痹的部位有助于发作起源的定侧。

4. 自动症（automatisms） 是癫痫发作中或发作后在意识障碍状态下的一种无目的

（或半目的性）的不自主活动，是在高级皮层功能障碍时的某种释放行为。自动症的内容可以是发作前正在进行的活动的不适当的继续，也可以是新产生的动作。动作本身可以是协调或不协调的，病人一般不能回忆，但少数颞叶癫痫病人在自动症发作时意识没有完全丧失。全身性发作和部分性专作均可伴有自动症。当自动症为发作的惟一表现时，则构成独立的自动症发作。自动症的内容与发作累及的部位有一定关系。

5. 癫痫发作时的自主神经症状　各种癫痫发作时常伴有自主神经功能障碍，如心血管症状，最常见的为心悸或窦性心动过速；呼吸症状，如呼吸节律改变或呼吸暂停，常见于新生儿发作；瞳孔变化及腺体分泌增加，如出汗、流泪或支气管分泌物增多，多见于全身惊厥性发作，部分性发作时少见；血管运动症状，如面色苍白、潮红、皮肤红斑等；排尿症状，多见于全身性发作；竖毛反应，可见皮肤起鸡皮疙瘩，多合并上腹部症状及出汗。上述各种自主神经症状多为全身性或部分性发作的伴随现象，极少有以自主神经症状为惟一表现的癫痫发作，故 2001 年 Engle 提出的发作类型中没有"自主神经性发作"。

（二）局部性放电的起源和扩散

部分性发作时脑电图常见从局灶开始的放电，从脑电图的角度来说，发作的开始可表现为以下几种情况：

1. 局灶性（focal）　指发作开始的放电影响到一个头皮电极或 1~2 个颅内电极。脑电图常常表现为某一导联从背景活动突然或逐渐变为低波幅的持续快波活动，波幅逐渐增高，频率逐渐减慢，范围逐步扩大。

2. 局部性（regional）　涉及一定范围脑区，颅内电极可显示起源于脑叶的一部分，可在空间扩散数厘米。头皮脑电图显示涉及相邻 2~3 个导联的节律性放电。

3. 一侧性（unilateral）　发作期放电累及一侧半球，难以进一步定位。脑电图表现为一侧半球的广泛性节律性放电或电压突然降低。

4. 非一侧性（no unilateral）　发作期放电起源于两侧半球的某一局部区域，头皮电极双侧电压大致相等，或颅内电极双侧半球同时开始。

5. 部分性发作的演变过程　当脑内局部发作期放电被启动后，随着时间的进展，放电会循不同的传导通路迅速或逐渐扩散，脑电图的波形、波幅、频率和范围呈现动态变化过程，伴随临床发作症状的演变。有时电．临床发作循解剖结构向邻近区域扩散，如 Jackson 扩散；也可经特殊的传导通路扩散到其他脑区甚至远隔的部位，如额叶发作扩散到颞叶内侧，枕叶发作扩散到额叶等，甚至可以从一种发作类型转化为另一种发作类型，如婴儿从刚开始的部分性发作逐渐演变为痉挛发作。发作期脑电图有时能反映出这种扩散过程。但在很多情况下，头皮脑电图难以准确判断发作的起始部位，甚至可能提供发作起源的错误定位。对于有外科适应证的病人，必要时应进行发作期的颅内脑电图监测。

除非继发全身性发作，一般部分性发作后的慢波活动不明显或持续时间短暂。限局性的发作后慢波不一定与发作起源部位一致，有时可能出现在发作扩散的部位。

二、局部感觉性发作

局部感觉性发作（focal sensory seizures）　分为基本感觉症状和体验性感觉症状两类。由于仅有主观感觉而缺乏客观的行为表现，单纯感觉性发作的诊断比较困难，对缺乏表述能力的婴幼儿，诊断尤其困难。在感觉性发作之后出现运动性发作或全身性发作时，感觉性症状属于发作先兆；而当先兆没有进展为运动性发作时，则构成一次独立的感觉性发作。

（一）基本感觉症状（elementary sensory symploms）

又称简单感觉症状，起源于躯体感觉、视觉、听觉、嗅觉、味觉、内脏感觉等初级感觉皮层，引起一种单调的、没有内容的或不成形的感觉症状。很多症状是在日常生活中从未经历过的，难以形容的感觉。

1. 躯体感觉性发作　起源于中央后回初级感觉皮层，其扩散方式与运动性发作的Jackson扩散相似；发作表现为局部的针刺感、麻木感、偶有本体或空间知觉异常，但很少为单纯的疼痛感；发作常常扩散至中央前回，引起感觉运动性发作。

发作期放电从异常感觉对侧的顶、中央区起源，最初为低波幅的 10～20Hz 快波活动，或不规则棘波、尖波及慢波活动，波幅逐渐增高，频率逐渐减慢，并向同侧的额、枕、颞区扩散，也可扩散到对侧顶、中央区。如放电有明显扩散，常伴有相应部位的运动性发作（图 10－17）。也有些发作表现为一侧顶区的不规则低－中波幅尖波和（或）慢波活动。

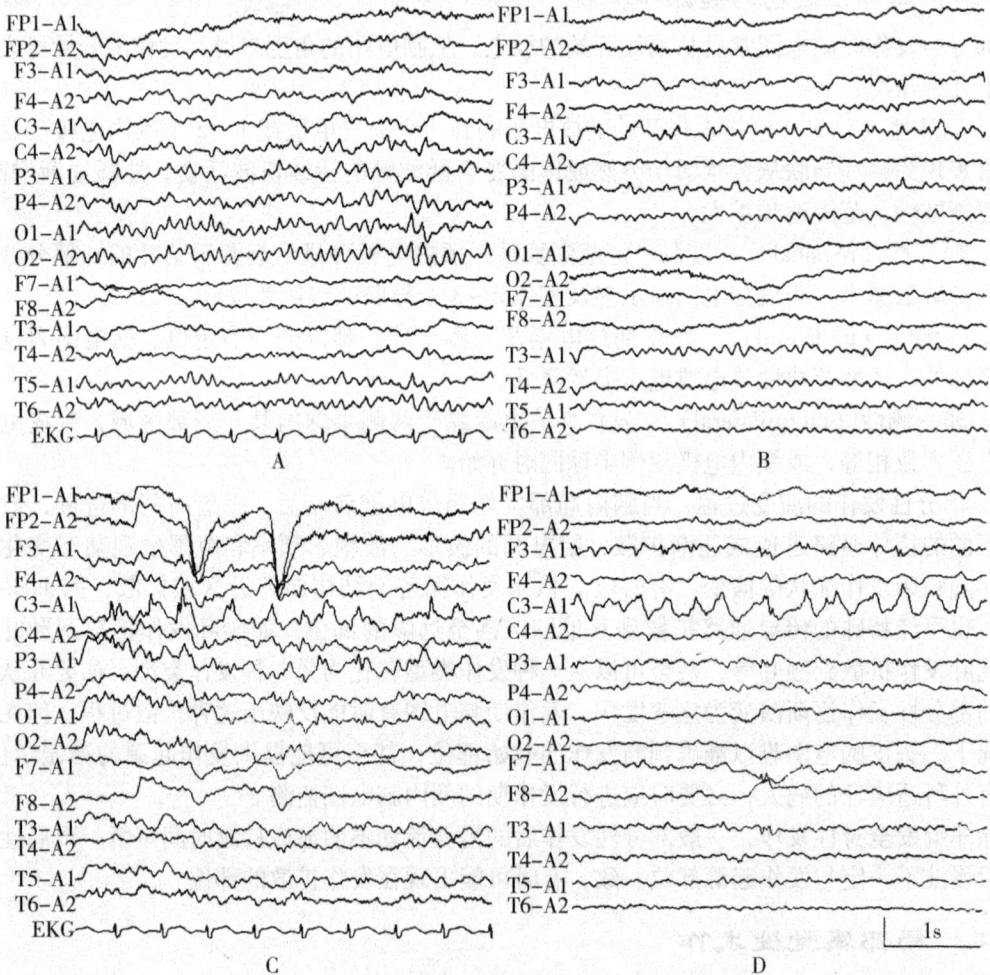

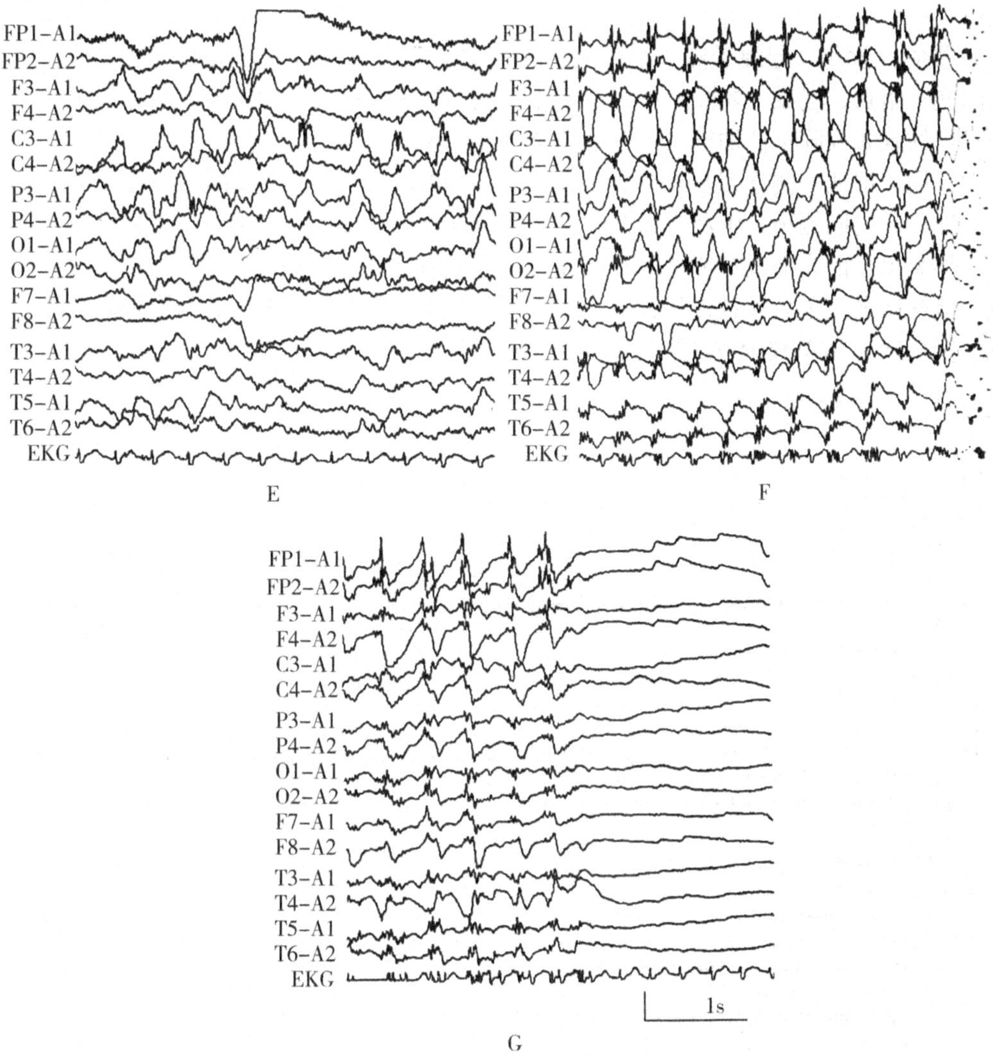

图 10-17　躯体感觉-运动性发作伴 Jackson 扩散

女，12 岁，主诉发作性右侧上肢感觉异常 1 个月。MRI 示左侧顶叶有一小圆形异常信号（小脓肿灶）。VEEG 监测：A. 发作间期左侧中央区多形性慢波，无痫样放电（定标 1s，100μv）；B. 右手从小指开始感觉异常，依次向无名指→中指→食指→拇指扩散，EEG 为左侧中央区不规则慢波夹杂小尖波（定标 1s，150μV）；C. 感觉异常向右侧前臂→上臂→面部、臀部及下肢扩散，左侧中央、顶区不规则放电更明显（定标 1s，100μV）；D. 右小指阵挛性抽动，依次向无名指→中指→食指→拇指扩散，左侧中央区放电更节律（定标 1s，150μV）；E. 阵挛运动扩散至右侧上下肢及右侧面部（定标 1s，100μV）；F. 继发双侧肢体不对称阵挛性抽动，意识清，仍能说话但发音不清，EEG 为双侧半球节律性棘慢波（定标 1s，500μv）；C. 发作终止，整个发作过程持续 190s。发作后右侧肢体无力，发音不清（Todd 麻痹），持续数分钟，EEG 显示发作后弥漫性电压抑制（定标 1s，500 μV）

发作间期可见一侧顶区为主的散发棘波、尖波。如局部脑区有结构性损伤，可见局部的慢波活动。有些病人发作间期几乎记录不到放电，可能与放电部位非常局限或位于半球内侧有关。

2. 视觉性发作 起源于枕叶距状回初级视觉皮层，症状主要为简单的视幻觉，如简单颜色闪光、暗点、黑蒙、视野缺损等。发作扩散时出现头眼向一侧偏转、眼睑或眼球震颤或半侧身体约强直或阵挛性抽搐，乃至继发全身性发作。

发作期放电从一侧枕或后颞区开始，为 10～20Hz 的低－中波幅棘波节律，波幅渐高，频率减慢，并向同侧顶、中颞区扩散，甚至扩散到整个同侧半球，但频率较快的棘波活动仍以后头部突出，前头部或对侧枕区则以高波幅慢波活动为主（图 10－18）。发作间期可见一侧或双侧枕区散发限局性棘慢复合波，左右可不同步，常有闭目增多，睁眼抑制现象。有时可见一侧枕区 α 节率减少或消失，不规则慢波活动增多。

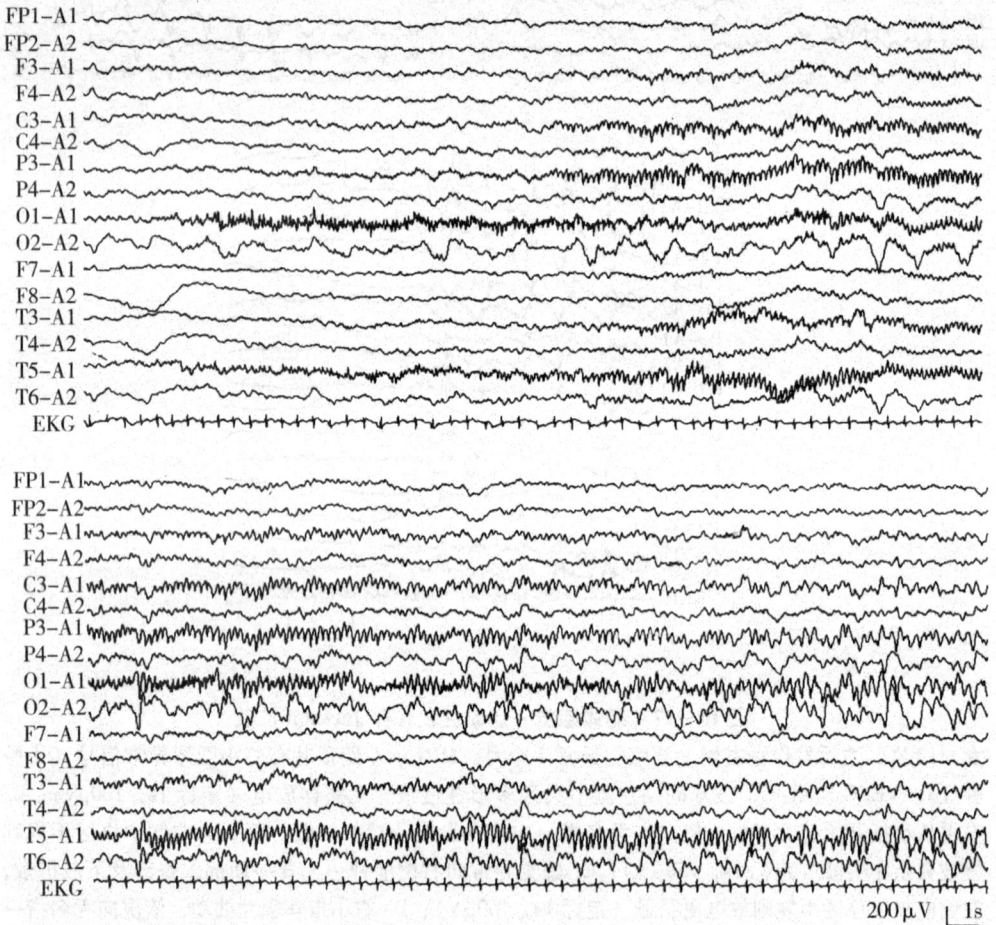

图 10－18 视觉性发作

男，18 岁，VEEG 监测，发作期左侧枕、后颞区开始的低波幅快波活动，逐渐扩散至左侧顶、中央和中颞区，频率逐渐减慢。对侧枕区为不规则复合慢波活动。病人意识清，双眼向右侧偏转，自感眼前有闪光感，视物模糊（定标1s，200μV）

3. 听觉性发作 起源于颞上回后部初级听觉皮层，症状为简单的声幻觉，如蜂鸣音、敲鼓声或噪音感。有些病人主诉外界声音突然变大或变小，变远或变近等失真感觉。发作可很快扩散到内侧颞叶、额叶或其他脑区而出现其他发作症状。发作期放电起源于中、后颞区，可为棘波节律或其他节律性放电。

4. 嗅幻觉和味幻觉　多为令人不快的味道，即所谓"钩回发作"，病变多累及杏仁核 - 海马或岛叶及额叶顶盖区。临床常为内侧颞叶发作的先兆。由于先兆发作的部位较深在，先兆阶段的放电在头皮脑电图上常常记录不到，或可在一侧或双侧颞区出现 5 ~ 6Hz 的中波福 θ 节律发放。发作间期可见一侧或双侧蝶骨电极和前颞区散发尖波、棘波。

（二）体验性感觉症状（experiential sensory symptoms）

又称复杂感觉症状，发作主要表现为高级皮层功能障碍，包括记忆障碍，如陌生感（jamais - vu）、似曾相识感（dájà - vu）、过去经历的全景式回闪等；知觉障碍，如梦样状态、时间或空间感觉异常、一侧忽视等；情感障碍，如恐惧、生气、抑郁、躁怒、欣快等；以及人格解体感等幻觉或错觉。这类发作多起源于边缘系统或颞 - 顶 - 枕交界区的联合皮层。发作时病人意识基本清楚，能感觉、回忆并描述这类不寻常的体验。在 1981 年的发作分类中，将这些症状归为精神性发作或复杂部分性发作。在小儿癫痫患者，受个人经历、感受能力及表达能力的限制，体验性感觉症状一般比较简单，多表现为情感障碍如恐惧等，临床主要依靠对发作期异常行为的观察和脑电图做出诊断。

发作期脑电图多为一侧或双侧颞区的节律性 θ 活动或尖波活动，也可表现为额区的各种节律性放电（图 10 - 19）。但常因发作起源位置深在，头皮脑电图记录中没有明显的异常放电，仅显示背景活动的轻微变化，如广泛性电压降低等。发作间期常见颞区或额、颞区散发棘、尖波。背景活动正常或非特异性轻度异常，或见额、颞区的局限性慢波活动。

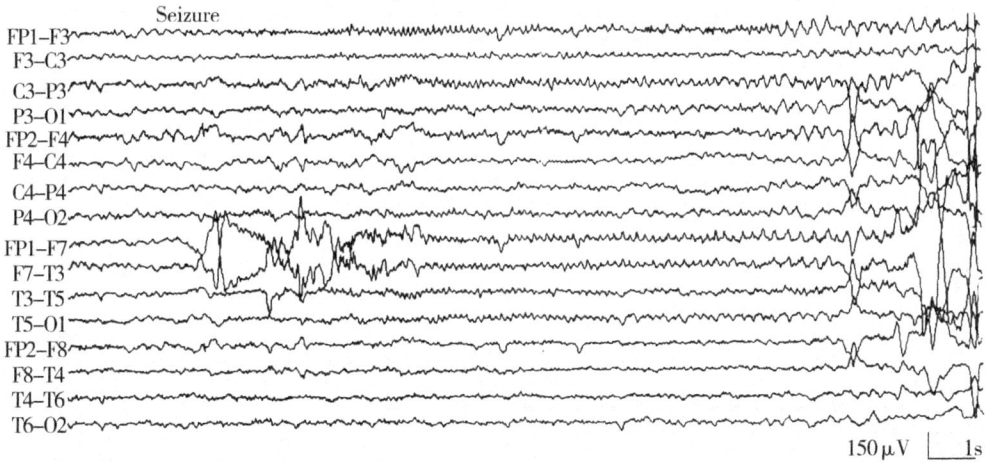

图 10 - 19　体验性感觉发作

男，10 岁，发作表现为恐惧，思维中断，凝视无动，但意识不丧失，持续 30s 左右缓解，对发作过程能回忆。VEEG 监测显示发作期为左侧额、颞区开始的低波幅快波节律，波幅逐渐增高，频率减慢，并向对侧扩散。本例发作期临床症状及头皮 EEG 难以区分发作起源于额叶或颞叶（定标 1s，150μv）

三、局部运动性发作

局部运动性发作（focal motor seizures）是一类最常见的部分性发作。根据 2001 年提出的癫痫发作类型，不同表现的局部运动症状对发作起源有高度提示意义。发作期脑电图的起源部位与发作症状也有较高的一致性。

（一）基本阵挛运动（elementry clonic motor signs）

基本阵挛运动起源于中央前回的运动皮层。由于面部和手在运动皮层的代表区最大，局部阵挛性发作最常由一侧面部或手开始，可伴有同侧的 Jackson 扩散，也可经胼胝体传导至对侧皮层相应区域引起双侧阵挛性发作，但动作强度通常不一致或不同步。发作后可有 Todd 麻痹。

发作时脑电图为中央区和（或）中颞区局部开始的低波幅快活动持续发放，波幅逐渐增高，频率越来越慢，范围可逐渐扩大，也可始终限局在运动皮层区。发作后电抑制现象一般较轻；发作间期在一侧或双侧 Rolandic 区可见散发尖波、尖慢复合波或限局性慢波（图 10-20）。

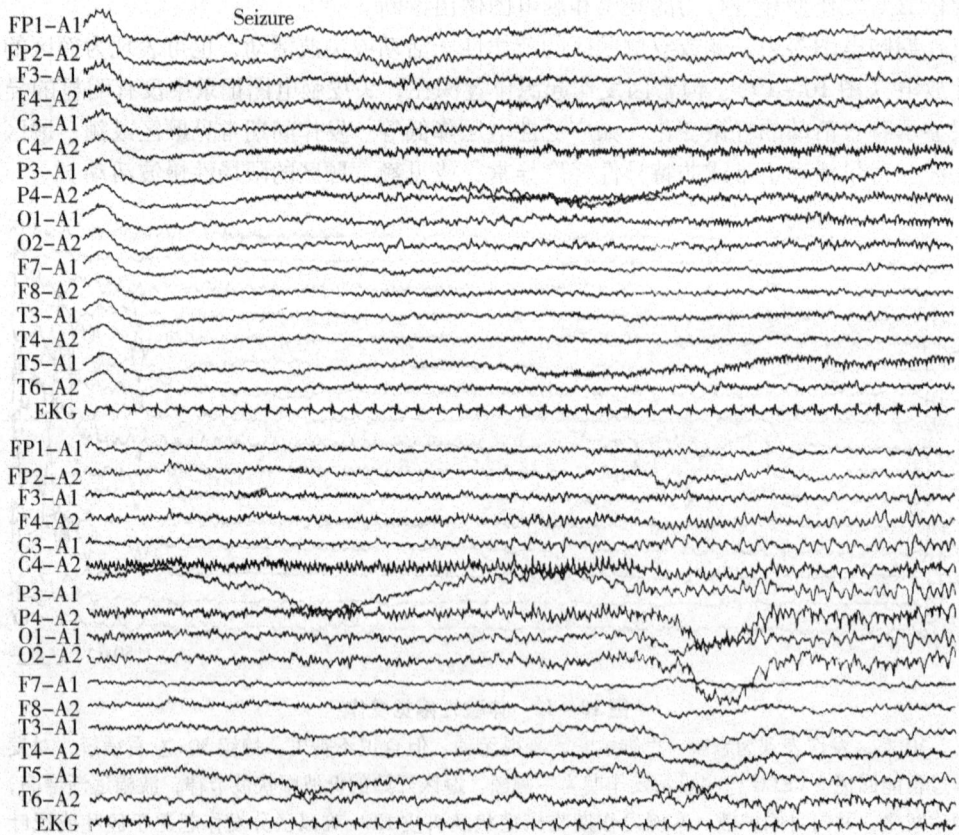

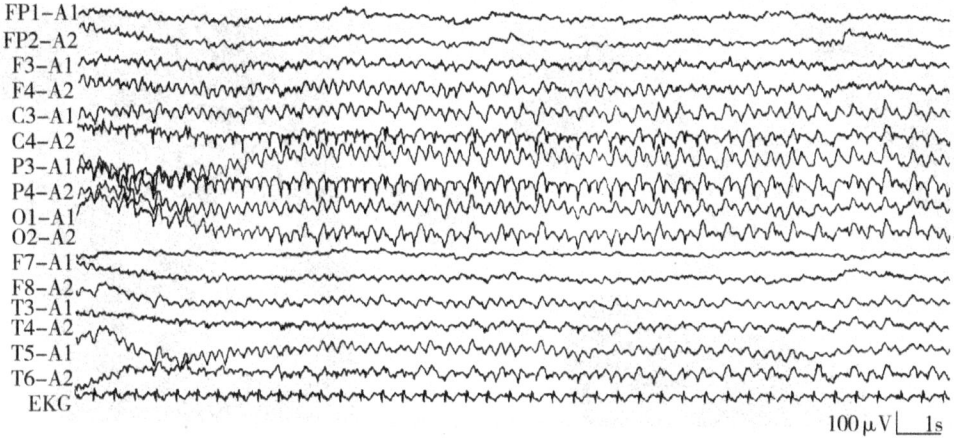

图 10-20　局部阵挛性发作

男，13 岁，VEEG 监测发作期图形，从右侧中央区（C4）开始的低波幅快波，波幅逐渐增高，频率逐渐减慢，并向同侧顶、枕、后颞区扩散，进而泛化至双侧半球，临床表现为左上肢快速阵挛运动，上中下图为连续记录，整个发作持续 50s，作后有 Todd 麻痹，此处未显示发作过程的后半阶段（定标 1s，100 μV）

（二）不对称强直运动发作（asymmetric tonic motor seizures）

不对称强直性发作是由于局部的强直性收缩导致的各种姿势异常，常表现为发作时一侧颈部和眼肌的强直性收缩导致头和眼向一侧强迫性偏转，可伴该侧上肢外展、上举并外旋，肘部轻度屈曲，患者如同注视上举的手臂，双下肢不对称屈曲或伸展（图 10-21）。

偏转性发作多起源于额叶前运动区或辅助运动区（SMA），也可见于枕叶或颞叶起源的发作。刺激人类大脑皮层前运动区的某些区域，可引起头和眼向对侧或同侧偏转，顶枕交界区也有双眼同向运动中枢。辅助运动区起源的发作常有四肢不对称的姿势或运动。

发作期脑电图最初为弥漫性低电压快活动，而后可出现一侧额及颅顶区的节律性放电或各种频率的广泛性节律性放电，其中常夹杂不同程度的肌电干扰，对侧半球可逐渐出现频率不等的慢波活动（图 10-22、图 10-23）。在发作的进展过程中，放电频率最快、波幅最高的部位可移行至同侧后头部（图 10-24）。枕叶起源的发作可见顶枕区低-中波幅快波活动，逐渐演变为高波幅棘慢复合波发放。有时可见多灶起源的不对称强直发作（图 10-25）。发作期放电也可累及一侧半球（图 10-26）。

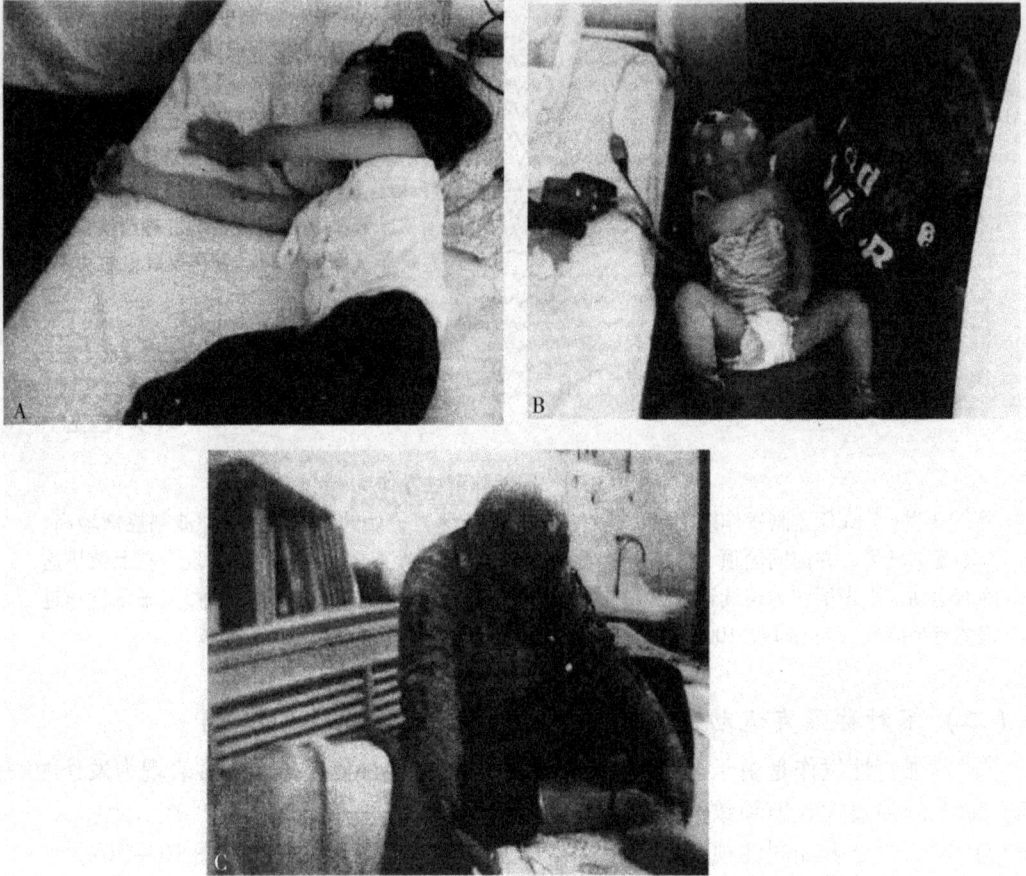

图 10 – 21　不同形式的不对称姿势性强直

A. 偏转性强直；B. 四肢不对称屈曲强直；C 双上肢不对称伸展强直

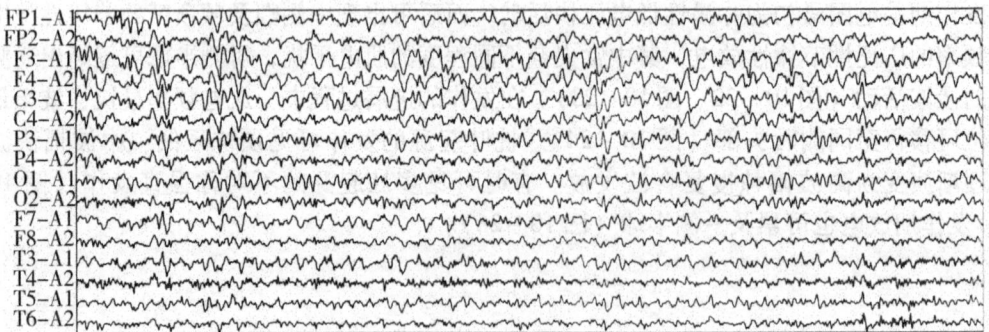

↑ 口角右斜

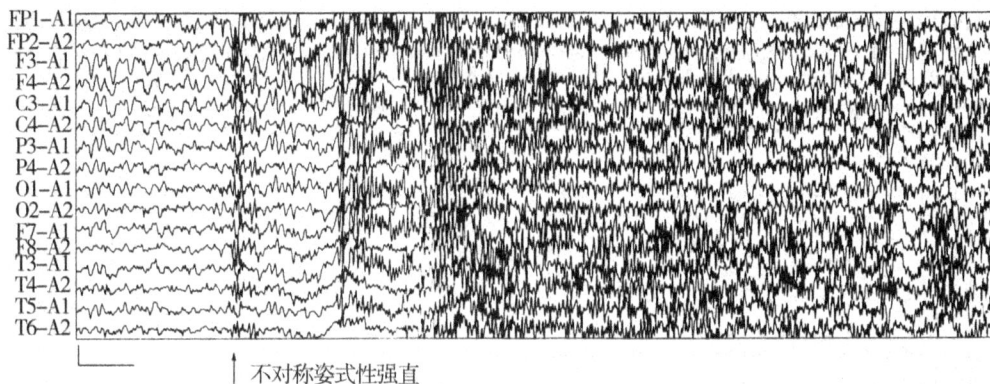

↑ 不对称姿式性强直

图 10 – 22　不对称强直发作

男，10 岁，发作性抽搐 3 年，MRI 显示左额区异常信号。VEEG 监测发作开始为口角持续向右侧歪斜，偶尔向右侧抽动 1~2 下，意识清，活动自如，同期 FEG 为左侧额、中央、前、中颞区不规则慢波夹杂棘波，并波及右侧额区（自箭头指处开始）；持续 10~20s 后突然双上肢不对称向前强直伸展，身体向右前方倾斜，伴持续发声（见图 10 – 21C），持续 10s 左右立即恢复正常，同期 EEC 为左侧半球快波节律并迅速扩散至双侧半球，伴广泛性肌电干扰（自箭头指处开始）。患儿一日发作数十次，每次发作前有预感（上下图为连续记录；定标 1s，150μv）

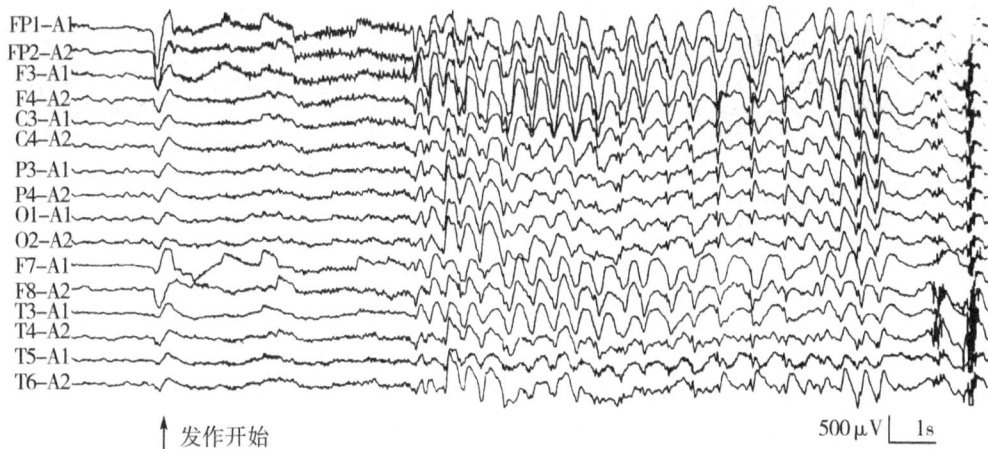

↑ 发作开始　　　　　　　　　　　　　　500μV ⌐ 1s

图 10 – 23　额叶起源的偏转发作

男，7 岁，VEEG 监测显示发作时头、眼向左侧偏转，EEG 为广泛性低波幅去同步化（箭头指处开始），双侧前头部为快波活动，而后为全导高波幅慢波节律夹杂棘波，前头部明显，持续 16s，发作后可见口部自动症引起的咀嚼伪差（定标 1s，500μv）

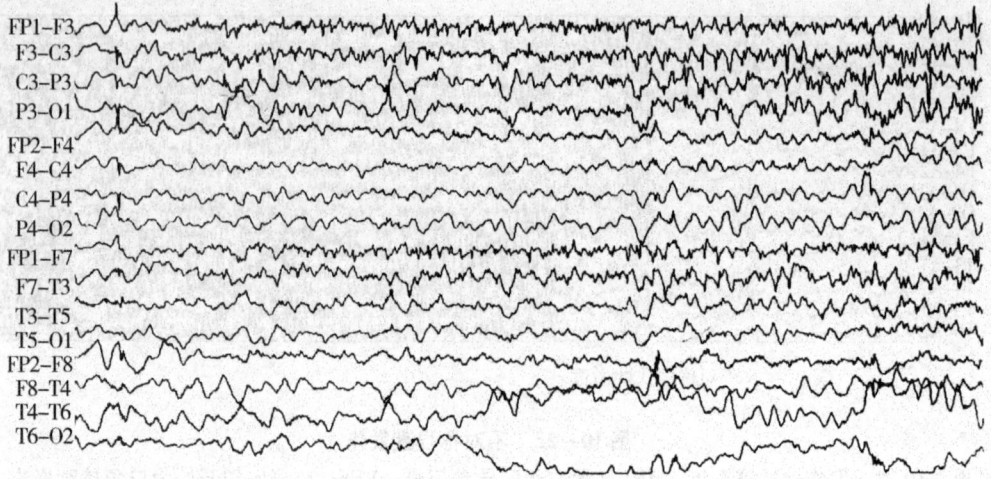

A

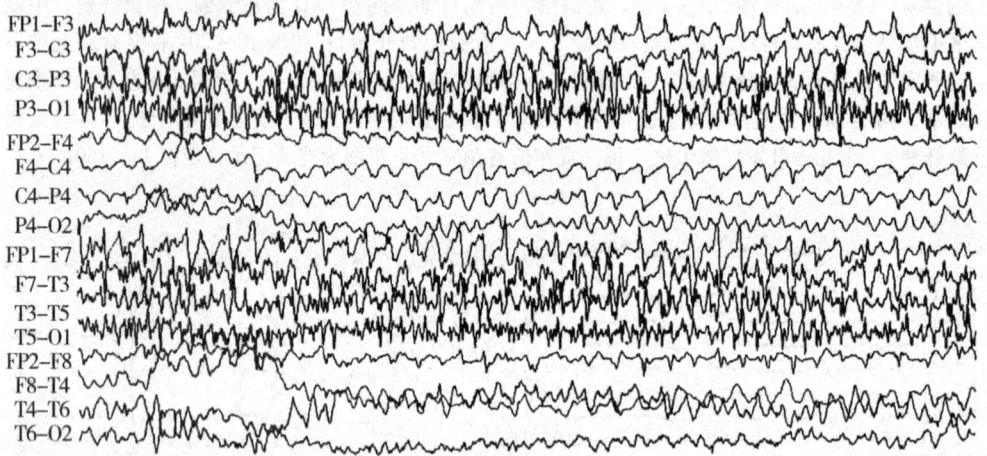

B

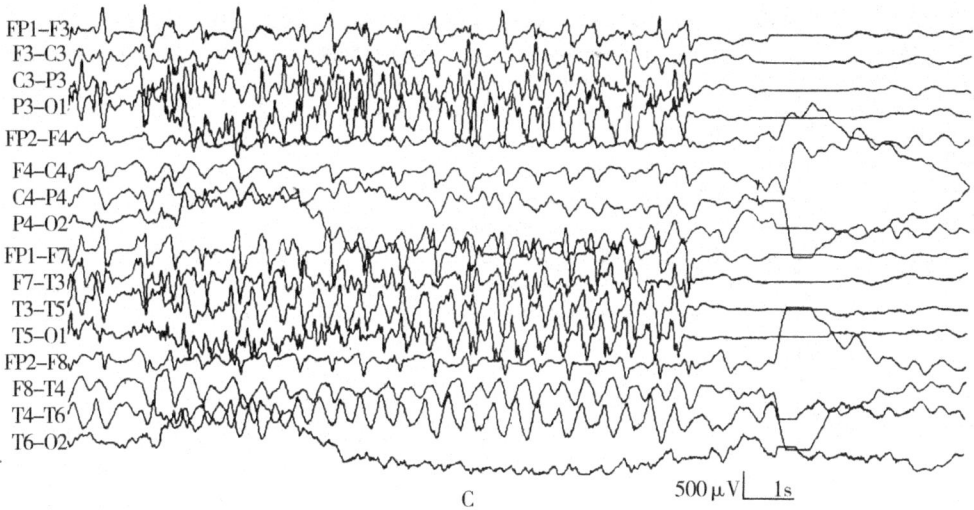

C

500μV 1s

图 10 - 24 源自额叶的偏转性强直→局部阵挛发作

女，1 岁，VEEG 监测，A. 发作期低波幅快波活动从左侧前头部开始，并扩散至整个左侧半球，临床表现为头、眼向右侧偏转；B. 发作开始 40s 时，放电频率最快且. 波幅最高的部位移行至左侧后头部，右侧以慢波为主，临床表现为右侧肢体强直；C. 发作开始 80s 时，左侧半球放电频率减慢，临床为右侧肢体阵挛运动，发作结束后左侧半球电压抑制更明显（定标 1s，500 μV）

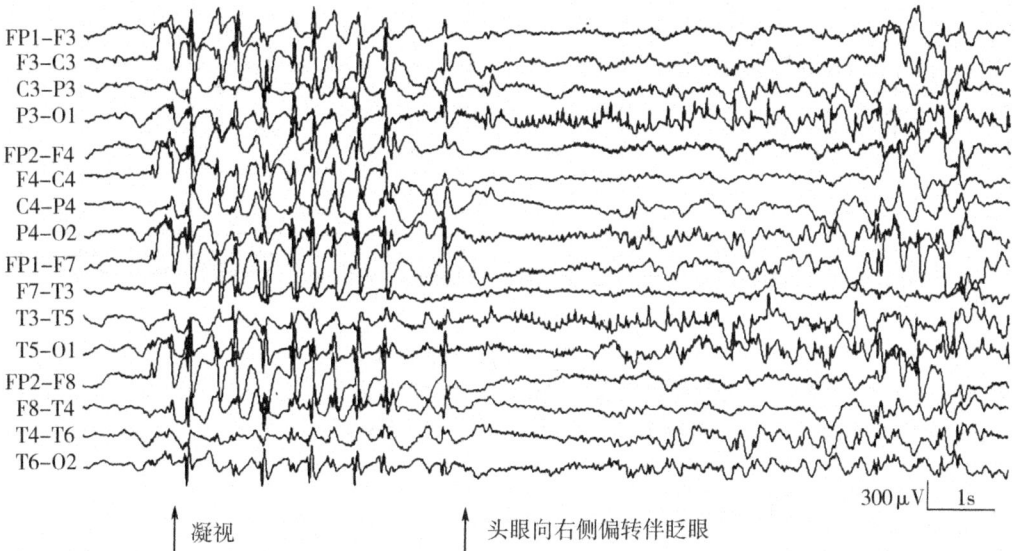

300μV 1s

↑ 凝视   ↑ 头眼向右侧偏转伴眨眼

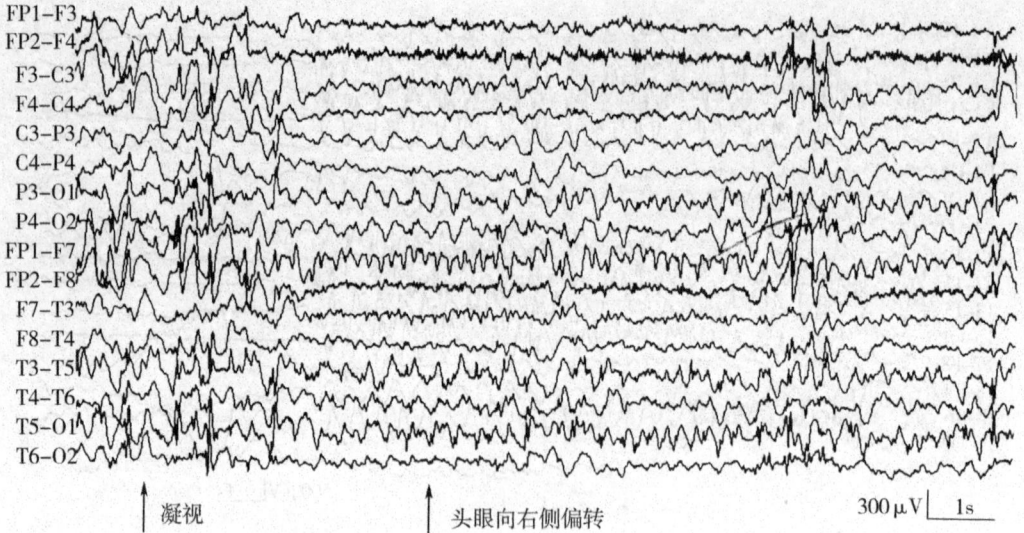

图 10 - 25   多灶起源的偏转发作

男，8岁，苯丙酮尿症伴癫痫发作，VEEG 监测，上图显示广泛性 3~4Hz 棘慢复合波节律暴发伴凝视无动 3~4。而后为左侧顶、后颞区开始的低 - 中波幅棘波、棘慢复合波活动，伴头、眼向右侧偏转；下图为同一次记录中的另一次发作，由广泛性棘慢复合波转为左侧前颞区为主的尖波节律，临床表现为凝视—头眼向右侧偏转（注意两幅图的导联组合不同；定标 1s，300μV）

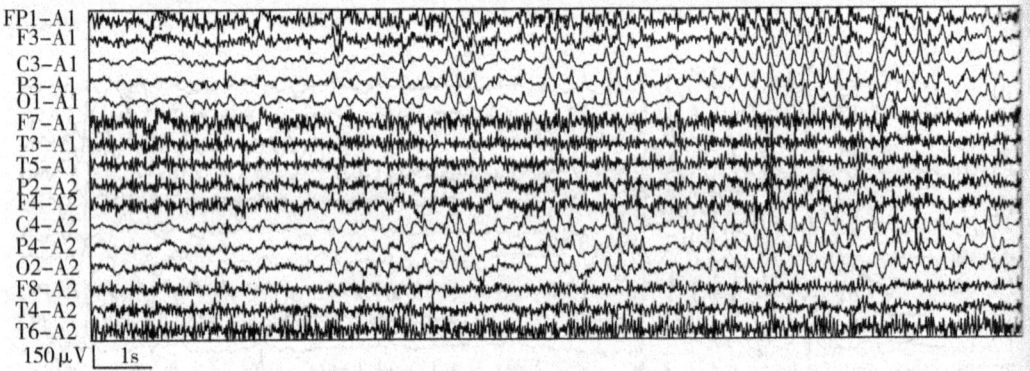

图 10 - 26   不对称强直发作

男，8岁，缺氧后脑损伤，慢性植物状态，伴频发不对称强直发作，发作期 AEEG 显示左侧半球 5~6Hz 尖波活动连续发放，右侧半球为强直运动引起的持续肌电伪差（定标 1s，150μV）

（三）典型自动症（typical automatisms）

又称为颞叶自动症（temporal lobe automatisms），是发作起源于颞叶内侧的症状之一，颞叶以外起源的发作扩散到颞叶内侧时也可有典型自动症。表现为口部进食性自动症（咂嘴、咀嚼、吞咽、流涎、舔唇等）、手的无目的刻板重复动作（如挫手、摸索衣服、解扣子、反复开关抽屉）及反应性自动症（对外部环境保留一定的反应，如可以避开障碍物）等。当上述自动症是发作的惟一症状时，典型自动症可作为一个独立的部分运动性发作类型。

发作期为弥漫性不规则慢波，伴一侧或双侧颞区 4~6Hz 的 θ 活动或尖波节律发放。由于发作起源较深，头皮脑电图多数记录不到明显的痫样放电，但背景活动常有不同程度的变化，如频率变慢、节律由不规则变为规则或反之，由规则变为不规则等。蝶骨电极有时可显示较明显的发作期放电。发作间期一侧或双侧前颞区可见散发低－中波幅棘波、尖波。

（四）过度运动性自动症（hyperkinetic automatisms）

也称为躯体运动性自动症。发作多起源于额叶内侧的辅助运动区（SMA 发作）；或起源于扣带回等额叶结构。表现为躯干及四肢大幅度不规则的混乱运动，在上肢可表现为划船样或投掷样舞动，下肢可为蹬车样交替划圈或乱踢乱伸，躯干可表现为髋部前冲运动或扭来扭去等；发作时常伴有发声。多在睡眠中发作，持续时间短暂，多为数秒或数十秒，很少超过 1 分钟，但常有频繁成簇的发作。本型发作应与癔病发作或小儿夜惊鉴别。

发作期脑电图最初多为广泛性电压降低，随后出现一侧或双侧额叶或中央顶区的尖波、慢波等各种节律性放电。但由于病人剧烈运动的干扰，发作期多数脑电图无法分析（图10 -27、图10 -28）。发作后期放电可侵入颞叶内侧，出现颞区节律性电活动伴咀嚼、吞咽等颞叶自动症表现。

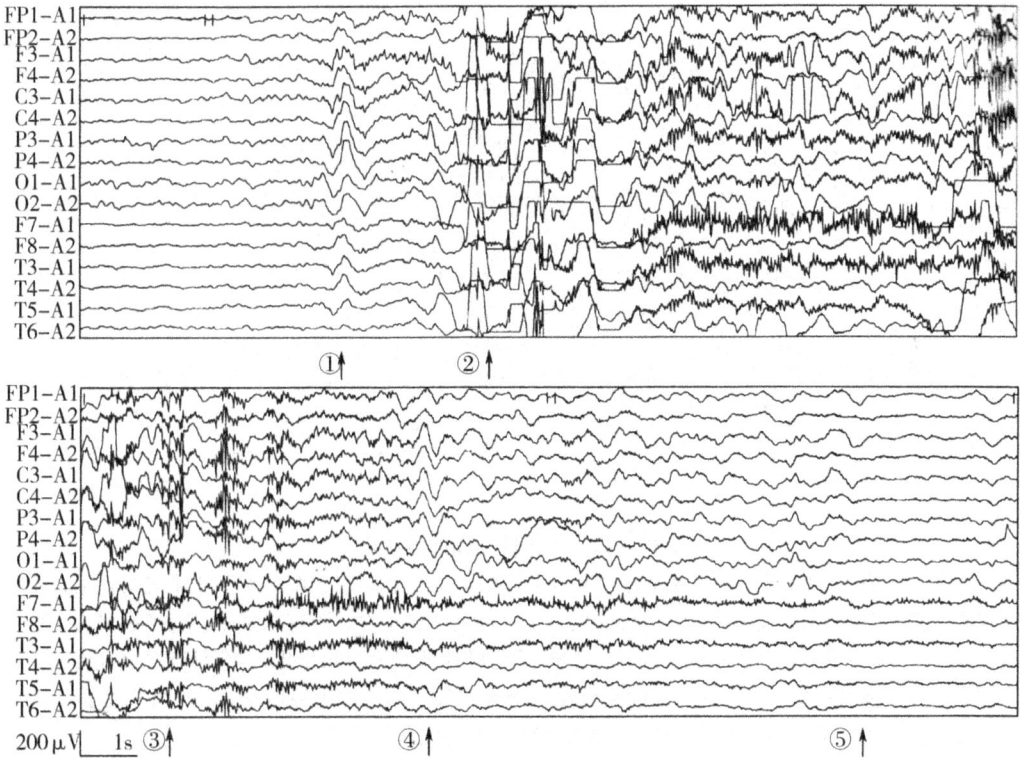

图 10 - 27　过度运动性自动症

男，10 岁，睡眠中突然睁眼坐起，恐惧表情，全身躁动伴发声，持续 20～30s 后发作停止，继续入睡，每夜发作 6～8 次，图为 VEEG 监测到的一次睡眠中短暂发作，①首先在左侧额区（F3）出现快波活动；②20 秒钟后恐惧、躁动、发声，EEC 中夹杂大量运动伪差难以分析；③发作后期可见口部自动症引起的咀嚼伪差，提示发作侵犯到颞叶内侧；④发作后弥漫性慢波活动出现数秒，左额区明显；⑤恢复背景活动，整个发作持续20s（上、下图为连续记录，定标1s，200μV）

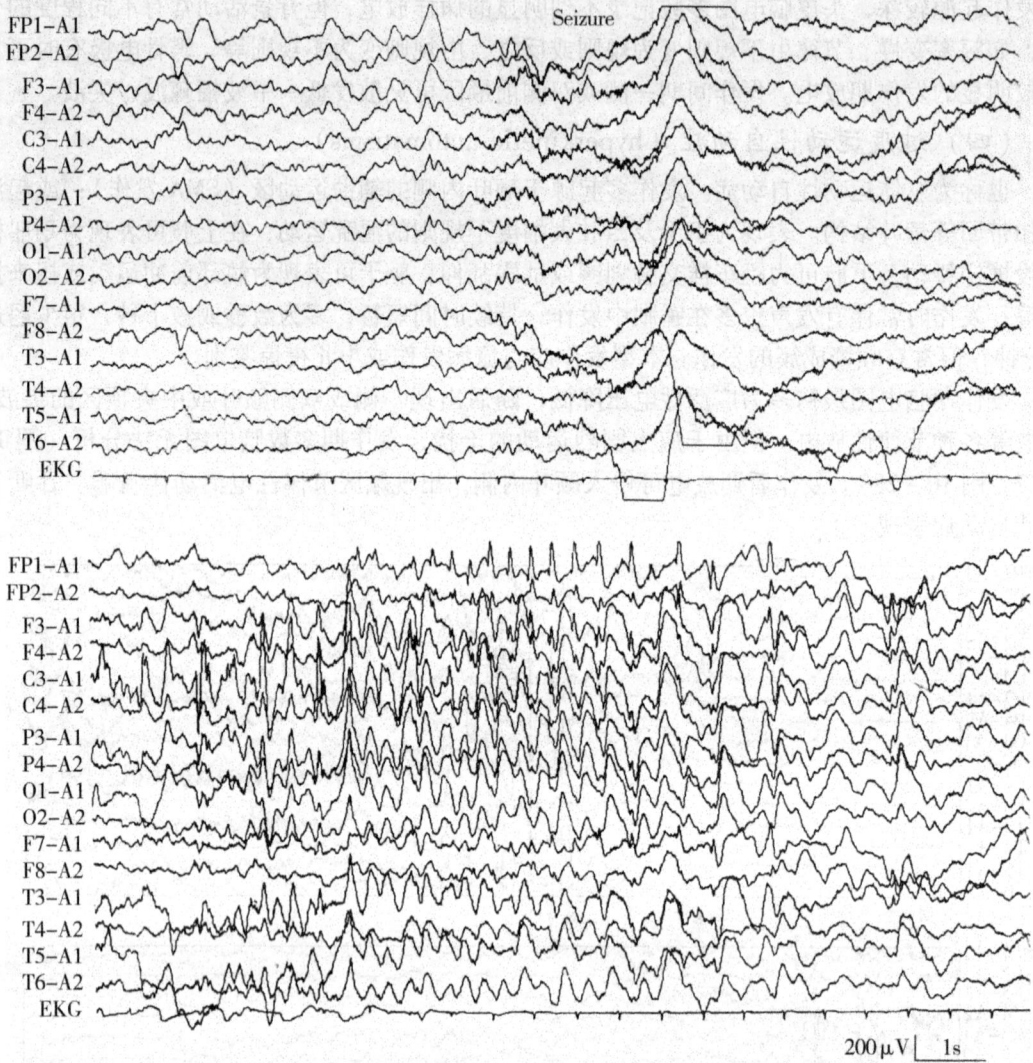

图 10 - 28　部分性发作伴自动症

男，3岁，间断惊厥发作20天，表现为头眼向左侧偏转，左手摸索动作，双下肢无规则扭动，不伴发声，持续30~40s，间隔2~10分钟再发，一日可发作数十次，清醒期多见。起病后智力无倒退，头颅CT未见异常。上图示偏转发作时EEG为弥漫性低波幅去同步化，无明显局灶性电活动；下图为出现躯体自动症时，可见广泛性高波幅不规则慢波，前头部为棘慢复合波，左侧额极为尖波节律（上、下图为同一次发作的两个片段；定标1s，200μV）

（五）局部负性肌阵挛（focal negative myoclonus）

局部负性肌阵挛实际上是一种非常短促的局部失张力发作。临床上发作可以非常轻微，患者常表现为动作不稳，类似粗大震颤，手中拿的东西常不自主掉落；严重时可有快速点头或跌倒发作。脑电图记录时令病人站立，双上肢向前平伸，可见一侧手臂的瞬间下垂。发作朝脑电图为对侧中央区棘慢复合波发放。如为双侧放电，则可表现为双侧手臂下垂、点头甚至跌倒。同步肌电图显示维持姿势的紧张性肌张力短暂丧失与脑电图的棘波或尖波有锁时关系，一般在棘波之后 15～50（20～40）ms 出现短暂的肌电活动消失，持续 50～400ms（多为 100～200ms）。局部负性肌阵挛与棘波波幅的高度有一定关系，波幅越高，发作越明显，常见一个单个的高波幅棘慢复合波即可引起一次发作，连续的棘慢复合波发放更容易引起发作图 10－29）。

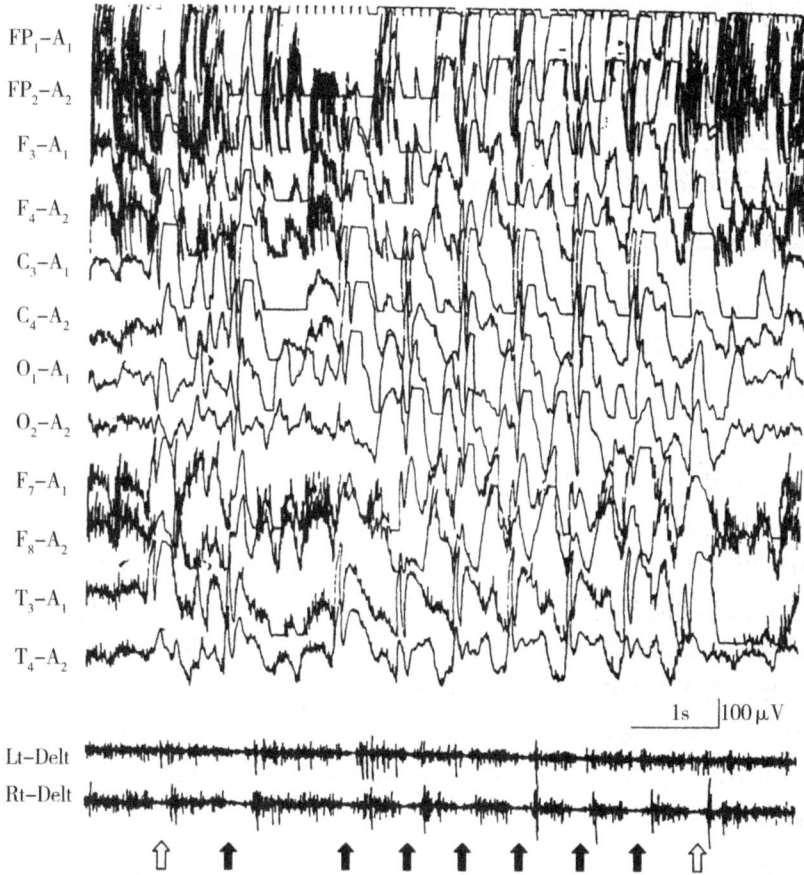

图 10－29　局部负性肌阵挛

女，7 岁，儿童良性 Rolandic 癫痫，口服卡马西平治疗后出现经常手抖、掉物，但不跌倒。EEG 监测中令病人双侧上臂向前平举，可见在三角肌电活动静息期上臂有短暂肌张力丧失。左侧半球棘慢复合波最大波幅位于中央、中颞区，同时有右臂短暂垂落（白色箭头）；双侧同步棘慢复合波发放引起双侧上臂下垂（黑色箭头）（引自 Nanba Y 等，1999）

负性肌阵挛或局部失张力发作的机制尚不十分清楚。实验发现刺激额叶皮层，特别是 Rolan－dic 皮层区及外侧裂周围区域，可引起自主运动的抑制和肌张力不能维持，称为负性运动区（negative motor areas）。刺激额叶内侧辅助运动区的前方也可引起失张力发作，称为辅助负性运动区（supplementary negative motor area）。也有些研究显示局部性负性肌阵挛起源于额中回后部的前运动区，即 Brodmann's 第 6 区，并推测与异常放电激活局部神经环路中的抑制性中间神经元，导致运动皮层的一过性局部抑制作用增强有关。另一种解释是原发感觉运动皮层的癫痫样放电能够通过直接抑制脊髓运动神经元引起负性运动现象。负性肌阵挛常见于儿童不典型良性 Ro - landic 癫痫，也可见于其他症状性癫痫（如偏瘫、神经元移行障碍）伴 Rolandic 区放电的儿童，有时可因服用卡马西平诱发局部负性肌阵挛发作。

（六）抑制性运动发作（inhibitory motor seizures）

属于一种局部失张力发作，发作期病人意识清楚但身体某一部分的自主运动能力丧失，局部瘫痪，常为偏瘫，持续数分钟或更长时间，视频脑电图监测证实有对侧感觉运动皮层区的异常放电，可为棘波、尖波，亦可表现为对侧额、中央、顶区为主的不规则慢波活动。发作期脑电图的异常放电有助于和发作后的 Todd 麻痹鉴别。抑制性运动发作可出现在任何类型的惊厥发作之前或单独出现，有时发作期的局部瘫痪合并有躯体感觉先兆。发作机制可能与一个或多个运动准备及执行的皮层区域的发作性电活动有关。

四、痴笑性发作

痴笑性发作（gelastic seizures）很早就有报道，但只是在最近提出的癫痫发作类型中，才将其作为一种独立的发作类型。很多有关报道表明多数痴笑性发作有特殊的病因和独特的临床表现．构成痴笑性癫痫。

（一）病因

痴笑发作的病因 79% 为下丘脑错构瘤。错构瘤为低度非进展性肿瘤。MRI 显示下丘脑错构瘤分为有蒂和无蒂两种形态。有蒂瘤悬挂在第三脑室底部，可刺激下丘脑激活黄体释放激素（LHRH）引起性早熟；无蒂瘤位于脚间池，并可扩展到视丘下部，常与癫痫发作有关。由于情感和认知功能都通过包括联合皮层及海马杏仁核在内的下丘脑传导通路，因此病人常有智能障碍。下丘脑错构瘤、青春期性早熟、智力落后和痴笑发作构成一种特殊的症候群。隐源性发作一般无青春期性早熟、也无明显认知障碍。

有些痴笑发作起源于颞叶或额叶，相关的局部病变包括新生儿下丘脑出血、扣带回发育不良、第四脑室错构瘤、颞叶结节性硬化、梗阻性脑积水、丘脑前部或顶部梗死、Sturge - Weber 综合征等。少数（8%）发作为隐源性病因。

（二）临床表现

痴笑发作从新生儿出生数小时至老年期均可出现，伴有下丘脑错构瘤的痴笑性发作多数在 5 岁前发病，而起源于额叶或颞叶的痴笑发作常在 5 岁后发病。发作表现为阵发性的，没有诱因的，不合时宜的强迫性不自主发笑（大笑或微笑），也有看似比较自然的发笑。发作时病人通常意识清楚，少数伴尿失禁，常有自主神经症状。病人主观上有或没有高兴愉悦的感觉。发作频繁，一日数次甚至每小时数次发作，特别是在伴有错构瘤的病人。可伴有其他类型的发作，如偏转性强直、不典型失神、自动症、跌倒发作、痉挛发作、复杂部分性发作、全身强直 - 阵挛发作等。痴笑发作与其他发作类型在同一病人可分别出现或出现在同一次发作中。也有些病人痴笑是惟一的发作表现，或哭和笑混合出现。

（三）发作起源

研究显示痴笑发作可能有多种起源部位，包括下丘脑错构瘤及其邻近组织、额叶（主要为扣带回前部及眶额区）、颞叶（主要为海马脚及边缘系统）等。临床发作症状除痴笑外，常有额叶发作的表现，说明至少有些症状是从额叶产生的。综合电生理、神经影像学及 SPFECT、PET 等各种发现，推测多数发作起源于下丘脑错构瘤本身及其周围结构，而不是新皮层，但放电常常扩散到边缘系统（海马、杏仁核、扣带回等）及额、颞叶皮层，并引起相应的症状。

（四）脑电图表现

发作间期和发作期脑电图均缺乏特异性改变，可为广泛性或限局性棘波、尖波发放。发作间期头皮脑电图常在额区、额颞区或一侧中央顶区记录到间断慢波或散发棘、尖波。有报道2例发作间期棘波的偶极子定位，一例在一侧颞区内下方相当于海马脚的位置，另一例位于胼胝体前部。有些病人头皮脑电图记录不到明确的异常放电。

发作初期头皮脑电图表现为弥漫性电压降低，而后可在额区、额颞区出现数量不等的θ节律或尖波活动发放。由于有些异常放电出现在痴笑发作之后数秒，推测是从深部传导而来而非最初的起源（图10-30）。深部电极记录提示放电起源于错构瘤本身或额颞区靠近下丘脑部位。

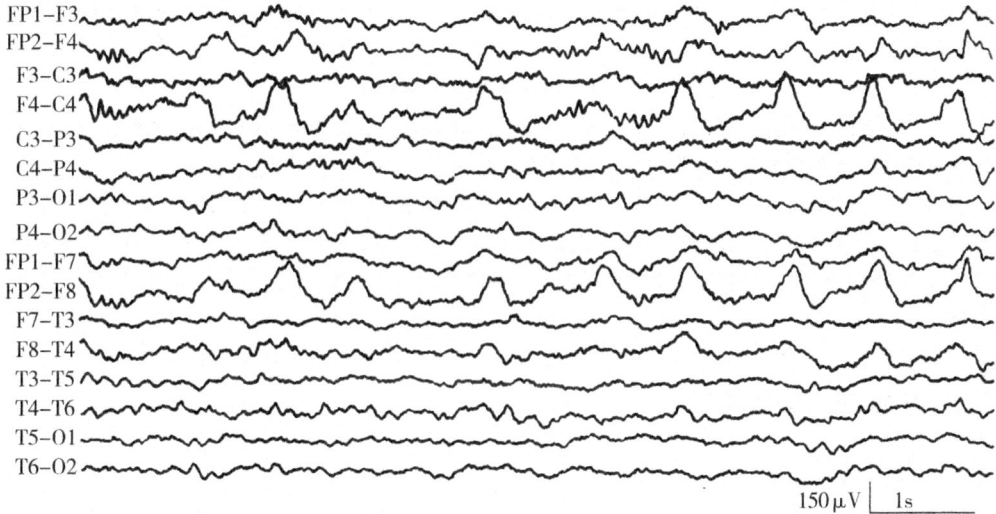

FP1-F3
FP2-F4
F3-C3
F4-C4
C3-P3
C4-P4
P3-O1
P4-O2
FP1-F7
FP2-F8
F7-T3
F8-T4
T3-T5
T4-T6
T5-O1
T6-O2

150μV | 1s

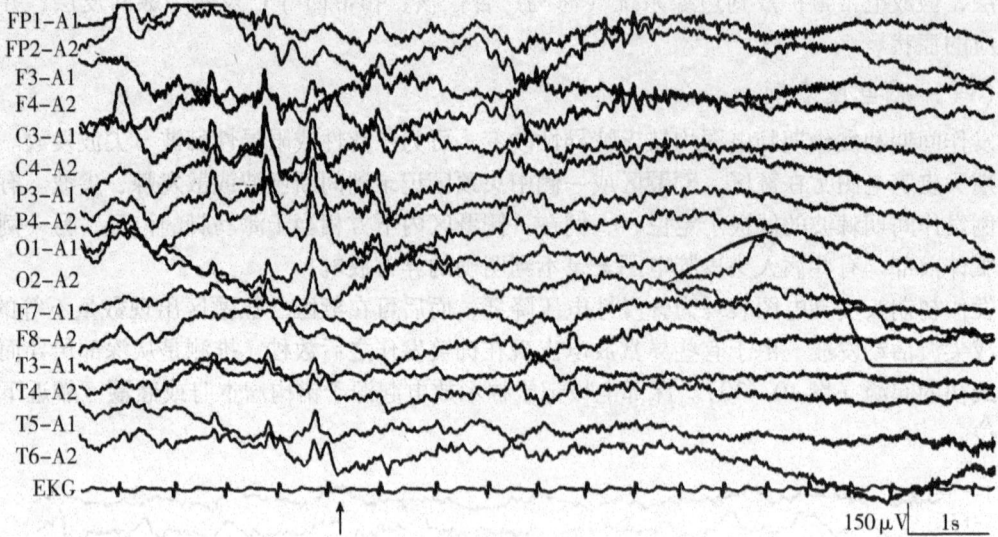

图 10-30　痴笑性发作（隐源性）

男，9 岁，阵发性无诱因大笑 1 年，近期加频，每日 30～40 次，睡眠中多见，发作时大笑伴躯体运动性自动症，下肢明显，常伴尿失禁，意识清，持续 30～40s 后戛然而止，无发作后状态。头颅 CT、MRI 未见异常，智力正常，无性早熟表现。上图示发作间期，可见右侧额极、额区间断高波幅 δ 波发放；下图为睡眠期发作开始始的图形，在数个顶尖波之后突然出现广泛性低波幅去同步化（箭头指处），而后右侧额区少量尖波活动本例痴笑性发作兼有额叶发作的电-临床特征（定标 1s，150μv）

五、半侧阵挛性发作

（一）临床表现

半侧阵挛发作（hemiclonic seizures）多见于 4 岁以下的小儿，是半侧惊厥-半侧瘫痪综合征（hemiconvulsion-hemiplegia syndrome，HH 综合征）、半侧惊厥-半侧瘫-癫痫综合征（hemiconvul-sion-hemiplegia-epilepsy syndrome，HHE 综合征）、Rasmussen 综合征的主要发作类型。临床以局部或一侧的阵挛发作开始，常常是从一侧口角或手开始，并扩散到同侧上、下肢、头、眼等部位。阵挛的节律、程度、部位、累及范围、持续时间及意识损伤程度均不恒定，也可扩散至对侧。常伴有明显的自主神经症状，如发绀、呼吸障碍等。HH 综合征常见于复杂性热性惊厥合并长时间的一侧惊厥发作。少数半侧阵挛发作由一侧半球内出血、脑血管病变、炎症等器质性病因所致，伴有偏瘫等神经体征。

（二）脑电图表现

发作期脑电图常为双侧半球节律性慢波，阵挛发作的对侧波幅更高；并可见棘波、尖波不规则发放或持续节律性发放，以额、中央区为著；该侧半球还可伴有 10Hz 的募集性节律，尤以后头部突出，在长时间发作时，脑电图放电的波形、频率及部位呈动态改变。多导图记录显示阵挛性的肌肉抽搐与脑电图的棘波不一定完全同步。发作后常有该侧半球的电压抑制和弥漫性慢波（图 10-31）。

FP1-F3
F3-C3
C3-P3
P3-O1
FP2-F4
F4-C4
C4-P4
P4-O2
FP1-F7
F7-T3
T3-T5
T5-O1
FP2-F8
F8-T4
T4-T6
T6-O2

B

FP1-F3
F3-C3
C3-P3
P3-O1
FP2-F4
F4-C4
C4-P4
P4-O2
FP1-F7
F7-T3
T3-T5
T5-O1
FP2-F8
F8-T4
T4-T6
T6-O2

C

$300\mu V$ / 1s

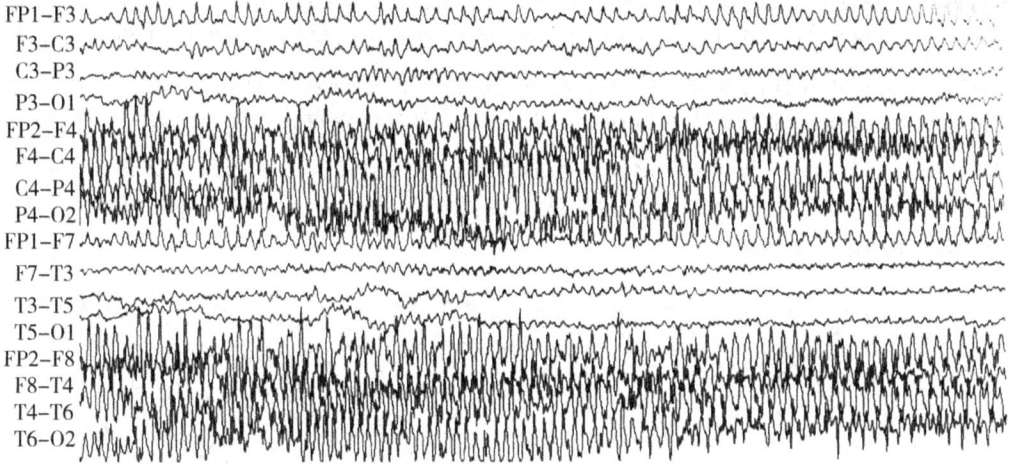

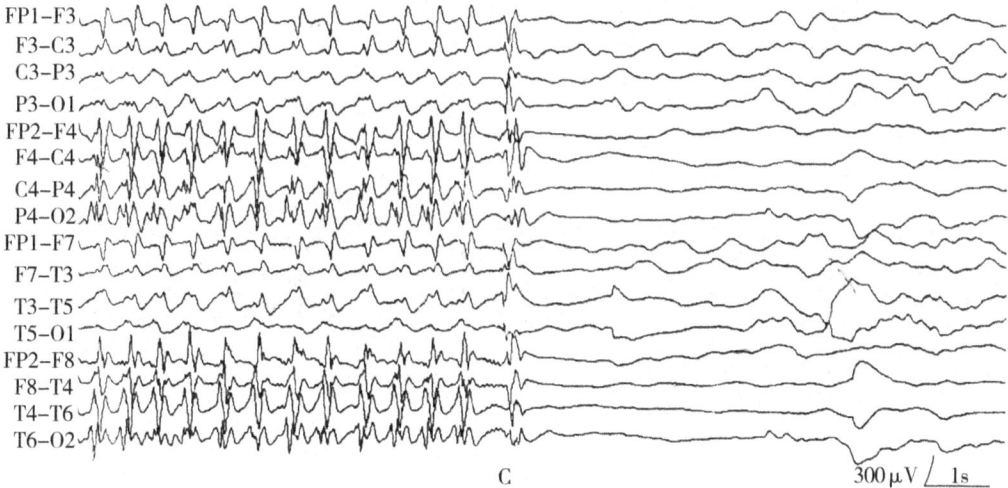

图 10 − 31　半侧阵挛性发作

女，1岁，无热惊厥1周，为一侧上、下肢的阵挛发作，持续60～90s，发作后多有Todd麻痹，左右交替发作，一日十余次，频繁时每半小时一次，发作后精神运动倒退，有癫痫和热性惊厥家族史。A～C为同一次发作的片断，为右侧起源的棘波节律，累及对侧前额区，逐渐演变为棘慢复合波节律，临床表现为左侧口角及上、下肢快速阵挛性抽搐，与棘波发放不完全同步。发作后弥漫性慢波，右侧半球明显电压抑制，伴左侧肢体瘫痪（定标1s，500 μV）

发作间期脑电图所见视记录时间及病因而不同。热性惊厥发作后一周内可见弥漫性慢波增多和（或）癫痫样放电。如无其他病因，两周后脑电图可恢复正常或仅遗留轻度非特异性异常。如有一侧半球内病变，可见背景活动不对称，一侧慢波活动或有一侧半球为主的癫痫样放电。

六、继发全身性发作

起源于不同部位的各种类型的局部性癫痫均可能继发全身性发作（secondarily generalized seizures）。发作扩散的途径包括从局部向邻近区域扩散（Jackson 扩散）、通过胼胝体向对侧半球相应区域扩散、通过丘脑或脑干网状结构向双侧半球扩散等。发作开始时的临床和脑电图特征常可提示发作的起源。临床表现为上述各种部分性发作演变为双侧运动性发作，通常为双侧阵挛发作或强直－阵挛发作，但常有不对称姿势或双侧不同步的抽动。脑电图在出现继发全身性发作时可见双侧广泛性高波幅棘波、棘慢复合波、慢波持续发放，左右常不对称，或可见起源部位表现频率更快的棘波或棘慢复合波发放。发作后可有短暂的电抑制（图 10－32、图 10－33）。

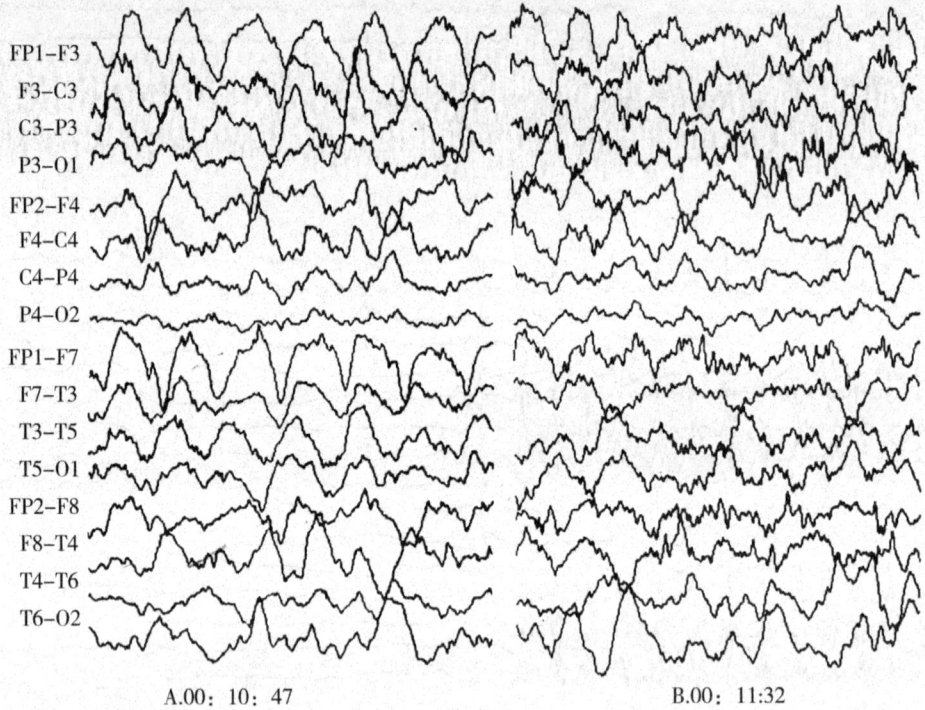

A.00：10：47   B.00：11：32

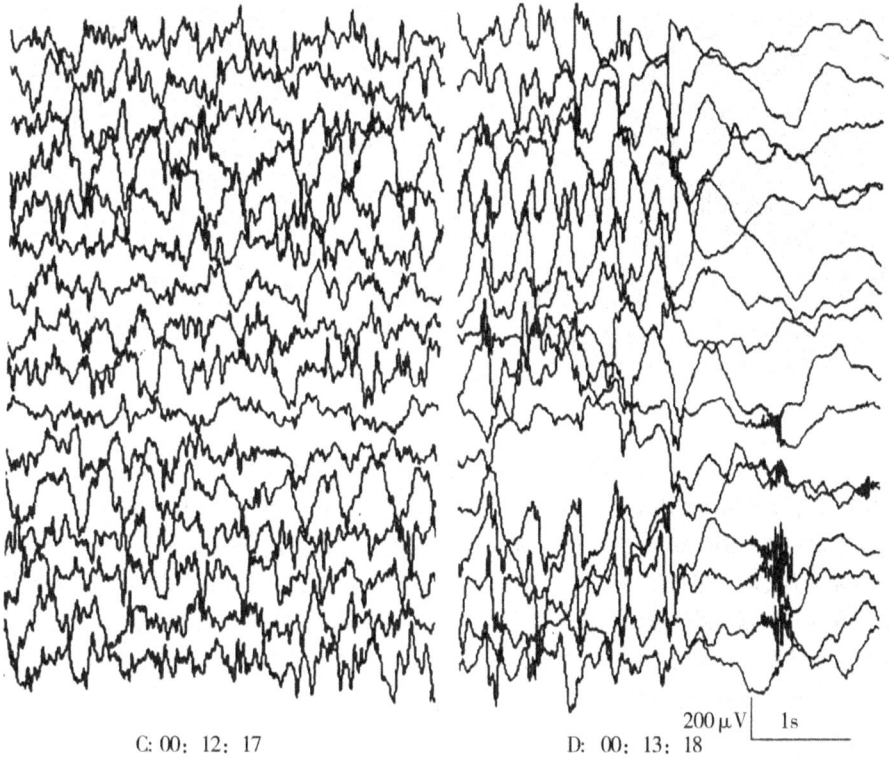

C: 00: 12: 17　　　　　　　　　　D: 00: 13: 18　　200μV ⌐ 1s

图 10-32　部分性发作继发全身性发作

男, 7 岁, 病毒性脑炎, 高热伴频繁惊厥发作, VEFG 监测, A. 发作前, 左侧半球为主弥漫性高波幅 δ 活动; B. 左侧半球慢波复合 10Hz 左右快波活动, 波及右侧额区, 伴右侧面部抽搐; C. 不规则快波活动扩散至双侧半球, 伴双侧不对称强直, 阵挛发作; D. 放电频率逐渐减慢, 而后发作终止, 发作后弥漫性慢波, 伴颞区咀嚼自动症伪差。整个发作过程持续约 100s (定标 1s, 200μV)

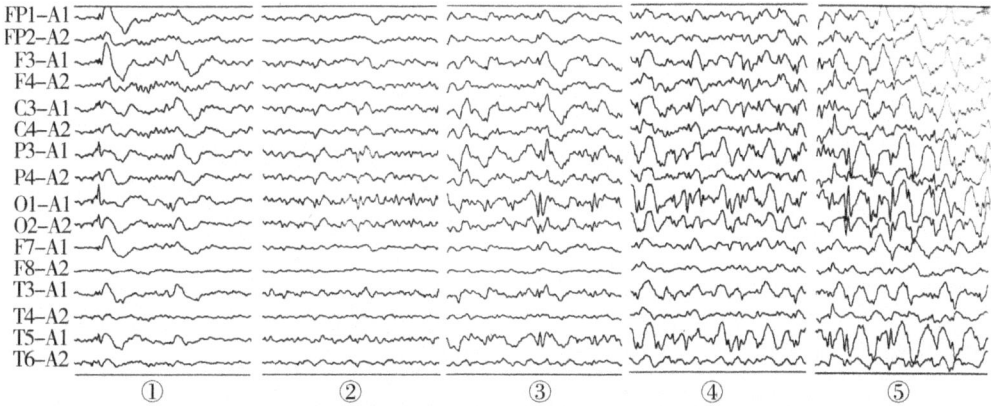

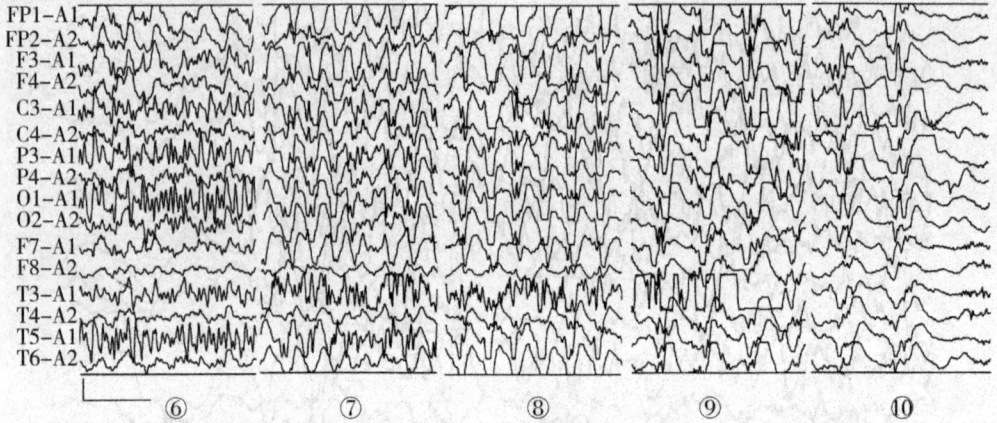

| | | | | |
|⑥|⑦|⑧|⑨|⑩|

图 10 - 33　部分性发作继发全身性发作

男，8 岁，神经元蜡样质脂褐质沉积症（NCL），伴癫痫发作。图为 VEEG 监测到的一次睡眠发作，①发作间期左侧半球散发棘慢复合波；②发作前左枕区低波幅尖波活动，临床无症状；③～⑤不规则尖波活动累及左侧后头部（顶、枕、后颞区），患儿双眼向右侧偏转，右侧肢体屈曲上举；⑥～⑨双侧弥漫性慢波、棘慢复合波，左侧枕、颞区为高波幅尖波节律，表明该部位的异常放电最活跃，临床为双侧不对称且不同步的阵挛运动。⑩发作后轻度电抑制。整个发作过程持续 4 分钟（定标 1s，300μV）

（杨玉芳）

第十一章

重症肌无力

一、概述

重症肌无力（myasthenla gravis，MG）是一种获得性自身免疫性神经肌肉接头疾病，患病率为 4~7/10 万，发病率为 0.2~0.5/10 万。其病理改变主要为神经肌肉接头的突触后膜的 AchR 受到抗 AchR 抗体的破坏，导致突触后膜破坏和 AchR 减少。主要临床特点为肌无力和活动后的肌疲劳现象，通过休息和给予胆碱酯酶抑制药可以使症状改善。

二、病因与发病机制

MG 病人的终板在突触后膜存在 IgG 和补体的沉积，在血清中发现 80%~90% 的病人存在抗 AchR 抗体，由于体内产生了抗 AchR 抗体而破坏了神经肌肉接头突触后膜的 AchR，导致突触后膜受体减少和后膜破坏，造成神经肌肉接头处的信息传递障碍，在临床上产生骨骼肌收缩易疲劳。抗 AchR 抗体由 IgG 的不同亚型构成，仅几种抗体可以结合到突触后膜 α 银环蛇毒素的结合点，所以 MG 的抗 AchR 抗体为多克隆抗体。在抗 AchR 抗体阴性的全身型 MG 患者中，15%~20% 可检测到抗肌肉特异性酪氨酸激酶（MuSK）抗体，后者也可以导致 AchR 的减少。

MG 的发生推测和病毒感染有关，病毒感染胸腺上皮细胞后，通过"分子模拟"机制诱发了针对"肌样细胞"表面 AchR 的局部炎症反应，打破了正常状态下 AchR 的自身耐受，进而在辅助性 T 细胞的协助下刺激外周淋巴器官的浆细胞，产生针对 AchR 的多克隆 IgG 抗体，与 AchR 抗原决定簇结合，直接阻断 AchR 或通过补体破坏 AchR 而导致 MG 发病。MG 患者的调节性 T 细胞也存在异常，促进免疫耐受的丧失。

许多 MG 病人和 HLA 型相关，提示遗传因素也在发病中具有一定的作用，在病人健康的家族成员也发现存在电生理和免疫的异常。此外 MG 病人的睡眠受到干扰，经过糖皮质激素治疗后好转提示中枢神经系统的乙酰胆碱突触也受到部分抑制。不同的临床资料显示胸腺在 MG 发病中具有一定的作用，胸腺含有肌源性细胞，其表面 AchR，作为抗原刺激单核细胞和 T-淋巴细胞导致此病发病。

三、病理改变

少部分 MG 病人的骨骼肌出现淋巴溢现象和个别肌纤维变性改变，此外可见肌病改变、神经源性肌萎缩，神经末梢出现萎缩和终板加大。电镜检查和神经肌肉接头的形态计量分析显示神经末梢和突触后膜萎缩，突触后膜变短，AchR 抗体脱失，出现免疫复合物沉积，此外肌间神经和毛细血管也出现异常改变。在增生的胸腺可以发现淋巴生发中心增生，内有 B 淋巴细胞。在胸腺瘤可见肿瘤细胞取代整个胸腺。

四、临床表现

1. 临床症状　可以出现在从显示儿童到老年的任何年龄组，女性病人的多数发病年龄在 15～35 岁，男性发病年龄比较晚，我国儿童期（＜15 岁）起病者可达 30%～40%，且多为眼肌型，男女比例接近。男性在 60～70 岁达到发病高峰，女性发病多于男性（3：2）。①肌肉无力：多数病人表现为骨骼肌的病理性易疲劳现象或持续性的肌无力在活动后加重，精神负担、高热、月经、感染、刺眼的光线可以诱发肌无力反应或加重病情，开始病人常表现为眼睑下垂、复视、讲话弱带鼻音和肢体无力，症状在夜间睡眠后或长时间休息后消失或明显改善，活动后症状出现或加重。偶尔病人在早晨睡眠后症状最明显，有时面肌、舌肌、咽喉肌和咀嚼肌群单独或与其他骨骼肌一起受累及，鼓膜张肌受累导致低频范围出现听觉减退，镫骨肌受累导致听觉过敏，讲话很快出现疲劳、变弱和鼻音，长时间讲话出现完全失语。在 MG 晚期也是一定的肌群受累，常出现不同肌群交替出现症状或从一处扩展到另一处肌群。四肢肌肉的肌疲劳现象常常近端肌群重于远端肌群，双侧同时受累及多于一侧受累及，肢带肌和颈部肌肉受累及单纯从临床上很难和其他肌肉病区别，在没有眼咽部症状时很难作出正确诊断，这些患者应当特别注意病人的呼吸功能，观察最大呼气和吸气时的胸廓活动情况、随意的咳出力量，以及呼吸和心跳频率。咽喉部肌肉无力可以导致吞咽危险和窒息。吞咽困难可以通过吃凉的食品如冰激凌而得到改善。②其他症状：腱反射一般存在或比较活跃，个别病人出现面手麻木感或二便失禁。个别病人出现肌肉疼痛，肌肉萎缩一般不出现在肌疲劳前，仅出现在晚期，在发病后 6 个月和 1 年后 14% 的病人出现肌肉萎缩。③合并其他疾病：70% 的 MG 病人存在胸腺的异常，包括淋巴细胞和浆细胞增多伴随出现大量的生发中心高，提示存在慢性炎症。胸腺肿瘤出现在 10%～40% 的 MG 病人中，但很少出现在儿童患者，在这些胸腺中也可以找到胸腺肿瘤的组织学改变，小部分胸腺瘤如果不马上进行手术可以浸润胸膜、心包膜和其他的纵隔结构。10%～15% 的 MG 病人合并甲状腺疾病，5% 伴有甲状腺功能亢进症、5% 伴有甲状腺功能减退（尸体解剖发现 19% 的 MG 合并出现甲状腺炎）。其他合并的疾病包括红斑性狼疮、多发性肌炎和皮肌炎、肌病伴管聚集、Sjogren 综合征、天疱疮、溃疡性结肠炎、LambertEaton 综合征、Sneddon 综合征、结节病和急慢性的周围神经病。

2. 临床分型　MG 分 4 个亚型，一般 I 型和 II a 型占病人的 55%，II b 型为 21%，24% 为 III～IV 型。死亡率在 III 型最高，其次为 IV 和 II 型。

I 型，眼型，典型临床表现为一侧或双侧眼睑下垂，有时伴有眼外肌无力和复视，预后良好。轻度的骨骼肌无力和疲劳现象以及肌电图显示肌无力的递减现象不能除外眼肌型 MG，但可能发展为全身型，约 40% 的眼肌型 MG 可以发展成全身型 MG，但如果在发病后 2 年内没有进行性加重，多数病人不会继续发展成全身型。可分为以下两型：①II a 型，轻度全身型，缓慢进展，伴随眼外肌和球部肌肉的肌无力和肌疲劳现象，死亡率极低；②II b 型，中度全身型，开始进行性发展，常常伴有眼部症状，从其他肌肉和球部肌肉的中度扩展到重度MG，常常出现构音障碍、吞咽困难和咀嚼困难，呼吸肌一般不受到累及，病人的生活受到限制，死亡率低。

Ⅲ型，急性快速进展型，在几周和几个月内急性开始迅速发展的球部肌肉、全身骨骼肌和呼吸肌的无力，常合并胸腺瘤，出现胆碱能危象和肌无力危象，死亡率高。

Ⅳ型，慢性严重型，开始为眼肌型或轻度全身型，2年后或更长时间后病情突然恶化，常合并胸腺瘤，预后不好。

3. 特殊类型　①一过性新生儿型MG：大约12%患MG的母亲生的新生儿出现一过性新生儿型MG，临床症状在出生后3~6周自发消失，患病的新生儿表现为面具样面容，吸奶和吞咽无力（87%）、出现全身性肌无力（69%）、呼吸功能不全（65%）、哭泣无力（60%）、肌病面容（54%）和眼睑下垂（15%），这些症状在生后几小时到3天出现，在1周内有很高的死亡率。②MG危象：患者发生呼吸无力和（或）吞咽困难，不能维持通气功能和保护气道时，称为危象。尽管采取各种治疗，20%的MG患者可以出现危象。主要包括两个类型：a.MG危象，是MG患者死亡的主要原因。呼吸肌和咽喉肌无力急性加重，通气不足且气道分泌物增加阻塞气道，AchEI的剂量可改善症状。b.胆碱能危象，由AchEI过量所致，多见于MG症状加重增加抗胆碱酯酶的药物时［溴吡斯的明6~8mg/（kg·d）以上］，出现药物中毒表现，在呼吸困难加重的同时，分泌物明显增加且伴有胆碱能亢进的其他症状（瞳孔缩小、多汗、腹痛、肌肉震颤等）。③抗生素和药物引起的神经肌肉接头传导阻滞：不同药物通过抑制突触前膜乙酰胆碱的释放和阻滞突触后膜乙酰胆碱的作用从而导致神经肌肉接头信息传导受阻，在临床上使无症状的MG表现出来严重者出现肌无力危象，此类药物也可以使明确诊断的MG临床症状突然恶化。④其他类型的MG：肢带型MG患者仅出现四肢的无力，没有眼睑下垂表现。颈臂炎性肌肉病也是MG的一个亚型，肌无力主要出现在上肢的近端和颈部肌肉。

五、辅助检查

1. 疲劳试验　反复活动受累肌肉可诱发症状加重。疲劳试验还有助于观察病情改变，尽可能在没有给予抗胆碱酯酶药物的情况进行。一般哪块肌肉无力明显就检查哪块肌肉。

2. 药物试验　先停用抗胆碱酯酶药物6~8h，而后进行药物试验。国内常用的方法是新斯的明0.02~0.03mg/kg体重肌内注射，注射20min后开始观察主要被累及肌群的无力改善程度。至少2个肌群改善50%以上或1个肌群改善70%以上才可以确定有意义，注射1.5~2h后改善的肌无力又恢复到注射前水平可判定为阳性。为防止因饥饿或过度劳累对结果判断的干扰，应在检查前让患者吃饭且适当休息。为预防抗胆碱酯酶药物的不良反应，可先肌内注射阿托品0.5~1mg。肌疲劳试验阳性没有绝对特异性，阳性反应可以出现在肌萎缩侧索硬化、脊髓灰质炎、先天性肌无力综合征和Lambert-Eaton综合征。

3. 神经电生理检查　以2~5Hz的频率进行神经刺激在正常人的波幅没有改变或轻度升高，在MG病人10Hz以上频率刺激没有改变，在2~5Hz重复刺激的开始阶段出现波幅递减现象，递减的幅度至少在10%以上，肌内注射新斯的明后递减现象改善为阳性。一般对MG的检查采取3/s刺激5~6次的方法，常用检查部位为三角肌和斜方肌，眼轮匝肌、口轮匝肌、额肌和大小鱼际肌也可以应用于检查，活动后、加热和缺血情况下可以增加阳性率。肌电图结果对MG无无特异性。严重的MG病人通过给予胆碱酯酶药物也不能改善临床症状，肌电图可以显示肌源性改变，在该情况下应当应用单纤维肌电图进行检查，单纤维肌电图是最敏感的 MG 检查方法，主要表现为颤抖增宽和（或）传导阻滞，阳性率可达 95%～99%，但特异性差，阴性时可排除 MG。

4. 血清抗体检查　80%～90% 的病人出现抗 AchR 抗体阳性，在缓解期仅 24% 的病人阳性，眼肌型约 50% 阳性，轻度全身型阳性率为 80%，中度严重和急性全身型 100% 阳性，慢性严重型 89% 阳性。血清抗体滴度下降 50% 并持续 1 年以上多数病人的临床症状可以缓解，而且在糖皮质激素、免疫抑制药、血清置换和胸腺切除后临床症状的改善和血清抗体滴度的下降相关。不同的试验方法和抗原的不同其检查结果也不同。AchR 抗体见于少数自身免疫性甲状腺疾病、服青霉胺者、胸腺瘤患者及家族性患者的无症状同胞。常规方法不能检测到抗 AchR 抗体的 MG 患者，可能有针对神经肌肉接头处低亲和力抗 AchR 或 MuSK 抗体，但日本的报道阳性率只有 2%～3%。部分 MG 患者有胸腺瘤，特别是成年患者，可以出现有抗连接素抗体和抗里阿诺碱受体抗体等针对骨骼肌抗原的抗体。30%～40% 的 MG 患者存在甲状腺球蛋白抗体。

5. 胸部 CT 检查　25% 的胸腺瘤在前后位和侧位 X 线检查阴性，CT 检查有助于胸腺瘤的诊断。胸腺瘤 CT 检查的阳性率可达 90% 左右。10%～15% 的 MG 患者伴胸腺瘤，60% 伴胸腺增生，在 50 岁以后发病的患者的胸腺通常正常或萎缩。

6. 其他检查　全身型 MG 有必要测定病人的肺活量和进行血气分析。一般 MG 患者不需要进行该检查，但在颈臂炎性肌肉病的肌肉病理检查可以发现肌纤维的坏死和炎性细胞浸润。

六、诊断和鉴别诊断

MG 的诊断主要依靠患者的病史，患者出现特殊的肌肉无力，而且活动可以加重。有这些临床特点的患者应当进行肌电图、新斯的明药物试验和血清抗 AchR 抗体测定，根据病人出现肌无力和肌疲劳、药物试验阳性、肌电图的递减现象可以诊断 MG，出现抗 AchR 抗体可以进一步证实此病的存在，但没有一项实验室检查是 100% 阳性，肌电图正常和抗体阴性不能否定 MG 的诊断。为了除外其他出现肌疲劳现象的疾病和 MG 伴随疾病，需要进行其他免疫学检查、甲状腺检查和胸腺检查。肌无力症状复发时，如果原来有效的疗法没有效果，需考虑是否合并其他疾病。

除临床表现和肌电图改变象提示 MG 外，如果还有其他的肌肉病、肌炎和周围神经病的依据，应当进行肌肉活检和血清酶学检查，如果没有眼外肌受累或仅眼外肌受累及，临床症状没有晨轻暮重现象，同时出现不典型的神经系统损害的症状，在没有肌疲劳现象和抗 AchR 抗体阳性的情况下，即使肌电图显示有递减现象和依酚氯铵试验阳性，MG 的诊断不能确定。这种情况下为了诊断或除外 MG 应当进行详细的电生理和形态学检查。

眼睑下垂和眼外肌瘫痪为主要表现的患者，应当排除慢性进行性眼外肌瘫痪、Meige 综合征、动眼神经麻痹、Horner 综合征、先天性睑下垂、眼咽型肌营养不良、甲状腺眼病、眼眶内占位病变、眶肌炎和 Miller Fisher 综合征。咽喉肌无力为主要表现者应当排除脑干梗死、后组脑神经麻痹和进行性延髓性麻痹。四肢肌肉无力为主要表现的患者需要排除 Lambert - Eaton 综合征、线粒体肌病、脂肪累积肌病、多发性肌炎、运动神经元病和肉毒中毒等，还需要与慢性疲劳现象鉴别，后者多伴随焦虑抑郁症状，一般无眼睑下垂。呼吸困难的鉴别包括运动神经元病、心功能不全等。儿童或青少年起病者还要与先天性肌无力综合征鉴别，后者没有抗体，此外药物治疗效果也不好。

七、治疗

所有患者均首先给予抗胆碱酯酶抑制药。其次是考虑病人是否适合进行胸腺切除治疗、糖皮质激素、免疫抑制药和血浆置换。通常要先达到诱导缓解，再维持这种缓解，缓解 1～2 年后可逐渐减量。胸腺瘤患者行胸腺切除。年轻的全身型 MG 患者如果 AchEI 疗效不佳，也可以进行胸腺切除，最好在发病后 1 年内完成。进展性加重的所有类型 MG 患者均要给予免疫治疗，同时给予药物预防药物的不良反应。此外，应当关注病人的精神状态。

（一）对症治疗

最常用的对症治疗药物是溴比斯的明，对球部和四肢骨骼肌无力效果好，新斯的明起效快，对四肢肌无力效果好，阿奴斯的明对四肢肌无力效果好。3，4－二氨基吡啶可促进突触前膜释放 Ach，在先天性肌无力综合征患者有效。首先应当单一用药，个别情况下联合用药。在病人躯体和精神负担加大、感染和月经期间应当加大用药剂量，怀孕时用药剂量可以升高也可以降低，此外应当根据病人的临床症状加重和缓解而调节用药的剂量，由于每个病人对胆碱酯酶抑制药的反应不同，必须对每个病人进行详细观察，而后选择最佳剂量和作用最充分的药物，应当经常对病人对药物的反应进行检查控制。

溴比斯的明，片剂为 10mg、60mg 和 180mg 三种。此药起效慢，不良反应比新斯的明小，开始从小剂量开始，一日 3 次，每次 10mg，而后逐渐加大剂量到稳定在身体可以耐受的剂量，由于此药的作用持续 3～6h，有必要一天服用 4 次和多次，并且和病人的生活习惯相适应。轻中度的 MG 每天药物总量为 120～360mg。新斯的明的片剂为 15mg，针剂为 5mg/2ml，此药发挥作用快，口服后 15～30min 显效，可以迅速扭转 MG 反应，清晨服用一次可以使病人迅速穿衣和吃早饭，如果作为常规用药应当每 2～3 小时应用一次，新斯的明引起的肌肉方面的不良反应比溴比斯的明常见。阿伯农斯的明的剂量为 10mg 片剂，作用持续6～8 h 每 6 小时服药一次。

由于胆碱酯酶抑制药抑制乙酰胆碱的水解，导致乙酰胆碱在副交感神经末梢、神经节前突触、终板和中枢神经系统堆积，出现不良反应（表 11－1）。毒覃碱（毒蘑菇的毒素）作用在神经节后副交感神经受体，不作用在烟碱神经节和运动终板，为了描述乙酰胆碱的不同作用，习惯称作用于神经节后副交感神经受体的作用为毒覃碱样作用，作用于神经节和运动终板称烟碱样作用。毒覃碱样不良反应一般出现在开始应用胆碱酯酶抑制药达到治疗剂量时，应采取抗副交感神经药物进行治疗。不良反应比较轻，可以给予 L－莨菪碱一日 3 次，一次一片，严重不良反应可以给予阿托品 0.5mg 肌内注射或 L－莨菪碱肌内或静脉注射，根据经验胆碱酯酶抑制药的毒覃碱样不良反应随着时间的延长而逐渐减轻。烟碱样不良反应和中枢神经系统的中毒表现一般出现在长期用药的病人，该不良反应常被抗副交感神经药物所掩盖，只有当出现胆碱能危象伴随呼吸肌瘫痪或中枢性呼吸麻痹时才被诊断出，可能是病人突然死亡的原因。

表 11 - 1   胆碱酯酶抑制药的不良反应

毒蕈碱样	烟碱样	中枢神经系统
瞳孔缩小	肌无力	不安静
分泌过多（唾液过多、大汗、气管内分泌物增多）	呼吸肌无力	恐惧
	肌疲劳现象	头晕
消化道症状（腹泻、腹部痉挛、恶心、呕吐、厌食、大小便失禁）	肌束颤	失眠
	肌肉痉挛	头痛
呼吸困难	震颤	意识障碍
心动过缓和低血压	构音障碍	或昏迷
	吞咽困难	癫痫

（二）针对免疫异常的治疗

1. 糖皮质激素   作为首选药物，适于小到中等剂量的胆碱酯酶抑制药不能获得满意疗效、胸腺切除术前或术后恶化者以及不能手术者。以较大剂量开始时，MG 病情可短暂加重或诱发危象，通常发生在给药后的 4～10d。对 Ⅱb、Ⅲ 和Ⅳ型患者从小剂量 20mg/d 开始逐渐增加，而后每 6 天增加 12.5mg，最后增加到每 2 天 100mg 或 60～80mg/d 或 1mg/（kg·d），有时在剂量达到每 2 天 100mg 以前临床症状已经明显好转，就没有必要继续增加剂量。如果患者病情较重需要更大剂量激素，可以合用血浆置换或静脉滴注免疫球蛋白（IVIg）以减少短暂加重的风险。Ⅰ 和Ⅱa 型患者可从 60～80mg/d 或 1mg/（kg·d）开始或大剂量甲泼尼龙冲击疗法。通常在 4～6 周出现改善，在此期间剂量维持在 50～80mg/2d，多数病人在临床症状改善后 3 个月抗体水平下降，为了维持好转后的状态，糖皮质激素必须缓慢减量至维持量，一般降至每 2 天 15～30mg，维持治疗 1 年后再经过数月逐渐减量停药，维持在 0.2mg/kg 一般没有任何不良反应。1 年不能减少到该剂量以下者要联合使用免疫抑制药。糖皮质激素的不良反应包括体重增加、体液潴留、电解质紊乱、高血压、糖尿病、焦虑、失眠、神经质、青光眼、白内障、胃肠道出血和穿孔、类固醇肌病、机会性感染和股骨头坏死。对此在治疗以前一定要明确告诉病人，同时应当告诉病人有 80%～90% 的病人可以获得满意的疗效。骨质疏松可用碳酸钙 1500mg/d 和维生素 D 400～800U/d。胃肠道并发症可以用制酸药物和胃黏膜保护药预防。大剂量冲击时有猝死可能，故冲击治疗期间应进行心电监护。此外病人应当低盐和高蛋白饮食，补充钾。使用糖皮质激素前应先进行性肝炎病毒学相关检查，如果存在病毒肝炎，应该请传染科给予抗病毒治疗后再进行免疫抑制药治疗。

2. 免疫抑制药   适于糖皮质激素疗效差及糖皮质激素依赖患者的长期治疗。骨髓抑制是此类药物常见的不良反应，白细胞低于 4×10^9/L、血小板低于 100×10^9/L 时应该减药并使用药物提升血细胞数量。如果白细胞低于 2500/L 应当停药。其次是肝肾功能的异常，应定期复查（开始每周一次，其后改为 2～4 周一次）。肝功能 > 正常高限的 2 倍和肾功能 > 正常高限时要立即停药并给予相应治疗，肝功能异常未增高到上述水平时可用药同时联合保肝治疗，肝肾功能恢复正常后可尝试从小剂量重新开始原来的免疫抑制药。使用免疫抑制药前也应先检查是否存在病毒性肝炎，对于肝炎请传染科给予抗病毒治疗后，肝炎稳定后再进行免疫抑制药治疗。由于此类药有潜在致畸作用，所以对男女均应当避孕。所有免疫抑制药均存在致癌性的潜在风险。

硫唑嘌呤主要抑制 T 细胞的功能。硫唑嘌呤与糖皮质激素合用者的功能恢复优于单用糖皮质激素者，用于全身型 MG。一般合用两者时，先逐渐减少糖皮质激素的用量，而保持硫唑嘌呤的用量。硫唑嘌呤一般 50mg/d 开始，逐渐增加剂量到 2~4mg/（kg·d），分 2~3次给药，起效时间为 2~6 个月，治疗应当维持至少 1~2 年。不良反应有流感样症状、胃肠道不适和胰腺炎，通常在开始治疗后的数周内出现。还有患者出现肝功能异常、白细胞减少、贫血、血小板减少或全血细胞减少，通常在减量后改善。环孢素用于硫唑嘌呤无效或不能耐受者，主要通过抑制钙神经素信号通路而抑制 T 细胞的功能，可显著改善肌力且降低AchR 抗体的滴度。50mg，bid 开始，逐渐增加到 4~6mg/（kg·d）。不良反应主要为肾脏毒性和高血压，震颤、牙龈增生和多毛也较常见。他克莫司在其他药物疗效不佳的患者尝试，主要是在 RyR 抗体阳性患者。与环孢素一样属于大环内酯类，抑制激活的 T 细胞的增殖。他克莫司亦可作用于 RyR 受体介导的钙离子释放过程，还有加强兴奋-收缩耦联的作用。3mg/d，开始 tid，不良反应与环孢素相似但明显较环孢素轻。麦考酚酸莫酯用于不能耐受硫唑嘌呤无效或不能耐受者，其代谢产物霉酚酸可以抑制嘌呤合成，从而选择性影响淋巴细胞增殖。一般 500mg，bid 开始，逐渐增加到 2000~3000mg/d。主要不良反应是腹泻，骨髓抑制作用较弱。环磷酰胺用于糖皮质激素加硫唑嘌呤、环孢素或麦考酚酸莫酯无效或不能耐受这些药物者。能够抑制 B 细胞活性和抗体的产生，在大剂量还能够抑制 T 细胞，显著改善肌力和减少糖皮质激素用量。0.2g/次，每周静脉注射 3 次；或 0.8~1.0g/次，每月一次，总剂量为 8~10g。其不良反应包括胃肠道反应、骨髓抑制、机会性感染、膀胱刺激、引起不育以及诱发恶性肿瘤的潜在可能性。甲氨蝶呤疗效不佳，每周给予 10~15mg。在上述药物治疗无效的患者可试用。

3. 血浆置换和静脉滴注免疫球蛋白（IVIg） 主要用于非常严重的全身型和暴发型 MG以及合并危象时，上述方法不能很快获得治疗效果，由于作用短暂，仅在特别危重的病人应用，协助诱导缓解和准备手术。一般血浆置换的第一周病情好转，治疗方法通常为成年人每次置换 3~5L 血浆，隔日或每日一次，共 4~6 次。作用持续 1~3 个月，经过几次置换后疗效可以得到巩固。不良反应包括低血压、血浆成分过敏、低钙血症、低蛋白血症、心功能不全、置管处感染以及传播病毒感染的潜在风险等。IVIg 的适应证与血浆置换相同，不良反应较少，因此常常被首选，在危象时血浆置换起效更快。IVIg 的有效性与血浆置换无显著性差异，与口服甲泼尼龙的疗效也没有差异，1g/kg 和 2g/kg 剂量的疗效无显著性差异。

MG 的早期治疗策略是在疾病的早期给予血浆置换或 IVLg，而后给予糖皮质激素可以获得更好的效果，糖皮质激素的不良反应更小。

4. 胸腺切除 一般在 Ⅱb、Ⅲ 和 Ⅳ 型 MG 病人如果在 6 个月内症状没有缓解应当进行手术治疗，Ⅰ 和 Ⅱa 型一般不进行手术治疗。60 岁以上的病人胸腺出现退休性改变，没有必要进行手术治疗。AchR 抗体阴性的患者胸腺切除术的疗效尚未确定，MuSK 抗体阳性患者不需要胸腺切除术治疗。对严重的 MG 通过重症监护和辅助呼吸以及泼尼松治疗，预后也比较好，手术和非手术组症状改善没有明显差别，胸腺手术只在极严重的 MG 进行。76% 的病人在手术后症状消失或改善，病理检查显示许多生发中心，临床症状缓解比较缓慢，生发中心少，缓解迅速，在手术前进行放疗预后更好，单独放疗只应用于病人不能耐受手术治疗。

伴有胸腺瘤的患者均需要胸腺切除。应该在 MG 稳定后行胸腺瘤切除术。手术前调整胆碱酯酶抑制药的最小有效剂量，在手术前留有充足的时间是病人达到最佳的营养和健康状态，手术当天不给予胆碱酯酶抑制药。手术期间应当有一名有治疗 MG 经验的医生对病人进行不断的观察，手术后由于病人呼吸功能不全和分泌物阻塞应当进行气管插管，手术后在密切观察病情变化状态下可以给予胆碱酯酶抑制药，开始给予足量，几天后逐渐减量，许多病人在手术后 24h 临床症状明显改善并维持几天，在这期间胆碱能反应的危险比较高，所以病人离开手术观察室后还要密切观察病情变化，手术后效果开始出现，胆碱酯酶抑制药的剂量应当及时减量。手术后如果必须应用抗生素，一般选择合成青霉素。镇静药应用也应当小心。

5. MG 危象和胆碱能危象　无论何种危象，均要及时进行气管插管、人工辅助呼吸和停用抗胆碱酯酶药物。只有在进行了气管插管并清除了气管内分泌物后，才能开始寻找导致危象发生的原因及进行其他治疗措施。在危急状态下有时很难根据临床和药理学经验来区别是肌无力危象还是胆碱能危象，因为两种危象可以出现在同一个病人的不同肌肉，在此情况下应当停止胆碱酯酶抑制药数天。长时间应用胆碱酯酶抑制药可以引起运动终板对乙酰胆碱暂时的不敏感，在进行持续监护情况下停止所有药物 14d 会再次敏感。危象不能被马上控制，气管切开必须进行。新的治疗在应用胆碱酯酶抑制药的同时，要早期给予血浆置换或 IVlg，及时控制感染，亦可使用大剂量甲泼尼龙冲击治疗。待患者力量恢复达到一定程度，可逐渐增加胆碱酯酶抑制药的剂量，尝试脱离人工通气，应尽早常规给予口服糖皮质激素和其他免疫抑制药。

肌无力危象可以出现在 MG 病人，也可以出现在健康人感染或麻醉期间应用抗生素和肌松药的情况下，肌无力危象确诊后首先静脉注射新斯的明 0.25mg 或溴比斯的明 1mg，而后非常小心地增加剂量，从静脉注射到肌内注射剂量应当增加 1.5 倍到 2 倍，如果出现生命危险应当进行血浆置换。胆碱能危象是通过胆碱酯酶抑制药过量产生烟碱样运动终板阻断作用而引起，常常和出现严重的肌无力相关，当抗副交感神经药物治疗毒蕈碱样表现过量时，没有及时发现胆碱能危象发展的危险很大，一般先给予阿托品 1mg 静脉注射，5min 后如果有必要可以再静脉注射 0.5mg，而后的剂量必须符合毒蕈碱样表现，烟碱样表现可以通过应用双复磷（胆碱酯酶激活药）而改善。

6. 避免使用的药物　有些药物通过抑制突触前膜 Ach 的释放和阻滞突触后膜 Ach 的结合而导致神经 - 肌肉接头传导阻滞加重，引起 MG 症状突然恶化或诱发 MG，这些药物包括：糖皮质激素、抗生素（四环素、链霉素、新霉素、庆大霉素、卡那霉素、紫霉素、妥布霉素、氨苄西林、杆菌肽、多黏菌素等）、抗心律失常药物（奎尼丁、普鲁卡因胺、利多卡因、普罗帕酮）、β 受体阻滞药（普萘洛尔）、神经精神类药物（巴比妥类、苯二氮草类）、镇痛药（吗啡、哌替啶等）以及青霉胺、奎宁和氯喹等。

八、预后

在眼肌型 MG 患者中 10%～20% 可以自愈，20%～30% 始终局限于眼外肌，80% 的患者在发病后 3 年内逐渐发展成为全身型 MG。眼肌型 MG 给予糖皮质激素和免疫抑制药能够改善眼外肌症状，防止向全身型 MG 发展的疗效尚不肯定。患者的生活质量由于抑郁和运动的障碍而出现下降。70% 的 MG 患者在发病 1 年内达到最严重，发生危象的患者中 20% ～30%在发病 1 年内出现首次危象。随着机械通气、重症监护技术以及免疫抑制药的广泛应用，MG 死亡率至 3% 以下，预后差的主要原因是伴随恶性胸腺瘤。

（骆志坚）

第十二章

帕金森病

帕金森病又称帕金森综合征，以黑质多巴胺能神经元变性为病理基础，临床表现主要是静止性震颤、肌强直、运动迟缓和姿势步态异常等。65 岁以上老年人患病率约为 2%。

一、病因

（1）年龄老化是促发因素。

（2）环境因素：MPTP 以及环境中与 MPTP 分子结构类似的工业或农业毒素可能是重要的病因之一。

（3）遗传因素：已经发现多个与帕金森病发病有关的基因。

二、发病机制

多巴胺和乙酰胆碱是纹状体内功能相互拮抗的两种递质，共同调节基底节环路的功能。帕金森病由于黑质多巴胺能神经元变性，导致纹状体内多巴胺含量显著降低，乙酰胆碱系统功能相对亢进，导致运动障碍的临床表现。导致黑质多巴胺能神经元变性死亡的确切发病机制尚不清楚，可能与氧化应激、线粒体功能缺陷、蛋白质错误折叠和聚集、胶质细胞增生和炎症反应等有关。

三、病理

光镜下可见黑质神经元脱失，残留细胞中有路易小体形成，周围有胶质细胞增生。

四、临床表现

帕金森病多见于 50 岁以后发病，起病缓慢，逐渐进展。常自一侧上肢开始，逐渐扩展到同侧下肢、对侧上肢及下肢。患者早期以肢体震颤、强直和运动迟缓为主，中晚期可出现姿势和步态异常。帕金森病的临床表现包括运动障碍（静止性震颤、肌强直、运动迟缓以及姿势步态异常）和非运动症状（自主神经损伤和认知障碍等）。静止性震颤、肌强直、运动迟缓以及姿势步态异常被认为是帕金森病的"核心体征"。

（一）震颤

以静止性震颤为主，部分伴有姿势性和动作性震颤。震颤频率为 4～6Hz。多自肢体远端开始。手部可表现为规律性的手指屈曲和拇指的"搓丸样"对掌动作。震颤在肢体静止放松时明显，随意运动时可减轻。部分患者震颤可累及下颌、口、唇、舌及头部等。

（二）肌强直

伸肌和屈肌张力均增高，呈"铅管样肌强直"；合并震颤时表现为"齿轮样肌强直"，即伸屈肢体时感到持续阻力伴有断续的停顿感。严重肌强直可导致腰痛、关节痛、肢体疼痛等，容易误诊为骨关节病。

（三）运动迟缓和运动减少

这是容易忽略的表现。是否有随意运动的减少和迟缓对于帕金森病的诊断是关键点。患者日常生活中经常做的一些动作出现缓慢。行走中的肢体联带动作减少，精细动作困难。写字出现越写越小的"写字过小征"。面部表情减少、瞬目动作少、双眼凝视，呈"面具脸"。出现言语缓慢、声调低沉，吞咽缓慢、困难等。

（四）自主神经功能障碍

常有便秘、尿频、排尿不畅，以后可出现尿失禁及性功能障碍。中晚期患者可出现直立性低血压表现，汗液分泌异常，头面部皮脂分泌增多。

（五）精神障碍和认知功能障碍

多数患者合并抑郁。中晚期患者出现认知障碍，部分患者合并痴呆，以皮质下痴呆为主。

五、辅助检查

采用 SPECT 和 PET 等功能影像方法有助于帕金森病的诊断、鉴别诊断等，示踪剂包括多巴胺受体示踪剂和多巴胺转运体示踪剂等。头 MRI 检查则有助于本病与帕金森综合征鉴别诊断。

六、诊断与鉴别诊断

（一）诊断

帕金森病的诊断需根据病史、是否具有核心症状和体征等综合分析判断，需要排除其他帕金森综合征等，临床诊断的准确性为 70% ~80%，必要时结合功能影像方法可以提高准确度。诊断的要点包括：中老年以后隐袭起病、缓慢进展，具有静止性震颤、肌强直、运动迟缓和姿势反射异常等表现（一般需具有上述 4 项中的 2 项或 2 项以上），病史中无脑炎、中毒、脑血管病、脑外伤、服用抗精神病药物史等。

（二）鉴别诊断

1. 继发性帕金森综合征　有明确的病因，如药物、中毒、感染、外伤和脑卒中等。

（1）药物性：与帕金森病在临床上表现很难区别，重要的是有无吩噻嗪类、丁酰苯类、利血平、锂剂、α-甲基多巴、甲氧氯普胺、氟桂利嗪等用药史。

（2）中毒性：以一氧化碳和锰中毒较为多见，其他有 MPTP、甲醇、汞、氰化物等。

（3）脑炎后：甲型脑炎、乙型脑炎在病愈期也可能呈现帕金森综合征。

（4）外伤性：在频繁遭受脑震荡的患者中较多见。

（5）血管性。

2. 帕金森叠加综合征

(1) 多系统萎缩（MSA）：又称多系统变性，病变累及基底节、脑桥、橄榄、小脑和自主神经系统，临床上除具有帕金森病的锥体外系症状外，尚有小脑系统、锥体系统及自主神经系统损害的多种临床表现。而且绝大多数患者对左旋多巴反应不敏感。

(2) 进行性核上性麻痹（PSP）：表现为步态姿势不稳、平衡障碍、易跌倒、构音障碍、核上性眼肌麻痹、运动迟缓和肌强直。

(3) 皮质基底节变性（CBGD）：除表现为肌强直、运动迟缓、姿势不稳、肌阵挛外，尚可表现为皮质复合感觉消失、一侧肢体失用、失语和痴呆等皮质损害症状。

七、治疗

目前，在帕金森病的各种治疗方法中仍以药物治疗最为有效。①掌握好用药时机，若疾病影响患者的日常生活和工作能力时可进行药物治疗；②坚持"细水长流，不求全效"的用药原则。

（一）药物治疗

通过维持纹状体内乙酰胆碱和多巴胺两种神经递质的平衡，使临床症状得以改善。

(1) 抗胆碱药：适于震颤突出且年龄较轻的患者。常用药物为安坦，青光眼和前列腺肥大者禁用。长期使用抗胆碱药物可影响记忆功能，对老年患者尤应引起注意。

(2) 金刚烷胺：适用于轻症患者。

(3) 多巴胺替代疗法：可补充黑质纹状体内多巴胺的不足，是帕金森病最重要的治疗方法。由于多巴胺不能透过血脑屏障，采用替代疗法补充其前体左旋多巴，当左旋多巴进入脑内被多巴胺能神经元摄取后脱羧转化为多巴胺而发挥作用。复方左旋多巴系由左旋多巴和外周多巴胺脱羧酶抑制剂组成。长期（5～12年）服用左旋多巴出现的主要并发症有症状波动、运动障碍（异动症）。①症状波动：疗效减退或剂末恶化，即每次用药有效时间缩短，症状随血药浓度发生规律性波动。开关现象，即症状在突然缓解（开期）与加重（关期）间波动。②异动症：又称运动障碍，表现为舞蹈症或手足徐动样不自主运动、肌强直或肌阵挛，可累及头面部、四肢和躯干，有时表现为单调刻板的不自主动作或肌张力障碍。

(4) 多巴胺受体激动剂：多巴胺受体激动剂通过直接刺激突触后膜多巴胺受体而发挥作用。常用药物有溴隐亭、培高利特、吡贝地尔和普拉克索等。

(5) 单胺氧化酶B抑制剂：可阻止多巴胺降解，增加脑内多巴胺含量，常用药为司来吉米。

(6) 儿茶酚-氧位-甲基转移酶抑制剂：通过抑制左旋多巴在外周代谢，维持左旋多巴血浆浓度的稳定。该类药物单独使用无效，需与多巴丝肼或息宁等合用方可增强疗效，减少症状波动反应。常用的有托卡朋、恩托卡朋。

（二）其他治疗

(1) 外科治疗：目前开展的手术有苍白球毁损术、丘脑毁损术、脑深部电刺激术（DBS）等。

(2) 细胞移植治疗及基因治疗。

(3) 康复治疗。

（骆志坚）

第十三章

系统疾病的神经系统损害

第一节 肺性脑病

肺性脑病（pulmonary encephalopathy），是指临床表现为呼吸功能不全伴有神经精神症状，实验室检查发现动脉血中含有高 CO_2 血症与低 O_2 血症以及 pH 下降的一组综合征。由于肺部疾病大都有导致肺源性心脏病及不同程度心力衰竭的可能，因而临床上又称之为肺 - 心 - 脑综合征。

一、发病机制与病理生理

肺性脑病发生的机制较为复杂，目前尚未阐明，但大多数认为：①由于慢性肺部疾病引起脑缺氧，动脉处于低氧血症，由此而产生高 CO_2 血症，使血管扩张、毛细血管通透性增加而产生脑水肿，引起神经精神症状；②由于脑缺 O_2，亦可导致红细胞的渗出，引起周围血管病变而出现神经症状；③由于伴发氮质血症、心力衰竭而加重神经精神症状。引起肺性脑病的几个重要因素如下。

1. 动脉血的 $PaCO_2$ 和 pH 与肺性脑病的关系 肺性脑病的发生及其程度的轻重，与动脉血中 $PaCO_2$ 和 pH 关系极为密切。正常 $PaCO_2$ 为 35~45mmHg，pH 为 7.35~7.45。当 $PaCO_2$ >70mmHg 时，即出现呼吸性酸中毒；$PaCO_2$ >90mmHg 而 pH <7.25 时，则出现神经症状，表现为精神障碍、烦躁及兴奋不安甚至嗜睡；$PaCO_2$ >130mmHg 而 pH <7.15 时，神经症状加重，如昏迷和明显的高颅压症状，甚至瞳孔扩大，光反射（直接、间接）迟缓或消失，腱反射减弱或消失。神经症状的出现与 $PaCO_2$ 及 pH 有一定关系，但两者并不一定平行。

2. 脑内的 $PaCO_2$ 及 pH 与肺性脑病的关系 两者间的关系密切，脑内 pH 的下降，又取决于 H^+ 和 $PaCO_2$ 通过血 - 脑屏障的速度以及脑组织代谢产物的积蓄程度，尤其是酸性代谢产物的贮积程度。正常脑脊液的缓冲能力较血液为低，因此其 pH 亦较低（为 7.33~7.40）；但脑内 $PaCO_2$ 却较血内高 8mmHg。所以当 $PaCO_2$ 变化后，脑脊液的 pH 变化亦大。

3. 氮质血症 肺性脑病病人由于缺 O_2 和 CO_2 潴留可能影响全身机体，故出现非蛋白氮的增加；相反，非蛋白氮的增高亦易导致肺性脑病的发生。

4. 其他 心力衰竭、电解质紊乱、血氨增高和继发感染等对肺性脑病的发生亦均有一定的影响。

总之，大多数人认为肺性脑病的发生是由于 CO_2 潴留引起的脑细胞内酸中毒及脑循环障碍。细胞内酸中毒及 CO_2 潴留后，由于碳酸酐酶的作用产生氢离子，使脑组织内 pH 下降，并进一步使钠、氢离子移入细胞内，形成酸中毒。更由于缺氧、酸中毒导致线粒体破坏，释放出各种水解酶，造成细胞坏死和自溶，加上钠离子内移而产生脑水肿。另一方面 pH 下降使血管舒缩功能麻痹，失去自动调节的作用，而影响被动的心排血量。所以 $PaCO_2$ 每增加 10mmHg，则脑的血流量相应增加 50%，形成反应性充血，加之缺氧致使毛细血管通透性增加，引起脑水肿而出现神经症状。

二、临床表现

1. 前驱症状　精神萎靡、失眠、头痛及多汗和睡眠时间颠倒；性格改变、突然多语或沉默、易怒或易笑，嗜好改变；定向力、计算力障碍；球结膜充血水肿。

2. 临床类型　①兴奋型，多由烦躁不安开始，呕吐腹胀，幻听幻视，言语杂乱，甚至狂叫乱动、抽搐、肌颤、瞳孔改变和视盘水肿，严重时可发生痫样抽搐及偏瘫和病理反射征的出现，然后进入深昏迷。②抑制型，先为表情淡漠，思睡，精神萎靡等，逐渐进入嗜睡，浅昏迷，呼吸不规则。当瞳孔改变时，随之进入深昏迷。③不定型，兴奋和抑制症状交替出现，最后进入深昏迷。

3. 临床分级　①轻型：神志恍惚、淡漠、嗜睡和精神异常或兴奋、多语，无神经系统阳性体征。②中型：出现浅昏迷、谵妄、躁动和肌肉轻度抽搐或语无伦次、结膜充血、水肿、多汗和腹胀，对各种刺激反应迟钝，瞳孔对光反应迟钝，无上消化道出血或 DIC 等并发症。③重型：结膜充血、水肿、多汗或有眼底视盘水肿，对各种刺激无反应，反射消失或出现病理反射征，瞳孔扩大或缩小，昏迷或出现痫样抽搐。可合并有上消化道出血、休克或 DIC。

三、诊断

诊断标准如下。
1. 慢性肺胸疾病伴有呼吸衰竭，出现缺氧及二氧化碳潴留。
2. 具有意识障碍，精神神经症状或体征，且不能由其他原因所引起。
3. 血气分析 PaO_2 <8kPa（60mmHg）、$PaCO_2$ >6.67kPa（50mmHg），并可伴有 pH 异常和（或）者电解质紊乱等。

四、鉴别诊断

1. 低钠血症　多见于老年肺心病病人，可出现神经精神症状，但肺心病并发低钠血症者，血清钠常明显降低，补充钠盐后，症状可迅速改善，而且血氧分压无明显降低，发绀也不显著。

2. 药物反应　肺心病病人应用激素、氯霉素、尼可刹米和阿托品药物时，由于病人的敏感或剂量较大，常可引起神经精神症状，但药物反应病人在停药后神经精神症状可逐渐消失。血气分析无明显缺氧。

3. 老年性精神障碍　由脑萎缩、血管性痴呆、慢性酒精中毒等所致精神障碍病人伴有呼吸衰竭时，应分清神经精神障碍的原因。

4. 其他疾病 如脑血管意外、一氧化碳中毒、肝性脑病以及尿毒症和低血糖等亦应注意鉴别。

五、治疗

治疗原则如下。

1. 去除诱因 如应用抗菌药物及祛痰药，保持呼吸道通畅。

2. 处理呼吸衰竭

（1）纠正缺氧：宜用低流量持续吸氧，氧浓度保持在 25%～30%，氧流量为 1～1.5L/min。

（2）使用呼吸中枢兴奋药：在保持呼吸道通畅的前提下，可用洛贝林持续静脉滴注。

3. 纠正电解质紊乱与酸碱平衡失调

4. 防治脑水肿，促进脑细胞功能恢复

（1）脱水药：目前多主张甘露醇快速静脉滴注，重者可联用利尿药或人血白蛋白。

（2）肾上腺皮质激素：地塞米松每日 10～20mg，分 2～4 次静脉注射或稀释于液体中静脉滴注。

（3）脑保护治疗：如亚低温疗法和钙拮抗药的应用，或纳洛酮 2mg 加入 10% 葡萄糖溶液 500ml 静脉滴注，每日 1 次。

5. 镇静药的应用问题 肺性脑病禁用呼吸中枢抑制药（如吗啡、哌替啶等）。一般尽可能不用镇静药。对烦躁严重、抽搐者，应首先找出原因（特别注意有否碱中毒与呼吸道阻塞）予以正确处理，必要时用水合氯醛 15ml 灌肠或小剂量地西泮肌注，但必须严密观察神志和呼吸变化，若呼吸衰竭加重或痰液阻塞不能解除，应立即气管插管、吸痰与人工机械通气。

（朱作权）

第二节　肝性脑病

肝性脑病（hepatic encephalopathy）是由严重的急性或慢性肝病引起的中枢神经系统功能紊乱，以代谢紊乱为基础，意识行为改变或昏迷为其主要临床表现的一种综合征。

一、病因与诱因

根据肝性脑病发病的缓急轻重可分为急性型和慢性型：急性肝性脑病是暴发性肝衰竭（fulmi‑nant hepatic failure）的重要临床表现之一。其常见病因有感染、药物与化学物品中毒、缺血缺氧和代谢缺陷。慢性肝性脑病主要见于严重慢性肝病病人，如肝硬化、原发性肝癌及门‑体分流术后等。其中肝硬化是最常见的病因，如肝炎病毒性肝硬化、酒精性肝硬化、心源性肝硬化、晚期血吸虫病、慢性药物性肝病、肝豆状核变性及血色病晚期等。

急性肝性脑病常无明确的诱因。慢性肝性脑病大多数有诱因可寻。常见的诱因有进食高蛋白饮食、上消化道出血、过量利尿药或镇静药的应用、大量放腹水、电解质紊乱、手术及各种感染等。

二、病理

急性病例的脑部病变主要为弥漫性神经细胞变性坏死，胞体肿胀，尼氏小体消失，核浓缩或溶解。这种病变以大脑皮质、基底节、中脑黑质、脑桥、小脑等部位较严重。胶质细胞增生（特别是星形胶质细胞），核圆而大，空而透亮，染色质极细，形成所谓 Alzhelmer Ⅱ 型细胞，有些学者认为此型细胞为肝功能损害时脑部病理的特殊表现。慢性病例则为弥漫性片状大脑皮质坏死，皮质、髓质交界处出现腔隙状态。镜检有神经细胞及髓鞘变性，弥漫性原浆型星形细胞增生，有些细胞核内可见到包涵体。

三、发病机制

肝性脑病的发病机制较为复杂，目前多数学者认为本病的发生是由多种综合因素所致，较为重要的学说如下。

1. 氨中毒学说　氨代谢紊乱引起的氨中毒，是肝性脑病特别是门－体分流性脑病的重要发病机制。肝衰竭时，肝脏将氨合成尿素的能力减退。门－体分流存在时，肠道氨未经肝脏解毒而直接进入体循环，使血氨升高。氨对大脑的毒性作用是：①干扰脑的能量代谢，引起高能磷酸化合物降低；②血氨过高可干扰脑中三羧酸循环。

2. 氨、硫醇和短链脂肪酸的协同毒性作用　严重肝病病人的血中甲基硫醇浓度升高，伴脑病者增高更为明显。短链脂肪酸主要是戊酸、己酸和辛酸，能诱发实验性肝性脑病，在肝性脑病病人的血浆和脑脊液中也明显升高。单独用甲氨、硫醇和短链脂肪酸这三种物质的任何一种，如用量较少，都不足以诱发肝性脑病，如果联合使用，即使剂量不多也能引起脑部症状。为此有学者提出氨、硫醇和短链脂肪酸对中枢神经系统的协同毒性作用，可能在肝性脑病的发病机制中具有重要地位。

3. 假性神经递质学说　肝衰竭时肝对食物中芳香族氨基酸（AAA）的清除发生障碍，过多的进入脑组织经 13 羟化酶的作用分别形成 p 多巴胺和苯乙醇胺，两者的化学结构与正常神经递质去甲肾上腺素相似，但不能传导神经冲动或作用很弱，因此称为假性神经递质（false neruochemical transmitter，FNT）。当 FNT 被脑细胞摄取并取代了突触中的正常递质，则神经传导发生障碍，兴奋冲动不能正常地传至大脑皮质而产生异常的抑制，出现意识障碍。

4. 氨基酸代谢失衡学说　肝衰竭时胰岛素在肝内灭活作用降低，血浓度升高，促使支链氨基酸（BCAA）大量进入肌肉组织而被清除，致 BCAA/AAA 比值由正常 3～3.5 降至 1 或更低。BCAA 减少，进入脑中的 AAA 增多。纠正氨基酸失衡能使肝脏对蛋白的耐受性增加，应用精氨酸、谷氨酸与门冬氨酸或其衍生物对实验性肝性脑病具有逆转作用。

5. 神经信息物质及受体改变学说　近年来，肝性脑病的实验研究多集中在神经生物学领域，包括血－脑屏障的通透性改变，神经信息物质和受体研究等。研究表明，急性肝衰竭导致的血－脑屏障通透性增加是非特异性的；肝性脑病动物或人血浆、脑脊液、脑组织内存在 5－羟色胺升高，氨基酸失衡，假性神经递质出现，脑肠肽改变等异常现象；肝性脑病动物或人存在脑 GABA 受体，中枢型和外周型苯二氮䓬受体，血管活性肠肽、生长抑素等受体改变。

四、临床表现

肝性脑病的临床表现多种多样，发病与原发肝病有关。

1. 临床类型　可分为急性型和慢性型两种。

（1）急性型：见于两种情况：一种见于暴发性肝炎，发病急骤，病人经短期兴奋、躁动等谵妄状态后很快进入昏迷；另一种见于较为严重的肝炎或肝硬化末期，受到某些诱因后，迅速发生昏迷。

（2）慢性型：常表现为间歇性的波动性意识与运动障碍，病程可长达数月至数年，多表现为定向力障碍，进而发生昏迷，发病往往与摄食高蛋白食物有关。本型常见于门静脉型肝硬化合并广泛的侧支循环或门－体静脉分流术后。

近年来有人认为存在亚临床型肝性脑病，占肝硬化病例的60%～70%，与过去是否有过临床的肝性脑病无关。临床表现无脑病证据，但做特殊的精神方面检查或智力测验可发现某些异常。强调亚临床型肝性脑病将有助于早期诊断和治疗。

2. 临床分期　慢性肝性脑病的分期见表13－1。

另肝性脑病均有肝衰竭的表现，除肝性脑病外，尚有黄疸、腹水等有关临房表现，且有各种感染和肾衰竭，其直接死因常与感染和呼吸衰竭有关。

表13－1　慢性肝性脑病的分期

分期	主要神经精神表现	神经系统体征	脑电图
Ⅰ期（前驱期）	轻度性格、行为改变	多无扑翼样震颤	无明显异常
Ⅱ期（昏迷前期）	精神错乱，行为失常	常出现扑翼样震颤，腱反射亢进，肌张力增高，锥体束征（-）	常出现异常的慢波（θ波）
Ⅲ期（木僵期）	木呆状态，尚能唤醒	如病人合作，可引出扑翼样震颤	出现明显异常的θ波和三相慢波
Ⅳ（昏迷期）	意识丧失，不能唤醒	深昏迷时不能引出扑翼样震颤，反射消失	出现δ波

五、诊断

诊断条件：①原发性肝病的存在；②有肝性脑病的诱因；③有明显肝功能损害现象；④神经精神改变；⑤扑翼样震颤和肝臭；⑥血氨增高；⑦Ⅱ期及以上肝性脑病的脑电图均有明显异常。

上述①～④是主要的诊断条件，⑤～⑥则有重要的参考价值。亚临床型肝性脑病Ⅰ期的诊断如前述。

六、鉴别诊断

主要应与中枢神经系统疾病（感染、脑血管意外、肿瘤和外伤等）进行鉴别。亦应注意与尿毒症、糖尿病昏迷、中毒（包括药物及酒精）等进行鉴别。精神或行为异常突出者应注意与精神病相鉴别。

七、治疗

肝性脑病是严重的内科急症，病死率极高，目前对其发病机制的认识虽有所提高，但治疗上仍存在不少困难。基于对上述肝性脑病发病机制的认识，治疗原则应是积极治疗原发病，维持机体的功能，消除各种可能诱发肝性脑病的因素，纠正各种代谢障碍和防治各种并发症。

1. 一般治疗

（1）食物与营养：出现肝性脑病症状时，即应停止进食含蛋白质食物，尤其是动物蛋白，以减少氨在肠道内产生，在神志恢复后，可逐渐增加蛋白质的摄入，自每日 20g 开始，以后可增至每日 50～60g。无蛋白或低蛋白饮食期间，每日应保持足够的热量。一般每日热量应维持在 5857.6～6694.45J（1400～1600cal），并以糖类为主。

（2）加强保肝治疗：应用各种维生素，并酌情使用护肝药物及能量合剂等。

（3）注意水、电解质及酸碱平衡。

2. 减少体内氨的产生

（1）停止摄入蛋白质食物。

（2）清洁灌肠：清除结肠内的积血或积粪，以减少氨的吸收。

（3）应用抗菌药物：抑制肠内细菌繁殖以减少氨的产生。常可选用：氨苄西林 1g 口服，每日 4 次；小檗碱 0.2～0.3g 口服，每日 3 次；甲硝唑 0.2g 口服，每日 4 次；乳酶生 0.5～1g 口服，每日 3～4 次。

（4）改变肠内环境减少氨吸收：常可选用乳果糖可使肠道内 pH 降低，氨形成及吸收减少，用法为乳果糖浆，每次 30ml，每日 3 次，口服或鼻饲。

3. 去氨药物治疗　常用的去氨药物有谷氨酸、精氨酸、乙酰谷氨酰胺和门冬氨酸钾镁等。通常为谷氨酸与乙酰谷氨酰胺的联合应用，后者具有神经传递体和载体的作用，容易透过血－脑屏障，至脑内后变成谷氨酸以降低脑内高氨现象。常用谷氨酸钾、谷氨酸钠各 20ml，乙酰谷氨酰胺 1g 加入 10% 葡萄糖溶液 500ml，每日静脉滴注 1 次。对有呼吸性或代谢性碱中毒的肝性脑病病人，不宜用谷氨酸治疗，因本品为碱性溶液，用后会加重碱中毒的发生。精氨酸为酸性，对肝性脑病碱中毒有一定的治疗作用。门冬氨酸与氨结合可形成门冬酰胺，有解氨毒作用；另外，钾、镁两种离子也对治疗肝性脑病有益。用门冬氨酸钾镁 20ml，加入 10% 葡萄糖溶液 500ml，每日静脉滴注 1 次。

4. 改善和恢复脑细胞功能

（1）支链氨基酸的应用：常用制剂有 14 氨基酸（14AA－800），6 合氨基酸。上述药物配方主要含 L－亮氨酸、L－异亮氨酸、L－缬氨酸、L－门冬氨酸、精氨酸和谷氨酸等支链氨基酸。每日静脉滴注 250ml，7～10d 为 1 个疗程。

（2）左旋多巴及卡比多巴的应用：左旋多巴能通过血－脑屏障进入脑内转化为多巴胺，代替假性神经递质－羟苯乙醇胺的作用，使肝性脑病病人的意识转清。250mg 每日 1～2 次，5～7d 为 1 个疗程。卡比多巴为一种多巴脱羧酶抑制药，可减少左旋多巴在周围血液内的分解和增加进入脑内的量，故两者的联合应用可减少后者的剂量，并能提高疗效。

（3）细胞活性药物：如 ATP、细胞色素 C 与乙酰辅酶 A 等，目前已常规用于治疗肝性脑病。

5. 其他措施

（1）肾上腺皮质激素：有人报道应用大剂量肾上腺皮质激素治疗急性重型肝炎所致的肝性脑病有效，但多数人持不同意见，且认为大剂量使用肾上腺皮质激素有一定危险性，如并发感染及消化性溃疡出血等，故非一般常规用药。

（2）镇静药的应用：病人烦躁不安为昏迷的前奏，故使用镇静药应慎重。目前多主张应用少量地西泮、东莨菪碱或异丙嗪、苯海拉明等，而禁用氯丙嗪、水合氯醛及哌替啶等。

（3）换血疗法：可治疗由各种原因引起的急性肝性脑病，但本疗法用血量多、技术操作复杂，且易引发感染，故只能在条件较好的医院内进行。

（4）透析或灌注疗法：包括血液透析、腹膜透析、血浆吸附和"人工肝"等方法，对肝性脑病有暂时苏醒作用。

（5）肝脏移植：对晚期肝硬化和原发性肝癌病例，国内亦曾试行过原位肝脏移植，但结果不佳。

6. 并发症的治疗

（1）低血糖症：低血糖的发生常提示严重的肝脏损害。有人认为低血糖是由肝内糖原分解及糖原异生作用缺陷所致，故对肝性脑病病人应定期测定血糖，以防低血糖的发生。

（2）脑水肿：临床观察证明，不少急性肝性脑病并发脑水肿（发生率为38%~50%），甚至发生脑疝。故一旦出现脑水肿征象时，应及早使用脱水药。急性肝性脑病，昏迷发生2~3d后，即使无明显脑水肿表现，亦常需脱水治疗。可选用20%甘露醇，每次1g/kg，每6~12h 1次，较快的静脉滴注（一般在30min左右滴完）。甘露醇长期大量应用，可损害肾小管而发生血尿，此时可改用其他脱水药。应用脱水药后如症状好转，可延长给药时间或减少给药次数，并逐渐停药。

（3）出血：重症肝功能不全时，在肝内制造的多种凝血因子缺乏或不足，再加上脾功能亢进所致的血小板减少，而常易出现出血倾向。在急性肝衰竭时还可出现DIC，故应注意监测凝血项目和及时对症处理。

（4）电解质紊乱：定期测定血清钾的浓度，若低于正常，应及时纠正。

（5）继发感染：常见的感染有肺炎和泌尿道、肠道、腹膜感染或败血症等。并发感染可加重昏迷，应早期使用足量的抗菌药物以打断其恶性循环。在药物选择方面，应尽量选用对肝肾损害较少的抗生素。

（朱作权）

第三节 肾性脑病

肾性脑病（renal encephalopathy）为肾衰竭的严重并发症。因脑部受损而引起一系列神经精神症状，主要表现为精神症状、意识障碍、抽搐和不自主动作。临床症状具有显著的波动性，且个体差异甚大。

一、发病机制

急性肾衰竭的少尿期、无尿期或多尿期均可出现神经精神症状，更可在尿毒症阶段出现。慢性肾衰竭的病人约有65%出现神经系统损害，经间断血液透析治疗者的神经系统并发症发病率明显降低（约为 20%）。

肾性脑病的发病机制至今尚未完全明确，可能与多种因素有关，包括各种代谢产物的积聚，水、电解质紊乱，酸碱平衡失调，渗透压改变以及高血压和贫血，这些因素均可导致神经系统病变。各种不同的因素在致病作用上存在不同的差异，目前认为肾衰竭时神经系统并发症是由多种因素综合作用的结果。

1. 中分子物质的积聚 实验表明，将透析后的透析液注入动物体内可引起中毒，去除其中的中分子物质后则不引起毒性反应；腹膜透析时神经系统并发症的发病率较血液透析时为低，而前者更能使中分子物质通过，证实中分子物质（相对分子质量 300～5000）可导致肾衰竭时的神经系统并发症，但其作用机制尚未明了。

2. 尿素 可引起肌阵挛发作，同时伴有脑干某些神经元的电位发放。但 Lascelle 发现只有在尿素浓度高达 500mg/ml 时才会抑制脑细胞的摄氧能力，说明尿素不是引起神经系统并发症的主要因素。

3. 甲状旁腺素 肾衰竭时甲状旁腺功能亢进，甲状旁腺素水平升高，促进钙离子内流，使细胞内钙超载导致神经元损伤；甲状旁腺素还可通过抑制线粒体的氧化磷酸化过程来影响组织的能量代谢，是引起肾性脑病的一个重要因素。

4. 能量代谢异常 肾衰竭病人的血-脑屏障通透性增高，核苷酸代谢异常，氢离子潴留，pH 降低，ATP 酶受抑制，氧的摄取和利用障碍，这一系列的能量代谢异常均可导致神经系统的损害。

除以上因素外，肾衰竭病人常出现持续性高血压而发生高血压性脑病，其原因可能与高血压、铝中毒和甲状旁腺功能亢进引起的血管钙化有关。

二、病理

肾性脑病的病理变化缺乏特异性，与一般代谢性疾病的脑部改变相同。外观可见脑膜轻度增厚，脑表面苍白，弥漫性脑水肿和白质瘢痕形成。神经元损害可见于大脑皮质、皮质下核团、脑干、小脑甚至脊髓的神经核团，有报道指出尤以脑干的迷走神经核和蓝斑核受损最严重。受损神经元可出现染色质溶解、色素沉着、空泡形成和树突串珠样肿胀等改变，在亚急性和慢性病例中还可见到神经元固缩、破裂，神经元消失以及局限性血管周围坏死。白质中可有小片脱髓鞘区，胶质细胞增生并形成小胶质细胞结节。脑膜有轻度炎性反应。脉络丛有上皮脱落和空泡样变。

三、临床表现

1. 精神症状 系由肾衰竭导致的弥散性大脑功能障碍所引起。多隐袭起病，早期常出现心理活动和认知过程的轻度障碍，表现为淡漠、困倦、易疲劳、易激惹、对环境的注意力和感知力降低以及记忆力减退等。随肾功能逐渐恶化，精神症状进一步加重，欣快和抑郁、焦虑可交替出现，并有定向力障碍或出现谵妄、幻觉和强迫状态，有时出现人格分离或梦样状态。精神症状随肾功能恶化而加重，可发展至意识障碍，病程中常有周期性短暂的精神活动正常期，但此时仍可出现病态行为。精神症状的特点是症状多变、内容丰富、情感障碍突出，随心理、环境和治疗等多种因素而急剧变化，经适当透析可获部分改善。精神症状的程度及内容与肾功能、血液中电解质、非蛋白氮和肌酐等的变化无平行关系，但非蛋白氮上升到 500mg/L 以上才出现精神症状。

2. 意识障碍　随着肾功能不全的加重，病人可由定向力障碍和精神异常发展至各种意识障碍。其程度深浅不一，由嗜睡、昏睡以至昏迷，甚至呈去大脑强直状态。通常在尿毒症病人中所见到的精神症状也大都有意识障碍的背景。此外，继发于肾功能不全的水、电解质紊乱和代谢性酸中毒可加速和加重意识障碍的发生。脑电图的异常与意识障碍和脑损害的程度相一致。

3. 肌阵挛、抽搐和癫痫发作　肾功能不全时脑的兴奋性增高，约 1/3 的病人出现肌阵挛和癫痫发作。临床上表现为反射亢进、肌阵挛性肌肉抽动，以及局限性或全身性癫痫发作。肾衰竭伴发的高血压性脑病，非蛋白氮的突然升高和突然降低，水、盐代谢紊乱和血液 pH 的急剧变化等常为其诱发因素。

肌阵挛常见于面肌和肢体近端，可发生于肌束、肌群或肢体，表现为突然、急速、不规则的肌肉粗大颤搐，起始于一处，而后扩大至其他肌肉，有时可过渡到抽搐发作，为重度代谢紊乱的指征。

急性肾衰竭病人的抽搐多发生在无尿期的第 8~11 天．可伴有严重脑病，为临终前的表现。若无尿期持续 4~6d 而可望恢复者，抽搐常发生在利尿期前或之后的数天内，这种发作常与水、尿素氮和其他电解质的急剧变化有关。

癫痫发作多在尿毒症后期出现，有时可持续到尿毒症恢复。发作前常先有运动性不安或肌阵挛发作。癫痫可表现为强直性痉挛、精神运动性发作、猝倒样发作等，有时还合并有内脏 – 自主神经功能障碍及情感失调等。在尿毒症的高峰期还可合并有颞叶癫痫样发作，表现为知觉障碍，情感失调，发作性味觉、视觉和触觉障碍以及各种幻觉，有时伴有自主神经和内脏功能障碍。

4. 不自主运动　几乎所有出现意识障碍的肾衰竭病人均可伴发扑翼样震颤，两侧肢体可受到不同程度的侵犯，表现为掌指关节和腕关节的快速、无节律的伸屈运动，背伸慢而掌屈快，类似鸟的飞翔动作，为代谢性脑病具有的特征性症状。其他尚可见到四肢投掷样运动、震颤麻痹综合征、手足徐动症和面部表情肌的不自主运动等，提示预后不良。

5. 头痛及脑膜刺激征　慢性肾衰竭出现尿毒症时可发生头痛，头痛与尿毒症与并发的高血压无关。有 1/3~1/4 的病人可出现脑膜刺激症状，表现为颈项强直、凯尔尼格征阳性。脑脊液压力可升高，有时可呈现淡黄色，淋巴细胞增多，蛋白轻度增加，这可能与肾衰竭存在有出血素质有关。

6. 脑神经及脑干症状　脑神经的损害呈轻微、短暂和易波动的特点。视神经的损害最为常见，表现为视力减退，视野缺损，出现暗点或偏盲，最后视力可完全丧失，发生所谓"尿毒症性黑矇"。此外还可出现眼球震颤，瞳孔缩小，复视，嗅觉减退，面肌力弱，眩晕，听力减退，吞咽乏力等其他多组脑神经受损的表现。伴有颅内压增高者还可出现视盘水肿及眼底出血，也可能出现继发性的视神经萎缩。

7. 自主神经功能障碍　急性肾衰竭可合并持久性的皮肤划纹症，足部皮肤干燥，膀胱和直肠括约肌功能障碍等。慢性肾衰竭晚期可出现唾液分泌减少，心动过速或徐缓，进食后呕吐或腹泻，皮肤苍白，体温过低等症状。

8. 其他神经症状　尿毒症时还可出现其他一些神经症状，如单瘫、偏瘫、中枢性面瘫和舌瘫以及感觉过敏、感觉异常、失语、失用和共济失调等。

四、诊断

急性或慢性肾功能不全的病人，在肾功能不全期间出现神经精神症状，其脑功能抑制与兴奋性症状混合出现，且过去无神经精神病史，应考虑肾性脑病的可能。

五、鉴别诊断

1. 高血压性脑病　肾衰竭常合并高血压，当血压急剧上升时，脑小动脉痉挛并产生脑水肿，出现颅压增高症状。检查时可见血压极度升高，视网膜动脉痉挛，脑脊液压力增高或呈血性。如未继发脑出血，脑部症状可随血压的降低而迅速恢复，不留任何后遗症。

2. 透析治疗的神经系统合并症　如平衡障碍综合征和透析性脑病。平衡障碍综合征系因透析后血液和脑组织间形成渗透压差，导致水向脑组织转移而出现急性脑水肿，表现为头痛，呕吐，意识障碍等高颅压症状。长期透析病人的脑内铝含量明显增加，从而影响体内一些重要的酶系统，并干扰钙、磷的正常代谢，从而引起透析性脑病，表现为进行性语言障碍、肌阵挛、抑郁和痴呆等精神神经症状。

3. 肝性脑病或门脉性脑病　病人有肝病或门腔静脉吻合术史，常在进食动物蛋白或服用含氨类药物及消化道出血后出现症状，实验室检查发现肾功能正常而肝功能异常，血氨增高。

4. 颅脑损伤时的肾衰竭　脑外伤、癫痫和颅内肿瘤等重度颅脑损伤可继发急性肾小管坏死，并导致肾衰竭，在病史上神经系统的病变先于肾衰竭，易于鉴别。

六、治疗

1. 透析疗法　由于肾衰竭后出现的水、电解质紊乱，代谢性产物积聚以及能量代谢障碍是引起肾性脑病的主要原因，因此采用透析疗法是治疗肾性脑病的有效措施。慢性肾功能不全病人在接受透析疗法后，多数病人的神经精神症状可渐趋稳定或逐步改善，轻者可以完全恢复。但对昏迷病人来说，因透析可以引起脑水肿或心血管功能不全，故必须慎用。另外长期透析易于发生透析性脑病，此时透析应缓慢进行或在透析液中加入适量尿素。

2. 肾移植　有时肾性脑病虽经充分透析治疗仍难以恢复或恢复缓慢，此时进行肾移植常能收到良好效果，尤其是合并恶性高血压的病人，成功的肾移植还可使血压降低。

3. 神经症状的治疗　对抽搐发作者可应用地西泮静脉注射，并同时使用长效抗癫痫药以防止复发；可以应用谷维素和 B 族维生素治疗自主神经功能障碍。

4. 一般治疗　注意纠正肾衰竭伴发的内环境紊乱，纠正低血压、低血容量和水电解质平衡失调，积极控制感染，改善中毒症状等。

（朱作权）

第四节　低血糖性脑病

低血糖性脑病（hypoglycemlc encephalopathy）是指血糖低于 2.8 mmol/L 时出现的一系列神经精神症状，包括头痛、烦躁、抽搐、嗜睡和昏迷。血糖降至 0.56 mmol/L 时可出现深昏迷。低血糖性脑病是临床昏迷的重要原因之一，必须迅速诊断，紧急处理，否则将造成脑的不可逆损伤。

一、病因

1. 器质性低血糖

（1）胰岛素分泌功能亢进：如胰岛素瘤和胰岛 B 细胞增生，造成自主分泌过多的胰岛素而引起低血糖症。

（2）胰外肿瘤：多为较大的胸、腹腔恶性肿瘤。它们能分泌胰岛素样物质，或者消耗过多的糖类，进而引起低血糖症。

（3）严重肝脏疾病：可因肝糖原分解及糖异生障碍而造成低血糖症。

（4）内分泌疾病：主要见于肾上腺糖皮质激素不足的病人。

（5）先天性糖代谢障碍：由于与糖代谢有关的酶缺乏，糖原分解或者葡萄糖生成障碍而引起低血糖症。主要包括：①糖原累积病，如Ⅰ、Ⅱ、Ⅵ、Ⅸ型可有低血糖症，儿童多见；②果糖不耐受性或半乳糖血症；③果糖 1，6 - 二磷酸酶缺乏症。

（6）自身免疫相关性低血糖症：包括自身免疫性胰岛素综合征及抗胰岛素受体抗体性低血糖症等。

（7）其他：包括严重感染，如肺炎、脓毒血。瘤渗症等情况所伴有的低血糖症；肾性糖尿以及严重营养不良等。

2. 功能性低血糖　病人无直接引起本症的器质性疾病，多为进食后胰岛 B 细胞受刺激分泌胰岛素过多而引起的低血糖症。

（1）反应性低血糖症：由自主神经功能紊乱、迷走神经兴奋性增强，使胰岛素分泌过多所致。

（2）胃切除后摄食性低血糖症：即所谓的倾倒综合征。

（3）早期非胰岛素依赖型糖尿病引起的低血糖。

3. 外源性低血糖　如口服降糖药与胰岛素使用过量等原因，尤其是由磺脲类降糖药和胰岛素引起低血糖的可能性较大。

二、病理

葡萄糖是脑部，尤其是大脑的主要能量来源，但脑细胞储存葡萄糖的能力十分有限，仅能维持数分钟脑部活动对能量的需求。所以，脑部的主要能量来源是血糖，较长时间的重度低血糖可严重损害脑组织。脑组织缺糖的早期可出现充血，多发出血性瘀斑；而后则由于脑细胞膜 Na^+ - K^+ 泵受损，Na^+ 大量进入脑细胞，继而出现脑水肿和脑组织点状坏死。晚期则发生神经细胞坏死、消失，形成脑组织软化。神经系统的各个部位对低血糖的敏感性不同，大脑皮质、海马、小脑、尾状核及苍白球最为敏感，其次是脑神经核、丘脑、丘脑下部和脑干，脊髓的敏感性较低。低血糖对大脑的损害与脑部缺血性损害相似，但又不完全相同。但重度低血糖常伴有脑组织对氧的摄取率下降，而脑对缺氧的耐受性更差，这就更加重了低血糖对脑部的损害。

三、临床表现

1. 交感神经兴奋症状　主要包括大汗、颤抖、视物模糊、饥饿、软弱无力以及紧张、面色苍白、心悸、恶心呕吐和四肢发冷等。

2. 脑部缺氧、缺糖症状　主要表现为头痛、头晕、健忘。精神失常，定向力及记忆力逐渐丧失，恐惧、慌乱、幻觉和躁狂等。可有阵挛性、舞蹈性或幼稚性动作，心动过速，瞳孔散大，锥体束征阳性等。病人可出现癫痫症状。意识蒙眬，嗜睡甚至昏迷跌倒。也可出现深度昏迷，去大脑性强直，各种反射消失，呼吸浅弱，血压下降，瞳孔缩小。如果脑组织长期处于比较严重的低血糖病态下，则病人不易恢复。病人常遗留记忆力下降，智力减退，精神失常或性格变异等表现。原因不明的特发性（功能性）低血糖症，常发生在 10 岁左右儿童。

四、辅助检查

1. 血糖　由于低血糖症可能为发作性的，故不能根据一两次血糖正常即排除本病，而应多次检查。空腹血糖及发作时血糖常更有价值。空腹血糖正常为 3.3 ~ 6.1mmol/L。

2. 血胰岛素　正常人的血胰岛素/血糖比值不应低于 0.3。血糖低于 2.8mmol/L 时，可计算此比值，血糖不高而此比值高于 0.3 则无临床意义。

3. 糖耐量试验（GTT）　空腹时于 5min 内口服葡萄糖粉 1.859/kg，总量不超过 85g，测服糖前以及服糖后 30min 和 1h、2h、3h、4h、5h 的血糖及血胰岛素水平，整个试验用时 5h，采血 7 次。

4. 脑电图　呈弥漫性慢波，癫痫发作者出现棘 - 慢波或尖 - 慢波。

5. 其他　包括血电解质测定、血气分析、肝功能、肾功能以及垂体、肾上腺皮质、甲状腺及甲状旁腺功能检查等，这些指标对了解病情的程度和引起本症的原因常很有帮助。

五、诊断

根据脑损害的临床表现、血糖检查的降低和补充葡萄糖疗效显著等特点，常可作出诊断。同时应根据既往病史、临床表现和查体以及有关的实验室检查作出病因诊断。

六、鉴别诊断

注意与眩晕、晕厥、脑血管病及癫痫和癔症等病进行鉴别。

七、治疗

1. 急症处理

（1）升糖药：可选用①葡萄糖。快速有效，为急症处理的首选制剂。轻者可口服适量葡萄糖水，重者需静脉注射 50% 葡萄糖溶液 40 ~ 100ml，需要时可重复应用至病人清醒，且常需继续静脉点滴 10% 葡萄糖溶液，将其血糖维持在较高水平（如 11mmol/L），并密切观察数小时甚至一天，以免再度陷入低血糖状态。②胰升糖素。常用剂量为 0.5 ~ 1.0mg 皮下、肌内或静脉注射。用药后病人多于数分钟内清醒，否则可重复给药。胰升糖素作用快速，但维持时间较短（一般为 1 ~ 1.5h），用药后必须让病人进食或静脉给予葡萄糖，以防低血糖症的复发。③糖皮质激素。如果病人的血糖已维持在 11mmol/L 的水平一段时间但神志仍不清者，可考虑静脉输入氢化可的松 100mg，每 4 小时 1 次，共 12h，以利病人神志的恢复。

（2）脑水肿的处理：经上述处理反应仍不佳者或昏迷状态持续时间较长者，很可能伴有较重的脑水肿，可使用 20% 的甘露醇治疗。

2. 病因治疗　及时确定病因或诱因，对有效解除低血糖状态并防止病情反复极为重要。方法包括饮食调理，避免可能引起低血糖症的食物或药物，治疗原发的肝、肾、胃肠道及内分泌疾病，切除引起低血糖症的肿瘤等。

3. 饮食调理　低血糖症病人应少量多餐，多进低糖、高蛋白和高脂饮食，以减少对胰岛素分泌的刺激作用，避免低血糖的发生。有时为了避免清晨低血糖昏迷，病人夜间亦需加餐。

（朱作权）

第五节　桥本脑病

桥本脑病（Hashimotos' encephalopathy，HE）于 1966 年首先由 Lord Brain 报道。HE 是伴有甲状腺抗体增高的脑病。在桥本甲状腺炎自身免疫形成抗甲状腺抗体，以甲状腺肿大或不同程度的甲状腺功能失调为特征。甲状腺炎的诊断须有抗甲状腺抗体的存在，其机制已清楚，但此抗体对脑病的致病机制尚不清楚。

HE 是桥本甲状腺炎发生的脑症状。它与甲状腺功能低下的黏液水肿所出现的精神神经症状不同。HE 的甲状腺功能可为正常、亢进或低下，血中抗甲状腺抗体增高为特征，给予类固醇可使病情明显好转。

一、发病机制

本病机制尚不清楚，可能有以下几种机制参与其发生：①自身免疫机制介导的血管炎引起微血管破坏导致脑水肿或者脑部血流低灌注；②抗神经元抗体或抗 α-烯醇化酶（NAE）抗体与甲状腺组织和中枢神经系统共有的抗原发生自身免疫反应而致病，抗甲状腺抗体在桥本脑病中所起的作用目前尚存在很多争议，多数学者认为其可能仅仅是自身免疫反应的一个标志物；③促甲状腺激素释放激素（TRH）的毒性效应致病；④与遗传因素有关；⑤为急性播散性脑脊髓膜炎（ADEM）的复发形式。

二、组织病理

有关 HE 的病理资料较少，病理上可有：脑实质内动静脉、毛细血管周围、脑膜血管周围尤其是静脉为中心的淋巴细胞浸润，因为考虑 HE 的病态为血管炎（Vesculitis）。病灶主要在脑干部的脑膜血管。但亦有报道 HE 无组织学改变的病例。有关 HE 的病因目前尚不清楚，考虑为对原抗原的自身抗体以抗神经抗体引起神经症状。

三、临床表现

Kothbauer-Margreiter 将其大致分为两个类型，一为伴有局部症状的卒中样发作型，一为进行性痴呆及精神症状型。临床上常常见到的表现有震颤、肌震挛、癫痫发作、锥体外系症状以及小脑失调等。

1. 意识障碍　发生频率最多，有意识水平的改变及意识内容的变化，意识水平的改变从轻度到重症，多数呈意识模糊。

2. 智能改变　可有智能低下、认知低下、记忆力低下、定向力低下。上述改变呈进行性加重或呈波动性。对于亚急性进行性痴呆患者，鉴别诊断上尤应注意。

3. 锥体外系改变　出现不随意运动多见，如肌震挛、震颤样运动等。少数出现斜视眼震挛、舞蹈病样运动、节律性肌震挛、软腭震颤和眼睑痉挛。少数病人可出现 Parkinson 样锥体外系症状。

4. 癫痫发作　出现全身痉挛较多。多数呈强直性、阵挛性发作，类似癫痫大发作，亦有呈复杂性癫痫发作。初为癫痫发作以癫痫持续状态而来急诊者亦不少见。

5. 锥体束损害　呈偏瘫或四肢瘫。少数患者还可有睡眠障碍、听觉过敏、神经痛性肌萎缩症以及脱髓鞘性周围神经病。

四、诊断

1. 脑电图　HE 脑电图呈轻度、重度广泛慢波，脑电图改变与病灶一致。除广泛慢波外，还可见三相波、癫痫波等。应用类固醇治疗后脑电图改变及临床症状均可获改善。临床症状复发时，脑电图亦出现相应的异常。Henchey 指出脑电图异常的改善较临床症状的改善为晚，大约晚 2 周。

2. 影像学

（1）CT 及 MRI：出现异常为 46%，可见有皮质和（或）皮质下改变，但为非特异性。少数报道于两侧海马、颞叶内侧呈缘系脑炎样改变、小脑病变。HE 的 MRI 改变与脑梗死、多发性脑肿瘤或肉芽肿甚至与变形病相似，有时鉴别困难。

（2）SPECT：可出现脑灌流低下及低代谢改变。

3. 脑脊液　可有蛋白轻度增加，多为 100mg/dl 以下，但亦有 300mg/dl 以上者，细胞增加占 7.4%，其他成分正常。其他全身性炎症性标记物，如血沉、C－反应蛋白、全身免疫指标如 ANA 均为正常。

4. 甲状腺功能　抗甲状腺抗体值的测定对 HE 的诊断是必不可少的检查。甲状腺功能检查多为低下或正常，少数亢进。抗甲状腺抗体以抗甲状腺过氧化酶抗体（antithyroid peroxidase，ATPO）阳性居多，其高值可由几倍到几百倍，抗甲状腺球蛋白抗体（anti－thyroid globulin，ATG）亦增高，以 ATPO 抗体增高明显。即使两者都为阳性时，ATPO 抗体值增高明显。但亦有相反的情况，即 ATG 抗体增高值较 ATPO 抗体值明显，亦有 ATPO 抗体阴性（正常）仅仅 ATG 抗体阳性者。在临床上有些病人仅做甲状腺功能的 T_3、T_4、TSH 检查，而不进行抗甲状腺抗体检查，结果会将 HE 漏掉，失去治疗的机会。

五、鉴别诊断

HE 须与较多的疾病进行鉴别。HE 发病可为急性或亚急性亦可为慢性。临床上以意识障碍、抽搐发作、肌阵挛、震颤、认知障碍为多见。对于原因不明的癫痫或癫痫状态，脑电图上弥漫性慢波为主时要想到 HE 的可能性。要与各种中毒、代谢性疾病、感染性疾病鉴别。当脑电图上出现三相波时要与肝疾病、肾疾病鉴别。如出现缓解复发的病程要与多发性硬化症鉴别。MRI 出现两侧海马、颞叶内侧改变时，要与非疱疹性边缘叶脑炎鉴别。临床上怀疑为边缘叶脑炎时，要警惕 HE 的可能性。最为重要的鉴别疾病是与 Creutfeldt－Jakob 病

（CJD）的鉴别。因为 CJD 的临床症状（痴呆、肌阵挛、精神症状、小脑失调），有时与 HE 极为相似，须认真区别。曾有报道 HE 病人的脑活检可见有 CJD 时的海绵状白质改变，甚而亦可出现 CSF 中 14 – 3 – 3 蛋白阳性者，但大多数 HE 为阴性。应该强调的是 CJD 是无法医治的预后不良疾病，而 HE 是可以治疗并能康复的疾病，因此两者的鉴别关系到病人的预后命运问题，临床医生要充分注意。

HE 亦可发生在儿童，十几岁的儿童为高发期，故儿科医师亦应有充分认识的必要。此时要与线粒体脑肌病特别是呈卒中样发病的 MELAS 进行鉴别。甲状腺功能检查多数只查 T_3、T_4、TSH，看来这是不够的，当怀疑为 HE 时一定要查抗甲状腺抗体，尤其是 ATPO 的检查。

对甲状腺的超声波检查观察是否有甲状腺低回声改变可作为参考。

六、治疗

HE 经过类固醇治疗后，临床症状在几天或几周内迅速好转，但多数（55%）停用类固醇后又复发，再用类固醇症状又可缓解。亦有自然缓解的病例。亦可应用其他免疫抑制药如环磷酰胺、硫唑嘌呤等，亦可应用免疫球蛋白、血浆交换疗法。常用的治疗方案为：急性或亚急性发作时，可采用大剂量糖皮质激素的冲击疗法，如口服泼尼松 50～150mg/d，连用 10～15d 或静脉应用甲泼尼龙 1g/d，连用 3～7d，之后根据临床反应情况在 6 个月至 2 年内逐渐减少泼尼松用量直至维持量或停用，以预防复发。对于反复复发、单用泼尼松无效及为避免不良反应需减少泼尼松用量的患者，可联合应用免疫抑制药、周期性静脉输注免疫球蛋白或血浆置换疗法。

（朱作权）

第十四章

高血压脑病

一、概述

高血压脑病（hypertensive encephalopathy）是一组急性神经系统综合征，表现为血压急骤剧烈地上升伴发中枢神经系统症状，如头痛、抽搐发作、视觉障碍、精神症状及意识改变等。本病可继发于各种原因引起的高血压，如原发性或恶性高血压、急性或慢性肾小球肾炎、子痫或先兆子痫、急性毒血症、铅中毒、库欣综合征、嗜铬细胞瘤、醛固酮增高症等。需要注意的是，使用氨茶碱或去氧肾上腺素等药物及吸食可卡因等毒品也有可能诱发本病。

如能及时有效控制血压，本病的预后一般较好，但如果治疗不及时，脑水肿和颅内压增高将继续加重，势必导致脑的不可逆转性损害，患者将出现持久性神经功能缺损，甚至可能危及生命。磁共振检查本综合征最常见的相关改变为主要累及双侧大脑后部白质的脑水肿，尤以顶枕叶更为常见，此种改变一般为可逆性。近年来，具有这一影像学特征的病变被统一描述为可逆性后部白质脑病综合征（reversible posterior leukoencephalopathy syndrome，RPLS）。绝大多数 RPLS 的患者都有动脉压急剧上升的临床经过，提示高血压脑病可视为 RPLS 的一部分。

二、病机制

高血压脑病的确切机制尚不明确，现存在两种不同假说：较早提出的脑血管过度调节或脑小动脉痉挛学说认为：动脉压骤然升高，脑小动脉痉挛，使流入脑毛细血管的血流量减少，导致脑缺血，毛细血管渗透性增高和破裂；而后来提出的脑血管自动调节崩溃学说则认为：严重的高血压突破了脑血管自动调节极限，导致过灌流和脑水肿。后者目前获得了较多认同，本节主要对这一理论进行说明。

Strandgaard 和 Paulson 的系列研究阐释了脑血流量的自动调节机制。通过在不同血压下测定脑血流量获得如下曲线（图 14-1）。在血压波动的正常范围内，通过交感神经对脑内主要阻力血管（主要为直径在 30~300 μm 的微动脉）张力进行调节，血压上升时脑血管在内皮细胞释放的内皮素和血栓素 A_2 等的作用下收缩，而在血压下降时脑血管在内皮细胞释放的内皮源性舒张因子和一氧化氮等的作用下扩张，从而使脑血流量保持稳定。正常血压者平均动脉压波动于 60~120mmHg 之间时脑血流量基本稳定；而慢性高血压患者由于动脉壁的硬化增厚，曲线右移，当平均动脉压波动于 110~180mmHg 之间时脑血流量保持稳定。但当平均动脉压超过界限值时，自动调节功能崩溃，原本紧张收缩的脑血管因无法承受压力而突然扩张。起初主要发生于一些肌层薄弱的血管，呈现节段性特征；继而脑血管弥漫扩张，导致脑血液过灌注、血管通透性增加、点状出血及脑组织水肿，从而出现高血压脑病的临床表现。

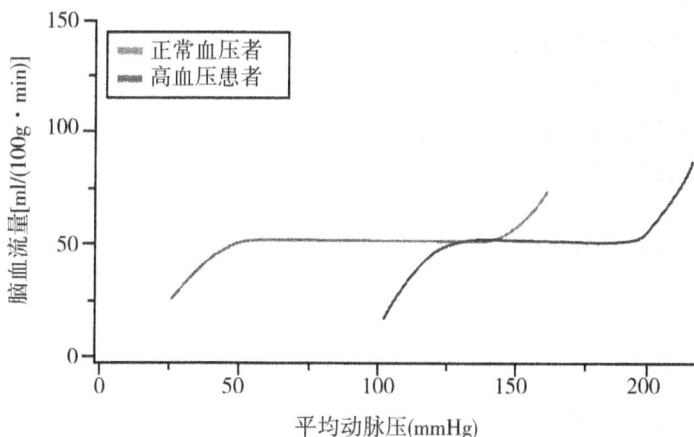

图 14-1 脑血流量自动调节机制示意图

还应指出的是，交感性刺激和慢性高血压对血管壁张力的影响等因素可以使血流量自动调节的血压上限上调约 30mmHg。由于大脑前部的血管上交感神经末梢分布密度大于大脑后部，故大脑前部对骤然升高的血压的耐受情况较后部好，所以脑水肿以大脑后部为著，影像学改变也主要集中于大脑后部。而慢性高血压的影响如图中所示，曲线的右移可以解释为什么一些原本血压正常的患者可能在平均动脉压急剧上升（如患急性肾小球肾炎的儿童或子痫或先兆子痫的年轻妇女）高于 120mmHg（如 140/80mmHg >时即发生高血压性脑病，而慢性高血压病的患者则往往在平均动脉压迅速上升高于 180mmHg（如 220/110mmHg）时才会发病。

脑血管自动调节崩溃学说的主要支持证据是：①高血压脑病患者中，中、重度高血压占 50%~70%；②经及时治疗，症状可以在数小时、数天或数周内明显缓解，支持病变性质为水肿；③虽未见大型的临床序列报道，但小样本临床研究应用[99m]Tc-HMPAO 进行 SPECT 扫描证实局部脑血液过灌注。过灌流理论遇到的主要质疑，也就是血管痉挛缺血理论的主要支持点为：①一些患者仅表现为轻度的血压升高，特别是部分子痫、感染、脏器功能衰竭及器官移植的患者发病时血压未超过临界值；②一些临床队列研究指出，在出现高血压脑病的子痫患者中，[99m]Tc-HMPAO 进行 SPECT 扫描证实分水岭区血流低灌注，而磁共振灌注成像提示大脑后部低灌注；③CTA 和 MRA 均证实局部血管收缩、扩张，呈串珠样改变，甚至出现血管截断征。上述理论冲突的焦点提示了进行深入、系统、大样本临床研究的必要性。

三、病理

本病的大体病理表现如下：大部分病例脑外观基本正常，但一些病例可见脑肿胀或不同体积的脑实质内出血及蛛网膜下腔出血表现。个别病例可见到因脑组织高度肿胀和颅后窝高压形成的小脑扁桃体压迹。镜下观察组织活检和尸检标本可见：急性期主要表现为与磁共振弥散成像所示范围基本一致的血管源性水肿。并可在组织间看到活化或反应性的星形胶质细胞、散在的巨噬细胞和淋巴细胞。组织内一般很少出现炎性及缺血性改变，神经元损伤少见。晚期的活检表现主要为皮质的层状坏死、广泛分布的皮质和白质点状出血、神经元缺氧损害和髓鞘脱失等缺血性改变。病变分布以幕上为主，部分病例可见脑干和小脑的受累。在晚期活检标本上可见急性和慢性的血管损伤，表现为内膜增厚及夹层、血管节段性缩窄、血栓机化，可见小动脉壁及毛细血管壁纤维素样坏死。肾脏活检也可见类似的血管改变、典型的增生性动脉粥样硬化性改变和急进性肾小球退化。

事实上，最早将高血压脑病归因于血管痉挛的 Volhard 正是基于病理发现的血管节段性缩窄和腔内血栓形成等改变提出了假说。但进一步的观察发现，与过度收缩相比，更多的小动脉呈现出超过其适应范围的过度扩张的表现，这一改变可能与血管壁的坏死相关；而本病严重的脑水肿也主要与内皮细胞主动的胞吐作用有关，而不是水分在高压下简单被动地漏出血管。

四、临床表现

高血压脑病可以视为发生于脑部的高血压危象，其临床表现主要与脑水肿、颅内压增高和局灶性脑实质损害相关。

主要临床症状和体征如下：

1. 起病形式　起病急骤，进展迅速，中年发病为主。

2. 血压升高　起病前均有血压突然升高过程，既往慢性高血压患者往往在起病前血压进一步升高，舒张压可达 120mmHg（16kPa）以上，平均动脉压常在 150～200mmHg（20.0～26.7kPa）之间。但少数患者，特别是子痫、重症感染、脏器功能衰竭和有器官移植史的患者血压可能仅有轻度升高。

3. 颅内压升高　患者表现为剧烈头痛、恶心、喷射性呕吐、烦躁不安等，继之出现视物模糊、黑矇、视力障碍甚至失明等。部分患者可出现心动过缓（有时为心动过速）、阵发性呼吸困难或减慢等脑干受累表现。部分患者可出现颈项强直。眼底检查对明确诊断最有价值。几乎所有患者都会出现视网膜小动脉痉挛，视盘水肿、眼底火焰状出血和渗出也较常见。

4. 意识障碍　患者可表现为嗜睡甚至昏迷，谵妄和其他精神症状亦有发生。

5. 癫痫发作　患者可出现全身性或限局性发作，甚至可以出现癫痫连续状态。

6. 局灶性神经功能缺损　高血压脑病所致的血管源性脑损害多以密集成簇的多个较小梗死或点状出血常见，故临床表现多较轻微，常表现为轻偏瘫、失语症和快速进展的视力障碍。症状多为暂时性，如果持续不缓解或进行性加重，则往往提示可能出现了继发于高血压的较大范围的脑出血或脑梗死。查体可见局灶性神经功能缺损的体征。

7. 其他系统损害　可伴发与高血压相关的肾脏和心脏病变。

8. 预后　如治疗及时，大部分患者临床表现可逆。

五、实验室检查

腰穿可见清澈透明的脑脊液，压力可正常或升高，蛋白也可能出现轻度升高，个别病例可高于 1.0g/L，但一般无白细胞增多表现。如患者出现蛛网膜下腔出血，则脑脊液可呈现血性。如已明确诊断，腰穿检查应禁忌。脑电图可见以枕叶为主的弥散性慢波和（或）痫性放电。应注意患者的血液检查，可能及时发现肾脏功能改变。

六、影像学检查

1. **典型表现** 高血压脑病典型的颅脑 CT 表现为以累及双侧大脑半球后部白质为主的基本对称的低密度影，可能伴有脑组织肿胀表现。磁共振扫描可见相应的以大脑后部白质为主分布的 T_1 序列低信号、T_2 序列高信号的改变（图 14－2），有时可见点状出血。有研究表明上升较缓和的高血压过程主要引起幕上白质的水肿；而更为急骤凶险的血压上升可导致幕上广泛水肿，并可累及基底节和幕下结构，包括脑干和小脑。这些患者的平均动脉压往往超过 150mmHg。CT 与 MRI 显示以大脑后部白质为主的改变常被误认为大面积脑梗死或脱髓鞘，但复查发现上述改变可以在数周内恢复正常，这一特征性演变过程可与其他疾病引起的白质改变相鉴别。另外，白质的信号异常是水含量增加的结果，与颅脑创伤、肿瘤或脑卒中所致的水肿不同，无占位效应或很轻微，且无沿着胼胝体等白质传导束流注的倾向。子痫或先兆子痫的患者磁共振改变尤为突出，可能与妊娠妇女血浆中胎盘产生的某些生长因子，如抗血管生成蛋白 endoglin 的水平升高有关。本病以大脑后部白质受累为主的影像学特征提示：高血压脑病是 RPLS 的原因之一。

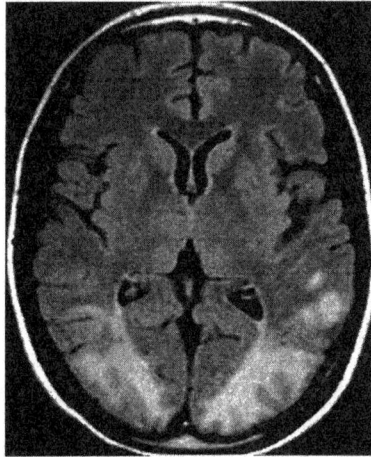

图 14－2 高血压脑病的磁共振表现

2. **血管成像** MRA 或 CTA 等血管成像可见脑动脉节段性痉挛，呈现串珠样改变，甚至可见小动脉闭塞。晚期脑动脉可能出现弥漫性扩张。如及时治疗，上述改变可逆，这是本病与脑动脉炎及动脉粥样硬化等所致的动脉狭窄相鉴别的重要依据。

3. **其他表现** 部分病例还可见到不同体积的脑出血和少量蛛网膜下腔出血（影像学表现轻于与脉瘤破裂所致的蛛网膜下腔出血）表现。另外还可在分水岭区出现弥散分布的小梗死灶。个别病例可表现为严重的脑干受累而不伴明显的枕叶改变。这些患者发病年龄较轻（多为 40～50 岁之间），均可检出高血压的视网膜改变和肾功能障碍，血浆肾素活性明显增强，提示交感过度激活，且肾素的升高还可导致血管通透性的改变。对于仅见脑干受累的病例应注意与脑桥中央髓鞘溶解综合征、急性播散性脑脊髓炎、脑干梗死、脑干神经胶质瘤和感染性脑炎相鉴别。

七、诊断与鉴别诊断

本病主要表现为突发急骤的血压升高、高颅压和神经系统功能缺损。应注意与缺血性或出血性脑血管病、蛛网膜下腔出血、脑膜脑炎、脑肿瘤及代谢因素所致的昏迷等疾病相鉴别。

影像学改变和及时治疗后大部分病例的可逆性临床经过是本病的重要特征，也是与其他疾病鉴别的主要依据。

八、治疗

高血压脑病病情凶险，以脑部损害最为突出，必须及时抢救治疗。凡高血压者有血压急剧升高伴剧烈头痛，甚至有意识和神志改变者，均应立即到医院急救治疗。迅速将血压控制在安全范围、防止或减轻脑组织水肿与损伤是治疗的关键。此外在治疗过程中应避免血压下降过度而使脑、心、肾的血液灌注发生障碍导致器官功能损害。

（一）迅速降低血压

高血压脑病属神经科和内科急症，如不及时治疗，患者往往迅速进展为昏迷，并可能在数小时内死亡。必须对患者进行快速降压处置。迅速使血压下降30% ~ 40%即可逆转血管痉挛，将血压降至正常水平并不适合作为近期的目标。血压降低应保证平均动脉压不低于100mmHg，一般以舒张压降至110 ~ 120mmHg为宜。因为对于一个血压控制不良的患者，其自动调节水平也相应升高，所以在仍然较高的平均动脉压水平上即可发生因低灌注所致的脑缺血、脑梗死、心肌梗死、急性肾衰竭和胎儿窘迫等，甚至可能致死。危险解除后，方可在数天内将血压降至正常水平。急性期治疗以静脉给药为主，使用口服或非静脉给予的药物因不易控制药物吸收率及起效时间，有可能导致血压过度下降从而引起不可逆性的分水岭区脑缺血，使用中必须密切观察。急性期治疗后应给予长效的降压药物，如ACEI类药物及缓释或控释的钙离子拮抗剂，以防血压反弹。

1. 血管扩张剂

（1）硝普钠：目前推荐的急性期处置仍以静脉滴注硝普钠为首选，初始剂量为0.25 ~ 1.0μg/（kg·min），平均有效剂量为3.0μg/（kg·min），或按血压调节滴速，最大剂量不超过10.0μg/（kg·min），在1小时内使平均动脉压下降25%或使患者的舒张压降至110mmHg。需要注意的是：①硝普钠直接作用于阻力血管和容量血管的平滑肌，作用强、起效快、持续时间短，老年患者可能对其格外敏感，故静脉给药时应在重症监护病房实行密切的血压监护，有条件的医院推荐采用动脉内置管测压；②静脉滴注中患者应保持平卧，以避免体位性低血压反应；③硝普钠可扩张脑血管，可能因增加脑血流量进而加重高颅压；④硝普钠代谢为硫氰酸盐和氰化物，在肾脏清除缓慢，如有肾衰竭或用药时间过长情况时，可能导致蓄积中毒，出现乏力、缺氧、恶心、耳鸣、肌肉痉挛、定向力障碍和精神症状等，此外还可能导致甲状腺功能减退和高铁血红蛋白血症，故其连续用药时间不应超过3天；⑤硝普钠在紫外线下不稳定，故溶液应新鲜配制，留置不超过4小时，且需避光静脉滴注。硝普钠的主要副作用为动脉过度扩张导致低血压和脑组织低灌注，此外其代谢产物硫氰酸对胎儿的甲状腺可能有潜在危险，故禁忌应用于妊娠妇女。

（2）肼屈嗪：如情况紧急或因受条件所限不能应用静脉输液时，可选用本药肌内注射或静脉推注，初始剂量为 5mg 静推，随后可采用 5mg 或 10mg，每 20 分钟可重复给药一次，直至血压降至预定目标。主要副作用为反射性心动过速，可诱发冠心病患者的心绞痛；还可引起面潮红、恶心和头痛。本药过去曾广泛用于妊娠期高血压疾病的治疗，但近期研究发现其效果不及拉贝洛尔和尼卡地平。

（3）硝酸甘油：在正常剂量下对动脉张力影响甚微，主要以扩张静脉为主。其应用仅限于心肌缺血及肺水肿的患者。

2. β 受体阻滞剂

（1）拉贝洛尔：选择性 α_1 受体和非选择性 β 受体阻滞剂，降压迅速可靠，无反射性心动过速、心排出量下降和影响脑血流量和肾脏功能等严重副作用，可口服或静点给药。静脉给药初始剂量为 20mg，2 分钟以上缓慢静推；如血压变化不明显，可每 10 分钟给药 1 次，剂量为 20mg、40mg 或 80mg，总量不超过 300mg。负荷剂量后，应以 1~2mg/min 的速度静脉滴注。拉贝洛尔禁用于伴有充血性心力衰竭、心脏传导阻滞和哮喘的患者，也禁用于继发嗜铬细胞瘤的高血压脑病患者，因其可导致反常性血压升高。本药 5~10 分钟起效，30 分钟达最大效果。静脉给药的主要副作用为体位性低血压反应，故患者应保持仰卧位数小时。静脉给药血压达到预期目标后可改为口服给药。当需延长治疗时间时，本药可作为硝普钠的替换药物，而对于有主动脉夹层或心肌缺血的患者，拉贝洛尔应作用首选药物。

（2）艾司洛尔：超短效、选择性 β_1 受体阻滞剂，一般情况下对血压影响较小，但可有效控制硝普钠等血管扩张剂导致的反射性心动过速。其禁忌证及副作用与拉贝洛尔相似，其他副作用包括溶液外渗可导致软组织坏死、选择小静脉输液可致血栓性静脉炎。

3. α 受体阻滞剂

（1）酚妥拉明：主要用于由儿茶酚胺引起的高血压危象，如嗜铬细胞瘤、单胺氧化酶抑制剂（MAOI）危象、突然停用可乐定和可卡因过量等。一般采取 1~5mg 静脉团注，也可以 5~10μg/（kg·min）的速度静脉滴注给药。即刻起效，持续约 15 分钟。血压控制稳定后可改为酚苄明口服给药。副作用主要为反射性心动过速。

（2）乌拉地尔：近年国内使用也较多，其为 α_1 受体阻滞剂及较弱的 β 受体阻滞剂，可兴奋中枢 5-羟色胺受体，抑制中枢性交感张力。用于儿茶酚胺过多所致的高血压，也可用于围术期高血压危象及伴有充血性心力衰竭、肾功能不全及前列腺肥大的患者。紧急降压时，缓慢静注 10~50mg，一般 5 分钟后即可显效。如不理想，可在 10~15 分钟重复给药。推荐初始速度为 0.5~1.5mg/min，维持速度平均为 9mg/h。也可用缓释胶囊口服维持，以每次 60mg，2 次/天开始，酌情加量，一般用药期限不超过 7 天。不良反应主要为一过性头痛、头晕、出汗、坐立不安、疲惫、胸骨后压迫感及呼吸困难。若用药过量可致严重低血压。禁用于主动脉峡部狭窄或动静脉分流的患者。

4. 钙离子拮抗剂

（1）尼卡地平：二氢吡啶类钙通道阻滞剂。目前的临床研究证实其可安全应用于妊娠妇女，而在治疗术后和恶性高血压方面优于硝普钠。用法为初始剂量 5mg/h，每 15 分钟上调滴速，直至达到稳定降压，最大剂量不超过 15mg/h。本药 5~15 分钟起效，持续作用时间可达 4~6 小时，急性期度过后可改为口服剂型。尼卡地平主要经肝脏代谢，应用于肝硬化的患者宜慎重。本药还可导致肾小球滤过率的下降，应用于左心衰的患者时也应慎重。其他副作用包括头痛、面潮红和心动过速等。

（2）硝苯地平：尽管短效的硝苯地平 10 ~ 20mg 舌下含服过去曾广泛用于治疗本病，但随着有关其严重副作用，如不可控制的低血压和交感释放反应等临床报告的增加，目前已禁忌将其应用于急性高血压的治疗。

5. ACEI 类药物　依那普利治疗高血压急症已完成了一些较小样本的临床研究。急性期剂量为 0.625 ~ 5mg 团注，最大效应一般出现于 15 分钟后，但也可能延至数小时后。有关其副作用的研究尚不全面，有报道指出其可能引起血压骤降，并可引起自发性血管源性水肿、咳嗽和肾衰竭。依那普利禁用于有双侧肾血管病变患者和妊娠前三个月的妊娠妇女。

6. 其他药物　子痫或先兆子痫的妊娠妇女可以给予硫酸镁静点减轻动脉痉挛，用法为 25% 硫酸镁注射液 10ml，深部肌注或用 5% 葡萄糖 20ml 稀释后缓慢静注。利血平起效慢而平稳，适于快速降压后维持血压时应用，用法为 1 ~ 2mg 肌注，1 ~ 2 次/天。

（二）降低颅内压，减轻脑水肿

如患者已出现脑水肿和高颅压征象，可给予高渗性脱水药和利尿剂，也可应用地塞米松（4 ~ 6mg，每 6 小时 1 次，静脉给药），但其效果目前尚缺乏系统研究。

（三）控制癫痫

如患者同时有癫痫发作，可给予地西泮或劳拉西泮静脉滴注。

（四）病因治疗及其他高血压靶器官保护

症状控制后，妊娠毒血症者应引产，有急、慢性肾炎、急性毒血症、铅中毒、库欣综合征等患者应针对性治疗，并应注意纠正肾功能损害、治疗心绞痛、心肌缺血、充血性心衰、恶性心律失常、肺水肿及主动脉夹层动脉瘤等靶器官损害。

九、预后

及时治疗控制血压，高血压脑病的临床表现基本可逆，预后良好。但如治疗不及时或处置不得当，可能导致永久性的神经功能缺损，甚至死亡。

十、预防

早期系统治疗高血压病，及时识别处理由急性肾小球肾炎或先兆子痫等所致的血压升高，避免过度劳累和精神刺激将有助于降低高血压脑病的发生。

（朱作权）

第十五章

神经系统疾病的护理常规

第一节　癫痫的护理常规

癫痫（epilepsy）是大脑神经元突发性异常放电，导致短暂的大脑功能障碍的一种慢性脑部疾病，具有突然发作、反复发作的特点，临床上表现为运动、感觉、意识、行为和自主神经等不同程度的障碍，可为一种或同时几种表现发作。癫痫是神经系统最常见的疾病之一，人群发病率为 50~70/10 万，年患病率约 0.5%。

（一）常见病因

1. 原发性癫痫　主要由遗传因素所致，可为单基因或多基因遗传，药物治疗效果较好。

2. 继发性癫痫　病因比较复杂，主要由各种原因的脑外伤所致，遗传也可能起一定的作用，药物疗效较差。

（二）临床表现

1. 全身强直 - 阵挛发作（大发作）　突然意识丧失，继之先强直后阵挛性痉挛。常伴尖叫、面色发绀、尿失禁、舌咬伤、口吐白沫或血沫、瞳孔散大。持续数十秒或数分钟后痉挛发作自然停止，进入昏睡状态。醒后有短时间的头昏、烦躁、疲乏，对发作过程不能回忆。若发作持续不断，一直处于昏迷状态者称大发作持续状态，常危及生命。

2. 失神发作（小发作）　突发性精神活动中断、意识丧失，可伴肌阵挛或自动症。一次发作数秒至十余秒。脑电图出现每秒钟 3 次棘慢波或尖慢波综合。

3. 单纯部分性发作　某一局部或一侧肢体的强直、阵挛性发作，或感觉异常发作，历时短暂，意识清楚。若发作范围沿运动区扩及其他肢体或全身时可伴意识丧失，称杰克森发作（Jack）。发作后患肢可有暂时性瘫痪，称 Todd 麻痹。

（三）辅助检查

1. 脑电图、脑电地形图、动态脑电图监测，可见明确病理波、棘波、尖波、棘 - 慢波或尖 - 慢波。

2. 脑 CT、MRI、MRA、DSA 等检查，可发现相应的病灶。

（四）治疗原则

1. 病因治疗　如低血糖、低血钙等代谢紊乱需要加以调整；颅内占位性病变首选手术治疗，但术后瘢痕或残余病灶仍可使半数患者继续发作，故还需要药物治疗。

2. 对症治疗

（1）根据发作形式、频率、发病时间先选一种药物，从低剂量开始，逐渐加量，并按发作情况调节剂量、次数及时间，直到发作控制。

（2）若一种药物不能控制发作，一般应观察2个月方可改用另一种药。如有两种类型发作，也可同时用两种药物。合并用药不宜超过三种。

（3）更换药物时应先加新药，再逐渐减少原来的药物。两药重叠应用1个月左右。应避免突然停药，以免导致癫痫持续发作。

（4）定期血药浓度监测。

（5）控制症状后一般应维持用药2年。

（6）女病人妊娠头3个月宜减量，以防畸胎。

（7）抗癫痫药的选择，主要取决于癫痫类型。

3. 癫痫持续状态的治疗

（1）迅速控制发作，是治疗的关键，可选用地西泮。地西泮是最有效的首选药物，成人10～20mg，小儿0.25～1mg/kg，缓慢静脉注射至抽搐停止。

（2）处理并发症：利尿脱水减轻脑水肿，可给予20%甘露醇静脉滴注；保持呼吸道通畅，给氧，必要时气管插管或切开；高热可给予物理降温；保持水、电解质平衡，纠正酸中毒等。

（五）护理

1. 评估

（1）评估主观资料

1）现病史，如首次发作时间、地点、诱因，每次发作的前驱症状、频率、时间、场所；发作先兆，发作时意识状态、抽搐、摔倒情况及痉挛部位，有无口腔分泌物、小便失禁、发绀等。发作起止时间、发作时及发作后的精神躯体情况等；发作间歇期的精神状态，如性格改变、怪异的感知、智能损害、情绪改变、不良行为等。

2）既往史，如外伤史、冲动行为史、自杀自伤史；可能受伤的危险性；对自身所处环境的认识；对癫痫的防护知识。

3）治疗情况。

4）继发性癫痫的相关病史，如脑病、脑缺氧、高热等；心源性脑缺血；全身感染、内分泌或代谢障碍性疾病、中毒等。

（2）评估客观资料

1）查体：生命体征、意识状态、瞳孔大小及对光反应、心肺体征、肢体运动情况、脑膜刺激征、神经反射。

2）认知障碍，如错觉、幻觉或片断妄想。

3）情感障碍，如激动、易激惹、自控力缺损。

4）实验室检查，如EEG报告是否异常等。

2. 护理要点及措施

（1）安全护理和生活护理：①提供安全的环境，备好牙垫、舌钳及床栏等；协助病人确认现实环境，指导使用避免伤害的方法，如有发作先兆时，急避危险地点或请护士帮助；

平时应取出口腔中的活动义齿。②安排有规律的作息生活，参加适宜的作业劳动和文化、娱乐、体育活动，以促进人际交往，调节情绪，避免焦虑、孤独、退缩等。

（2）心理护理：①对人格改变者，在关心、理解的基础上，予以耐心帮助，使其认识自身不足，鼓励其纠正。可作行为疗法，对其点滴改进及时肯定。②帮助病人消除心理负担，正确对待疾病，配合治疗。

（3）专科护理

1）密切观察病情变化，及时发现发作先兆，尽早采取防范措施。

2）抽搐发作时保证呼吸通畅，让病人就地平卧，松开衣服和领口，头转向一侧，用纱布包裹压舌板放于上、下臼齿之间（如来不及，可用手紧托病人下颌，使口紧闭），以免咬伤舌头。抽搐时切勿用力按压病人肢体，以防骨折。注射药物时针头外留1/3。

3）抽搐停止后病人侧卧，以免吸入分泌物或胃内容物；用吸引器吸引口鼻腔分泌物及呕吐物，取出口中的活动义齿；加强皮肤护理，注意保护易受损伤的关节；如抽搐停止，意识恢复过程中发生兴奋躁动，应有专人守护，并设床档；持续吸氧。

4）持续癫痫发作：立即报告医师组织抢救；给氧，随时吸痰，保持气道通畅；建立静脉通道；遵医嘱使用抗癫痫药和其他对症或对因药物；密切观察生命体征及病情变化，做好护理记录；落实各项安全措施，避免亮光和声响刺激；预防感染和各类并发症。

5）密切观察发作情况并作记录，包括生命体征、意识状态、瞳孔反应、神经系统反射；癫痫发作的形态、类型、抽搐部位、程度，有无大小便失禁等；发作起止时间，清醒时间；发作时有无受伤及发作后病人的感觉等。

6）对精神运动性发作、意识蒙眬或频繁癫痫发作者，应立即报告医师并迅速移开周围物品；保护病人；按医嘱予以肌内注射抗癫痫药物；密切观察直至清醒。

7）注意冲动行为和自杀、自伤行为的防范，如移开危险物品，密切观察病人情绪变化；要以和蔼的态度接纳病人，避免刺激性言语对病人的激惹；对谵妄、冲动的病人或受幻觉支配冲动的病人，并保护他人安全。

8）如有精神病性症状（幻觉、妄想等），可采取转移注意力暂时中断妄想思维的方法，帮助病人回到现实中来，并要根据幻觉、妄想的内容，预防各种意外。

3. 健康教育

（1）告诉患者癫痫是可治性疾病，大多预后良好。

（2）宣教防治癫痫的知识，使其了解发生抽搐的可能性及抽搐对人体的危害，取得他们的配合，按时按量用药。教会家属观察抽搐先兆、发作时防止窒息和外伤的方法，以及发作后护理。

（3）向病人介绍自我保健的方法：必须按医嘱服药，不能擅自减药或停药；生活作息有规律，保证睡眠充足；不吸烟、不喝酒、不吃刺激性食物；进食不宜过饱或过饥；避免在强光下活动；参加适宜的工作和社交活动，避免紧张和过度疲劳；遇到紧急事件应保持心态平衡或寻找知己和亲人倾诉。

（4）让病人重视工作和活动场所的安全，切忌参加登高、游泳、驾驶等活动，不在河边、火炉旁、高压电器及无防护设施的机器旁作业或活动，以免癫痫发作导致意外。

（5）告知患者随身携带个人资料，写明姓名、地址、病史、联系电话等，以备癫痫发作时及时了解和联系。

(6) 告知家属可能发生的意外（自伤、伤人、行为紊乱、毁物等），并交代防范措施。

（朱作权）

第二节　帕金森病的护理常规

帕金森病（PD）又称震颤麻痹，是一种较常见的椎体外系统病，以静止性震颤、肌强直、运动迟缓和姿势步态异常为主要临床特征。为黑质和黑质纹状体系统变性的一种慢性疾病。多发生于 50 岁以上的中老年人，男性多见。起病缓慢，呈进行性发展。

一、护理评估

(1) 了解起病情况：时间和形式。有无肢体颤动、精细动作能否完成，有无肌强直，运动迟缓，姿势步态异常。

(2) 进食及营养状况，生活自理能力。

(3) 有无抑郁、自卑、恐惧等异常心理。

(4) 有无外伤、压疮、感染等并发症的发生。

(5) 各项检查结果。PET 或 SPECT 与特定的放射性核素检测等。

(6) 药物治疗效果及副作用。

(7) 有无压疮、肺部感染、便秘等并发症。

二、护理问题

(1) 躯体移动障碍。

(2) 吞咽困难。

(3) 便秘。

(4) 认知功能障碍。

(5) 潜在并发症。肺部感染、压疮、外伤。

(6) 健康知识缺乏。

三、护理措施

（一）一般护理

(1) 提供适量优质蛋白、高热量、低胆固醇、低盐、低脂、高维生素、易消化软食，可少食多餐。鼓励患者多吃新鲜蔬菜和水果，多饮水，保持大便通畅。由于高蛋白饮食会影响左旋多巴的疗效，不宜过多进食蛋白质。

(2) 保持环境整洁，避免精神刺激，以免加重震颤。房间内设施以利于患者活动且保障患者安全为原则进行家具安置，将日常所用物品放在患者伸手可及之处，必要时为患者配备手杖、走廊扶手。

(3) 测试体温时需在有人辅助下进行腋下测温，禁止测口温。

(4) 鼓励患者表达得病后的内心感受，给予关注和倾听，做好疏导工作，鼓励患者自我护理。

(5) 协助生活不能自理者，做好皮肤、口腔、排泄等基础护理。

（二）症状护理

（1）鼓励患者多进行主动运动和腹肌运动，如腹式呼吸，促进肠蠕动，必要时给予开塞露等通便药物。

（2）进食、吞咽困难者应在饮食时保持坐位或半卧位，给予患者充足的时间咀嚼、吞咽。咀嚼及吞咽功能障碍者应选用稀粥、面片等小块食物或黏稠不宜反流的食物，指导患者少量分次吞咽；进食困难、饮水呛咳者应及时给予鼻饲饮食。

（3）做各项检查应有专人陪护，轻者可下床活动，严重震颤麻痹和肌张力增高者应卧床休息，病床应加床档。移开环境中的障碍物，注意患者在活动和行走时的安全。对有抑郁、幻觉的患者要注意防止意外，防止自杀。对痴呆患者防止走失。

（4）遵医嘱正确应用药物，观察药物疗效及不良反应。左旋多巴制剂会有食欲减退、恶心、呕吐、腹痛、体位性低血压、失眠等不良反应；抗胆碱能药物常见不良反应为口干、眼花、少汗、便秘、排尿困难等，青光眼及前列腺肥大者禁用；金刚烷胺的副作用有口渴、失眠、食欲减退、脚踝水肿、视力障碍、心悸、精神症状等，有严重肾病者禁用；多巴胺受体激动剂常见不良反应有消化道症状、头晕、乏力、皮肤瘙痒、便秘等，剂量过大时可有精神症状、体位性低血压等，服用时应从小剂量开始，逐步增加至维持量。

（5）卧床患者应鼓励翻身，做主、被动运动，防止关节固定、压疮及坠积性肺炎，按气候增减衣服。

四、护理评价

（1）生活自理能力能否达到自理或部分自理。

（2）语言沟通能力有无改善。

（3）能否营养合理，有无便秘发生。

五、健康教育

（1）注意营养，宜食低脂、低蛋白饮食。预防感冒。

（2）指导患者正确服药，不得随意增减药量或停药，指导患者学会观察药物的副作用。

（3）指导患者进行运动、身体姿势、步态、语言等日常功能训练。

（4）定期门诊复查。

（朱作权）

第三节　重症肌无力的护理常规

重症肌无力（mysasthenia gravis，MG）是累及神经–肌肉接头（neuromuscular junction，MG）处突触膜上乙酰胆碱受体（acetyboby，choline receptor，AchR）的，主要由乙酰胆碱受体抗体介导、细胞免疫依赖、补体参与的自身免疫性疾病。临床特征为部分或全身骨骼肌易于疲劳，具有活动后加重、休息后减轻和晨轻暮重等特点。

一、常见病因

重症肌无力是人类疾病中发病原因研究得最清楚、最具代表性的自身免疫性疾病。胸腺是激活和维持重症肌无力自身免疫反应的重要因素，某些遗传及环境因素也与重症肌无力的发病机制密切相关。

二、临床表现

1. 各种年龄组均发生，男女性别比约 1∶2。

2. 起病急缓不一，多隐袭，首发症状为一侧或双侧眼外肌麻痹，如眼睑下垂、斜视和复视，重者眼球运动明显受限，甚至眼球固定，但瞳孔括约肌一般不受累。

3. 主要表现为骨骼肌异常，易于疲劳，往往晨起时肌力较好，到下午或傍晚症状加重，称较规律的晨轻暮重波动性变化。

4. 常因延髓支配肌、颈肌、肩胛带肌、躯干肌及上下肢诸肌累及，出现声音逐渐低沉，构音不清而带鼻音，抬头困难。

5. 呼吸肌、膈肌受累可出现咳嗽无力、呼吸困难，重症可因呼吸麻痹或继发吸入性肺炎而死亡。

三、临床分型

国际上通常采用改良的 Osserman 分型。

Ⅰ型：只有眼肌的症状和体征。

ⅡA 型：轻度全身肌无力，发作慢，常累及眼肌，逐渐影响骨髓肌及延髓肌。无呼吸困难，对药物反应差。活动受限，病死率极少。

ⅡB 型：中度全身肌无力，累及延髓肌，呼吸尚好，对药物反应差。活动受限，病死率低。

Ⅲ型：急性暴发性发作，早期累及呼吸肌，延髓和骨髓肌受损严重，胸腺瘤发现率最高。活动受限，对药物疗效差，但病死率较低。

Ⅳ型：后期严重的全身型重症肌无力。对药物反应差，预后不佳。

四、辅助检查

1. 肌电图检查　肌电图提示肌内收缩力量降低，振幅变小。肌肉动作电位幅度降低 10% 以上，单纤维兴奋传导延缓或阻滞。

2. 血液检查　TH/TS 比值升高，80% 病人 AchR - Ab 滴度升高，2/3 病人 IgG 升高；伴甲状腺功能亢进症者 T3、T4 升高。

3. 免疫学检查　70%~93% 的患者可查出血清抗乙酰胆碱受体抗体阳性。

4. 抗胆碱酯酶药物试验　症状可一过性改善。抗胆碱酯酶药物试验：阳性。

5. 胸腺影像学检查　90% 患者有胸腺增生或胸腺肿瘤，可行 X 线、CT 或 MRI 检查。

6. 肌肉活检　神经肌肉接头处突触后膜皱褶减少、变平坦，AchR 数目减少。

五、治疗原则

1. 抗胆碱酯酶药物　有新斯的明、溴吡斯的明等药物。

2. 病因治疗　①肾上腺皮质类固醇类：主要有泼尼松、甲泼尼龙等；②免疫抑制药：主要有硫唑嘌呤、环磷酰胺等；③血浆置换；④免疫球蛋白；⑤手术疗法：适合于胸腺瘤患者。

3. 危象的处理　当病情突然加重或治疗不当，引起呼吸肌无力或麻痹而致严重呼吸困难时，称为重症肌无力危象。一旦发生危象，出现呼吸机麻痹，应立即气管插管或气管切开，机械通气。

（1）肌无力危象：即新斯的明不足危象，由各种诱因和药物减量诱发。呼吸微弱、发绀、烦躁、吞咽和咳痰困难、语音低直至不能出声，最后呼吸完全停止。可反复发作或迁延成慢性。

（2）胆碱能危象：即新斯的明过量危象，多在一时用药过量后发生，除上述呼吸困难等症状外，尚有乙酰胆碱蓄积过多症状：包括毒碱样中毒症状（呕吐、腹痛、腹泻、瞳孔缩小、多汗、流涎、气管分泌物增多、心率变慢等），烟碱样中毒症状（肌肉震颤、痉挛和紧缩感等）以及中枢神经症状（焦虑、失眠、精神错乱、意识不清、抽搐、昏迷等）。

（3）反拗性危象：难以区别危象性质又不能用停药或加大药量改善症状者。多在长期较大剂量用药后发生。

六、护理

1. 评估

（1）一般情况：年龄、性别、职业、婚姻状况、健康史、心理、自理能力等。

（2）身体评估：病人肌肉受累情况。

1）眼外肌受累：一侧或是两侧眼睑下垂，复视，斜视等。

2）面部表情肌和咀嚼肌受累：闭眼不紧．病人面无表情，常常见到苦笑面容，称为"面具样面容"，不能鼓腮吹气，吃东西时咀嚼无力，尤其是进干食时更为严重。

3）四肢肌群受累：上肢受累时，两臂上举无力，梳头、刷牙、穿衣困难；下肢受累时，上、下楼梯两腿无力发软，抬不起来，易跌倒，蹲下后起立困难，行走困难等。

4）延髓肌（包括吞咽肌）受累：吐字不清，言语不利，伸舌不出和运动不灵，以至于食物在口腔内搅拌困难；讲话声音会随讲话时间延长逐渐变小。严重时，患者仅有唇动听不到声音，食物吞咽困难，喝水呛咳。

5）颈肌受累：颈项酸软，抬头困难，将头部靠在墙上或垂下休息后有好转。

6）呼吸肌群受累：早期表现为用力活动后气短，严重时静坐、休息也觉得气短、胸闷、呼吸困难、口唇发绀，甚至危及生命。

2. 护理要点及措施

（1）病情观察：①意识状态、呼吸频率、节律；②有无肌无力加重，吞咽、视觉障碍程度；③自理能力。

（2）症状护理

1）监测生命体征、血氧饱和度及用药反应，观察肌无力危象等并发症。

2）保持呼吸道通畅，床边备好吸引器，特别是激素药物冲击治疗时有症状加重，应密切观察，必要时准备气管插管等用物及呼吸机。

3）重症病人，卧床休息取半卧位，加用床挡。

4）定时协助改变体位、叩背。咳嗽、咳痰无力时给予吸引，必要时给予雾化吸入。

5）严格执行用药时间和剂量。服用溴吡斯的明按照时间药执行，饭前 30 分钟服用。

自觉吞咽功能改善时方可进食。禁止使用一切加重神经肌肉传递障碍的药物，如吗啡、利多卡因。链霉素、卡那霉素、庆大霉素和磺胺类药物。

（3）轻症者充分休息，避免疲劳、受凉、感染、创伤、激怒。病情进行性加重者需卧床休息。饮食上给予高热量、高蛋白质、高维生素饮食，避免干硬和粗糙食物。吞咽困难或咀嚼无力者给予流食或半流食，必要时鼻饲。

（4）鼓励病人表达心中的焦虑，给其提供适当的帮助。

3. 健康教育

（1）劳逸结合。

（2）不能过饥或过饱，同时各种营养调配要适当，不能偏食，少食寒凉。

（3）避风寒、防感冒。感冒后可选用青霉素、头孢类抗生素静脉滴注或口服阿莫西林、头孢氨苄、头孢羟氨苄等。解热药可选用柴胡针剂肌内注射。

（4）保持心情舒畅，提高战胜疾病的信心，在冬春季节注意防寒保暖，合理应用治疗重症肌无力的有效药物，预防病情的反复；指导患者尽可能维持正常活动的重要性，避免用过热的水洗澡。

（5）体育锻炼：重症肌无力患者不主张参加体育锻炼，如锻炼不当，可使病情加重，甚至诱发危象，故应适当运动。

（朱作权）

第十六章

脑梗死与脑缺血的介入治疗术中护理

一、颈动脉狭窄血管内支架成形术

（一）器械和药品准备

1. 除常规介入器械包外，特殊器械主要包括：5－8F 股动脉鞘、泰尔茂公司的 SFPIG、Cordis 公司的 4FVER 或 4FH1 或 4FSIM 造影导管、0.035in 超滑导丝、连接管、高压注射器、Y 阀、小三通、MPD（5F、6F）或 MPXF（6F、8F）导引导管、0.014in 微导丝、微导管、远端滤网型保护伞（图 16－1）、各种型号球囊、颅内自膨式支架（Wingspan）（图 16－2）、颅内球扩式支架（Apollo）、颈动脉自膨式支架、冠脉药物洗脱支架（椎开口狭窄用）、压力泵等。

2. 特殊药物准备　多巴胺注射液、硝酸甘油、阿托品。

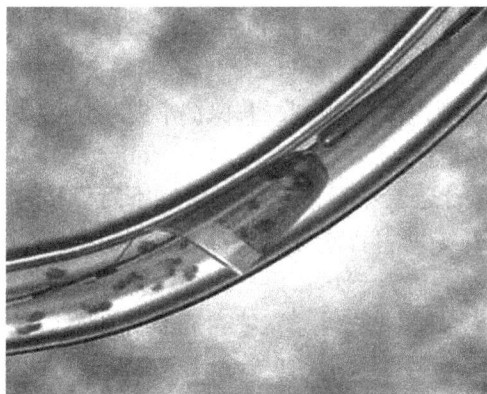

图 16－1　脑保护伞

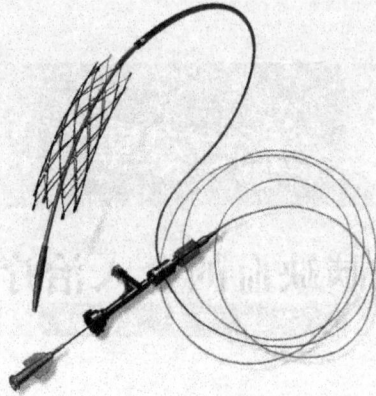

图 16 - 2　Wingspan 支架及输送系统

（二）操作方法

1. 体位　患者平卧于 DSA 检查床上，双下肢外展并轻度外旋，必要时穿刺侧臀下垫枕，手臂伸直放在身体两侧，身体比较胖的患者可给予手托支撑。

2. 麻醉方式　颅外大血管（不包括椎动脉）病变的治疗对患者的配合要求不高，一般可采用局麻，而对于椎动脉、颈内动脉颅内段的治疗，一般采取气管插管，吸入及静脉复合麻醉方式（由专业麻醉师完成），以利于术中控制血压，减少患者活动，减轻治疗中的不良反应。

3. 手术步骤及护理配合

（1）脑血管造影：脑供血动脉狭窄患者一般弓上血管迂曲比较明显，且在弓上大血管开口处亦有可能存在一定程度的粥样硬化斑块，因此，在超选血管造影之前，一般先以猪尾巴导管做弓上血管造影，了解弓上大血管开口位置，血管迂曲以及有无开口处狭窄等情况；必要时再次行弓上造影观察颅内血流代偿情况，以初步确定手术方案。本节分别以颈内动脉起始段和基底动脉狭窄为例说明。

台下护理：术中注意观察患者一般情况，询问有无不适，告知其配合注意事项；移动升降检查床，动 C 臂打体位；协助术者送导丝、导管；接高压造影时，要注意连接管内不能有气体；全麻患者留置尿管。

（2）送入导引导管：8F 导引导管尾端接一个 Y 阀并拧紧，松开止血阀将超滑导丝送入导引导管，Y 阀的另一端接一个小三通和加压输液装置相联，用于冲洗导引导管，以防导管内血栓形成，在路径图、超滑导丝指引、射线透视下送入导引导管到颈总动脉。

台下护理：连接加压输液装置，注意排净输液器中的气体；导引导管进入血管后，打开加压输液装置；协助术者完成造影；协助术者连接加压输液装置排气并加压（300~400 个大气压）；加强巡视，询问患者有无不适，安慰鼓励患者，再次告知术中配合注意事项及重要性，嘱其术中不能随意移动身体尤其是头部；观察静脉通道是否通畅，有无渗液，固定是否牢固。导引导管到位后，遵医嘱给予患者全身肝素化，根据测定的 ACT 值给予，或千克体重的 2/3mg 给予，并记录给肝素时间，一个小时后给再减半追加。

（3）放脑保护装置：做路径图，用以指引脑保护装置（本文以 Filterwire 保护伞为例说明）的置入，到达病变的远端 2~3cm 并释放。

台上护理：体外释放保护伞并排净滤网里的气体，然后再收回；保护伞置入过程中告知患者头部不能活动；术中给予尼莫同泵入，以防血管痉挛。

（4）球囊预扩张：测量病变长度、直径，选择合适型号的球囊，在路径图下沿保护伞钢丝送入球囊到达血管狭窄部位，球囊导管尾端接压力泵，首先要对球囊预排气，抽出球囊导管内的气体，然后将球囊缓慢打到标准命名压，保持压力一分钟，然后抽瘪球囊，撤出球囊，造影看一下球囊扩张后的效果，不理想可用稍大一点的大气压再次球囊扩张或更换直径稍大的球囊再次扩张。

台上护理：扩张前告知患者将要做的操作可能使其感觉不适，嘱其一定要保持身体尤其是头部不能活动；颈内动脉起始段狭窄球囊扩张时要注意观察患者心率、血压的变化，一旦发现心率下降超过基础心率的20%，要迅速抽瘪球囊，并嘱患者咳嗽。

台下护理：术前准备好阿托品、多巴胺、异丙肾上腺素等抢救药品，球囊扩张时最好守候在患者身旁，注意血压、心率变化，一旦发生颈动脉窦反应及时遵医嘱给予阿托品0.5～1mg静脉注射；如果发生低血压，并同时静脉滴注多巴胺或间羟胺，使收缩压维持在100～140mmHg，同时快速静脉滴入液体扩容；术前患者基础血压高者，准备好亚宁定等降压药，以防球扩后血压过高引起高灌注。

（5）支架置入：球囊预扩完之后造影，测量病变的长度和病变两端血管的直径，根据测量结果选择合适的型号的颈动脉支架，做路径图，在射线透视下沿保护伞钢丝送入支架到达病变部位，定位，造影确认，撤出输送系统，支架释放，造影查看效果。

台上护理：告知患者保持头部不能活动；若为颈动脉起始段支架也应注意观察患者血压、心率、心律变化；支架释放过程中固定好导引导管。

（6）球囊后扩：颈动脉支架多为自膨式，释放之后续扩张力将持续存在，释放之后残余狭窄不是很严重的话一般不后扩，若需后扩，准备及配合同球囊预扩张。

（7）回收保护装置：在射线透视下送入保护伞回收装置，收回保护伞。连接高压注射器造影，与术前血管造影对比看有无相关血管丢失。

台上护理：对滤网做一检查看有无栓子脱落。

（三）术中并发症观察与护理

1. 颈动脉窦反应（CAR）　CAS术中及术后的一种常见现象，表现为心动过缓和血压下降。低血压定义为收缩压下降 >50mmHg或收缩压 <90mmHg。心动过缓定义为心率较术前减慢20%以上。颈动脉窦多位于颈内动脉起始处或颈动脉分叉处，主要感受颈动脉血管扩张的刺激，球囊扩张和支架置入时的机械扩张以及牵拉会压迫和刺激颈动脉窦压力感受器，导致副交感神经兴奋性增高，使心率减慢甚至心室停搏。术前必须对患者进行全面评估，同时做好术前准备。心率持续 <50次/分或二、三度房室传导阻滞者，支架置入术前先放置临时起搏器。对患者进行咳嗽训练。CAS术中和术后进行心电监护，持续监测心率、血压、呼吸和心电图。

2. 脑栓塞　前抗凝不足、导丝操作过度、栓子脱落是脑栓塞发生的主要原因。栓子脱落可发生在CAS中的任何阶段，球囊扩大和放置支架时最易发生栓子脱落。除了要规范操作以外，采用脑保护装置是一项重要的措施。脑保护装置在CAS中使用是安全有效的，但它并不能完全阻止脑栓塞的发生，因为栓子可通过过滤伞与血管壁间的缝隙甚至过滤伞孔到达远端血管。

3. 血管痉挛　保护伞能减轻 CAS 过程中栓子的脱落，其缺点是装置远端质地较硬，易刺激血管内壁，导致释放部位的血管痉挛。术中应选择与血管直径相当的保护伞，保护伞释放之后避免移动，一旦发生血管痉挛，应暂停操作或给予罂粟碱 30mg，5~10 分钟多能缓解，另外术中预防性泵入尼莫同。

4. 术中血栓形成术中释放支架时可诱发动脉斑块脱落、崩解，导致缺血性卒中，血栓栓塞大多发生在术中或术后 3 天内，表现为言语障碍、对侧肢体神经功能缺损，严密观察患者的意识、生命体征及肢体活动情况。支架内急性血栓形成即刻给予欣维宁泵入，手术开始上大腔时给予患者全身肝素化，之后一个小时若手术还没结束提醒医生给追加肝素。

5. 高灌注综合征　支架置入后由于动脉扩张、血流突然增加，导致供血区脑组织过度灌注，多在血管重建后短时间内发生，也可在 3 周内任何时间发生临床表现为头疼、恶心、呕吐、癫痫发作、意识障碍等，甚至发生颅内出血。因此，术后控制血压在 100~120/60~80mmHg 或维持基础血压 80%~90% 水平，一旦发生高灌注综合征，可选用甘露醇、呋塞米、糖皮质激素对症治疗，密切观察意识及瞳孔的变化并行颅脑 CT 检查以排除颅内出血发生情况，如有颅内出血及时处理，停止抗凝治疗，纠正凝血。

二、锁骨下动脉狭窄血管内支架成形术

(一) 器械准备

除常规介入器械包，锁骨下动脉狭窄支架术特殊介入器械：8F 股动脉鞘、150cm 超滑导丝、猪尾管、血管支架各型号（常规使用 PALMAZ BLUE 或 PALMAZ GENESIS 球扩支架）球囊导管各型号、抗折长鞘、压力泵、加压灌注系统、微导管、微导丝。

(二) 操作方法

1. 体位　采用平卧位，双下肢外展并轻度外旋。

2. 麻醉方式　锁骨下血管病变的治疗对患者的配合要求不高，一般可采用局麻。

3. 手术步骤及护理

(1) 按手术穿刺部位，消毒、铺设无菌手术单。

(2) 股动脉穿刺点：患者平卧于手术台上，在右侧腹股沟下 1/3 与上 2/3 交界处寻找股动脉，确定股动脉位置。

(3) 局部消毒：以穿刺点为中心对局部皮肤进行消毒。

(4) 局部麻醉：取 1% 利多卡因 10ml，进行局部麻醉。麻药使用后及时倒掉。

(5) 穿刺股动脉：采用 Seldinger 技术经皮股动脉穿刺、置鞘。

台上护理：用肝素稀释液冲洗导管鞘、丝、管；穿刺成功后，协助术者插入导丝，切忌用力猛插，有阻力时，应排除原因。

台下护理：注意患者情况，如患者感疼痛需安慰，并劝其不能移动身体。

(6) 如果穿刺未成功，术者将反复穿刺，退出穿刺针后，要按压穿刺点 15 分钟以上，不出血后再行另侧穿刺。

台上护理：术者退出穿刺针时，立即接过穿刺针，用等渗盐水冲洗干净备用。

(7) 确认导管鞘是否在股动脉内：导管鞘一旦进入股动脉内，可见鲜红的血液从外口喷出。或者注入对比剂，对比剂向远心端飘离，表明在动脉内。

台上护理：注意对比剂必须稀释。

（8）用脑血管造影导管插入锁骨下动脉行造影，一般还要包括完整的脑血管造影，以评估脑血管情况，观察有无其他血管病变。

台上护理：严格无菌操作，用肝素稀释液冲洗鞘、丝、管。协助医生扶持丝、管，避免滑落。连接高压灌注用水，排气，整个输液器中不能有气泡。高压灌注线的连接方法：将500～1000ml塑料等渗盐水放在动脉加压输液袋内，将灌注线（可用直插式输液器）的一段插入等渗盐水袋内，缓慢排除灌注线内的微小气泡后，另一端连接到Y阀上，Y阀的侧臂上接三通开关，导引导管尾端连接带灌注线的Y阀上，再次不同方向排尽微小气泡备用。

台下护理：常规准备1路高压灌注用水，用来冲洗指引导管和微导管，防止导管内形成血栓，造成人工脑梗。保证墨菲滴管中液体的滴数可视，结扎输液器通大气端后加压到300mmHg，手术过程中定期观察加压灌注系统中的余液量及压力；备好烧水壶蒸汽。

（9）导入指引导管，从微导管内置入微导管和微导丝，导引导丝通过病变后置入球囊导管进行血管内球囊预扩张（图16-3），血管内支架置入（图16-4）。

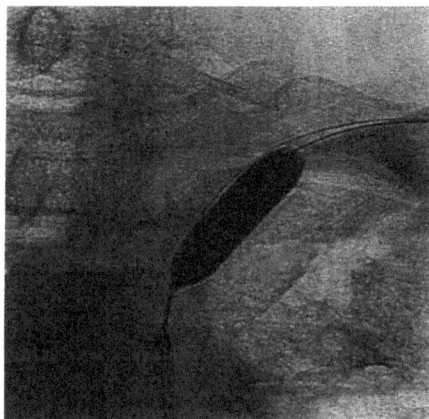

图16-3 球囊预扩张

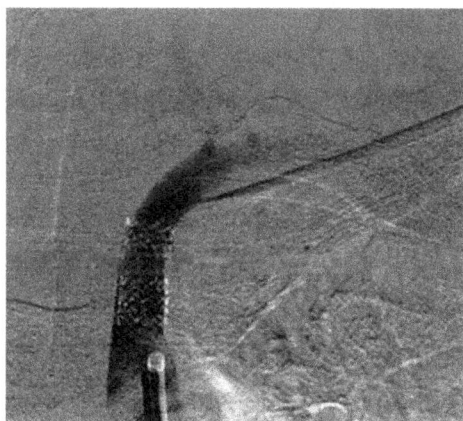

图16-4 支架置入

台上护理：用肝素稀释液冲洗球囊、支架导管；准确传递器械，锁骨下动脉支架置入时应避开椎动脉开口，常规选用PALMAZ BLUE或PALMAZ GENESIS球扩支架，护士要熟悉支架的性质和使用方法及相应的辅助器材。协助医生扶持丝、管、球囊、支架，避免滑落。

台下护理：放置成功后静脉或动脉按患者千克体重使用肝素，全身肝素化，并每小时按前次剂量一半追加；密切观察患者生命体征及神经系统体征变化，关心患者感受，鼓励患者配合手术；和医生核对球囊、支架型号等相关信息，递送球囊、支架。

（10）复查造影并拔除鞘管，进行穿刺点止血。

台上护理：做好穿刺点周围皮肤的清洁，协助医生进行穿刺点止血，包扎伤口。

台下护理：观察患者下肢皮肤颜色及足背动脉搏动情况，避免下肢动脉血栓形成；评估靶血管远端动脉搏动及血流恢复情况；观察穿刺点敷料有无渗血。

（三）术中并发症观察及护理

1. 过度灌注综合征　介入治疗可使患肢恢复有效血供，一般情况下会出现肢体肿胀、发热、甚至疼痛等再灌注现象，这是恢复过程中的正常现象，一般会自行恢复。护士要主动观察患肢局部变化，若出现张力过高、缺血加重等现象应及时汇报，预防严重情况出现骨筋膜综合征。

2. 对比剂过敏

3. 脑缺血　由于术中动脉血管痉挛、血管壁栓子或斑块脱落，或者术中支架位置影响椎动脉供血会导致脑缺血的发生，护士应密切观察神经系统体征变化，必要时做好溶栓准备。

三、脑梗死溶栓术

（一）器械和药品准备

1. 器械准备　除常规介入器械包和造影用物外，特殊器械包括：6F 动脉鞘、6F 导引导管、5F 单弯造影管、泥鳅导丝、微导管、微导丝、电水壶，备 sem1 管、125 单弯导管。三通止血阀、三通。

2. 药品准备　特殊用药有尿激酶或 rt - PA。

（二）操作方法

1. 体位　采用平卧位，双下肢外展并轻度外旋。

2. 麻醉方式　凡能合作患者均采用右侧腹股沟区穿刺部位的浸润麻醉，以便于术中观察患者意识状态、语言功能及肢体活动等。对不能合作的患者予以镇静，必要时可气管插管全身麻醉。

3. 手术步骤及护理

（1）患者仰卧于手术台上，协助麻醉师做全麻准备或做局麻药物准备。通知医生消毒、铺巾，进行手术。

台下护理：准备消毒液，两侧腹股沟区常规消毒、协助医生铺单；准备加压输液装置。

（2）置入 6F 股动脉鞘，行全脑血管造影。了解血栓的部位、程度及侧支循环，决定是否行动脉溶栓治疗。

台下护理：

协助准备射线防护板；

准备动脉穿刺鞘、造影导管、导丝。检查导丝是否匹配，能否通过动脉穿刺针及导管。

根据患者千克体重遵医嘱给予全身肝素化,术中每小时追加一次肝素。作为预防措施,在导管等进入人体前,应用肝素冲洗动脉鞘管或导管,这可以保证将操作中产生的碎屑从导管腔内冲洗出去而不致造成栓塞。一般选择给患者接三个三通,方便术中给药。

在置入 6F 股动脉鞘之前,常规准备 1 路高压灌注用水,用来冲洗导引导管和微导管,防止导管内形成血栓,造成人工脑梗。保证墨菲氏滴管中液体的滴速可视,整个输液器中不能有气泡。手术过程中定期观察加压灌注系统中的余液量及压力。

护士要及时观察患者有无对比剂过敏相关不良反应发生。

(3)进行全脑血管造影,首先主动脉弓造影(图 16 – 5),了解弓上血管分布及病变情况。然后对经过临床检查或影像初步检查预判的责任血管进行造影(图 16 – 6),了解闭塞血管的部位。同时还应当进行其余血管的造影,这主要是为了评估患者脑区的血管代偿状态,部分代偿较好的患者造影时可以通过侧支循环的逆向显影判断责任血管的闭塞段长度,为进一步治疗提供决策依据。如果是颅外段闭塞,如颈内动脉颅外段或椎动脉颅外段,可以将导引导管贴近病变处,将微导丝穿过病变,引导微导管越过闭塞段,进行远端血管造影,而判断闭塞段的长度及累及的远端分支。

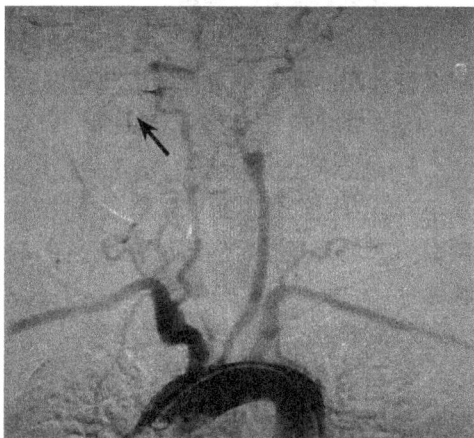

图 16 – 5 主动脉弓造影

台下护理:

在介入治疗过程中,导管内外与导丝表面可能有血凝块形成,为避免凝块形成后脱落造成血管栓塞,需要配制肝素盐水,导引导管插入血管后,加压输液袋给予肝素等渗盐水输入,肝素浓度一般为 500U/500ml 等渗盐水,输液压力为 250cmH$_2$O。

(4)放置导引导管,然后放入微导管至血栓部位,实施动脉内溶栓。

准备溶栓药物,尿激酶或 rt – PA。动脉溶栓治疗时,先在闭塞处的远心端注射一定剂量的 rt – PA,然后在闭塞段的近心端注射一定剂量的 rt – PA,再将微导管置入闭塞段,余量 rt – PA 通过微导管注射入闭塞段内。有文献报道注射剂量分别为近心端和远心端各 1mg,闭塞段内 20mg,总量为 22mg。注射完毕后进行血管造影,了解血管再通情况。一般说来,整个手术时间不超过 2h。

台下护理:

再次检查急救用物,保证均在正常工作状态;正确传递微导管、微导丝等器械;备好烧水壶蒸汽，便于必要时微导管塑形；导引导管放置成功后静脉或动脉按患者千克体重的 2/3 使用肝素，全身肝素化，并每小时按前次剂量一半追加或遵医嘱；使用溶栓药物前，仔细阅读药物使用说明书，保证溶栓药的准确给予；密切观察病情变化，预防其他部位出血，一旦出现出血倾向，立即停止给药，积极处理；配合医生做好术中凝血功能监测。

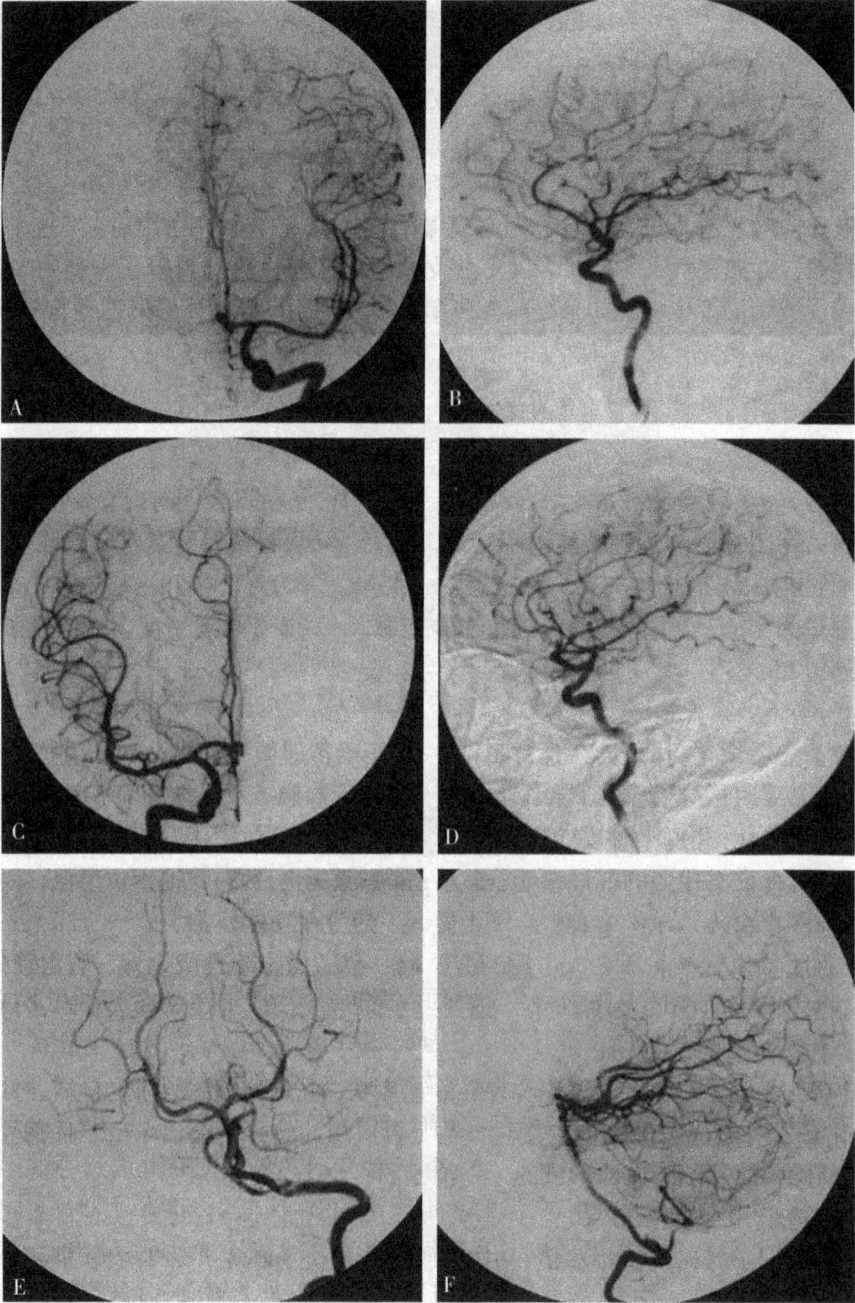

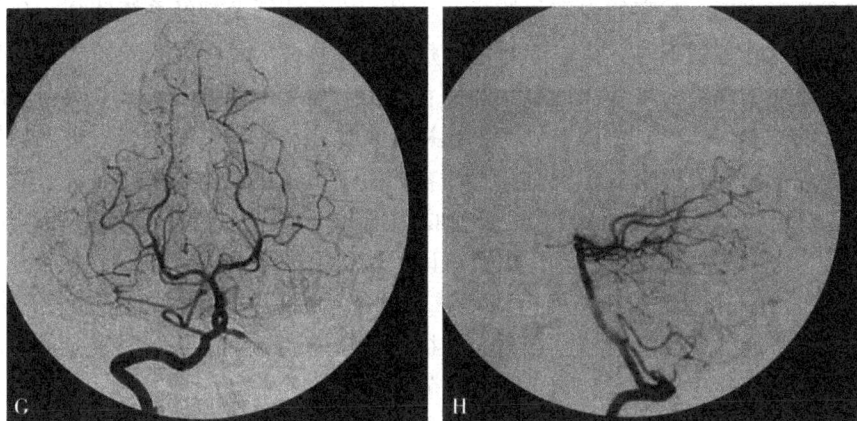

图 16 -6　脑血管造影

A、B. 左侧颈内动脉正侧位造影；C、D. 右侧颈内动脉正侧位造影；E、F. 左侧
椎动脉正侧位造影；G、H. 右侧椎动脉正侧位造影

（5）一旦闭塞血管再通，溶栓药物的灌注即刻停止，撤出溶栓微导管。若血管粥样硬化狭窄严重，再闭塞可能性较大，而病变血管不适合采取支架成形或球囊成形术，可留置微导管（肝素化等渗盐水持续灌洗）。

台下护理：密切观察患者的意识和神经系统症状，每 5 分钟测量体温、脉搏、呼吸、血压，如病情变化必要时建议医生复查血管造影甚至再次灌注溶栓药物。术后予甘露醇脱水、扩容、自由基清除剂以及预防血栓形成的药物治疗。

（6）再次造影，了解溶栓效果。

台下护理：记录对比剂使用总量，一次使用不能超过 300ml，严密观察尿量并做好记录。防止对比剂肾病发生。

（7）拔鞘，穿刺点止血

台下护理：协助医生穿刺部位止血，有条件者采用血管缝合器止血。若采用机械压迫，如压迫器等，应减少患者活动防止其移位。如果患者凝血功能差，可延迟 6 ~ 8 小时待体内肝素代谢完后拔鞘，再行止血。

由于溶栓药的使用增加了出血风险，止血后要观察有无腹膜后血肿和假性动脉瘤发生，如果发现穿刺点局部隆起，扪及动脉搏动，应立即通报医生。如无异常，安全送至病房。

（三）术中并发症观察及护理

1. 出血　所有溶栓药物均有产生出血的可能，包括脑内出血和脑外出血，是溶栓治疗最严重的并发症。

脑梗死时，血小板聚集形成血小板栓子，以后由于凝血酶及纤维蛋白的作用形成稳固的血栓，限制梗死区出血，溶栓药物干预血栓形成，因而溶栓药物本身是引起或加剧颅内出血的重要因素。出血转化与血管再通后再灌注密切相关。目前认为症状性脑出血的发生可能与伴随使用的抗凝药物，如肝素的剂量、溶栓治疗的时间、溶栓药物及剂量、梗死的范围及侧支循环水平、血糖及血压等因素相关，但缺乏定论。这给溶栓后是否适合支架置入的判断带来了一定的难度。

术中注意观察患者，观察的内容包括意识状况、生命体征及神经系统体征。如果发现躁动、血压升高及呕吐等表现时，应立即暂停治疗，行血管造影及神经系统体检。如果造影发现血管破裂出血或出现神经系统体征应立即停止治疗。必要时进行头颅 CT 检查。出血是溶栓治疗较常见的并发症。出血总体上分为中枢神经系统和其他器官出血两大类。如果怀疑出血，府当立即进行血常规检查，了解血细胞比容和血红蛋白值及血小板计数；行凝血功能检查了解活化部分凝血活酶时间（APTT）、凝血酶原时间（PT）、（国际标准值（INR）、和纤维蛋白原值（Fib）。某些部位的活动性出血可以采取机械的方法进行压迫止血。

2. 再灌注损伤 缺血脑组织在血流供应重新恢复后的短时间内，其神经损害体征和形态学改变往往会有所加重，形成脑血管再灌注损伤，目前认为自由基级联反应是造成这种损害的重要原因。再灌注损伤引起的脑水肿可使颅压升高，严重可危及生命。患者表现为意识障碍、偏瘫、剧烈头痛、呕吐等，术后 24 小时应严密观察生命体征，尤其血压变化，维持在术前水平。

目前认为，自由基代谢异常是这种损害的重要原因。血流再通后，缺血组织恢复血液供应，但这些组织不能完全利用氧，致氧自由基在该组织中积累，损伤周围可挽救的组织（缺血半暗带）。目前尚无较满意的治疗再灌注损伤的方法。

3. 血管再闭塞 应用溶栓药后，残余的血栓具有强烈的促凝作用，溶栓药停用后体内血浆 PAI 会升高，导致纤溶后的高凝状态，故短期很容易发生再闭塞。目前，有关脑梗死溶栓治疗后血管再闭塞报道还不多，溶栓治疗脑梗死的血管闭塞率约为 10% ~ 20%。溶栓后再闭塞的机制并不十分清楚，可能与以下几点有关：①溶栓时，纤溶酶不但降解纤维蛋白和纤维蛋白原，而且通过激活因子 V 加速凝血酶的形成，并直接激活血小板，导致血浆和溶栓局部呈高凝状态，尤其是在溶栓后短期内更为明显。②血栓溶解的同时，原有斑块仍然存在，是血栓再次形成的发源地，残留血栓具有高度致栓性，是血栓扩大和再形成的根源。

血管再闭塞的处理：

既然再闭塞与溶栓后凝血酶和血小板的活性有关，那么溶栓前后的抗栓治疗成为解决再闭塞的主要措施。目前阿司匹林和肝素仍然是抗栓治疗的一线药物。在急性心肌梗死后，阿司匹林能明显降低死亡率，如与链激酶合用则对死亡率的下降有叠加作用，却并不增加出血并发症，血管再闭塞的发生也明显减少。

目前尚未证实抗凝治疗的安全性，溶栓后的抗凝一般也应在停用溶栓药物 24h 后进行。此外，目前有研究发现，阻断纤维蛋白受体的作用可以完全阻断血小板聚集，抑制血栓形成。阻断纤维蛋白受体的药物有抗 GPⅡb - Ⅲa 复合物单克隆抗体和合成多肽，这些药物可以预防经皮冠状动脉手术或急性心肌梗死溶栓后的血管再闭塞，但在脑梗死溶栓后的血管再闭塞中的作用尚无明确结论。

（冯玉华）

第十七章

康复护理

第一节　概述

康复护理是根据总的康复医治计划，围绕病残和伤残者身体、精神、社会和职业的康复目标，通过护理工作对患者进行专科康复操作，防止并发症、后遗症的发生及发展，调动患者积极配合治疗的态度，使他们的残余功能和能力得到最大限度的恢复所采用的专门护理理论、技能与方法。

一、复护理特点

1. 康复护理的对象　康复护理与临床护理的护理对象不同，康复护理的主要对象是由于损伤及急、慢性疾病致残和老龄化带来的功能障碍者，以及先天发育障碍的残疾者。

2. 康复护理的目的　减少患者的身心障碍，争取最大限度地恢复和改善功能，恢复其生活自理能力。

3. 康复护理的基本原则是"自我护理"　即在病情允许的情况下训练患者参与自己能发挥身体残余功能和潜在功能，以替代丧失的部分功能，使他们部分或全部地照顾自己。总之，康复护理目标是用自我护理替代传统的被动护理，具有长期性和延续性。

4. 康复病区管理　①无障碍设施：以电梯或者坡道代替阶梯，方便患者使用轮椅活动。②各种设施应适应病残者的需要为主：门把手、电灯开关、水龙头、洗脸池等地方的高度均低于常规高度，方便患者使用；病房、厕所等房门应以上吊轨道推拉式门为宜，方便偏瘫、截瘫或者视力障碍患者进出；厕所、楼道、走廊应设有扶手，方便康复患者如厕、起立、行走等训练的扶助。③病房布置要安静、舒适、整洁、安全。④适当放宽陪伴、探视条件，方便家属学习掌握训练技能，以便出院后由家人按计划对患者进行康复训练。

二、护理内容

护理人员除了执行基础护理外，还要执行以下康复专科护理内容：

1. 掌握必要的护理评定技术　如膀胱残余尿量测定等。

2. 预防继发性残疾和并发症　对偏瘫卧床患者应保持摆放良肢位，预防关节变形挛缩、垂足、垂手等各种并发症。长期卧床者给予：①关节活动及肌力训练，以预防关节畸形及肌肉萎缩。②适当改变体位，以预防压疮的发生。③双腿穿弹力袜子，以防止下肢静脉血栓形成。

3. 心理护理　针对残疾者比临床护理对象心理复杂的特点，观察他们在各种状态下的情绪变化，掌握不同时期的心理动态，对已发生或潜在的各种心理障碍和异常行为进行耐心细致的心理护理。通过良好的语言、态度、仪表、行为去影响患者，帮助他们改变异常的心理和行为，正视疾病与残疾。对心理上否认残疾的患者，耐心地劝解和疏导患者摆脱非健康心理的影响，鼓励其参加各种治疗和活动，使其情绪得到放松。对有依赖心理的患者，要耐心地讲明康复训练的重要性，鼓励其积极训练，力争做到生活自理或部分自理。

4. 功能训练的护理　学习和掌握康复治疗计划中各种功能训练技术与方法，有利于评价康复效果。例如，为脊髓损伤的患者制定饮水计划，指导及督促患者严格执行，教会患者及其家属进行间歇清洁导尿操作，以利于膀胱功能的恢复；对于言语障碍者，在言语治疗师集中训练以外，护理人员应多与患者交谈，鼓励患者与他人交流，巩固和提高言语训练的效果。

5. ADL 训练　吃饭、洗漱、更衣、入厕、体位转移（床→轮椅、轮椅→床），以提高患者的日常生活自理能力。

6. 患者出院前阶段的康复护理　具体内容如下：

（1）康复护理效果的最后评定：患者的 ADL 较入院时提高的程度，生活自理能力的现状，自我主动护理的主观能动性，掌握了哪些 ADL 基本技能、哪些仍需进一步指导和训练，目前的心理状态，患者及其家属对自我健康管理的了解情况，患者回归家庭或社会尚存在什么困难和问题，以及回归家庭的康复护理计划及对存在问题的建议等。

（2）对患者的自我保健教育：如皮肤护理和压疮的预防，神经源性膀胱的自我处理，排便的管理，预防呼吸道、泌尿系等感染的措施，肢体关节活动度及残存肌力的简单训练和 ADL 的训练，各种矫形器的保管、养护方法等，烫伤、冻伤、跌倒等意外伤害的预防，营养摄取的应有知识，定期复查的必要性等。

（3）对家属的指导：患者往往要带着不同程度的功能障碍出院，以后的康复计划需要家庭成员的参与和指导，因此必须向家属讲述有关康复护理的知识和技能，以便患者得到家庭的长期辅助。

三、康复护理评定

（一）评定过程

康复护理评定是康复医学评定的反馈过程，客观了解护理工作实施的效果和患者恢复的程度，为新的计划和目标提供依据。康复护理评定工作从初期评定开始至末期评定结束，始终贯穿于康复护理全过程。评定流程：初期评定→康复护理诊断→制订康复护理计划→实施康复护理方案→评价护理效果→改进护理计划→实施新方案→末期评定→确定出院后护理目标→社区评定→社区康复护理计划→实施社区康复护理方案→康复。

（二）评定内容

包括生理状况、心理状况、认知能力、言语功能、日常生活活动能力（ADL）、皮肤状况、营养状况、排泄情况及社区环境等9个方面。本节主要介绍大小便功能评定、营养状况评定。

1. 膀胱功能评定　正常成人每昼夜尿量是 1000~2000ml。新排出的尿液透明呈淡黄色，尿液放置后可出现微量絮状沉淀。尿量的多少与饮水量等有关。一般成人膀胱的储尿量为 300~500ml，多至 1000ml 以上。当膀胱内有 250ml 的尿量时，膀胱内压力上升，即会有轻度尿意感；当储尿量超过 300ml 时，膀胱内压力上升，便会产生排尿反射而将尿排出。影响正常排尿的因素有：年龄、液体摄入与饮食、心理因素、药物、手术、激素、疾病。

有条件可做膀胱内压测定。有效控制泌尿系感染及严重输尿管膀胱逆流后，才能进行膀胱功能训练。

2. 直肠功能评定　大肠位于消化道的后段，成人大肠的长度约为 1.5m。始自盲肠、升结肠、横结肠、降结肠、乙状结肠、直肠，终至肛门。排便时须直肠肌肉收缩，肛门括约肌放松，腹肌收缩，横膈下降使腹压上升，借这些器官的通力合作，才能顺利完成排便的程序。正常成人大多每天排便 1 次，呈黄褐色、成形，量为 100~300g。影响正常排便的因素有：年龄、饮食、运动、习惯、心理因素、疾病等。评定内容包括：排便习惯、姿势、次数、天数等。

大便功能障碍会出现失禁、腹泻、便秘等。

3. 营养评估　由于患全身性疾病时营养常会受到损害，而且可能由此造成严重后果，被拟为需要加强营养的患者应接受对其营养状况的评定和检验。出现营养不良通常应进行全身人体测量，包括皮肤皱褶厚度、上臂臂围等；实验室检查包括血红蛋白、血细胞比容、血清白蛋白、白蛋白/球蛋白比例、淋巴细胞、血脂、血清铁、结合铁及转铁蛋白、过敏试验、凝血酶原试验等。

表示营养耗损的常用数据有：①近来体重下降 > 10%；②血清白蛋白 >35 g/L；③血清转铁蛋白 <2g/L；④肱三头肌部位皮肤皱褶厚度 <10mm（男）和 <13mm（女）：⑤上臂中段臂围 <32cm（男）和 <22cm（女）；⑥淋巴细胞 <$1.2×10^9$/L；⑦皮肤对多种抗原（念珠菌、腮腺炎、链激酶、皮肤真菌素）无反应。这些数据已经与多种组合形式被运用，其中经过检验的最好的数据之一是营养预后指数（PMI），也就是对治疗后的发病率及死亡率增多的一种线性预言模式。

临床判断方法：①良好：黏膜红润、皮肤光泽、弹性良好、皮下脂肪丰满而有弹性，肌肉结实，指甲、毛发润泽，肋间隙及锁骨上窝深浅适中，肩胛部和股部肌肉丰满；②不良：皮肤黏膜干燥、弹性减低、皮下脂肪菲薄，肌肉松弛无力，指甲粗糙无光泽、毛皮稀疏，肋间隙、锁骨上窝凹陷，肩胛骨和髂骨嶙峋突出；③中等：介于两者之间。

（庞延红）

第二节　康复护理技术

康复护理技术是康复护士在病房根据患者的康复治疗强度和病情需要制定相应的计划，采取相应的康复护理措施，对患者实施延续性的指导和训练。

康复护理技术训练目的是，在病房正确应用护理技巧进行 ADL 延续训练；充分利用和合理安排患者在病房的时间；正确进行疾病的健康教育，引导患者参与自我护理；改善患者精神状态，改善身心功能。

一、体位及其变换

在康复中，体位是指防止或对抗痉挛所采用的姿势，也叫良肢位。因此保持正确体位，有助于预防或减轻痉挛的出现或加重。体位转移的康复意义，是通过一定的方式改变身体的姿势或位置，定期的体位转移，可促进血液循环，预防长期卧床而引起的压疮、肌肉萎缩、坠积性肺炎、深静脉血栓形成和关节挛缩等并发症的发生，保持各关节的活动范围。

（一）卧位

1. 良肢位摆放　脑损伤者如脑卒中、颅脑外伤患者在疾病初期尤其重要。

（1）患侧卧位：患侧肢体在下，健侧肢体在上的体位。此体位可以通过自身体重对患侧肢体产生刺激作用，强化感觉输入同时抑制患侧肢体的痉挛模式，健手能自由活动。头下置一10～12cm高度的枕头，患侧上肢在胸前平举，使上肢前伸、肩关节屈曲90°，肩胛骨向前移并确保肩胛骨的内缘平靠于胸腔，避免肩关节受压和后缩，肘关节伸展，手指张开，掌心向上。如肌张力增高，患侧手中不放任何物品，避免诱发抓握反射。患侧下肢髋膝自然微曲向后，健侧上肢可自然放在躯干上，健侧下肢屈髋屈膝放于身体前的枕头上，患侧踝关节应屈曲90°，防止足下垂。

（2）仰卧位：头下置枕头，患侧后垫一个比躯体略高的枕头，将伸展的上肢置于枕上，防止肩胛骨后缩。前臂旋后，掌心向上，手指伸展。在患侧臀部及大腿外侧垫枕，防止患侧骨盆后缩，防止髋关节外展、外旋。膝关节呈轻度屈曲位，不应在足底放任何东西，因会增加不必要的伸肌模式的反射活动。

（3）健侧卧位：健侧在下，患侧在上，头枕不宜高，患侧上肢下垫一个枕头，使患侧肩部前伸，肘关节伸展，前臂旋前，腕关节背伸。患侧骨盆旋前，髋关节呈自然半屈曲位，置于枕上，健侧下肢平放在床上，轻度伸髋，稍屈膝。

2. 体位转移方法如下：

（1）一人翻身法：患者仰卧，双手交叉于胸前或放于腹部，双膝屈曲，双足支撑在床面上→操作者站在病床一侧，先把患者双下肢移向近侧床缘，然后一手扶托肩部，一手扶托髋部，轻推患者向对侧成侧卧位→两侧放置床栏→整理床单位，使患者保持良肢位。

（2）两人翻身法：患者侧卧，双手放于腹部或身体两侧→操作者两人同时站在患者将翻向的对侧床边→一位操作者双手分别扶托患者的颈肩部和腰部，另一操作者双手分别扶托患者臀部及腘窝处，两人动作必须一致，同时抬起患者使转向对侧成侧卧位→两侧放置床栏→整理床单位，使患者保持良肢位。

（二）坐位

当病情允许应鼓励患者及早坐起或进入轮椅之前进行抬高床头训练。可预防各种并发症，尤其是体位性低血压。①从抬高床头→半坐位→坐位→轮椅训练。②抬高床头30°坐位耐受1.5 h后，可逐步抬高床头，每天抬高5°，逐步过渡到坐位与轮椅上。③对腰椎损伤患者可采取腰围、腹带。下肢应用弹力绷带或长筒弹力袜以预防体位性低血压。患者如出现不适可迅速降低床头。如患者坐在轮椅上要立即将轮椅向后倾斜，待患者呼吸症状缓解后，缓慢将轮椅恢复原位。④患者体位变换后要密切观察有无低血压症状，如头晕、面色苍白、虚弱、视力模糊等。

1. 仰卧→平坐位　患者仰卧位，双上肢置于身体两侧，肘关节屈曲支撑于床面上→操作者站在患者侧前方，双手扶托患者双肩向上抬起→指导患者利用双肘的支撑抬起上部躯干，改用双手掌支撑身体坐起→保持舒适坐位。

2. 平坐→仰卧位　患者平坐用手掌支撑床面→逐渐改双肘关节支撑身体，使身体逐渐向后倾斜→操作者用双手扶持患者双肩，保持适宜的倾斜速度，缓慢完成坐位到卧位转换→保护患者，使其舒适并保持功能位。

（三）站立、步行

重点要保护患者，防止摔伤。①对偏瘫患者进行站立、步行训练时，护士一定要给予必要的协助，站在患者的侧面或对面。如患者身体不稳，不可牵拉患侧肢体，以避免骨折和脱臼。②初期步行训练，最好嘱患者在平行杠内进入，不仅安全还可增强体力。患者站立训练前先进行患侧下肢负重训练。③患侧扶持行走，护士要站在偏瘫侧，一手握住患者的手，掌心向前，另一手从患侧腋下穿出置于胸前，手背靠在胸前处，与患者一起缓缓向前步行。

（四）轮椅

轮椅是康复患者很重要的代步工具，日常生活的许多动作都需要借助轮椅完成。如床→轮椅→便器→轮椅→训练台的转移等护士要教会患者如何使用。

1. 床与轮椅之间的转移　床与轮椅之间的转移是一种复杂的转移动作，也是患者进行移动活动的第一步。这一动作要求患者能耐受轮椅坐位、无不稳定的骨折、体位性低血压等不安全因素的影响；如果要进行独立的转移，患者还必须有一定的躯干、肢体控制能力，同时轮椅与床之间落差要尽可能小。

2. 两人帮助的轮椅与床之间的转移　这一方法一般应用于体力极弱、过于肥胖无法移动或高级脑功能低下、肢体活动能力丧失的患者。由两位护理人员协同将患者移到轮椅上或从轮椅移到床上。具体有以下两种方法：

（1）侧方转移法：轮椅锁定置于床边，与床约成20°。患者取坐位，躯干前屈，两臂交叉于肋下。一位护理者站在患者身后，两腿夹住轮椅的一侧后轮，双手从患者腋下穿过，抓住患者交叉的前臂，两臂环绕患者胸部并夹紧其胸廓下部。另一位护理者面向床，双脚前后站立，双臂托住患者的下肢，一手在大腿部，另一手在小腿部，患者越重手的部位越高。在这一过程中手要夹紧，将臀部抬高避免碰到轮椅。如果护理者力量较弱，可以通过向两边微微牵拉的方法使臀部稍微抬高一点。

（2）垂直转移法：轮椅垂直锁定于床边，正面尽可能地贴近床边。患者取坐位，躯干前屈，背向轮椅，身体尽可能地接近床边。两护理者面向床，两脚前后分开，站在患者的两边，用肩顶住患者的胸廓下部；护理者一手托住患者臀部，如果患者较重则可以抓住患者的裤腰，一手置于患者的大腿下面握紧对方护理者的手。患者的上肢放在两护理者的肩上。两位护理者按约定的信号，同时抬起患者，向后移动身体重心将患者放在轮椅上。

3. 单人帮助的轮椅与床之间的转移　单人帮助的轮椅与床之间的转移是在患者能独立转移最常用的移动方法，这方法要求患者能有一定的躯干控制能力，在护理者的帮助下支撑身体，完成转移动作。一般常用的有以下几种方法：

（1）站立位的转移法：轮椅斜置床边30°，患者在床边挪动，使双脚着地，躯干前屈；护理者直背屈髋，面向患者，让患者的下巴搭在护理者的肩上，如果患者的肱二头肌有力则可以用双臂抱住护理者的颈部，如上肢无力则垂挂于膝前；护理者的双手抱住患者臀部，如果患者较重则可以抓住患者的裤子或腰带，但要注意避免造成患者的皮肤损伤。护理者的双脚和右膝抵住患者的双脚和右膝外面将膝关节锁住，然后挺直患者后背并后仰拉起呈站立位；此时一定要注意护理者双膝要将患者双膝夹紧锁定，同时利用自己的重心而非腰部力量来平衡患者的体重。在患者站稳后，护理者慢慢转身使患者背向轮椅正面，将一只手移到患者的肩胛部使其胸部稳定，然后护理者慢慢屈髋，将患者轻轻放在轮椅上。如果患者下肢有痉挛，则必须在充分缓解痉挛后才能进行经站立位的转移活动。同时护理者必须注意自我保护，充分利用自己的重心来控制患者的活动。如果为偏瘫患者，则护理者只需用一只脚顶住患者膝部防止其屈曲，然后拉起患者进行转移。

（2）床上垂直转移法：对于一些有一定的躯干控制能力，双手或单手能部分支撑身体的患者可以在轮椅与床落差较小的情况下应用此法。轮椅正面向床，垂直贴紧床边；患者挪动躯体靠近床沿，背对轮椅，躯干前屈，一手或双手向后伸抓住轮椅扶手；护理者站在轮椅的一边，一手扶住患者的肩胛部，一手置于患者的大腿根部；然后患者和护理者同时用力，患者尽可能将躯体撑起并将臀部向后上方移动；护理者将患者的躯干向后托，使患者的臀部从床上移动到轮椅上。在这一移动过程中一定要注意患者的皮肤保护。

4. 独立的床与轮椅之间的转移　要进行独立的床与轮椅之间的转移需要有 3 个基本条件：一是有较好的双上肢或双下肢肌力；二是要有良好的躯干控制能力；三是要有一定的转移技巧，必要时还需要辅助用具的帮助。

截瘫及双下肢神经麻痹患者主要依靠双上肢力量进行转移。它要求床与轮椅间的落差不能太大，患者的双上肢肌力能够支撑起体重且患者能控制躯干进行转移。其具体方法是：轮椅靠床 30°锁定；患者坐位，双下肢挂在床边，挪动身体尽可能接近轮椅，一手抓住轮椅远侧的扶手，另一手抵住床边或床面，躯干尽可能前屈；然后双手用力将身体支撑起来，臀部尽可能往后上方翘，同时一手推床边或床面，一手将身体向轮椅拉，转动躯干将臀部从床面转移到轮椅上。如果患者上肢力量较弱，可以在床和轮椅之间放一块滑板，患者将臀部放在滑板上，然后通过手的一推一拉完成转移。由于在完成这个转移动作时可能有跌倒的危险，因此，需要患者在反复熟练后才能独立进行。

（五）注意事项

1. 在体位变换前　应向患者说明目的和要求，以取得配合，并对全身的皮肤进行检查，包括有无压红、破溃等。

2. 在体位变换中　动作要轻柔，不可暴力拉、拽，并尽可能发挥残存的能力进行体位变换，同时给予必要的协助和指导。

3. 在体位变换后　一定要保持患者的体位舒适及正确的良肢位。

二、放松训练

1. 全身放松训练　可采用坐姿、站姿、卧姿等，要求自头部向脚部放松，头部放松，两肩放松，垂肩坠肘，胸部放松内含，腹部放松回收，腰部放松挺直，全身无紧张，精神放松。霍夫曼（Hoffman）在 1997 年提出一套方法如下：①选择一个清静的环境，采取轻松自然的姿势，使全身肌肉放松；②闭上双目，做 1 次深呼吸；③头脑里想着一幅宁静的景色，每次呼气时重复说一个对自己有特殊意义的字或词，如"安静"；④当进行上述活动中，循序放松全身肌肉，自足部开始至头部；⑤反复进行 15～20 min；⑥静坐数分钟，感受全身轻松。

2. 腹式呼吸训练　可采取患者自己觉得最舒适的体位，如卧位、半卧位、坐位或立位，先闭嘴用鼻深吸气，吸气时使膈肌尽量下移，吸气至不能再吸时稍屏息 2～3s，然后用口缓慢呼气，同时依次放松全身肌肉，自足部肌肉开始直到头部肌肉。国外松弛肌肉方法形式多样，但其共同点都是以姿势、呼吸、集中注意力凝思冥想为辅助动作，结合有意识的顺序放松，达到预期效果。

3. 其他　如听音乐或放松指导语；按摩式的数字；施以热疗、光疗、热水浴。

4. 注意事项　选择安静的环境和轻松气氛；应选择患者最易放松的体位；必须向患者介绍何谓放松，怎么才能放松肌肉。

三、排痰训练

1. 体位排痰　通过摆放适当的体位，利用重力作用，使受累肺段内的支气管尽可能垂直于地面，促使肺叶特别是用肺段气道内的分泌物引流，配合有效咳嗽将分泌物排出；体位选择的原则是病变肺部处于高位，引流支气管开口向下。摆放体位可通过改变床的倾斜度，垫以枕头或木架等完成。注意事项有：①每天 2～3 次，每次 15min，每种体位维持 5～10min。②为了预防胃食管反流、恶心和呕吐，头低位引流在饭后 1～2h 进行。③引流过程中要专人守护，注意安全，防坠床；注意观察生命体征的变化，如出现呼吸困难、发绀等，应立即停止，并作相应的处理，如恢复半坐卧位、给予吸氧并通知医生等。操作流程可参阅《临床护理技术规范》。

2. 胸部叩拍排痰　叩拍胸部、背部使肺部内分泌物流动，叩击动作要在患者最大限度呼气的时间内连续进行；鼓励患者有意识地咳嗽、咳痰，使肺部支气管内积有的分泌物流入大气管而排出体外。

具体方法是：将五指并拢成空杯状，运用腕力快速有节奏地叩击背部（胸部），背部从第十肋间隙、胸部从第六肋间隙开始向上叩击至肩部。操作原则：从下至上、从外至内，避开乳房和心脏，勿在脊柱、骨突部位进行。

3. 有效咳嗽　是一种帮助过多的支气管分泌物由气道排出的技术。方法：缓慢深吸气，吸气后屏气 3s，然后张口连续咳嗽 3 声，咳嗽时腹肌用力，腹壁内缩，停止咳嗽，缩唇将气尽量呼尽；再缓慢深吸气，重复以上动作；连续做 2～3 次，休息和正常呼吸几分钟再重新开始。

4. 辅助排痰　颈髓损伤者，腹肌部分麻痹，操作者要用双手在其上腹中施加压力，以代替其腹肌的功能，帮助患者完成有效的咳嗽动作。注意事项是要保持躯干过伸位。

四、吞咽训练

改善摄食吞咽的功能，早日拔除胃管，同时有利于其他障碍的康复，减少和防止并发症，增强患者的康复信心。

1. 基础训练　具体方法如下：

（1）每天鼓腮、伸舌训练和双侧面部按摩：目的是改善口、面、舌下颌的运动功能，促进主动收缩功能恢复，每天 1～4 次。

（2）舌的运动：包括舌向前、后、左、右、上、下各个方向的主动训练，护士用纱布包住患者舌头，用力向各个方向被动运动，每天3次，直到能主动运动。

（3）屏气－发声训练：当食物进入咽喉部时，会厌会闭锁喉部，保护呼吸道。因此，通过吸气屏住再发声来强化这种保护作用。

2. 吞咽训练　方法如下：

（1）咽部冷刺激：用棉棒蘸少许冰水，轻轻刺激患者软腭、舌根和咽后壁，然后嘱患者做吞咽动作，寒冷刺激能有效强化吞咽反射。

（2）冰块刺激：采用头部30°～60°前屈仰卧体位，先用较小的冰块刺激口腔两侧黏膜－舌－咽部，然后咽下，每天1次，逐渐增加至每天2～3次，如果采用以上方法后患者出现吞咽功能，即可开始进食训练。

3. 进食训练　方法如下：

（1）进食体位：①坐位：身体坐直，稍向前倾约20°，颈部稍向前弯曲，使舌骨肌的张力增高，喉上抬，使食物容易进入食管。②半坐位：躯干30°～60°卧位，头部前屈，偏瘫侧肩部以枕垫起，此时进行训练，食物不易从口中漏出，利于食物向舌根运送，还可以减少向鼻腔逆流及误咽的危险。

（2）食物：先选择易于在口腔内移动、密度均匀又不易出现误咽的食物，如果冻、香蕉，然后到糊状食物。

（3）诱发：在每次进食前，先用冰块刺激和诱发吞咽动作，观察喉结运动，确定有吞咽功能后才开始进食。

（4）食具：开始选择小而弯的勺，从健侧喂食，尽量把食物放在舌根以利于吞咽。

（5）在训练中防止食物残留造成误咽而继发肺部感染，食物吞咽和空吞咽相互交替进行。

4. 注意事项　创造一个良好的进食环境；开始训练时防止急躁和疲劳，必要时护士协助完成。

五、膀胱护理

神经性膀胱功能失调主要表现为尿潴留和尿失禁，如不采取有效的护理措施，则会因此而延缓康复进程，降低患者的生存质量，甚至继发严重的并发症，导致患者死亡。

1. 留置尿管　留置尿管是一种非常简便的护理措施，但极易引起泌尿系感染。对尿潴留而又无法接受间歇导尿的患者可以采用这种方法，如脊髓休克期和处于脱水治疗的多尿期或经尿道手术者。实施留置尿管后，应进行严格的管理，如严格遵守无菌原则，每天进行会阴抹洗1次，每3天更换尿袋1次，隔15天更换尿管1次。

2. 间歇清洁导尿　为使膀胱规律性定期充盈和排空而达到接近生理性状态所采用的方法。使用消毒橡胶导尿管进行导尿，每4～6h导尿1次，导尿后拔除导尿管，记录尿量，用后导尿管清水洗净，晾干，下次导尿前用水煮沸10min进行消毒。当两次导尿之间能自动排尿100ml以上、残余尿量300ml以下时，每6h导尿1次。当2次导尿之间能自动排尿200ml以上、残余尿量200ml以下，每8h导尿1次。当残余尿量少于100ml可停止间歇清洁导尿。同时指导患者在导尿期间制定饮水计划，每天液体摄入量限制在2000ml左右，每2h饮水200ml。此操作优点：降低尿道感染；使不能自己排尿的女性患者摆脱留置导尿管带来的不便；预防反射性神经源性尿失禁，调节有规律的膀胱完全排空和液体摄入量，避免膀胱过度膨胀和尿失禁。

3. 膀胱训练　神经性膀胱功能失调分为不同类型。按照北美护理诊断协会（NANDA）制定的标准分为压力性尿失禁、急迫性尿失禁、反射性尿失禁、功能性尿失禁和尿潴留。每一种类型的膀胱因其表现形式不同，所以训练方法也不尽相同。

（1）盆底肌肉训练：嘱患者在不收缩下肢、腹部及臀部肌肉的情况下自主收缩维持10s，重复做10次，每天3组。这种训练同样可以减少漏尿的发生，适用于压力性尿失禁的患者。

（2）尿意习惯训练：训练应在特定的时间进行，如餐前30min、晨起或睡前，鼓励患者入厕排尿。白天每3h排尿1次，夜间2次，可结合患者具体情况进行调整。这种训练同样可以减少尿失禁的发生，并能逐渐帮助患者建立良好的排尿习惯，适用于急迫性尿失禁的患者。

（3）激发技术：定时对患者的排尿扳机点进行不同方法的刺激，促进排尿功能的恢复。如：轻轻敲打耻骨上区，牵拉阴毛，摩擦大腿内侧，捏掐腹股沟，听流水声等辅助措施。适用于反射性尿失禁的患者。

（4）Valsalva 屏气法：患者采取坐位，身体前倾腹部放松，训练患者收缩腹肌，从而增加膀胱及骨盆底部的压力，促使尿液排泄。适用于尿潴留的患者。

（5）Crede 手压法：双手拇指置于髂嵴处，其余手指放在下腹部膀胱区，用力向盆腔压迫，帮助排尿。也可用单拳代替手指加压，适用于尿潴留的患者。

4. 残余尿量的测定　测量前嘱患者饮水 300～500ml，待膀胱充盈后患者取坐位，采用膀胱训练方法诱导自行排尿后，记录排出量。排尿后立即导尿，测量并记录膀胱内残余尿量。残余尿量大于 150ml，说明膀胱功能差；残余尿量小于 80ml，膀胱功能满意；残余尿量在 80～150ml，膀胱功能中等。

5. 护理注意事项

（1）插尿管：留置尿管操作必须严格遵守无菌原则。

（2）导尿时，导尿管的型号不应超过 14 号，要注意保护膀胱括约肌，防止因导尿管过粗造成括约肌松弛引起漏尿；要使用无菌硅油润滑尿管，保护尿道黏膜不受损伤。

（3）留置导尿后，在尿管未阻塞的情况下，不要进行常规膀胱冲洗，防止逆行感染。

（4）膀胱训练前要接受尿流动力学检查，以确认膀胱类型和安全的训练方法，避免因训练方法不当而引起尿液反流造成肾积水。

（5）注意观察：因膀胱压力过高而引起的自主神经反射亢进的临床表现，如突发性血压升高、皮肤潮红、出汗、头痛等反应，如出现应当迅速排空膀胱缓解症状。

六、肠道护理

肠道护理是帮助患者建立排便规律，消除或减少由于失禁造成的难堪，预防因便秘、腹泻与大便失禁导致的并发症，从而提高患者的生活质量。

1. 护理方法　①注意观察有无腹胀，肠鸣音是否正常，必要时可测量腹围。②对肠蠕动减弱的患者，24h 内禁食，水入量每小时 30ml，如无恶心、呕吐并可闻及肠鸣音，第 2 天水入量加至每小时 60ml。第 3 天开始进软食，如出现腹胀，可置胃管或行肛管排气。③保持正常排便，3 天无大便者，可给予缓泻剂；对顽固性便秘者可给予灌肠。④病情平稳后，要尽早开始肠训练，即每天或隔天训练患者在同一时间排便，养成良好的排便习惯。⑤排便前一天睡前服用适量缓泻剂，排便当天早晨空腹饮热咖啡或热花茶 300ml，以刺激胃肠增加蠕动，有助于大便的排出。⑥排便费力时可给予开塞露或采用肛门指检的方法直接刺激直肠。⑦训练患者排便时按摩腹部或屏气，以增加腹压利于大便排出。

2. 康复护理注意事项　①排便训练需要有耐心和毅力，要坚持几周甚至数月，不要因为暂时效果欠佳而停止。②患者出现严重腹泻时，要注意对肛门周围皮肤的保护，防止肠液刺激皮肤发生破溃。③肠道训练的时间要符合患者的生活规律，并根据患者的情况进行调整和评价。

七、皮肤护理

压疮的发生会严重影响患者的康复训练，并妨碍患者的回归家庭和社会。如果患者营养情况差，形成慢性消耗，则可继发严重感染，甚至危及生命。

1. 护理方法　详细了解导致压疮发生的潜在危险因素，如患者的精神状态、大小便控制能力、营养状况以及皮肤的外观、张力和皮肤感觉是否正常等。对高危患者及时提供特殊护理，根据患者情况制定护理计划。

（1）按时翻身：患者卧床时应每 2h 翻身 1 次，坐位时每 15～30min 除压 15s，防止身体局部受到过度的压迫。给患者翻身时动作要轻柔，不可用拖拉动作，防止剪力及摩擦力作用造成皮肤损伤。

（2）勤检查皮肤：每天于患者睡前或晨起时全面检查皮肤情况。在乘坐轮椅及穿脱支具前后均应认真检查，如发现皮肤压红或破溃需要及时处理。保护好受潮湿因素影响的皮肤，大小便污染后要及时用温水清洗皮肤，保持皮肤干爽清洁，更换尿垫；皮肤干燥者可用润肤霜外涂。向患者及家属提供皮肤护理的健康教育，掌握预防压疮的基本方法，如用两镜自查皮肤的方法及压疮的早期识别。

（3）贴身衣物：保持床单平整、清洁，贴身衣物应质地柔软合体、无皱褶。使用辅助用具减轻皮肤的压力，如轮椅坐垫、减压床垫等。

（4）营养：维持足够的营养，指导患者选择高蛋白质、高维生素及含锌食品。

2. 康复护理注意事项　在护理操作中应避免额外对皮肤增加压力，避免在骨突出部位行重手法按摩，以免造成微循环的损害而促进压疮的发生，可用皮肤保护膜、保护粉或保护垫。变换体位时应注意对皮肤压力的判断。具体方法：每 2h 翻身时如局部受压皮肤出现充血性反应（即皮肤出现的轻微压红）能够在 15min 内消退，则认为患者的皮肤可以耐受 2h 的压力；如压红在 15min 内不消退，翻身时间应缩短到 1.5 h。这种判断方法可以用来调整翻身的间隔时间，但翻身间隔时间的改变必连续监测 3 天才可以做新的调整安排。

八、心理护理

康复心理护理技术是运用心理学的理论与方法，针对康复对象的一系列心理问题、不良行为所采取的护理方法。目的是解决康复对象的心理问题，帮助他们更好地承认和适应病伤残所带来的各种功能障碍，挖掘潜能，重新回归社会。

在康复过程中，由于患者的年龄、性格、人格特点、文化背景及社会环境的影响不同，在残疾或疾病过程中的心理反应也不同。常见的心理反应阶段为震惊期、否认期、抑郁期、反对独立期及适应期。

1. 震惊期　患者不能面对现实，不能正视和接受巨大、严重事件的打击，甚至不敢想象它的后果，迷惑不知所措，不知下一步如何处理，表现惊呆、反应迟钝。常见于意外致残或突然身患绝症的患者。在这一阶段，护士应密切注意患者的情绪变化，保证患者安全。认同患者当前的应对方式，如允许喊叫、哭泣等，提供安静、舒适的环境；采用解释、安慰为主的心理治疗，减轻患者恐惧不安的情绪；也可根据病情适当给予少量镇静药物。

2. 否认期　否认是患者常用的心理防御机制，也叫自我保护期，避免心理崩溃，在早期有一定的好处。患者面对自己的伤残或疾病，抱有侥幸心理，对病情产生部分或完全的曲解，以躲避心理上的痛苦。否认可以暂时保护患者，使其有时间慢慢接受现实，减轻忧伤、悲痛的情绪。护理人员要与患者坦诚沟通，建立信任关系，在其没有心理准备时不要急于强迫患者提及问题或所关心的事，认同患者的否认，既不揭穿，也不对他撒谎，谈话时要注意维持患者适当的期望，顺势利导，热情鼓励。

3. 抑郁期　这是大多数患者在伤后或患病后必经的心理阶段。随着对病情的深入了解，否认期可突然或逐渐消失，一旦面对现实，承认自己终身残疾或认识到所患疾病的严重程度，就表现为心情压抑、沉默、失眠、食欲下降，对生活失去信心以致希望结束生命，这是此阶段的特征表现。患者可出现明显的孤独感，或对外界反应高度敏感。在这一阶段应主动接触患者，对他们热情、亲近、理解；组织病友之间的交往也十分必要；注意观察患者的情绪反应，包括眼神、言语，鼓励患者树立信心，消除不良情绪；加强防范措施，防止自杀发生。

4. 反对独立期　部分患者在伤残或患病后，感到躯体的损失对自己是不公平的，今后的前途已无指望，随着悲伤及忧愁心情的逐渐减轻，情绪相对平衡，患者开始为今后打算，表现出想依靠单位或社会照顾，不去工作，或事事依靠别人的帮助；常与周围其他患者比较，夸大不适感，创造新症状，抵制康复训练或提出过高的要求。这时，应鼓励其发挥独立的人格特征，克服依赖性，顺利完成各种训练任务，早日重返社会。

5. 适应期　随着时间的推移，大多数患者对身体伤残和疾病逐渐适应，悲伤心情慢慢减轻，能正视现状，以积极态度考虑问题，开始为自己前途着想，考虑从事新的职业，发挥自己的潜能。在此阶段，应帮助患者分析和设计今后的训练和生活。

以上 5 个阶段不是每个患者都必须经历的，有人只经历其中几期，有的可停止在某一期上不向前发展，有时还可以反复。作为康复护士必须了解患者的心理状态，在不同时期给予针对性的心理护理。

九、健康教育

康复健康教育是全面康复的组成部分，是康复护理的一个极重要的环节，是以康复对象为中心所实施的教育活动与过程。由护士、患者和家属构成健康教育的核心。

1. 目的　健康教育的目的是让患者和家属都能参与到康复的计划中；患者和家属都能积极参与出院前的准备工作；让患者学会自我健康的维护，为回归家庭和社会，能够生存下去打下良好的基础。

2. 方法　根据住院不同阶段制定出不同内容，其方式可以是集体授课、讨论会、个别交流、观看录像、幻灯或图片等，也可以出宣传栏和发放报刊、书籍等文字相关资料等。

3. 内容

（1）康复治疗初期阶段：包括对本身疾病或功能障碍的认识；对身体残疾后不适应的心理调整；康复训练的目的及训练中的安全措施；床上各种正确卧位的指导，如良肢位的摆放等。

（2）康复治疗中期阶段：对日常生活活动能力训练指导，如进食、穿脱衣服、清洁及修饰、如厕等。对可能出现的并发症的预防和处理，如体位性低血压、压疮、泌尿系感染等。对自我健康维护的指导，如皮肤的自我护理、膀胱训练的方法等。

（3）康复治疗后期阶段：对试回归家庭的指导，如情绪的稳定、排泄的通畅、足够的休息和营养、在家中训练时的安全及发生情况时与医院联络的信号和方法等。帮助患者及家属掌握一些护理方面的技能，如自我导尿、集尿器的清洁和消毒方式、皮肤的护理及检查方法、各种支具的操作程序和保管方法等。帮助患者和家属制订出自我健康维护方面的计划和要求，如本身疾病的预防、ADL 训练的持续、定期到医院复查等。

（庞延红）

第十八章

小儿脑性瘫痪的中医康复

第一节 概述

一、小儿脑性瘫痪的定义和主要障碍

小儿脑性瘫痪（cerebral－palsy，CP）简称脑瘫，是指小儿从出生前到出生后的 1 个月内，因各种致病因素所致的非进行性脑损伤综合征。主要表现为中枢性运动障碍及姿势异常，同时经常伴有不同程度的智力障碍、语言障碍、癫痫及视觉、听觉、行为和感知异常等多种障碍。从这一定义中可以看出脑瘫有以下特点：首先脑瘫发生于生命早期，一部分是在尚未出生前，胎儿脑的发育就有了异常，另一部分则是在出生过程中或是在出生后 1 个月内发生的，这个阶段正是人脑生长与发育最快的时期；其次，脑瘫本身是非进行性的疾患，但是，如果患儿没有接受适当的康复治疗与训练，则一系列症状可变化加重，如关节挛缩畸形，髋关节脱位，甚至出现心理障碍等继发障碍的出现，但这并非是由脑部病变加重所致；最后，脑瘫的主要障碍是运动障碍及姿势异常，但由于脑损伤经常为广泛性，不但运动功能受损，其他功能也受影响，因而临床表现为多功能障碍的综合征。所以，脑瘫是一种异源性的临床综合征，它不是一种疾病或由疾病引起的病原学实体。1862 年英国矫形外科医师 Little 对脑瘫的定义为：脑瘫是由非进行性脑发育失调而导致的一种持续不变的运动障碍和生命早期出现的姿势失调。另外，对脑瘫的定义随着医学的发展和对它的进一步认识也在不断修订。于 2004 年全国小儿脑性瘫痪专题研讨会讨论通过的定义：出生前到出生后 1 个月内各种原因所引起的脑损伤或发育缺陷所致的运动障碍及姿势异常。于 2008 年第十届全国小儿脑瘫学术研讨会上将定义中脑损伤时间从胎儿期修订至婴儿期。

二、小儿脑瘫的发病率及患病率

脑瘫是当代患病数最多的小儿运动功能障碍性疾患之一。1993 年 WHO 报道，目前发达国家每产下 1000 个活婴中就有 2～3 例患脑瘫。据美国 1985 年统计全国脑瘫患儿近 75 万。我国脑瘫发病率尚缺乏全国资料报道，据不同地区流行病学调查，为每年 1.5‰～5‰。关于我国脑瘫儿的患病率于 1998 年"九五攻关课题"报道，我国 0～6 岁儿童的脑瘫患病率为 1.86‰，我国目前有 31 万 0～6 岁脑瘫患儿，并且每年新增 4.6 万例。

三、小儿脑瘫的病因

脑瘫的脑损伤可发生在胚胎至新生儿整个过程中，致病因素多种，现将常见因素归纳如下（表18-1）。

表18-1 脑瘫致病因素

妊娠期（占20%~30%）	围产期（占70%~80%）	新生儿期（约占10%）
子宫内感染（巨细胞病毒、弓形虫病、风疹）	窒息、缺氧	脑炎
胎儿期中毒（CO、汞）	产伤	脑膜炎
胎儿期脑损伤	急产、早产、过期产、剖宫产	脑外伤
妊娠期中重症疾病（心脏病、贫血）	胎头吸引	败血症、麻疹、流感
染色体异常等遗传病	胎盘早剥、前置胎盘、胎盘功能不全	CO中毒
母亲吸烟、嗜酒或精神受刺激	低体重儿	中毒肺炎
先兆流产	颅内出血	营养不良
母亲糖尿病等内分泌疾病	核黄疸	

（一）产前因素（妊娠期）

1. 感染 风疹病毒感染除对心血管有影响外，也多累及中枢神经系统，如视、听觉损害及小头畸形和严重的精神运动发育迟缓等。在孕期感染越早胎儿畸形率越高越严重。中国康复研究中心在北京地区检测有高危因素123例母婴血样，只有1例患儿风疹病毒抗体阳性，追踪至现在为正常儿。巨细胞病毒属神经毒性病毒，在子宫内传递，感染发生率为全部活婴的0.2%~2.2%。妊娠晚期可引起胎儿多器官畸形，如脑积水、小头畸形、心肺畸形、先天白内障、聋哑等。生后如发现感觉、运动、听力丧失、脑室周围钙化是重要的诊断依据之一。先天弓形虫感染在怀孕头3个月，病原体可经胎盘感染给胎儿，此种情况较为严重，但较少见。1993-1994年中国康复研究中心检验了123份有致病因素的母婴血样，其中只有1例母亲为弓形虫抗体强阳性，婴儿为阴性。经胎盘感染的患儿可出现小头畸形、脑积水和中枢神经系统异常。

2. 胎儿循环和血管疾病 例如，急性血容量过少，由于前置胎盘母亲大量出血、双胎时急性弥散性血管内凝血、母亲贫血、凝血功能障碍、妊娠中毒症等均可造成胎儿脑血供失调。

3. 中毒 妊娠期间服用各种药物、饮酒、吸烟，母亲或胎儿患代谢性疾病，如糖尿病、苯丙酮尿症等都会直接或间接影响胎儿的中枢神经系统发育，发生胎盘早剥、低体重儿及脑发育畸形等。

（二）围产期因素

1. 窒息 围产期因素与产前因素不可截然分割，大多数脑瘫小儿可能早在出生前脑的发育即受到损伤，使之对出生时的反应更加脆弱，从而成为致残原因。有报道，1%的脑瘫病例可能与出生窒息有关，中国康复研究中心于1993年报道住院220例脑瘫患儿，有窒息（宫内、产后）致病因素者占37.27%。

2. 颅内出血 窒息缺氧为新生儿颅内出血最主要的原因，其中早产儿发生率高于足月儿，说明早产也是导致颅内出血的重要因素，特别是胎龄＜32周，体重低于1500g的极低体重的新生儿更易发生，且多为脑室管膜下和脑室内出血，约占90%。颅内出血有时还因产伤，尤其是具有难产史同时伴有围产期缺氧史的患儿更易发生。缺血和缺氧导致的颅内出血和窒息互为因果关系，而且是围产期脑瘫的主要致病因素。

3. 早产 中国康复研究中心报道入院脑瘫患儿220例中，有79例早产儿，占35.91%。早产原因至今尚不十分明确，有学者研究表明，胎儿合并感染时细胞毒素介导可使血、羊水中前列腺素F（PGF）水平增高，而诱发不可避免的早产。早产儿出现脑病变者可见脑室周围脑白质营养不良，而且多在双侧侧脑室附近。足月儿脑病变主要在皮质和基底核。

4. 核黄疸 因为严重黄疸造成核黄疸，其增高的血胆红素沉积于脑干和基底核，其病变导致出现手足徐动和听力丧失等临床表现，一般多在生后48h到4d内发生。

（三）出生后因素

出生后因素约占脑瘫致病因素的10%，多因感染如脑炎、脑膜炎；一氧化碳、汞等中毒；各种原因造成的外伤等因素所致。

四、小儿脑瘫的病理

前面已述脑瘫是出生前到出生后1个月内发育时期的非进行性脑损伤所致的综合征，主要表现为中枢性运动障碍和姿势异常。尽管脑瘫随年龄增长脑的不断发育在临床症状上可有变化，但中枢神经系统的病变是很少变化的。所以它不是独立疾病，而是由多种原因引起的脑损伤所遗留的后遗症。

脑缺血、缺氧是构成围产儿脑损伤的主要原因。脑缺血、缺氧性脑病早期脑组织可有脑水肿、脑组织坏死、脑内出血等。围产儿脑组织对缺氧缺血敏感性除与妊娠时间有关外，还与脑局部解剖结构与生理特点有关。如大脑白质发育不良多发生在妊娠前6个月，病变主要是在大脑的颞极前缘，作一切面，在冠状切面上，此处正是大脑的侧脑室前角端。正常新生儿此切面的灰质与白质的比例约8：7。在白质发育不良时此比例可为4：1。此处还可见两大脑半球外观呈球形，额叶比正常小，脑室相对扩大，脑桥与延髓锥体变细小。

未成熟儿经常发生室管膜下出血，是由于在未成熟儿的局部解剖、生理特点，加之缺血缺氧、血压和血流量波动，致使所损伤的毛细血管发生破裂出血。部位多在尾状核头部或尾状丘脑沟，或侧脑室颞角顶和枕角的外侧壁上，可见灶性出血，严重者可形成小血肿，少数部位在第三、第四脑室周围和脊髓中央管周围。病情严重者发生脑室内出血，也是未成熟儿最常见的病变，据统计80%以上来自室管膜下出血。当出血量多不能完全被吸收时则机化，特别是发生在第四脑室的血肿机化或蛛网膜下腔机化粘连，均可引起急慢性脑积水。

脑室周围白质软化也占一定比例，患儿多伴宫内发育迟缓、低血糖或先天性心脏病。其病变大多发生在脑室周围的深部白质，尤其多见于侧脑室前角（额叶）附近白质和后角附近白质，严重者室管膜也可破坏，特别是在侧脑室枕角壁处，以后局部形成胶质瘢痕或形成囊腔。

另外，各种先天脑发育畸形，如无脑（hydranencephaly）、孔洞脑（porencephaly）、多囊脑（multicysticbrain）、巨脑回等。

因分娩过程中机械性损伤与脑瘫关系较密切的主要是硬膜下血肿及脑缺血性梗死。硬膜下血肿多发生在大脑半球背外侧。面先露难产、颅骨重叠、产程过长等均易发生大脑缺血性坏死。

当高胆红素血症时，胆红素通过血脑屏障可损害脑基底核、海马、下丘脑部、齿状核等被染成黄色或深黄色，神经细胞可有不同程度的变性，神经元大量丢失，神经胶质细胞增生替代。

各种先天性感染，如先天性风疹病毒感染、先天性弓形虫感染、巨细胞病毒感染、单纯性疱疹病毒感染等，中枢神经系统是最常受累部位，可引起脑实质、大脑皮质和基底神经核坏死，表现小头畸形等。

如前所述，小儿脑瘫是多种致病因素造成的中枢性瘫痪，是多种障碍的综合征，不是一个独立的疾病，因此其病理变化没有固定表现。一般来说1/3病理肉眼可见病变，如脑广泛萎缩、皮质下白质囊腔形成、脑软化、脑瘢痕、脑积水及皮质变薄等。另2/3病理仅镜下改变，如大脑皮质萎缩、神经细胞丢失、变性、神经元异位、白质萎缩、深部脑组织胶原细胞增生、苍白球、下丘脑可见对称性脱髓鞘改变。另外，从头部的CT或者MRI检查可发现脑的结构改变，如中国康复研究中心入院脑瘫患儿220例做头部CT，结果异常率为66%；张振俊对164例临床诊断脑瘫的头部MRI表现的研究，异常率为93%；全国第二届小儿脑瘫座谈会纪要中报道，小儿脑瘫头部CT异常率在57.5%~78.7%。主要异常表现为脑发育不全，脑室外间隙增宽，脑室扩大变形，脑白质丧失，脑实质内低密度区，脑室周围脑白质软化，脑容量减少，先天性脑畸形等。因此显示了头部CT或MRI检查对脑瘫的诊断价值。

脑瘫患儿神经电生理检查中脑电图异常率也相当高，大约为35%。主要异常表现为低电压、两侧不对称、睡眠纺锤波消失、棘波多在枕部、顶部、颞部、低波幅快波或快波缺如等不同程度节律紊乱波形。目前应用24h动态脑电图仪，且能与电视录像相结合，大大提高了癫痫波的检出率。脑电图在与计算机结合后使异常波的量化与区域化称为脑电地形图（BEAM），可补充常规脑电图的不足。

脑干诱发电位也常用于脑瘫的常规检查中。它分脑干听觉诱发电位（BAEP）、视觉诱发电位（VEP）、体感诱发电位（SEP），检出异常有助于早期诊断缺血、缺氧性脑病、核黄疸等。事件相关诱发电位（ERP）可分析大脑认知、记忆方面等障碍，在脑瘫临床上也常用。

脑CT及MRI在脑瘫的诊断上已普遍应用。MRI较CT分辨力更高，皮质白质分辨更清楚，对颅底、中线结构、颅后窝、大脑内侧面等处病变的检出率更高。对微细胞结构异常更容易检出，如巨脑回、小脑回、局限性脑萎缩或脑发育不全、灰质移位、胼胝体和透明隔发育不全、髓鞘发育不良、蛛网膜囊肿等。由于MRI可横断、冠状、矢状三维立体成像，使脑部病变得以清晰显示。其他如正电子发射断层扫描（PET）、单光子发射计算机断层扫描（SPECT）及放射性核素脑扫描等先进神经影像学检查现正在脑瘫临床中应用。

以上的客观检查均可进一步协助了解小儿脑瘫的脑的病理生理变化。

关于脑瘫的发病机制至今还不是很清楚，患儿异常的姿势和运动控制之间仍未证明它们之间的关系。只有少数患儿有明确的大脑损伤，而大部分患儿表现为一组脑功能障碍阻碍了正常的运动学习过程的建立。这个时期小儿都有冲击性的变化，此时为这些特殊的小儿引入干预措施和全面综合性的计划是非常重要的。

（刘小双）

第二节 小儿脑瘫的临床表现与诊断

一、小儿脑瘫的诊断

诊断标准

1. 早期表现 脑瘫的早期表现一般是指患儿在 0~6 个月或 0~9 个月间表现出来的临床症状。

（1）易于激惹，持续哭闹或过分安静，哭声微弱，哺乳吞咽困难，易吐，体重增加不良。

（2）肌张力低下，自发运动减少。

（3）身体发硬，姿势异常，动作不协调。

（4）反应迟钝，不认人，不会哭。

（5）大运动发育落后，如不会翻身，不会爬，双手握拳不会抓握。

（6）经常有痉挛发作。

2. 诊断要点

（1）在出生前至出生后 1 个月内有致脑损伤的高危因素。

（2）在婴儿期出现脑损伤的早期症状。

（3）有脑损伤的神经学异常，例如，中枢性运动障碍及姿势和反射异常。

（4）常伴有智力低下、言语障碍、惊厥、感知觉等障碍及其他异常。

（5）需除外进行性疾病所致的中枢性瘫痪及正常儿的一过性运动发育滞后。

二、小儿脑瘫的分型表现

小儿脑瘫的主要障碍是运动功能障碍及姿势异常，但因致病因素复杂，损伤部位及程度的不同，临床表现可多种多样，现以不同分型加以说明。

（一）分型表现

1. 根据运动障碍的性质分型

（1）痉挛型（spastic type）：这是临床中最常见的型别，约占脑瘫中的 2/3。病变主要在锥体束系统。表现为肌张力增高，肢体主动活动受限，被动运动阻力增高，有折刀样痉挛，腱反射亢进，病理反射阳性。此类患儿常常采取 W 样坐姿，步行时出现双下肢交叉样剪刀式步态。

（2）手足徐动型（athetoid type）：此型临床也经常见到，病变主要在脑的基底核部位，主要表现为肌张力变化不定，在肌张力过低和过高之间波动，运动意愿和运动结果之间不一致，有不随意运动，病理反射一般为阴性，常伴有构音障碍。智力较少受到影响。此类患儿经常是异常的姿势突然出现或突然消失，进而平衡能力和肢体的对称性难以保持。

（3）共济失调型（ataxic type）：此型较少见，病变主要在小脑。表现为平衡功能差，随意运动的协调性差，伴有意向性震颤，在运动中表现为低张力性，病理反射一般也为阴性。站立行走时足间距加宽，身体摇摆不定，精细动作准确性差，智力一般不受影响。

（4）混合型（mixed type）：即具有 2 种类型特点者，常常是锥体系和锥体外系或小脑均受累引起，也为临床常见类型。

(5) 其他型别：较少见，例如弛缓型以肌张力低下为主，一般为脑瘫早期的一过性表现；强直型表现运动阻力明显增高呈铅管样强直；震颤型以肌肉出现静止震颤为主。

2. 根据肢体障碍的情况分型

(1) 单肢瘫：单个肢体受累，此型较少见。

(2) 偏瘫：一侧上下肢及躯干受累，经常上肢损害较明显。

(3) 三肢瘫：三个肢体受累。

(4) 四肢瘫：四肢及躯干均受累，四肢受累严重程度类似。

(5) 截瘫：双下肢受累，躯干及双上肢正常。

(6) 双瘫：四肢均受累，双上肢及躯干较轻，双下肢受累较重。

(7) 双重性偏瘫：四肢均受累，但双上肢重，有时左右侧严重程度亦不一致。

3. 根据病情程度分型

(1) 轻型：生活完全自理。

(2) 中型：生活部分自理。

(3) 重型：生活全部不能自理。

在儿童发育阶段，一些患儿可以从一种类型转为另一种类型；另外，当一种痉挛被抑制时，一些高张力的患儿能有低张力的表现，波动的张力能与运动失调相混淆，所以临床上要认真地评定、动态地观察来分型。

附：中华医学会儿科学分会神经学组于 2004 年 10 月"全国小儿脑瘫专题研讨会"讨论通过的有关脑瘫的临床分型：①痉挛型；②不随意运动型（表现为手足徐动、舞蹈样动作、肌张力不全、震颤等）；③共济失调型；④肌张力低下型；⑤混合型。按瘫痪部位分型为单瘫、双瘫、三肢瘫、偏瘫、四肢瘫。

(二) 并发症及继发症

除以上主要障碍外，还经常伴有并发症（相关缺陷）及继发症。常见并发症有智力低下，约占75%；语言障碍占30%～70%；癫痫占14%～75%；听力缺陷占5%～8%；视力障碍占50%～60%；其他还有感知觉、行为等障碍。继发症主要有关节的挛缩变形；肩、髋、桡骨小头等的脱位；骨质疏松；骨折；变形性颈椎病；脊椎侧弯等。

(梁　行)

第三节　小儿脑瘫的评定与康复

一、小儿脑瘫的评定

脑瘫以康复治疗为主，而康复评定是康复治疗的依据，也是衡量康复疗效的尺度。康复评定至少应在治疗前、治疗中和治疗后各进行 1 次，通过评定可全面地了解患儿运动功能异常的种类和程度、评定治疗的效果，指导制定下一疗程的治疗计划。

脑瘫的功能障碍是多方面的，除运动障碍外，对语言、视听觉、认知、心理、行为、进食、排泄等功能障碍，以及骨关节畸形、肌腱挛缩等所致的二次残疾也需评定。因此对脑瘫儿的评定应掌握以下原则：要把患儿看成是一个整体来进行全面的评定，不仅评定运动功能障碍的情况，而且要评定患儿整体发育、智能、语言等方面的表现；不仅评定其存在的缺陷，而且要注意患儿现有的能力和潜能；要结合患儿所处的家庭状况和社区情况对患儿进行综合评定，因为社会环境因素对患儿各个方面起着重要作用；小儿脑瘫的评定包括以下各个方面。

（一）运动功能障碍的评定

1. 体格发育及运动发育　如头围、身长、体重、胸围、腹围、皮下脂肪、肢体周径等的测量。测量标准值采用 2005 年实用儿科学第 7 版中正常小儿的体格发育标准。针对发育水平的评价还可采用 Gesell、Bayley 量表等。针对运动功能的以粗大运动发育专项评估的方法有 GMFM（grossmotor function measure scale）粗大运动功能评定量表与 PDMS – GM（peabody derelopmental measure scale – gross motor）粗大运动发育量表。

GMFM 量表是专门针对脑瘫的粗大运动评估方法。评估分 5 个能区，包括 88 个评估项目，每项采用 4 级评分法。通过评估可以得出每个能区的原始分和百分数，相加后得出总的百分比。每项采用 4 级评分法能够较好地反映出粗大运动发育的细微变化，5 个能区的设定方法对康复训练也有指导意义。2002 年在此基础上又推出 66 项评估版本。

PDMS – GM 评估 0 ~ 6 岁段总计 4 个能区 151 项，每项采用 3 级评分法，通过评估可以得出各个能区的原始分、相对月龄和标准分，最终还能得出粗大运动发育商和百分位。对康复诊断和疗效判断都有很好的临床意义。

其他尚有运动发育指数（motor quotient，MQ）、脑瘫儿童精细运动评估量表（fine motorfunction measure，FMFM）、儿童残疾评估（paediatric evaluation of disability inventory，PEDI）及儿童功能独立性测量表 WeeFIM。

20 世纪 90 年代 Prechtl 提出了一种新的评价技术——全身性自发运动（general move – ments，GMs）评价法，其对婴儿神经发育结局的预测价值得到了研究者们的广泛认可，被证明是早期识别婴儿脑损伤行之有效的方法。这种方法建立在对婴儿自发运动性质评价的基础上，简单、快速、经济而无创伤，我国目前已有单位采用。GMs 的检查和评价方法最简单的方式是直接通过肉眼观察，当场评价，然而考虑到婴儿状态和外界环境的干扰性等因素，通常主张通过录像记录的方式，保存在磁带中供日后评价。所以有必要将 GMs 应用于常规的婴儿神经系统检查中，为预防高危婴儿的不良预后提供新的手段。

在体格发育及运动发育的评定中，量表的使用原则应该是根据量表的敏感性选择 1 种或 2 种同时使用，互为补充。

2. 肌张力测定　年龄小的患儿常做以下检查。

（1）静止时肌张力：肌张力增高时肌肉硬度增加，被动活动时有发紧发硬的感觉。肌张力低下时触之松软，被动活动时无抵抗。

（2）摆动度：固定肢体近位端，使远端关节及肢体摆动，观察肢体摆动幅度，肌张力增高时摆动度小，肌张力低下时无抵抗，摆动度大。

（3）关节伸展度：被动伸屈关节时观察伸展、屈曲角度。肌张力升高时关节伸屈受限，肌张力低下时关节伸屈过度。关节伸展角度正常标准参照（表 18 – 2）。

表18-2　正常小儿关节活动度

	1~3个月	4~6个月	7~9个月	10~12个月
内收肌角（外展角）	40°~80°	70°~110°	100°~140°	130°~150°
腘窝角	80°~100°	90°~120°	110°~160°	150°~170°
足背屈角	60°~70°	60°~70°	60°~70°	60°~70°。
足跟耳试验	80°~100°	90°~130°	120°~150°	140°~170°

1）内收肌角（外展角）：小儿呈仰卧位，检查者握住小儿膝部，使两下肢伸直并向外展开观察两大腿之间的角度；

2）腘窝角：小儿呈仰卧位，使一侧下肢屈曲，股部贴近腹部，伸直膝关节，观察小腿与股部之间的角度；

3）足背屈角：检查者用手按压小儿足部，使其尽量向小腿方向背屈，观察足部与小腿之间的角度；

4）足跟耳试验：小儿仰卧位，检查者拉扯小儿一侧足，使其尽量向同侧耳部靠拢，观察足跟与臀部连线与桌面形成的角度。

正常小儿各关节活动范围如表18-2所示，若大于表中内收肌角、腘窝角及足跟耳角度，提示肌张力偏低；小于表中所示角度，提示肌张力偏高。足背屈角相反，＞60°~70°为肌力增高，＜60°~70°为肌张力减低。

（4）痉挛评定法（Ashworth）：在姿势变化、自发运动及各种反射中，靠检查者的观察和感觉做出判断。年龄大些患儿还可采用修改的Ash-worth痉挛评定法。

3. 关节活动度的评定　关节活动度是指关节向各个方向所能活动的幅度。如果是患儿自己活动所达到的范围称为主动关节活动范围；如果是由检查者活动患儿的关节所达到的范围则称为被动关节活动范围。关节活动范围的测量用测角器进行。

4. 肌力的评定　脑瘫患儿肌力评定一般较困难。因为有肌张力变化、智力情况和年龄大小不配合等因素的影响。能配合检查的患儿应按MMT分级法划分。

5. 协调功能评定

（1）共济运动检查：注意观察小儿体位、站立、步态、取物、玩耍等情况，了解四肢的共济运动情况。客观检查有以下几种方法：①指鼻试验。患儿与检查者对坐，用食指尖触自己鼻，睁眼和闭眼皆试；也可于任何体位，患儿将臂伸直，再用示指触鼻尖，反复操作，观察准确度。②轮替动作。快速反复地手掌旋前、旋后交替动作。③跟膝胫试验。患儿平卧，抬高一腿，将足跟准确地落在另一膝盖上，然后沿胫骨向下移动。④闭目难立征。双臂前伸，指分开，先睁眼后闭眼，睁眼时难立提示为小脑性共济失调，闭眼时难立为脊髓性共济失调。由此也可观察有无震颤、舞蹈、手足徐动现象。

（2）不随意运动检查：注意观察手足徐动患儿常出现迟缓重复的手指、足趾不规则的蠕动样或扭曲动作和快速、粗大、冲动性、不规则的舞蹈样动作；扭转痉挛经常是围绕躯干和肢体的缓慢旋转性不自主运动；失调型经常可见到手部或唇部肌肉的有节奏性的反复收缩；另外痉挛型患儿经常可观察到肌肉阵发性的不自主收缩等。此类患儿均存在姿势控制能力及平衡功能障碍，可应用以下量表评定（表18-3）。

姿势控制评定标准如下。

0 级：在被动运动的情况下也不能完成规定的体位。

1 级：被动运动可做到规定体位，但不能保持。

2 级：被动运动稍可维持规定体位。

3 级：无外力帮助勉强可完成规定体位。

4 级：用近似正常运动模式完成并维持规定体位。

5 级：正常。

表 18-3　Berg 平衡功能量表

检查序号	检查内容	得分（0~4）
1	从坐位站起	
2	无支持站立	
3	无支持坐位	
4	从站立位坐下	
5	转移	
6	闭目站立	
7	双脚并拢站立	
8	上肢向前伸展并伸手向前转移	
9	从地面拾起物品	
10	转身向后看	
11	转身 360°	
12	将一只足放在凳子上	
13	两足一前一后站立	
14	单足站立	
总分		

注：按照评分标准评分。

6. 原始反射与自动反应评定

（1）原始反射：①紧张性迷路反射（TLR）。使小儿俯卧位时头稍前屈，则四肢屈曲，两腿屈曲于腹下；使小儿仰卧位时，被动屈曲肢体，伸肌占优势。正常 4 个月消失，痉挛型脑瘫此反应可增强延长。②非对称性紧张性颈反射（ATNR）。仰卧位使小儿头部转向一侧，可见颜面侧上下肢伸直，枕侧上下肢屈曲，正常 2~3 个月消失，过早消失可能有肌张力不全，反应强或持续存在可能有锥体束或锥体外系的病变，可阻碍小儿翻身动作的完成。③拥抱反射（Moro 反射）。拉手将小儿两肩拉起，使头背屈，但不离床，突然松手，出现拥抱相，即双上肢外展，拇指，示指末端屈曲，各指扇形展开，肩和上肢内收、屈曲，呈现连续的拥抱样动作。下肢亦伸展，足趾展开，小儿多有惊吓状，正常 0~3 个月消失；伸展相：两上肢突然向外伸展，迅速落在床上，正常 3~6 个月消失。肌张力过高或过低或早产儿等经常呈阴性，骨折、神经损伤、偏瘫等反射呈不对称。④握持反射。包括手握持反射（palmar grasp），刺激小儿尺侧手掌，引起小儿手屈曲握物，正常 2~3 个月消失，过强反射或持续存在可见于痉挛性瘫或手足徐动型，不对称见于偏瘫、脑外伤；足握持反射（plantar grasp），仰卧位触碰婴儿足趾球部，见足趾屈曲，正常 12 个月后消失，该反射缺如提示有脑损伤，会走之前反射消失。⑤交叉伸展反射（crossed extension reflex）。仰卧位使一侧下肢屈曲、内旋并向床面压迫，可见对侧下肢伸展，当使屈曲侧的下肢伸展，可见对侧伸展的下肢屈曲，正常 1~2 个月消失，此反应延长表示有脑损伤。⑥躯干侧弯反射（incurvation reflex）。小儿呈直立位或俯卧位，手划小儿侧腰部，可引起躯干向刺激侧弯曲，正常 3~6 个月后消失，偏瘫时一侧减弱或消失，手足徐动型脑瘫往往亢进或持续存在。

（2）自动反应（automdic reaction）：①翻正反应。颈翻正反应（neck righting reflex），仰卧位头向一侧回旋，可见整个身体也一起回旋为阳性反应，正常 6 个月后消失；躯干翻正反应（body righ - ting），仰卧位使下肢和骨盆向一侧回旋，小儿主动将头抬起，翻至侧身位后，由于皮肤的非对称性刺激，身体又主动回到仰卧位，正常 5 岁后消失。②平衡反应，倾斜反应（tilting reaction），将小儿仰卧或俯卧于平衡板上左右倾斜，小儿头直立，一侧上下肢屈曲，一侧上下肢伸直，正常 6 个月出现，侧方平衡 7 个月出现，后方平衡 10 个月出现；立位反应（hopping reaction），使立位小儿前后左右倾斜，此时小儿主动前后迈步，一侧下肢向另一侧伸出，支持身体保持不倒，正常时前方平衡 12 个月出现，侧方平衡 18 个月出现，后方平衡 24 个月出现。③保护性伸展反应（parachute reac - tion）。又称降落伞反应，支撑小儿腋下，使头向下由高处接近床面，小儿出现两上肢对床成支撑反应，正常时 6 个月出现，维持终身，6 个月仍未出现可能为四肢瘫或痴呆。

（二）特殊感觉障碍评定

1. 视觉评定　首先临床粗查有无斜视、弱视、屈光不正等。进一步请眼科检查除外视觉的其他障碍，如视神经萎缩、先天畸形等，或视觉诱发电位（VEP）客观检查。

2. 听觉评定　利用一般的声音反应动作来观察和检查，必要时客观测听——电反应测听（ERA）或脑干听觉诱发电位（BAEP）检查，发现问题，请专科医师诊断。

（三）智能障碍的评定

智力测验是评定智力水平的一种科学手段，是发育诊断的具体方法，可得知智力发育水平，作为对了解脑瘫患儿是否合并智力障碍客观指标的参考，以便为康复教育和防治提供客观依据，及早开展特殊教育。

1. 智商测试　智力评定所应用的智力量表分筛查与诊断 2 种，最常用的筛查量表是丹佛发育筛选测验（Denvor developmental sereeningtest，DDST），此法适用于从出生至 6 岁儿童；诊断性测验是我国修订的格塞尔（Gesell）量表、韦氏儿童智力量表（WISC）、韦氏学龄前智力量表（WPPST）等。

2. 适应行为测试　我国一般采用湖南医科大学第二医院的"适应行为量表或婴儿一初中学生社会生活能力测试表，根据以上测试结果，结合智力低下的诊断标准，做出患儿智力水平的判断。

（四）言语功能障碍的评定

首先要了解言语的正常发育，包括言语前期的发育、言语接受期的发育、言语表达期的发育等。脑瘫患儿约 2/3 有不同类型的言语障碍，主要表现为"言语发育迟缓"。它是指在发育过程中的儿童其言语发育没有到达与其年龄相应的水平，呈现言语发育迟缓的儿童多数具有精神发育迟缓或异常。评定时可采用根据汉语特点修订研制成的中国版 S - S（sign -

significance）检查法。另外，常见的障碍为"运动性构音障碍"，它是由于参与构音的诸器官（包括肺、声带、软腭、舌、下颌、口唇）的肌肉系统及神经系统的疾病所致的运动功能障碍，其结果使构音出现各种症状，如语音欠清晰、鼻音重、语速减慢、发音困难等。评定时可采用河北省人民医院康复中心修订的 Frenchay 构音障碍评定法。详细评定请语言专科医师进行。

（五）日常生活活动综合能力评定

由于儿童在各个年龄段的运动、认知等能力均不尽相同，如用统一规定的 ADL 动作去评定不同年龄的小儿时，年幼者可能因发育未达到该阶段而完不成，从而不能反映真实的情况。因此，最好制定不同年龄阶段小儿用的 ADL 评定表。日常生活活动是在独立生活中反复进行的最必要的基本活动，从实用角度来进行评定是对患儿综合活动能力的测试，应包括以下方面：个人卫生动作；进食动作；更衣动作；排便动作；转移动作；移动动作（包括行走、上下楼梯）；认知交流能力。其评定方法有国际通用的"WEEFIM"和我国研制的"残疾患儿综合功能评定法"等。

"WEEFIM"是 1983 年美国物理医学与康复学会和美国康复学会提出的统一数据系统中的重要内容。它不仅评定了躯体功能，而且还评定了言语、认知和社会功能。在美国已大量应用于脑损伤病儿，在我国也在逐渐推广应用中。它包括患儿一般情况了解表及 FIM 评定表。它的疗效评定标准如下。

WEEFIM 的等级：FIM 评分最少为 18 分，最高为 126 分，根据评定情况，可以做以下分级。

Ⅰ级：独立　　　　　　126 分
Ⅱ级：基本独立　　　　108 ~ 125 分
Ⅲ级：轻度或有条件的依赖　90 ~ 107 分
Ⅳ级：轻度依赖　　　　72 ~ 89 分
Ⅴ级：中度依赖　　　　54 ~ 71 分
Ⅵ级：重度依赖　　　　36 ~ 53 分
Ⅶ级：极重度依赖　　　19 ~ 35 分
Ⅷ级：完全依赖　　　　18 分

WEEFIM 疗效评定原则

显著有效：治疗后评分上升 1 级或 2 级，但达不到独立或基本独立 2 级的；

基本恢复：治疗后评分上升达到基本独立或独立级的；

有效：治疗后评分虽有上升但达不到升级标准的；

无效：治疗后评分无变化者；

恶化：治疗后评分减少者。

"残疾患儿综合功能评定法"是中国康复研究中心儿童康复科研制的。此方法以表格形式包括了 5 个方面内容：①认知功能：通过画片、实物、语言来进行认知功能评定。②言语功能：通过言语理解与表达来评定。③运动能力：对粗大运动和精细动作进行评定。④自理能力：在清洁、进食、穿脱衣、如厕等基本自理动作方面进行评定。⑤社会适应：主要通过表达与言语来了解适应家庭和社会环境的情况（表 18 - 4）。

表 18－4　残疾患儿综合功能评定表

项目	分数			项目	分数		
	月 日	月 日	月 日		月 日	月 日	月 日
一、认知功能				6. 站			
1. 认识常见形状				7. 走			
2. 分辨常见概念				8. 上下楼梯			
3. 基本空间概念				9. 伸手取物			
4. 认识四种颜色				10. 拇指指取物			
5. 认识画上的东西				合计			
6. 能划圆、竖、横、斜线				四、自理动作			
7. 注意力可集中瞬间				1. 开水龙头			
8. 对经历事情的记忆				2. 洗脸、洗手			
9. 寻求帮助表达意愿				3. 刷牙			
10. 能数数和加减法				4. 端碗			
合计				5. 用手或勺进食			
二、言语功能				6. 脱穿上衣			
1. 理解如冷、热、饿				7. 脱穿裤子			
2. 有沟通的愿望				8. 脱穿鞋袜			
3. 能理解别人的表情动作				9. 解系扣子			
4. 能表达自己的需求				10. 便前、便后处理			
5. 能说2~3个字的句子				合计			
6. 能模仿口部动作				五、社会适应			
7. 能发 b, p, a, o, ao 等音				1. 认识家庭成员			
8. 遵守简单指令				2. 尊敬别人，见人打招呼			
9. 能简单复述				3. 参与集体性游戏			
10. 能看图说简单的话				4. 自我称谓和所有关系			
合计				5. 能与母亲离开			
三、运动能力				6. 知道注意安全不动电火			
1. 头部控制				7. 认识成长环境			
2. 翻身				8. 能否与家人亲近			
3. 坐				9. 懂得健康和生病			
4. 爬				10. 能简单回答社会性问题			
5. 跪				合计			

总分：(1)　　　　　　　　(2)　　　　　　　　(3)

功能状态总评：

评分标准（采用百分制）

①每项完成：2分　总分100分

②每项大部分完成：1.5分　总分：75分

③每项完成一半：1分　总分：50分

④每项小部分完成：0.5分　总分25分

⑤不能完成：0分　总分：0分

二、小儿脑瘫的康复

（一）康复的目的和原则

1. 康复的目的　脑瘫儿童和正常儿童一样，是作为一个整体而存在于社会中的，是由躯体和心理（包括语言、智力、意志、性格、动机等）两个方面有机地相互作用而组成。因此，小儿脑瘫康复治疗的目的是针对致残因素造成的后果，即针对脑瘫儿的主要障碍、合并症、继发症等障碍，尽最大努力改善其躯体残疾、提高运动能力、语言能力和生活自理能力外，还要满足他们作为一个整体儿童的基本需求，争取帮助他们获得作为家庭和社会一员而应具备的满意的心理、教育及社会方面的环境适应能力，以达到生活自立、回归社会。

2. 康复的原则

（1）早期发现、早期康复治疗，争取达到最理想效果：脑瘫患儿脑的病损是静止的，但所造成的神经功能缺陷并非永远固定不变。婴儿的脑组织可塑性大、代偿能力强，若早期发现及时康复治疗，可获得最佳疗效。其机制有以下几方面，人类大脑神经细胞在一生中并未全部使用，正常情况下只有部分神经突触经常受到刺激，阈值较低，呈易被使用的活化状态。而相当一部分突触的阈值很大，不易被使用，处于休眠状态。若能受到反复刺激后，这些突触的阈值即可渐渐降低、被活化和使用，并可形成新的突触和神经环路，重组一个神经细胞功能集团的网络系统。另外，脑组织具有多重功能特性和许多神经环路，一旦承担某种活动的主要脑区受损，其功能可由未受损的其他区域替代和代偿。婴幼儿的神经系统尚处于未成熟阶段，脑组织各部位的功能尚未专一化，这一特点奠定了早期康复能取得更好疗效的基础和可能。早期干预的时间最好在2周岁内。

（2）康复治疗要与有效药物和必要手术相结合：虽然目前还没有一种有效药物能治疗脑瘫，但目前对脑瘫的康复治疗，大多采用多种手段、全面康复的原则下，从医疗角度致力于恢复脑损伤，改善脑生理、生化功能障碍，而药物治疗的研究也应占有重要地位。而且对于合并症，如癫痫等治疗也离不开药物。手术不能治疗脑瘫本身，但可解决部分痉挛和痉挛造成的肌腱缩短、变形等继发障碍，协助改善功能，提高疗效。

（3）中西医结合，如中医针灸、按摩、中药等治疗：中医治疗脑瘫在两千多年前就有记载，方法亦很多，是脑瘫康复的重要手段之一。有它特有的疗效，因此，在我国脑瘫的康复，既要借鉴国外现代康复技术，又要弘扬传统医学的特长，采用中西医结合的方法，才能取得脑瘫的更好疗效。

（4）康复治疗要与游戏玩耍相结合，与教育相结合：每一个儿童无不是从玩游戏开始，对各种事物进行学习、对外界环境进行适应的。游戏是儿童正常成长发育过程中不可缺少的部分，游戏对脑瘫儿童同样也是基本需求之一。游戏本身又是儿童多种技能的综合体现，通过游戏可以促进儿童多方面技能的发展，包括运动能力、自理能力、交流能力等。因此应将游戏作为一种康复训练的手段，将游戏活动贯穿于各种康复训练治疗中，使这些训练很有趣，从而提高患儿的参与兴趣，最大限度地恢复他们的娱乐自由。训练与娱乐融为一体，在游戏活动中得到训练和教育，使疗效更好。

（5）采用综合手段，全面康复：全面康复包括医疗康复，即以功能性活动为中心，并应把运动控制、运动学习、心理学与其他基础科学和行为科学的知识融合在脑瘫康复训练的研究和实践中；教育康复，即在脑瘫患儿康复中，应把使脑瘫患儿上学受教育作为康复中最优先的事项来考虑；职业康复是研究对脑瘫未来就业水平和成就的预测，以及分析有关因素；社会康复，即重返社会不仅取决于肢体能力和智力水平，更取决于本人一系列心理、社会素质的培养。实践证明，脑瘫的康复是一个系统工程，既要采用综合手段、训练内容又要因人而异个体化，并要长期坚持全面康复。

（6）康复训练患儿的同时与训练家长相结合：脑瘫的康复是一个长期的、不间断的过程。因此，需要家长与医师密切配合，家长需要在医师指导下共同参与，才能取得最好的康复疗效。

（二）康复的方法

1. 必要的药物和手术治疗

（1）常用的药物：有促进脑神经细胞代谢的药物，如脑活素、神经节苷脂、神经生长因子、γ-氨酪酸、B族维生素等；肌松弛药常用力奥来索（巴氯芬）、乙哌立松、地西泮等；抗震颤麻痹药（如美多巴、左旋多巴）；抗胆碱能药（如苯海索等）；自由基清除药（如维生素C、维生素B、维生素E等）；其他如抗癫痫药以及中药等。近年来美国和加拿大通过使用一种灌注泵进行持续鞘内巴氯芬给药来改善患儿痉挛的方法。此疗法有一定效果，但费用较为昂贵，广泛应用尚有一定困难。

（2）手术治疗：发生继发障碍时，有时需做矫形手术，如常做肌腱切断、肌腱延长、肌腱松解、肌腱移位等手术；神经手术，如神经的肌支部分切断，选择性脊神经部分切断、颈总动脉交感神经网剥离术、CRW立体定向手术系统，对脑内病变定位毁损术；骨性手术如截骨术、关节融合术等。手术的目的主要是降低患儿的肌张力、纠正负重力线、改善四肢功能。近年来我国对痉挛型脑瘫开展的A型肉毒素神经阻滞疗法，对缓解痉挛也有一定的疗效。

2. 运动疗法（physical therapy，PT）

运动疗法是徒手或借助器械，利用物理学的力学原理来预防和治疗的方法，是小儿脑瘫常用的行之有效的方法。运动疗法中除应用增强肌力、维持关节活动度和恢复协调能力的传统运动疗法外，小儿脑瘫主要是采用运动疗法中的易化技术（Facil-itation technique）。这一技术主要采用刺激本体感觉神经或其他感受器，经感觉运动中枢整合后，使神经肌肉兴奋性提高或降低的过程，以改善肌张力，促使主动运动困难或不协调的肌群容易完成某项活动。其代表方法有Bobath法，其原理亦是利用反射性抑制肢位，抑制异常姿势和运动，促进正确的运动感觉和运动模式。基本手技有抑制性手技、促进性手技、掌握关键点及各种叩击性手技。其次还有Vojta法，也称Vojta诱导疗法。其要点是通过治疗师用手指按压脑瘫患儿身体某特定部位，可使患儿产生反射性翻身和匍匐爬行两种基本动作模式，他将这种爬行称为人体所有协调运动的先导。以上的方法不单纯是被动的接受治疗，而更重要的是促进、诱发和转变成主动运动而到达康复的目的。

Bobath法是最早用于脑瘫的康复技术，他又提出按婴幼儿运动发育规律进行训练，使患儿逐步学会抬头-翻身-坐-爬-跪-站-走等功能。治疗师可根据患儿运动障碍评定情况，参照具体训练方法进行训练。举例如下。

（1）维持正常肌张力所常用的活动模式

1）完全屈曲或半伸屈上下肢，左右摆动，可选择仰卧位置，利用屈曲模式抑制过强的伸肌痉挛模式，见（图18-1）。

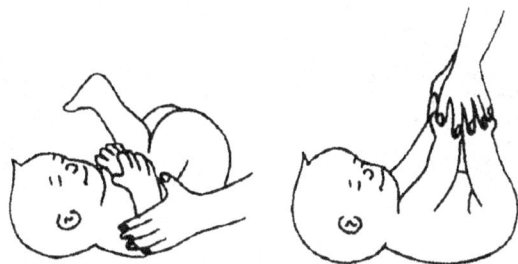

图18-1　抑制伸肌痉挛模式

2）坐在训练者腿上分开患儿股部，见（图18-2）。

3）坐在圆滚垫上，让患儿双脚着地持重。还可左右、前后摆动，降低下肢肌张力，促进双下肢屈曲外展，见（图18-3）。

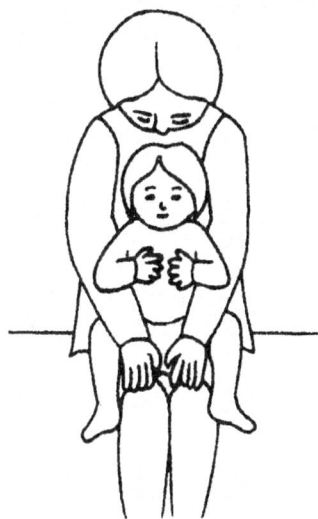

图18-2　下肢屈曲外展训练　　　　图18-3　下肢肌张力放松训练

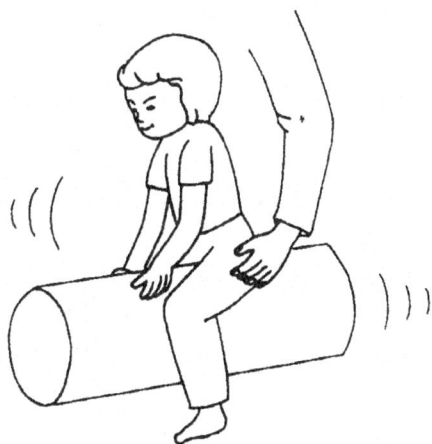

4）仰卧在训练球上轻轻弹上弹落或前后摆动、伸直上肢、屈曲下肢以抑制痉挛模式，见（图18-4）。

5）俯卧在训练球上加压或慢慢摆动，来抑制屈曲痉挛模式、促进伸展模式，见（图18-5）。

（2）控制关键点：一般关键点有头、肩、骨盆、髋关节、肘关节、腕关节、膝关节、足踝关节等。

1）头部

a. 前倾：抑制痉挛，促进肢体较易屈曲，见（图18-6）。

b. 后倾：促进肢体较易伸展，见（图18-7）。

c. 抬高头时将它转向一边，促进爬行，见（图18－8）。

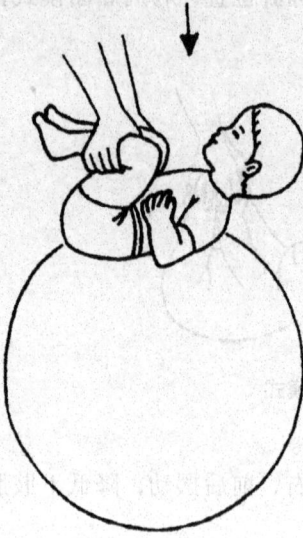

图18－4　抑制痉挛模式　　　　　　　图18－5　抑制痉挛和促进伸展模式

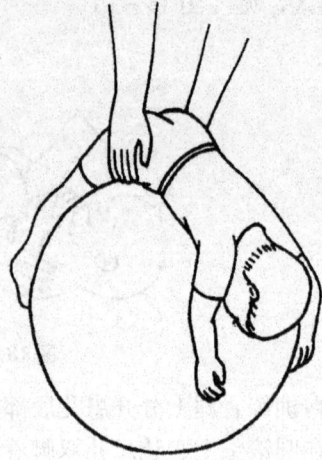

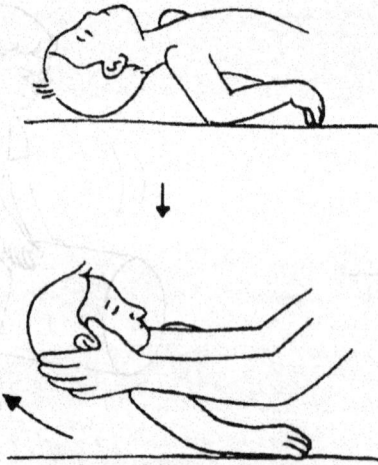

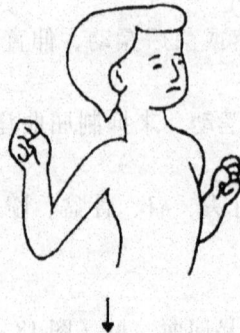

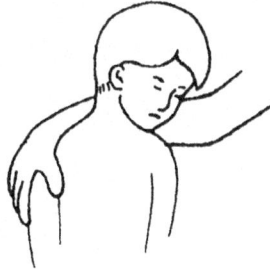

图 18 - 6　头前倾抑制痉挛

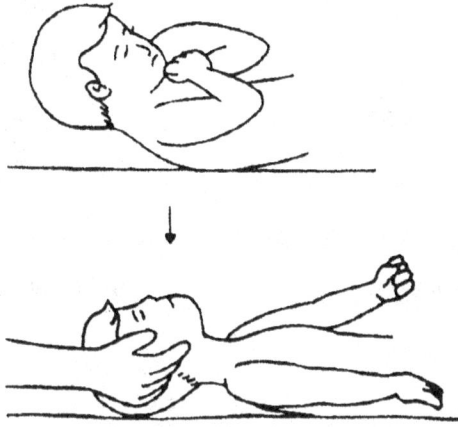

图 18 - 7　头后倾抑制痉挛

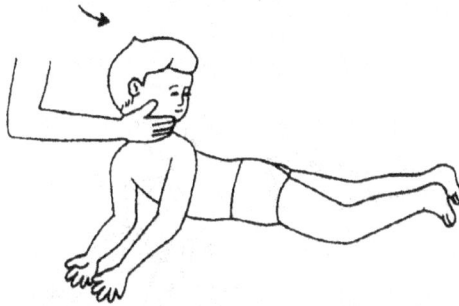

图 18 - 8　抬高头促进爬行

2）上肢连肩部

a. 将上肢外展外旋：肘关节伸直，前臂外旋，达到抑制前胸肌和颈肌的屈曲痉挛，促进手掌和手指自然张开，促进上肢外展、伸直和外旋，见（图 18 - 9）。

b. 将上肢外旋：达到抑制上肢和肩部的屈曲痉挛，见（图 18 - 10）。

c. 将上肢抬高和外旋：到达抑制上肢和肩部的屈曲痉挛和内收；俯卧位时，尚可促进腰部、髋关节及下肢伸展，见（图 18 - 11）。

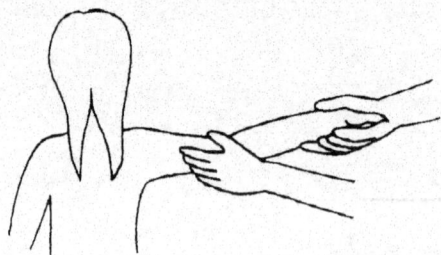

图 18-9 上肢连肩部关键点

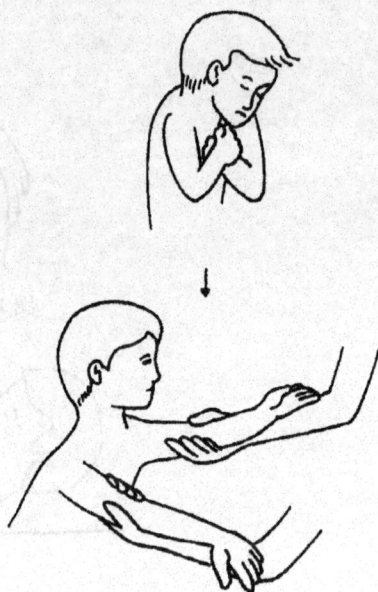

图 18-10 上肢连肩部关键点

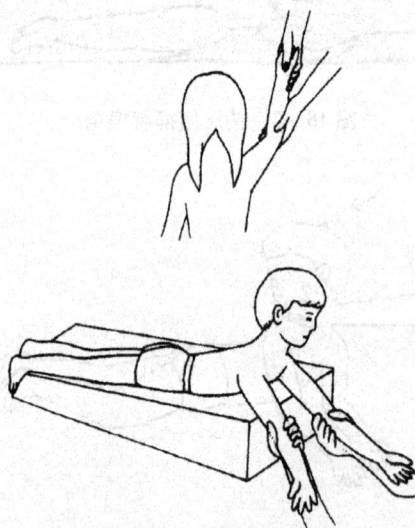

图 18-11 上肢连肩部关键点

d. 将上肢斜向后方伸直和外旋：达到促进头、颈、躯干的伸展和手指的自然张开，见（图 18-12）。

e. 用双手抓住患儿的肩：以大拇指顶在背部，使肩往后用力，达到将头抬起和保持正中位置，见（图 18-13）。

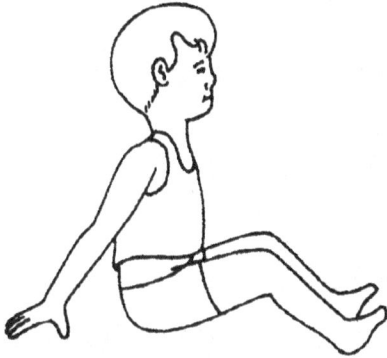

图 18 - 12　上肢连肩部关键点　　　　图 18 - 13　上肢连肩部关键点

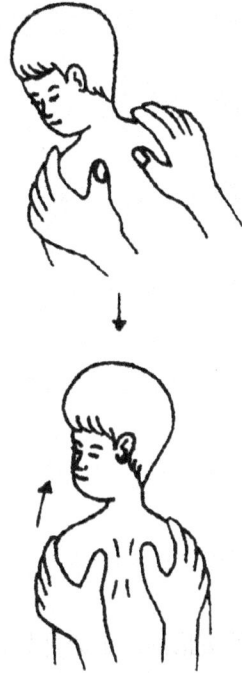

3）下肢连骨盆

a. 屈曲下肢：达到促进下肢外展和足背屈，见（图 18 - 14）。

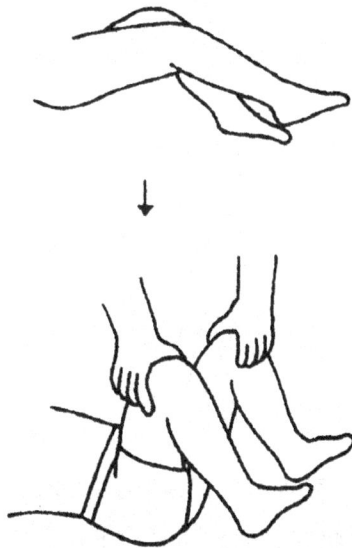

图 18 - 14　下肢连骨盆关键点

b. 控制膝关节伸直和外展：达到促进下肢外展和足背屈，见（图 18 - 15）。

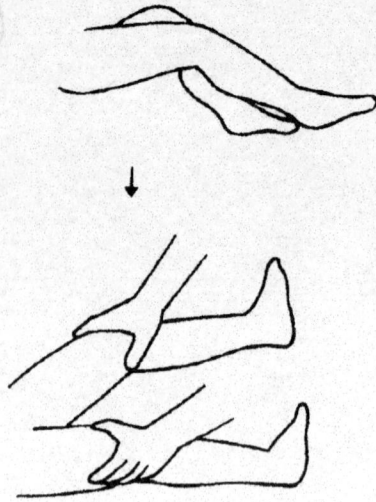

图 18 – 15　下肢连骨盆关键点

c. 俯卧头抬高：上肢伸展过头，躯干伸直，达到促进下肢及髋关节伸直。

d. 转动肩及上肢：达到促进翻身，见（图 18 – 16）。

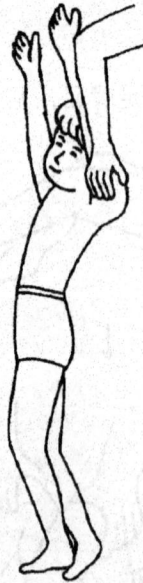

图 18 – 16　下肢连骨盆关键点

e. 仰卧位将下肢外展并向腹部屈曲，同时向下压，达到促进上肢向前伸至中线，见（图 18 – 17）。

f. 仰卧将骨盆转向一边，达到促进翻身动作，见（图 18 – 18）。

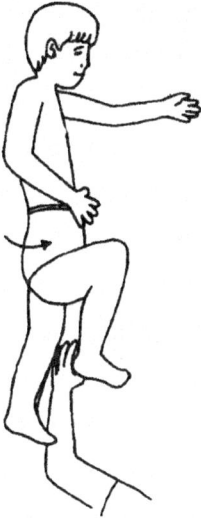

图 18-17 下肢连骨盆关键点

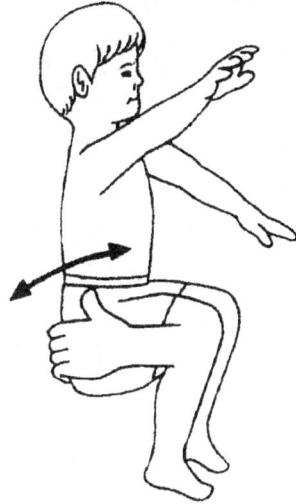

图 18-18 下肢连骨盆关键点

g. 长坐位屈曲髋关节，躯干微向前倾，双下肢外展，达到躯干伸直、头抬起，见（图 18-19）。

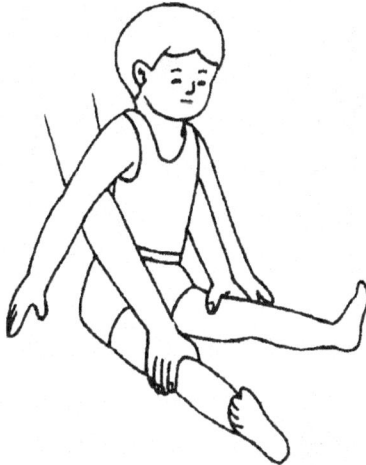

图 18-19 下肢连骨盆关键点

h. 跪位将患儿一只手保持在伸直外旋位置，然后将其身推向相反方向，达到保护性伸展平衡反应，见（图 18-20）。

i. 站立上肢伸展，外旋和微微斜向后面，对痉挛型——达到抑制躯干、髋关节及下肢的屈曲痉挛；对徐动型——达到促进腰部、髋关节及下肢伸直、外展和外旋，见（图 18-21）。

j. 伸直和内旋上肢，屈曲腰部，对痉挛型——达到促进髋和膝关节屈曲；对徐动型——达到抑制痉挛和髋、膝关节的过分伸直，见（图 18-22）。

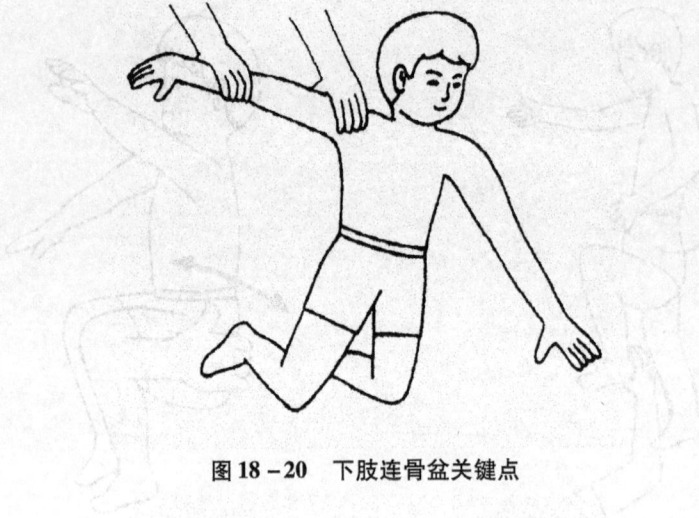

图 18 - 20　下肢连骨盆关键点

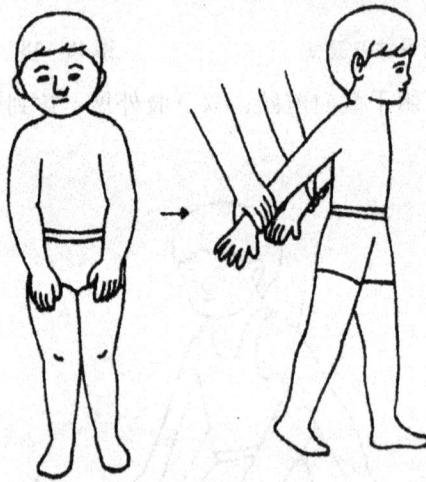

图 18 - 21　下肢连骨盆关键点

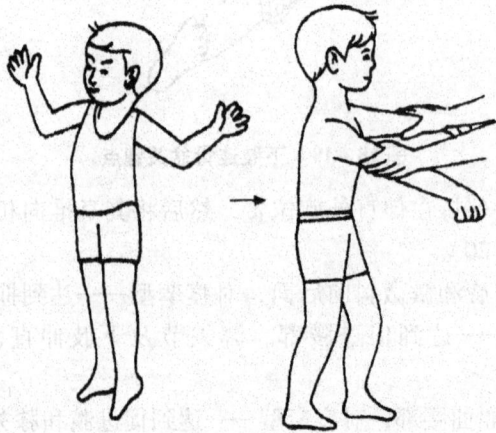

图 18 - 22　下肢连骨盆关键点

k. 四点跪将一只腿轻轻抬起，然后将患儿身体向前后摇荡，达到促进平衡反应，见（图 18 - 23）。

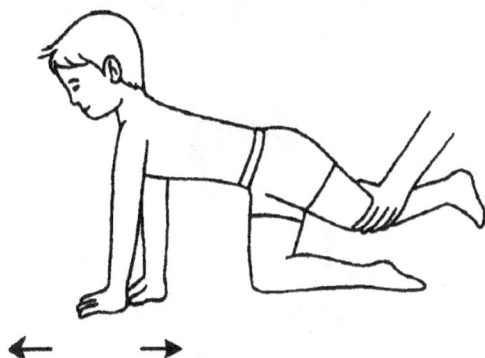

图 18 - 23　下肢连骨盆关键点

以上是 Bobath 法的训练方法举例，采用哪种方法是因人而异的，关键是要掌握正常小儿运动发育规律及对技术治疗的理解。在此基础上根据不同类型的脑瘫儿特点及存在的主要问题，结合治疗原则、目的，边训练、边评价、边调整训练方法，以达到理想效果。

3. 作业疗法（occupational therapy，OT）作业疗法的内容十分广砭，对脑瘫儿童主要训练目的是促进上肢功能的改善，加强手眼协调能力和手的精细动作，使患儿达到生活自理能力以及能接受教育的条件。

（1）进食训练：针对患儿在进食中经常出现的问题给以不同的指导训练。例如，进食时首先要摆正进食的位置，以放松和减轻痉挛；控制患儿的下颌，加强患儿的咀嚼能力；在餐具和食品上也要加以改造，以便适合脑瘫儿，例如，最好选用硬塑料餐具，勺面要浅平，盘和碗要带有把手和防滑功能等。训练时要有耐心，可把进食动作分解成几个连贯的小动作，分头训练，以后再将其连贯起来。训练时要注意在保证患儿入量的基础上，每日 3 餐都要训练，见（图 18 - 24）。

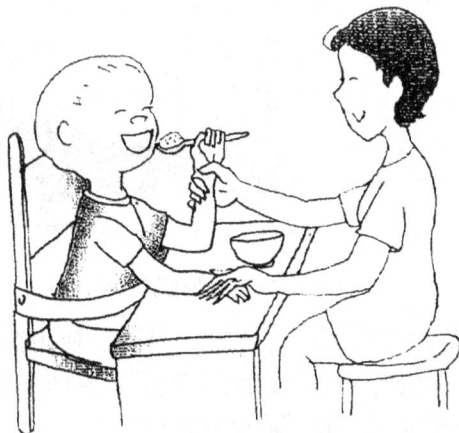

图 18 - 24　进食训练

（2）穿脱衣训练：由于脑瘫型别、程度、年龄等原因，训练方法有所不同。开始训练时要从简单穿衣裤开始，首先让患儿了解穿脱衣的顺序，脱衣时先脱健侧，后脱患侧；穿衣时先穿患侧，再穿健侧；先给予辅助，后逐渐减少辅助，学会自己独立穿衣、脱衣，见（图18-25）。

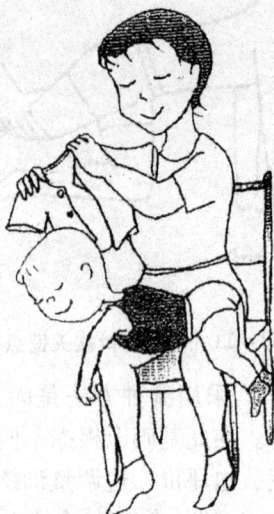

图18-25　穿脱衣训练

（3）大小便训练：一般情况可从2岁开始训练，便盆的前面或两旁最好带有把手，以便给患儿一个稳定的姿势和位置。另外还要养成定时大小便的习惯，学会控制大小便，每日每次大小便都要给以训练机会。大小便的训练亦是综合能力的训练，例如，包括了穿脱裤子、站起、坐下等平衡训练，甚至蹲起训练等，便后处理又可训练患儿手的功能等，见（图18-26）。

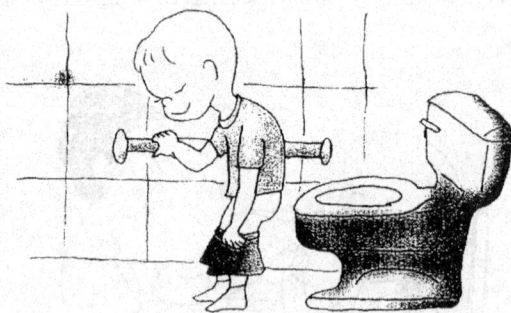

图18-26　大小便训练

（4）清洁等其他生活动作训练：清洁、整容、社交、使用器具动作、床上动作、站立动作等训练，都要根据患儿的患病程度、性别、年龄等的不同制订出切实可行的计划，耐心地按照脑瘫儿康复训练的原则进行，见（图18-27）。

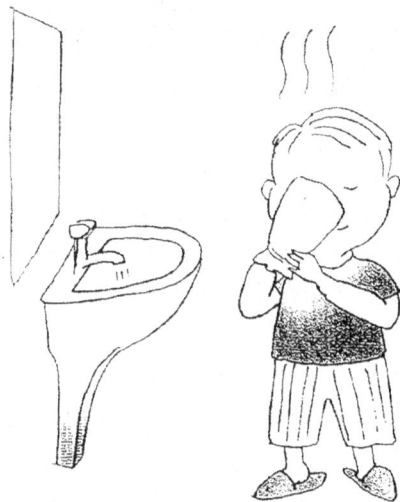

图 18 - 27　清洁训练

　　作业疗法除以上自理动作的训练外，还有不良姿势的改善、坐位平衡能力的训练、上肢的协调性与双手灵巧性等功能训练以及认知、语言能力提高的训练等。

　　4. 语言治疗　脑瘫患儿大部分都伴有不同程度的语言障碍，因此，语言治疗是脑瘫儿全面康复的一项重要内容，应与其他治疗同时进行。语言治疗不仅要对那些有言语障碍的患儿进行有声的言语治疗，还要帮助不能使用言语进行交流的患儿建立一种代偿性的交流方式。目的是提高语言刺激，激发患儿对语言运用的兴趣，提高交往技能的运用能力，以应付日常生活及学习上的需要。语言治疗要在严格的评定基础上进行，常做的治疗训练举例如下。

　　（1）接受语言能力的训练：如在提示下让患儿停止进行中的活动，听到叫自己姓名时能聆听教师指示等；符号理解训练，如对实物的理解能力，对玩具的理解能力等；语言理解训练，如环境适应，理解单字或双字词的意义；与交往技能有关的训练，如视觉、听觉和其他知觉的训练。

　　（2）表达语言能力训练：包括口语前训练，如动作或手势、模仿能力训练等；语言表达能力训练，如单词、双词、简单短句的训练；非语言表达能力训练，如手势或动作训练、沟通板训练等。

　　（3）构音障碍训练：包括基础性训练，如改善下颌及上唇的控制、改善舌的控制、控制不随意运动、促进协调运动、改善口腔的知觉等；构音障碍应参照构音检查的结果对患儿进行训练，一般先由构音容易的音开始（双唇音），然后向较难的音（软腭音、齿音、舌齿音等）方向进展。

　　5. 矫形器、拐杖、轮椅等助行器的应用　脑瘫患儿应用矫形器的目的是帮助患肢负重，保持良好肢位，起到局部稳定作用，预防和纠正肢体挛缩变形，辅助肢体功能，控制不随意运动等作用。矫形器包括对尖足、外翻扁平足、内翻足、膝部屈曲或过伸、双髋内收、腕和手指畸形的协助矫正作用。其他，保持站立位的装置、保持坐位装置等亦常用。行走困难的患儿重要的移动工具是轮椅，借助轮椅移动可达到代步的目的。必要时可在轮椅上配备适当的托板及靠垫矫正其异常姿势。拐杖、步行器的应用可使患儿身体的支撑面增大，重心摆幅减少，增加身体的稳定性，从而达到辅助站立和行走的目的。随着对康复专业的重视和发展，其应用越来越广泛。实践证明，如果拥有必备的基础设施和辅助器具，残疾儿就可以从童年开始融入社会。

6. 心理治疗及教育康复

（1）脑瘫儿童由于运动功能障碍、动作受限、活动范围缩小，往往又伴随智力低下，因而，经常导致心理上的异常发展。异常心理往往又导致异常行为，进一步限制了患儿的运动、语言等能力的发展。例如，脑瘫患儿经常出现的过度依赖与胆小、情绪极不稳定、自我控制能力低下、敏感、自卑、注意力分散、对环境适应能力差、自伤或他伤等异常，应由专科心理治疗师担当。主要方法是首先对患儿心理进行评定，然后进行个别心理疗法、集体疗法、行为疗法、家庭疗法及其他文体音乐疗法等，循序渐进地、学用结合地加强正面教育，多给以鼓励，创造正常的心理环境，要在躯体和智力康复的同时注意心理康复。

（2）脑瘫儿既然是社会中的一分子，就应该像其他儿童一样享受义务教育，使他们能根据其本身的能力，接受知识灌输，学习理解事物、交流信息及学习文化，为将来社会自立做好准备。由于脑瘫儿在运动和智能上受限制，一般学校的环境不适用，应该根据他们的特殊能力和需要的设备，制定特别的课程和采用不同的教学方法进行特殊教育。

目前国际上流行的，国内也正在推广的引导式教育（conductive education），也是一种非常好的脑瘫康复形式。它是由引导员组成的以小组形式、对脑瘫儿进行训练和教育的方法。目的是使儿童从生理到心理得到综合完整的发展，使患儿获得能作为社会上一个有用的成员所需要达到的适应水平。引导式教育的特点是24h的集体疗育，引导员是在运动的课题中实施教育的专家，重视给予患儿以动机、节律性意向、教育的间接支援和各种各样的促通方法等。引导式教育的关键在于众多训练的统一，儿童在任何时候都应被视为一个整体。在脑瘫的康复中我们应实施以引导式教育为主的综合的全面的脑瘫康复方法。

在教育模式中，音乐治疗也占有重要地位，因为目前音乐心理学和音乐治疗心理学的研究新进展，提示音乐治疗对身心障碍儿作用的原理，因而对脑瘫儿的音乐治疗，实际上是一种音乐教育，或者叫特殊音乐教育。对患儿来说音乐也是一种最好的交流手段。脑瘫儿的音乐治疗效果是长期而逐渐地累积起来的。音乐治疗要制定流程，进行评价，评定音乐治疗目标，拟定音乐治疗策略，制定音乐治疗计划，实施计划，评估治疗效果等，在制订计划时与其他康复手段密切相结合一起。

（梁　行）

第四节　不同类型的小儿脑瘫推拿治疗方法

一、痉挛型脑瘫

推拿治疗痉挛型脑瘫时，可根据其牵张反射亢进，持续性肌紧张引起运动功能障碍两个特征进行治疗。痉挛型双瘫，侧重于治疗双下肢，腰腹部；痉挛型偏瘫，侧重于治疗偏瘫侧的上下肢体及对侧头顶颞部。在缓解痉挛肌治疗时，要对其弱化的拮抗肌采用不同的推拿治疗手法，增加肌张力和肌力，同时进行治疗。痉挛型脑瘫推拿治疗手法Ⅰ与手法Ⅱ，可按疗程交替使用，也可选择性应用或增加新的治疗手法。推拿治疗与其他疗法共同综合治疗，效果显著。

（一）治疗原则

疏通经络、行气活血、理筋整复、缓解痉挛。

（二）操作

推拿治疗手法 I

头部：

1. 取穴及部位　百会、四神聪、神庭、印堂、顶颞前斜线、顶颞后斜线、顶旁 1 线、顶旁 2 线。

2. 主要手法　一指禅推法、按揉法、梳法。

3. 操作方法　仰卧位或坐位。

（1）用一指禅推法，从印堂穴向上经神庭穴推至百会穴，反复操作 3 遍。

（2）用拇指螺纹面按揉以上腧穴，每穴约半分钟，以酸麻胀得气为宜。同时配合用五指叩点或散点作用于腧穴及腧穴周围刺激区。

（3）用一指禅推法，推以上头部四条标准线，从上向下，反复操作 3 遍。

（4）用五指梳法，从前发际梳至后发际。用双手五指梳法从顶部分梳至耳部，反复操作 5 遍。

上肢部：

1. 取穴及部位　肩髃、曲池、臂中、外关、合谷，肩及上肢部。

2. 主要手法　按揉、拿捏、摇。

3. 操作方法

（1）患儿仰卧位，术者坐在侧方，用单手或双手拿捏肩关节周围及上肢的软组织，从上向下，反复操作 3~5 遍。以痉挛肌为重点。

（2）仰卧位，术者一手固定患儿的上肢，另一手以拇指螺纹面按揉以上的腧穴，每穴约半分钟，以酸麻胀得气为宜。

（3）仰卧位，术者一手扶持患儿的上肢，另一手轻摇患儿的肩、肘、腕、指各关节。同时配合作肩关节外展、外旋。肘关节伸屈。腕关节背伸桡偏。拇指外展，指间关节伸展等被动运动。

（4）患儿俯卧位，术者一手扶持患儿，另一手用指揉法或掌揉法、鱼际揉法作用于肩胛周围及颈项两侧 3~5 遍，同时配合作上肢外旋，上举。肩关节外展等被动运动。

腰背骶部及下肢后侧部：

1. 取穴及部位　脾俞、肝俞、肾俞、环跳、承扶、委中、承山，腰背骶部，下肢后侧部。

2. 主要手法　按揉、拍打、推。

3. 操作方法　患儿俯卧位。

（1）术者用双手掌或双手掌根部，施"八字推法"，推患儿背部的督脉及双侧的足太阳膀胱经络。从上向下，从颈部推至骶尾部。反复操作 2~3 遍。如果患儿短小，可用单手操作。推力要平稳着实。

（2）用拇指螺纹面按揉以上腧穴，每穴约半分钟，以酸麻胀得气为宜。

（3）用单手掌根部或大小鱼际部，按揉患儿的腰背骶部，下肢后侧的软组织，从上向下，反复操作2~3遍。

（4）用双手虚掌或单手虚掌轻快拍打腰背骶部，臀部，双下肢后侧部，从上向下，反复操作2~3遍。重点拍打腰部，臀部，双侧大腿的后部。同时配合作腰后伸，后屈小腿等被动运动。

下肢前侧及内外侧部：

1. 取穴及部位　髀关、伏兔、风市、足三里、阳陵泉、解溪，下肢前侧及内外侧部。

2. 主要手法　按揉、拿捏、摇。

3. 操作方法　患儿仰卧位

（1）术者坐在患儿的侧方，用单手或双手按揉或拿捏患儿大小腿部的软组织。反复操作3~5遍，以痉挛肌为重点。

（2）术者一手固定患儿的下肢，另一手以拇指螺纹面按揉以上的腧穴，每穴约半分钟，以酸麻胀得气为宜。

（3）术者一手扶持患儿下肢，另一手轻摇髋、膝、踝、趾各关节。同时配合作髋关节外展、外旋，膝关节伸屈，踝、趾关节背伸等被动运动。

推拿治疗手法Ⅱ

头部：

参照推拿治疗手法Ⅰ。

上肢部：

1. 取穴及部位　臂臑、曲池、肘髎、外关、合谷、肩部，上肢部。

2. 主要手法　按揉、滚、抖、搓、捻。

3. 操作方法仰卧位。

（1）术者坐于患儿的侧方，用掌滚法或拳滚法作用于患儿的肩关节周围及整个上肢的软组织，从上向下，反复操作3~5遍。以内侧屈肌为重点。

（2）术者一手固定患儿的上肢，另一手以拇指螺纹面按揉以上的腧穴，每穴约半分钟，以酸麻胀得气为宜。

（3）用双手掌挟持患儿上肢，从上向下搓揉患儿的上肢2~3遍。同时配合作肩关节外展、外旋。肘关节伸屈，腕关节背伸桡偏。拇指外展，指间关节伸展等被动运动。

（4）术者一手扶持患儿肩部，另一手握住腕部用抖法，抖患儿上肢2~3遍，最后用拇指、示指捻患儿五指。

腰背骶部及下肢后侧部：

1. 取穴及部位　八髎、环跳、殷门、委中、承山、脾俞、肝俞、肾俞，腰背部，下肢后侧部。

2. 主要手法　按揉、拿捏、叩击、滚。

3. 操作方法　俯卧位

（1）术者用掌滚法或拳滚法，作用于患儿背部的双侧足太阳膀胱经络及双侧华佗夹脊穴。从上向下，反复操作2~3遍。以同样的手法，从患儿的臀部向下滚到股后部，小腿后部最后至跟腱部。从上向下，反复操作3~5遍。重点作痉挛的小腿三头肌。

（2）用拇指螺纹面，按揉以上腧穴，每穴约半分钟，以酸麻胀得气为宜。

（3）用单手或双手拿捏患儿的双下肢后部，从上向下，反复操作3～5遍。同时配合作腰、髋后伸，屈小腿等被动活动。

（4）用单手或双手空拳叩击患儿的腰背骶部，臀部及大腿后侧部。从上至下，反复操作2～3遍。

下肢前侧及内外侧部：

1. 取穴及部位　髀关、阴市、梁丘、足三里、阴陵泉、三阴交，下肢前侧及内外侧部。

2. 主要手法　按揉、滚、抖、搓、捻。

3. 操作方法　仰卧位。

（1）术者坐在患儿的侧方，用掌滚法或拳滚法作用于患儿的下肢前侧（从髀关穴至髌骨上缘），内侧（从腹股沟至股骨内侧髁），外侧（从髀关穴到膝部至外踝部）。从上向下，反复操作3～5遍，重点作大腿内侧的内收肌群。

（2）术者一手固定患儿的下肢，另一手以拇指螺纹面按揉以上腧穴，每穴约半分钟，以酸麻胀得气为宜。

（3）用双手掌挟持患儿下肢，搓揉患儿的下肢2～3遍。同时配合作髋关节外展、外旋。膝关节伸屈，踝、趾关节背伸等被动运动。

（4）用一手或双手握住患儿下肢踝部，用抖法，抖下肢2～3遍，最后用拇指、示指捻患儿五趾。

二、紧张性不随意运动型脑瘫

紧张性不随意运动型脑瘫，既有不随意运动特点，又有痉挛型特点。身体呈非对称姿势。因为肌紧张亢进，所以不随意运动相对不明显。痉挛多发生在身体的近端，不随意运动多发生在身体的远端。重者出现角弓反张。

（一）治疗原则

舒筋通络、行气活血、缓解肌痉挛。

（二）操作

头部：

1. 取穴及部位百会、风府、天柱、大椎，双侧舞蹈震颤区。

2. 主要手法按揉、拿捏、梳、擦法。

3. 操作方法仰卧位或坐位。

（1）左手扶持头部，右手用五指梳法，从前发际梳至后发际，用双手五指梳法，从头顶部梳至头侧部。反复操作3～5遍。

（2）一手扶持头部，另一手用擦法，擦双侧舞蹈震颤区，微热为止。

（3）用拇指螺纹面，按揉以上腧穴，每穴约半分钟，以酸麻胀得气为宜。

（4）拿捏颈项部3～5遍。仰卧位，头前屈5～10遍。

上肢部：

1. 取穴及部位　肩髎、肘髎、臂中、合谷、中渚。

2. 主要手法　按揉、滚、摇、搓、抖、捻法。

3. 操作方法　仰卧位。

（1）按揉肩关节周围及上肢软组织，从肩到腕，反复操作3~5遍。

（2）术者一手固定患儿的上肢，另一手用滚法，从肩到腕，滚上肢3~5遍。重点滚上肢内侧肌群。

（3）用拇指螺纹面点揉以上腧穴，每穴约半分钟，以酸麻胀得气为宜。

（4）轻摇肩、肘、腕、指关节。同时配合作肩关节外旋，内收，肘关节伸屈、腕关节背伸，拇指外展，指间关节伸展等被动运动。

（5）搓揉上肢，捻五指各3~5遍。

颈、胸、腰背骶部及下肢后侧部：

1. 取穴及部位肝俞、脾俞、肾俞、环跳、承山、足太阳膀胱经第一条侧线，华佗夹脊穴，腰背骶部，下肢后侧部。

2. 主要手法　按揉、滚、按压法。

3. 操作方法俯卧位。

（1）用掌或大小鱼际按揉背部双侧足太阳膀胱经第一条侧线，华佗夹脊穴及臀部，股后部，小腿后侧部，从上向下，反复操作3~5遍。重点作华佗夹脊穴。

（2）用拇指螺纹面按揉肝俞、脾俞、肾俞、环跳、承山穴，每穴约半分钟，以酸麻胀得气为宜。

（3）用掌滚法或拳滚法作用于胸、腰背骶部，臀部，股后部及小腿后侧部至跟腱止，从上向下，反复操作3~5遍。

（4）用双掌按压或按推两侧肩胛带3~5遍。

下肢前侧，内外侧部：

1. 取穴及部位髀关、伏兔、足三里、阳陵泉、解溪、太冲。

2. 主要手法按揉、滚、摇。

3. 操作方法　仰卧位。

（1）用按揉法，滚法作用于下肢前侧（从腹股沟至髌骨上缘），内侧（从腹股沟至股骨内侧髁），外侧（从髀关穴经足三里穴至解溪穴）。从上向下，反复操作各3~5遍。

（2）用拇指螺纹面按揉以上腧穴，每穴约半分钟，以酸麻胀得气为宜。

（3）双侧下肢屈髋屈膝，摇髋、膝、踝关节及腰部3~5遍，同时配合作下肢各关节的被动运动。

三、非紧张性不随意运动型脑瘫

非紧张性不随意运动型脑瘫，肌紧张多在随意运动时，从低到高来回变化，表现为明显的动摇性。不随意运动由近端到远端是本型的最大特点。本型头部调节差，呈非对称性姿势，眼与手协调障碍，有意向性震颤与姿势震颤，推拿时要注意控制全身的稳定性。

（一）治疗原则

调整脏腑、疏通经络、行气活血、抑制不随意运动。

（二）操作

头部：

1. 取穴及部位　百会、四神聪、风池、气海、双侧舞蹈震颤区。

2. 主要手法　按揉、按压、一指禅推法、叩法。

3. 操作方法。

（1）仰卧位，术者用右掌心按压百会穴，左手掌按压气海穴，然后右手掌逐渐用力，使掌力由颈椎直达腰骶，可促进头部稳定。

（2）用一指禅推法，从上向下，推双侧舞蹈震颤区3遍。

（3）用拇指螺纹面，按揉百会、四神聪、风池穴，每穴约半分钟，以酸麻胀得气为宜。

（4）用五指叩点或散点作用于头部百会、四神聪、风池穴及周围刺激区、双侧舞蹈震颤区。

上肢部：

1. 取穴及部位　臂臑、曲池、手三里、外关、八邪。

2. 主要手法　拿捏、推、拍、叩、擦法。

3. 操作方法　仰卧位。

（1）拿捏或推揉肩关节周围及上肢，从肩至腕，反复操作3~5遍。

（2）用拇指指端点按以上腧穴，每穴约半分钟，以酸麻胀得气为宜。

（3）用拍法或叩法作用于肩关节周围及上肢，从上向下，反复操作3~5遍。同时配合作双上肢对称前伸，上举，交叉等对称性被动运动。

（4）用掌擦法，擦肩关节周围及上肢，温热为度。

颈、胸、腰背骶部及下肢后侧部：

1. 取穴及部位　肝俞、胃俞、肾俞、腰阳关、委中、承筋、督脉、华佗夹脊穴。颈胸腰背骶部，下肢后侧部。

2. 主要手法　推法、拍打、叩击、擦法。

3. 操作方法　俯卧位。

（1）用八字推法或掌根推法，推督脉及双侧华佗夹脊穴，从颈部推至骶尾部，从环跳穴推至跟腱处，反复操作3~5遍，重点推华佗夹脊穴。

（2）用拇指指端点按以上腧穴，每穴约半分钟，以酸麻胀得气为宜。

（3）轻快拍打或叩击腰背骶部，臀部及下肢后侧部，自上向下，反复操作3~5遍。

（4）用掌擦法，擦腰背骶部，臀部及下肢后侧部，温热为度。

下肢前侧、内外侧部：

1. 取穴及部位　风市、阴市、鹤顶、膝眼、飞扬、三阴交，下肢前侧，内外侧部。

2. 主要手法　推、拍打、叩击、擦法。

3. 操作方法仰卧位。

（1）用拳推法或掌根推法作用于下肢前侧，内外侧。从上向下，反复操作各3~5遍。

（2）用拇指指端点按以上腧穴，每穴约半分钟，以酸麻胀得气为宜。

（3）轻快拍打或叩击下肢前，内外侧部，自上而下，反复操作各3~5遍。

（4）用掌擦法作用于下肢前，内外侧部，温热为度。

四、肌张力低下型脑瘫

肌张力低下型脑瘫的主要特点是肌张力低下，抗重力肌发育障碍自主活动的能力低下，呈瘫软状态。推拿时宜给予稍强手法刺激如快速牵拉、挤压、推压、拍打、叩击擦刷等，以提高肌张力。

（一）治疗原则

补益肝肾，健脾和胃，强筋壮骨，活血生肌。

（二）操作

上肢部：

1. 取穴及部位　肩髃、臂臑、曲池、尺泽、手三里、外关、列缺、合谷穴，肩及上肢部。

2. 主要手法　拿捏、推揉、挤压、按压、拍打、叩、擦法。

3. 操作方法仰卧位。

（1）用拿捏法或推揉法作用于肩及上肢部的手三阴经络，手三阳经络。反复操作3~5遍，同时配合作稍快速的上肢各关节被动运动。

（2）推压或挤压肩、肘、腕关节各半分钟。

（3）用指按压以上腧穴，每穴约半分钟，以酸麻胀得气为宜。

（4）用拍打法或叩法，作用于上肢，从上向下，反复操作3~5遍。

（5）用掌擦肩部及上肢部，以透热为宜，推压、捻五指。

胸腹部：

1. 取穴及部位　中府、膻中、中脘、气海、关元，腹部。

2. 主要手法　按揉，摩法。

3. 操作方法　仰卧位。

（1）顺时针按揉腹部约1分钟。掌摩或指摩腹部约3分钟。

（2）用指按揉以上腧穴，每穴约半分钟，以酸麻胀得气为宜。

腰背部，下肢后侧部：

1. 取穴及部位　肺俞、肝俞、胃俞、脾俞、命门、腰阳关、八髎、环跳、居髎、承扶、委中、承山、飞扬，督脉，足太阳膀胱经第一条侧线，下肢后侧部。

2. 主要手法　按压、拿捏、拍打、叩击、推、擦法。

3. 操作方法　俯卧位。

（1）用双手或单手掌根部推督脉及足太阳膀胱经第一条侧线，下肢后侧部，从上向下，反复操作3~5遍，按压以上部位从上向下，反复操作3~5遍。

（2）拿捏下肢后侧部，从上向下，反复操作3~5遍。

（3）用指按压以上腧穴，每穴约半分钟，以酸麻胀得气为宜。

（4）用拍法或叩法，作用于腰背部及下肢后侧部，从上向下，反复操作3~5遍。

（5）用掌擦法作用于督脉及足太阳膀胱经第一条侧线、下肢后侧部，以透热为宜。

（6）作小儿捏脊疗法。

下肢前、内外侧部：

1. 取穴及部位　髀关、鹤顶、膝眼、阳陵泉、足三里、三阴交，下肢前、内外侧部。

2. 主要手法　拿捏、推揉、挤压、按压、拍打、擦法。

3. 操作方法　仰卧位。

（1）用拿捏法或推揉法作用于下肢足三阳经络及足三阴经络，反复操作 3～5 遍，同时配合作下肢各关节的被动运动，速度频率可稍快。

（2）挤压或推压髋、膝、踝关节各半分钟。

（3）用指按压以上腧穴，每穴约半分钟，以酸麻胀得气为宜。

（4）用拍打法作用于下肢，从上向下，反复操作 3～5 遍。

（5）用掌擦下肢前侧，内外侧部，以透热为宜，最后推压、捻五趾。

五、强直型脑瘫

单纯的强直型脑瘫十分少见，多与痉挛型混合。其特点是全身肌张力显著增高，躯干四肢异常僵硬，主动运动减少。在被动运动时抵抗是均匀一致的，双向的，在缓慢运动时最大。推拿治疗手法 Ⅰ 与推拿治疗手法 Ⅱ，根据病情可按疗程交替使用，也可选择性综合使用，以缓解肌张力。

（一）治疗原则

疏通经络，行气活血，整筋理复，滑利关节。

（二）操作

推拿治疗手法 Ⅰ

头部：

参照痉挛型脑瘫，头部推拿治疗手法。

上肢部：

1. 取穴及部位　大陵、曲池、臂中、外关、合谷，肩及上肢部。

2. 主要手法　按揉、拿捏、搓、抖、捻。

3. 操作方法　仰卧位。

（1）用掌或大小鱼际按揉肩关节周围及整个上肢软组织，从上向下，反复操作3～5遍。

（2）用拇指螺纹面按揉以上腧穴，每穴约半分钟，以酸麻胀得气为宜。

（3）拿捏肩关节周围及整个上肢软组织，从上向下，反复操作 3～5 遍。

（4）用双手掌相对用力，由上向下搓上肢 3～5 遍。用双手或单手握住腕部，抖上肢 3～5 遍。搓法与抖法交替进行，最后捻五指。

胸腰背部及下肢后侧部：

1. 取穴及部位　肝俞、脾俞、肾俞、环跳、委中、承山、督脉，双侧足太阳膀胱经第一条侧线，双侧华佗夹脊穴，下肢后侧部。

2. 主要手法　按揉，拿捏。

3. 操作方法　俯卧位。

（1）用单掌或大小鱼际，按揉督脉，双侧足太阳膀胱经，双侧华佗夹脊。按揉臀部及双下肢后侧部，从上向下，反复操作 3～5 遍。

（2）用拇指螺纹面按揉以上腧穴，每穴约半分钟，以酸麻胀得气为宜，同时配合作髋后伸，屈小腿等被动运动。

（3）拿捏双侧下肢后侧部软组织，从上向下，反复操作3～5遍。

下肢前侧及内外侧部：

1. 取穴及部位　髀关、伏兔、足三里、阳陵泉、解溪、太冲，下肢前、内外侧。

2. 主要手法　按揉、拿捏、抖法，捻法。

3. 操作方法　仰卧位。

（1）用掌根或大小鱼际按揉大腿的前内、外侧及小腿的前外侧，从上向下，反复操作3～5遍，重点按揉肌张力高的肌群。

（2）用拇指螺纹面按揉以上腧穴，每穴约半分钟，以酸麻胀得气为宜，同时配合作下肢各关节的主被动运动。

（3）拿捏下肢前，内外侧软组织。从上向下反复操作3～5遍。

（4）用单手或双手握住踝部，抖下肢3～5遍，最后捻五趾。

推拿治疗手法Ⅱ

头部：

参照痉挛型脑瘫，头部推拿治疗手法。

上肢部：

1. 取穴及部位　臂臑、曲池、臂中、外关、中渚，肩及上肢部。

2. 主要手法　按揉、摇、滚法。

3. 操作方法　仰卧位。

（1）用掌滚法作用于肩关节周围及整个上肢，从上向下，反复操作3～5遍。

（2）用拇指螺纹面按揉以上腧穴，每穴约半分钟，以酸麻胀得气为宜。

（3）施摇法作用于肩、肘、腕、指关节，同时配合作上肢各关节的被动运动。手法宜轻，幅度由小到大。

胸腰背部及下肢后侧部：

1. 取穴及部位　胃俞、肾俞、腰阳关、承扶、承筋、昆仑，双侧足太阳膀胱经第一条侧线，双侧华佗夹脊，下肢后侧部。

2. 主要手法　按揉、摇、滚法。

3. 操作方法　俯卧位。

（1）用掌滚法或拳滚法作用于脊柱棘突两侧的足太阳膀胱经及华佗夹脊穴。向下滚臀部及下肢后侧部，从上向下，反复操作3～5遍。

（2）用拇指螺纹面按揉以上腧穴，每穴约半分钟，以酸麻胀得气为宜，同时配合作髋后伸，屈小腿等被动运动。

（3）作摇双下肢的髋、膝、踝关节手法，2～3分钟。

下肢前，内外侧部：

1. 取穴及部位　阴市、膝阳关、阴陵泉、上巨虚、丘墟、三阴交，下肢前侧、内外侧。

2. 主要手法　按揉、摇、滚法。

3. 操作方法　仰卧位。

（1）用掌滚法或拳滚法，作用于大腿的前侧，内外侧及小腿的前外侧，从上向下，反复操作 3～5 遍。重点作肌张力高的肌群。

（2）用拇指螺纹面按揉以上腧穴，每穴约半分钟，以酸麻胀得气为宜。

（3）用摇法作用于髋、膝、踝、趾关节，同时配合作下肢各关节的主被动运动。手法宜轻，幅度由小到大，速度需适宜。

六、共济失调型脑瘫

单纯的共济失调型脑瘫，临床上十分罕见，主要表现为平衡感觉障碍可引起不协调运动和辨距障碍。肌张力低下，但腱反射正常。推拿手法治疗，可根据患儿病情及具体情况，选择性地应用。

（一）治疗原则

调整脏腑，疏通经络，行气活血，荣筋养肌。

（二）操作

头部：

1. 取穴及部位　百会、风池、脑户、风府、枕下旁线，枕部。

2. 主要手法　按揉、梳法、推法、叩法。

3. 操作方法　俯卧位。

（1）用五指梳法，从百会穴向后梳至后发际，反复操作 3～5 遍。

（2）用拇指螺纹面按揉以上腧穴，每穴约半分钟，以酸麻胀得气为宜。

（3）用拇指平推法，从上向下推双侧枕下旁线，反复操作 3～5 遍。

（4）用拳推法，从上向下推枕部 3～5 遍，同时配合用五指端叩点枕部。

上肢部：

1. 取穴及部位肩贞、曲池、少海、手三里、外关、合谷，肩及上肢部。

2. 主要手法拿捏、拍打、擦法。

3. 操作方法仰卧位。

（1）拿捏肩及上肢部，从上向下，反复操作 3～5 遍。

（2）用拇指螺纹面按揉以上腧穴，每穴约半分钟，以酸麻胀得气为宜。

（3）轻快拍打肩及上肢部，从上向下，反复操作 3～5 遍。

（4）用掌擦肩部及上肢部，温热为度。

腰背部，下肢后侧部：

1. 取穴及部位　大椎、肝俞、脾俞、肾俞、腰阳关、承扶、委中、悬钟、阳陵泉，督脉，足太阳膀胱经第一条侧线，腰背部及下肢后侧部。

2. 主要手法　按压、点压、拍打、推法。

3. 操作方法　俯卧位。

（1）用双手叠掌或单手掌按压，督脉及足太阳膀胱经，下肢后侧部，从上向下，反复操作 3～5 遍。

（2）用单手掌根推足太阳膀胱经及下肢后侧部，从上向下，反复操作 3～5 遍。

（3）用拇指螺纹面按揉以上腧穴，每穴约半分钟，以酸麻胀得气为宜。

（4）轻快拍打或叩击腰背骶部，臀部及双下肢后侧部至跟腱处，从上向下，反复操作

3～5遍。

下肢前侧及内外侧部：

1. 取穴及部位　阴市、足三里、梁丘、鹤顶、膝眼、飞扬，下肢前内外侧部。

2. 主要手法　拿捏、推揉、点压、拍打、叩击法。

3. 操作方法　仰卧位。

（1）施拿捏或推揉法，作用于下肢前内外侧部，从上向下，反复操作3～5遍。

（2）用拇指螺纹面按揉以上腧穴，每穴约半分钟，以酸麻胀得气为宜。

（3）轻快拍打或叩击下肢前内外侧部，从上向下，反复操作3～5遍。

七、混合型脑瘫

根据混合型脑瘫的特征，参阅以上各型脑瘫的推拿治疗手法，选择性地综合采用。

（梁　行）

第五节　小儿脑瘫几种常见的临床表现推拿治疗

一、小腿三头肌痉挛

小腿三头肌由腓肠肌与比目鱼肌组成，位于小腿的后侧。小腿三头肌痉挛主要是腓肠肌痉挛。腓肠肌内侧头和外侧头均起于股骨内侧髁，后侧髁的后面，然后下行与比目鱼肌会合组成跟腱，止于跟骨结节处。腓肠肌强大而有力，在人体站立、行走运动中起着非常重要的作用。两肌痉挛的鉴别可作踝关节背伸实验和跟腱挛缩实验。痉挛型脑瘫患儿，因小腿三头肌痉挛而引起行走和站立尖足状态，是临床最常见的临床症状。

（一）推拿治疗手法Ⅰ

1. 治疗原则　舒筋解痉，活血化瘀。

2. 取穴及部位　足三里、阳陵泉、委中、承山、浮郄、解溪，小腿三头肌。

3. 主要手法　按揉、点揉、滚法。

4. 操作方法　俯卧位，两下肢伸直。

（1）按揉小腿后侧法：以单掌或单掌根部，置于一侧下肢的腘窝下方，逆时针按揉至跟腱处，反复操作5～10遍。

（2）用拇指螺纹面按揉委中、承山穴，每穴约半分钟，以酸麻胀得气为宜。

（3）滚揉小腿后侧法：以掌滚法自腘窝处，沿小腿后侧滚至跟腱处，反复操作5～10遍。

（4）术者一手将患肢膝关节屈曲90°作踝关节背伸，趾关节背伸牵张被动运动。

（5）患儿仰卧位，双下肢伸直，从小腿前外侧犊鼻穴开始，顺时针按揉至外踝处，反复操作5～10遍。

（6）用拇指端点揉足三里、阳陵泉、解溪穴，每穴约半分钟，以酸麻胀得气为宜。

（二）推拿治疗手法Ⅱ

1. 治疗原则　舒筋活络，解痉散结。

2. 取穴及部位　阴陵泉、上巨虚、下巨虚、承筋、昆仑，小腿前后部。

3. 主要手法　按揉、拿、叩击、推、擦。

4. 操作方法　俯卧位，两下肢伸直。

（1）推小腿后侧法：以一手掌根或四指关节并置于腘窝委中穴，自上而下推至跟腱处，反复操作5～10遍，用力要平稳着实，速度宜缓慢。

（2）拿小腿后侧法：以单手或双手的示指、中指、无名指和小指并置于下肢内侧阴陵泉，以单手或双手的拇指，置于相对应的小腿外侧，自上而下，拿小腿后侧三头肌至跟腱处，反复操作5～10遍。

（3）用拇指螺纹面按揉承筋，昆仑穴，每穴约半分钟，以酸麻胀得气为宜。

（4）踝关节背伸侧击法：用一手将患肢膝关节屈曲90°，将足背伸使跟腱处于紧张状态，然后用另一手的小鱼际部侧击跟腱及肌肉与肌腱的结合部。用力由轻渐重，同时配合作踝关节背伸，跖屈被动运动。

（5）仰卧位，双下肢伸直，用拇指端点揉上巨虚、下巨虚、阳陵泉穴，每穴约半分钟，以酸麻胀得气为宜。

（6）擦小腿的前外侧部，温热为度。

二、股内收肌群痉挛

痉挛性脑瘫患儿容易出现大腿内收肌群痉挛，造成股角小，剪刀步，严重地影响患儿的步行功能。

1. 治疗原则　舒筋解痉，活血化瘀。

2. 取穴及部位　环跳、风市、中渎、膝阳关、阳陵泉、悬钟、箕门、血海、阴廉、曲泉、阴包、足五里。

3. 主要手法　按揉、掌滚、拿捏、按推、掌擦、叩击。

4. 操作方法　仰卧位。

（1）术者用腿压住患儿一条腿，一手握住患儿另一条腿的踝部或膝部，尽量外展。另一手以掌、掌根部或大小鱼际部逆时针按揉大腿内侧内收肌群，从大腿内侧的跟部，从上向下，按揉至膝部，反复操作3～5遍，双下肢交替进行。

（2）术者一手握住患儿踝部，另一手扶持膝部，使之屈膝，屈髋，然后使髋关节尽量外展旋外，继而旋内，反复旋转。手法宜轻快缓慢，幅度从小至大，反复操作2～3分钟，双下肢交替进行。

（3）患儿双下肢尽量外展，术者施掌滚法作用于大腿内收肌群，从上向下，反复操作3～5遍。用轻快弹拨法，弹拨大腿内侧僵硬的条索状肌腱数十次。双下肢交替进行。

（4）术者用双手分别拿捏患儿的双侧膝部，屈膝，双手同时向外用力，使双侧髋关节旋外，轻轻下压，持续约半分钟，继而旋内，反复进行数次。以患儿双髋略感疼痛为度。

（5）用指按揉以上腧穴，每穴约半分钟，以酸麻胀为宜。

（6）用双手食指、中指、无名指和小指并置于大腿内侧跟部，双手拇指置于相对应的大腿外侧，自上而下拿提或拿捏大腿内外侧的软组织，或用单手进行操作，反复操作3～5遍，双下肢交替进行。

（7）家长辅助固定患儿一条腿，伸直。术者一手握住患儿另一条腿的踝部，拇指在外侧，余四指在内侧，另一手扶持住膝部。双手同时向外侧用力扳大腿，幅度从小至大，使髋关节外展被动运动，反复操作 2~3 分钟，以患儿双髋略感疼痛为度，双下肢交替进行。

（8）患儿侧卧位，术者从大腿外侧上部开始，顺时针按揉或按推大腿外侧的软组织至膝部，反复操作 3~5 遍。从大腿外侧上部，用掌擦至膝部，温热为度。最后用掌跟或小鱼际侧部叩击大腿外侧，从上向下，反复操作 3~5 遍，双下肢交替进行。

三、膝过伸

1. 治疗原则　疏通经络，强筋壮骨，理筋整复。
2. 取穴及部位　鹤顶、梁丘、膝眼、足三里、阳陵泉、飞扬、委中、肾俞，膝部。
3. 主要手法　按揉、拿捏、推压、搓、擦。
4. 操作方法　仰卧位。

（1）患者下肢微屈，膝下垫一软枕，以一手拇指螺纹面及余四指屈成弓状，拿捏或按揉髌骨周围，膝部周围的软组织。力度由轻到重，再由重到轻，反复操作 2~3 分钟。

（2）患儿双下肢伸直，用双手或单手握踝部，向膝关节处推压或挤压 1~3 分钟。

（3）患儿膝关节微屈，以拇指推法，在膝关节周围的足三阳经及足三阴经的循行路线施术，反复操作 3~5 遍。

（4）患儿下肢微屈，膝下垫一软枕，用拇指螺纹面稍用力按揉鹤顶、内外膝眼、梁丘、足三里、飞扬、阳陵泉穴。重点按揉内外膝眼穴，俯卧位，双下肢伸直，按揉委中、肾俞穴，每穴约半分钟，以酸麻胀得气为宜。

（5）患儿双下肢尽量伸直，用双手掌置于膝关节内外侧，以稍缓慢的搓法持续做 1~3 分钟，手法宜深沉而缓和，同时配合作膝关节伸屈的主被动活动。

（6）患儿尽量伸直膝关节，施以擦法，从腘窝处开始擦双侧副韧带、擦双侧膝眼及髌骨周缘，以透热为度。

（7）患儿作膝关节稍微屈曲站立，可以提高股四头肌及膝部肌肉的张力，增加膝关节的稳定性。

四、足内翻

小儿脑瘫患儿，出现足内翻较少见。而出现足外翻较多见，主要由于腓肠肌痉挛而胫骨前肌弱化而引起，推拿治疗手法根据中医学的局部取穴，循经推拿，点穴推拿的原则，结合现代医学局部解剖学，掌握局部肌肉的位置与功能，采用不同的手法来治疗。

1. 治疗原则　疏通经络，舒筋整复。
2. 取穴及部位　悬钟、昆仑、飞扬、丘墟、解溪。
3. 主要手法　按揉、拿捏、推揉、点按、摇、推。
4. 操作方法　①仰卧位，拿捏或推揉踝关节周围的软组织及小腿的前侧、外侧肌群 3~5 分钟。重点作腓骨长短肌及第三腓骨肌，提高其肌张力，肌力，增强足外翻功能。逆时针轻快按揉胫骨前肌 1~3 分钟。②俯卧位，一侧下肢屈膝，术者一手扶按于足跟部，另一手握住足趾部，作顺时针或逆时针方向的环转摇动 3~5 遍。逆时针按揉胫骨后肌 1~3 分钟。同时配合作踝关节外翻的被动运动。③用指点按或按揉以上腧穴，每穴约半分钟，以酸麻胀得气为宜。重点作悬钟、昆仑穴。同时配合作足外翻的被动运动。④侧卧位，患儿足外侧朝上，以拇指推揉踝关节周围及小腿的足太阳膀胱经及足少阳胆经的经络，根据经络的循行反复操作3~5遍。

五、足外翻

1. 治疗原则　通络活血，整筋理复。
2. 取穴及部位　足三里、三阴交、太溪、照海、复溜、冲阳。
3. 主要手法　按揉、推揉、按推、滚、叩击、擦。
4. 操作方法　①仰卧位，用拇指指腹顺时针按揉，按推和叩击小腿前侧肌群，从外膝眼至外踝处，反复操作各3~5遍。重点作腓骨前肌。②侧卧位，患肢在上，用掌擦法，按揉法作用于小腿外侧肌群，从膝部至外踝处，反复操作各3~5遍。重点作腓骨长短肌。③用拇指螺纹面按揉以上腧穴，每穴约半分钟，以酸麻胀得气为宜。重点作三阴交，太溪，照海穴。同时配合作踝关节背屈，足内翻的被动运动。④仰卧位，左侧或右侧下肢屈曲，足内侧朝上，以拇指推揉足少阴肾经，自复溜穴推至然谷穴止，反复操作3~5遍。⑤俯卧位，双下肢伸直，按揉和掌滚小腿三头肌，从上向下，反复操作3~5遍。叩击腓骨后肌，增强其肌张力。⑥俯卧位，一侧下肢屈膝，术者一手握住其足趾部，另一手握拳叩击足跟部约1分钟。

六、小儿流涎症

小儿脑瘫患儿，部分患有小儿流涎症，由于护理不当可造成口腔周围的湿疹。推拿治疗根据"面口合谷收"及近部取穴原则，疏调口腔周围的经络经气治疗本症。

1. 治疗原则　疏通经络，行气活血，益气敛液。
2. 取穴及部位　百会、承浆、地仓、迎香、颊车、上廉泉、合谷。
3. 主要手法　按揉，推揉。
4. 操作方法
（1）用指按揉或指推揉口腔周围的循行经络约3~5分钟。
（2）用拇指或食指指面按揉以上腧穴，每穴约半分钟，以酸麻胀得气为宜。重点按揉承浆、地仓穴。

（梁　行）

第十九章

神经系统疾病的康复

第一节　概述

中枢神经系统损伤后是具有一定的可塑性和功能代偿性的，即神经康复。神经康复学是专门研究神经系统疾病所致的功能障碍的诊断评估、功能修复和治疗的医学学科，是康复医学发展到一定程度后，与神经病学相互渗透并高度结合的新兴专科化的学科，也是神经病学的一个重要分支。神经系统疾病的康复目的是减轻甚至消除因疾病导致的功能障碍，帮助患者根据其实际需要和身体潜力，最大限度地恢复其生理、心理、职业和社会生活上的功能，提高其独立生活、学习和工作的能力，最终改善生活质量。神经康复学的形成改变了神经病学与康复医学的脱节状况，使神经系统疾病的诊断和治疗整体达到新的水平。

一、神经康复的理论基础

神经细胞一旦死亡是不能恢复的，因此，中枢神经系统损伤后的"宿命论"观点在过去的若干年来一直被大家所接受。近十余年来，已有越来越多的临床和基础科学研究证据充分显示了大脑具有"可塑性"，脑功能在损伤后可以进行重组。

脑的可塑性（plasticity）是指大脑可以为环境和经验所修饰，具有在外界环境和经验的作用下塑造大脑结构和功能的能力，分为结构可塑性和功能可塑性。结构可塑性是指大脑内部的突触与神经元之间的连接可以由于学习和经验的影响建立新的连接，从而影响个体的行为。功能可塑性可以理解为通过学习和训练，大脑某一代表区的功能可由邻近的脑区代替；也可以认为经过学习和训练后脑功能有一定程度的恢复。现就当前被普遍接受的神经可塑性与功能重组（functional reorganization）学说介绍如下，包括远隔功能抑制论、发芽论、替代论与突触调整论等。

（一）远隔功能抑制

远隔功能抑制（diaschisis）又称神经功能联系不能。1914 年首先由 Monakow 提出，认为在中枢神经系统中某部被破坏时，与此有联系的远隔部分功能停止，一段时间后功能又可重新恢复。失神经超敏感（denervation supersensitivity）与代偿性发芽（compensa - tory sprouting）被认为是远隔功能抑制消除的可能机制。通常情况下，肌纤维在神经肌肉接头处只对乙酰胆碱敏感，但一旦失神经后，接头处的敏感性下降，而其他部位的敏感性却增高，称为失神经超敏感。由此可代替原先接头部位对乙酰胆碱的反应，故是一种代偿现象。在周围神经损伤修复中比较常见，中枢神经系统损伤后也可见到这种现象。

（二）发芽

损伤后重新生长的神经突起称为发芽（sprouting）。发芽是未损伤神经元的一种反应，即未损伤神经元轴索发芽，走向损伤区域以代替退变的轴索。理论上，发芽可恢复已失去的功能并建立新的连接。发芽的种类如下：

1. 再生性发芽（regenerative sprouting）　指发芽取代已失去的轴索，即损伤近端的轴索再生以支配靶目标。此过程需数周至数月才能完成，主要见于周围神经系统损伤。

2. 代偿性发芽（compensatory sprouting）　发芽见于远端，由同一神经元轴索的未损伤分支长出，扩伸以支配靶目标。此过程需数月才能完成，对神经修复有利。

3. 侧支/反应性发芽（collateral/reactive sprouting）　完全完好的神经元轴索终末端在邻近另一神经元轴索损伤时长出发芽，并与之形成连接，以代替退变轴索。此过程是一种不良适应，需8h~1个月完成，可见于中枢神经系统与周围神经系统。

（三）替代

1. 病灶周围组织替代论（substitutional theory inperilesional brain tissue）　对猴造成皮质感觉运动区的损伤时，猴肢体运动可迅速恢复。如果再在损伤的周围切除皮质，运动缺失现象又可重现，这种现象说明病损周围组织替代了已失去的肢体运动功能。电生理研究业已证明，在皮质病损的邻近组织有未曾启用的突触重现和突触连接，这是皮质缺损边缘轴索与树状突的重组结果，与局灶性损伤后功能的恢复密切相关。康复训练因而起着非常重要的作用。

2. 对侧半球替代论（substitutional theory for contralateral brain hemisphere）　即一侧大脑半球受损后，对侧大脑半球可代替其部分功能。如给顽固性癫痫患者进行左侧大脑半球切除术后出现的言语受损和右侧肢体运动功能障碍，经康复训练后能恢复部分功能。这说明了中枢神经系统具备强大的替代能力：一部分功能的丧失，能由其他部分的功能来代替。

（四）突触调整

神经元连接的选择是神经发育中的基本战略之一。是否存在过多的连接被抑制而不是被消除。一种可能是：在正常神经系统生理上不起作用或相对作用甚小的突触强度的调整（modulation），在中枢神经系统损伤后的功能恢复上起到了积极作用。如人脑卒中后皮质某些功能的重组在数小时内即可发生，这不能以形成新连接来解释，因为时间太短。如此迅速的改变是基于先前存在的神经环路，如潜在突触活化（重现），或调节、增加环路内突触性强度以形成功能性重组。它们在解剖上可能存在，但平时在功能上不起作用，故神经可塑性并不一定需要有神经结构上的改变。

人类在截肢后，肢体失神经，触摸近端残端，可诱发局部性感觉，也可出现幻肢。Jenkins 等1990年证实反复轻刷指尖皮肤数个月，可以增加皮质图代表范围。故中枢神经系统皮质图只是反映了躯体不同部位相对应用的结果，改变周围刺激可以改变中枢神经系统的接受野。因此，这对人类神经损伤康复具有重大的意义。目前脑可塑性研究的一个重要趋势是将分子、突触及细胞的可塑性与皮层功能映射的可塑性进行整合，研究皮层功能代表区可塑性的变化。

（五）功能神经影像与神经可塑性

一直以来大脑功能形态学的研究由于缺乏必要的手段而无法深入进行，直到神经功能成像技术（PET、SPECT、fMRI 等）的出现，人类才真正可以从功能影像学的水平直接观察到人脑在生理和病理状态下的活动，脑的可塑性和功能重组终于得到了客观和科学的证据。其中功能磁共振成像（functionalmagnetic resonance imaging，fMRI）是一项方便、无创和动态的检查手段，是目前使用最为广泛的脑功能成像技术，它可提供观察全脑范围内的病理生理状况的实时窗口。

神经可塑性已通过不同的 fMRI 显示的功能活动来证实，包括运动、感觉、语言和认知。虽然尚没有完全了解它们的共性和差异性，但这些发现突出显示了人脑功能具有动态变化的潜能。例如，脑卒中患者的 fMRI 研究显示，单侧皮质梗死后，神经中枢活动的平衡被打破，为使患肢运动功能达到最大限度的恢复而重新调整这种平衡：①激活患侧残留的运动皮质神经元；②抑制健侧已增强了的运动皮质兴奋性；③抑制梗死灶周围已增强了的皮质兴奋性；④抑制健侧已增强了的运动输出或感觉反馈；⑤抑制邻近患肢的身体部分的传入感觉信息。此外，有关训练相关性经验和康复对脑卒中恢复的影响的证据越来越多，甚至在疾病的慢性恢复期，都会发现伴随有皮质重组的临床症状的改善，这种改变有赖于干预的形式和病损的部位（皮质或皮质下）。因此，脑的可塑性和功能重组可以长期存在，脑功能的恢复亦是一个长期的过程。

二、神经康复的临床意义

神经康复是经循证医学证实的降低致残率最有效的方法之一，是神经系统疾病组织化管理中不可或缺的关键环节。但是，神经康复不是随意的，只有通过规范化的康复方案才能使患者在病后最佳恢复时间内得到充分的持续康复，将患者的功能障碍降至最低水平，最大限度地获得生活自理能力。

康复治疗引入到神经系统疾病治疗的意义在于：

1. 疾病急性期　尽早开始康复治疗，可预防相关并发症。如防止脑卒中偏瘫后出现的肩痛、肩关节脱位、关节挛缩；避免卧床后的失用综合征等。

2. 疾病恢复期　即使某些疾病已造成残疾，亦可采用综合康复措施，帮助患者发挥其自身潜力，进行病残的代偿训练以增强功能，避免因运动减少而造成的并发症或继发障碍，从而改变无功能生命状态，降低残疾程度，减少盲目、无效用药的耗资，减少社会和家庭的经济和劳力负担。

3. 疾病后期　以医院康复为依托，制订家庭及社区康复计划和方案；对患者及家属进行必要的康复教育；进行相关的居家及社区改造；进行相关的职业康复训练等。目的是提高患者的社会适应能力，使患者能真正回归社会。

康复的核心是建立一支专门的、相互协调的多学科专业团队，即神经康复小组，可为患者提供康复评价、康复治疗、定期复评、制订出院计划及随访工作。神经康复小组的成员包括医师、护士、物理治疗师、作业治疗师、言语治疗师、心理医师、康复辅助装置设计师、营养师以及社会工作者等。患者本人及其护理者或其他家庭成员，亦应被视为康复团队中重要的一分子。神经康复小组会议是神经康复小组的主要活动形式，是小组工作的核心，其目的是使小组成员之间能就患者的状况进行交流。一般是在患者住院后 1 周进行首次康复小组会议，又称康复评定会议，之后每月举行 1 次。

（孙向军）

第二节　神经系统疾病的康复评定

康复评定是神经康复治疗过程中非常重要的内容。在康复医学领域中，一切治疗手段都是从初期评定开始，至末期评定结束，评价贯穿于治疗的全过程。只有掌握了正确的评定方法，医师和治疗师才能根据本专业的特点准确地设计患者的康复目标，制订行之有效的康复计划，从而使康复治疗工作顺利进行。

一、运动、感觉功能障碍的评定

（一）肌力评定

在神经科临床工作中，多用 Lovett 六级肌力评定来评价肢体瘫痪的程度。但上运动神经元性瘫痪与下运动神经元性瘫痪不仅在腱反射、病理反射、肌萎缩等方面存在区别，更重要的是，两者在病情的恢复过程中存在本质不同。上运动神经元性瘫痪的恢复过程是"质"的变化，下运动神经元性瘫痪的恢复过程是"量"的变化。其差别见图 19 – 1。

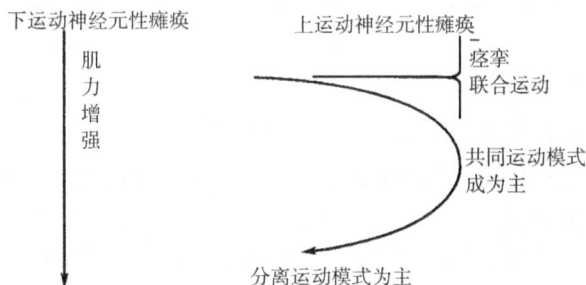

图 19 – 1　肢体中枢性瘫痪的恢复模式

下运动神经元性瘫痪的恢复过程是以直线形式存在，说明下运动神经元性瘫痪仅有随意运动的程度变化，即"量"的变化。上运动神经元性瘫痪的恢复过程以一个抛物线形式存在，说明上运动神经元性瘫痪不仅有随意运动的程度变化，而且存在运动模式的异常，这就是上运动神经元性瘫痪"质"变的主要表现。Lovett 六级肌力评定只能说明瘫痪肢体肌力量的变化，而不能说明运动模式的变化，所以在神经康复中，常采用 Brunnstrom 分期法来评价上运动神经元性瘫痪肌力的变化。Brunnstrom 分期共分为 6 期，具体评价标准见表 19 – 1。

表 19 – 1　**Brunnstrom 分期**

分期	评价标准
1 期	肌肉处于弛缓状态，无随意运动，腱反射减弱或消失
2 期	肌张力开始增高，肢体出现联合运动、初级的协同运动
3 期	肌痉挛达顶峰，肢体可随意发起协同运动，并伴有相应的关节运动
4 期	肌痉挛开始减弱，协同运动的成分逐渐减少，出现部分分离运动
5 期	肌痉挛明显减弱，协同运动形式基本消失，分离运动比较充分
6 期	协调运动正常或接近正常

（二）肌痉挛的评定

中枢神经系统受损后，常常出现肌肉痉挛。痉挛是感觉运动系统的功能障碍，其特征是速度依赖性的肌张力增高并伴有腱反射亢进，是肌肉牵张反射亢进所致。痉挛是上运动神经元综合征的重要"阳性"体征，可限制患者运动而导致功能障碍。目前常用改良 Ashworth 量表进行肌肉痉挛的评定。具体评定方法见表 19 - 2。

表 19 - 2　改良 Ashworth 量表

分级	评定标准
0 级	肌张力不增加，被动活动患侧肢体在整个范围内均无阻力
1 级	肌张力轻微增加，被动关节活动时，在终末出现阻力或突然卡住，然后阻力消失或仅有极小阻力
1⁺ 级	肌张力轻度增加，被动关节活动到一半后出现阻力或卡住，如继续被动活动关节则始终有小阻力
2 级	肌张力明显增加，做被动关节活动时，大部分范围内均有肌张力增加，但仍可容易地活动受累的关节
3 级	肌张力显著增加，做被动关节活动时全范围内有困难
4 级	肌张力高度增加，僵直关节僵直于某一位置上，不能活动

（三）关节活动度的评定

人体各关节都有自己的活动范围，各关节亦都有其正常的活动范围，也就是关节活动度（ROM）的正常值。一般使用通用量角器进行关节活动度的测量。中枢性运动障碍患者出现关节运动受限时，不能轻易下结论为关节活动度受限，因为与其他疾病有所不同，此类患者会受到上述过高的肌张力或特定的运动模式的影响，而且不论是肌痉挛还是软组织短缩导致的关节活动受限，它们的康复训练方法是有所不同的。

（四）感觉障碍的评定

感觉障碍，特别是深感觉障碍对运动功能障碍的恢复起到明显的阻碍作用。感觉障碍的评价除了临床查体外，目前尚无统一和公认的定量检测评定法，主要原因是感觉检查受主观影响较大，难以进行量化测定。NIHSS 量表可对肢体感觉功能进行半定量的评价。

（五）平衡功能评定

平衡能力应该包括各种姿势状态下的检查，即平卧位、坐位及立位下的检查。常用评定方法为 Fugl - Meyer 平衡功能评定，总分 14 分。

（六）步态分析

脑卒中偏瘫恢复期的患者通常会形成"上肢挎篮，下肢划圈"的偏瘫步态：而脊髓损伤时则会导致双足下垂，严重影响患者的步行能力。步行能力不能单纯用能步行或不能步行来判断，而是要针对步行的每个环节及步行周期的每个阶段进行详细的观察和测定。因此，对正常步态、正常步行周期的理解和认识是非常重要的。只有这样才能在患者的步态分析中，找出异常所在，并分析其原因。

1. 步行周期　从一侧足跟着地开始直至同一侧足跟再次着地的时间称为一个步行周期。

足跟着地至足尖离地期间称为支撑期，相应的下肢称为支撑足；而足尖离开地面悬空、甩动后再次由足跟着地期间称为摆动期，相应的下肢称为摆动腿。

2. 影响步态的重要因素　包括骨盆的旋转和倾斜、双重膝作用以及膝、踝关节的运动配合。

（1）骨盆的旋转和倾斜。正常步行时，骨盆分别在垂直轴和水平面上做旋转运动和倾斜。

（2）双重膝作用。正常情况下，在支撑期膝关节会出现伸展→屈曲→再伸展→再屈曲的过程，这个运动的目的在于缓冲和减少重心点垂直运动的幅度。

（3）膝、踝关节的运动配合。正常情况下，足跟着地时同侧膝关节完全伸展、同侧踝关节背屈；随着重心前移，膝关节逐渐屈曲，踝关节反而跖屈。这种运动配合的目的也是为了减少重心点垂直运动的幅度。

3. 步态分析的方法　步行能力的评定过程比较复杂，应尽可能全面、详细、准确地记录。包括临床目测观察法和三维步态分析系统。

（七）常用运动功能评价量表

除上述运动功能评定量表外，目前国际上较为通用的综合性运动功能评价量表还包括Fugl‐Meyer评定法、上田敏评定法和卒中患者运动评估量表（motorassessment scale，MAS）等。其中最常用的是简化Fugl‐Meyer运动功能评分法，对上肢、下肢的运动功能，手腕和手的运动、平衡功能，关节活动度与疼痛、感觉功能等不同方面予以评分。这一评定法能比较准确地对偏瘫患者肢体功能做出评定，可以反映出偏瘫患者恢复过程中各种因素的相互作用，是一种有效、可靠的评定方法。MAS评定法是运动再学习疗法的评定方法，主要用于评估患者运动功能及活动能力，而不是单纯的协同运动模式，优点是评定结果客观、准确，且比Fugl‐Meyer评定法更省时。

二、言语障碍的评定

言语障碍是指个体利用语言（如口语、书面语及手势语等）进行交际活动的过程中，出现的言语功能障碍。言语障碍包括失语症、构音障碍、儿童语言发育迟缓、发声障碍和口吃等，其中以失语症和构音障碍最常见，也最复杂。

（一）失语症的评定

1. 定义　失语症（aphasia）是指大脑言语功能区、补充区及其联系纤维的局部损伤，导致出现口语和（或）书面语的理解、表达过程的信号处理受损的一类言语障碍。临床表现为获得性言语功能减退甚至丧失。

2. 评定内容　失语症评定的目的是通过系统、全面的语言评定来发现患者是否具有失语症并评定其程度，同时鉴别不同类别的失语症，评定患者残存的交流能力并制订治疗计划。听理解和口语表达是语言最重要的两方面，应视为评定的重点。各类失语症的测查主要针对听、说、读、写4个方面做出评价，包括表达、理解、复述、命名、阅读及书写6项基本内容，简述如下。

（1）表达：包括简单答话及自发言语的表述，判断言语流畅性，有无发音、找词困难及语法障碍，有无错语、新语、杂乱语及刻板言语等。

（2）复述：令患者重复检查者所述内容，包括数字序列、字词、短句和长句，注意有无错语及错语的性质，并观察患者的记忆广度。

（3）命名：让患者称呼实物、图片、颜色及身体各部分的名称。

（4）听理解：包括听辨认、是非判断及执行口头吩咐。

（5）阅读：包括朗读及阅读理解。

（6）书写：包括自动性书写、抄写、听写、看图写字及书写短文。

（7）其他：询问 10 种动作（如写字、持筷、刷牙等）时患者的利手，确定为右利、左利或双利。

3. 常用失语症测查简介　失语症的评估国内外有很多不同的工具，主要分为床边筛选测查和综合性成套测查。此外，还有一些评定交流功能的测查及针对性的失语症测查，如针对听理解的专项测查 Token 测验，针对双语患者的双语失语测验等。以下介绍几种国内外常用的失语症评定方法。

（1）波士顿诊断性失语症检查（the Boston diagnostic aphasia examination，BDAE）：由 Goodglass 和 Kaplan 编制，1972 年发表，1983 年修订后再版。BDAE 是目前英语国家普遍应用的标准失语症检查。此检查由 27 个分测验组成，分为 5 大项目：①会话和自发性言语；②听理解；③口语表达；④书面语言理解；⑤书写。此检查能详细、全面地测出语言各种模式的能力，但检查需要的时间较长。河北省残联康复指导中心已将此方法翻译成中文，在我国应用并通过常模测定。

（2）西方失语症成套测验（western aphasiabattery，WAB）：由 BDAE 衍变而来，是较简短的 BDAE 版本，完成测验仅需 1～2h。1982 年发表。WAB 的测查结果可求得一个总分称失语商（AQ），可以分辨出是否为正常语言，AQ < 93.8 诊断为失语症。还可以测出操作商（PQ）和皮质商（CQ），前者可了解大脑的阅读、书写、运用、结构、计算、推理等功能；后者可了解大脑认知功能。

（3）汉语标准失语症测查：是中国康复研究中心以日本的标准失语症检查为基础，按照汉语的语言特点和中国人的文化习惯编制而成，故亦称中国康复研究中心失语症检查法（China rehabilitation researchcenter aphasia examination，CRRCAE）。该检查法于 1990 年编制完成。检查内容包括两部分，第一部分是通过患者回答 12 个问题了解其言语的一般情况，第二部分由 30 个分测验组成，分为 9 个大项目，包括听、理解、复述、说、出声读、阅读理解、抄写、描写、听写和计算。完成检查用时在 1.5h 以内。

（4）汉语失语症成套测验（aphasia battery ofChina，ABC）：是由北京大学医学部神经心理研究室参考 BDAE 和 WAB，结合我国国情及临床修改编制而成。1988 年开始用于临床，已进行了信度和效度检验。

（5）Token 测验：是一项专门针对失语症患者理解障碍的较常用及有效的评定方法。原版 Token 测验是 de Renzi 和 Vignolo 于 1962 年编制的，此测验由 61 个项目组成，适用于检查轻度的或潜在的失语症患者，是一项检查理解能力的敏感测验。缺点是做起来比较费时。为此 de Renzi 与 Faglioni 于 1978 年在原版基础上编制了一个简式 Token 测验，此测验由 36 个项目组成，可以检测有严重理解障碍的失语症患者。此项测验在国外一直广泛应用。

（二）构音障碍的评定

1. 定义　构音是把业已组成的词转变成声音的功能，构音过程与呼吸、发声、共鸣、发音、韵律等过程有关。构音障碍（dysarthria）是与言语有关的肌肉麻痹、收缩力减弱或运动不协调所致的言语障碍。其病理基础为运动障碍，故又称为运动性构音障碍，主要表现为言语肌肉运动的缓慢、无力、不精确或不协调。构音障碍不同于失语症，是言语产生的困难，不是言语符号内容的障碍，也不是言语理解、阅读障碍或表达时的找词困难和命名障碍。

2. 分类和言语特征　根据病因、神经生理、神经解剖等的不同，构音障碍可有不同的分类。目前常用的是基于解剖及言语声学特征做出的分类，分为 6 型，具体如下。

（1）痉挛型构音障碍：为中枢性运动障碍，即口部肌肉上运动神经元瘫痪，常见于脑血管病、假性延髓性麻痹、脑性瘫痪、脑外伤、脑肿瘤、多发性硬化等。言语特征为：说话费力、缓慢，不自然的中断，字音不清，可出现阵发性音量失控，单音调，粗糙音，元音和辅音歪曲，鼻音过重。

（2）弛缓型构音障碍：为周围性运动障碍，即口部肌肉下运动神经元瘫痪。常见于脑神经麻痹（吉兰－巴雷综合征等）、真性延髓性麻痹、肌肉本身障碍（重症肌无力等）、外伤、感染、神经变性病等。言语特征为：话语短、慢，不适宜的停顿，低音调，元音及辅音发音不准，气息音增多，鼻音减弱。

（3）失调型构音障碍：为小脑系统障碍，多见于脑血管病、脑肿瘤、脑外伤、多发性硬化、酒精中毒、神经遗传代谢病和变性病等。言语特征：以韵律失常为主要表现，声音高低强弱不一，常伴震颤，不规则停顿，元音和辅音歪曲较轻，初始发音困难，声音大，重音和语调异常。

（4）多动型构音障碍：为锥体外系障碍，以新纹状体病变为主。多见于舞蹈病、肌阵挛、手足徐动症、抽动秽语综合征等。言语特征：构音器官的不随意运动破坏了有目的运动而造成元音和辅音的歪曲，音的高低、长短、快慢不一，失重音，不适宜的停顿，鼻音过重。

（5）少动型构音障碍：为锥体外系障碍，以旧纹状体病变为主，多见于帕金森病、帕金森综合征。言语特征：由于运动范围和速度受限，发音为单一音量、单一音调，重音减少，可有颤音，有失声现象，言语起始时有重复（如口吃）、随言语进展有阵发加速，不合逻辑的停顿。

（6）混合型构音障碍：为运动系统多重障碍，常见于肝豆状核变性、多发性硬化、肌萎缩侧索硬化症等。临床表现为上述两种或两种以上症状的混合。

3. 构音障碍的评定　主要包含两个部分，即构音器官的测查和构音的测查。

（1）构音器官的测查：通过构音器官的形态和粗大运动检查来确定构音器官是否存在器官异常和运动障碍。①测查内容：肺（呼吸情况），喉、面部及口部肌肉，硬腭、腭咽功能，下颌反射。②测查方法：在观察安静状态下构音器官的同时，通过指示和模仿，使其做粗大运动，并分别对构音器官运动障碍的部位、形态、损伤程度、性质、运动速度、运动范围、运动的力及运动的精确性、圆滑性等进行评价。

（2）构音测查：构音检查是以普通话语音为标准音，结合构音类似运动对患者的各个言语水平及其异常的运动障碍进行系统评定。具体检查内容包括会话、单词、音节复述、文章和构音类似运动 5 项。

结果分析：将上述异常结果分别记录和分析，包括 9 项。①错音；②错误条件；③错误方式；④连贯性；⑤发声方法；⑥错法；⑦被刺激性；⑧构音类似运动；⑨错误类型；根据检查结果，依异常特点选择一项或几项类型记入结果分析表中的错误类型栏内。最后，归纳患者的构音障碍特点，结合构音运动和训练计划进行总结。

三、吞咽障碍的评定

（一）吞咽障碍的分期

由神经系统疾病引起的吞咽障碍（dysphagia）称为神经源性吞咽障碍。吞咽障碍常对患者的生理、心理健康造成严重影响。在生理方面，吞咽功能减退可造成误吸、支气管痉挛、气道阻塞窒息以及脱水、营养不良；在心理方面，可造成患者出现进食恐惧、社会隔绝、抑郁等负性社会心理，严重影响患者身心健康、康复效果及生活质量。所以，对吞咽障碍及时、正确的评估，采取适当的、有针对性的治疗康复措施，将具有重要的临床和社会价值。

吞咽障碍根据其影响的吞咽时期分为认知期障碍、准备期障碍、口腔期障碍、咽期障碍和食管期障碍5类。脑卒中所致吞咽障碍主要影响吞咽的口腔期和咽期。

1. 认知期障碍　认知期包括对食物的认知、正常的摄食程序及进食动作。意识障碍、情感障碍、严重高级皮质功能障碍的患者，容易出现认知期的障碍。

2. 准备期障碍　准备期指食物从入口腔到完成咀嚼这一过程，是为吞咽作准备的阶段。食物经由唇、齿、颌、舌、颊肌、硬腭、软腭等参与摄入口腔，经咀嚼形成食团。口唇闭锁不全、口腔感觉障碍、咀嚼肌与舌肌运动障碍、牙齿异常等均可出现此期障碍。

3. 口腔期障碍　主要由舌、腭运动障碍引起。舌前2/3的运动功能异常可造成上抬、塑型和推动食团障碍；舌后部回撤及抬高障碍、舌腭运动减弱则可导致食团在口腔内滞留及早溢等。

4. 咽期障碍　根据吞咽造影检查时钡剂进入气道位置分为误吸、渗透。误吸是指钡剂进入喉前庭达到声襞以下；渗透是指钡剂进入喉前庭但未达声襞以下。最严重的异常表现是食团误入气道。患者出现渗透或误吸后不引发咳嗽或其他临床不适症状，称之为隐匿性吸入（silent aspiration）。临床检查不能发现隐匿性吸入，随着影像学技术及内镜技术用于吞咽障碍的诊断，隐匿性吸入日益受到临床的重视。

5. 食管期障碍　由于上、下食管括约肌肌力减弱，不能形成正常的蠕动波，食物滞留在食管内，造成机械性梗阻或食物、胃内容物反流。食管肌的过度运动可引起食管痉挛，影响食管期的食物传送。

（二）吞咽功能评价

吞咽功能评价可通过临床及器械方法进行评价。临床评价又分为临床筛查及全面床旁评价。临床评价应先于器械评价，帮助言语治疗师或临床医师确定是否需要进行器械评价。

1. 临床筛查　能帮助临床医师识别高度风险患者，通常在患者入院24h内完成，以确定患者是否需进一步评价。目前国际上常用的筛查方法包括颈部听诊、饮水试验等。临床筛查无须特殊设备，所需时间短（10～20min），方法相对简单、可多次反复，对受检者的配合能力要求不高，痛苦小，患者易于接受。但应用临床筛查来确定误吸等吞咽障碍的发生率，结果差异较大。

饮水试验是较经典的临床筛查方法，实施方法是嘱患者饮温水约 30ml，根据有无呛咳及分饮次数进行评定。具体评价方法见表 19-3。

表 19-3 饮水试验

评价方法	结果判断
A. 一次饮完，无呛咳停顿	正常：A，时间 <5s
B. 分两次或两次以上饮完，无呛咳停顿	可疑：①A，时间 >5s；②B
C. 能一次饮完，但有呛咳	异常：①C；②D；③E
D. 分两次或两次以上饮完，有呛咳	
E. 多次呛咳，难以饮完	

2. 器械检查评价 常规的临床筛查很难全面评价吞咽功能，对误吸等重度吞咽障碍可造成漏诊，尤其对隐匿性误吸临床筛查不能发现。器械检查可弥补上述不足，包括影像学检查、内镜检查、咽及上食管括约肌测压法、咽放射性核素扫描、Exeter 吞咽障碍评估技术脉冲血氧饱和度测定、口咽超声检查等。这些方法都从不同侧面检测吞咽障碍，尤其是误吸的发生。其中视频 X 线透视吞咽造影检查是临床应用较广泛的吞咽障碍器械检查方法。此项检查是在透视下观察吞咽不同体积和黏稠度的食团时，吞咽相关结构的运动情况以及吞咽后食物残留、误吸的相关情况，来评价吞咽的有效性及安全性。可明确吞咽功能障碍的具体时期及部位，帮助设计治疗饮食的方案，提高康复治疗的针对性，是目前国际上公认的吞咽功能评价的金标准。

四、日常生活活动能力评定

对日常生活活动（activitY of daily living，ADL）能力的评定量表较多，其中最主要的评定量表包括功能独立性评定（functional independence measure，FIM）和改良 Barthel 指数（modified Barthel index，MBI）。

1. 功能独立性评定量表 由 6 个领域共 18 个项目组成：生活自理、括约肌控制、转移、运动、交流、社会认知，总分 126 分。FIM 在康复治疗中的信度、效度和敏感性已得到了广泛的认可，是迄今最为常用的转归测评工具，但用时相对较长，且检测者必须事先经过专业培训并取得合格证书。

2. 改良 Barthel 指数 包括 10 个项目：进食、修饰、转移、如厕、大便控制、小便控制、穿衣、平面步行、上下楼梯和洗澡，共计 100 分。MBI 对定期评价康复效果有较高的价值。该评定法使用简单方便，用时仅 2~3min，因此临床应用广泛。但其灵敏度相对较低，对重度或轻度 ADL 受损的识别能力较差。

常用的生存质量（quality of life，QOL）评定量表有 SF-36 和 WHO-QOL100 等，其中以 SF-36 更为普遍。

五、国际功能、残疾和健康分类

世界卫生组织在 1980 年国际病损、残疾与残障分类（intemationalclassification of impair-ment, disabilityand handicap, ICIDH）与 1996 年国际残损、活动和参与分类（international classification of impairment, activityand participation, ICIDH-2）的基础上，于 2001 年颁布了

国际功能、残疾和健康分类（internationalclassification of functioning, disability and health, ICF）。ICF包括三大构成成分：身体结构和功能、活动和参与、环境因素。环境因素的编码可以使医师理解情景性因素对个体功能的影响。ICF可对神经系统疾病的功能残疾和健康状况进行系统评估，为卫生信息系统提供一种全面、统一、标准的编码方法，可对临床数据进行系统的编码和处理，为循证医学等新的医疗临床技术的应用奠定了基础，同时也促进了全世界不同学科和领域的交流。

（韩艳艳）

第三节　神经系统疾病的康复治疗

一、神经康复的基本原则

1. 选择合适的康复对象　并不是所有神经系统疾患都可以或应该进行康复治疗，病情较轻者无须康复训练就可自然恢复；病情过重，有严重并发症者，无论采用何种康复方法可能都不会使其获得有意义的恢复。

2. 早期开始康复治疗　早期康复的目的在于最大限度地保留患者尚存的功能，避免由于"制动"或"失用"造成的失用综合征。一般来说，一旦患者的生命体征和病情稳定48~72h后，即使意识障碍尚未恢复，康复治疗就应予以考虑并实施。

3. 主动性康复　强调加强主动性康复训练，确定正确的康复方案。

4. 个体化、阶段性康复训练。

5. 身体－活动－参与的全面康复　神经康复的目标不仅是改善疾病所导致的功能障碍，还应最大限度地提高个体独立生活、学习、工作和参与社会的能力，以最终改善生活质量。

不同的神经系统疾病的康复治疗原则有所不同，以下就神经系统主要功能障碍的康复分别论述。

二、运动疗法与作业疗法

中枢神经系统损伤后常导致中枢性肢体瘫痪。运动疗法（movement therapy）和作业疗法（occup－ational therapy）是最主要的康复手段。

（一）运动疗法

1. 运动疗法　运动疗法是指应用各种运动训练手段来治疗肢体功能障碍，矫正运动姿势异常的方法。运动疗法一般可分为以下几种：

（1）传统运动疗法：包括维持关节活动度，增强肌力和肌肉耐力，增强肌肉协调能力，平衡功能训练，步行能力训练，增强心肺功能训练等。

（2）神经生理学方法（neurophysiological therapy, NPT）：又称神经发育疗法（neurodevelop－mentaltherapy, NDT），亦称易化技术。它是依据神经正常生理及发育过程，运用诱导或抑制的方法，使患者逐步学会如何以正常的运动方式来完成日常生活动作。NPT是主要针对中枢神经损伤引起的功能障碍的治疗方法，包括Bobath疗法、Brunnstrom疗法、本体感觉神经肌肉促进疗法（proprioceptive neuromuscular facilitation, PNF）、Rood疗法等。

（3）其他：包括近年来发展的神经康复新技术，如运动再学习方法（motor releaming

program，MRP）、强制性运动疗法（constraint – induced movement therapy，CIMT）、运动想象（motor imagery，MI）等。

2. 训练方法　在临床康复的实际运用过程中，以上各种康复治疗方法并不能截然分开，它们之间是相互渗透的。应强调根据个体差异（不同个体功能障碍点各有不同）进行有针对性的、优化组合的康复训练。以下就主要的训练方法分述如下。

（1）维持与改善关节活动度的训练。

1）维持关节活动度的训练：①保持肢体良好的体位，即良肢位的摆放，以防止畸形挛缩的发生。这在急性期康复时尤为重要。②体位转换，偏瘫患者急性期的体位转换非常重要，无论处于何种体位，如果长时间不进行体位转换，就会在该姿势下出现软组织挛缩。③适当的被动运动，可保持肌肉的生理长度和张力，保持关节的活动度。

2）改善关节活动度的训练：①改善组织挛缩，可进行关节伸张训练和摆动训练等。②缓解肌痉挛，可进行收缩－松弛训练和维持－松弛训练等。

（2）肌力增强及耐力训练：急性期即可开始进行肌力训练，可采用辅助主动运动、主动运动、抗阻力运动和等长运动等。一般情况下，3级以下肌力时可采用辅助主动运动、神经肌肉电刺激、运动再学习、生物反馈、运动想象等训练，3级以上肌力可进行主动运动、渐进性抗阻力运动、等长运动等。

（3）肌痉挛的治疗。

1）去除引起痉挛的因素：疼痛、发热、压疮、膀胱和直肠充盈、心理因素等均可以使患者出现肢体痉挛或者痉挛突然加重，应当积极查找并去除这些因素。

2）保持良肢位：患者应从急性期开始采取抗痉挛的良肢位，可使异常增高的肌张力得到抑制，并使肌肉保持一定的长度，以缓解肌痉挛。

3）局部缓解痉挛的手法：包括被动牵拉、肌腱挤压、轻刷法和振动法等。

4）口服抗痉挛药物：包括替扎尼定、巴氯芬、地西泮、丹曲林及乙哌立松等。

5）局部神经阻滞治疗：目前应用最为广泛和有效的方法是肉毒素注射疗法。

6）其他：包括功能性电刺激（刺激拮抗肌的收缩来交互抑制主动肌痉挛）、肌电生物反馈、水疗、矫形器的使用（保持不稳定的肢体于功能位，提供牵引力以防止挛缩，预防或矫正肢体畸形）以及手术治疗等。

（4）提高平衡能力训练：对有平衡功能障碍者可行平衡训练。基本训练原则是：①从最稳定的体位逐步过渡到最不稳定的体位，顺序为坐位平衡→爬行位平衡→双膝跪位平衡→立位平衡；身体重心由低到高；②从静态平衡过渡至动态平衡。

（5）步态训练：根据步态分析结果进行有针对性的训练。包括站立位伸髋训练，膝关节屈伸控制训练，踏步、迈步及行走训练，减重步行训练，躯干及骨盆协调性训练等。

（6）感觉障碍的训练：包括功能再训练和代偿疗法。

1）功能再训练：目前尚无规范、统一、标准的训练方法，一般多进行与运动功能有密切关系的深感觉及复合感觉功能的训练。常采用多感觉刺激法、Bobath法、Brunnstrom法、Rood法及PNF技术均可用于感觉功能再训练。

2）代偿疗法：对于深、浅感觉完全消失或严重受损时，为避免患者受伤，应考虑使用代偿疗法。可充分利用视觉、听觉、护理等进行代偿。

（二）作业疗法

作业疗法是将作业作为一种治疗的方式，从日常生活、生产劳动、休闲游戏及社会交往等活动中有针对性地选择和设计一些作业活动，分析患者因疾病或创伤所导致的生理、心理和社会问题，治疗其躯体功能和（或）心理功能障碍，使患者在日常生活的各方面功能和独立性尽可能达到最高水平。

作业疗法以提高 ADL 能力为中心进行训练。训练方法包括：①运动与转移，如床上翻身、坐起训练，上、下床运动，室内、室外运动等；②个人 ADL 训练，如饮食训练、更衣训练、如厕训练、大小便控制及个人卫生训练等；③家务活动指导和训练；④社会活动指导等。

三、脊髓损伤的康复治疗

不同脊髓损伤平面的患者其康复目标和训练方法有所区别，下面以完全性损伤为例分别简述。

（一）C$_4$ 完全性脊髓损伤

患者除头部能做自由活动外，四肢和躯干均不能活动，日常生活完全不能自理，完全需他人帮助。康复训练如下。

（1）由于患者头、口仍有一定的功能，应训练他们用嘴咬住一根小棍（口棍）或用头来操作一些仪器或做其他活动。

（2）由于呼吸肌大部分受损，呼吸功能差，应加强呼吸功能训练。

（3）每天应使患者有一定的站立时间，以减缓骨质疏松的发生和预防泌尿系感染。可采用起立床站立，逐渐抬高其角度，至接近90°为止。

（4）每天进行全关节被动关节活动，以预防四肢关节僵硬。

（二）C$_5$ 完全性脊髓损伤

患者肩关节能活动，肘关节能主动屈曲，但缺乏伸肘和腕、手所有功能；由于肋间肌麻痹而致呼吸功能差；躯干和下肢完全瘫痪；不能独立翻身和坐起；自己不能穿戴辅助具；绝大部分日常生活需他人帮助。

对患者的训练主要有：①增强肱二头肌的肌力；②学习使用矮靠背轮椅，并在平地上自己驱动，有条件时可使用电动轮椅；③学会使用固定于轮椅靠背扶手上的套索前倾减压；④可把勺子固定于患者手上，练习自己进食；⑤呼吸功能训练；⑥站立训练；⑦全关节范围被动关节活动训练。

（三）C$_6$ 完全性脊髓损伤

患者缺乏伸肘、屈腕能力，手功能丧失，其余上肢功能基本正常；躯干和下肢完全瘫痪；肋间肌瘫痪，呼吸功能减弱。患者能驱动轮椅（平地）；坐位时能给臀部减压；利用床栏能翻身；利用肘屈肌勾住系于床脚的绳梯可以从床上坐起；利用一个万能袖带可完成进食、梳洗、写字、打字、打电话等。此类患者部分生活能自理，需中等量帮助。

对患者的训练主要有：①驱动轮椅的训练；②单侧交替给臀部减压训练；③利用床脚的绳梯从床上坐起；④站立、呼吸、关节活动训练；⑤增强肱二头肌（屈肘）和桡侧伸腕肌（伸腕）的肌力。

（四）C_7完全性脊髓损伤

患者上肢功能基本正常，但手的抓握、释放和灵活度有一定障碍，不能捏；下肢完全瘫痪；呼吸功能较差。一般情况下，患者在轮椅上能完全独立基本生活：在平地上能独立操作轮椅；在床上能自己翻身、坐起和移动；能自己进食、穿脱衣服和做个人卫生（自我导尿）；能独立进行各种转移。

对患者的训练主要有：①上肢残存肌力增强训练；②坐在轮椅上把双手撑在扶手上进行减压；③用滑板进行转换；④关节活动范围、呼吸功能力、站立训练。

（五）$C_8 \sim T_2$完全性脊髓损伤

患者上肢功能完全正常，但不能控制躯干，双下肢完全瘫痪，呼吸功能较差。患者能独立完成床上活动、转移，能驱动标准轮椅、上肢肌力好者可用轮椅上下马路镶边石，可用后轮保持平衡，独立处理大小便，能独立使用通讯工具、写字、更衣、能进行较轻的家务劳动，日常生活完全自理，可从事坐位工作，可借助长下肢支具在平行杠内站立。

对患者的训练主要有：①加强上肢肌肉强度和耐力的训练；②坐位撑起减压练习；③进行各种轮椅技巧练习，以提高患者的适应能力；④转移训练；⑤由于上肢功能完好，应进行恰当的职业训练。

（六）$T_{3 \sim 12}$完全性脊髓损伤

患者上肢完全正常，呼吸功能基本正常，躯干部分瘫痪，双下肢完全瘫痪。患者生活完全自理，能独立使用标准轮椅和完成转移动作，可从事一般的家务劳动，可从事坐位的工作。

对患者的训练主要有：利用长下肢支具、双腋拐、助行器或平衡棒做站立和治疗性步行训练，这种训练虽无实用价值，但给予患者独立行走的感觉，使患者产生强大的心理支持。下肢负重可减缓骨质疏松的发生；下肢活动可改善血液、淋巴循环，促进二便排泄，并减少对他人的依赖。所以应大力开展此项训练。

（七）$L_{1 \sim 2}$完全性脊髓损伤

患者上肢完全正常，躯干稳定，呼吸功能完全正常，身体耐力好，下肢大部分肌肉瘫痪。患者能使用短下肢支具（固定踝关节）、肘拐或手杖在家中步行（距离短，速度慢）；能上、下楼梯；日常生活能完全自理。在户外长时间活动或为了方便和节省体力仍需要使用轮椅。

对患者的训练主要有：①训练患者用四点步态行走；②练习从轮椅上独自站起；③上下楼梯训练；④身体条件优越者应安全地练习跌倒和重新爬起，这对借助支具和拐杖行走的患者非常重要，以防跌倒时损伤和倒地后不能自主爬起；⑤其他训练同$T_{3 \sim 12}$脊髓损伤的患者。

（八）L_3及L_3以下完全损伤

患者上肢和躯干完全正常，双下肢有部分肌肉瘫痪，用手杖和穿高帮鞋即可达到实用步行能力，L_5以下损伤不用任何辅助用品亦可达到实用步行的目的。

对患者的训练主要有：①此类患者残疾程度相对较轻，康复训练主要以双下肢残存肌力训练为主，可利用沙袋等各种方法来提高肌力；②用双拐练习四点步态；③用手杖练习行走；④早期的训练方法同$L_{1 \sim 2}$脊髓损伤的患者。

四、言语障碍的康复治疗

（一）失语症的康复治疗

失语症的康复目标是通过语言治疗，最大限度地改善患者的语言能力和交流能力，使之回归家庭和社会。

1. 改善语言功能　包括多种治疗方法，例如：①阻断去除法，根据 Weigl 的理论，失语症患者基本上保留了语言能力，而语言的运用能力存在障碍，通过训练可使患者重新获得语言运用能力。②程序介绍法，是将刺激的顺序分成若干个阶段，对刺激的方法和反应的强化严格限定，使之有再现性，并定量测定正答率。③脱抑制法，利用患者本身可能保留的功能（如唱歌等）来解除功能的抑制。④功能重组，通过对被抑制的通路和其他通路的训练，使功能重组得以开发，以达到语言运用的目的。⑤Schuell 刺激法，指以对损害的语言符号系统应用强的、控制下的听觉刺激为基础，最大限度地促进失语症患者的语言再建和恢复。Schuell 刺激法是多种失语症治疗方法的基础，为应用最广泛的方法之一。

2. 改善日常生活交流能力　使失语症患者最大限度地利用其残存的交流能力，尽可能与他人发生或建立有效联系，尤其是日常生活中必要的交流能力。

（1）交流效果促进法（promoting aphasics commu‐nication effectiveness，PACE），其原则为：①交换新的未知信息。②自由选择交往手段，不限于口语，如书面语、手势、绘画等手段。③平等分担会话责任。④根据信息传递的成功度进行反馈。

（2）功能性交际治疗（functional communicationtherapy，FCT）。

（3）小组治疗。

（4）家庭训练指导和语言环境调整，促进患者语言能力的改善。

（二）构音障碍的康复治疗

构音障碍的治疗主要依据构音器官和构音评定的结果，对异常的言语表现进行有针对性的治疗。例如，构音器官评定所发现的异常部位便是构音训练的重点部位；构音评定所发现的哪些音可以发、哪些音不能发、哪些音不清楚等就决定了构音训练时的发音顺序。一般来说，均应遵循由易到难的原则。

1. 构音改善的训练　主要训练内容包括：唇舌运动训练、发音训练、减慢言语速度训练、辨音训练及呼吸训练等。

2. 克服鼻音化的训练　鼻音化（hypemasality）是由于软腭运动不充分，腭咽不能适当闭合，将非鼻音发成鼻音。治疗的目的是加强软腭肌肉的强度。包括"推撑"疗法和引导气流法。

3. 克服费力音的训练　由于声带过分内收，喉部听起来充满力量，声音好像从其中挤出来似的。治疗目的是获得容易的发音方式。打哈欠的方法很有效：以头颈部为中心的放松训练亦可应用；头颈、喉的松弛性生物反馈也有良好作用，可以减轻费力音，同时也可以减轻鼻音化构音。另外，咀嚼训练可以使声带放松，产生适当的肌张力。

4. 克服气息音的训练　气息音的产生是由于声门闭合不充分引起，因此主要克服途径是在发声时关闭声门。

5. 语调训练　多数构音障碍患者表现为音调低或单一音调，训练时要指出患者的音调问题，由低到高进行发音，也可以利用乐器的音阶变化来训练单一的音调。另外，还可以用可视音量、音调训练设备协助训练，患者可以通过仪器显示屏上曲线的升降调节音量。

6. 音量训练　呼吸是发音的动力，自主的呼吸控制对音量的控制和调节也极为重要，故应训练患者强有力的呼吸并延长呼气的时间。可以利用可视音量、音调训练设备协助训练。

7. 替换或增强交流系统的应用　用于重度构音障碍或重度失语患者的代偿方法。替换或增强交流系统（alterative or augmentative communication system，ACS）包括很多种类，最简单的包括图片板、词板和句子结构板，经过训练，患者通过交流板上的内容表达各种意思。近些年来，随着计算机的发展和普及，许多发达国家已研制了体积小、便于携带和操作的交流器（communicator），这些装置有的还可以合成声音。在为患者设计交流板时，要选择充分发挥患者的残余功能和最简单易行的交流手段。随着患者水平的提高，要调整和增加交流板上的内容，最终使患者能使用现代的交流辅助系统来补偿重度构音障碍所造成的言语交流障碍。

五、认知、心理、情感障碍的康复治疗

对认知功能障碍的患者可行记忆力训练、定向力训练、注意力训练、思维判断力训练等。记忆力训练包括：①促进外显记忆；②利用潜在记忆；③利用外部记忆辅助具。定向力训练用于定向力障碍及现实认识障碍的患者，可利用日历、名片、钟表、黑板等使患者充分明白自己所处状况，从而进行训练。

对情感障碍可采用 RT 联想法、环境调整、放松法等进行治疗。RT 联想法活用记忆中较易保持的记忆（长期 – 远期），予以患者表现情绪及情感的记忆机会，力图稳定。

六、吞咽障碍的康复治疗

吞咽障碍治疗的最终目的是使患者能够达到安全、充分、独立地摄取足够的营养及水分。神经源性吞咽障碍的康复治疗需要神经康复医师、言语治疗师、物理治疗师、作业治疗师、耳鼻喉科医师及营养师等多学科人员共同参与。如物理治疗师可帮助患者保持进食时正常的坐姿、头颈位置，而作业治疗师可帮助患者配置摄食相关的辅助器具。常用的吞咽治疗方法有以下几种。

1. 代偿性吞咽治疗　包括通过口咽腔刺激，提高对吞咽口腔预备期、口腔期的自主控制，提高咽喉结构运动功能。

（1）口咽活动度训练：通过扩大口咽结构的运动范围来刺激吞咽生理运动功能的恢复；增强口轮匝肌、颊肌、咬肌等口面肌功能及运动协调性；加强闭口能力，增强口腔对食团的控制力；防止食团过早通过口腔而引起吞咽前误吸；增强吞咽反射；增强喉上抬能力，保证喉入口闭合；增大咽部空间，增强使食管上括约肌开放的被动牵引力等。

（2）行为学方法：指通过体位、头位调整及特殊吞咽手法来促进对食团的控制与传递。使用这些方法需要患者具备遵从复杂指令的能力，需要肌肉运动，对于那些理解力差或那些易于疲劳的患者不适宜。行为学疗法可以在短时间内帮助患者克服感觉运动障碍，但不能使患者吞咽生理的变化持续较长时间。

2. 刺激技术　可能改善患者长期的吞咽能力，使感觉运动障碍恢复，提高肌肉自主运

动功能。

（1）咽部温度/触觉刺激：咽部温度/触觉刺激、特定的冷刺激是激发吞咽的最好刺激，其目的是提高吞咽前口腔的感觉感知，缩短口腔期吞咽与咽期吞咽之间的时间。常用于那些吞咽时口腔期与咽期间存在延迟的患者。

（2）神经肌肉电刺激：目前已较广泛应用于临床，但其吞咽康复效果尚有待评价。

3. 饮食管理　神经源性吞咽障碍患者的饮食管理包括进食方式的调整、食物性状调整、心理支持及护理干预等。

（1）进食方式的调整：对于不能经口进食的患者需要考虑营养支持的替代治疗。通常采用两种基本的进食方法：肠内营养，可采用鼻胃管途径；肠外营养，可采用静脉途径。对于需要长期肠内给食或不能限定肠内给食时间的患者，可考虑给予侵入性给食方式，如经皮内镜胃造瘘术等。

（2）食物性状的调整：根据美国饮食协会颁布吞咽障碍患者的饮食分级，对于轻度吞咽障碍的患者可进行食物性状的调整以保证患者进食安全及营养补给充足。

此外，尚有药物治疗和外科治疗等，但目前都未经大规模实验证实，临床上较少用于神经源性吞咽障碍的治疗。

七、神经康复新技术

（一）运动再学习方法

运动再学习方法（motor releaming program，MRP）将中枢神经系统损伤后运动功能的恢复训练视为一种再学习或再训练的过程，以生物力学、运动科学、神经科学、认知心理学等为理论基础，以作业或功能为导向，在强调患者主观参与和认知重要性的前提下，按照科学的运动学习方法对患者进行再教育，以恢复其运动功能。MRP 包括 4 个基本要素：①减少不必要的肌肉活动，尽量用小力、合适的力，以免兴奋在中枢神经系统中扩散。②反馈，通过视觉、语言等进行反馈。③以特定作业为导向的练习。④姿势调整，MRP 在促进运动功能障碍的恢复训练方面，显示出较大的潜力，比常规康复方法具有更好的治疗效果。

（二）强制性运动疗法

强制性运动疗法（constraint - induced movementtherapy，CIMT）是近 20 年来最有影响的康复技术之一，该方法通过限制健侧上肢，达到强制使用和强化训练患肢的目的。其理论基础来自于行为心理学和神经科学的研究成果——"习得性失用（learned non - use）"的形成及其矫正过程。CIMT 能明显提高脑卒中患者上肢运动功能和日常生活能力。运用 CIMT 的特殊前提条件是，患侧肢体腕伸展达到 20°、手指伸展达到 10°，没有感觉和认知的缺损。

（三）减重步行训练

通过使用减重步行器来提高下肢功能及步行能力，在下肢的康复方面是行之有效的训练方法。研究表明，减重步行训练能促使患者早期进行步行训练，加速下肢运动功能的恢复，显著提高步行速度和步行能力。

（四）运动想象

运动想象（motor imagery，MI）是指运动活动在内心反复地模拟、排练，而不伴有明显的身体运动。即在暗示指导下，在头脑中反复想象某种运动动作或运动情境，从而提高运动技能和情绪控制能力。研究显示，运动想象时虽然没有明显的身体动作，但想象时脑部的生理变化、脑电波活动通路和区域与实际动作时大部分相似，或重叠在实际动作时的动作表征系统，是一种新兴的康复治疗方法。

（五）音乐治疗

音乐疗法是通过精心选择的音乐使不舒适的、不健康的生理和心理状态转变为较为合意状态的一种治疗方法，是艺术和科学的结合，是医学、心理学与音乐等多学科相互结合交叉的产物。由于它具有安全、经济、无刺激等优势，临床应用越来越广泛，也成为康复治疗的一种新兴方法。

（六）计算机相关辅助技术

科学技术的突飞猛进，为现代神经康复技术的发展提供了不断提高的契机。计算机相关辅助技术的应用带来了神经康复领域的一次新的革命，尽管目前这些研究均刚刚起步，还有许多极具挑战性的问题尚未解决，但它为严重功能障碍患者的康复和生活质量的提高带来了新的希望，包括康复辅助机器人技术、脑．计算机接口技术和虚拟现实技术等。

（冯宇飞）

第四节　神经心理功能评定

神经心理学评定源于 19 世纪后期和 20 世纪早期。神经心理功能评定的范围包括感觉、知觉、运动、言语、注意、记忆、思维、情绪和人格，涉及脑功能的各个方面，主要是通过心理测验和量表评定的方式来进行。

一、神经心理功能评定的意义

神经心理功能评定其主要目的是以一定的刺激反应情景下，评价个体的行为，以此推论人脑结构与功能的关系。神经心理功能评定主要依靠心理测验来完成，其应用范围也不仅仅限于神经病学，在精神病学、康复医学、环境医学等方面得到了广泛的应用，神经心理功能评定的意义主要体现在以下方面：

（一）辅助诊断

神经心理功能的评定最初在临床上的应用是为了辅助诊断，由于神经心理学测量的方法都是针对各种心理活动能力所包含的不同功能环节的工作状态以及总的特点来设计的，可以给出精确的症状学依据，过去在神经影像学未能发展之前，神经心理功能的评定主要用于脑损伤的定位诊断，近期由于影像技术的发展，神经心理功能评定在诊断与定位中的作用减弱，但其在痴呆的诊断和鉴别诊断上的作用则突现出来。如早期阿尔茨海默病患者通常并无神经解剖、生化等方面的明显改变，也没有明显的体征，只表现出认知功能和心理行为的障碍，出现记忆减退、人格改变等，只有通过神经心理功能的测量和评定为临床诊断提供依据。在遭受过脑外伤或中毒性的慢性脑损伤的患者，神经心理的缺陷可能是仅有的、残留的证据。

（二）疗效评定

神经心理功能的测验结果是精确的，量化的，在治疗的前后分别进行神经心理功能的评定，可以对各种药物、心理治疗、手术等治疗的效果进行较客观和量化的比较与评估。

（三）康复指导

通过神经心理功能的评定，可以了解哪些功能完好，哪些功能障碍，准确把握脑损伤患者心理功能受损的性质和程度，可以据此制订和更改康复训练的计划和措施，对患者进行有的放矢的康复训练，同时测验操作的本身也可以转变成康复训练的作业，促进功能再造与恢复，以获得神经心理功能的康复。

（四）预测预后

通过多次神经心理功能的评定，比较测量的结果，以了解神经心理功能障碍改变的情况，从而预测心理功能改善的程度和质量或是对退行性病变患者心理功能减退的程度和质量进行预测。

（五）研究价值

神经心理功能评定是测量心理与认知功能的手段，是研究脑形态结构与精神行为关系的必不可少的方法，既可以用于研究正常人脑与行为之间的关系，也可以研究各种脑损伤后对心理与行为的影响。

（六）社会学应用

在司法鉴定中神经心理功能评定也是重要的环节，对量刑和定罪均有参考价值。神经心理功能的评定为患者及其家属提供与之工作与生活相关的所需信息，如患者能否恢复工作或何时恢复是可行的，患者的日常生活是否需要人照顾，是否需要在专业的机构中接受照顾或是回家等，这在西方国家比较普及，我国目前也比较重视。

二、影响神经心理功能评定的主要因素

神经心理功能评定的主要对象是人的心理现象，而心理现象是复杂多变的，不可能直接测量，只能通过行为表现进行间接的测量，因此会受到很多因素的影响，只有充分认识这些影响因素，才能有助于正确的选择测验方法，并对测验结果进行准确的分析与评估。

（一）采用的神经心理测验量表自身的影响

神经心理功能评定主要依靠的工具就是测验量表，目前国内应用的神经心理测验和评定的量表多数是从国外引进的，由于文化背景的差异，可能影响测验的信度和效度，因此，在选用神经心理学测量的量表时一定要注意选用经过中文修订的版本，它们经过了在国内进行的信度和效度的检验，检测内容和评价指标更符合国人的情况。

（二）存在于被测试者的影响因素

神经心理功能的评定主要是通过心理测验的方式来进行。在测验过程中，由主试呈现刺激，对被试提出要求，由被试根据主试的要求对刺激做出反应，主试根据被试的反应进行质和量的分析，做出评价，只有二者密切的合作，才能获得真实可靠的结果。被试只有在充分理解了测验的意义之后，才能积极合作，反映出真实的神经心理功能状态；同时被试的情绪和身体状况也会影响测验结果，大脑损伤的患者除了心理功能障碍外，不同程度存在一些诸如瘫痪、头痛之类的躯体征状，情绪低落，容易疲劳，难以坚持接受复杂的测验，因此必须根据他们的具体情况，选用他们能够胜任的相对简单的测验或是分段进行测验，在被试出现

疲劳、注意力不集中或厌倦情绪时及时停止测验，才能保障评定结果的真实可信；另外被试的文化程度、年龄、职业等因素也可能影响测验的结果，有时测验成绩的高低并不能完全反映脑功能的问题，在一定程度上与受教育程度和职业的影响相关，受教育程度高和职业层次高者，能力得分也较高，年龄越大，测验成绩越差。

（三）存在于主试者的影响因素

主试对所使用的测量工具的熟练程度、具备的心理学知识和临床经验对测验结果有影响。对测量工具越熟悉，严格遵守指导语，按照测验量表的标准程序进行测验，测验的结果可信度越高；心理学知识和临床经验越丰富，对测验结果的解释也越能综合全面的信息，评价更为可信。在康复工作中，因为神经心理功能的评定是反复进行的，可以是由不同的机构或不同的主试对被试进行测验与评价，尽管他们均是经过专门培训的，但也有可能出现个人之间的细微差异，从而影响测验结果的可信度，因此，对同一被试的多次评定最好由同一主试进行，以避免评价的不一致性。

（四）测试时间与环境的影响

成套测验内容多、范围广，需要的时间长，被试可能因躯体不适而出现疲劳、注意力分散，影响测验结果，因此选择测验时必须全面考虑患者的身体状态，选择既能帮助临床诊断，又能为患者接受的测验，可以选择一些单项测验、快速简易的测验或是将成套测验分段进行。另外，测验应该在安静的环境中进行，最好是在专门的检查室中进行，如果因为病情所限只能在病床边进行测验时，应该请与测验无关的人员离开，以避免外界的干扰，同时防止一般人员熟悉测验内容，致使测验失效。

三、神经心理功能测验的选择

（一）量表的分类

神经心理测验的量表很多，一般分为成套测验和单项测验两类。

1. 成套测验　成套测验中有专门为神经心理学研究而设计的，如 HR 神经心理学成套测验和 LN 神经心理学成套测验，也有一些是一般的心理测验，如智力测验中的韦氏成人智力量表，韦氏记忆量表，我国学者编制的临床记忆量表。

2. 单项测验　单项测验一般是专为检测某一种或几种神经心理功能而设计的，如记忆测验中有数字广度的记忆、词的记忆、故事的记忆等语文记忆测验和本顿视觉保持测验等非语文记忆测验；注意测验中有划消测验、同步听觉系列加法测验、符号－数字模式测验、连线测验等；知觉测验中有视知觉、听知觉测验；还有各种概括能力测验和执行能力与运动操作的各种测验。

（二）测验方式

可以有两种不同的方式进行。

1. 成套测验与单项测验结合　先进行能全面评估被试神经心理功能的成套测验，根据测验结果再选择必要的单项测验进一步检查。这种方式的检查优点是评估具有全面性，形式多样，范围广泛，可以防止遗漏心理功能障碍的发现。缺点是测验所需的时间长，有些躯体障碍的患者难以坚持，可能影响测验结果的可信度。

2. 单项测验　根据患者病变的部位和性质，选择一些相应的单项测验。这种方式的检查优点是项目单一，重点突出，需要的时间短，患者较易接受。缺点是测验项目的选择主要依靠的是临床医生的个人经验，临床上认为没有受损的功能的测验项目就不会选择，可能遗漏心理功能障碍的发现，同时也可能影响对测验结果的解释，不能完全准确的反映被试的神经心理功能状况。

（三）选择原则

1. 根据测验的目的选择　　每个测验都有它的特殊目的和适用范围，如果我们要了解被试的智力情况，就应该选择适当的智力的测验，如韦氏成人或儿童智力量表等；希望通过测验了解大脑损伤的定侧情况，则可以选择能提供定侧信息的测验，如左半球功能的检测可以选择各种类型的言语测验和测量抽象思维的一些测验如韦氏智力量表中的言语测验，各种记忆量表中的语文记忆部分，算术测验、范畴测验等。右半球功能的检测可以选择各种与空间知觉和定向有关的测验，与非言语材料的感知和记忆有关的测验，如触摸操作测验、无意义图形再认、面容认知等测验。如果要通过测验得到大脑损伤的定位信息，则应根据大脑皮层不同部位参与不同的功能来选择适当的测验。

2. 根据病变的性质选择　　在不同的疾病时，可能造成不同的心理现象的改变，为了协助诊断、观察疗效，可以根据不同疾病状态下可能出现的神经心理功能异常来选择相关的测验。如通常认为癫痫患者的神经心理异常主要表现为记忆障碍、注意障碍和知觉—运动等心理过程的速度有障碍，因此可以选择 HR 神经心理成套测验中的部分测验项目如触摸操作的总时间、记形、记位，手指敲击测验，连线测验；韦氏记忆量表中的逻辑记忆和视觉记忆部分；在帕金森病患者的神经心理功能异常主要有视空间知觉障碍、记忆和智力障碍，部分与额叶有关的功能的障碍，据此可以选择与此相关的神经心理学测验。

3. 根据研究的目的选择　　为了对照检查和研究的需要，可以选择与研究目的相关的多项测验。

四、神经心理功能测验结果的解释

由标准化的神经心理学测验所得到的分数是神经心理学评定的重要工具，通过它可以比较个体在多次测验中同一能力的变化，不同个体在同一测验中的成绩的比较。但测验分数只是测验时的一个量的表现，还必须结合被试的综合情况，完成测验时的方法和策略等进行综合的解释，才能得到最能反映被试真实情况的评价。在很多神经心理测验的量表中包含有多方面的因素，在测验中，某些项目的操作和完成需要多种功能系统的整合，如 HRB 中的连线测验，它的完成就有赖于完整的知觉、眼球运动、手的精细运动等心理功能的整合，因此，此测验的低分结果既可以是其中任何一种功能障碍，也可以是几种功能障碍共同造成，这就必须全面掌握被试的生理状态，才能给出合理的解释。与此相关的另一方面的情形是，由于大脑的功能是既有相对的分工，同时又是互相整合的，具有较强的可塑性，有些测验作业可以采取不同的策略，通过多种途径得以成功地完成，如果只注意结果而进行量的评价，忽视了对被试完成测验时策略和方法的观察而进行质的评价，就不能反映神经心理功能障碍的真实情况，因此，选择的测验一定要有明确的目的，要熟练掌握测验量表的内容、测验项目的目的和相关因素才能得到正确的评价。

（韩艳艳）

第五节　神经康复中心理治疗的主要方法

1. 支持性心理治疗　支持性心理治疗是 1950 年由 Thorne 创始，它指医生用治疗性语言，如劝导、启发、鼓励、支持、解释、积极暗示、提供保证、应激、改变环境等方法，帮助患者表述自己的情感和认识问题、消除疑虑、改善心境、矫正不良行为、增加战胜疾病的信心，从而促进心身康复的过程。支持性治疗的主要方法有以下几种。

（1）倾听：治疗师满怀热情投入地、认真地听，用当事人的眼光理解他，治疗师必须能够辨别当事人的感受，准确地听懂他们所传递的信息，以及反射出他们所欲沟通的深层次含义。"倾听"患者的谈话不仅仅是一个被动的记录事实与听取对方谈话的过程，而是一个主动引导、积极思考的过程。治疗者要真正"听"出对方所讲的事实，所体验的情绪、所持有的观念。倾听的基本技巧主要有：①多用开放式问题，少用封闭式问题提问。②及时用简单肯定的词语及躯体的语言回应谈话。③重复对方说话的内容表示关注对方的谈话。④简单说明对方谈话内容，确认对方传达的信息。⑤肯定、感受、接纳和表达对方的情绪（共情）。⑥对谈话进行小结。

（2）指导、鼓励患者表达情感：通过交谈首先建立良好的医患关系，同时治疗者要表现出对患者的关心和理解，使他们愿意表达深层的情感体验。对不善于表达的患者应有意识地指导或示范表达；对患者的情感表达要表现出宽容、理解，并及时给予肯定、强化。通过心理要求和问题的表达，可以疏导患者情绪。

（3）解释：解释就是向患者讲明道理，帮助患者解除顾虑、树立信心、加强配合，为治疗创造良好的心理条件。对患者的解释不能都一样，要根据疾病的性质和规律，注意掌握解释的方法和技巧，且不同的情况要区别对待。如对那些不了解自己的病情而又积极配合治疗的患者，可暂时实行保密，使患者安心接受治疗；对那些知道自己病情，对预后悲观失望的患者，应对他们进行科学的解释，树立其战胜疾病的信心。对那些心情稳定、开朗而又意志坚强的，可坦诚相告病情，以求最大限度地调动他们的积极性来配合治疗。

（4）鼓励和安慰：患者致残或患重病后，心理反应往往很强烈，特别是在治疗一段时间后效果不明显，患者情绪波动会更大，经常表现出恐惧、忧虑、焦虑、抑郁、悲观、绝望，甚至企图自杀。因此，医生应及时给予患者鼓励和安慰，使他们振作精神，增强信心。鼓励和安慰要热情中肯，根据患者的心理问题和特点有的放矢，切忌简单化和刻板化。

（5）保证：对患者的检查和治疗结果作出他们能接受的保证，以坚定其战胜疾病的信心，但是，只能根据病情作出有限的保证，切不可作出不切实际的保证。如一些患者总关心自己的病能否治好，我们要结合病情给他一个中性或在一定条件下的保证，以缓解患者的心理压力，增强患者信心。

（6）促进环境的改善：改善环境主要指改善与患者有关的人际环境。医务人员一方面要帮助患者消除人际关系中不利因素，同时又要帮助增添一些新的和有利的因素。特别要注意寻求家人和其周围人对患者心理上的支持，帮助他们与家属进行有效沟通。

支持性心理治疗是康复患者心理治疗中常用的方法，通过支持性心理治疗可以及时帮助患者疏导压抑的情绪，解除他们对康复治疗过程的担心，增强他们对康复治疗的信心，改善他们的人际关系，建立积极的、治疗性的医患关系。

2. 认知治疗　认知治疗是根据认知过程影响情感和行为的理论假设，通过认知行为技术来改变患者不良认知的一类心理治疗方法的总称。所谓认知，一般是指认识活动或认识过程，包括信念和信念体系、思维和想象等。认知治疗的基本观点是，认知过程是行为和情感的中介，适应不良的行为和情感与适应不良的认知有关。治疗者的任务就是与患者共同找出这些适应不良的认知，并提供"学习"或训练方法矫正这些认知，使患者的认知更接近现实和实际。认知治疗的策略主要有：

认知心理治疗的方法以理性情绪疗法（rational emotive therapy，RET）最为常用。

理性情绪疗法是认知治疗（也有学者称其为认知行为治疗）的一种，由艾利斯（Ellis）在 20 世纪 50 年代创立的，以强烈矫正患者的不合理信念，激励适应的合理的信念产生为目标，结合行为矫正技术来改变患者的行为和认知。它的理论基础是心理功能失调的 A – B – C 理论，这个理论假设：心理失调并不是事件（events）或生活境况直接引起的，而是由个体对它们的解释或评价所引起，A 代表个体在环境中所感受的刺激事件（activating events），B 代表个体认知领域的观念系统（beliefs system），C 代表个体在刺激作用下产生的情绪上、行为上的后果（emo – tional and behavioral consequences），C 并不是 A 直接导致，而是以 B 为中介所致。由于情绪来自思考，所以改变情绪或行为要从改变思考着手，既然是人们对事件的错误判断和解释造成了问题，那么人们也能够通过接受理性的思考，改变自己的不合理思考和自我挫败行为。合理情绪疗法就是促使患者认识到自己的不合理信念及这些信念的不良情绪后果，通过修正这些潜在的非理性信念，最终获得理性的生活哲学。

艾利斯将不合理信念归结为三大类：人们对自己、他人以及周围环境和事物的不合理信念。这些不合理信念具有三个特征：①要求绝对化如"我的病必须要治愈，否则，我的生活毫无价值。"②过分概括化如在治疗过程中，某一治疗方法效果不理想，患者就认为病情治疗没有希望了。③糟糕透顶当一个人做了一件没达到自己满意标准的事时，就认为会导致可怕的或灾难性的后果。如需要气管切开的患者常常会认为"气管一旦切开了，我的生命就快完了"。为了矫正患者的不合理信念，治疗者扮演一位积极的指导教师的角色，劝说、诱导患者对那些心理失调赖以存在的假设、推理、人生观进行反思。艾利斯指出，成功的治疗不仅是改变人们处理问题的思维方式，也包括转变行为方式，为此，治疗者可给患者布置家庭作业，保证患者从事一些能加强合理人生观的行动。

理性情绪疗法可以从认知和行为两个方面来帮助康复患者处理焦虑、抑郁、恐惧情绪，以及人际关系方面的问题。由于 RET 强调理性，故治疗对象需要有较好的学习领悟能力。文化程度低、年长者以及认知功能有障碍康复者不适用于本疗法。

3. 行为治疗　行为治疗或条件反射治疗，是以行为学习理论为指导，按一定的治疗程序，来消除或纠正人们的异常或不良行为的一种心理治疗方法。它的主要理论基础是巴甫洛夫的经典条件反射原理和斯金纳（Skinner）操作条件反射理论（强调个体从操作活动中自己获得奖罚）。行为治疗强调，患者的症状即异常行为或生理功能，都是个体在其过去的生活历程中，通过条件反射作用即学习过程而固定下来的。因此，可以设计某些特殊的治疗程序，通过条件反射作用的方法，来消除或矫正异常的行为或生理功能。行为疗法的主要种类有六种。

（1）系统脱敏法：此法可用于治疗康复患者焦虑和恐惧等情绪障碍。治疗原理基于对抗条件反射。实施治疗时，首先要深入了解患者的异常行为表现（焦虑和恐惧）是由什么样的刺激情境引起的，把所有焦虑反应由弱到强按次序排列（0~10分，0表示完全平静，10表示极度焦虑）。然后教会患者一种与焦虑、恐惧相抗衡的反应方式，即放松训练，使患者感到轻松而解除焦虑。进而把放松训练技术逐步、有系统地和那些由弱到强的焦虑阶层同时配对出现，形成交互抑制情境。这样循序渐进地、有系统地把那些由于不良条件反射而形成、强弱不同的焦虑反应，由弱到强一个一个地予以消除。

（2）厌恶疗法：是一种帮助患者将异常行为同某种使人厌恶的或惩罚性的刺激结合起来，通过厌恶性条件作用，从而达到戒除或减少这些异常行为出现的目的。厌恶刺激可采用疼痛刺激，如橡皮圈弹痛刺激、耳针疼痛刺激等。临床上厌恶治疗可矫正一些患者的吸烟、强迫等不良的行为。

（3）行为塑造法：行为塑造法是通过正强化而造成某种期望的良好行为的一项行为治疗技术。此法对于矫正患者的被动行为、提高注意力和行为的依从性等方面比较有效。实施时，可采用一项适中的作业让患者去完成，在患者完成作业的过程中，对患者取得的进步及时反馈并进行正强化如表扬、鼓励、奖励等。

（4）代币制疗法：代币制疗法是通过某种奖励系统，在患者做出预期的良好行为表现时，马上就能获得奖励，即可得到强化，从而使患者所表现的良好的行为得以形成和巩固，同时使其不良行为得以消退。代币作为阳性强化物，可以用不同的形式表示，如记分卡、筹码和证券等象征性的方式。

（5）暴露疗法：暴露疗法可用于治疗患者的恐惧心理的行为治疗技术。其治疗原则是让患者较长时间地想象恐怖的观念或置身于严重恐怖环境，从而达到消退恐惧的目的。此法与系统脱敏疗法有某些相似之处，如让患者接触恐惧的事物或情境。但它们的不同之处，是在暴露疗法实施过程中，首先，恐怖情境出现时无需采用松弛或其他对抗恐惧的措施；其次，暴露疗法需让患者暴露于恐惧情境的时间比较长，每次治疗时间约1~2小时；另外，系统脱敏法一般仅能对较轻的恐惧症有效，而暴露疗法则常用于治疗严重恐惧的患者。

（6）放松疗法：放松疗法是指通过自我调整训练，由身体放松进而导致整个身心放松，以对抗由于心理应激而引起交感神经兴奋的紧张反应，从而达到消除心理紧张和调节心理平衡的目的。放松疗法主要用于治疗康复患者的焦虑、抑郁情绪和睡眠障碍等。

放松训练的种类很多，主要包括：渐进性放松、自生训练、瑜伽、超觉静默、放松反应、想象放松、生物反馈训练等。由于伤残患者需要经常卧床，且他们的伤残部位和伤残程度也各不相同，选择适合他们放松训练的方法和内容很重要。一般认为自生放松训练、渐进性肌肉放松训练和想象放松训练比较适合伤残患者使用，但这些方法都需要结合患者的伤残情况选择适合的放松训练内容。原则上患者身体上没有感觉的部位，或截肢的部分最好不要作为放松的内容，否则不仅放松的效果不好，而且还可能引起他们的反感。例如，对于高位截瘫患者来说，选择放松的部位，主要选择在头部，上肢和胸、背部。

自生训练主要由练习身体沉重感、热感、心脏跳动感、平稳呼吸感、胃部温暖感和额部凉爽感6个部分组成。渐进性肌肉放松训练是临床中最常用的方法。主要操作过程是从头到脚按照一定的顺序，逐渐对身体的主要部分进行先紧张后放松训练。想象放松是指通过人的意念想象来逐渐达到放松的方法。在临床伤残人员的心理康复中，可以结合伤残人员的具体情况，将自生放松训练、渐进性肌肉和想象放松训练结合起来，对他们进行治疗训练。运用此方法对他们进行放松训练，不仅操作简单，而且放松的效果也很好。

　　具体做法是，首先让患者体会紧张和放松的区别，然后调整呼吸，让他们安静下来，接着让患者按顺序体会或想象有关身体部位放松、舒服、温暖、沉重等感觉。这里与渐进性放松训练不同的是：在整个放松训练过程中，不需要对放松的每一个部位进行先紧张后放松的操作，只需要在放松前让患者体会一下紧张与放松的不同即可，并且有的患者这一步也可以省去。这么做的原因是因为一些伤残人员遭受的心理创伤程度较重，他们往往情绪低落，行为被动，如果让他们连续去做主动紧张和放松的活动比较难，有的甚至拒绝往下进行。

　　放松部位和顺序与渐进性放松训练也很不相同。具体部位和顺序为：额头的感觉—眉毛或眼眶的感觉→眼球（可以加上想象眼前发亮等内容）→鼻腔呼吸的感觉→两边嘴巴的感觉→嘴唇的感觉（可以想象喝水的感觉、嘴唇湿润的感觉等）→牙根和牙隙舒服感觉→舌头的放松感觉→吐液甜甜的感觉→口腔清爽的感觉→肩关节→肘关节→双手（想象十个手指完全放松的感觉、温暖的感觉等）→胸部（呼吸起伏的感觉等）→腹部→大腿→膝关节→小腿→双脚→整个大脑内部→全身完全放松感觉等。上述放松线路中，之所以加上更多面部部位的放松内容，主要是考虑到伤残者肢体可能有丧失或者有残疾。如果一位伤残者肢体有严重的残疾，放松的部位可以多集中在头部和面部具体的部位，这样做可以避免放松残疾部位给患者心理造成负面影响。

　　行为治疗主要直接应用于治疗康复患者的焦虑、恐惧情绪和不良行为，治疗时主要直接针对患者某一障碍的体征和症状（靶问题），帮助改善他们的心理生理和行为指标，指导他们学习应对自己不良情绪和行为的技巧，提高他们适应环境和社会交往能力。

　　4. 催眠治疗　催眠治疗即利用催眠的方法对患者进行心理治疗。一般意义上说，是指治疗师者运用催眠手段，将患者引入催眠状态，并在这种特殊心理生理状态下，通过治疗者的特定的暗示指导语来达到治疗目的的一种心理治疗方法。催眠现象是人类一种特殊意识状态，处于催眠状态中的人暗示性会明显提高，会毫无阻抗地顺从暗示指令。根据人的这种特性，通过诱导催眠来达到治疗的目的，已经成为心理治疗中的一种有效方法。特别需要指出的是，催眠本身并非是治疗，确切地说它仅是心理治疗所借助的一种手段或技术。

　　催眠治疗的标准程序分五个步骤，分别是：

　　（1）询问解疑：了解被催眠者的动机与需求，询问他对催眠既有的看法，回答他有关催眠的疑惑，确定他知道等一下催眠时哪些事情会发生而没有不合理的期待。很多时候，催眠师可能要花点时间做个催眠简介，因为大多数人对催眠的了解很少，这很少的了解中又大部分是误解。

　　（2）诱导阶段：催眠师运用语言引导，让对方进入催眠状态。一般而言，常用的诱导技巧有渐进放松法、眼睛凝视法、深呼吸法、想象引导、数数法、手臂上浮法等方法。

　　（3）深化阶段：引导被催眠者从轻度催眠状态，进入更深的催眠状态。常用的深化技巧有手臂下降法、数数法、下楼梯法、搭电梯法、过隧道法等，除了这些常用技巧，这个阶段常常随机应变，随时创制新招。催眠师有多少想象力，就有多少新的技巧问世。

　　（4）治疗阶段：视被催眠者的需求来治疗，催眠师需要相当好的心理治疗与精神病理学背景，最好在宗教、哲学层面也有所涉猎。

　　（5）解除催眠：让被催眠者从催眠状态回到平常的意识状态，适当给予催眠后暗示，帮助他在结束催眠后，感觉很好，并且强化疗效。通常以数数法为主。

　　进行催眠治疗时，房内光线要雅淡，安静，室温适中。让患者坐或躺在舒适的沙发上，然后，催眠师将患者导入催眠状态。催眠导入的要点是，一方面，要诱使患者的意识进入一种（除接受催眠师指令外）全面抑制状态；另一方面，又要保持患者与催眠师之间的信息联系畅通。催眠的类型可分为自我催眠与他人催眠。

催眠治疗可用于缓解和治疗康复患者的焦虑、恐惧、抑郁情绪，以及在康复治疗过程出现的失眠、头痛和强迫等症状。同时，也可用于帮助患者分析心理病因，矫正不良行为以及健全人格等。如与其他心理治疗方法配合使用效果更佳。另外，如果能教会患者一些催眠的方法和技巧，让他们每日在睡眠前进行自我催眠，可大大改善患者的情绪，巩固心理治疗的效果。

5. 家庭治疗　家庭治疗（family therapy）是指将家庭作为一个整体进行心理治疗，治疗者通过与某一家庭中全体成员有规律地接触与交谈，促使家庭发生变化，并通过家庭成员影响患者，使之症状减轻或消除。

家庭治疗家认为，心理障碍的发生与发展除了生物或心理社会因素制约外，还与不良的家庭内情感及观念交流模式有关，这些模式的改善将对病情产生有益的影响。健康的家庭应有健全的"家庭结构"，包括适当的领导、组织与权力分配，而非散漫或独断；成员的角色清楚且适当；有良好的交流，没有畸形的联盟关系；成员间能相互提供感情上的支持，能团结一致应付困难，对内有共同的"家庭认同感"，对外有适当的"家庭界线"。健康的家庭应有适当的家庭关系模式以及共同的生活重心与方向，并能随着家庭的发展变化及时调整，维持家庭平衡。假如一个家庭在其发展过程中发生困难，在家庭结构、组织、交流、情感表现、角色扮演、联盟关系及家庭认同等方面有不适应的现象，影响其家庭的心理状态，难以由家人自行改善或纠正时，应由专业人员协助辅导，经由家庭治疗来改进其家庭心理功能。家庭治疗有助于协助一个家庭消除异常或病态的情况，执行健康的家庭功能。

当代家庭治疗将家庭看做是一个系统性的结构与功能单位，个人的行为影响系统，而系统的行为也影响每个成员，系统内任何成员所表现的行为，都受其他成员的影响。这种紧密的相互关系，可导致许多病态的家庭现象；而某个人的病态行为，也常因符合其他成员的心理需要而被维持。因此，要改变病态的家庭现象或某个成员的病态行为，应以整个家庭系统为治疗对象。

在进行一般性家庭治疗时，治疗师与患者和有关家属一起讨论他们当前存在的问题，并观察家庭成员间的交流方式，然后给予适当的解释和指导，帮助他们对家庭人际关系和交流方式作适应性调整。治疗应该有计划、有步骤地进行，开始时每周一次，目的是为了找出问题，以后可以每隔两三周一次，以便让他们有充分的时间在家庭的实践中尝试，并检验实践的结果。

家庭治疗的过程大致分为三个阶段：①开始阶段：开始时应将家庭治疗的性质作简要的解释，说明互相要遵守的原则，以便使治疗工作顺利进行。治疗者在早期要重视与家庭建立良好的治疗关系，并共同寻找问题所在及改善方向。②中间阶段：运用各种具体方法，协助家人练习改善个人状况及彼此间的关系。在这个阶段，最重要的是要时刻去处理家庭对行为关系改变所产生的阻力，适当的调整家庭"系统"的变化与进展，以免有些成员变好时，相对的另一些成员却变得更坏，协助其平衡的发展。③终结阶段：养成家庭成员能自行审察、改进家庭行为的能力与习惯，并维持已修正的行为。治疗者宜逐渐把家庭的领导权，归还给家庭成员，恢复家庭的自然秩序，以便在治疗结束后，家庭仍能维持良好的功能，并继续发展及成熟。

（刘小双）

第六节　康复患者的心理变化阶段与心理康复

一、康复患者心理变化阶段划分

康复患者因疾病或某种原因导致躯体严重的功能障碍，其心理将会出现一系列变化。Grzesiak 在 1979 年提出了一种阶段学说，用以解释伤残人对失能的反应，即①否认。②愤怒。③谈判。④抑郁。⑤承认和接受。Kmegor 等在 1984 年提出心理①休克期。②否认期。③抑郁反应期。④依赖反应期。⑤适应期。国内有学者根据康复患者得病或伤残后所表现出心理上的认知、情绪和行为等方面的特点，将康复患者心理变化分为无知、震惊、否认、抑郁、反对独立、适应六个不同的心理阶段。

1. 无知期（ignorance）　无知期是指一个人患病或身体功能出现障碍后，对自己的真实病情不了解、没有认识到病情的严重性，心理上没有长期应对病情和残障的准备。主要心理和行为表现为，患者认为自己的病情不重，治疗一段时间就可以痊愈，不关注临床治疗的具体细节，情绪表现多与病情变化、家庭和社会因素有关，而对病情愈后没有太多的忧虑。无知期持续的时间因人而异，多与个人的年龄、文化程度、职业以及本人对医学知识的了解程度有关。持续时间一般从数天到数月不等。

2. 震惊期（shock）　震惊期是指患者听到或意识到自己病情的严重程度后，心理上出现的情感上的麻木或休克状态。由于此前患者对病情愈合或残障情况没有心理准备，当突然受到这种打击时，心理上难以应对。患者心理上表现为，当时头脑会感到一片空白，思维反应迟钝，表情惊讶、发呆，行为上不知所措，沉默不语，对周围的人和事无感觉、无反应。震惊期一般出现在无知期之后，一般持续几秒到数天的时间。

3. 否认期（denial）否认期是指患者在经过震惊期打击之后，为避免出现更大的精神痛苦，心理上对已经发生的事实采取否认的态度。心理上主要表现为，患者不相信自己的病情不能痊愈，坚信自己的病一定能好，并且四处向有关专家咨询病情，不愿意别人负面地评价他的真实病情，不加分析地收集病情治疗的有关的信息。患者心理上对病情的否认程度，与其本人的性格、周围人的支持，以及自己收集到对病情的正面和负面信息有关。此时患者心理上对病情是敏感的、矛盾的，容易出现焦虑和紧张情绪，易激惹，并可出现骂人、摔物、不合作等攻击行为。此阶段一般要持续数周或数月的时间。

4. 抑郁期（depressive reaction）　抑郁期是指患者完全意识到自己的病情的严重性和可能出现的结果后，心理防线彻底瓦解，对自己的疾病和今后的生活评价多是负面的，情绪持续处于抑郁状态。当病情持续得不到好转或反复发作，患者对治疗的信心开始动摇，开始重新评价自己的病情，并逐渐意识到病情的严重性，对今后的生活表现出忧虑，既而出现情绪低落、不稳定，心境压抑，对外界事件失去兴趣，说话很少，不愿与人交往，并且常伴有睡眠障碍。此阶段大部分患者常会出现自杀的想法，有的出现自杀行为。抑郁期持续时间一般为数月或更长时间。

5. 反对独立期（reaction against independence）　反对独立期是指患者经过抑郁期后，

情绪已趋于稳定，但行为上出现倒退，缺乏积极独立的谋生心态和行为。主要表现为，患者能被动接受自己的疾病和残障，但在生活上过多地依赖他人，自己能干的事常需要他人帮助，害怕出院，不敢一人在家或出行，总希望身边有人陪伴，无回归社会的愿望。此阶段持续时间从数月到数年不等。

6. 适应期（adaptation）　适应期是指患者经过上述几个阶段后，心理上对自己的病情和愈后不再过分担心、恐惧，并主动面对自身的疾病和今后的生活，积极配合各种治疗，心理上基本适应了因疾病给自己造成的不适。主要表现为，患者生活态度积极，正向评价自己的生存价值，充分发挥现有的能力，合理安排作息时间，生活比较规律，行为比较独立，行动上不再过多地依赖他人，愿意参与家庭和社会生活，并常伴有积极的情绪体验。

上述六个阶段的划分不是绝对的，在实际上患者常常具有相连的两个阶段的心理特点，这是很正常的，因为患者的心理状态，往往是一个连续的变化过程，而不是突然从某一个阶段过渡到下一个阶段。心理康复的最终目标就是要帮助康复患者在心理上达到适应期。

二、不同心理阶段康复患者的心理康复策略和方法

在心理康复工作中，需要对康复患者心理阶段进行评定，然后根据其心理特点制订心理康复计划、采用心理康复的策略和方法，以最大限度地消除和缓解患者的负性情绪，矫正不良行为和症状，调动他们康复治疗的积极性，使其心理方面更快、更好地过渡到适应期阶段。

1. 无知期康复患者的心理治疗策略和方法

（1）建立治疗性的医患关系：心理治疗的前提是良好的医患关系，由于人交往中的首因效应的缘故，治疗者与患者的最初接触很重要，要尽可能给患者留下良好的印象，才能取得他们的信任和认同，为下一步深化心理治疗作准备。

（2）不必过早涉及真实病情：患者发病初期要承受许多身体上的痛苦，如果此时过早谈及他们的真实病情，必定会引起患者强烈的情绪反应，增加患者的心理负担，不利于临床各方面的治疗，所以，治疗者最初与患者进行接触时，不宜过早涉及真实病情。如果治疗过程中患者询问病情，治疗人员应巧妙回答，必要时对患者的病情做出有条件的、积极的保证。

（3）以缓解患者的负性情绪为首要目的：此阶段的心理治疗并不急于要求患者面对实际病情，而是让他们有机会谈及心理上的困惑，充分释放心理上的压力，以缓解压抑的心理状况，以及紧张、焦虑和恐惧的情绪。为了更好地达到上述目的，谈话的环境也很重要，心理医生要尽可能与患者单独会谈，会谈时不要让外人在场。

（4）经常与患者的家属进行沟通：家人对患者心理的状态应该是最清楚的，经常与患者的家属进行沟通，不仅更全面、更准确发现患者的心理问题，而且还能争取他们对心理工作的支持和理解。另一方面，家属一般都知道患者的真实病情，他们心理压力很大，加上整日照顾患者很辛苦，很容易出现心理方面的问题，并影响到与患者的交往。因此，治疗者有必要帮助家人调整好心态，指导他们如何与患者交往和沟通。

此阶段多采用支持性心理治疗、系统脱敏和放松训练治疗。

2. 震惊期康复患者的心理治疗策略和方法

（1）提供更多的关怀：由于震惊期患者情感麻木、行为反应被动，因此，提供更多的

关怀，对于震惊期阶段的患者来说是最为重要的。心理治疗者应用更关切和友好的语言与患者交流，使患者心理获得更大的支持和安慰。

（2）合理运用心理防御机制：心理防御机制是指个体处在挫折与冲突紧张情境时，内心自觉和不自觉地解脱烦恼和不安，以恢复情绪平衡与稳定的一种适应倾向。心理医生可利用心理防御机制，帮助患者缓解心理压力。心理防御机制的形式很多，此阶段我们多采用否认的防御机制，即治疗人员根据具体情况，收集一些对患者病情恢复有利的信息，让他们相信病情恢复仍有希望，从而缓解患者对病情的极度恐惧，使心理早日进入下一个阶段。

此阶段多采用支持性心理治疗的方法。

3. 否认期康复患者的心理治疗策略和方法

（1）尊重患者，避免争执：否认期患者由于害怕残疾，往往坚信自己的病能好，他们经常向治疗者表达类似的想法，并且不愿听相反的意见，因此，治疗人员要尊重患者，认真倾听他们的想法，不要批判，不要把自己的意见强加给对方，避免与他们发生争执。否则，不利于医患关系的建立和治疗顺利进行。

（2）渐进透露真实的病情：在良好的医患关系的基础上，当患者的情绪相对平静后，心理医生应有计划、有策略地向患者渗透病情，使患者在不知不觉中，逐步接受自己的病情和残疾。根据我国的实际情况，在最初阶段，不宜采取告之真实病情的、冲击的心理治疗方法。因为，这样不仅会引起患者强烈的情绪和行为反应，而且也容易引起患者家人及有关人员的误解，从而影响心理治疗和其他康复治疗的顺利进行。

（3）劝导患者接受康复治疗：由于患者对康复治疗不够理解，他们往往只相信或关注药物治疗、手术治疗、中医治疗以及祖传秘方等临床方法，而对现代康复治疗不理解，故治疗很被动，有的甚至拒绝治疗。因此，心理治疗者要实事求是地宣传康复知识，强调康复对其病情的重要性和意义，并让患者相信康复是帮助他们更好地恢复病情，劝导他们尽早接受康复治疗。

此阶段一般多采取支持性心理治疗、精神分析治疗、认知心理治疗、放松训练治疗和催眠治疗。

4. 抑郁期康复患者的心理治疗策略和方法

（1）主动对患者进行心理干预：由于患者情绪抑郁，行为被动，对生活绝望，多数患者往往不愿与人接触，对心理治疗比较敏感，有的甚至拒绝与心理医生接触。因此，心理医生需要主动对患者进行心理干预，及时了解患者的心理状况，帮助患者尽早度过抑郁期。

（2）预防自杀：大部分患者在抑郁阶段会有自杀意念和自杀倾向，一些患者表面上装着什么事都没有，而内心里可能对自杀已有准备；一些患者在抑郁的心理状态下，身体上的疼痛和家庭的矛盾都可能导致情绪上的剧烈变化而出现自杀行为。因此，预防自杀应是此阶段心理治疗的重点，心理治疗人员要根据患者的情况，及时与医生、护士和患者的家人沟通，加强对患者的保护。

（3）增强患者生活的信心：抑郁期患者一般很自卑，看问题消极，往往看不到自己的价值，对残疾生活过分悲观。因此心理治疗必须帮助患者积极面对病情或残疾的现实，客观合理地评价面临的各种问题，发现存在的价值和优势，增强患者生活的信心。

（4）使用抗抑郁药配合治疗：抑郁是由于患者受打击后，心理长时间紧张，压抑等因素所致。患者不仅在心理和精神方面出现障碍，而且伴随着还出现生理和躯体的异常反应，心理治疗可以帮助患者面对挫折和困难，缓解和消除患者的抑郁情绪，但心理治疗需要一定的时间，且治疗效果受治疗者、患者及抑郁程度的影响，因此，对于中、重度抑郁的患者，在进行心理治疗的同时，临床上应配合一定的抗抑郁药协助治疗。

此阶段多采用支持性心理治疗、认知心理治疗、行为治疗、催眠治疗。

5. 反对独立期康复患者的心理治疗策略和方法

（1）积极发现患者心理方面的变化：任何心理问题和障碍的治疗效果，是在心理治疗过程和患者的生活中逐步体现出来的。此阶段患者心理已有某些积极的变化，因此，治疗者在与患者交往和治疗过程中，要有意识地去发现患者在认知、情绪和行为等心理方面取得的进步，并及时反馈给患者。这样不仅能强化患者的好的想法，塑造正面行为，而且可以更好地巩固心理治疗师与患者的关系。

（2）帮助患者建立起一个合理的认知模式：随着患者心理状态的改善，和良好的医患关系的建立，患者已经比较愿意讨论自己残疾和以后生活中面临的困难，希望有人对他提出建议。因此，必须帮助患者建立的一个比较合理认知的模式，让他们学会应对各种问题的策略和方法，这样不仅有利于调整心理平衡，而且可以提高他们适应环境的能力。

（3）消除自卑和恐惧心理：经过抑郁期后，虽然患者负性情绪得到很大改善，但由于病情较重，多数患者仍存在很强的自卑和恐惧心理，他们觉得自己的形象见不得人，整天需要别人照顾，不能回报亲人和社会，认为自己是一个没用的人，心里很内疚、自责，不愿出门，对社会很恐惧。所以，及时消除患者的自卑和恐惧心理，对于帮助他们早日适应患病后的家庭和社会生活至关重要。

此阶段多采用认知心理治疗、行为矫正治疗、催眠治疗。

6. 适应期康复患者的心理治疗策略和方法

（1）帮助患者掌握人际交往技巧：由于患者带着一定的功能障碍或残疾重新面对家庭和社会生活，许多患者在人际交往过程中，仍然不够自信，行为比较被动；有的患者以自我为中心，不顾别人感受，因而影响人际关系的协调和发展，表现为常常处理不好与家人和周围人关系，因此，要帮助患者学习一些人际交往和应对特殊情况人际关系的技巧，以便更好地适应家庭和社会生活。

（2）对回归后的生活进行指导：患者出院后需要合理安排每天锻炼身体和日常生活，才能巩固康复治疗效果，提高生活质量。因此，需要医生从专业的角度，对患者回家庭后的生活进行必要的指导。特别是对那些生活可能不能完全自理，需要别人照顾的患者，以及一些害怕回归社会的患者，需要在出院前根据具体情况重点进行指导和治疗。

（3）鼓励患者参与社会生活：每个人都必须与社会保持一定接触，否则，自我封闭，对人会产生许多不利的影响。对于康复患者来说，回归社会、参与社会活动不仅可以发挥他们的才智和潜能，而且可以使患者心理与社会保持一种正常的联系，有益于他们的身心健康。因此，当患者的心理进入适应期阶段后，一定要帮助患者认识到参与社会的重要性，在不影响身体的情况下，鼓励他们走出家门，参与社会生活。

此阶段多采用认知心理治疗、行为治疗、催眠治疗。

（冯宇飞）

第七节　脑血管病的康复治疗

【脑卒中功能恢复的机制】

20世纪初研究发现，成年哺乳动物神经元损伤后不可能再生。至今这对脑血管病功能恢复仍是最大的理论挑战。尽管如此，仍有大量脑血管病患者的运动、语言和认知功能得到显著恢复，已无可争议。一般认为，偏瘫功能恢复从发病后第1~7周开始，一直持续到3个半月左右，以后神经功能改善微乎其微。但许多临床研究发现，即使进入慢性期或发病半年以上，经过科学严格的强化训练，也会有不同程度的功能改善。如手功能恢复时间更长，个别患者可达一年以上。一般比较而言，下肢恢复率高些，其次上肢，最难的是手。20世纪60~70年代挪威神经解剖学家Alf Brodal认为"虽然没有确切的证据表明哺乳动物轴索横贯性破坏后的再生，但是多数情况下，是没受到损伤的神经纤维替代了受损的部分"。随着偏瘫功能恢复的神经病理生理研究的深入，提出了中枢神经系统可塑性（plasticity）的基本概念。中枢神经系统可塑性是指神经的修饰或适应能力，主要表现神经突触发芽、失神经超敏感、潜伏通路启用、异位皮质区替代、长时程增强等神经元突触水平变化方面，Hebb认为脑的可塑性实际是突触的可塑性，突触连接变化决定行为改变。突触变化包括突触短期的功能改变和长期的结构变化，许多研究证实这种变化机制是多样的，是在内外环境因素作用下而产生的。90年代科学家们利用经颅磁刺激（TMS）、fMRI、PT－CT等技术研究表明：大脑的功能可以增减、转移，这种变化是"使用"的结果，其与重复的量、有效率的学习、知识扩充及自动学习有关。人类新技巧的习得，可以使脑结构发生变化以适应新技巧。中枢神经损伤可以诱导可塑性的变化，而导致行为改变。同样，脑损伤后的康复训练也可能影响着可塑性机制，而使突触功能和结构发生变化。尽管脑组织损伤后恢复机制十分复杂，但是许多基础性探索研究已为康复治疗带来希望。

一、急性期恢复机制

脑卒中急性期多为第一周，一般称为"自然恢复"期或"自然治愈"期。患者主要在神经科或脑外科救治，为了减少后遗症，康复训练也应尽可能开始，如被动运动、体位变换、良性肢位的保持等。因为多数患者的每次训练时间很短，不是诱导恢复，不贻误"自然恢复"的方向，主要是起着促进恢复的辅助作用。对于自然恢复的机制的认识主要有如下方面：

1. 脑循环、脑水肿的改善（含损伤部位、周边和远处）。
2. 血肿的吸收。
3. 损伤神经组织的变化、吸收消失。
4. 脑代谢的改善。
5. 血－脑屏障的修复和改善。
6. 脑脊液循环的改善。

二、恢复期功能改善的机制

一旦急性期过后，"自然恢复"的速度逐渐减慢，而神经可塑性的恢复比例增加起来。

据报道：一般在发病后 3 个月内为"最佳恢复期"，第 6 个月后功能改善速度开始变慢。运动学习和心理调整此时显得尤为重要。综上所述，应该抓住脑功能改善的有利时期，经过最初 1~2 个月的康复治疗，多应达到预期的目标；也有的要经过长期康复治疗，神经功能才得以改善，揭示了长期的积极康复治疗也是十分必要的，因此有人提出：脑血管病的康复治疗是个终身的过程。有的患病数个月后，因何种原因没有或不再接受康复训练，可能会缺少"神经学性"的改善，但是肌萎缩、关节僵直、躯干肌力低下等失用综合征却成为主要问题，通过改善失用综合征，实现日常生活动作能力提高的例子也不少。据资料统计，病后 6 个月内，70%~90% 的患者能行走，1/3 的能恢复实用手，约 1/2 的可以生活自理，1/3 的还可以从事轻微的工作。这种效果和康复治疗的积极介入有关。

既然中枢神经损伤后神经元不能再生，为什么功能却得以恢复或改善呢？关于这个阶段功能障碍恢复机制的研究，1973 年挪威神经学家 Alf Brodal 推论：尽管没有确切证据表明哺乳动物轴索横贯性损伤后的再生，但多数情况下是未受损的神经纤维代替了受损的部分。随后大量动物实验和临床观察，又相继提出了许多证据和类似观点，如残存部分的代偿机制学说、损伤周边恢复的晕影学说（半暗带区）以及结论，使人们对康复治疗能改善功能障碍的认识进一步提高。尤其近年通过 fMRI、PET、经颅磁刺激（TMS）和脑电描记器（MEG）等应用，大量证据支持成熟的中枢神经系统在受损后，具有一定程度的自我修复和重组的能力，包括神经元之间变化的潜在性和重组自我修复性的所有机制。尽管对个体研究结论存在差异，但是脑功能重组的可塑性机制初步成为共识。可塑现象可能是学习和损伤修补的基础。如反复的技巧训练使大脑皮质永久或短暂产生记忆，掌握动作。脑血管病后出现偏瘫，经过康复训练，偏瘫症状得到改善甚至消失，也可视为是脑可塑性的典型表现。脑损伤后功能的修复涉及相关脑区域或核团，神经元内结构和突触水平的改变。所谓"功能修复"主要表现在"替代"和"重获"的含义上。"替代"是指神经系统利用其他的感觉传入或运动模式替换已损坏的部分，而使功能得到恢复。"重获"是指通过启用解剖上潜伏的神经结构，再次获得已丧失的功能。

（一）脑可塑性机制

1. 神经发芽 神经发芽包括再生性发芽（regenerating sprouting）、侧支发芽（lateral-sprouting）两种形态结构变化。再生发芽是消失的神经突触本身的真正再生或形成，在中枢神经系统中较少见到，常见到侧支发芽，主要是从未受损伤的神经细胞的树突或轴突中向受损伤的神经细胞生长新芽，它构成了中枢性损伤功能恢复的形态学变化，反映了功能代偿或重组的解剖学基础。

突触发芽的类型可能有如下 3 种：①旁侧发芽（collateral sprouting）：在神经纤维上生成新的轴索支，并且末端与另外的神经元形成新的突触。②终端发芽（paraterminal sprouting）：现存突触的终末端某部分膨出，又形成新的突触。③突触性发芽（synaptic sprouting）：仅出现突触终末的接触面扩大，突触的接触点增多。

2. 突触效率的可塑性 突触的可塑性是建立在分子水平可塑性的基础上的，它涉及神经末梢去极化、突触的运动频率、突触前膜内钙离子浓度以及外在因素的调节等。突触可塑性包括两种类型：①突触后结构上的突触接触位点数量的改变，如失神经过敏。②已有突触的功能活性变化，如在电生理学上表现为长时程增强（LTP）、长时程压抑（LTD）和失神经过敏。

（1）长时程增强（long - term potentiation，LTP）：这种现象在正常生理状况下，与学习、记忆相关。所谓 LTP 是指中枢神经受到一定条件刺激后，可引发突触后电位（EPSP）叠加，幅度增大，保持长时间的兴奋状态现象。它可保持十几个小时，甚至几天。当突触后膜上的 NMDA 通道受刺激时或与神经递质结合，则平素阻挡 Ca^{2+} 内流的 Mg^{2+} 让位，Ca^{2+} 内流的浓度增加，导致了 LTP。动物训练发现：动作技能获得程度与 LTP 呈正相关，影响 LTP 的因素也影响运动的学习和记忆。

（2）长时程压抑（long - term depression，LTD）：LTD 是指突触传递效率（兴奋性）的长时间降低。这种现象存在脑的许多部位里，最早是在小脑内发现的。小脑的普肯耶（Purkinje）细胞接受的两种兴奋性突触，分别来自苔藓纤维和攀缘纤维。如果同时重复刺激两者，则可在平行纤维与普肯耶细胞间的突触上观测到普肯耶细胞放电率下降或 EPSP 降低，可长达 1 小时。目前认为 LTD 产生与 Ca^{2+} 内流导致谷氨酸的使君子碱受体失敏有关。低频电刺激可使突触后膜的 NMDA 通道受到压抑，钙离子内流减少，形成 LTD。一般认为小脑突触的 LTD 效应关系到精细运动的学习和记忆。

（3）失神经过敏（denervated supersensitivity，DS）：这一现象首先发现在周围神经系统中，神经 - 肌肉接点，后来在脑内也发现。失去神经支配的肌肉的兴奋性异常增高，或者失去传入神经结构后，突触后膜对特定的神经递质的反应敏感性增强，都可使细胞膜上的受体增多，据认为其可保持失神经组织的兴奋性，减少变性，与将来重新接受新的前神经纤维的支配，形成新突触有关。

3. 神经网络功能的变通性　这里是指神经系统利用新的功能模式替代已经损失的功能，使整个运作程序仍处于有效的状态。有人提出：可塑性的潜能，或是大脑未损伤系统的重组，孕育了一个逐渐增长的积极的体系。通过越来越多的 fMRI、PET、TMS 技术研究发现：脑损伤后功能的恢复与大脑次级运动区（如补充运动区、前运动区、小脑、感觉运动区等）的参与有关，另外脑卒中的不同阶段，两侧半球激活区不同或者参与程度有差异。可以认为重组的神经学机制是一个动态过程，它可能受到神经病理损伤程度的变化、患者在康复治疗中付出的努力程度、环境和作业训练方法等因素的影响。变通性包括潜在通路的启用、古旧脑的代偿、对侧或同侧周边的代偿、不同感觉神经之间的功能替代等。

（1）潜伏通路的启用（unmasking）：中枢神经系统中每个神经细胞通过突触与其他众多神经细胞连接起来，但平时多数连接通路处于被抑制或"休眠状态"。当主要神经通路受损后，信息传达网络在数小时内出现抑制状态，感觉传入被阻断，其大脑感觉区的抑制性神经递质如 γ 氨基丁酸（GABA）出现一过性减少，以后旁侧神经通路被激活启用，发挥主通路作用。

（2）古旧脑的代偿：哺乳动物脑的最外侧皮质为新脑，当其损伤时功能丧失或降低，由脑内层的古旧脑部分承担起新脑的功能，但大多只能学会执行粗糙运动，缺乏精细动作的能力。

（3）对侧或同侧周边代偿：许多研究证实，大脑双侧半球及同侧损伤周边的皮质功能具有相互代偿的能力。目前功能影像学研究发现，运动功能重组表现可能有 3 种：患侧受累及的主要运动区发生移位；患侧未损伤部位仍有激活；非主要运动区的功能明显激活。

Morell 发现皮质某部位兴奋一定时间后，对侧相应部位的核糖核酸合成明显增加。White 对猴进行整个半球的切除试验，术后运动功能能够大部分恢复，证实了每侧半球均有双侧传出，维持身体两侧的功能。说明双侧半球相应部位间存在着联系，有利于损伤后运动功能的重新组织和支配，如语言功能的互相转移、运动能力的互相替代。

（4）感觉的替代：利用皮质内不相干的神经区域替代丧失的功能，使未受损的输出的突触效应被调整。如盲人利用触觉代替视觉做空间定位。有研究发现，截肢术后患者的肢体皮质感觉区变成颜面感觉区，考虑为感觉区域间的替代。Rossini 等研究 1 例大脑中动脉缺血性脑卒中患者，导致 1 年运动功能丧失后，训练右侧肢体，fMRI 发现左侧大脑半球感觉运动区不对称性增大和后移。

4. 与神经生长、发育过程相关的体内生物因子作用　目前，围绕着生物体内的促进神经生长和抑制神经生长的类生物因子研究中有许多新的发现。体内的两类物质对神经生长的作用截然不同，对神经系统产生综合性效应。

（1）促进神经生长发育的因子：具有保护、促进神经正常生长发育的称为神经营养因子（neurotrophic factor），它是一些能够提高神经元生存率的多肽。由于其局部的神经营养作用，可有利于突触的重塑和改变受体的表达。20 年来对神经营养因子的研究给予极大的重视。但是生长和再生的含义不同，迄今仍未发现确实有效的直接帮助中枢神经再生的因子。人们已经开发出许多生物制剂，在临床治疗中枢神经损伤方面发挥了一定的作用。

如神经生长因子（neuro generation factor，NGF）在神经元靶组织产生，被神经元轴突末梢摄入，逆行运输到胞体，维持神经元的存活，对损伤后的轴突有促进生长作用。又如胶质细胞源性生长因子（GDNF）对脊髓损伤的恢复具有重要作用，它从胶质细胞系分离出来，可以在运动神经损伤时保护神经元存活，与此类似的神经营养因子（neurotrophic factor，NTFs），如睫状节神经营养因子（CNTF）、神经营养因子 - 3（NT - 3）也具有一定的保护神经元存活、防止凋亡的作用。如临床应用的神经节苷脂（GM1）在正常神经元发育及分化中起重要作用，促进神经突生长，增加损伤部位轴突存活数目。

（2）抑制神经生长的因子：大量研究发现，成年动物中枢神经的轴突只能够在周围神经移植物中再生，提示中枢神经系统的内环境中可能含有某种抑制再生能力的物质。

（二）影响中枢神经可塑性的主要因素

对于神经可塑性的影响作用，主要表现在脑损伤的功能修复程度、速度和最后的质量上。

1. 损伤（injury）的性质　神经组织受损的数量、部位、起因（创伤和疾病）、进展速度（急性和慢性）等是决定机体预后的一大因素。如脑手术时，脑组织切除区域越大，功能恢复越差，大面积脑梗死的患者也如此。重复的损伤比一次性伤害更难恢复，其可能是一个多次不固定的错误信息难以准确被中枢神经系统调节，也不利于相应的代偿机制的形成。但也有认为损伤大不一定引起重度功能障碍，与损伤部位有关。脑肿瘤是个慢性损伤过程，中枢神经系统很难对其进行有效的调整，功能障碍表现逐渐加重。

2. 可塑性临界期（borderline phase of plasticity）　脑损伤后功能的修复过程中，功能训练和药物治疗存在一个"时间窗"的问题。代偿的"敏感期"是损伤的早期，学习训练的效果明显。另外长期卧床制动、对高张力肌肉缺乏抑制、采用非正常（不科学）的动作模式训练或缺少正确的对策（如放置不管、单纯依赖药物或期待自然恢复、畏惧运动而静养等）都会延误最佳的脑可塑期，导致异常运动模式的固定化。一般认为脑卒中发病第 3 天后即可出现神经的可塑性变化，发病后 1～3 个月为自然恢复期，该期可塑性变化尤为显著。

但是，可塑性是脑组织的基本能力，临界期是相对的影响因素，一些实验证明：即使中枢神经系统损伤半年以上，再次给予适当刺激，脑仍可出现激活区改变以及行为变化。

3. 再学习及训练（relearing and training）的作用 脑损伤后功能的修复是一个中枢神经系统的再学习、再适应的过程。如运动训练作为一种外界刺激，是向损伤的中枢神经系统定向地提供具体的修正方案和相关信息再传入的源泉，各种信息经过相关中枢的重组而形成一个新的行为模式，即诱发适当的运动应答。无论是感觉替代，还是神经网络功能的变通，都是要经过反复的"做"来学习和建立。例如，将两组猴大脑损伤后，次日一组开始积极的关节活动和移动训练，猴很快改善了运动功能，而饲养放置且不训练组的猴多数死于挛缩和压疮。也有人主张在神经网络重组活跃期，给予大量的位置觉和运动觉刺激（称多重感觉刺激），如让患者注视患肢、主动感知运动，体会运动中的差异变化，有助于正确模式的建立。有时可用语言提示或矫正动作，增强记忆。

突触的功效率如何取决于突触使用的频率。运用得越多，突触效率越高，所以反复训练、学习才能形成突触记忆，或者使具有某种功能的神经网络结构承担新的功能。如脑血管病的恢复期（发病 3 个月后），中枢神经仍存在可塑性，虽然不如早期敏感，但是反复训练或者重复多种感觉的外周刺激尤为重要。功能影像学的许多研究提示，脑区激活与外界刺激量密切相关，具有明显的动态性，而与原有的功能状态不一定平行。

训练方法与脑可塑性关系密切。如强制性使用运动疗法（CIMT）、想象性运动疗法、神经易化技术、双侧运动疗法、重复训练疗法以及机器人训练等各有特点，许多功能影像技术研究发现：不同的康复训练方法在脑内表现不同的神经激活模式，因此结合病情，科学选择方法，摈弃缺少循证医学支持的技术，才可能产生更大的疗效。

4. 环境和效果（environment and effect） 一般认为，脑损伤后，通过丰富环境使剩余的功能增大而代偿。幼儿教育也证明丰富的环境对儿童智力发育有益。丰富的康复治疗环境，包括医疗、家庭及社会条件和支持氛围，有助于脑损伤后身心障碍的恢复。在小鼠实验性脑梗死后，分成环境复杂组与普通组分笼饲养，前者运动功能恢复最好，甚至将小鼠推迟 15 天再放入环境复杂笼饲养，功能恢复也优于后者。临床手术观察也显示手术后环境能够影响功能恢复的程度或速度。如对坐轮椅者进行复杂环境、社会交往、身体活动等方面比较，社会交往多者恢复较好。如果在复杂环境中允许身体自由的活动，再加上良好的社会交往，效果更好。

5. 心理素质（psychological diathesis） 可以认为所有脑卒中患者都有不同程度的自发性恢复和神经功能重组的潜力，它不仅取决于神经病理损伤程度的差异，而且与患者在康复治疗中，为实现环境和作业要求做出的积极努力程度有关。许多临床事实证明，患者的乐观、勇于面对现实，具有战胜残疾、争取自立的良好心理素质，多能产生较好的治疗效果。

6. 年龄（age） 一般而言，发育中的大脑较成熟脑组织更易变化，可塑性较大。同样部位的损伤，成年人的症状大于年轻的个体，年龄越小可塑性越好。有人认为越是成熟的个体，完成的"投射量"（突触的数量）越多，而其生长能力越是相对的小。如将幼猫和成年猫的胸段脊髓切断，前者在以后的发育中，其后肢仍有较好的运动协调能力；而后者则行走困难。但是也有不利的方面，如幼儿左半球损伤后，不仅出现运动、语言障碍，而且易伴有严重的智力和知觉缺陷，而对于同样损伤的中年人，后述症状较轻。显然，年龄对可塑性的影响具有双重性。

7. 物种（species） 物种的进化过程中，越是低等的物种结构的重组性越是占优势，越容易形成新的神经联系。

8. 药物（medicine） 临床中急性中枢性神经损伤使用的药物，能改善神经的营养状态，减少其变性，具有保护脑细胞的作用。另外前述各种营养因子的生物制剂的应用，如神经节苷脂（CM1）能促进神经的生长，有利于损伤的神经纤维修复。

9. 物理因子（physical agent） 某些物理因子可能具有促进轴突生长速度的作用。有报道 30～100mV/mm 梯度的恒定磁场可能促进中枢神经的恢复；经颅磁刺激（TMS）疗法具有兴奋或抑制中枢神经的作用，可能影响脑的可塑性。

10. 神经移植（neural transplantation） 一个世纪前人们就开始了脑组织的移植研究，动物实验和临床上已经观察到宿主脑组织与移植的幼鼠或胎儿的新生皮质细胞建立了联系，发生作用并产生营养因子影响周围的神经元，但是移植的神经组织是否能长期存活及发挥其原有的功能的问题仍未解决。近年来神经干细胞定向诱导分化调控、神经干细胞移植的研究备受重视。神经干细胞可以分化，通过分裂产生相同的神经干细胞，并进一步分化为成熟细胞，从结构和功能上替代或修复损伤的神经组织，它有可能影响神经系统的可塑性。Wagner 等将神经干细胞移植到帕金森病模型的鼠脑，神经干细胞在其脑组织中迁移并修复损毁的脑组织，且震颤症状明显减轻，可能是神经干细胞分化成为多巴胺能神经元起到治疗作用。近年来许多科学家通过获取的胚胎干细胞，在体外定向培育出全身200多种细胞类型及机体的各种组织、器官。另外骨髓间充质干细胞也可向多种细胞组织分化，将其移植到动物体内具有改善肢体瘫痪的作用。由于干细胞培育、分化及调控机制的复杂性，人类干细胞移植能否解决脑组织损伤后导致的局限性脑功能缺失，还需要投入大量的研究。

【运动障碍的恢复过程和异常动作模式】

一、Brunnstrom 的分析

Brunnstrom（1952）较早提出了脑卒中运动恢复的过程模式，认为中枢神经性瘫痪不同于周围性神经瘫痪，后者主要是肌力方面的变化，而前者主要是运动形式的异常，其原因为上运动神经元受损，失去了对运动系统的控制，而原始的、被抑制的、皮质以下的中枢的运动反射释放，引起了运动模式改变，临床表现肌张力升高、肌群协调性下降、共同运动、联合反应以及各种异常的姿势反射等。该恢复过程分为六个阶段（如图 19－2），Ⅰ期为发病后急性期，患侧肢体呈迟缓性瘫痪。Ⅱ期为肌痉挛早期，低级的原始运动（共同运动、联合反应等）开始出现。Ⅲ期为肌痉挛及原始运动最严重阶段。Ⅳ期出现脱离共同运动的随意运动，痉挛开始减弱，Ⅴ期为分离运动期，肌痉挛明显减轻，动作更加灵活。Ⅵ期原始运动和痉挛消失，协调运动基本正常，仅表现在精细动作和运动速度方面的微弱差别。这个过程多数患者要持续5周到3个月。此期间随意运动从水平低下或消失到重新出现和提高（如果停滞某个阶段，称之"死胡同"），实际上是运动模式的转换过程，这个理论是脑卒中偏瘫评价和治疗的基础。康复治疗中，先抑制早、中期异常运动模式，然后建立起后期的正常运动模式。

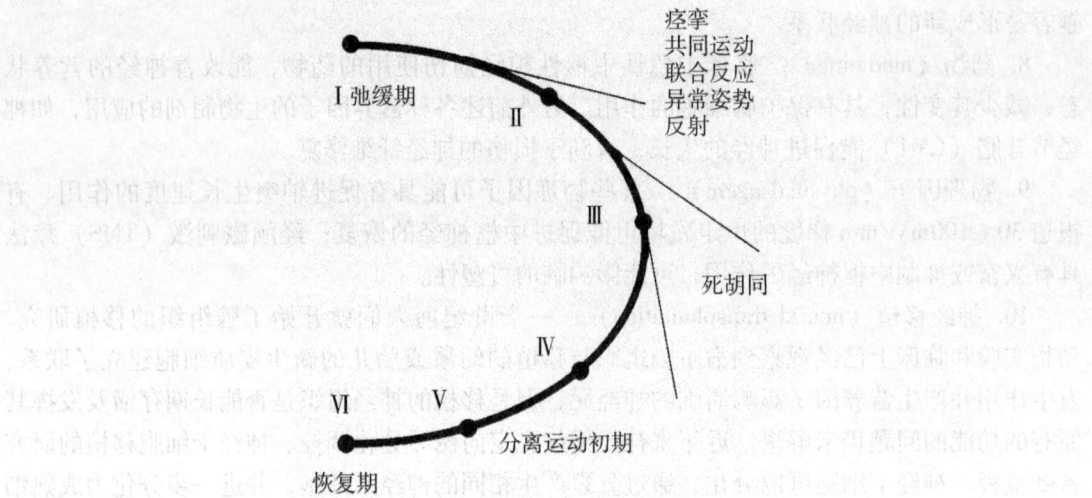

图 19-2　脑卒中运动功能恢复过程

二、异常动作模式

脑卒中异常动作表现在肌紧张，共同运动，联合反应及紧张性姿势反射等方面。

（一）肌紧张的异常

肌紧张指对身体某部位施被动运动时，肌肉收缩时发生的动作，或者向反方向牵拉或伸直时肌肉出现抵抗。脑卒中恢复期患侧肢体多出现高度肌紧张或痉挛，其原因非常复杂，机制尚未弄清。一般认为正常的肌张力主要依靠牵张反射中的紧张性反射来维持。其由肌梭内的核链纤维和Ⅱ类传入纤维组成次级感觉末梢，对缓慢持续牵拉肌肉较敏感，引起的牵张反射持久，属于静态紧张性的收缩。它是全身肌紧张产生的基础，也是维持躯体姿势的最基本反射活动，只有适宜的肌紧张才有正常的动作和行为。次级感觉末梢通过中间神经元与高位中枢有广泛的神经纤维联系，高位中枢可以通过下行抑制系统控制牵张反射。当脑卒中发生时，脑组织对下行系统控制受到破坏，紧张性反射活动的抑制被解除，而引起了肌痉挛。也有人认为上神经元损伤后，肌肉、肌腱、关节的黏弹性结构发生一定改变，导致张力增高。

痉挛发生在一个或全部肌群上，其紧张模式是由最强肌肉（群）的牵拉反射来决定的。所谓最强肌肉指抗重力肌，如上肢屈肌为抗重力的优势肌，下肢伸肌为优势肌，其异常时表现如下：

头部：头向患侧倾斜，面部转向健侧。

上肢：呈屈曲模式。肩胛骨后旋，肩胛带下降，肩关节内收内旋；肘关节屈曲，伴有前臂旋前；腕关节屈曲且偏向尺侧；手指内收屈曲。

躯干：躯干向患侧屈曲并转向后方。

下肢：呈伸展模式。骨盆转向患侧后方且上提，髋关节伸展、内收和内旋，膝关节伸展，足跖屈和内翻，足趾屈曲、内收（偶有大足趾伸展）。

（二）共同运动模式（synergy movement）

动物实验证实，脊椎动物的屈肌（或伸肌）运动系的神经元之间，都存在着功能性联系。当上位神经对其控制减弱时，屈肌群（或伸肌群）就可能出现共同性收缩，称之为共同运动。它是一种交互抑制关系失衡的表现，都伴有肌张力异常，多表现肌张力增高甚至痉挛。脑卒中患者做肢体随意运动时，可以表现出各种瘫痪侧肢体的共同运动模式。

1. 上肢共同运动　屈肌运动模式：让患者举起上肢，可见肩胛骨上举和后退，肩关节外展和外旋（或内旋）屈曲；肘关节屈曲，前臂旋后；腕关节掌屈，手指屈曲和内收。

伸肌运动模式：让患者向正前方伸展时，可见肩胛骨向前方伸出和下降，肩关节内收、内旋和伸展；肘关节伸展，前臂旋前；腕关节背屈，手指呈内收、屈曲或伸展。

2. 下肢共同运动　屈肌运动模式：让患者屈髋时，可见患侧骨盆上提和后移；髋关节屈曲、外展和外旋；膝关节屈曲；踝关节背屈和内翻，趾关节伸展或背屈。

伸肌运动模式：可见髋关节伸展，内收和内旋；膝关节伸展，踝关节跖屈和内翻，趾关节跖屈或内收（也有伸展的）。

（三）联合反应（associated reaction）

联合反应属于患侧的异常反射性动作。当随意用力或者给予随意性刺激或活动身体某个部位时，兴奋会传导到身体的其他部位（患侧），强行改变了原有的自主活动。如打哈欠、咳嗽、打喷嚏时，可出现患侧上肢的联合反应。走路时患侧上下肢可以出现联合反应，上肢呈屈曲状且肩被固定，下肢伸肌运动模式被强化，难以迈步，导致全身平衡困难。联合反应可以从健肢的活动诱发出患肢的活动，患侧上下肢之间也可以互相诱发出来。联合反应容易强化肌痉挛，妨碍了功能性动作的恢复，如上肢呈持续屈曲状态，则可影响上肢功能恢复，甚至丧失功能。

（四）异常姿势反射

所谓姿势反射是指人类在发育过程中，为了保持一定的姿势和平衡而建立的一系列紧张性反射活动，如迷路性紧张反射、对称性颈紧张反射、非对称性颈紧张反射、阳性支持反射、交叉性伸展反射、抓握反射等，表现特征各异，正常人在出生的 3~12 个月内见到。随着身体发育，高级神经中枢对其调控、整合、抑制，一般不易被察觉。脑卒中时，这些姿势反射会以夸张的形式出现而被人们注意。在康复治疗中，既可利用反射活动改善姿势或诱导出随意的正常动作，有时也需要抑制多余的反射活动，避免其产生的不良后果。

1. 迷路紧张性反射（tonic labyrinthine reflex）　该反射是通过头部空间位置的变换，使前庭器官将冲动沿第 8 对脑神经的前庭支传入脑干综合而成的。仰卧位时全身伸肌紧张性增高，俯卧位时其紧张性下降，而全身屈肌紧张性增高，呈屈曲状态。临床表现如下：

（1）取仰卧位时，下肢伸肌痉挛加重。头向后顶压床面，患侧躯干向后退。向前方牵拉肩胛时，有抵抗感。长期卧床的患者，上述症状更明显。

（2）翻身时，如果患者向床面伸展颈部，会导致伸肌紧张，妨碍了翻身动作执行。

（3）患者突然站立起来时，颈部向后伸展，会诱发下肢伸肌模式，把身体推向后方，使臀部从座位上滑落下去或呈左右不对称姿势。同样，坐位时如果屈曲颈部，可以诱导全身呈屈曲状态而突然跌倒。

2. 对称性颈紧张反射（symmetric tonic neck reflex，STNR）　对称性颈紧张反射是通过颈部肌肉和关节的牵张诱发出来的。在正常发育中，该反射同迷路的前庭反射协同起作用，维持幼儿爬行姿势。颈后伸时，两上肢的伸肌和双下肢的屈肌紧张度升高，颈屈曲时，两下肢的伸肌和双上肢的屈肌紧张变强。脑卒中患者临床表现如下：

（1）在头或躯干下放入高枕头时，即头或躯干呈半卧位屈曲状态，患侧上肢屈肌和下肢伸肌紧张度增强。坐在轮椅上低头弯背时也可表上述痉挛亢进现象。

（2）有的患者步行时低头屈颈，目光注视地面，可使患侧下肢伸肌张力亢进，支撑期出现膝过伸展，足趾屈触着地面，髋关节被推向后方。由于髋及膝部伸肌松弛不下来，易形成弧形步态迈步。此外因头颈屈曲，而强化了上肢的联合反应，使上肢屈肌痉挛亢进。

（3）患者欲从床边挪到椅子上，起立时，当伸展颈部时，会导致患侧下肢屈肌紧张增强，膝关节屈曲且上提离开地面，造成起立困难。

3. 非对称性颈紧张反射（asymmetric tonic neck reflex，ATNR）　也在颈部被诱发出来。左右转动颈部时，与颜面同侧的上下肢伸肌和后头侧上下肢的屈肌紧张性增高。脑卒中患者在临床表现如下：

（1）卧位或坐位时，一般患者将面部转向健侧，容易引起患侧上肢屈曲动作。当站立时，将头转向健侧时，患侧下肢屈肌也易出现痉挛，导致站不稳。

（2）欲伸展患侧上肢，患者用力将面部转向患侧，企图加强肘伸展动作，否则伸展更加困难。由于上肢屈肌痉挛占优势，有时尽管面部转过来，仍然无法抑制痉挛。

（3）下肢肌低紧张者欲站立时，面部屡次转向患侧，主要是为了稳定和强化下肢的伸展活动。

4. 阳性支持反射（positive supporting reaction）　该反射是因足跖面，足掌的第一，五跖趾关节处受到刺激而引起的反应。如反复接触地面，受到压迫或牵拉便可引起该反射持续发生，使下肢伸肌紧张性增高。偏瘫患者临床可表现如下：

（1）一般患侧足的跖趾关节底部最先接触地面，立即出现下肢全部伸肌痉挛，似如硬木棍，膝呈过伸展状，难以站稳，直到进入摆动期也很难放松下来。下肢产生了一股后推力，身体重心无法转移到患侧下肢上来。

（2）足背屈的被动训练时，如果操作者手用力触压上述部位；也可诱发出下肢的伸肌痉挛。

5. 交叉性伸展反射（crossed extension）　该反射属脊髓反射，当一侧下肢受到疼痛刺激时，其下肢发生屈肌收缩反射，而对侧下肢伸肌紧张性增高，呈现伸展状态。偏瘫患者表现如下：

（1）患者仰卧位屈曲双下肢做"架桥"训练，能将臀部抬起，但是一旦再将健侧离开床面时，患侧下肢会出现伸展使"桥"倒塌，无法主动进行训练。

（2）如果把体重压在健侧下肢上，从坐位上起立，只要健侧下肢刚一伸直，患侧下肢就反复出现屈曲，接着走路也很难支撑身体。

（3）走路时，一旦健侧迈步时，患侧下肢会出现完全伸展的模式，很难保持身体平衡。如果接着摆动患侧下肢，显得僵硬而不灵活。

6. 抓握反射（grasp reflex）　该反射是通过刺激手掌或手指腹部的本体感受器而诱发出来的。表现手指屈曲内收状态。脑卒中患者临床表现如下：

（1）在患者手掌中放置某个物品，均可使腕关节手指屈曲兴奋性增高，肘也出现被动屈曲。有人为防止屈指，常让患者握硬滚筒，如果引起了抓握反射，反而加重了痉挛。

（2）患者能主动伸展患侧手指，但在功能性活动中，经常握住后就很难放开。患侧手掌经常像使劲地握着什么东西似的，走路时更明显。

上述各种姿势反射常常是综合在一起对身体产生影响，典型而孤立存在的较少。在康复治疗中，要反复学习动作，但是要避免重复那种异常的动作模式，如果不学习有意义的精细动作，患者只能掌握原始的反射性动作，必然导致痉挛的增强，因此，应该尽早指导患者采用正确或接近正常的有效方法。

【康复开始时机和病例的选择】

康复治疗何时介入脑卒中治疗，各国家的做法不一，但早期介入已形成共识。介入条件也逐渐明确，1990 年 WHO 卒中康复专家委员会建议，脑卒中的康复治疗应当遵循五个原则：

1. 正确选择病例，掌握好适应证和禁忌证。
2. 及早开始主动性康复训练。
3. 分阶段进行康复。
4. 按预定的康复程序进行。
5. 实行综合性康复管理。

一、康复介入的条件

及早实施康复治疗，以减少并发症和改善功能障碍。但何时开始康复，并无统一意见。国外有的提出发病后第 3 天即可开始介入康复治疗，也有的认为发病第 5 天后开始。我们国家"九五"攻关的脑血管病康复研究结论认为：一般缺血性脑卒中的康复宜从发病 1 周后开始，出血性脑卒中的康复宜在第 2 周开始。但是每个患者病情不同，开始介入康复的时间只能作为参考，关键要视病情稳定程度来确定，包括基础疾患、原发神经病学疾患和其他并发症、并发症有无及严重程度。这些都是能否实施正规程序化康复的基本条件。

1. 病情稳定 指体温、血压、脉搏、呼吸等生命指征平稳，神经系统症状稳定，营养正常，或鼻饲、静脉给营养途径已建立。这类患者就应该及早介入康复治疗。但是如果意识状态波动，甚至昏迷，功能障碍仍在加重，心律失常、心肌梗死、严重肺部感染、急性肾功能不全、血压过高等病情变化明显的，一定要暂缓或慎重康复治疗，甚至禁忌康复介入，此时应以临床救治为主。待上述情况好转后，方可考虑康复的正规化治疗。

2. 血压和心率 一般国内外主张在保证安全的前提下，血压应保持正常范围，心率指标在 100 次/分以下；运动训练时不超过 110 次/分。对慢性高血压或动脉硬化的老年人，血压降得过低，会使脑灌注量下降，易诱发二次脑卒中，因此收缩血压可酌情放宽。参考国内外资料，一般维持在 140~160mmHg 为宜。运动训练后血压可能会上升，但收缩压不宜超过 10mmHg 以上，运动时间不超过 30 分钟，或者运动中适当休息 5~10 分钟。康复训练中可进行动态血压监测，以保证安全。

3. 体力 体力是维持主动康复训练的基础。体力欠缺训练效果不佳，保持旺盛的体力有助于能力的提高。患者在发病后静养期间，活动减少，体力多下降，营养支持低于发病前。因此，多数患者即使脑卒中较轻或青壮年患者，当初入康复训练时，都可感到体力不支、疲倦，如果伴有心脏病、糖尿病则疲倦现象尤为突出。一般在训练开始的 1~4 周内，体力不支情况明显，此适应阶段过后，疲劳会逐渐减轻。

对于其他系统疾病引发的疲倦，应当查找原因及时处置，争取改善体力，适时介入康复。有报告认为，血糖过高或过低都易导致训练中的疲劳甚至危险，如2型糖尿病患者用胰岛素调整血糖时，50岁以下的空腹血糖维持在5~6mmol/L；老年或慢性糖尿病患者空腹血糖维持在5~7mmol/L，餐后血糖维持在7~10mmol/L，糖化血红蛋白在6.2%~8.0%，则可以进行适当的康复训练。

一般将患者体力分为三类：

（1）每日可进行3小时以上的体力活动。

（2）每日可1~3小时活动。

（3）每日只能低于1小时活动。

一般认为，只要能辅助下坐位维持达到30分钟，就具备了进入正规康复训练的最少体力。对于早期卧床或尚不能坐位的患者，尽管体力不佳，只要生命体征稳定，可酌情实施床边被动活动。

二、脑卒中康复治疗的禁忌证

对一般脑卒中患者急性期的治疗而言，康复医学性处置作为辅助性的治疗是必要的。但从保证治疗安全角度考虑，一部分患者不宜做康复训练，应以临床医学治疗为主。下述三种情况不应康复治疗：

1. 病情过于严重或在进行性加重中，如深度昏迷、颅压过高、严重精神障碍、血压过高、神经病学症状仍在进行发展中等。

2. 伴有严重并发症，如严重的感染（吸入性肺炎等）、糖尿病酸中毒、急性心肌梗死等。

3. 严重的系统性并发症，如失代偿性心功能不全、心绞痛、急性肾功能不全、严重精神病、活动性风湿等。

【功能障碍的评价】

评定的目的主要是寻找妨碍正常功能的原因或出现症状的问题所在，以确定如何改善障碍的康复治疗计划。此外也可以通过评价检查治疗效果，修订康复程序或方法。评价时，多采用量表等工具，所用量表必须具有实用性、有效性（效度）、可信性（信度）。入院时进行初期评定，每个月也可实施中期评定，出院时进行末期评定。一般围绕以下方面问题评价，如：意识水平、吞咽障碍、失语、肢体运动控制、躯干控制（平衡水平）、认知能力、感觉、步行、情绪状态、独立性、二便控制能力、智力水平、参与水平等，为此各国根据当地情况，设计形成了许多脑卒中后功能障碍评价的量表，有单个项目评价的，也有综合性评价的。目前使用较多的如美国国立卫生研究院卒中量表（the NIH Stroke Scale，NIHSS）、哥本哈根卒中量表（The Copenhagen Stroke Scale）、斯堪的纳维亚卒中量表（Scandinavian Stroke Scale，SSS，瑞典）、脑卒中临床神经功能缺损评分标准（中国）、神经功能量表（the Canadian NeurologicalScale，CNS，加拿大）、脑卒中残损评定法（Stroke Impairment Assessment Set. SIAS，日本）、脑卒中神经功能统一量表（Unified Form for Neurological Stroke Scale，UNSS）、欧洲卒中评分（theEuropean Stroke Scales，ESS）、Barthel指数（Barthel Index，BI）、Fugl-Meyer偏瘫身体功能评价法（瑞典）、Brunnstrom偏瘫肢体功能分级法，功能独立性量表（Function Independent Measure，FIM，美国）以及各种吞咽功能分级标准等。使用中可参考脑卒中常见问题选择某些评价项目和相关的量表进行。为了正确把握功能障碍的评价方法，本部分主要就与障碍相关的基本知识概念及常用评价方法加以介绍。

一、脑卒中患者常见问题

（一）生物水平（impairment 残损）

1. 左大脑半球损伤　可表现为右侧偏瘫（如出现利手麻痹，可施利手交换训练）、右半侧身体感觉障碍、失语症、观念失行、观念运动失行等。

2. 右大脑半球损伤　要表现为左侧偏瘫、左半侧身体感觉障碍、左半侧空间忽略、注意障碍、病态失认、穿衣失用等。

3. 双侧大脑半球损伤　常见于多发性腔隙性梗死或多次脑卒中发作等，临床可见两侧肢体瘫痪、躯干肌力低下、假性延髓性麻痹（构音障碍、吞咽障碍）、意欲低下、智力减退等。

4. 脑干损伤　交叉性瘫痪、脑神经损害症状（复视、周围性面瘫、眩晕、耳鸣、吞咽困难等）、共济失调。

5. 小脑损伤　眩晕、共济失调。

（二）能力低下/残疾（disability）

1. 基本动作能力障碍　可表现仰卧位到坐位、跪位、站立等姿势转换及保持能力障碍，尤其双侧身体瘫痪时，因为肌力低下，起立、坐位、站立的保持更加困难。

2. 步行移动能力低下　因步态、使用支具等不同，而步行表现不一（表19-4）。

表19-4　脑卒中异常步态表现

部位	姿势	
	患侧站立相	患侧摆动相
躯干	前倾，侧方摆动	前倾，侧方摆动
骨盆	旋转、Trendelenburg 征	上举
髋	外旋、伸展充分	屈曲不充分或过屈、外旋
膝	屈膝、抖动、过伸展	伸展不充分
踝	全足底同时着地、尖足、内翻	拖地、足下垂、内翻、过背屈
足趾	屈曲	

3. 日常生活动作能力（ADL）障碍　主要表现在就餐动作、洗漱整容、更衣动作、排泄动作等动作能力低下或不能。有的患者需要护理照料，生活质量下降。

（三）社会性不利/残障（handicap）

脑卒中的功能障碍多为突然出现，如果症状很重，容易产生混乱。正值工作年龄，家庭经济来源成为问题。对于高龄老人来说，还会出现护理照顾的问题，应该用细致妥善的对策来解决。

1. 经济保障　如医疗及生活费用来源方面，保险的种类、公费医疗、社会或社区性福利服务的利用问题。

2. 护理问题　人员、心理的、经济能力等问题。

3. 家居环境　间壁、地面、楼梯、扶手、浴室、洗手间设备以及周围环境不适应患者，需要改造的环境。

4. 职业　对病前的工种、调整设备、通勤方法和工作环境不再适应。

5. 生存质量的考虑　需要扩大生活空间（购物、娱乐、兴趣、教育、驾驶等），理解身体功能的状态，提高满足度，援助患者对生活的要求。

二、运动功能障碍的评价

脑卒中运动功能障碍属于中枢神经性障碍，表现特点不同于周围神经损伤。目前国内外运动功能评价量表较多，如 Brunnstrom 肢体运动功能评价表、Bobath 评定法、上田敏评定法、Fugl - Meyer 评定法、MAS 评定法都是围绕运动模式和功能评定，但是各有侧重。肌肉张力的评价多采用修改的 Ashworth 量表（TAS）。平衡评价量表有 Romberg 试验、功能够物试验（FRT）、Tinet 平衡量表、Berg 平衡评价量表等。另外关节活动度评定可采用临床骨科的方法。一般认为，常规的徒手肌力评定方法（6 级肌力评定法）不大适用重症障碍患者的肌力定量，因各种原始反射存在，使得测定值不稳定或不确切。

这里介绍简易的 Brunnstrom Stage I ~ Ⅵ 功能评价法（如表 19 - 5）。判定级别后，再采取相应措施进行康复治疗。

表 19 - 5　Brunnstrom Stage I – Ⅵ 运动障碍评价

级别	部位		
	上肢	手	下肢
I	无随意运动、弛缓	同左	同左
Ⅱ	开始有共同运动，有轻度肌痉挛	无主动屈曲	开始有轻微的随意运动
Ⅲ	可随意引起共同运动、痉挛加重	有全指屈曲，无伸展运动	可随意引起共同运动，坐位或立位可屈髋、膝及踝
Ⅳ	1. 手及上肢可触摸后腰 2. 伸肘屈肩关节 90° 3. 屈肘 90° 旋前，旋后	1. 小范围内能联合伸展 2. 可用拇指和食指侧方夹捏东西	1. 坐位，关节屈曲 90° 时要将足向前后滑动 2. 坐位，足跟着地，可背屈踝关节
V	1. 上肢水平外展（肘伸展，肩关节外展 90°） 2. 伸肘屈肩 180° 3. 伸肘前臂旋前旋后	1. 能充分联合伸展 2. 伸展位上外展 3. 手掌抓握 4. 拇指与小指对捏或拇、示、中三指对抓	1. 立位，屈髋伸膝 2. 立位，伸髋伸膝足稍迈前方，踝关节能背屈
Ⅵ	大体正常，快速动作不灵活	大体正常，指屈曲能外展，投球、扣纽扣等动作的准确性和速度稍差	1. 立位时，髋能外展并能超过骨盆上提的范围 2. 坐位时，小腿能内旋，外旋并伴有足内翻或外翻

三、步态分析

对脑卒中患者进行步态分析或评估的目的，是为了纠正异常步态，提高步行能力。因此首先要熟悉正常人体步行模式，然后才可能发现问题所在。目前临床上多采用传统的目测方法分析，也有使用如三维分析系统能够在三维空间里对受试者步行运动规律、力学变化及肌肉活动进行定量的、精确的及客观的评价。

（一）正常人体步行模式

1. 基本概念

一步（step）：一侧足跟着地到另一侧足跟着地期间的动作。

步幅（step length）：一步动作时双足跟之间的距离。

步行周期（walking cycle）：一侧足跟着地后，依次同足跟再次着地的连续动作，为步行的基本单位。

足夹角（food angle）：足底长轴与前进方向所成夹角。

步行率（walking rate）：每分钟步数，它与年龄、身高、性别有关。

每步时间：每个步幅所需时间。

每分速度（m/min）：每分钟所走的距离。每步时间及每分速度均可表示步行的速度。为方便起见，也有用测定 10 米距离内所用时间来表示速度。步行周期分为站立相和摆动相，各相又分成若干期（图 19 - 3）。

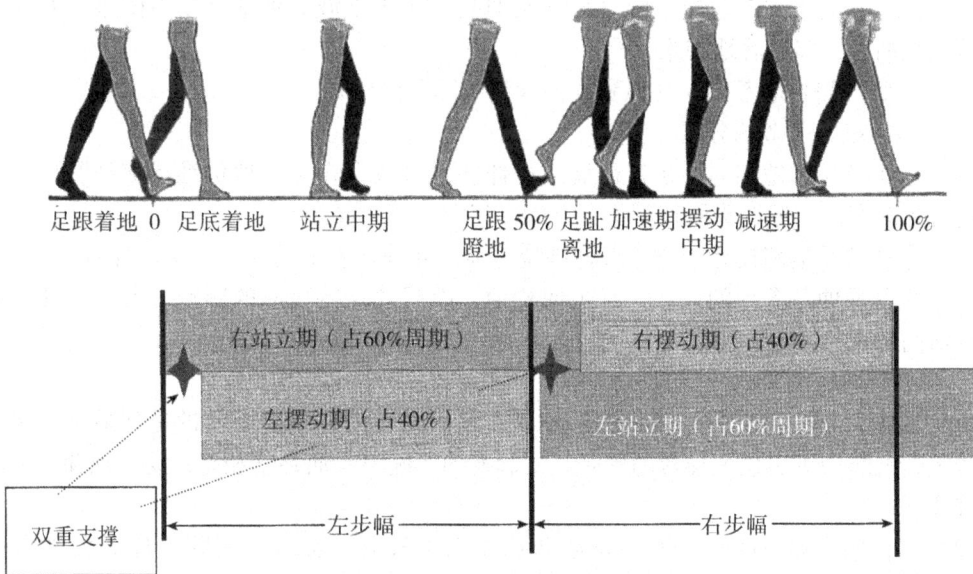

图 19 - 3 步行周期的各阶段示意图

2. 决定步行效率的因素 效率较高的步行是重心上下和左右方向移动低幅度，接近与地面平行的直线移动，这种状态下的能量消耗最少。其受 5 个因素影响：

（1）骨盆转动：骨盆围绕垂直轴在水平面上旋转运动，转动轴心为髋关节，内旋在站立相初期最大，外旋在摆动相初期最大。每侧为 4°，两侧合计为 8°。作用：骨盆转动可减

神经系统疾病的内科治疗与康复

少垂直向下方的振动幅度。

（2）骨盆的侧向移动：当一侧进入站立相时，该侧髋关节垂直处于内收位时，骨盆自然会向该侧移动约3cm，由于股骨与胫骨之间形成生理性外翻夹角，使骨盆侧移减少1/2。

（3）骨盆的倾斜：行走时摆动相侧的骨盆在额状面的运动，从水平位置向下倾斜约5°（重力作用）。作用：可减少重心的垂直向上的振幅。

（4）站立相时的膝伸屈活动：膝关节在一个站立相时，表现"伸展—屈曲—伸展—屈曲"的双重膝作用（double knee action）。它具有减少运动冲击、减少重心上升幅度（屈曲）的功能。

（5）膝和踝关节的协调运动：站立相时，足跟着地期表现踝关节0°、膝伸展；然后足底着地期表现踝底屈、膝屈曲；站立中期时，踝开始背屈，膝伸展；足趾离地期，踝底屈、膝屈曲。作用：减少重心上升幅度。

（二）常见异常步态原因分析

1. 踝关节跖屈位着地（多见）

（1）伴有足前部位外侧着地（腓肠肌痉挛，短缩/胫前肌活动低下）。

（2）足底外侧（足内翻）着地（腓肠肌痉挛，短缩/胫前肌活动低下）。

（3）足趾尖先着地（足趾屈肌群痉挛较强）。

（4）足底部向地面摔打（足底全面着地）（小腿三头肌痉挛较弱，且足背肌控制也不充分）。

（5）膝过伸展踝关节背屈受限（股四头肌控制不灵下肢着地常常变得困难。尤其在下楼梯时患肢内收，多数着地困难）。

（6）足底内侧着地者极少（患者病前为足外翻者例外）。

2. 着地阶段膝关节的分析

（1）膝关节从着地期前开始持伸展或过伸展，多数人直至着地仍维持该种肢位。原因可见比目鱼肌挛缩、股四头肌控制不灵（0°~15°）。

（2）本体感受器障碍者用膝关节伸展位着地，并确认着地后才开始移动身体。

（3）用膝屈曲位着地的人，一旦足底着地，因阳性支持反应的影响，也可见到膝伸肌紧张度增高的现象。

3. 站立中期膝关节的分析

（1）多数情况下，膝的过伸展状态残留，到后来，最终使躯干前进受到限制。因下肢支持体重，大腿四头肌显示异常的紧张，同起初的小腿三头肌痉挛相符，易呈现膝关节的伸展或过伸展。

（2）本体感受器障碍时，即使是运动功能水平较高，也常常用膝过伸展位来获得稳定性。

（3）控制膝的肌力低下，因心理恐惧导致膝过伸位。

（4）少数患者呈现膝屈曲状态。大腿四头肌张力低下时，尤其在站立之初，出现膝屈曲（处于10°~15°状态），直到中期因为膝的不稳定，无助力下步行变得困难。考虑原因与足背屈控制下肢向前方运动的肌活动能力低下及下肢伸肌群的共同运动受限有关。

4. 站立中期髋关节分析　髋关节的外展肌作用不充分时，出现 Treudelenbury 步态（臀肌麻痹时所见的摇晃步态），骨盆过度侧向移动。为代偿，多显示躯干前屈，行走时左右摆

· 562 ·

动躯干和臀部。

5. 站立后期

（1）踝关节：小腿三头肌处于紧张状态，靠其收缩产生前进力（后蹬地力）的能力低下。另踝关节处于背屈状态，着地时间延长。

（2）膝关节：因大腿四头肌的过紧张，关节屈曲减少且延迟了。

（3）髋关节：为迈腿准备易出现外旋位，导致足尖离地困难。

6. 摆动初期

（1）伸肌共同运动一旦增强的话，在踝关节上则发生反尖足（足下垂）。膝关节因伸肌紧张屈曲变得困难，导致足尖拖地。另外由于用力迈出，也常常出现划弧步态。躯干向健侧屈曲。

（2）屈肌共同运动模式处于优势时，髋关节和膝关节成过度屈曲，也常常伴有髋关节外旋。

7. 摆动后期

（1）为了准备足着地，小腿三头肌、大腿四头肌、髋内收肌的紧张度逐渐增大，髋关节也常常表现出明显的内收。

（2）急剧迈出小腿，着地前伸膝→屈膝位是一种情况，着地时逐渐伸展膝的情况也有。

四、日常生活动作的评价

日常生活动作能力（Activity of Daily Living，ADL）的评价主要是为了解病后患者，为了独立生活而反复进行的、最必要的基本活动的能力。它是一种综合能力的测定，对制订和修订训练计划，安排患者重返家庭和工作岗位十分重要。量表有 Barthel 指数、功能独立性评定（functional independence measure，FIM）、KATZ 指数及 PULSE 简表（详见有关资料）。这里主要介绍 Barthe 指数分级法（表 19 - 6），该法将日常生活动作障碍分成轻、中、重三级，轻度：大于 60 分，中度：60 ~ 41 分，重度功能障碍：小于 40 分。一般入院时 Barthel 指数为 0 ~ 20 分者属于重症，约 35% 死亡，16% 能返回家庭，完全依赖。指数 60 ~ 100 分者，轻度依赖，约 95% 能重返家庭。

表 19 - 6　Barthel 指数评分法

ADL	自理	稍依赖	较大依赖	完全依赖
就餐	10	5	0	0
洗澡	5	0		
洗漱（洗脸，刷牙，梳头，刮脸）	5	0		
更衣（含系鞋带）	10	5	0	
控制大便	10	5 （偶可控制）	0	0
控制小便	10	5	0	0
如厕（含擦，穿衣，冲洗）	10	5	0	
床 - 椅转移	15	10	5	
平地行走 45m	15	10	5（用轮椅）	
上下楼梯	10	5	0	

五、失认症与失用症的检查

失认症和失用症均为脑卒中引起的高级神经功能障碍，另外常见的失语症也属此范畴。上述症状是妨碍康复治疗的重要因素，由于其病变的部位和症状不完全对称，所以确切地了解症状行为学，在康复治疗中具有十分重要的意义。关于失认发生的机制尚无统一认识，如，断离症状学认为，左半球枕叶以及胼胝体的大部分损伤，视觉信息传入不到左后枕叶，也不能从右后枕叶通过胼胝体传递到左半球语言区域，所以表现右同名性偏盲、物体失认、色彩失认、单纯失读等症状；还有视觉信息处理三阶段理论学说等。

（一）失认症（agnosia）

失认症指对于借助视觉、听觉、触觉等所获得的感觉情报不能认知的障碍，即通过感觉系统却不能知觉物体的现象。如借助视觉时，虽然有视力、色觉等成分的视觉能力，但却无视觉认知，或对视觉物不能称呼，并非失语症所致。失认限定在某种感觉方式上发生，即用一种感觉时不能认知的刺激，来刺激其他感觉系统时却能被认知。如用眼睛看，什么也不明白，但用触觉、听声音、用语音解释，则很快理解。一般临床上，直接诉说失认症状者少，视觉性失认者常说："看不见，不明白"，但是视力检查，几乎未发现视力异常。

1. 视觉性失认 视觉性失认是指虽然视力正常，且触觉和听觉认知也能正常进行，仅视觉性认知处于障碍状态。

（1）功能水平分类

1）统觉型视觉失认（apperceptive agnosia）：对形状认知困难，不能判别显示在眼前的两个图形异同，重叠在一起就更难判断。不能临摹或相互配对。责任病灶在双侧枕叶。检查方法可用判断重叠图形中所包含的图形。

2）联合型视觉失认症（associative visual agnosia）：又称为认知到命名水平障碍，指把知觉的内容和观念联系起来的活动障碍。这类患者可能会临摹，但是无法理解那些是什么。可能会形态与形态的配对，但是不明白其意，不能命名。病灶：胼胝体、左枕叶内侧面。检查法：临摹图形，令其回答是什么。

3）同时失认（simultaneous agnosia）：指对逐个认知的综合障碍。虽然对每个视觉对象能够认知，但是对其整体不能认知，看一幅画时能够一个一个地描述和理解内容，但是描述全幅画的整个含义就不理解了。病灶：左枕叶前部或左枕叶外侧部。检查方法：看图说明意义。

（2）根据视觉输入种类的分类

1）色彩失认（color agnosia）：患者对颜色的辨别无障碍，但是丧失了对颜色的认知。即虽然颜色的名字被告之，但是却指示不出其颜色。被提示有2个颜色，可以理解其相同或不同。尽管被告之其颜色的名字，但是却指不出来是哪一个，也说不出其颜色的名字。例如，说不出香蕉的颜色，即使涂上颜色也说不出来。病灶：视觉联合区。

2）颜色与命名断离障碍（disconnection color anomia）：属于色彩失认，主要表现在色彩与语言的联合上的障碍。因为患者有色彩知识，让其看香蕉和苹果的画时，可以用相应的色彩涂抹，但是不能命名是什么颜色。另外，可以进行色与色的配对，但是不能用语言来说明。病灶：左枕叶内侧面、胼胝体。

3）相貌失认（prosopagnosia）：指不能认识别人的相貌。患者不能认识周围的人或名人，说不出其姓名。例如，看着图可以临摹，但到底是谁却不知道。相貌失认表现为同一张脸也不认识，或在同一角度可以认识，但是改变了角度或有阴影时就不能认识了，也有只认识同一张脸，其他一概不认识。病灶：双侧枕侧叶。

4）物品失认（visual object agnosia）：指看见物体而不能说出是什么或不明白是什么。但是摸一摸，听一听其发音就明白了。

5）其他视觉失认：视觉空间失认，指视觉对象空间绝对和相对位置上不能定位以及比较大小困难，又称空间盲。半侧空间忽略属于此列，对患侧空间看不见或略微看到一些。

2. 听觉失认（auditory agnosia） 听觉失认指对语言和自然界的声音等各种差异不能认知，根据声音分类如下：

（1）环境失认（auditory sound agnosia）：主要是对周围环境的声音不能认知，对狗叫声、汽车声虽然能听到，但是什么声音却不清楚。病灶：颞上回、角回、顶叶（下部）。

（2）纯粹性耳聋（pure word deafness）：不能掌握说话声音的障碍，患者对熟知听惯的语言能够听见，但是不懂内容，如同听外语一样。与能听但不明白其意的感觉性失语不同，前者当认知后马上就明白其意。后者对口语理解力极差。病灶：左颞叶皮质及皮质下。

（3）感觉性失音乐（sensory amusia）：听音乐，对音乐的节律、节拍等不能认知的障碍。对两个音的高低是否异同不明白。病灶：左枕叶。

3. 触觉性失认（tactile agnosia） 触觉性失认属于触觉认知障碍范畴，包括形状失认和材料失认（两者也属于皮质性感觉障碍的症状）、真性触觉失认。

（1）形状失认：指不能认知物体的形状差异和大小等障碍，手摸两个物体不能区别其形状和大小等。

（2）材料失认：摸物体能知道物体的大小、形状、但是对于材质的软硬、粗滑等不能认知。

（3）触觉性失象征：对于形状和材料能认知，但是对于触摸对象是什么不知道。这种可以认为是真性触觉失认。

4. 身体失认 由于对身体图形障碍，身体构造知识缺乏。不能认清身体的各部位，搞不清各部位位置的关系的障碍。

（1）单侧身体失认：患者处于似乎不认为自己半个身体存在的状态，对于患侧半身不注意，不关心，也不想使用它，使用手时也如此。病灶：右顶叶后下方。

（2）手指部位失认：患者不能按照口令指出身体的各个部位，对各个部位的称呼也不知道。问眼睛在哪里，虽然能够听到，但是不能指出来。病灶：左半球后1/2处。

（3）手指失认：不能称呼自己的手指，命令其指出某个手指，不明白。检查法：命令患者说出两手指间的手指。

（二）失用症（asymbolia）

失用症是指不伴有运动瘫痪、失调、痴呆的完成运动的障碍。其产生的前提是患者首先完全理解应该做什么，而且又具备该方面知识，如果动作完成失败，可称为失用。失用的特征之一为自动性、随意性分解，即患者不能有意图或有意识地完成动作，但有时不自觉地很容易完成某种动作。如不能模仿伸舌头，但在不同场合偶尔可以观察到伸舌动作。与失认的原因一样，是因为脑损伤而产生的获得性症状，但是必须和感觉障碍、失语、失认等作出鉴别。

Hecaen（1978）失用的分类

（1）意念运动性失用（ideomotor apraxia）：是意念中枢与运动中枢之间联系受损所引起的。由于两者联系的损伤，运动的意念不能传达到运动中枢，因此患者不能执行运动的口令，也不能模仿他人的动作。但是由于运动中枢对以往学习过的动作仍有记忆，有时能下意识地、自动地进行常规的动作。例如，给患者勺子时，他能够自动地用勺子盛东西吃，但是告诉他，用勺子吃东西时，他却不会使用勺子了。病灶：缘上回运动区和运动前区，胼胝体。

检查方法：

1）模仿动作：操作者示范举起自己某手指，口头命令患者模仿进行，不能模仿者为阳性。

2）按照口头命令动作：不执行指令的患者为阳性。

a. 颜面颊部动作：口头指令患者吹灭火柴或伸舌头。

b. 四肢性动作：让患者按照指令。表演举手礼、使用牙刷、使用锤子钉钉子、用脚踢球等动作。

c. 全身性动作：让患者表演鞠躬、跳舞、拳击等动作。

（2）意念性失用：正常有目的性的运动需要经历"认识 – 意念 – 运动"的过程。认识到需要运动时就有了运动的动机，产生了运动的意念，做出运动的计划，控制肌力、肌张力、感觉、协同运动，才能完成有目的的运动。意念中枢的受损（在左顶下回、缘上回），不能产生运动的意念，即使肌力、肌张力、感觉、协同运动正常也不能产生运动称之为意念性失用。这种患者精细动作完成较为困难，各种基本动作的逻辑顺序混乱，可以完成一套动作中的一些分解动作，但是不能将各个组成部分合乎逻辑地连接成为一整套动作。例如，让患者点烟，患者把火柴当作烟叼在嘴里面，而用烟卷去划火柴盒。

检查方法：

给患者准备信封、信纸、邮票及糨糊，让患者封信封。如果患者操作程序混乱为阳性。

（3）结构失用（constructional apraxia）：结构失用是以空间失认为基础的，基本动作没有失用，但是，固定和视觉空间有关的正确位置尚有困难。患者不能描绘和搭拼简单的图形。病灶：常在非优势侧顶叶和枕叶交界处。

检查方法：

1）画空心十字试验；不能完成者为阳性。

2）火柴棒拼图试验：操作者用火柴棒拼成各种图形，让患者模仿。

3）拼积木：取 Wechsler 智力测试的积木四块，依次排成下列四种图形，再让患者复制。

4）几何图形临摹法

（4）穿衣失用症（dressing apraxia）：以视觉空间失认为基础的失用症。表现为对所穿衣服各部位辨认不清，因而不能穿衣服。可伴有身体失认症。病灶：常在右顶叶、枕后叶。

检查方法：让患者自己穿衣、穿鞋。如果对衣服部分反正、左右、手穿不进袖子、系扣、系鞋带有困难者为阳性，能在合理时间完成者为阴性。

（5）步行失用（walking apraxia）：患者不能发动迈步步行的动作，但能越过障碍和上楼梯。如果在前方放置一障碍物（例如砖头），他会迈出第一步，并且可以继续向前走，但是不容易拐弯。病灶：运动区皮质的下肢区。

检查方法：根据患者不能发起迈步动作，但是，遇到障碍物时能够自动越过，遇到楼梯能够上楼梯，走路时拐弯困难等一系列异常表现来确定。

【脑卒中常见并发症的康复处置】

一、肌痉挛

（一）临床表现

肌痉挛有碍运动的正确执行，严重的可导致肌肉、肌腱及关节挛缩，影响生活质量。临床表现如下：

1. 患者在启动快速转换运动方面存在困难。

2. 姿势变化会引发痉挛增强或减弱。常见上肢屈肌和下肢伸肌痉挛模式。

3. 原动肌和拮抗肌的肌电图检查有异常兴奋波形。

（二）综合处置

1. 预防各种影响痉挛的因素　如各种疼痛、感染、用力、压疮、排尿困难、结石、便秘、温度、衣服和鞋子不合适、骨质疏松、失眠、精神紧张、情绪激动不安等因素都可导致痉挛加重。

2. 正确地指导运动控制训练　Carr，Shepherd 等人认为：痉挛主要是肌肉长度相关性变化和运动控制障碍。如能维持软组织长度，运动训练消除不必要的肌活动，将训练协同收缩作为特定的目标，则痉挛不会发展到严重的程度。有人主张训练动作不应过度用力，即采用中度以下强度，缓慢持续牵伸软组织，会使肌张力明显下降，推测与牵张受体、疲劳或对新的伸屈姿势的适应有关。

Sahrman 研究肘屈伸动作，发现痉挛产生的主要原因不是拮抗肌的牵张反射，而是原动肌收缩募集受限和延迟，并且运动结束后原动肌收缩终止也发生延迟。因此建议治疗重点应强化有效的交替运动，而不应该直对痉挛治疗。上述研究提示正确实施牵张技术以牵引痉挛肌肉；注意作业活动中，避免反复使用代偿运动模式，减少不必要的肌肉参与；利用作业活动增加主动肌和拮抗肌的协调性。

3. 通过体位摆放或矫形器保持痉挛肌持续牵张，防止挛缩　体位包括在床上、轮椅或扶手椅子上的任何静态姿势，都应该强调体位摆放的重要性。合理的摆放主要是注意头和颈的对线，躯干对线，盂肱关节对线，肩胛骨对线，维持外展、外旋、肘伸展位和长屈肌的长度。患者并非每天整日接受康复治疗，多数时间处于坐位和卧床休息中，即处于体位制动状态，容易引起痉挛和挛缩，因此也应该把体位摆放视为积极的康复治疗。

对于痉挛波动明显的患者，可采用矫形器，或者低温塑板、树脂板制作的肢体矫形器，均可抑制痉挛或防止挛缩。国外也有用石膏材料制作肢体管套（型），用在上下肢痉挛部位，进行持续固定牵张，具有较好的效果。

4. 物理因子治疗

（1）冷疗：冰袋冷敷痉挛肢体，或把肢体浸入冷水中 20 分钟可缓解痉挛；也可用冰块按摩需治疗的部位。

（2）热疗：红外线照射、湿热敷疗法、温水浴均有缓解痉挛，止痛作用。

（3）经皮电刺激疗法：据报道其可降低肌痉挛，每次治疗效果维持数10分钟到24小时。反复应用，可获得持续性效果。

5. 肌电生物反馈训练　研究表明可减少休息时的痉挛肌活动，可以用于控制拮抗肌活动训练。

6. 经颅电刺激疗法　重复经颅磁刺激（Repetitive transcranial magnetic stimulation，rTMS）和经颅颅流电刺激（transcranial direct current stimulation，tDCS）技术对抑制肢体痉挛，提高随意运动能力具有疗效。此技术也可用于认知障碍、失语症及脑卒中后抑郁症、焦虑症等的康复治疗。

7. 脊髓电极刺激疗法　将特制电极埋藏在体内，通过电刺激脊髓相应节段，改变突触前抑制、牵张反射，抑制痉挛状态。

8. 手术治疗　适用于综合疗法无效的严重痉挛患者。手术方法包括选择性背根切除术、脊髓切断术、脊髓切开术、矫形外科手术等。

9. 常用药物治疗

（1）巴氯芬（Baclofen，又名力奥来素，脊舒）：通过激活突触前抑制的神经递质 GABA 的 β 型受体，实现对痉挛的控制。用法：开始为每次 5mg，2～3 次/日，以后每 3 天或 5～7 天增加 5mg，直到出现理想效果后用维持量。每日最大剂量在 80mg，一般服药后 1 周起效。不能突然停药，应逐渐减量。除了口服之外，巴氯芬还可以经髓鞘内注射。尤其对口服巴氯芬效果不佳的重度痉挛患者，可早期鞘内注射。副作用：肌张力过低、疲劳、头晕，感觉异常，甚至诱发癫痫。另外此药与三环类抗抑郁药并用时，作用增强。

（2）妙纳：主要是盐酸乙哌立松在体内阻滞了肌梭传入神经纤维以及运动神经纤维发出冲动，达到了松弛骨骼肌的作用。用法：初次剂量成人每次 25mg，一日三次，3 天后每次 50mg，一日三次。每日最大剂量不超过 400mg。副作用：困倦、头痛、失眠、恶心、腹泻等。

（3）替扎尼定（diazepam）：主要作用于脊髓和脑干网状系统能拮抗中枢 α 肾上腺素的活性，使脊髓中间神经突触前末梢兴奋性氨基酸释放减少，或者抑制神经递质氨基乙酸的活性，改善肌肉痉挛。用法：初始剂量 2～4mg，夜间单次给药。4 天后增加到 4～6mg，达到效果且副作用小时用维持量。每日最大剂量 36mg。副作用：嗜睡，口干，乏力，低血压等。

（4）其他：如地西泮，可乐定，吗啡类等药物也具有缓解痉挛作用。

（三）神经化学阻滞疗法

1. 苯酚　苯酚又名石炭酸，用于临床治疗肌痉挛挛缩约 50 年历史。它是一种神经崩解剂，可使组织蛋白凝固。将其注射到周围神经附近，能减少神经到肌肉的冲动，维持疗效时间较长，一般通过针电极定位运动点之后，注射 2%～7% 石炭酸水溶液 1～20ml，注射无效时可重复注射。注射后如有疼痛感，可用非甾体类药物或三环类抗抑郁药物，缓解疼痛，也可用经皮电刺激方法止痛。

2. 无水乙醇　用于功能丧失、痉挛较严重的患者。无水乙醇可以使神经细胞脱水，变性、硬化，丧失传导功能，属于不可逆性阻滞，应慎用。

3. 神经肉毒素　作用于周围运动神经的末梢、神经肌肉接头处，抑制突触前膜对乙酰胆碱的释放，引起肌肉松弛麻痹。因其毒性作用较强，因此初始注射剂量必须严格掌握，应根据年龄，体重，肌肉部位确定剂量。一般注射后1周开始逐渐发生作用，疗效可持续3个月。

上述疗法使用时均应配合运动疗法进行。

二、失用综合征

脑卒中患者因长期卧床制动、运动不足，均可引起以生理功能衰退为主的失用综合征。在日常临床医护工作中，非常戒备长期卧床，尽量让患者早期离床活动，为回归日常生活而努力。那种不必要的安静卧床，使全身出现退行性变化，也可能导致原有疾病的恶化。当然，病变局限在身体某个部位时，为治愈局部病灶，不排除该部位的安静休息。如急性关节炎、骨折时，其患肢通常进行生理活动的力量都没有，肌肉的过度收缩必然有碍于原疾病的治愈，安静作为治愈疾病的体内环境稳定因素是不可缺少的。所谓安静一方面作为治疗手段利用，另一方面由于安静容易继发退行性病变，如何处理这种副作用，成为康复医学的重大课题。因长期卧床或安静引起的继发性障碍中，骨骼肌萎缩和肌力低下最明显，其次骨、关节系统、呼吸系统、循环系统，自主神经系统、皮肤组织，甚至中枢神经系统等均有不同的功能退化，这种变化包括组织学、生化学、生理学等方面变化。

（一）肌萎缩

长期卧床制动、运动不足时，一般组织学可见肌纤维直径缩小，横纹减少等退变，肌纤维绝对量比健侧减少30%~40%，神经肌结合部和肌梭形态几乎无变化，肌肉内神经纤维多正常，肌肉内的结缔组织比肌纤维增加。

不活动的肌肉在相当短的时间内变细，其张力及耐久力也下降，这属于肌组织的失用性萎缩（disuse atrophy）。另外如将支配某肌肉的神经阻断，那么脱离了神经支配的肌肉也会快速陷入萎缩状态，肌肉变细小，张力下降。神经冲动不能到达，无相应的肌收缩运动，这就是肌组织的失神经萎缩（denervation atrophy），又称完全性失用性萎缩。失用性萎缩和失神经萎缩有着根本不同。肌肉一旦失去神经，会出现失神经现象，如对乙酰胆碱感受性升高等各种特异变化，萎缩继续发展，即肌组织不停地分解、吸收乃至消失。而失用性萎缩无此现象，肌纤维虽有减少，但不会消失，一般认为这与神经末梢分泌微量的激素样物质营养肌肉有关。为维持正常肌肉，其必要的肌活动是其最大限度的20%~30%的肌收缩，而正好相当日常生活中所需的肌收缩力。

对于失用性肌萎缩的康复防治上，首先是预防运动器官障碍。已经发生肌萎缩时，应强化随意性收缩活动，去除产生失用性萎缩的原因。了解失用性肌萎缩和失神经性萎缩的区别，可试用电刺激方法促进萎缩恢复及防止萎缩的恶化。

（二）关节挛缩

在关节的活动度限制上，一般被分为挛缩和强直。由于皮肤、肌肉、神经等构成关节体外部的软组织的变化，而引起的运动障碍，叫做挛缩。由于关节端、关节软骨、关节囊、韧带等构成关节体本身变化，而引起的运动障碍，叫做强直。痉挛性偏瘫中，一个极重要的且频发的并发症即肩关节挛缩。有人将其分类为肩胛上臂关节囊炎、肩胛关节周围炎、肩半脱位（亚脱臼）、肩手的综合征。肩胛上臂关节囊炎发生时，根据穿刺出来的渗出液便可证明，且疼痛明显，炎症消退后，多数有关节囊的粘连，广泛地出现肩关节的挛缩。肩胛关节周围炎发生时，关节的活动度受限。多数人同时发生从肩到上肢的肩手综合征。

组织学方面的研究较多，就其共性而言，首先对关节固定后，局部的循环障碍导致软组织的细胞浸润，纤维析出，结缔组织增殖，引起关节腔的狭小，关节软骨的变性坏死。关节腔内的纤维愈合，向骨性强直发展起来。

治疗方法主要是关节活动度的维持及增大的训练，为了预防康复治疗中意外事故的发生，应遵照以下原则或方法：

1. 关节活动度维持性训练　每日 3 次，每次要进行全方位的活动度训练。因肌力低下或疼痛自身无法训练时，可施助力运动。关节有炎症者在训练时，要防止疼痛产生，不适当地或过度的运动都是有害的。

2. 关节活动度增大性训练　对挛缩肌肉牵拉时，要稍稍超越疼痛的范围，并短时间维持该肢位。在骨萎缩、麻痹的某些场合，特别要注意避免因训练造成的组织损伤。关节运动时，要注意上下固定好，按着正确的方法进行，切勿急剧粗暴用力进行活动度增大训练。如以关节活动度增大、减轻疼痛为目的的松动（mobilization）疗法也可以采用。

（三）骨质疏松症

实践证明机械性刺激可引起骨量（bone mass）的变化，而长期卧床、关节固定，弛缓性麻痹等都可因减少对骨的机械性刺激，导致失用性骨萎缩，又称为骨质疏松症。这时尿钙量增加，平衡呈负值。骨量的下降几乎和负钙平衡成正比例，由于骨量的减少，骨的物理性质也发生了改变。当骨被吸收及骨量减少超过 25% 时，X 线检查可见骨小梁数目减少、变细，间隙增宽，骨密度降低，即一般所谓的"失矿物质"、"脱钙"、"脱石灰化"。在骨吸收过程中，不仅有无机物质失去，同时有机物质也失去。骨质疏松也可伴随年老而出现，一般视为正常生理现象。骨的发育生长过程中，即有骨组织形成（成骨细胞作用）过程，也有骨组织吸收（破骨细胞作用）过程，实际是反复不停地吸收和重建。生长期骨的增加量超过吸收量，成人期两者大体相等，进入老年期时骨的吸收量又超过了增加量，而表现骨质疏松。如有前述因素的影响，则骨质改变更加明显。

在缺少肌肉反复收缩的情况下，供给骨髓内的氧浓度下降，从而刺激了破骨细胞，促进了分解骨组织的溶酶体酶的分泌。Jee 和 Arnold（1959）实验发现：骨皮质血管减少时，出现血流量减少，骨形成和骨吸收速度（动态平衡）没有变慢，与其相反，而是骨被改建，也就是说，因为骨组织乏氧，成骨细胞的成骨能力没低下，而是破骨细脑的溶骨能力提高了。

失用性骨萎缩的康复：

1. 适当的运动　制定科学的运动处方。由于压电效应电流的变化可影响成骨细胞及破骨细胞的功能，在康复措施中，把能够产生出这种电刺激效果的机械因素作为重点来掌握。如为了产生出强度较大的电流量，应给予快速负重，急速的负重方法比缓慢地负重更有利于骨的形成。沿着骨轴的方向给予周期性压力、对治疗和预防骨质疏松很重要。骨承受肌肉和重力负荷，其负重能力与骨的横截面积承受的力有关。如果已出现骨萎缩，负荷过大就会引起骨折，产生疼痛，即使轻微的骨折也会出现疼痛，造成功能障碍。所以在康复训练中，主动运动、抗阻运动等负荷增大时，必须注意受力情况，防止发生骨折。

2. 脉冲电刺激　近年研究报告：脉冲电磁场（PEMFS）可能通过作用于破骨细胞、成骨细胞、软骨内成骨、骨局部调节因子、基因表达及骨代谢，实现防治失用性骨质疏松的目的。

3. 药物　适当补充含有维生素 D 的钙制剂，口服中药仙灵骨葆胶囊加钙剂治疗等。

（四）体位性低血压

长期卧床的重度脑卒中患者常常合并体位性低血压症，只要坐起或站立，则出现头晕，血压下降等循环器官症状，甚至引起意识障碍，无法实施康复训练。

1. 起立时的循环调节机制　正常人从卧位到坐位或立体的体位变换时，循环系统应按下列生理变化过程进行：

（1）从心脏以下的血管网扩张。

（2）返回右心房的静脉血流减少。

（3）心搏出量减少。

（4）总末梢阻力减少。

（5）动脉血压下降。

（6）脑血流量减少。

对于健康人来说，由于调节机制的健全，一般收缩压的下降达不到20mmHg 以上，舒张期血压的变动也不大。最重要的是脑血流量保持恒定。一旦发生问题，就要引起体位性低血压症状。其发生机制是由于生理解剖学因素的调节机制的缺陷，会出现程度不一的以循环为主症的体位性低血压症状。这类因素最重要的表现是血管收缩的敏感性。起立时，末梢血管系统，尤其当静脉系统的反射机构发生障碍时，因重力作用导致下半身的血液潴留，即静脉血管网的扩张引起血液潴留。这样直接造成循环血量的减少，心排出量下降，收缩期血压下降，进一步引起脑血流量以及冠状血流量的减少。

对此，为维持心排出量的心脏搏动数增加，借助血管压力感受器引起反射性地小动脉收缩，使流入下半身的血液再返回右心房。但由于调节功能不能充分发挥，遂产生低血压症状。只要维持了脑循环血流量，就能避免发生症状，但是血压的下降程度与自觉症状并非有平行关系。

近年来，在儿茶酚胺、钠、钾、醛固酮、类固醇和游离脂肪酸等方面的研究较多。其中与儿茶酚胺相关的研究，如神经末梢处去甲肾上腺素分泌不足和游离脂肪酸（NEFA）、多巴胺 β 羟基化酶（DBH）活性等。有人测定了体位性低血压患者尿中的肾上腺素排泄量，24 小时测定开始变少，起立时也未发现尿中其含量增加。其他报告在立位时，多数未见血或尿中儿茶酚胺增加，考虑其与交感神经末梢分泌去甲肾上腺素的功能障碍有关。

2. 诊断　仅凭最初的一般问诊作出医学诊断，是不全面的。体位性低血压的确定及分类，它的病变程度，多半要靠起立试验和心电图起立试验。

Schellong（1954）把体位性低血压分成两种类型：

（1）低张力型：无反射性动脉收缩障碍，由于静脉收缩欠佳，静脉瓣功能低下，引起心脏以外静脉血流潴留。一般舒张期血压和心率无变化，偶尔可增加。主要特征：收缩期的血压、脉压及心搏量均减少。

（2）动力型：是因代偿性动脉收缩能力低下而引起的。收缩期和舒张期血压均下降，心率几乎不增加，偶尔减少。

Schellong 体位试验检查如下：

主要在卧位和起立位时进行测定血压和心搏动数。首先，测定安静卧床时血压和心搏数，然后让其起立，每隔 1 分钟测定一次，共测 10 分钟。10 分钟后，再让其回到卧位，进行同样的血压及心搏动数测定。

由此可进行上述分类为 hypotone 型和 hydrodyname 型。收缩期血压下降 16.19mmHg 为界限值，下降 20mmHg 以上的为病态改变，判断为阳性。此时血压下降的程度根据障碍的程度显示了多样性。如，起立后开始明显地血压下降，或者起立初期有稍微下降，经过一段时间变得愈加明显，再者在全部过程中一直表现为明显血压下降。

心电图的起立试验也被广泛采用，主要在进行 Schellong 试验时，进行心电图分析。

在康复治疗中，尤其在起立训练场合，经常发生体位性低血压。特别是瘫痪和循环系统存在障碍，长期被迫卧床者和偏瘫、截瘫者多半合并有体位性低血压症。如果最初注意到该症状的康复措施，那么，出现的问题可能会少些。另外，如发作时，迅速将头部放低，一旦卧位就可迅速恢复原状。这种教育也是必要的。

3. 康复治疗

（1）运动疗法：必须从急性期就进行有计划的治疗。尽可能早期开始体位变换，用半卧位床靠背椅等进行坐位训练，用电动起立床逐渐增加体位角度，来获得适应性训练，最终实现由卧位到站立的目的。

结合上述渐进性起立训练，以残存功能的强化、全身调整训练等为目标的运动疗法，对血液循环的改善，静脉的恢复有重要的作用，在这点上，不仅主动运动，即便是偏瘫的被动运动也是颇有效果的。

（2）物理机械方法：根据实际需要，为防止腹部、下肢血液潴留，可在身体外部使用辅助用具，一般常用腹带和有弹性的长筒袜等。

（3）药物疗法：主要使用升压药、激素、自主神经调节剂、β 受体阻断剂等药物。除了颈髓损伤，上述药物一般都有效果。

三、肩手综合征

肩手综合征在偏瘫并发症中，常表现疼痛和挛缩变形，其成为妨碍康复实施的重要因素。该症可与许多疾病伴发，而且都表现着一定的临床症状和经过。从发生机制看，一般认为其属于反射性营养障碍的综合征，它同自主神经功能状态有关。约 50% ~ 70% 的患肢经常出现水肿，水肿的原因有肌运动减少造成淋巴循环障碍，大脑对末梢循环反射性控制障碍、毛细血管通透性变化、血管壁弹力低下等。另外，一时性水肿，几乎出现在大多数病例中。

（一）临床表现

脑卒中的肩手综合征不同于一般性的肩痛性运动障碍，主要考虑为异常血管神经反射引起，临床上易误诊为肩周炎、颈椎病、风湿性关节炎等。由于发病机制不同，治疗和预后都不同，必须首先明确诊断。依据 Brunnstrom 运动功能检查法，上下肢在Ⅲ级以下的重症脑卒中瘫痪患者多合并肩手综合征；与下肢相比，上肢恢复不良者易合并本症。

肩手综合征诊断标准按 3 期进行。

第一期：肩痛限制运动及特发性手肿胀。皮肤温度略高，有末梢循环障碍，有时显苍白色。

第二期：肩和手的自发痛及手的肿胀消失，出现皮肤萎缩，小指肌萎缩，有时手掌肌膜肥厚，指关节活动受限。缺少恰当的治疗可进入第 3 期。

第三期：手的皮肤和肌肉明显萎缩，手指完全挛缩。X 线上可见广泛的骨质疏松表现。

脑卒中患者伴发本症约有 5% ～ 27%，性别上差异不大。一般在 40 ～ 50 岁以上有增高趋势。偏瘫患者主要在患侧上肢出现。

（二）肩手综合征的机制

Steinbrocker（1947）把反射性营养障碍作为肩手综合征的机制提出来，引起人们关注，其理论建立在中介神经元构成的多数链和闭链两条传导通路的假定基础之上。

1. 从后根来的传入感觉冲动进入脊髓中间池，如果末梢的刺激状态在某种程度上继续存在，冲动就会在闭链中循环起来，成为反复强化自身的异常持续状态。

2. 上述冲动使通过前角和侧角的传出性交感神经活动性增强，结果使末梢损害部位的本来不良的刺激状态进一步恶化，反射性地引起恶性循环。

（三）治疗

主要是控制疼痛和预防继发性的关节挛缩和肌挛缩。由于疼痛，可能有的患者拒绝康复训练。虽然有些轻症病例可以自然治愈，但早期开始康复治疗，多可获得较好的临床效果。

1. 物理疗法　为了改善早期患肢循环，对肩和手并施温热疗法有一定效果，为了预防制动和关节僵直，可做轻柔的关节活动度训练和按摩，有利于肩关节活动度的作业课题也可选用。

2. 肢位处理　注意平时的良性肢位的保持。护理中对患肢尽量给予保护性处置，如应尽量减少在患肢注射，搬动患者时不要用力拉动患肢，另外还要给予必要的心理支持。为减轻症状，可使用吊带或在轮椅上安放小桌托着上肢，还可用低温热塑板支具来维持手的良性肢位。

3. 压力消肿　手有肿胀时，术者可用自己的双手，从患侧远端交替挤压皮肤，并向心性地往肩部移动。也可用气压泵式支具来减轻水肿。

4. 药物　肿胀疼痛和局部炎症表现相似，投用非甾体类药物和地塞米松均有一定效果。对于合并糖尿病或潜在性末梢神经障碍的患者应使用维生素 B_1 和维生素 B_{12} 等药物。

5. 交感神经阻滞方法　其机制主要是对交感神经反复阻滞，阻断了恶性循环通路，也有人认为是使交感神经过剩的冲动输出造成的血管挛缩出现缓解或消失，血流量增大，末梢部位淤积的疼痛物质被清除。

6. 手术　切除感觉神经或其神经根、交感神经节以及神经干，可改善末梢血流的异常现象，出现血管扩张和血流量增加。除此之外亦可使用血管扩张剂，但效果有时不理想。

四、肢体水肿

脑卒中患者经常发生上下肢水肿、疼痛，使康复训练受到影响。

（一）脑卒中肢体水肿原因

1. 体位变化压迫引起损伤　如长期卧床、卡压综合征等。

2. 血管肌肉的泵活动下降　由于运动不足，肌肉泵活动下降，导致肢体循环减慢，静脉压增多、渗出、水肿。

3. 交感神经营养障碍。

4. 患肢内血栓形成：与长期制动、动脉硬化、高脂血症等因素有关。

5. 心、肺、肝、肾等脏器功能衰竭。

（二）上肢水肿

1. 肩手综合征（见本节相关内容）。

2. 胸廓出口综合征（thoracic outlet syndrome）包括斜角肌综合征、颈肋综合征、肋锁压迫综合征、过外展综合征、锁骨下肌综合征、第一肋骨综合征等。尽管其致病机制不尽相同，但临床上所表现的症状却很类似，Peet 等在 1956 年将上述综合征统称为胸出口综合征。脑卒中后出现胸廓出口综合征主要因脑卒中后体位改变而引起，也可表现上肢水肿、疼痛，应同肩手综合征鉴别，针对病因治疗。

患者自述颈肩不适及手指刺痛，头部向侧屈、后仰，上肢肿胀等臂丛神经症状，或表现交感神经受压症状，患肢的血管功能舒张障碍，发绀或苍白、水肿无力。头旋转向健侧时，该肌受牵拉，疼痛加重，前斜角肌处加压试验呈阳性。由于脑卒中患者长期卧床，患侧肩部呈内旋位，头部前屈，颈髓过伸，导致神经，血管束在前斜角肌处受压。除了脑卒中体位改变因素外，也有的与斜角肌先天畸形、肥厚或外伤引起斜角肌痉挛等因素有关。

此症治疗主要是解除卡压因素，才能消肿止痛。通过运动疗法强化肩胛带肌力，防止肩胛带下垂；牵伸挛缩的肌肉等软组织，缓解神经，血管束压迫。治疗程序如下：

（1）调整卧床体位：枕头高度适宜，患肩部不能过度内旋，头不宜长时间屈曲；减少侧卧睡姿。提倡仰卧位，就寝时肩胛骨下置枕，保持肩胛骨内旋位等。

（2）休息：减少患肢活动，症状重者上肢可用吊带或三角巾暂时悬吊以缓解症状，不提重物。

（3）Britt 肩胛带肌力增强训练：包括深呼吸训练、前锯肌训练、背伸训练、斜方肌中部纤维训练、斜方肌下部纤维训练、耸肩．背伸训练等。

（4）理疗：超声波、中频疗法、温热敷法等。对前臂和手肿胀的患者可行温冷浴交替治疗，温浴约 40~42℃，冷浴在 15℃左右，交替治疗时，宜温浴始并温浴终。

（5）按摩：放松前斜角肌。

（6）药物：可选用塞米昔布、罗非昔布或尼美舒利等非甾体药物。

（7）局部注射疗法：用利多卡因、少量皮质激素做局部浸润或神经阻滞。

（8）手术：如前斜角肌切除术、第一肋骨切除术及锁骨切除术等。

（三）下肢深静脉血栓

下肢深静脉血栓又称为血栓性静脉炎，临床表现患肢肿胀，疼痛，局部体温升高，肢体皮肤红晕、发绀或苍白。超声波检查可发现下肢深部静脉血栓形成，血流速度改变，核素扫描、静脉造影可提示血管内腔狭窄改变。

其机制可能是血管内皮损伤，血流速度减慢或血液存在高凝倾向而引起。脑卒中患者长期卧床制动是导致上述机制恶化的最高危险因素。其他如高龄、高脂血症、心衰、肥胖等也是不可忽视的危险因素。

由于下肢深静脉血栓容易出现栓子脱落。导致肺栓塞，甚至心搏骤停。因此脑卒中后静脉血栓成为康复治疗中应密切关注的并发症。重点是做好康复预防。降低血栓发生几率。

（1）尽早实施肢体主动活动。

（2）功能性电刺激疗法：能引起中度血流速度增快，并且能提高纤维的溶酶的活性。

（3）卧床期利用气压循环加压装置，增加下肢血流速度和血流量，以减少血栓发生。

（4）卧床休息时，下肢抬高，平日可穿长筒袜。

（5）药物：试用小剂量肝素，尿激酶防止新血栓形成，但要注意预防出血并发症。

（6）手术治疗：早期对髋骨静脉手术取出新鲜血栓。

（四）其他疾病引起双下肢水肿

脑卒中患者出现双下肢水肿多见于充血性心力衰竭、肾衰竭、糖尿病相关的小血管疾病、淋巴循环障碍等因素有关。应查明原因，进行病因治疗，消除水肿。

五、肩关节半脱位

肩下垂明显者如不处置，易导致肩关节炎疼痛等。在弛缓性瘫痪时，可用三角巾或吊带包扎固定，每日用手掌轻叩三角肌、冈上肌处，提高其张力。还可令患者用健侧手协助上举患侧上肢。另外，如果长时间固定于内收内旋位置，容易引起肩关节强直，所以要定时松解固定，进行肩关节周围肌的促通练习。

六、吞咽障碍

吞咽困难（dysphagia）是一种临床症状，表现为食物从口腔输送到胃的过程发生障碍。脑卒中的急性期，吞咽困难发生率很高，约占40%～50%，随着疾病的自然恢复，多数患者的吞咽功能可逐渐恢复，但约有10%的患者，吞咽困难不能自行缓解，需要进行专门的康复治疗。

神经性吞咽困难就餐时，入食呛、咳嗽、咳吐（在吞咽之前、中、后，残留食物被吸入气管）；咽食后声音改变、有呼噜声音；咽食困难、口中有食物残渣；淌唾液；胃灼热、反酸；吃饭费时间；食欲差、疲倦、体重减轻、消瘦。

（一）吞咽困难的检查

询问病史，了解患者吞咽时发生呛咳或噎塞的频度、加重或缓解的因素、伴随症状，是否反复发作呼吸道感染等。检查患者的意识状态、是否气管切开、营养状况、言语功能、体重等。可根据 Leopold 分期，把摄食－吞咽过程分为认知期、准备期、口腔期、咽期和食管期 5 阶段，依次进行摄食－吞咽的临床检查。

1. 认知期障碍　常见于病变累及两侧大脑的假性延髓麻痹或非优势半球额叶损伤的患者。观察其摄食表现，评价患者的认知、注意力、情感控制等能力。严重的高级脑功能障碍，会制约康复训练的效果。

2. 准备期障碍　表现为口唇闭锁不全、流涎、食物容易从口中漏出；口腔内感觉障碍、咬肌与舌肌运动障碍；检查牙齿有无缺损、义齿是否适合等。

3. 口腔期障碍　由于舌肌僵缩、协调运动障碍，食团形成及输送困难，口腔期时间延长；吞咽后口腔内有食物残留；构音及发声障碍等。

4. 咽期障碍　该期的主要障碍是误咽或吸入，口腔控制能力低下、吞咽反射延迟或消失的患者，容易发生吞咽前吸入（aspiration before the swallowing）；喉头闭锁不全的患者，容易发生吞咽中吸入（aspiration during the swallowing）；喉头举上不全、咽蠕动低下、环咽括约肌不能适时松弛的患者，则常常发生吞咽后吸入（aspiration after the swallowing）。咽期障碍的临床评价，应注意检查Ⅴ、Ⅶ、Ⅸ、Ⅹ、Ⅻ对脑神经及吞咽反射、腭反射等。观察吞咽时有无食物经鼻反流（鼻咽腔闭锁障碍）及呛咳发生。一些高龄患者，由于感觉迟钝、支气管纤毛运动能力降低，吞咽中即使发生吸入，亦可能无呛咳发生，表现为隐性吸入（silent aspiration），引起吸入性肺炎，临床检查时应特别注意。另外，吞咽发生后，滞留在咽壁、会厌谷和梨状隐窝的食物残渣，可随时发生吸入，称为延迟吸入（delayed aspiration）。发声呈湿性嘶哑，系食物或液体侵入喉头前庭所致，提示患者潜在吸入的危险。

5. 食管期障碍　由于食管平滑肌蠕动障碍或痉挛，食物沿食管向下输送困难，可引起胸部堵塞感；由于环咽括约肌、食管或胃括约肌弛缓，咽下的食物会发生反流，导致误咽。

（二）吞咽功能评价

1. 反复唾液吞咽测试（repetitive saliva swallowing test，PSST）　决定吞咽功能的要素是吞咽反射的引发和吞咽运动的协调性，其中吞咽反射的引发，可凭借喉部的运动进行判断。才藤荣一（1996）提出反复唾液吞咽测试，它是一种观察引发随意性吞咽反射功能的简易评价方法。具体操作步骤如下：

（1）被检查者取坐位，卧床患者，宜取放松体位。

（2）检查者将示指横置于被检查者甲状软骨与舌骨间，嘱其做吞咽动作。当确认喉头随吞咽动作上举、越过示指后复位，即判定完成一次吞咽反射。当被检查者因口干难以吞咽时，可在其舌面上注入约1ml水，再行吞咽。

（3）嘱被检查者尽力反复吞咽，并记录完成吞咽次数。高龄者在30秒内能完成3次吞咽即可。对于有吞咽困难的患者，即使第1次吞咽动作能够顺利完成，但接下来的吞咽动作会变得困难，或者舌骨、喉头尚未充分向前上方移动就已下降。

2. 饮水试验　洼田俊夫等（1982）提出的灵敏度较高的吞咽功能检查方法，具体操作如下：

（1）测试过程：患者取坐位、颈部放松。用水杯盛温水30ml，让患者如平常一样喝下，注意观察患者饮水经过，并记录时间。饮水经过可分为五种情况：

1）一次喝完，无呛咳（根据计时又分为：①5秒钟之内喝完。②5秒钟以上喝完）。

2）两次以上喝完，无呛咳。

3）一次喝完，有呛咳。

4）两次以上喝完，有呛咳。

5）呛咳多次发生，不能将水喝完。

（2）吞咽功能判断：正常：1）①；可疑：1）②、2）；异常：3）、4）、5）。

3. 其他评定方法　吞咽造影录像检查（Video fluorography，VF）、吞咽视频内镜检查、超声波检查、表面肌电图检查均可以直观咽部肌运动状况。

（三）康复治疗

1. 间接训练　训练目的：从预防失用性功能低下、改善吞咽相关器官的运动及协调动作入手，为经口腔摄取营养做必要的功能性准备。

由于间接训练不使用食物，安全性好，因此适用于从轻度到重度的各类吞咽困难患者。间接训练一般先于直接训练进行，直接训练开始后仍可并用间接训练。常用的间接训练方法有：

（1）口唇闭锁练习：口唇运动训练可以改善食物或水从口中漏出。让患者面对镜子独立进行紧闭口唇的练习。对无法主动闭锁口唇的患者，可予以辅助。当患者可以主动闭拢口唇后，可让患者口内衔以系线的大纽扣，治疗师牵拉系线，患者紧闭口唇进行对抗，尽量不使纽扣脱出。其他练习包括口唇突出与旁拉、嘴角上翘（作微笑状）、抗阻鼓腮等。

（2）下颌运动训练：可促进咀嚼功能，做尽量张口，然后松弛及下颌向两侧运动练习。对张口困难患者，可对痉挛肌肉进行冷刺激或轻柔按摩，使咬肌放松；通过主动、被动运动让患者体会开合下颌的感觉。为强化咬肌肌力，可让患者做以臼齿咬紧压舌板的练习。

（3）舌的运动训练：可以促进对食丸的控制及向咽部输送的能力。可让患者向前及两侧尽力伸舌，伸舌不充分时，可用纱布裹住舌尖轻轻牵拉，然后让患者用力缩舌，促进舌的前后运动；通过以舌尖舔吮口唇周围，练习舌的灵活性；用压舌板抵抗舌根部，练习舌根抬高等。

（4）冷刺激（ice - massage）：冷刺激能有效地强化吞咽反射，反复训练，并可易于诱发吞咽反射且吞咽有力。将冰冻棉棒蘸少许水，轻轻刺激软腭、腭弓、舌根及咽后壁，然后嘱患者做吞咽动作。如出现呕吐反射即应终止刺激；如患者流涎过多，可对患侧颈部唾液腺行冷刺激，3 次/日，10 分钟/次，至皮肤稍发红。

（5）构音训练：吞咽困难患者常伴有构音障碍，通过构音训练可以改善吞咽有关器官的功能。

（6）声带内收训练：通过声带内收训练，改善声带闭锁功能，有助于预防食物进入气管。

（7）咳嗽训练：吞咽困难患者由于肌力和体力下降、声带麻痹，咳嗽会变得无力。强化咳嗽有利于排出吸入或误咽的食物，促进喉部闭锁。

（8）促进吞咽反射训练：用手指上下摩擦甲状软骨至下颌下方的皮肤，可引起下颌的上下运动和舌部的前后运动，继而引发吞咽。此方法可用于口中含有食物却不能产生吞咽运动的患者。

2. 直接训练　直接训练的适应证是：患者意识状态清醒、全身状态稳定、能产生吞咽反射、少量吸入或误咽能通过随意咳嗽咳出。

（1）体位：由于口腔期及咽期同时存在功能障碍的患者较多，因此开始训练时，应选择既有代偿作用且又安全的体位。开始可先尝试30°仰卧、颈部前倾的体位。该体位可利用重力使食物易于摄入和吞咽；颈部前倾可使颈前肌群放松，有利于吞咽。偏瘫患者应将患侧肩背部垫高，护理者于健侧喂食。

（2）食物的选择：一般容易吞咽的食物具有下述特征：①柔软、密度及性状均一。②有适当的黏性、不易松散。③易于咀嚼，通过咽及食管时容易变形。④不易在黏膜上滞留等。应根据患者的具体情况及饮食习惯进行选择，兼顾食物的色、香、味等。

（3）一口量：即最适于患者吞咽的每次喂食量。一口量过多，食物易从口中漏出或引起咽部滞留，增加误咽的危险；一口量过少，则难以触发吞咽反射。应从小量（1~4ml）开始，逐步增加，掌握合适的一口量。

（4）调整进食速度：指导患者以较常人缓慢的速度进行摄食、咀嚼和吞咽。一般每餐进食的时间控制在45 分钟左右为宜。

（5）咽部滞留食物的去除法：可训练患者通过以下方法去除滞留在咽部的食物残渣。①空吞咽：每次吞咽食物后，再反复做几次空吞咽，使食丸全部咽下，然后再进食。②交互吞咽：让患者交替吞咽固体食物和流食，或每次吞咽后饮少许水（1~2ml），这样既有利于激发吞咽反射，又能达到去除咽部滞留食物的目的。③点头样吞咽：颈部后仰时会厌谷变窄，可挤出滞留食物，随后低头并做吞咽动作，反复数次，可清除并咽下滞留的食物。④侧方吞咽：梨状隐窝是另一处吞咽后容易滞留食物的部位，通过颈部指向左、右侧的点头样吞咽动作，可去除并咽下滞留于两侧梨状隐窝的食物。

3. 物理因子治疗

（1）电刺激治疗：如低频电吞咽治疗仪，通过颈部电极，输出电流，对喉返神经、舌下神经、舌咽神经等与吞咽、言语功能相关的神经进行刺激，强化吞咽肌群和构音肌群的运动功能。当患者主动吞咽时，还可接受同步电刺激，帮助完成吞咽活动。

（2）肌电生物反馈治疗：可增强与吞咽相关肌肉的肌力，促进吞咽动作的协调性，达到改善吞咽功能的目的。

4. 针灸治疗　常用穴位有风池、翳风、廉泉、人迎、合谷、内关、金津、玉液等。

5. 替代进食

（1）鼻饲法：经鼻插入胃管摄食，方法简单，但会使口腔、咽喉部分泌物增加，并妨碍吞咽活动，不宜长时间使用。

（2）间歇性口腔.食管插管摄食：仅摄食时插管，痛苦小，且可避免留置插管对患者造成的不良心理影响。便于保持鼻腔、口腔和咽部的卫生。因为食物经食管摄入，符合生理规律，有促进改善吞咽功能的效果。

6. 手术治疗　经康复治疗3个月以上，吞咽功能无改善的患者，应转耳鼻喉科或外科进行会诊，必要时手术治疗。如环状咽肌切断术、喉上抬术、咽瓣成形术、胃造瘘。

（四）误咽和窒息的处理

由于正常吞咽时的气道保护机制发生了障碍，食物误入气管。呛不等于误咽（silent aspiration），它是误咽的信号，因气道感觉障碍差异，即使有误咽，不一定有呛的表现。如不明显的误咽，本人不注意继续吃东西，误咽量增加结果引起肺炎。通常误咽引起咳反射，喉头感觉低下时，经常发生呛咳误咽。误咽时，保存冷静，目视下方，令患者弯腰，快速叩其背部催吐。如果发生窒息，立即用吸引器吸引或用手指抠出。

七、Pusher 综合征

Pusher 综合征是一种脑卒中后较为严重的体位控制障碍。由 Davies（1985）首先描述并提出，在国内被译为"倾斜综合征"、"中线偏移征"或者"身体不成直线"等，也有人将其归为"躯体平衡障碍"。Pusher 综合征患者在任何体位都强烈地由非瘫痪侧向瘫痪侧推离，并抵抗使体重向身体中线或过中线向非瘫痪侧移的被动校正。Pusher 综合征是康复训练中的重症，其病变机制较为复杂，如用常规的康复训练方法往往难以奏效，康复治疗难度较大。研究显示，在脑卒中所有可能的运动感觉后遗症中，对脑卒中后患者日常生活独立和步行影响最大的就是体位控制的障碍，因此可以认为体位的控制也是实现生活自理的最佳"预报器"。日本（1996）统计其发生率是25%，哥本哈根脑卒中研究（1996）报道其发生率5%~10%，国内刘世文等（1998）统计发生率为17%~23%。

（一）发病机制及病变定位

Davies 认为 Pusher 综合征与顶叶受损后严重的对侧空间忽略有关，并预示 Pusher 综合征趋向于起因右侧大脑病变，而且该病症严重度可以变化。

Kamath HO 等人研究认为：人体内存在有与垂直重心有关的主观姿势垂直和主观视觉垂直两条通路。患有 Pusher 综合征的患者，当其向非偏瘫侧倾斜18°时，患者认为身体方向是垂直的，而其主观视觉垂直没有受到损伤。所以，人体内这两条通路是分离的。主观姿势垂直通路决定了人体对姿势的控制。由于脑卒中损伤了这一与姿势垂直相关的通路而出现了向瘫痪侧倾斜的 Pusher 综合征，即使主观视觉垂直（SVV）的感知不受干扰，直立状态仍然可能受到影响。即：当患者感觉自己的身体是端正的时候，正是从脑病变同侧（脑损伤侧）的推离（调整），导致身体向脑损伤对侧倾倒，实际上他们的身体向脑损伤侧倾斜了大约20°角（偏离中心线约18°）。另外，有研究发现23例严重对侧倾斜患者脑梗死 MRI 投影的重叠区以丘脑后外侧区域（是从脑干到前庭皮质的前庭途径的"中继结构"）为主。提示了这一区域的神经表达紊乱涉及对侧倾斜的问题，而病因学、血管分布及病变范围和其紊乱有密切的关系。目前其病变机制仍不清楚，有待深入研究。

（二）临床表现

左侧偏瘫患者的 Pusher 综合征的发生率比右侧偏瘫的略高。以左侧偏瘫患者为例，其临床表现形式如下：

1. 头转向右侧，同时向右侧移，即从右肩到颈的距离明显缩短。偏瘫数月后，颈部可能僵硬到几乎不能活动。

2. 患者从其左侧接受刺激的能力降低，如视觉、触觉、运动觉及听觉刺激的接受能力均明显降低，多伴有单侧空间忽略。

3. 躺在床上，患者用健手把住床边，担心掉下来。

4. 坐位时，左臀部负重，左侧躯干明显缩短。坐在轮椅上，身体靠向轮椅左侧坐。试图把重心向右转移会遇到阻力。床椅转移困难，把患者转移到放在其健侧的椅子上尤其困难，其右手和右腿有力地向运动的反方向（左侧）推。

5. 站立时，身体重心偏向左侧，姿势歪斜，甚至治疗师都难以保持患者直立。

6. 行走时，重心不易向右侧转移，左腿屈肌占优势，伸肌支持不充分，健腿迈步困难，一般日常生活活动都相当困难。

Pusher 综合征多在早期出现，在6周内缓解，也有少数的 Pusher 综合征患者症状可持续3~10个月。Pusher 患者和非 Pusher 患者两者的运动功能恢复，在超过3个月周期的研究报告都提示有显著改善。

多数 Pusher 综合征都伴有单侧空间忽略（约88.2%）、失认、失用（约41.2%）等高级神经认知功能障碍的问题。经严格实验提示 Pusher 综合征与单侧忽略症可能为两种独立存在的现象，只不过是有时交叉出现。

（三）康复治疗

由于 Pusher 综合征在一部分偏瘫患者中存在，其表现为姿势不平衡、向瘫痪侧倾倒、站位时瘫痪侧下肢的屈曲模式等特殊的征象以及伴发的单侧空间忽略、疾病失认等神经心理学症状，在治疗中需结合其特殊性，进行针对性的治疗，其最后各种能力的恢复与无 Pusher

综合征的偏瘫患者基本相同。但是由于存在有特殊征象与症状需要纠正,所以其康复治疗需要较长的时间,应早期进行。

1. 重心转移训练　由于重心偏向瘫痪侧,早期要训练重心移到非瘫痪侧,后期再训练其将重心向瘫痪侧移,纠正重心的不正常偏移。这里,对于躯干肌的协调性训练十分重要。

2. 伸肌张力强化　在训练站位中,一般瘫痪侧下肢屈肌占优势,患者难以维持站立,要强化训练其伸肌张力,必要时使用站立床、膝夹板、石膏或弹力绷带支持。

3. 平衡训练　双重作业任务的平衡训练和设计复杂的感知情况,以促进恢复日常生活中需要的多样的充分自动性和适应性的平衡技能的训练。当平衡恢复减慢时,如使用扶杖,在无干扰站立的时候可能改善双下肢负重和体位的稳定性。在我们临床的体会,仰卧位的倾斜姿势先消失,然后是坐位,最后是站位。尤其是站位平衡的训练需要较长的时间。

4. 神经心理学症状的治疗　对于伴有的神经心理学症状的,应用半侧空间遮盖眼镜纠正单侧空间忽略,不断地让患者集中注意其忽略的瘫痪侧肢体及应用口令、暗示及提醒的方法纠正其疾病失认。运用口头回忆法进行 ADL 能力的训练。随着神经心理学症状的改善,患者的倾斜症状也能够得到基本纠正。

八、异位性骨化

异位性骨化(ectopic ossification)又称为骨化性肌炎(myositis ossificans),是脑卒中的并发症之一,因其疼痛多数会妨碍康复治疗的进程。由于其发生机制有许多不明点,有时预防和治疗较难。Hoften 等报告小儿脑外伤的异位性骨化发生率约 5%;Mharton 等脑卒中调查有 0.5% 发生异位骨化,而日本西崛等报告为 20%。

(一)发病原因

本病为进行性骨质结构在肌肉结缔组织内沉积所引起的肌肉硬化的一种疾病。异位骨化不是脑卒中特有的并发症,病因不清。有学者报道产生骨化有四个因素:①刺激因素:其中挫伤占 60% ~ 70%,可导致血肿,这种损伤可很轻微,仅少量的骨骼肌或肌原纤维受损。②损伤信号:损伤组织或细胞分泌一种信号蛋白。③存在基因表达缺陷的间叶细胞,这些细胞接受适当的信号后可生成骨样或软骨样细胞。④存在连续发生骨化组织的环境,其中信号基因最为关键。

有人认为骨化性肌炎和异位骨化是两个不同的概念。骨化性肌炎是指肌肉组织由于损伤或者出血,导致组织机化,形成硬结和挛缩,应该有明确的局部损伤史,局部疼痛不一定很明显,但有一定程度的活动受限,骨化性肌炎未必在关节周围,而是比较集中在肌肉内。异位骨化的病因不很清楚,因此预防困难。目前比较强调避免损伤局部,但是有时没有任何损伤,也可以发生。目前一些书籍的定义不统一,骨科学常说的骨化性肌炎和神经科常说的异位骨化,两者描述的临床表现虽有差异,但是基本雷同。

(二)诊断

Kewaramam 等认为将异位性骨化发生分成阶段,对诊断有意义。Wharton 等(1970)将异位骨化的形成分为 3 个阶段(表 19 - 7),最终性诊断主要根据 X 线所见的骨化像。发生初期不显示骨化征象。但是局部红肿痛,ALP(碱性磷酸酯酶)和 CPK(肌酸磷酸激酶)值上升,骨质扫描测定局部值增高等改变均有临床意义。

表 19 - 7　Whartor 异位骨化 3 阶段分类法

阶段	临床及化验所见	X 线所见
Ⅰ 急性期	肿胀，皮肤红斑，局部发热，运动限制，血沉加快，血清 ALP 及 CPK 升高	初期 X 线正常，软组织上斑点分布、形成稀疏的骨小梁（无新生骨），骨扫描密度增加
Ⅱ 亚急性期	多见持续性局部发热，皮肤红斑，肿胀消退。运动进一步受限，可触及不规则肿块，血沉值常常升高。血液 AIP 和 CPK 不上升或正常	斑点状的新生骨区域略减少，进一步出现有骨小梁性的新生骨。骨扫描值升高
Ⅲ 慢性期	局部发热、红斑，肿胀多消失。运动进一步受限。可触及骨块。化验值多正常	在成熟的骨上，点状物消失。定期 X 线检查骨也无变化。骨密度定期检查相对减少

　　X 线确诊报告的发现时间多在 1 ~ 6 个月内。早期或更长时间后也有发现。一般为临床上在 X 线确认之前，发生局部肿胀、肿痛，要追究其产生的缘由。

　　脑卒中的易发部位为瘫痪肢体，下肢见髋、膝关节处，上肢多在肘和肩部大关节处。手足小关节处很少发生。

（三）异位性骨化治疗

　　1. 预防为主 Finkle 认为早期合理治疗可以减少异位性骨化的发生，早期康复治疗具有预防效果。但是过度的 ROM 训练可以导致肌肉内小出血，形成骨化，因此施行保护十分重要。体位变换时，瘫痪肢体的处理要十分谨慎主要用在预防。在预防和治疗方面，首先应加强对容易发生异位骨化的创伤患者护理，切忌对关节进行粗暴被动运动与锻炼活动。一旦怀疑有异位骨化则不能进行被动活动，即让患者的关节主动活动限制在无痛的幅度范围内。

　　2. 药物　1 - disphonate 有一定效果。

　　3. 物理因子疗法　按照病变不同阶段采用各种疗法。

　　4. 中西医结合的分期治疗。

　　急性期（反应期）：局部软组织出现肿块，有时发热伴有局部疼痛，关节活动受限，X 线摄片示软组织内有不规则棉絮状模糊或关节周围云雾状的钙化阴影。以肘关节骨化性肌炎为例，在前臂伸屈肌、肱二头肌及肱三头肌近肘关节处采用轻柔适中的抚摸揉推弹拨等手法，以松解剥离肌腱腱膜及肌肉的粘连，其后术者一手持患肢腕部，一手持肘关节上中部，轻微持续牵引，再持患肢腕部轻柔地作肘关节无痛下的内收、外展和前后屈伸方向的抖动及环转手法。切忌手法粗暴及对局部肿块和关节囊行按摩刺激，更忌对肘关节用力拔伸牵引、硬性内翻、外翻及前后屈伸。手法治疗期间同时配合局部中药熏洗并指导患者行无痛或稍痛下肘关节主动活动功能锻炼。

　　中期（活跃期）：发热、局部皮温高、压痛、质硬肿块，局部肿块因逐渐骨化较前增大明显，肌肉僵硬萎缩，关节疼痛不明显；关节功能活动障碍；X 线摄片示肿物周围花边状新骨大量生成，界限清楚，经过一段时间后，肿物停止发展并有所缩小，而形成较为致密的骨化性团块。可给予患肢依照早期手法按摩，然后，术者一手持患肢肘关节近端，一手持患肢前臂中部，柔和稍用力逐渐被动屈伸肘关节。常常可听到骨化性肌炎断裂声及粘连撕裂声，此时肘关节的被动活动可达到基本正常范围。如遇骨性阻挡，切忌强行被动屈伸，以免再次发生骨折。应待骨化组织逐渐成熟及局限后，行手术治疗。手法治疗后，局部中药熏洗治疗，并指导患者在疼痛可耐受情况下，行肘关节以主动活动为主，被动活动为辅的功能锻炼。

晚期（骨化期）：局部无疼痛、肌肉僵硬萎缩严重、关节强直在某一体位或仅有轻微的活动度；X 线摄片示，出现壳状骨性软骨，骨化范围局限，骨化明显致密。行手术切除骨化组织及关节松解术，如肘外侧切口，在肱骨外髁嵴部分别向肘前及肘后剥离，显露骨化组织后将其切除并彻底松解粘连组织，闭合切口前应松止血带仔细止血，放置负压引流。术后经 3 周制动，进行关节主动活动以免再发生粘连，待刀口愈合拆线后，行中药熏洗治疗。异位性骨化有再发的可能。

中药熏洗方剂：

方药：土鳖虫、泽兰、木香、王不留行、海桐皮、土茯苓、鸡血藤、三棱、莪术各 30g、生川乌、生草乌、木瓜各 20g、穿山甲 15g 放入专用盆中、加醋 2000ml 浸泡 30 分钟，再加水 2500ml 煎，离火去渣。将患部放于药液之上，外盖布罩。先以热气熏蒸，并用毛巾蘸药水热敷患处，待水温降至 50~60℃时，将患部浸入盆内作浸洗，边洗边轻揉。每次熏洗约 1 小时，每日 2 次，每剂洗 2 天，5 剂为 1 个疗程。

九、脑卒中后焦虑和抑郁

脑卒中发生后心理反应历经的阶段大体有震惊期、否认期、抑郁或焦虑期、对抗或依赖期、承受（适应）期。故认为焦虑和抑郁是脑卒中后的一种正常心理反应过程（图 28-6-1）。各阶段可持续几天、数周，甚至几个月；各阶段可全部表现，也有的仅出现几个阶段或交叉出现，表现也程度不一。因此康复治疗时，要根据患者心理变化规律特点，有针对性进行心理治疗，促使患者接受残存的功能障碍和重新获得满意的生活质量。

（一）脑卒中焦虑状态

1. 诊断　发作时，患者多自觉恐惧、紧张、忧虑、心悸、出冷汗、震颤及睡眠障碍等。无论是焦虑症或焦虑状态，临床多用抗焦虑药治疗。

（1）可疑诊断：焦虑自评量表（SAS）大于 41 分，提示可能存在焦虑。

（2）严重程度：按照汉密尔顿焦虑量表（HAMD）评定。总分 <7 分为无焦虑、>7 分可能有焦虑、>14 分为中度焦虑、>24 分为重度焦虑的标准，评定焦虑症状的严重程度。

2. 心理治疗　家庭成员、心理医师、临床医师、责任护士都应分别对患者进行心理暗示，正面激励患者。针对患者不同情况，尽量消除存在的顾虑，增强其战胜疾病的信心。

3. 药物治疗　抗焦虑药其安定作用较弱，对精神患者无效，但可稳定情绪减轻焦虑及紧张状态，并能改善睡眠；尚有肌肉松弛作用。本类药不引起锥体外系症状。但长期应用可产生习惯性，亦可成瘾，突然停药可产生戒断症状。

目前常用的安全有效的抗焦虑药有氟西汀（百忧解）、氯氮平、地西泮（安定）、艾司唑仑（舒乐安定）、硝西泮及甲丙氨酯（眠尔通，安宁）等。

（二）脑卒中后抑郁状态

脑卒中后抑郁状态（post-stroke depression，PSD）是脑卒中常见的并发症之一，为感觉"情绪低落"的忧伤或郁闷，是对丧失、失望或者失败所产生的一种正常或异常的负性情绪反应。其发生率占脑卒中患者的 30%~60%。它不仅可以使神经功能缺损恢复时间延长、生活质量下降，甚至可以使死亡率增加。由于临床医师重视不足，其漏诊率高达75%。早期诊断并给予PSD患者适当的抗抑郁治疗，是提高生存质量和医疗质量的有效途径。抑郁在最初3个月发病率为25%，对康复可能有明显的负面影响。

主半球前部包括额叶的外侧主要部分或左侧基底节病损可发生抑郁，认为与脑干蓝斑等处向左额叶和左丘脑投射NE和5-HT纤维受到损伤有关。

1. 诊断

（1）可疑诊断：抑郁自评量表（SDS）大于41分，提示可能存在抑郁。

（2）严重程度：汉密尔顿抑郁量表（HAMD）：总分<8分为无抑郁、≥8分为轻度抑郁、≥17分为中度抑郁、≥24分为重度抑郁的标准，评定PSD抑郁症状的严重程度。

2. 心理治疗　在积极治疗原发病、康复和处理危险因素外，家庭成员、心理医师、临床医师、责任护士分别对患者进行心理治疗（解释、安慰、鼓励、保证），针对患者不同情况，尽量消除存在的顾虑，增强其战胜疾病的信心。继发性者除去原发致病因素外，对脑卒中抑郁症状群的处理原则上与原发性抑郁症相同。

3. 药物治疗　抗抑郁药的作用是从不同角度（酶或受体或摄取泵）提高NE（去甲肾上腺素）或5-HT（5-羟色胺）。

（1）三环类抗抑郁药（TCA）：常用阿米替林、多塞平，还有丙米嗪、氯米帕明等。三环类抗抑郁药的适应证为各种类型抑郁症，有效率约70%~80%，起效时间1~2周，剂量范围12.5~25mg/d，缓慢加量，分次服。因镇静作用较强，晚间剂量宜大。马普替林虽为四环结构，但药理作用与三环类抗抑郁药一致。

（2）5-羟色胺再摄取抑制剂（SSRI）：目前抗抑郁药以5-羟色胺再摄取抑制剂为首选。如氟西汀（百忧解）适应证除抑郁障碍外，也能治疗强迫症、神经性贪食症。尽管SSRI比TCA的不良反应明显少而轻，且有每日1次服药的简便优点，但本身也有兴奋、激动、失眠、恶心、腹泻、性功能障碍的不良反应。氟西汀因其镇静作用小，可白天服用。为减轻胃肠道刺激作用，宜餐后服用。一般2~4周出现疗效。老年体弱者宜从半量开始。喜普妙（西酞普兰）是选择性最强的，安全性高，药物相互作用少，较适合老年和躯体障碍伴发的抑郁。西酞普兰每片20mg，成人常用剂量20~40mg/d。帕罗西汀（盐酸帕罗西汀片），一般剂量为每日20mg。早餐时顿服。与所有的抗抑郁药物的治疗应维持数月以巩固疗效。停药方法与其他精神药物相似，需逐渐减量。不宜骤停。

与此同时，近几年也发展了选择性NA再摄取抑制剂（NRI），5-HT和NA再摄取双重抑制剂（SNRI），NA能与特异性5-HT能抗抑郁剂（NaSSA）等一系列新型抗抑郁药，如万拉发新、米氮平、噻奈普丁、安非他酮。米氮平（瑞美隆）：成人和老人起使剂量应为15mg/d，临睡前服用1次或分次早晚各服1次。逐渐加大剂量至获最佳疗效，有效剂量通常为15~45mg。应连续服用，最好在症状完全消失4~6个月后再逐渐停药。

对抗抑郁药物副作用较重者，宜减量、停药或换用其他药。一般不主张两种以上抗抑郁药联用。

（孙向军）

第八节 周围神经系统疾病的康复

【概述】

一、临床解剖及生理

周围神经的基本组成单位为神经纤维，许多神经纤维构成神经束，若干神经束组成神经干，神经干内有大量间质组织，如胶原纤维、脂肪组织以及营养血管、淋巴管等。神经纤维的中央是神经细胞的轴突，外周有鞘膜（髓鞘和神经膜）。施万细胞产生鞘膜，由于细胞的旋转，施万细胞膜相互贴合形成了围绕轴索的同心圆板层，即髓鞘。而在外面的施万细胞膜和胞质则成为神经膜。无髓鞘纤维为一个施万细胞包裹数条轴突，而每条轴突各有系膜，且不发生旋转，故不形成髓鞘，也无郎飞（Ranvier）结。有髓鞘纤维的髓鞘相隔一定的距离有郎飞结隔开，结间的距离与纤维的直径成正比，神经冲动的传导速度与有髓鞘纤维的外径成正比。神经冲动的传导在无髓鞘纤维是沿着神经纤维连续依次推进，而有髓鞘纤维是由一个郎飞结到另一个郎飞结跳跃式前进的。因此有髓鞘纤维发生脱髓鞘变性或恢复后，施万细胞增殖而郎飞细胞增多，都可使传导速度减慢。

周围神经干内有许多神经束，后者有众多的神经纤维组成。结缔组织膜位于神经干周围称为神经外膜，在神经束外的神经束膜，进入束内分布于神经纤维之间，成为神经内膜。周围神经的血液供应来自局部动脉，其血液供应丰富，有较多侧支循环，神经干有较粗大血管伴行，由1个动脉和2个静脉组成血管束，通过沿途分出的节段血管进入神经，节段血管进入神经外膜后即分为升支和降支，延续为神经外膜血管，互相吻合，神经外膜血管的分支延续形成神经束间血管网，束间血管网的分支斜行穿过束膜进入神经束内，形成纵行排列的以毛细血管为主的微血管网，由于以上的解剖特点，除非广泛的大动脉病变，很难引起周围神经的梗死。

二、基本病理改变

病理学上有几种独特的病变过程，但是他们并非疾病特异性的，在任何一个特定患者这些过程以不同的结合方式出现。主要有节段性脱髓鞘、沃勒变性（Wallerian degeneration）及轴索变性。

髓鞘是神经纤维最易受损的成分，因为它可能作为 Schwann 细胞原发病变的一部分而崩解，或累及轴索的病变使其产生继发性改变。髓鞘局部变性而轴索无受累称为髓鞘轴索型（medullar yaxonic），可发生在轴索断裂处的最近端（根性）或远端（沃勒变性）或作为全身性代谢性多发性神经病（轴索变性）的逆返性死亡（dying back）现象。轴突变性时，周围神经轴索远端受到累及。

节段性脱髓鞘时因轴索完好，所以裸露的轴索只需获得髓鞘，功能就会恢复很快。新形成的 Ranvier 结之间的节段较正常的薄而且长度不等。相反，沃勒变性和轴索变性时恢复较慢，常需数月或1年甚至更长时间，因功能恢复之前轴索必须先再生，然后再与肌肉、感觉器官、血管等再连接。

沃勒变性：见于各种创伤、牵拉、缺血、高低温、电击等，直接使神经纤维受损中断后发生的变性，称为沃勒变性。病变发生后其断端远侧的轴索和髓鞘很快自近端向远端发生变性、碎裂，由施万细胞或巨噬细胞吞噬，断端近侧的轴突和髓鞘可有同样的变化，但一般只到最近的 1~2 个郎飞结而不再继续。若断端离细胞体太近，则细胞体也可以发生变性解体。

轴索变性：可源发于轴索或细胞体的损害，如维生素缺乏、代谢障碍、中毒、感染等因素，轴索首先发生变性，继发髓鞘崩溃，病变呈多灶性分布，多由末端向近端发展，可影响到胞体的代谢，但胞体多数完好。轴索变性后运动终板也会随之变性，所支配的肌纤维萎缩。

节段性脱髓鞘：特点是个别施万细胞变性使所需节段的髓鞘脱失。其原发的损害在髓鞘，沿神经纤维有长短不等的节段性脱髓鞘破坏，轴索正常，因此肌肉较少萎缩，但严重的节段性脱髓鞘，也可继发轴突变性而致肌萎缩。节段性脱髓鞘可见于 Guillain Barre 综合征、白喉等某些炎症以及某些遗传性或后天代谢障碍性疾病。

三、周围神经冲动传导

神经纤维对生物信息的传递通过产生动作电位来完成。神经纤维内部含有大量钾离子和尚未明确的阴离子，而在细胞外液含有大量钠和氯离子，细胞内、外液间存在 60~90mV 的电位差，对细胞外液来说细胞内液相对为负电位，这个电位差称为膜电位或静息电位。静息膜对钾离子通透性高，而钠离子则难于通过。任何原因引起的动作电位的触发，可使钠离子由细胞外液向细胞内液移动，膜电位失去平衡，继之钾离子向细胞外液移动，钠、钾离子向细胞内外液的移动可致细胞膜的除极和复极，致使动作电位完成，钠、钾离子向膜内、外移动的过程由钠泵完成。

神经和肌肉均为不良导体，兴奋和静息的纤维段间存在电位差，有髓鞘的神经纤维并非每段均被兴奋，髓鞘使电阻明显增加，因此其兴奋传导为由一个 Ranvier 结节跳至另一个 Ranvier 结节，故其传导速度快。而无髓鞘纤维的兴奋传导需连续由兴奋段向静息段传导，因而传导速度慢。

四、周围神经纤维的变性与再生

神经纤维受到物理、化学、生物等各种因素的损害所出现的病变统称为变性。当轴突与神经元离断后数小时，即可出现轴突内结构的改变，轴浆分布不均，细胞器肿胀、溶解，最后导致整个轴突的破碎溶解。由于神经纤维的损伤，1d 后出现髓鞘板层结构的模糊以至消失，1 周后髓鞘物质中较为复杂的髓磷脂降解为简单的类脂，或中性脂肪，髓鞘的变性、崩解和消失过程，一般称为脱髓鞘（demyelination）。

在轴突与髓鞘变性的同时，施万细胞出现增殖，伤后 3d 至 3 周为增殖高峰，施万细胞可能利用退化的髓鞘物质来重建新的髓鞘。受伤后的胞体出现肿大，胞质尼氏体溶解或消失。

周围神经断伤后，远端的轴突与髓鞘崩解而施万细胞大量增殖，这种增殖为再生的轴突铺路，增生的施万细胞沿神经基膜整齐排列，形成一条实心的细胞带。此带可引导再生轴突支芽向一定的方向生长，直达相应的靶器官。再生髓鞘是由施万细胞逐渐围绕轴突形成的。损伤后 2~3 周出现髓鞘修复，再生髓鞘一般较原有髓鞘薄，郎飞结节间距缩短，传导速度慢于正常的神经纤维。受损纤维可以轴突再生，邻近未受损的纤维也可在郎飞结处长出侧芽向实心的细胞带生长，直达靶器官，这种现象称为侧支发芽。总之，再生神经纤维结构重建取决于近端支芽是否生长旺盛；施万细胞铺路是否完备；再生神经纤维与靶器官是否相适应。三者均不可缺少，否则再生不良。

五、周围神经损伤的分类与特征

1. 周围神经损伤的类型分类与特征　周围神经损伤根据 Seddon 于 1943 年提出的观点，按周围神经损伤的类型分为 3 类：神经失用（neurapraxia）、轴突断裂（axonotmesis）、神经断裂（neurotmesis）。三者的特征如（表 19 - 8）所示。

表 19 - 8　3 种周围神经损伤的特征

	神经断裂	轴突断裂	神经失用
原因	切伤和撕裂伤、枪弹伤、骨折、牵引、注射、手术、缺血等	同左，还有长期压迫、摩擦、冻伤等	枪弹伤、牵引、短暂的压迫、冻伤、手术、缺血等
主要损伤	完全解体	神经纤维断裂，施万鞘保持	较大纤维的选择性脱髓鞘，无轴突变性
解剖的连续性	可丧失	保持	保持
运动瘫痪	完全	完全	完全
肌萎缩	进行性	进行性	很少
感觉障碍	完全	完全	常无
自主神经障碍	完全	完全	常无
变性反应	有	有	无
病灶远端神经传导无	无	保存	
运动单位动作电位无	无	无	
纤颤电位	有	有	偶见
手术修复	主要	不需要	不需要
恢复速度	修补后每日 1～2mm	每日 1～2mm	迅速、数日或数星期
性质	不完全	完全	完全

（1）神经失用（neurapraxia）：为暂时的神经功能传导阻滞，通常多见于机械压迫、牵拉、电击伤、冻伤、缺血等，容易累及臂丛神经、桡神经、尺神经、腓神经等。神经失用不发生沃勒变性，刺激阻滞点的近端可能出现波幅降低，刺激阻滞点的远端波幅正常。不出现失用和营养障碍，一般在 6 周内神经功能可以恢复，目前认为阻滞时间可能会长于 6 周，Wynn - Parry 等见到一例肘部的尺神经压迫，病程达 18 个月，并引起完全的感觉和运动麻痹，而当压迫解除，数日内其功能完全恢复。代谢障碍所致的尺神经阻滞可能有缺血因素参与。

（2）轴突断裂（axonotmesis）：轴突断裂较神经失用损伤更为严重，轴突在鞘内发生断裂，神经鞘膜保存完好，多见于严重的闭合神经挤压伤，如肱骨干骨折所致的桡神经损伤。轴突断裂时，损伤部位以神经支配的远端运动、感觉和自主神经功能全部丧失，并发生沃勒变性。由于神经膜保持完好，轴突再生时一般不会发生迷路，其神经功能恢复接近正常，但在神经被牵拉的部位，尤其臂丛神经，可能由于扭转力的关系，被扭转的神经出现结构瓦解，再生时出现轴索迷路，因而交叉支配会不可避免地发生。轴索再生速度，成年人每天约1mm，儿童为2mm。其再生能力与损伤部位至效应器间的距离以及成人的年龄等有关。

（3）神经断裂（neurotmesis）：神经断裂指神经束或神经干的断裂，即除了轴索、髓鞘外，包括神经膜完全横断，必须经过神经缝合或神经移植，否则功能不能恢复。

2. 周围神经损伤的程度分类与特征　周围神经损伤根据 Sunderland 于 1968 年提出的观点，按周围神经损伤程度分为 5 类。

（1）一度损伤：主要表现在神经损伤处出现暂时性神经传导功能中断，而神经纤维在其胞体与末梢器官之间的连续性仍保持完整，神经损伤的远端不出现沃勒变性，对电刺激的反应正常或稍减慢。其功能可于 3~4 周内很快地获得完全恢复。

（2）二度损伤：主要表现为轴突中断，即轴突在损伤处发生坏死，但轴突周围的结构仍保持完整，损伤的轴突远端出现沃勒变性，但不损伤神经内膜管的完整性。因此出现神经暂时性传导功能障碍，神经支配区感觉消失，运动肌麻痹、萎缩。二度损伤的神经可自行恢复，预后良好，恢复的时间取决于轴突从损伤处至支配区感觉和运动末梢器官的距离，即每日以 1~2mm 的再生速度向远端生长。

（3）三度损伤：其病理特征不仅包括轴突断裂，损伤的神经纤维远端发生沃勒变性，而且神经内膜管受到损伤、不完整；而神经束膜所受影响很少，所以神经束的连续性仍保持完整。由于神经束内损伤，神经束内部出血、水肿、血液微循环受损，缺血和神经束内的神经内膜管纤维性变，这些因素都可能成为神经再生的障碍。发生三度损伤的神经束，其损伤范围既可以是局限性的，也可以沿着神经束影响到相当长距离。三度损伤的神经退行性变化比二度损伤更为严重，特别是在神经损伤的近端，通常伴有一些神经轴突缺失，因而减少了有利于神经再生的轴突数量。同时发生于神经束内的轴突再生，可能出现与末梢器官错接现象。由于神经内膜发生不同程度的纤维化，影响神经的再生和恢复。因此，三度损伤的神经虽可自行恢复，但神经纤维数量有所减少，导致功能上并不能完全恢复。

（4）四度损伤：神经束遭到严重破坏或发生广泛断裂，神经外膜亦受到破坏，神经束与神经外膜相嵌在一起，二者无明显分界，但神经干的连续性保持完整。神经损伤处变成以结缔组织替代纤维化条索，施万细胞和再生轴突可以扩展，与纤维组织交织在一起形成神经瘤。损伤神经远端仍发生沃勒变性。四度损伤的神经束被破坏程度比三度损伤更为严重，再生轴突在数量上大为减少，再生轴突在神经束内可以自由进入束的间隙，以致许多再生轴突缺失或停止生长，同时也增加了再生轴突误入另一个神经内膜管的机会。由于神经广泛损伤，瘢痕化程度更为严重和广泛，导致更多再生轴突受阻，或走上"迷路"。结果只有很少的轴突能到达神经末梢区域，形成有用的连接。四度损伤的神经，因所有神经束广泛受累，其支配区的运动肌功能和感觉、交感神经功能基本丧失。该度损伤的神经需要进行手术，切除瘢痕段神经，进行神经修复。

（5）五度损伤：整个神经干完全断裂，断裂两端完全分离，或仅以细小的纤维化组织形成瘢痕索条相连。其结果是损伤神经所支配的运动肌、感觉神经和交感神经功能完全丧失。五度神经损伤需通过手术修复。

目前 Sunderland 分类法更能客观地反映出神经损伤各种程度的变化特点，所以逐渐被从事周围神经损伤治疗的医师所接受。同时也逐渐应用于周围神经病的康复之中。Sunderland分类法与 Seddon 分类法的主要异同在于 Sunderland 分类法中的三、四、五度损伤与 Seddon 分类法中所描述的神经断裂相同，只是程度上的差异。这些差异在指导临床实践中非常重要，如 Sunder－land 三度损伤的治疗，在手术治疗时应以神经内松解为主，而四、五度损伤则以神经缝合或神经移植为主。

六、周围神经疾病的分类

周围神经分布于周身的各个不同的部位，其疾病分类较为复杂，从科研、临床等不同角度有不同的要求，从临床的角度来说，应从实用为原则。

1. 传统分类　传统上把周围神经疾病分为神经痛与神经炎 2 大类。

（1）神经痛（neuralgia）：受累的感觉神经分布区发生剧痛为主要特征，而神经的传导功能正常，没有感觉及运动障碍，例如原发性三叉神经痛、原发性坐骨神经痛等。

（2）神经炎（neuritis）：过去在临床上任何原因所引起的周围神经损害统称为神经炎，包括了感染、外伤、中毒、压迫、缺血和代谢障碍等，周围神经有变性的病理改变，但并非都是属于炎症性病理改变，所以神经炎已改称为神经病（neuropa－thy）。但习惯上仍沿用神经炎。

2. 功能分类

（1）感觉性周围神经病：单纯感觉神经受损所致的周围神经病。临床上主要以感觉神经所支配区的感觉系统障碍。

（2）运动性周围神经病：单纯运动神经受损所致的周围神经病。临床上主要以运动神经所支配区的运动功能障碍。

（3）自主神经性周围神经病：单纯自主神经受损所致的周围神经病。临床上主要以自主神经所支配的功能障碍。

（4）混合性周围神经病：单纯性周围神经损伤临床上较少见，混合性周围神经损伤较常见，临床上功能障碍表现多种多样。

3. 解剖学的分类

（1）轴索变性型周围神经病。

（2）脱髓鞘性周围神经病。

4. 受损神经数目的分类　按受损神经的多少分为 3 种。

（1）单神经炎（单神经病）：指任何单个神经的损害，临床症状和体征完全符合该神经支配的范围。多由局部原因引起。如①外伤、挫裂伤、牵引伤、不恰当部位注射引起；②压迫、肿瘤、椎间盘突出、颈肋或机械压迫如石膏固定等；③局部感染；④某些重金属中毒：虽不是局部原因，但也可以单神经损害突出。

（2）多发性神经病：指分布广泛的、双侧对称性四肢远端为主的神经病，表现为手套袜套型感觉障碍、下运动神经损害及自主神经功能障碍。病因通常都是全身性弥漫性作用于周围神经而引起，如中毒、营养缺乏、代谢障碍、感染、遗传等。

（3）多发性单神经炎（单神经病）：同时或先后 2 个或 2 个以上的，通常是单独的而非相邻的周围神经干的损害，病变的早期先从单神经病开始，其后数目逐渐增加，使其变为多数性单神经病的表现，如果周围神经广泛受累则与多发性周围神经病很难区分。病因多由全身性及疾病引起，如代谢障碍、营养缺乏、结缔组织疾病、全身的感染、中毒及免疫功能障碍，如慢性炎症性脱髓鞘性复发性神经根神经病等。从单神经病到多发性神经病的进程意示着病变的多灶性及不规则分布。

5. 损害部位分类　按神经受损部位分为 5 种。

（1）神经根炎：如 Guillain – Barre 综合征。

（2）神经节炎：如面神经膝状神经节病毒感染所引起的 Hunt 综合征。

（3）神经丛炎：如臂丛神经炎。

（4）神经干炎：如尺神经、正中神经、桡神经炎等。

（5）末梢神经炎：如多发性神经病。

6. 病因分类　病因明确且有特征的，就以病因命名（如神经纤维瘤、桡骨骨折合并桡神经损伤等）。

（1）遗传性周围神经病。

（2）外伤、嵌压性周围神经病。

（3）炎症性周围神经病。

（4）代谢性周围神经病（糖尿病、维生素缺乏等）。

（5）中毒性周围神经病。

（6）缺血性、血管炎性或周围血管阻塞性周围神经病。

（7）先天性周围神经病。

（8）风湿疾患性、结缔组织病性周围神经病。

（9）酒精中毒性周围神经病。

（10）恶性肿瘤性周围神经病。

（11）其他。

七、周围神经损伤的严重程度分级

根据周围神经损伤的严重程度分为 5 级。

Ⅰ级：受损局部出现暂时性传导阻滞，纤维完整性无损，无变性，常于 3～4 周内完全恢复。

Ⅱ级：轴突中断，但轴突周围结构完好，故轴突可以以 1～2mm 的速度再生。

Ⅲ级：轴突中断，神经内膜管损伤，但神经束膜改变极少，故神经束的连续性尚完整。伴有一些轴突缺失。由于神经内膜有不同程度的纤维化，影响再生和恢复，故虽可自行恢复，但恢复不完全。

Ⅳ级：比Ⅲ级更严重，轴突数量明显减少，所有神经束膜广泛受累，瘢痕化严重，不能自行恢复，需手术切除瘢痕后重新缝接吻合。

Ⅴ级：神经干完全断裂，两端完全分离，需手术才能恢复。

八、康复评定

由于周围神经于是由运动、感觉和自主性神经纤维组成的，因此周围神经损伤后将引起该支配区的运动、感觉和自主性神经功能障碍。周围神经损伤的康复首先是对于损伤状况的评定，正确了解周围神经损伤部位、程度以及一些自然状况。

1. 特殊畸形观察　当周围神经完全损伤时，所支配的肌肉主动功能消失，肌张力消失并呈松弛状态，肌肉逐渐发生萎缩。由于与麻痹肌肉相对的正常肌肉的牵拉作用，使肢体呈现特有畸形。如上臂部桡神经损伤后，因伸腕肌、伸指肌和伸拇肌发生麻痹，而手部受正常的屈腕肌、屈指肌和屈拇肌的牵拉，使手呈现典型的垂腕和垂指畸形。腕部尺神经损伤后，它所支配的小鱼际肌、第三与第四蚓状肌和所有骨间肌发生麻痹，由于手部正常的屈、伸指肌的牵拉，使环指和小指的掌指关节过伸、指间关节屈曲，呈现典型的爪形指畸形。尺神经损伤发生于肘部，因环指和小指的指深屈肌也发生麻痹，手部爪形改变较尺神经在腕部损伤者为轻。

2. 运动评定　神经完全损伤后，肌肉的肌力完全消失，但在运动神经不完全损伤的情况下，多表现为肌力减退。伤病后的神经恢复或手术修复后，肌力可能将逐渐恢复。首先应进行 MMT 检查，正确地评定肌力，目前临床上仍多采用 Lorett1912 年提出的 6 级评定标准。

0 级：肌肉无任何收缩。

Ⅰ级：有肌纤维收缩，但不能产生关节运动。

Ⅱ级：肌肉收缩可产生关节运动，但不能抵抗重力。

Ⅲ级：肌肉收缩可抵抗重力，但不能抵抗阻力。

Ⅳ级：肌肉能对抗部分阻力并带动关节运动，但肌力较正常差。

Ⅴ级：正常肌力。

有些病例可用关节活动度检查（ROM－T）评定关节、肌肉、软组织挛缩程度。肢体麻痹范围广的病例也可行日常生活动作（ADL）测试，确定肢体运动能力。

3. 感觉评定　周围神经损伤后，其分布区的触觉、痛觉、温度觉、振动觉和两点辨别觉可完全丧失或减退。由于各皮肤感觉神经有重叠分布，所以其分布区的皮肤感觉并不是完全丧失，而是局限于某一特定部位，称为单一神经分布区（或称绝对区）。正中神经损伤，开始时为桡侧 3 个半手指，即拇指、食指、中指和环指桡侧有明显感觉障碍，后来仅有示指和中指末节的感觉完全丧失，即为正中神经单一神经分布区。尺神经损伤后，开始是小指和环指尺侧感觉发生障碍，后来只有小指远端两节感觉完全丧失的尺神经单一神经分布区感觉丧失。桡神经单一神经分布区是在第 1、2 掌骨间背侧的皮肤。

在神经不全损伤的情况下，神经支配区的感觉（触觉、痛觉、温度觉、振动觉和两点辨别觉）丧失的程度不同。在神经恢复过程中，上述感觉恢复的程度也有所不同。目前临床上测定感觉神经功能多采用英国医学研究会（BMRC）1954 年提出的评定标准。

S0：神经支配区感觉完全丧失。

S1：有深部痛觉存在。

S2：有一定的表浅痛觉和触觉。

S3：浅痛触觉存在，但有感觉过敏。

S4：浅痛触觉存在。

S5：除 S3 外，有两点辨别觉（7～11mm）。

S6：感觉正常，两点辨别觉≤6mm，实体觉存在。

感觉检查包括浅感觉（痛、温、触）、深感觉（关节位置、震动、压痛）和复合觉（数字识别、两点辨别、实体），还要根据病例特点询问有无主观感觉异常（异常感觉、感觉错觉等）。

4. 自主神经功能评定　神经损伤后，由交感神经纤维支配的血管舒缩功能、出汗功能和营养性功能发生障碍。开始时出现血管扩张，汗腺停止分泌，因而皮肤温度升高、潮红和干燥。2 周后，血管发生收缩，皮温降低，皮肤变得苍白。其他的营养性变化有皮肤变薄、皮纹变浅、光滑发亮，指甲增厚并出现纵形的嵴、弯曲和变脆，指（趾）腹变扁，由于皮脂分泌减少，皮肤干燥、粗糙，有时皮肤可出现水疱或溃疡。骨骼可发生骨质疏松，幼年患者神经损伤侧肢体可出现生长迟缓。

5. 神经干叩击试验（Tinel 征）　在神经损伤和神经再生的判断方面有一定的临床价值，此方法简单易行。在神经断裂后，其近侧断端出现再生的神经纤维，开始时无髓销，如神经未经修复，即使近端已形成假性神经瘤，叩击神经近侧断端，可出现其分布区放射性疼痛，称为 Tinel 征阳性。通过这一试验可以判定断裂神经近端所处的位置。断裂的神经在经过手术修复以后，神经的纤维生长会沿着神经内膜管向远端延伸，此时沿着神经干缝合处向远端叩击，到达神经轴突再生的前沿时，即出现放射性疼痛，通过这一试验，可以测定神经再生的进度。

对于有些闭合性伤病，特别是不伴有骨折的单纯性神经损伤，如牵拉伤、医源性注射损伤、神经摩擦伤等，在神经损伤的部位、程度和损伤神经修复后其恢复情况的准确判断上，神经电生理学如肌电图、神经传导速度检查等辅助检查手段，可以获得准确的客观依据。

6. 周围神经电生理学评定　对于周围神经损伤的诊断，通过详细的询问病史，准确的临床检查，作出正确的诊断并不困难。但对于神经损伤部位、程度和损伤神经修复后其恢复情况的准确判断，则需要周围神经电生理学检查作为辅助的检查手段，为评定提供更加准确的客观依据。低频电刺激使用电变性检查（RD）很方便。不过为了准确判定操作程度，最好使用 i/t 曲线、时值、肌电和神经传导速度测定等。

（1）古典电诊断：主要根据神经肌肉对直流电、感应电的反应来评定神经肌肉变性反应的程度，其情况如（表 19 - 9）所示。

表 19 - 9　神经肌肉变性（直流电、感应电）反应的判断表

		部分变性反应	完全变性反应	绝对变性反应
感应电流	单极刺激运动点	反应弱	无反应	无反应
	双极刺激肌肉	反应弱	无反应	无反应
直流电流	单极刺激运动点	反应弱	无反应	无反应
	双极刺激肌肉	收缩迟缓，可能阳通 > 阴通	迟缓反应，可能阳通 > 阴通	无反应
预后	恢复所需时间	3 ~ 6 个月	1 年以上或不能恢复	不能恢复

注：阳通、阴通分别代表阳极通电时的收缩强度（ACC）和阴极通电时的收缩强度（CCC）。

（2）肌电图检查：周围神经损伤时的肌电图表现大致如下。

1）部分失神经损害：a. 松弛时有纤颤电位、正锐波等失神经电位，或出现束颤电位，插入电极可诱发失神经电位，插入电位延长，病变后期插入电位可减弱 . b. 轻收缩时多相电位增加，超过总动作电位的 10%；c. 动作电位平均时限延长，> 15ms；d. 最大收缩时，不出现干扰型而仅出现混合型或单纯型。a ~ d 4 项中必须有 a、b 2 项方可成立诊断。

2）完全失神经损害：a. 松弛时有纤颤电位、正弦波等失神经电位，插入电极时可诱发上述电位，病变后期插入电位可减弱或消失 . b. 不能完成最大收缩，即使作意志收缩时也无

任何动作电位。

（3）神经传导速度检查：神经传导速度是神经系统周围部分病变的敏感指标，使用得十分广泛。而且它不以受试者的意志为转移，因而较为客观、可靠。运动神经传导速度的检查，多采用两点刺激法，这样可以减少共同误差，提高准确性。运动神经传导速度（m/s）＝两刺激点间的距离（mm）/两刺激点潜伏时之差（ms）

（4）诱发电位检查：周围神经病的常规电生理学检查法是感觉与运动传导速度测定和肌电图。在某些情况下 SEP 有所帮助。

1）周围神经：与感觉神经传导速度测定比较起来，SEP 的优点是能查出严重伤病后残存的感觉神经兴奋与传导功能。

2）神经丛：SEP 对神经丛损伤的诊断价值主要在于确定是否有神经撕脱，若有 SEP 则表示并无撕脱，不需手术缝合，但不排除神经松解的必要。至于损害的定位诊断，可根据神经根、神经干、神经束的支配范围，选择适当的刺激点以鉴别。有 P13 而无 P13 ~ N20 者为神经根损害而非神经丛损害。

3）神经根：常规 SEP 对诊断椎间盘的神经根挤压征无益，因为传导径太长而病变仅数毫米。改进的办法是皮神经刺激、节段刺激和运动点刺激。皮神经刺激的距离太远、节段片区皮肤刺激的 SEP 太小，运动点刺激比较理想。SEP 检查不能代替常规的 EMG，只在感觉症状重而肌电图正常时，异常 SEP 有助于诊断，但正常 SEP 也不能完全排除神经根受压。

4）神经节病：其特点是 SEP 和 SCV 均不能测出。

（5）完全离断时神经吻合术后对神经再生的估计：一般于吻合后 4 周出现神经干动作电位，后者出现数周后才可查出诱发电位，诱发电位的出现又早于临床上的功能恢复。

神经吻合后 3 个月，如能测出体感诱发电位（somatosensory evoked potentials，SEP）多表示预后良好。如能测出感觉神经动作电位（sensorynerve active potentials，SNAP）则痛觉、触觉可以完全恢复，反应过渡现象消失。恢复效果良好者 SEP 波幅可恢复到健侧的 65% 左右；MCV 可恢复到健侧的 80% 左右，但术后十几年仍恢复不到 100%。

（6）上肢周围神经损伤后运动功能恢复的分级：英国医学研究委员会（British Medical Re - search Council）曾将其分级标准化，具体内容如下。

M0：无肌肉收缩。

M1：在近端肌肉中恢复到有可觉察到的肌肉收缩。

M2：在近端与远端的肌肉中均恢复到有可觉察到的肌肉收缩。

M3：无论近端还是远端的肌肉，所有重要的肌肉都恢复到有足够的力量去对抗阻力的程度。

M4：功能恢复如 M3，除此以外，能够进行所有协同的和独立的运动。

M5：完全恢复。

九、康复治疗

有可能自然恢复的周围神经损伤（Sundeland Ⅰ ~ Ⅲ度）的治疗

（1）药物：除可肌内注射或静脉滴注神经生长因子（NGF）制剂再生外，尚可应用维生素 B_1、维生素 B_{12}、烟酸、ATP、辅酶 A 等神经营养药物以促进再生。

（2）神经肌肉电刺激疗法：神经肌肉电刺激疗法（neuromuscular electrical stimulation，NES）是周围神经损伤后的主要康复治疗。

1）NES 的作用和优点：延迟病变肌肉的萎缩，在人和动物身上均证明，电刺激虽不能防止肌萎缩，但确可延迟肌萎缩的发展。其原理尚未彻底阐明，但可能与下列因素有关，即被动的节律性收缩，与正常体育锻炼相仿，可以改善肌肉的血液循环和营养，保留肌肉的正常代谢。有实验证明：电刺激能使正常肌动脉血流增加 86%。保留肌中糖原含量，借此节省肌中蛋白质的消耗。蛋白质消耗少，肌的消瘦即可减轻。规律性的收缩和舒张所产生的"唧筒效应"（收缩时挤压其中的血管和淋巴管，促使其排空，舒张时又使其扩张，促进血和淋巴的流入，有如抽水唧筒一样），可促进静脉和淋巴回流，改善代谢和营养，延缓了萎缩。

防止肌肉大量失水和发生电解质、酶系统和收缩物质的破坏。保留肌中结缔组织的正常功能，防止其挛缩和束间凝集。

抑制肌肉的纤维化：失神经支配后，肌肉有纤维化及硬化的倾向，电刺激可以防止肌肉结缔组织的变厚、变短和硬化。

电刺激延迟肌萎缩的作用是肯定的，而且比按摩有一定的优点，如电刺激能使肌块较重和肌肉较强；另外，电刺激能改善动、静脉和淋巴循环，而按摩主要改善静脉和淋巴回流，另电刺激改善淋巴回流的作用也比按摩强；按摩可防止挛缩，但对延迟萎缩多无效。

由于电刺激有上述优点，而且应用上比按摩节省人力，故在失神经肌肉的治疗上，很有价值。

2）NES 的时机：失神经后 1 个月，肌萎缩最快，因此宜及早进行电刺激。当不能肯定但疑及肌肉有失神经支配的情况时，也应尽早进行这种治疗。

失神经后数月，仍有必要施用电刺激治疗，但效果已不肯定。此时虽不一定能延迟萎缩的进程，但对防止纤维化仍有效。

在进行电刺激之前，均应判明肌肉是否有恢复神经支配的可能。如根本不能恢复神经支配，则电刺激的作用就不明显，因一旦电刺激停止，肌肉仍然萎缩。因此，电刺激只是在肌肉仍有恢复神经支配的可能时才真正有用。

3）NES 中所用的电流波形：由于在活体上，任一肌肉的周围都可能有其他肌肉和感觉神经，因此电刺激不仅可以刺激病肌而且还可能刺激邻近的感觉神经和正常肌，刺激前者可以引起疼痛，刺激后者可使反应灵活的正常肌发生收缩，这就达不到单独刺激病肌的目的。为此人们力图寻找一种能够专门刺激病肌而不致刺激其周围正常肌和感觉神经的具有选择性刺激作用的电流。

理想的电流应具备的条件为能选择性地只刺激病肌而不波及其邻近的正常肌；能只刺激病肌而不引起或少引起感觉性反应。

4）电极技术：一般主张用双极法，因双极法能使电流集中于病肌，不致因邻近肌受刺激而影响电流。但当肌肉过小或需刺激整个肌群时，双极法就不够适宜，这时应采用单极法：用一小的主电极放于小肌运动点上，用另一较大的电极放在腰骶部或肩胛骨处。治疗时电极面积可大些，以免引起疼痛。双极法时可用 2 个 5cm×6cm 的电极，视肌肉大小而定。

5）电流极性的选择：单极法时一般选用阴极，如阳极通电收缩大于阴极通电收缩时，可改用阳极作为刺激电极。如用双极法，阴极多放于远处。

6）每次治疗时肌肉收缩的次数：起初进行治疗时，每次应使每条病肌收缩 10~15 次，休息 10min，如无条件可休息 3~5min 后再使之收缩相同的次数，如此反复 4 次。在整个治疗时间内每条病肌收缩 40~60 次是至少应有的数值。

随着病情的好转，以后每次每条病肌收缩 20~30 次，整个治疗时间总收缩 80~120 次。

7）每日治疗的次数：有实验证明，每日治疗 4~6 次比 1~3 次好。但在门诊条件下，很难达到多次的治疗。因此，如无条件，应每日至少治疗 1 次，病情好转，也应每星期治疗 3 次。

8）一些加强电刺激效果的方法：使肌肉抗阻力收缩。当肌肉对刺激反应良好时，可逐步给肌肉增加负荷，使它抗阻力收缩，以加强效果。抗阻力不外乎是对抗肢体本身重量、加负载或反向牵引等数种。

抗肢体本身重量：如刺激股四头肌时，让患者坐在床边或椅子上，足部离地，四头肌受刺激时，发生伸膝动作，肌肉需向前上方伸张下垂的小腿，此时小腿的重量就是股四头肌要对抗的阻力。

加负载：在足背加上沙袋，则股四头肌对抗的阻力除小腿重量外还有沙袋，故负荷较大。不加沙袋时，小腿本身的重量是股四头肌要对抗的阻力；加沙袋时，小腿本身的重量及沙袋重量，同为股四头肌要对抗的阻力。

使肌肉等长收缩：等长收缩法是使肌肉收缩时，长度不缩短的方法。此法能增加肌肉的张力。

值得注意的是，不论何种方法，电流引起收缩时，患者应同时尽力试图主动收缩该肌，这样电刺激引起的收缩加上患者主观意向的配合，功能的恢复将更好。

（3）短波或分米波透热：实验证明，分米波的凹槽型辐射器和短波的电缆电极对肌肉的加热最佳，因此可对患肢进行上述的透热，如在 NES 前进行，效果更好。治疗时以患者感到局部有微温的剂量即可。因患者经常伴有感觉迟钝或消失，因此应慎重地控制剂量，治疗每次 10~15min，每天 1~2 次。

（4）肢体涡流浴：肢体涡流浴（whirl poolbath）是将肢体放入特制的浴槽中，槽内有喷嘴或螺旋桨将水激起旋涡。由于此法综合了温度和机械刺激，对改善病肢血液循环有良好效果，每次治疗 5~20min，水温调节在 38℃ 左右。

（5）水中运动疗法：是让患者在水中行 PT，由于水有浮力，可以使患者利用浮力的作用，进行平时难以进行的活动训练；如肢体功能有所恢复，需肢体作抗阻力训练时，又可让肢体作与浮力方向相反的运动。治疗时温度 37.5~38.5℃，每次 10~20min 不等。

（6）肌电生物反馈治疗：此法是应用特制的肌电图生物反馈仪，通过皮肤电极从肌肉中引出肌电图，再将肌电图的变化变为声音、光亮度和仪表上刻度的变化。这样，在正常情况下患者意识不到的肌电活动就变为看得见和所得到的讯号，患者再设法通过主观意志加强这种讯号（即加强肌电活动），使之向理想方向发展。这种方法在肉眼难以看出肌肉收缩时最有用，因在这种情况下，患者以为自己无法引起随意收缩而常失去信心，其实不是不能引起肌肉收缩，而只不过是收缩太弱，此时虽肉眼看不到肌肉收缩但肌电仍然存在。因此，通过表面电极检出后，通过光、声或仪表指示告知患者，患者可明显地增加信心，而且可依据反馈讯号进行治疗。

（7）关节活动度训练、按摩：由于电刺激的时间不会持续很长，为避免因肌肉失去收缩而致关节僵直，需经常活动瘫痪肢体的关节。在电刺激时间以外，加上按摩可增强疗效。

（8）增强肌力和耐力的训练：增强肌力有2个目的：一是增强最大肌力的瞬间爆发力；二是增强肌力的耐久力。一般认为，训练增强最大肌力时用静态肌肉收缩的等长运动法较好，而增强肌肉的持久力用动态肌肉收缩的等张运动为佳。

1）等长运动：全力或接近全力使肌肉收缩，持续3~10s，一般持续6s。一次收缩时间并非越长越好，用比最大肌力稍弱的力量收缩肌肉时，可使时间稍长或增加收缩次数，每次中间可休息2~3min，做3次则每日一遍即可。这是一种最简单而又有效的肌力增强法，特别适用于骨折、关节炎、疼痛等关节不能活动的情况下做肌力增强训练。

2）等张运动：可分为向心性等张运动和远心性等张运动。a. 向心性等张运动用最大肌力的1/2以上的阻力训练时即起增强肌力作用，2/3以上的阻力效果最好。1/2以下的阻力如增加运动次数，可培养肌肉的持久力。b. 远心性等张运动用比最大肌力稍重的重量使收缩中的肌肉一点一点伸展开。在肌力减弱期间徒手进行最适宜。远心性等张运动能增强预备肌力或持久力。c. 肌肉功能的再训练，在麻痹的急性期肌力在0~2级时进行肌肉功能再训练，与被动运动方法相似，但强调了下意识地传到中枢里的肌肉运动的感觉。d. 辅助的主动运动，当肌力恢复到除去肢体自身重量而关节能够活动时，即应开始在协助下行主动活动，要随着肌力恢复的程度不断改变协助锻炼的方法。

徒手辅助主动运动时，应随着肌力的细小变化而变化，所给予的协助力要降到最低限度，主动运动稍有恢复就应减去辅助力量；用悬吊协助的主动运动用悬吊装置、悬空架、顶棚上的绳索、悬吊绳等，将运动部位吊起，以减轻自身重力，然后在水平面上运动；滑面上辅助主动运动在光滑的板面上撒上滑石粉减少摩擦阻力，在上面滑动运动；用滑车、重锤协助的主动运动这种方法是在垂直面上的运动，是利用滑车和重锤减轻运动肢体自身重量。这种方法只适用于肩、膝关节等，不能用于指、手、肘、距小腿关节，如拮抗肌没有恢复到可以拉起重锤的肌力时则不能使用这种方法；利用浮力辅助的主动运动（水中运动疗法），利用水对肢体的浮力或加上漂浮物来减轻重力的影响进行辅助的自主运动，通常是在温水槽或水池内实施。

（9）主动运动：肌力恢复到3级时即应开始做抗自身重力的主动运动。肌力达到4级或5级能克服外加阻力的患者，与辅助主动运动相同，可利用徒手、滑车和重锤、弹簧、重物、摩擦力、浮力及流体阻力等进行锻炼。一旦肌肉已恢复到能随意收缩即应尽量多作主动收缩，一旦能抗阻力收缩即应进行增强肌力和耐力的训练。

（10）日常生活活动训练：比复合性基本动作稍晚些或同时开始。下肢用支具、手杖、拐杖、轮椅，上肢用夹板、自助具等防止畸形，充分补偿其失去的功能。上肢更应及早开始。在肌力增强训练期间禁止使用的代偿运动，此时应积极予以鼓励。

（11）作业治疗：无论选用哪种作业方法都会有某些抗阻力的作用，因此尽量应用健康情况下需两侧肢体参加的作业内容为好。随着肌力的恢复，根据恢复程度逐渐增加患侧肢体的操作。

运动疗法的原则是，先做被动运动，然后由自己活动患侧肢体，待肌力多少有些恢复后再一边做被动运动一边在别人的帮助下做自主运动，以后再进入完全的自主运动，最后做抗阻力运动。

在运动神经细胞修复的过程中，适当的治疗性作业不仅能维持和改善肌肉的功能，而且还能改善患肢的血供和增加关节的活动范围。

总的来说，在促进瘫痪恢复的治疗过程中应注意以下几点：①在等待肌肉功能恢复期间不要使用代偿性运动训练；②恢复肌肉功能无望时再发展代偿功能，不过一定要注意不能促成肢体畸形；③伴有感觉障碍时要努力防止皮肤损害；④任何情况下都禁忌做过伸展性动作；⑤如果挛缩的肌肉和短缩的韧带有固定关节作用时，以保持原状为好；⑥作业训练应适度，不可过分疲劳。

【急性炎性脱髓鞘性多发性神经根炎的康复】

急性炎性脱髓鞘性多发性神经根炎（acuteinflamatory demyelinating polyradiculoneuropa – thies，AIDP）又称急性感染性脱髓鞘性多神经根神经病，1916 年 Guillain、Barre 和 Strohl 相继报道神经根炎综合征的病例，本组病例脑脊液蛋白增高，缺少炎细胞反应，称之为 Guillain – Barre syndrorne（GBS），本病为病因不明的神经系统免疫介导性疾病，急性或亚急性发生的两侧对称性肢体的周围性瘫痪，广泛侵犯脊神经根、脊神经、脑神经，甚或累及脊髓和脑部，脑脊液蛋白细胞分离，病理表现为周围神经的血管周围淋巴细胞浸润以及炎性脱髓鞘。

一、流行病学

GBS 是非创伤性急性神经肌肉麻痹的最常见的疾病，我国尚无完整的发病率资料，1985年全国农村流行病学调查，GBS 的患病率为 16.2/10 万，美国为 10 ~ 20/10 万，死亡率为10%，重残者为20%（严重运动功能障碍及需要人工呼吸机辅助呼吸 1 年以上者），每年新发病例约相当脊髓损伤发病的 1/2，发病男女性别之比为 2：1。发病年龄以青少年为多，赵葆洵（1978）报道北京地区 156 例，30 岁以下占 75.6%，在美国有两个高发年龄段，即16 ~ 25 岁和 45 ~ 60 岁（Hurwitz，1983），夏秋季为好发季节，赵葆洵报道 6 ~ 10 月份发病者占 75.7%。

二、病因

病因不十分明确，约70%患者发病前 2 ~ 4 周有病毒感染史，如上呼吸道、胃肠道等症状，少数患者病前有手术史或疫苗接种史。其他一些感染因子如单孢病毒、带状疱疹病毒、流感 A 及 B 病毒、腮腺炎病毒、麻疹病毒、人类免疫缺陷病毒、巨细胞病毒、肺炎支原体病毒及肠弯曲杆菌等。个别患者于患系统性红斑狼疮，霍奇金病及其他淋巴瘤后出现 GBS症状。多数学者认为 GBS 是一种由免疫介导的自身免疫性疾病。其一，疾病发生与感染或前驱症状没有直接关系，多为感染后 2 ~ 4 周发病；其二，用免疫方法注射 P2 碱性蛋白或半乳糖脑苷脂可造成实验性变态反应性神经炎，它具有与 GBS 相似的病理、生理、脑脊液改变。

三、病理

主要病理改变为运动、感觉神经根、后根神经节、周围神经、脑神经等单核细胞浸润和节段性脱髓鞘，炎细胞围绕神经内膜及神经外膜的血管周围，形成血管鞘，节段性脱髓鞘是GBS 的主要病理改变，早期郎飞结节凹陷，结节附近髓鞘开始破坏，电镜下可见巨噬细胞对髓鞘的吞噬过程，一般不伴轴索变性，重症患者或疾病晚期可并发轴索变性，肌肉出现失神经支配及萎缩。

四、临床表现

半数以上患者发病前 2~4 周有轻度发热、咽痛、鼻塞或腹泻等呼吸道及消化道症状。继之呈急性或亚急性起病，出现手指、足趾麻木、无力，1d 内迅速出现双下肢无力，为双侧对称性，3~4d 进展为站立及步行困难。不同程度的双上肢、颜面、咽部肌肉均可受累，肢体麻痹以肩带肌，骨盆带肌为重，10%~30% 患者出现呼吸肌麻痹。疼痛常见，多累及双下肢近端姿势肌或背肌。

自主神经功能障碍常见，如心动过速、直立性低血压、高血压或低血压、括约肌功能障碍等。自主神经功能障碍多为非持久性，一般持续 1~2 周可缓解。

GBS 有多种变异类型，给诊断带来一定困难，如 Fisher 综合征，临床以眼肌麻痹，共济失调，腱反射消失为特点。复发性 GBS，可以复发 1 次至数次不等，复发间隔时间从数周至数年不等。其他如自主神经功能不全（pandysautonomia）等。

五、实验室检查

1. 脑脊液检查　绝大多数患者脑脊液蛋白含量增高而细胞数正常，脑脊液蛋白增高多于发病后 1 周出现至第 3 周最高，而后逐渐下降，一般为 1~5g/L，在后期可达 28g/L，鞘内 IgG 合成率增高，可发现单克隆球蛋白带，脑脊液细胞数大多正常，一般 $< 10 \times 10^6/L$，少有 $>50 \times 10^6/L$ 者，轻度增高的细胞为 T 淋巴细胞。脑脊液的蛋白细胞分离现象对 GBS 的诊断有特定意义。

2. 肌电图检查　GBS 为神经根的节段性脱髓鞘病变，EMG 的检查早期可有 F 波或 H 反射反应延长，继之出现传导速度减慢，末端潜伏期延长及波幅降低等。As-bury（1990）提出诊断脱髓鞘病的 4 条标准，符合其中 3 条者考虑为髓鞘脱失。

（1）2 条以上运动神经的传导速度减慢：①如波幅高于正常下限的 80% 时，传导速度低于正常下限的 80%；②如波幅低于正常下限的 80% 时，传导速度低于正常下限的 70%。

（2）1 条或 2 条运动神经的传导阻滞或异常的一过性离散：腓骨头至踝间的腓神经、肘至腕间的正中神经或尺神经的任何一条均可。部分传导阻滞的标准是近端与远端的时限改变 <15% 及近端与远端的波幅差 >20%。一过性离散和可能传导阻滞的标准是近端和远端的时限改变 >15% 及近端与远端的波幅差成负波峰值下降 >20%。

（3）2 条以上神经的末端潜伏期延长：①如波幅高于正常下限的 80% 时，潜伏期延长需超过正常上限的 125%；②如波幅低于正常下限的 80% 时，潜伏期延长需超过正常上限的 150%。

（4）F 波消失或 2 条以上运动神经 F 波轻微的潜伏期延长：①如波幅高于正常下限的 80% 时，F 波潜伏期延长应高于正常上限的 120%；②如波幅低于正常下限的 80% 时，F 波潜伏期延长应高于正常上限的 150%。

六、诊断标准

As-bury（1990）关于 GBS 的诊断标准目前广为应用。

1. 肯定诊断

(1) 双侧上肢和下肢进行性无力。

(2) 腱反射消失。

2. 强力支持诊断

(1) 数日至 4 周进行性的病程。

(2) 力弱的相对对称性。

(3) 轻度的感觉症状和体征。

(4) 脑神经特别是双侧面神经的损害。

(5) 病程停止进展后 2~4 周开始恢复。

(6) 自主神经功能障碍。

(7) 发病时不伴发热。

(8) 脑脊液蛋白增高而细胞数 $< 10 \times 10^6/L$a

(9) 典型的电生理改变。

3. 可疑诊断

(1) 有可疑肉毒中毒、肌无力、脊髓灰质炎或其他中毒性神经病。

(2) 卟啉代谢异常者。

(3) 白喉近期感染者。

(4) 不伴力弱的纯感觉综合征。

鉴别诊断主要应考虑疾病的临床过程和肌无力的类型。包括压迫性脊髓病、横贯性脊髓炎、重症肌无力、基底动脉闭塞、癌性脑膜炎、癌性神经病等。此外尚需与低磷酸盐血症、重金属中毒、含有神经毒素的鱼中毒、肉毒中毒、蜱麻痹等进行鉴别。

七、治疗

GBS 进行性发病的特点及其严重的临床表现（如呼吸麻痹）决定了早诊断、早治疗的重要性，因为发病原因不十分清楚，对某些治疗方法尚有不同意见。

1. 综合治疗　保持呼吸道通畅、注意排痰，必要时气管切开或人工呼吸机辅助呼吸。定时翻身防止压疮，关节被动活动防止关节挛缩，保证营养及液体人量。

2. 血浆交换和免疫球蛋白静脉注射　20 世纪 80 年代早期开始在美国和法国应用血浆交换治疗 GBS，认为该法可以缩短病程，改善患者的运动功能，增加患者在 6 个月内恢复的概率，近年来用免疫球蛋白静脉注射（IVIg），Dutch 对 100 例 GBS 用 IVIg 治疗并与血浆交换方法进行对照，认为 IVIg 效果更好，但有时容易复发。应用血浆交换和 IVIg 可以缩短呼吸机的使用时间，可使之减少 50% 的时间。

3. 皮质类固醇的应用　关于皮质类固醇的治疗尚有争议，对实验性动物模型的应用有良好效果，临床上用于早期重症患者也有一定益处，但对改善预后，缩短病程无任何帮助。鉴于血浆交换与 IVIg 治疗的条件所限与昂贵的价格，大量甲泼尼龙的冲击治疗尚不失为可以考虑的治疗方法。

4. 药物治疗　大量神经营养药物，能量合剂等应使用较长时间，如 B 族维生素类，ATP，辅酶 A 等。根据病情辨证施治中医中药治疗以及针灸治疗均可获良好效果。

八、病程

GBS 病程与年龄密切相关，成年人尤其老年人较儿童病程长。北美做过预后相关因素的研究，认为下列情况预后差。老龄、病程中需要呼吸机辅助呼吸、病情进展快、电生理指标异常、未进行血浆交换等。GBS 的恢复与性别、职业、有无糖尿病，以及既往是否用过皮质类固醇或其他免疫治疗尚不十分清楚。

GBS 发病至出现严重神经功能缺损的时间平均为 8d，若在此时间前进行血浆交换或 IVIg 治疗可以缩短病程，但不能改变疾病的预后，对于复发病例，做血浆交换或 IVIg 治疗，多可达到巩固病情减少复发的目的。

粗略统计，急性 GBS 大约 40% 患者需住院康复，在疾病的发展与恢复过程中出现的多种并发症、严重地影响病程和预后，以致导致重度神经功能缺失。

1. 辅助呼吸器的应用　重症患者由于呼吸肌受累，需使用呼吸机辅助呼吸，据流行病学研究，GBS 患者 10% ~ 30% 需呼吸机辅助呼吸，5% ~ 10% 遗留严重残疾，3% ~ 8% 死亡。当肺活量下降至 <18ml/kg 需气管插管，呼吸机的使用延长了患者住院时间，其步行能力的恢复也相应延迟。

GBS 病程的前 12 周，约 30% 患者可出现呼吸衰竭或肺部感染，但多数均可获得呼吸功能适当的恢复，25% 可能发展为肺炎，由于肺炎后的瘢痕形成或由于长期气管插管呼吸功能不充分而导致限制性肺部疾患及气管炎。

2. 深静脉血栓（deep venous thrombosis，DVT）　深静脉血栓为 GBS 常见并发症，其发生率我国尚无详细资料，未曾有系统研究。国外一项早期研究指出，GBS 并发的 DVT 其栓子大约 1/3 会走向肺部，使病情严重，与长期卧床等有关。虽然 DVT 发生的危险因素不十分清楚，但注意早期被动活动肢体，勤翻身不失为预防 DVT 的上策。

3. 自主神经功能障碍（dysau – tottomia）　GBS 的自主神经功能障碍常见有直立性低血压、血压不稳定或心律失常。近年来已将自主神经功能障碍的概念扩大为包括膀胱与直肠的功能障碍。不伴有膀胱与直肠障碍的自主神经功能障碍可能与呼吸器的使用有关，在过去的流行病学调查中发现急性期出现自主神经功能障碍预示心律失常的发生，膀胱障碍多在疾病的早期出现，但多可有较好恢复，少数男性患者可遗留排尿乏力，不同作者报道了关于自主神经功能障碍与心律失常、心血管功能障碍甚或死亡的关系，100 例 GBS 患者中有 11 例涉及循环系统障碍，其中 7 例死亡，均为严重心律失常，关于自主神经功能障碍的发病率及病死率目前尚无详尽的研究。

4. 疼痛和感觉异常　多数学者认为疼痛为 GBS 诊断的主要临床指征，个别患者甚至是该病早期的惟一症状，疼痛类型包括：感觉异常、感觉迟钝、胸背痛、神经根痛、肌痛、关节痛、内脏不适以及虚性脑膜炎性头痛。一组临床病例报道指出，疾病早期甚至有 55% 的患者均有不同程度、不同性质的疼痛，甚至 70% 左右的患者疼痛症状可持续整个病程，影响预后。GBS 发病后轻度的抑郁及对疾病恢复失去信心的精神衰竭，更加重了疼痛的持续。

5. 制动（immobilization）　GBS 患者早期表现为四肢肌张力低下或软瘫，由于肢体无随意运动如同被固定一样，长期制动容易并发压疮、肌腱短缩和关节挛缩、双足下垂的临床表现相似于腓神经麻痹。早期治疗方法与上运动神经元损伤而致的脊髓损伤、脑外伤相似。以上并发症对功能缺损的影响尚为未知数。

骨的钙代谢障碍和异位骨化均可发生，重症 GBS 由于制动引起的高钙血症已时有报道，尽管关于高钙血症与异位骨化在 GBS 的发生尚无满意的解释，但普遍认为与长期制动有关。

6. 贫血　在住院康复的 GBS 患者中贫血发生的概率较脊髓损伤为多，可能与制动有关，根据回顾性研究，急性 GBS 住院康复患者中，79% 患者的血细胞比容和血红蛋白均低于正常平均值，若曾接受过血浆交换治疗，以上两项均值可高于正常平均值。一项研究指出制动对于健康男人的影响。即被限制卧床休息时红细胞及网织红细胞均缓慢下降持续超过 5 周，血浆交换可以降低炎性免疫球蛋白对骨髓前体的影响，因此利于纠正贫血，对贫血的干预，利于纠正直立性低血压。贫血不影响 GBS 的预后。

7. 脑神经损害　脑神经的损害多见于急性重症患者或较长时间住院康复的患者，既往研究认为脑神经损害出现于 GBS 发展的高峰期，而脑神经损害与肢体的运动功能缺损无相关性，脑神经损害可引起一侧或双侧颜面麻痹，咽下困难，声音嘶哑，视神经炎及听力缺失。

九、康复治疗

据估计，GBS 住院治疗患者中，40% 需住院康复，其中需要呼吸机辅助呼吸者，住院康复时间会更长，如果伴发自主神经功能障碍，脑神经损害以及其他临床并发症均会影响康复进程和预后。因此 GBS 的康复过程是长期而艰巨的，其复杂和艰巨性相似于脊髓损伤和脊髓灰质炎。

一项研究指出，住院康复患者中有 54% 为持续性的一个肢体至四肢麻痹，但关于这些患者的康复预后尚缺乏系统的资料。

GBS 的复发推迟康复进程，深感觉尤其关节位置觉的障碍延长患者康复及住院时间。

评估内容包括：全身功能状态，即心肺功能状况，是否使用呼吸机，有无各种并发症，有无复发等。

ADL 用功能自立度（functional independence measure，FIM）方法评估。

残疾评定用 6 分功能量表（6 - point functional scale）。

0：健康。

1：有轻微症状和体征。

2：不需辅助可步行 5m。

3：需辅助步行 5m。

4：轮椅或卧床生活，需束缚保护。

5：白天或夜间部分时间需呼吸机辅助呼吸。

6：死亡。

此量表评估 GBS 6～12 个月病程的患者，但 GBS 的恢复至少可为 18 个月，故此量表有一定局限性。

GBS 的肌肉麻痹为一组肌群，很少为单个肌肉，故康复结局评定多用 ADL 及残疾评估的方法而不用 MMT 方法来评估某一块肌肉的力量恢复的程度。

康复程序

1. 维持和扩大关节活动范围　GBS 患者可能出现一侧上肢、下肢或四肢的力弱或完全麻痹，自急性期开始，由于关节的制动，使其周围皮肤、皮下组织、肌肉等的粘连极易导致关节的疼痛、肌肉短缩、关节挛缩，为了预防以上并发症的出现，被动运动具有重要作用，视患者肢体麻痹程度而决定做被动运动、辅助下的主动运动或主动运动。

2. 增强肌力的训练　根据瘫痪肌肉的肌力情况决定增强肌力训练的模式，如为了训练最大肌力需做等张收缩训练，而等长收缩可训练肌肉的耐久力。

3. 综合基本动作及 ADL 训练　在以上训练基础上，训练患者翻身、起坐、坐位平衡、爬行位保持平衡、扶棒站立、平行棒内步行、扶杖步行等。ADL 的训练应始于疾病之初，可以使用自助具或支具来补偿上下肢丧失的功能，除极重症 GBS 外，一般均可达到 ADL 自立。

4. 支具及夹板的应用　由于肢体长期的弛缓性瘫痪，早期若不置诸关节于功能位，极易发生关节挛缩变形，若将关节置于中间位，肌萎缩及关节囊的挛缩、粘连可降低至最小限度。应将关节取最利于日常生活的角度以夹板固定，以髋关节为例，应取屈曲 20°、外展 10°、外旋 10° 的功能位，即使发生关节僵直，也能步行或取坐位。若挛缩变形发生在比较重的外展或内收位，无论步行或坐位均有困难，夹板的应用，除在功能训练时脱下，原则上卧床或休息时均应使用。

5. 温热疗法及其他物理治疗　对于促进随意运动的恢复，缓解疼痛，防治关节挛缩等均有补益，适当时机择用生物反馈或肌电生物反馈亦为行之有效的方法。由于多数患者存在感觉障碍，治疗时应避免烫伤。

6. GBS 并发症及有关问题处理

（1）疼痛和感觉障碍：对 GBS 疼痛的处理近年来为大家重视，疼痛多为肢体或轴位（如脊柱、腰背等），已有作者报道因疼痛而致关节活动障碍，且认为此组患者可能为对于疼痛的耐受性低下。应用三环类抗抑郁药和辣椒碱可收到较好效果，某些抗抽搐药如卡马西平、加巴喷丁对神经源性疼痛也有效。对于严重持续性疼痛可应用反胺苯环醇以及某些麻醉药可收到有益效果。关于神经于阻滞法止痛尚无有关资料报道。经皮电刺激和脱敏治疗均有一定效果。

一些患者深感觉受累，表现音叉震动觉与关节位置觉减退或消失，临床表现为协调障碍和感觉性共济失调，对其治疗重点为反复的协调功能训练和感觉再整合功能（sensory reintegration）训练，负重训练和传统的 Frenkel 训练法为行之有效的方法，通过这些康复治疗技术的实施，可以发展运动印迹，从而改善感知觉。

（2）自主神经功能障碍：认为自主神经功能障碍不常见，因而在临床上无足轻重，这种看法是不全面的，尽管一些住院康复患者未曾出现心律失常，但可能有直立性低血压、高血压、交感神经功能亢进或膀胱、直肠障碍，重症 GBS 患者 19% ~50% 并发直立性低血压交感神经功能障碍者，对血管活性药物非常敏感，容易在吸气时出现低血压或高血压的发作，仰卧位时易发生心律失常，适当饮水，穿弹力袜，腹部绷带可预防发作。

膀胱与直肠功能障碍多在 GBS 的早期出现，膀胱障碍时其管理的主要原则为避免膀胱过度膨胀，必要时间歇导尿，给膀胱以充盈，排空机会可防止感染发生，大约 30% 的患者出现泌尿系感染。一般多数患者膀胱功能障碍可完全恢复。

（3）呼吸系统并发症：GBS 病程的前 12 周约 30% 患者可出现呼吸衰竭和肺部感染。由于呼吸肌受累或延髓麻痹而致吸入性感染。呼吸机停止使用后，限制性肺部功能障碍可能持续相当的时间，限制性肺在正常人睡眠时快动眼（REM）相也可出现，此时中枢神经系统对于高碳酸血症及低氧血症的反应降至最低点，氨茶碱用于限制性肺的治疗，可减轻夜间患者低碳酸血症及低氧血症，从而改善了呼吸中枢的控制且可调节血气的变化。减少分泌物及使呼吸道引流通畅对改善呼吸功能非常重要，应告之患者做阻抗吸气训练，对于已做气管切开的气管套管应视时机做定期定时的关闭，以训练其呼吸肌，但应注意勿引起呼吸肌过度疲劳，否则易诱发呼吸衰竭。

（4）失用综合征：已如前述，由于长期制动引起的深静脉血栓，高钙血症，贫血，血细胞比容降低以及体重减轻均可发生，应早期开始被动运动，早期下地负重，条件允许时及早做抗阻力运动。

（5）心理障碍：心理状态影响康复预后，GBS可引起长时间中等程度的抑郁甚或精神衰竭，尤其常见于呼吸机辅助呼吸者，有作者报道长期使用呼吸机影响认知功能。GBS的心理和社会问题相似于脊髓损伤，有条件的医疗机构、心理和社会工作者应尽早介入。

【缺血性周围神经病】

缺血性周围神经病是多发性神经病中的常见类型，其病因以动脉硬化、血管炎等最为常见。糖尿病的细小血管病变伴有的缺血性多发性神经病是近年非常重视的疾病之一，早期发现、及时治疗，对减少致残率、恢复劳动至关重要。

一、缺血性周围神经病的常见类型

1. 糖尿病周围神经病　为远端对称性多发性神经病，糖尿病病程经过中出现四肢远端多发性神经病十分常见。其发病与代谢、血管障碍等多种因素有关。近来强调本病与神经束膜或神经内膜上的细小动脉、毛细血管、细小静脉的微血管病变有关，即基膜肥厚，内皮细胞增生，血管闭塞致周围神经氧分压低下，是糖尿病性多发性神经病的发病基础。然而，神经活检中所能看到的毛细血管闭塞和基膜肥厚程度，有时与临床症状轻重不完全成正相关。糖尿病性多发性神经病基本病理改变为原发性髓鞘脱失，细径有髓纤维与无髓纤维高度脱失，偶有洋葱球形成，血管炎改变并非必定发生。

2. 灶性多发性周围神经病　糖尿病病程中往往有脑神经麻痹，尤其是动眼神经麻痹。外展神经偶有损伤，也可以有躯干几个节段或肢体近位端运动性神经病等。糖尿病神经病常见类型有远端对称性原发性感觉性周围神经病；自主神经周围神经病；近端非对称性痛性原发性运动性周围神经病；脑神经周围神经病。

3. 不伴有糖尿病的动脉硬化性周围神经病　有人在间歇性跛行的患者中，发现有感觉性周围神经病。还有人在下肢有严重性溃疡的患者中，发现腓肠神经有轴索变性，提示周围神经缺血为动脉硬化引起。

4. 淀粉样变性周围神经病　不论是原发性淀粉样变性，还是家族性淀粉样变性病，均可在周围神经系统，特别是神经丛、神经干近位端、血管周围等部位，广泛存在着淀粉样物质沉着。周围神经损伤的机制：神经束膜大量淀粉样物质沉积，造成压迫性周围神经病，例如腕管综合征；神经内膜内弥漫性淀粉样物质沉积，直接引起周围神经病；血管壁淀粉样物质沉积，影响神经纤维的血液供应，产生缺血性周围神经病。

本病多发生于20～40岁，往往以下肢感觉异常和自主神经症状，如腹泻、便秘、阳痿等开始，病情缓慢进展。早期痛觉及温觉损害较重，而触觉及深感觉正常，即解离性感觉障碍，提示本病以细径有髓纤维和无髓纤维改变为主。目前对本病分子生物学研究十分活跃，由于无特异治疗方法，患者多于发病后 10 年左右死亡。

神经活检对本病的诊断具有决定意义。通过刚果红染色，可以在血管壁或神经外膜发现红色着染的淀粉样物质，此为特征性改变。以甲苯胺蓝染色也可在前述部位发现无结构的蓝色淡染物质。电镜下于神经内膜或神经外膜上发现长 8 ~ 15mm 无分支交互存在的淀粉样纤维。

二、缺血性周围神经病的基本病理改变

基本病理改变有两种，一种是神经外膜的血管炎，另一种是神经纤维的瓦勒变性，其根本的原因是神经血管狭窄或闭塞所致。

三、血管炎合并缺血性周围神经病的诊断与治疗

本症多急性发病，往往表现为肢体远端对称性或非对称性运动感觉障碍，部分病例也可以是纯感觉性多发性神经病。脑脊液无改变。神经传导速度正常或轻度障碍，偶可见波幅低下。由于该病以轴索改变为主，伴继发性脱髓鞘，故近年强调电生理检查时可出现一过性传导阻滞。准确诊断需依靠周围神经活检发现血管炎与瓦勒变性。

急性期应用免疫抑制药可使症状得到改善。而在慢性期和瘢痕期不要大量应用肾上腺皮质激素，应予血管扩张药和抗凝药。有全身性血管炎合并多发性神经病的预后较差，5 ~ 6 年生存率为 37% ~ 70%，高龄、心、肾、肺功能不全者预后更差。

【外伤性周围神经病的康复】

一、临床表现

1. 腋神经损伤　多由于肩关节骨折脱位造成，肩后部的撞伤及腋拐使用不当也可以致腋神经损伤。主要表现为三角肌麻痹、萎缩，肩外展受限，三角肌皮肤中央部位可有直径 2cm 左右的感觉减退区。

2. 正中神经损伤　多发生在前臂，以切割伤多见，肱骨下段骨折也为常见的正中神经损伤原因，损伤若发生在肘关节以上时出现桡侧屈腕肌、掌长肌、旋前圆肌、旋前方肌、拇长屈肌、指浅屈肌及指深屈肌的桡侧一半的麻痹，手掌部拇指对掌肌、拇短展肌、拇短屈肌及第 1、2 蚓状肌均可麻痹，并有以上肌萎缩。表现为桡侧屈腕受限，拇指外展及第 1 ~ 3 指远端指间关节屈曲不能。同时桡侧 3 个半手指掌面感觉减退或消失。

3. 尺神经损伤　常见于前臂切割伤及肱骨内上髁骨折，引起尺侧腕屈肌、指深屈肌、小鱼际肌、拇短屈肌、骨间肌及第 3、4 蚓状肌麻痹。尺侧屈腕受限，骨间肌萎缩，第 4、5 指掌指关节，指间关节半屈曲状，第 2、3 指间关节不能完全伸展，拇指间关节半屈曲，呈"爪形手"，可能出现第 4、5 指感觉消失。

4. 桡神经损伤　肱骨干骨折、肘关节附近骨折脱位以及切割伤可引起桡神经损伤。致肱三头肌、肱桡肌、桡侧腕长伸肌、指总伸肌、尺侧腕伸肌、拇长伸肌、示指伸肌、拇长展肌、拇短屈肌麻痹。主要为垂腕，感觉障碍不明显，可能有第 1 骨间肌背面皮肤感觉减退区。

5. 臂丛损伤　臂丛由 $C_{5~8}$、T_1 组成，可由暴力、车祸、产伤各种原因外伤所致的臂丛

受到牵拉而致损伤。上臂丛（$C_{5\sim7}$）损伤时三角肌、肱二头肌、肱肌、肩胛下肌、冈上下肌、大圆肌、肩胛提肌、大小菱形肌、桡侧腕屈肌、肱桡肌、旋前圆肌、旋后肌麻痹，表现为肩不能外展上举，肘关节不能屈曲而能伸展，上肢伸侧感觉大部分缺失。下臂丛（C_8、T_1）损伤时尺侧腕屈肌、指屈肌、大小鱼际肌、蚓状肌、骨间肌麻痹，手的功能几乎全部丧失，手小肌萎缩明显可呈爪形手或猿手，前臂及手的尺侧感觉缺失。

6. 下肢神经损伤 坐骨神经、胫后神经、腓总神经的损伤常见于牵拉、压迫、切割及火器伤，肌内注射部位不当也常致坐骨神经损伤。坐骨神经支配股屈侧肌群、小腿前侧肌群及外侧肌群以及足部肌肉，损伤时小腿不能屈曲，足与足趾运动丧失，足下垂，小腿外侧感觉缺失。胫神经支配小腿屈肌及足底肌，损伤时屈膝无力，足不能跖屈、内翻，小腿肌萎缩，小腿后侧及足外侧感觉障碍。腓总神经支配小腿伸肌，足背肌，损伤时足不能背屈及外翻，呈下垂内翻足。小腿前外侧及足背感觉缺失。

7. 面神经损伤 常见为 Bell 麻痹，多波及一侧颜面，为神经失用（neurapraxia），发病 5~10d 内 EMG 的检查多正常，18d 内也少有自发纤颤电位的出现，对于完全麻痹者由于阻滞不能引出运动单元电位。若变性反应不严重，在茎乳突外侧刺激面神经可获得正常的动作电位潜伏期。

Wynn Parry（1977）做了大量 Bell 麻痹患者观察，凡能获得正常神经传导者，5d 内均可完全恢复，部分患者 10d 后出现失神经支配，对这些患者至少做了 3 周的神经传导定性及定量的观察，确实显示了有变性反应。某些作者认为积极地做面神经减压术，在 4 周内多可有较好恢复，若继续保守治疗，预后很差，对于重症变性反应者，肌肉的电刺激于事无补。用支具将麻痹侧口角向上提起，为了美容可能有一定效果。

二、治疗原则

神经断伤后，患者情况允许，应争取一期手术，有神经缺损不能直接缝合时做神经移植术，神经远端缺损严重无法缝合可做神经植入术，非一期手术者必要时做神经松解术。手术时机及种类应由骨科或矫形外科医师决定。

支具是暂时或长期用于支持、矫正或辅助患肢以利于发挥功能，早期保持患肢功能位，防止关节挛缩或承担身体重量等作用，为周围神经损伤的重要治疗与康复原则。

三、康复治疗

1. 运动再学习 外伤后等待神经移植时期，应及早开始每日做关节的被动活动，如果没有疼痛，关节活动范围应在最大有效活动范围之内，休息时应辅以适当的生活支具，以保留其最大的功能。使用支具时要经常检查被支撑的关节的活动情况，避免使用支具不当造成新的麻烦。对于因神经变性所致的肌萎缩，即使每天做电刺激等也未见有何效果，可用肌容积描记的方法记录受伤当时的肌肉容积。某作者报道 800 例周围神经损伤，当神经移植术成功后，在病程中未曾经过电刺激，肌肉的力量和容积可以恢复至正常。当肌力开始恢复患者需做强化运动训练数月，肌力恢复至Ⅲ级时应尽快去除支具，选择适当作业恢复功能。如家务或患者有兴趣的作业，即编织、绘画、打字、缝纫、棋艺、手工艺等。游戏类作业更受欢迎，如肘球、体操活动、骑自行车、步行，甚或足球比赛，对下肢神经损伤者均为有效的运动功能再学习方法。

2. 感觉再训练 周围神经外伤后当即出现肌肉麻痹以及其支配区域内的麻木感，伤后邻近的正常神经组织向变性区域广泛生长，如当正中神经损伤时，拇指及示指桡侧的感觉由桡神经支配可见于临床。麻木区会出现神经营养障碍，尤其正中神经及坐骨神经损伤时为最，为了防止麻痹肢体被伤害应避免吸烟、使用炉灶时烫伤以及天冷外出、使用冰箱等时的冻伤，外出时戴手套或穿厚袜子。

从功能上讲正中神经是主要的感觉神经，它支配上肢的痛温觉、触觉、压觉等。Cnne（1962）提出以两点辨别觉恢复的情况为判断正中神经外伤后功能恢复的指标，称做感觉恢复指数。成年人正中神经断伤缝合后两点辨别觉可能极少＜20ram，而儿童两点辨别觉多可恢复正常（即＜20ram）；此点意味着正中神经损伤缝合后运动功能的恢复较好，而感觉恢复较差。对于一些从事技术性工作，尤其用手操作者应尽快开始对指端感觉的训练，用毛巾蒙住患者双眼，用薄布将具有不正常感觉的手指包起来，给患者出示各种形状的木块（如正方形、三角形、长方形等）令其触摸说明其形状，若不正确可睁眼观察其形状，而后再蒙上双眼反复训练直至能正确触摸。然后可对不同性质、不同形状的物体（木制、金属、橡胶、棉、丝等）混合放置反复进行触摸训练，均可取得良好效果，可每天训练数次，每次20min，一般3周可以完成作业，训练中应避免疲劳，触摸物体时由大到小。感觉过敏给实体觉恢复带来困难，对这些患者可以做支配神经近端的经皮电刺激，可达抑制感觉过敏从而利于实体觉的恢复。

3. 疼痛 周围神经损伤多有疼痛。包括神经瘤痛、灼性神经痛、残肢痛和神经丛性痛等。最佳的神经缝合技术也难以避免神经瘤的发生，瘤的早期症状可为沿缝合部位的疼痛或感觉过敏，压迫或触摸可使疼痛加重。对于轻症神经瘤痛，用腕部绷带将瘤的顶部包住可减轻症状，重症者自发性疼痛显著，可用受累神经近端经皮电刺激，自发痛多可抑制，可能阻断了后角的传入冲动。根据不同效果可调节电刺激面积的大小，电刺激每日2次，每次40min，但有少数患者终日需用刺激器维持使用数周。

据报道，65%患者有神经瘤性痛，痛性感觉异常为神经根的刺激症状，常见于坐骨神经损伤，疼痛分布范围与神经根功能支配相符合，疼痛给患者带来很大痛苦，经皮电刺激与神经传入阻滞可收到戏剧性效果。

灼性神经痛常见于正中神经与坐骨神经的部分性弹片伤，为手、足烧灼性疼痛，声音刺激、强光、震动、干燥均可使疼痛加重，患者多以湿毛巾包敷伤肢，步行时穿上厚靴减少外界刺激及震动。其发生机制为交感神经功能异常，伤后的侧支发芽对去甲肾上腺素敏感，发生伤害性冲动，这些冲动传入脊髓侧角细胞而产生各种交感神经症状。静脉注射胍乙啶及星状神经节封闭阻断交感神经，可收到满意效果，但容易复发。交感神经切断术可从根本上解除疼痛，但术前应反复多次做交感神经节阻断，观察效果能否持久而后再手术切断。此外经皮电刺激、针灸、强化康复训练均可收到一定效果。

神经根的撕脱通常引起疼痛，可立即发生，也可能在伤后2~3周，为烧灼痛、撕扯痛、紧缩痛，更常见者为皮肤的闪电样刺痛。可有2种以上形式的疼痛同时存在，少数为持续性，多数为发作性痛，每次数分钟或数秒钟，发作时由于灼痛必须中止活动或谈话而独处，甚者需用催眠术解除疼痛，一些患者用吗啡制剂缓解疼痛，多导致成瘾，不足为取。卡马西平（酰胺咪嗪）有临床应用价值，应从小剂量开始而逐渐加量。

鼓励患者参与社会，坚持工作，坚持交流，有业余爱好及参加体育活动多可减轻疼痛，对某些患者甚至是惟一的方法，反之完全休息或放松，会带来很多麻烦和心理问题。

经皮神经电刺激可使 50%～52% 根性痛患者减轻疼痛，因其调节了传入冲动，一位患者 C_6～T_1 完全性神经根撕脱，C_5 经皮电刺激 3 个月后疼痛缓解并开始康复训练，一般治疗为每日 2 次，每次 2 小时，对缓解神经节后损害所致疼痛效果较佳。

完全性脊髓节段性传入阻滞可以缓解脊髓后角 I～V 层细胞的自发放电，适用于中枢性的疼痛。

经以上处理疼痛仍不能缓解，可考虑行后根进入脊髓水平的热凝固术（thermocoagulation），此手术在 1979 年经 Nashold 修改并推广普及。Thomas（1988）发现 2/3 患者术后可持续缓解疼痛，1/3 手术后 1 年疼痛复现，约 10% 患者可出现持久的不良反应。

（雷德宝）

第九节　帕金森病的康复

帕金森病由于病理生理的因素而导致产生一系列功能障碍，并进行性发展，最终丧失日常生活能力。为维持帕金森病患者的日常生活能力及生活质量，必须在药物治疗的同时，配合康复治疗，这对预防帕金森病的继发性功能障碍，维持一定的生活能力，提高生活质量是有效的。

一、帕金森病的功能障碍

帕金森病的功能障碍分为原发性功能障碍及继发性功能障碍。

1. 帕金森病的原发性功能障碍　主要表现为运动功能障碍及高级脑功能障碍和自主神经失调。

（1）运动功能障碍：帕金森病的随意运动障碍主要表现为强直、少动、震颤、姿势反应障碍。强直与少动可导致继发性关节挛缩及变形，影响躯干则表现为特有前倾、前屈姿势。对行走的影响表现为帕金森病特有的小碎步步态，即下肢的臀部髋关节、膝关节、踝关节的动作均减少。这三关节的伸展不充分，躯干及骨盆大动作也减少，使步行幅度降低，且上肢缺乏摆动，头和躯干前倾使重心向前移位使步行有前冲倾向。强直及少动影响帕金森患者的移动能力，表现为床上翻身、坐起、座位站起困难行走始动困难，严重时则是"冰冻足"。震颤在早期可很轻，但在晚期震颤可变得相当严重，影响日常生活。姿势反应障碍，主要是平衡反应障碍，主要影响患者的直立、行走、转身等的稳定性，当平衡反应障碍严重时，由于不能调整姿势及恢复动态平衡，患者很容易跌倒，因此帕金森病的骨折发生率比对照组的高。

肌强直表现在脸面部上是面部表情缺乏、呈现特有的"假面具"脸，约有 5% 的帕金森病出现吞咽功能障碍，影响进食及营养。

强直及少动也影响到言语，帕金森病患者是存在言语功能的，但是由于言语的肌肉强直及少动会导致构音障碍，这与胸腔扩张、收缩活动受限有关，表现为音量低、单调、含糊不清，严重时表现为低声细语及缄默。

帕金森病的运动障碍一大特点是易产生疲劳，表现为难以持久性活动，活动时间一长就出现全身无力、无精神，如反复活动，开始运动很有力，多次以后力量逐渐降低。同样，在言语上也是开始几句的言语清晰有力，言语时间一长、一快就变得无力音小，易疲劳，对康复治疗是一个不利因素，使患者难以接受一定强度的训练，这种疲劳经过休息式睡眠可以得到恢复。帕金森病的运动功能障碍主要表现在组合的、复杂的运动困难，而单纯的运动不受影响，这一运动障碍的特性是影响康复治疗效果的因素之一。另外，也发现帕金森病患者在学习新的运动动作上用时比较长。

（2）高级功能障碍：主要表现在认知障碍，集中力及注意力缺乏，信息处理过程能力低下，记忆障碍主要是顺序关系的短期记忆障碍，精神上多表现为抑郁，到后期帕金森病常表现为痴呆、孤独、与他人接触少的倾向。高级功能障碍是影响康复治疗效果的重要不利因素。

（3）自主神经障碍：影响日常生活能力及质量的自主神经障碍主要是直立性低血压、心动过速及便秘、失禁等，严重的直立性低血压导致终身卧床不起。

2. 继发性功能障碍　主要是由于少动及强直继发引起的功能障碍，以下几方面是对帕金森患者的日常生活能力及康复治疗有一定影响的继发性功能障碍。

（1）肌萎缩无力：这是长期少动的结果。

（2）缺乏柔软性及挛缩：这是强直少动所致，一般这种改变首先发生在近端，然后是远端，先是单侧，后是双侧。挛缩常发生在旋转肌，髋、膝屈曲、髋外展、肘屈曲及足趾屈曲，上胸、背及腰脊柱、颈屈曲，肩外展及内旋、前臂旋前、腕及指屈曲。由于这些部位的相应肌肉运动受阻，导致功能进行性受限。

（3）畸形：驼背是最常见的姿势畸形，有些病人可发生侧弯畸形，甚至有的在走路及坐位时呈 C 字形曲线。这些畸形的产生是由于力量不均匀分布的结果。

（4）骨质疏松：这是长期不活动、进食困难、营养差加上老龄化因素所造成的。主动运动缺乏、平衡差及骨质疏松可导致频繁跌倒及骨折，骨折愈合延迟。

（5）心肺功能改变：是由于长期不活动及坐着不动生活方式的结果。心排血量减少及心动过速。由于肋间肌强直及驼背畸形使胸扩张受限，导致肺活量明显降低，运动时呼吸急促。这样的患者有呼吸系统合并症的危险，如肺炎，这是致死因素之一。

（6）周围循环障碍：是长期静止不动，使下肢静脉回流不畅，循环障碍。可表现为轻至中度的足及踝部水肿，睡眠后可消失。

（7）营养状态不良：在帕金森病的晚期，常伴随进食差和咀嚼、吞咽困难，以及影响营养的供给，营养状态不良常表现为无力、疲劳。

（8）压疮：这是长期不动、卧床休息的结果，一旦发生不易愈合，长期感染可致命。

（9）直立性低血压：帕金森病本身具自主神经失调导致的直立性低血压，到后期患者卧床长期不动，更加重了直立性低血压程度，限制日常生活能力。

二、帕金森病的康复评定

在对帕金森病患者进行康复治疗前，必须对患者的全身状况进行综合全面评估，首先是确定患者的身体各种功能状况；其次是阐明能力障碍的原因；最后是确定康复治疗目标及制定康复训练计划。

1. 评定的范围　包括身体功能，日常生活能力（ADL），认知、心理状况和其他状况等。

(1) 身体功能：包括关节活动范围；肌力、协调性，上肢、手指功能，平衡能力、呼吸能力、构音功能、吞咽功能、步行能力及强直程度等。

(2) 日常生活能力：包括基本起居移动动作；身边动作，如进食、更衣、整容、洗澡、排泄；应用动作，如家务、购物、写书、乘车、业余活动；交流能力及本职工作能力；在家庭、单位中的作用；自身心身控制能力和社交能力等。

(3) 认知、心理状况：包括认知功能、精神状态、对疾病接受能力、焦虑及抑郁状态等。

(4) 其他状况：包括病史、体征，治疗状况，如药物种类、疗效、不良反应，趣味、爱好，家属组成、居住及社会条件。

在进行评定时，必须对每一项进行分析，确定是直接损伤产生的还是间接继发损伤产生的，因为这二者在康复治疗措施设计上是不同的，如步行能力障碍可能是严重强直原发损伤产生的，也可能是关节活动范围缩小及姿势异常产生的。

2. 评定方法　内容不同评定方法也不同。

(1) 肌力评估：一般都用 MMT 法评估（见相应章节）。

(2) 张力评估：一般用 Ashwors 评估（见相应章节）。

(3) 关节活动范围评定：可用关节量角尺进行测量（见相应章节）。

(4) 运动执行能力评估：可让患者从坐到站立用跑表计算所需时间。

(5) 日常生活能力评估：一般用 Bathl 指数评估法，近来也可用 FIM 评估法评估（见相应章节）。

(6) 认知、心理评估。

3. 综合评定在对患者单项评估的基础上，根据主要项目对帕金森病患者作综合评定。

(1) 统一帕金森病分级指数：内容包括帕金森病体征、症状和药物相关波动状况，分为三部分，即精神状态、日常生活能力、运动指数，每部分分为 5 级指数，从 0 ~ 4 级。0 级是正常，4 级为最严重。这统一分级指数常用作评估患者的进展、对药物反应和康复治疗。

(2) Yahr 分期评定法：这是目前国际上较通用的帕金森病病情程度分级评定法，它把功能障碍水平和能力障碍水平综合评定（表 19 - 10）。日本学者认为该评估法仅有运动功能及与移动能力相关的日常生活能力的评定，没有对日常生活能力作全面评定，为此在 Yahr 分级评估基础上，按日常生活能力分为三期，即把 Yahr Ⅰ、Ⅱ级作为日常生活能力的一期，日常生活无需帮助；Yahr Ⅲ、Ⅳ级作为日常生活能力的二期，日常生活需部分帮助；Yahr Ⅴ级作为日常生活能力的三期，需全面帮助。

表 19 - 10　Yahr 分期评定法

分期	日常生活能力	分级	临床表现
一期	正常生活不需帮助	Ⅰ级	仅一侧障碍，障碍不明显，相当于韦氏表总评 0 分
		Ⅱ级	两侧肢体或躯干障碍，但无平衡障碍，相当于韦氏量表总评 1 ~ 9 分
二期	日常生活需部分帮助	Ⅲ级	出现姿势反射障碍的早期症状，身体功能稍受限，仍能从事某种程度工作，日常生活有轻中度障碍，相当于韦氏量表总评 10 ~ 18 分

分期	日常生活能力	分级	临床表现
		Ⅳ级	病情全面进展，功能障碍严重，虽能勉强行走、站立，但日常生活有严重障碍，相当于韦氏量表总评 19～26 分
三期	需全面帮助	Ⅴ级	障碍严重，不能穿衣、进食、站立、行走，无人帮助则卧床，或在轮椅上生活，相当于韦氏量表总评 27 分

（3）韦氏帕金森病评定法：见表 19－11。评估标准为由 0～3 分，0 分为正常，1 分为轻度，2 分为中度，3 分为重度，总分评估是将每项分累加，1～9 分为早期，10～18 分为中度残损，19～27 分为严重进展阶段。

表 19－11　韦氏综合评定量表

临床表现	生活能力	计分
手动作	不受影响	0
	精细动作减慢、取物、扣纽扣、书写不灵活	1
	动作中度减慢、单侧或双侧各动作中度障碍，书写明显受影响，有小字症	2
	动作严重减慢、不能书写、扣纽扣、取物显著困难	3
强直	未出现	0
	颈、肩部有强直，激发症阳性，单或双侧下肢有静止性强直	1
	颈、肩部中度强直，不服药时有静止性强直	2
	颈、肩部严重强直，服药仍有静止性强直	3
姿势	正常、头部前屈 <10cm	0
	脊柱开始出现强直，头屈达 12cm	1
	臀部开始屈曲，头前屈达 15cm，双侧手上抬，但低于腰部	2
	头前屈 >15cm，单、双侧手上抬高于腰部，手显著屈曲、膝开始屈曲	3
上肢协调	双侧摆动自如	0
	一侧摆动幅度减小	1
	一侧不能摆动	2
	双侧不能摆动	3
步态	跨步正常	0
	步幅 44～75cm，转弯慢，分几步才能完成，一侧足跟开始重踏	1
	步幅 15～30cm，两侧足跟开始重踏	2
	步幅 <7.5cm，出现顿挫步，靠足尖走路转弯很慢	3
震颤	未见	0
	震颤幅度 <2.5cm，见于静止时的头部、肢体、行走或指鼻时手有震颤	1
	震颤幅度 <10cm，明显不固定，手仍能保持一定控制能力	2
	震颤幅度 >10cm，经常存在，醒时即有，不能自己进食和书写	3
面容	表情丰富，无瞪眼	0
	表情有些刻板，口常闭，开始有焦虑、抑郁	1

临床表现	生活能力	计分
	表情中度刻板，流涎，口唇有时分开，张开 > 0.6cm	2
	面具脸，口唇张开 > 0.6cm，有严重流涎	3
言语	清晰、易懂、响亮	0
	轻度嘶哑、音调平、音量可、能听懂	1
	中度嘶哑、单调、音量小、乏力呐吃、口吃不易听懂	2
	重度嘶哑、音量小、呐吃、口吃严重、很难听懂	3
生活自理能力	能完全自理	0
	能独立自理，但穿衣速度明显减慢	1
	能部分自理，需部分帮助	2
	完全依赖照顾，不能自己穿衣、进食、洗刷、起立及行走，只能卧床或坐轮椅	3

三、帕金森病的康复目标

帕金森康复治疗不能改变本身疾病的进程结局或疾病直接损伤，康复治疗对预防继发性损伤障碍及由此带来的功能残损有重要作用。它可延缓病情发展，提高日常生活活动能力。

1. 康复治疗的长期目标

(1) 预防和减少继发性损伤的障碍发生。

(2) 教会代偿策略。

(3) 维持或提高耐抗力。

(4) 帮助患者和家属调整心理状态及生活方式的修正。

2. 康复治疗的短期目标

(1) 扩大及维持所有关节的最大活动范围。

(2) 预防挛缩和纠正不正常姿势。

(3) 预防或减轻失用性肌萎缩及肌无力。

(4) 增强姿势、平衡反应、安全意识。

(5) 提高步行能力。

(6) 维持或增加肺活量、胸部扩张及言语表达能力。

(7) 教会患者和家属能量保存的技术。

(8) 提高日常生活活动能力。

要达到这些目标取决于对疾病现实的了解、认识以及其损伤和残损的程度。由于患者病情不同，存在的问题也是不同的，因此目标的设立因人而异，适当调整。在康复治疗过程中，应以鼓励为主，尽可能活动，但是运动必须与适当休息相结合，注意二者的平衡，保证患者不出现疲劳和过度消耗。

四、帕金森病的运动疗法

帕金森病的康复以运动疗法为主，针对帕金森病四大运动障碍：强直、少动、震颤和姿势反应异常进行必要的康复训练以及有效的预防由此产生的一系列继发性合并症。

1. 松弛训练 缓慢的前庭刺激，如柔顺的来回摇动和有节奏的技术可使全身肌肉松弛，这早在100年前帕金森病患者坐在颠簸的车上或骑马，出现戏剧性的改善强直，得到松弛效果。让病人坐在震动椅子上反复震动刺激证实，对肌张力降低有良好效果。临床上用摇动椅子或转动椅子都可以降低强直和提高运动功能，也可在垫子上支持位置完成缓慢节奏的、转动运动。本体感觉神经肌肉促进法（PNF）技术，有节奏地进行，从被动运动到主动运动，开始在小范围运动，逐步进行到全运动范围，这不仅对帕金森病的强直有松弛作用，也能克服因少动带来的损伤效应。

肢体转动运动对松弛有益，例如在仰卧位，头缓慢地转向左侧、双下肢向右侧转动，然后再反过来，头向右侧转，双下肢向左侧方向转动；仰卧位，一侧上肢肩外展45°，肘屈曲90°。该侧上肢肩向外转动，对侧肩向内侧转，肩缓慢转向背部，有顺序地从内侧到外侧转位；进一步训练使头、肩及下肢做从一侧到另一侧类似转动。这不仅可以松弛头颈肌肉，而且由于下肢与骨盆相连结，因此不仅松弛下肢，也同时松弛骨盆的胸腰及脊柱的肌肉，作该运动训练时开始必须慢，且运动范围要小。成功的关键是在有限范围内运动，患者没有牵拉感觉，随着肌张力的降低，治疗上要增加椎体节段参与转动运动。在侧卧位，进行胸部转动与骨盆组合，骨盆转动与胸部组合两种模式都有价值，如在侧卧位，胸部缓慢向前、向后转动，相对于骨盆运动，上肢与胸部转动同时前伸和后退。在做训练时，治疗师要观察及指导这一运动，尽可能保证各椎间隙节段得到松弛。治疗师的手可放在患者的髂嵴上，防止骨盆运动，让患者感觉到胸部运动与骨盆是分离的。一旦患者能反复自行训练，治疗师可不用辅助。同样肩缓慢有节奏前伸、后退与胸部运动同时，也可松弛肩部肌肉，最初肩屈曲和肘伸展的训练比较困难，治疗师需要引导肩运动，用一手防止胸部向后，另一手防止向前。最终患者在侧卧位时，有节奏使肩和胸向前、向后运动联合进行，使肩的相关组合和胸部肌松弛。

再反转到仰卧位，参与颈和肩部活动的肌肉可以被松弛，像一个整体运动。这种训练，肩外展到大约90°，肘屈曲约90°，上肢和颈有节奏地、缓慢地转动，在肩向内、向外有节奏转动时，头也缓慢地从一侧转向另一侧。两肩可以对称地转向内和转向外，亦可交替进行。一侧肩向内转，相反的另一侧肩向外转。这一训练方法可以松弛、调整参与的胸部肌肉。如果做得正确，患者及治疗师均会感觉到胸大肌和肩的内、外旋转肌，脊阔肌及颈部肌肉朝着胸锁乳突肌及斜方肌方向松弛。在做胸部肌肉松弛时，治疗师可引导患者"收起下颌"，以减少头向前的位置。

2. 关节活动范围训练 关节主动或被动训练是每天不可缺少的项目，活动训练的重点是加强患者的肌力、伸展肌肉范围、牵引缩短的屈肌，特别是挛缩的肌肉，可应用自动抑制技术方法，如PNF法的挛缩松弛技术有良好效果，可通过肢体旋转活动运动产生抑制，持续被动牵拉，也可通过自动抑制和用手工或机械牵引，增加活动范围，必须注意的是要在患者被牵拉的肌肉最大耐受范围内进行。治疗师要避免过度牵拉及疼痛。否则可刺激疼痛受体和产生反射性肌肉收缩，也可撕伤组织、形成瘢痕，反会造成关节范围缩小。要注意骨质疏松的可能，避免活动造成骨折。关节活动范围的训练应与其他训练结合起来，强调整体运动功能模式，包括躯干、肩、骨盆等成分的训练。俯卧在垫上，两肘支撑，可提高胸部伸展，不能耐受俯位者，可采取站立位、上肢平举推墙壁或墙角，也可促进躯干部伸展。对于关节强直或关节周围韧带很紧的患者，可用关节移动技术手法辅助训练。选择分级的辅助运动，也可能使关节活动范围扩大及减轻疼痛。

3. 移动训练　帕金森病患者的训练程序的基础是在于功能运动模式受到个别身体节段的约束。强调的是姿势训练和旋转运动，有节奏相互交替运动，进行充分范围的关节运动，开始在支撑位置中进行，直到直立，无支持的位置。也可使用语言，听、触觉刺激，增强感觉，有助于患者的运动意识。训练时语言指令、音乐、拍手、进行曲、节拍、镜子和地上记号等均是有效工具。这些刺激技术在运动控制方面，会增加对外来刺激的依赖。

PNF 法对帕金森病患者的治疗，是有效的训练方法。用对角肢体与躯干 PNF 模式可达到个别训练目的。因为患者能量消耗少，许多临床问题，在整体训练和个别运动相结合的生理模式中受益。在帕金森病早期旋转运动能力丧失是典型症状之一，因此 PNF 也强调旋转。四肢运动模式强调的是柔顺、有节奏地运动，缓慢反转技术在整个运动过程中，增加运动范围。

对有屈曲挛缩倾向的屈曲姿势，重点放在活动伸肌。在上肢双侧对称对角屈曲模式训练方法（肩屈曲、外展、外旋），常用于促进躯干上部伸展，纠正脊柱后凸。训练期间，应注意呼吸运动与此相配合，增加胸部扩张。下肢重心在髋、膝伸展，应用 PNF 法的对角伸展模式（髋伸展、外展、内旋）针对典型的屈曲、内收挛缩姿势。如前面提及的，刚开始选择的 PNF 技术是有节奏的，且在早期易完成松弛及运动，首先在辅助下要求患者参与运动，然后渐渐针对阻力进行运动训练。几次重复以后，患者的运动活动全过程都处于这一模式。同时可以逐步建立起许多有效的运动，如在日常生活活动中的站立动作，可以开始作有节奏的前后摇晃，直到直立和肌张力减低。在松弛状态中，可加上起立活动运动。躯干的 PNF 法和在垫子上的移动、旋转运动、伸展、抗重力肌运动对康复都是有帮助的。例如躯干伸展与旋转，在教患者旋转或直立坐姿时，这些活动都成为有效的组成部分。旋转作为治疗在早期是有一定困难的。开始使用有节奏的活动，可促进旋转活动，首先是在侧卧位中由节段性旋转（躯干上部或躯干下部），进展到相互交替躯干旋转。一旦在侧卧位达到控制，那么可充分从俯卧到仰卧的旋转，以及可作反向旋转。头和颈模式，特别是伸展同时旋转。节律的稳定化可提高站立平衡，如对姿势肌可通过同等的拮抗和协调相互反转改善不平衡；在手法操作中，抗阻力大小很重要，抗阻力过大对张力高的患者不适用，如果出现强直，那么就应停止。

在神经发育治疗方法（NDT）中的运动转换控制、平衡训练，对帕金森病患者的旋转模式，也有许多治疗价值。如常用的头和躯干的旋转，以及姿势的转换等。治疗师进行松弛训练及辅助下调整活动的姿势也是一个有效手段。

促进面部、舌骨、舌等肌肉运动是训练中的又一重要目标，由于存在强直及少动，使进食动作差，社交活动受限制。对患者的全面心理状态和欲望有很大影响。使用按摩、牵拉、手法接触和语言指令等均可促进面部运动。特别是使用交替运动。如果影响到进食，则应做口唇、颊部、咀嚼的运动，与颈部控制结合（如头在正中位置稳定化）。冰块刺激也可促进舌、面、舌骨肌肉的正常运动。

音乐治疗对许多帕金森病患者是一种非常有效的方法。"冻足"、局部运动困难、语言不流畅等都对音乐有反应。音乐的类型及节奏因人而异。音乐治疗对患者有很大帮助。在治疗中，可教病人与音乐一起唱，一起打拍子。

4. 平衡功能训练　在坐位和站立位缓慢进行重心转移训练，可帮助患者改善肢体的稳定性。治疗者协助促进姿势及安全意识。逐渐增加活动的复杂性、增加重心转移的范围及增强上肢作业的难度，如从地上拾起东西等。在姿势方面进行姿势转换，如从坐位到站立、跨步、行走等均可增加难度及复杂性。应鼓励患者在力所能及的情况下增加活动速度。在体操球上作坐的活动可帮助增进姿势反应，提高骨盆及躯干移动能力。慢慢摇晃骨盆，跨步式进行中交替双上肢摆动，也可以坐在球上作躯干转动伴双上肢摆动模式活动。也可让患者重心稍稍偏移或移动体操球。

平衡功能训练的本质是确保运动学习和姿势协同，这对平衡是需要的。这种学习是特殊的作业。实践可扩大到包含感觉和环境条件的变化。治疗师要让患者在每天生活中尝试两倍以上的活动。

5. 日常生活活动训练　帕金森病患者的日常生活活作要比正常人花费更多的额外时间，能量消耗也较正常人大。因此需对日常生活活动做修改。如穿宽松易脱的衣服，提高穿、脱能力。为提高起床能力，可把床头提高10cm，使头位置提高，或在床尾系一个绳子便于患者牵拉起床。要避免坐软的沙发及深凹下去的椅子，应坐两侧有扶手的沙发并提高椅子的后方，使之有一定倾斜度，便于起立。一些患者可用手杖帮助，限制前冲步态及帮助平衡，但对平衡很差的或有后冲步态的不适用。为提高进食能力，患者的坐姿一定要正确，要保持好的姿势，器皿要牢固，食物要保持温度及可口。

6. 呼吸功能训练　帕金森病患者可导致肺功能差，肺活量低。因此要教患者做深呼吸训练，增大胸廓的移动和改善肺活量，强调用胸式呼吸。增高胸廓的扩张，可用牵拉肋间肌和阻抗肋间肌运动，以及用上肢 PNF 手法双侧对称对角线，屈曲和伸展模式与呼吸训练相结合，也可用"人工呼吸"操作手法作扩胸训练。有驼背畸形的患者应调整姿势。用语言式触觉刺激，来促进呼吸控制能力。

7. 步行训练　这是帮助帕金森病患者有下列步态异常的训练。如起动慢、前冲和小碎步步态、姿势调整差、肌姿势反射差等。训练的目标是针对上述问题，加快速度、加大步幅及起动速度；增加躯干运动与上肢摆动相互交替；提高足跟、足趾步态模式及重心移动；确定调节行走的程序；练习高跨步可采用站立位向前、向后跨步运动练习。在行走时，步幅及宽度控制可通过在地板上加设标记，如行走线路标记、转移线路标记，或足印标记等，按标记指示行走得到步态控制。也可在前面设置 5~7.5cm 高的障碍物，让患者行走时跨步，避免小碎步。让患者双手持木棍或手杖，治疗师持一端，在行走时，治疗师指引患者双上肢交替摆动，可促进患者上肢交替摆动能力，并且在相对行进中，指令停止，开始变方向、转弯等动作训练。侧方行走，也可在平行杠内，扶着用 PNF、十字交叉步，侧向行走训练。步态模式的节奏可用口令、音乐旋律或节拍来指引调节控制。如对上述治疗反应不理想，可用其他方法，如颈部带上一颈圈可帮助控制头位置向前倾，但缺点是抑制头运动和活动姿势反应；一手提包，可以帮助控制向对侧倾斜。如有小碎步，那么穿鞋底摩擦力大的鞋，如橡胶底，使步伐不易滑脱。前冲步态时，穿有跟及斜跟的鞋，有时可缓解前冲。而平跟鞋可改善前冲步态，少许平底鞋可以减小后退步态。在行走时有"冻足"现象时，可用视觉暗示来促进运动程序，有时可使冻足溶解，而先用原地踏步几次的方法也可帮助冻足溶解；或者在前面放置让患者跨过去的东西也可消除冻足。

8. 帕金森病的早期康复治疗　在帮助患者减少自身重量的情况下，让患者站在平板运动仪上进行步态行走训练（BMSTT），一般可减少自身重量的10%，如果患者仍然不能独立站立行走，那么可以减少患者的自身负重的重量。

每个患者由一个运动训练师进行辅助，必要时可增加一个助手来协助患者维持直立姿势。在进行训练时要求患者的步态有正确的支撑期和摆动期。姿势直立，伸展和屈曲大腿，膝和踝协同运动，要求达到对称、节律和相当的步幅。

每次训练的强度要求达到代谢当量超过 3.0 水平。也相当于患者年龄的最大心率的 75%。

每次训练时间为 45min，一个疗程不少于 24 次。

9. 维持治疗 帕金森病是易进展性疾病，药物治疗及康复治疗均只能减轻病状及障碍，提高生活质量，延缓病情发展，延长病程，而不能改变最终结局。为了尽可能达到上述目的，必须给予长期维持治疗，包括药物及康复治疗。关键是每天在家中进行有规则的训练和避免长期不活动。因此要让患者及家属参与训练，学会正规的伸展和移动体操，掌握补偿技能或克服少动和"冻足"，这种方法是很重要的。针对帕金森病设计的体操是有益的，具体操作如下。

(1) 面肌体操：①闭眼运动；②皱眉运动；③交替瞬眼运动；④交替鼓腮、凹腮运动；⑤皱鼻；⑥张口呈"O"形；⑦口角交替向左右移动；⑧反复吹口哨、吹气训练；⑨舌尖分别向左、右顶腮；⑩伸舌运动。

(2) 头、颈部体操：①头向左、右转动各 4 次；②头向左、右侧斜各 4 次；③头、下颌、颈同时向后收缩、向前收缩各 4 次，向后收缩稍稍保持不动 3~4S。

(3) 肩部体操：①单肩向上耸，至能碰及耳垂，双肩交替进行，各 4 次；②双肩同时向上耸，至能碰及两耳垂；③双肩向后，双肩胛骨尽可能相互靠近，来回各 4 次。

(4) 躯干体操

1) 背部伸展体操：直立位，双上肢伸直向后，双手平放在桌上，同时挺胸、挺腹，每次来回 4 次；俯卧位作俯卧撑来回各 4 次；站立位，双手前举水平位扶在墙上，上身向前，双肘屈曲，然后双肘伸直，上身复原位。此体操双足不能移位。

2) 背部旋转操：俯卧位，双上肢伸直，右上肢上举带动右半身向左转，复原位。左上肢上举带动左半身向右转；平卧位，右上肢、右半身向左，复原，左上肢、左半身向右，来回各做 8 次；注意双下肢及下半身保持不动。

3) 腰椎屈曲体操：直立位，双上肢下垂，弯腰前屈，双上肢、手触及膝以下，回位，来回各 8 次。

4) 腰椎旋转体操：双手叉腰，躯干向左转，复位，向右转，复位，来回各 8 次。

5) 躯干侧屈体操：双上肢下垂或叉腰，躯干来回侧屈曲，来回各 8 次。

(5) 上肢体操

1) 上举运动。双手指交叉，掌心向外，双上肢垂直举过头，掌心向上，来回各 4 次。

2) 双上肢外展运动。双上肢外侧平举达头顶，双手掌相对，拍掌，各来回 4 次。

3) 双上肢左右交替屈伸，手掌向内，上肢肘前冲，另一侧屈肘。交替进行各 8 次。

4) 双手交替拍打对侧肩部，各做 8 次。

5) 双手交叉握拳，手举，腕左右屈伸。

(6) 手指体操

1) 交替握拳、松拳：双上肢手举，一手握拳，一手松拳，交替进行，各 10 次。

2）对指体操：双手拇指点对示指、中指、环指、小指，然后相反进行，来回各 10 次。

3）手指分开体操及屈曲体操：双手，上肢手举，五指分开，按着分别先后拇指、示指、中指、环指、小指屈曲，再五指伸展分开，来回各做 10 次。

（7）下肢体操

1）伸髋运动：仰卧，双膝屈曲，抬起臀部，复原，来回 10 次。

2）下肢分腿运动：直立位，右下肢向右侧横跨一步，收回，左下肢向左跨一步，收回，来回交替各 8 次。

3）下蹲运动：双下肢屈膝，下蹲，双手扶在双膝按压站起，各进行 8 次。

4）踢腿运动：直立位，双下肢交替进行向前踢腿。

5）左右交替一腿向前下蹲运动：右下肢向前跨一大步，屈膝，左下肢后伸，足跟离地，双手按压右下肢膝部，伸膝，立起，右下肢回原，左下肢跨前重复右下肢动作，左右各进行 4 次。

（8）步伐体操

1）原地踏步操：直立位，左右双膝交替抬高．尽可能膝抬高至腹部，同时摆动双臂左右交替，各做 10 次。

2）原地跨步体操：在地上放 10～15cm 高的障碍物，左右交替跨越障碍各 10 次。

3）行进体操：根据口令向前，向左，向右，走出星形。

（9）床上体操

1）翻身体操：头转向一侧，一小腿放在头转向一侧小腿上，双臂上举，摆动双臂左右几次后，顺势向头转侧用力摆动，带动躯干转动，再复至仰卧位，按上述方法向另一侧翻身，每次各做 5 次。

2）仰卧起坐：仰卧，双臂放在体侧，头、上身抬起，可借助双手推床帮助坐起，各做 4 次。

3）爬行体操：双膝、双手跪位，双肘屈曲，双臂向前爬行，再向后爬，复至原位，来回 10 次。

（10）呼吸体操

1）通气调节体操：仰卧，上身轻度抬高，下肢呈屈曲伸展，一手置于胸上，一手置于腹上，鼓腹作平静深吸气，并以手调节腹部运动，收腹时将吸入的气全部呼出，再作胸扩展深吸气，以手调节胸部运动。收胸时作呼气运动。最后同时进行扩胸和鼓腹深吸气运动，继之收胸和收腹将气全部呼出。反复作 10 次。

2）呼气体操：坐位，两腿分开，挺胸。挺胸时深吸气，双臂向两侧分开，扩胸。呼气时，双手按压胸廓两侧，弓背把气全部呼出。

3）增强呼气量体操：深呼吸气后，用吸管向有水的杯中缓缓吹气，直至全部吹完，反复进行 10 次。

10. 深部脑起搏器电刺激治疗　经外科手术把起搏器的电极放在背侧丘脑、VIM 核、苍白球、丘脑下核等部位。可根据患者的症状要求来选择相应的电极放置部位。然后把导线引到患者的锁骨下的起搏器主机上，医师通过在主机上的遥控器调节刺激电流大小进行高频刺激治疗。

（1）适应证：原发性帕金森病且药物效果不好者、VIM 核刺激对药物治疗反应不好的，但有严重震颤的患者效果是较好的，能很好控制对侧肢体的震颤。苍白球对运动障碍有较好的效果，也可改善少动、强直、震颤、步态、语言障碍。刺激丘脑下核对理解、学习效果一般，但对少动有较好的效果。

（2）注意事项：不可与有磁性的物体相近，要保持一定的距离，一般是 10cm 以外，否则影响起搏器的运转。在作心电图、肌电图时要关闭起搏器。

（周　岚）

第十节　重症肌无力的康复

重症肌无力（MG）是乙酰胆碱受体抗体（AChR - Ab）介导的，细胞免疫依赖及补体参与的神经 - 肌肉接头（NMJ）处传递障碍的自身免疫性疾病。

一、病因及发病机制

重症肌无力的发病机制尚不完全清楚，其病因及可能的发病机制如下：

1. 胸腺在 MG 中的作用　约 15% 的 MG 合并胸腺瘤，约 70% 的 MG 有胸腺肥大，AChR - Ab 由 B 细胞在增生的胸腺中产生，在正常和增生的胸腺中都能发现载有 AChR 的"肌样细胞"，且已检测到 AChR 亚单位的 mRNA。因此推测在一些特定的遗传素质个体中，由于病毒或其他非特异性因子感染胸腺，导致肌样细胞表面的 AChR 构型发生变化或脱落，刺激机体免疫系统产生 AChR - Ab，发生免疫反应而发病。

2. 自身免疫反应　经研究发现 MG 的可能发病机制为：体内产生 AChR - Ab，在补体参与下与 AChR 发生免疫应答。足够的循环抗体能使 80% 的肌肉 AChR 达到饱和，经由补体介导的细胞膜溶解作用使大量 AChR 破坏，导致突触后膜传递障碍产生肌无力。

二、诊断

（一）临床表现

1. 发病情况　女多于男，起病隐袭，眼外肌麻痹常为首发症状，出现非对称性眼肌麻痹和上睑下垂、斜视、复视。重者眼球运动明显受限，甚至眼球固定，瞳孔光反射不受影响。

2. 临床表现

（1）临床特征：受累肌肉呈病态疲劳，呈规律的晨轻暮重。临床检查：受累肌无力和易疲劳，受累肌肉持续活动导致短暂性肌无力加重，短期休息后好转。

（2）典型特点：肌无力呈斑片状分布，程度随活动而变化，不能证明符合某一神经或神经根支配，提示为神经肌肉传导障碍，为本病典型特点。

（3）受累肌肉明显局限于某一组。

1）面肌：面部皱纹减少，表情困难，闭眼和露齿无力。

2）咀嚼肌：连续咀嚼困难，进食中断。

3）咽喉肌：饮水呛咳，吞咽困难，声音嘶哑，讲话鼻音。

4）颈肌：无力，抬头困难。

5）呼吸肌、膈肌：出现咳嗽无力，呼吸困难。

· 616 ·

6）肢体：重者可见无力，四肢受累，多上肢重于下肢，近端重于远端。平滑肌和膀胱括约肌一般不受累。

（4）危象：患者急剧发生咽喉肌、呼吸肌严重无力，不能维持换气功能为危象。如不及时抢救可危及生命。

（二）临床分型

1. 成人肌无力

（1）Ⅰ型、眼肌型：仅眼肌受累。

（2）Ⅱ$_A$型、轻度全身型：进展缓慢，无危象，可有眼肌受累，对药物敏感。

（3）Ⅱ$_B$型、中度全身型：骨骼肌、咽喉肌严重受累，无危象，对药物敏感欠佳。

（4）根据发病年龄、性别、伴发胸腺瘤、AChR - Ab、HLA 相关抗原可分为两个亚型。

1）具有 HLA - A$_1$、A$_8$、B$_8$、B$_{12}$ 和 DW$_3$ 抗原的 MG 患者，女性多，20～30 岁发病，合并胸腺增生，AChR - Ab 检出率低，早期胸腺摘除效果好。

2）具有 HLA - A$_2$、A$_3$ 抗原的 MG 患者，女性多，40～50 岁发病，合并胸腺瘤，AChR - Ab 检出率高，皮质类固醇效果好。

（5）Ⅲ型、重症急进型：症状严重，进展迅速，数周或数月达高峰，可发生危象，药效差。

（6）Ⅳ型、迟发重症型：症状同Ⅲ型，从Ⅰ型发展为Ⅰ$_A$、Ⅱ$_B$型，经 2 年以上进展期发展而来。

（7）Ⅴ型、肌萎缩型：MG 起病半年内出现肌萎缩。

2. 儿童肌无力包括新生儿肌无力、先天性肌无力

（1）新生儿肌无力：12% 的肌无力母亲的新生儿出现吸吮困难、哭声微弱、肢体无力特别是呼吸功能不全的典型症状。出生后 48h 出现症状，持续数日至数周，逐步改善，直至完全消失。母亲及患儿均可检出 AChR - Ab。严重呼吸功能不全可血浆置换、呼吸机维持、营养支持。

（2）先天性肌无力：少见，症状严重，有家族史，新生儿期常无症状，婴儿期表现为眼肌麻痹、肢体无力。由于 AChR 基因突变，导致离子通道病，包括：①慢通道综合征（离子通道开放期异常延长，对 ACh 反应增强，奎尼丁有效）；②快通道综合征（对 ACh 反应减弱，抗胆碱酯酶药物可能有效）。

（三）辅助检查

1. 一般检查　血、尿和脑脊液常规检查正常。胸部 X 射线和 CT 平扫可发现胸腺瘤，常见于 40 岁以上患者。

2. 电生理检查　可发现神经肌肉传递障碍，约 90% 全身型患者 3Hz 或 5Hz 重复电刺激出现衰减反应，眼肌型阳性率低，正常不能排除诊断；单纤维肌电图显示颤抖增宽和（或）阻滞。

3. AChR - Ab 滴度　85%～90% 全身型、50%～60% 单纯眼肌型滴度增高。抗体滴度与临床症状可不一致。85% 的胸腺瘤患者可见肌纤蛋白（如肌凝蛋白、肌球蛋白、肌动蛋白）抗体，可为早期表现。

（四）诊断方法

1. 疲劳试验　受累肌肉重复活动后使肌无力明显加重。

2. AChR - Ab 滴度　　AChR - Ab 滴度增高支持重症肌无力的诊断，特异性可达99%，敏感性为88%；但滴度正常不能排除诊断。

3. 神经重度电刺激检查　　分别用低频（5Hz）和高频（10Hz以上）重复刺激尺神经、腋神经或面神经，出现动作电位波幅递减10%以上为阳性。约80%患者在低频刺激时出现阳性反应。应停用抗胆碱酯酶药24h后检查，否则可出现假阳性。

4. 抗胆碱酯酶药物试验

（1）新斯的明试验：新斯的明1~2mg肌内注射，20min后肌力改善为阳性；

（2）阿托品0.4mg肌内注射可拮抗流涎增多、腹泻和恶心等反应；腾喜龙试验：腾喜龙10mg用注射用水稀释至1ml，静脉注射，先给予2mg，如可耐受在30s内注射其余8mg，30s内观察肌力的改善，并持续约5min，症状迅速缓解为阳性

三、治疗

重症肌无力是一种自身免疫性疾病，其治疗以调节肌体免疫力为主。

1. 药物治疗

（1）抗胆碱酯酶药：溴吡斯的明片，60mg，4次/d，口服。可根据患者症状确定个体化剂量，若患者吞咽困难可在餐前30min服药。

（2）皮质类固醇：泼尼松片，60~80mg/d，口服，当症状好转时可逐渐减量至维持量（隔日服5~15mg/d）。甲基泼尼松龙冲击疗法：反复发生危象或大剂量泼尼松不能缓解的病例可试用，1g/d，连用3~5d。

（3）免疫抑制剂：硫唑嘌呤，严重的或进展型病例尽管做了胸腺切除术，并用抗胆碱酯酶药症状改善仍不明显者可试用；骁悉，选择性抑制T和B淋巴细胞增生，1g口服，2次/d。

（4）免疫球蛋白：通常剂量为0.4g/（d·kg），静脉滴注，连用3~5d，用于各类危象。

2. 血浆置换　　用于病情急剧恶化或肌无力危象患者可暂时改善症状，或胸腺切除术前处理，避免或改善术后呼吸危象，疗效持续数日或数月。

3. 胸腺切除　　60岁以下的患者可行胸腺切除术，适用于全身型MC（包括老年患者），通常可使症状改善或缓解。眼肌型除非合并胸腺瘤，一般不适合手术；眼肌型伴复视可考虑胸腺切除（症状重者）。

四、康复

通过运动、心理康复及饮食治疗可改善患者生活能力

1. 运动康复

（1）被动运动：平卧，先屈双髋90°，再伸直双下肢；屈双膝90°，再伸直双小腿；协助患儿左右转动双踝关节，再背伸，屈趾。

（2）离床主动运动：可下床轻度活动，在病房内行走，自由活动，严禁剧烈活动，防止摔倒、跌伤。可逐步练习做下蹲、翘腿、快步走等动作。

（3）日常生活活动能力指导：让患者自己洗脸、梳头、更衣、入厕以及下蹲、系鞋带、捡东西等。

2. 饮食配合　指导患者进食充足的高蛋白、高维生素饮食，鼓励多饮水，多食蔬菜、水果等。

3. 心理康复　对于患者及其家属表现出焦虑、急躁的心理，要仔细讲解病情和预后，使其以健康乐观的情绪配合康复训练。

（刘小双）

第二十章

高压氧疗法

第一节　概述

一、基本概念

1. 大气压　地球上空的大气对单位物体表面的压力，称为大气压强。在纬度45°的海平面上，温度为0℃时，测出每平方厘米可承受的压强为760毫米汞柱（mmHg），称为1个大气压。

1个大气压 = 100kPa（千帕）= 0.1MPa（兆帕）

2. 高压　凡超过1个大气压的压力称为高压。

3. 绝对压（atmosphere absolute，ATA）　高压氧治疗时，常用绝对压作为治疗压力单位。绝对压 = 常压（1个大气压）+ 附加压，常压以外所增加的压力，称附加压。附加压通过压力表显示，故又称"表压"。

4. 高压氧（hyper baric oxygen，HBO）　机体处于高气压环境下所呼吸的与环境等压的纯氧，称为高压氧。患者置身于高压氧舱内，进行加压、吸氧以治疗疾病的方法称为高压氧疗法。

5. 氧分压　氧在混合气体中独自产生的压强，称为氧分压。

6. 氧张力　溶解于液体中的氧的分压，通常称为氧张力。

二、高压氧治疗的基本原理

1. 增加血氧含量，提高血氧分压　高压氧下，血液含氧量的增加，主要是提高血浆内的物理溶氧量。在0.3MPa下血浆内的物理溶氧量可达6.5mL/dL，此数值与常压下呼吸空气时人体的平均动、静脉差6mL/dL（也即是组织平均的摄取氧量，活动的肌肉、心肌组织则稍高，约为10mL/dL）大致相等，也就是说此时血浆内单纯物理溶氧量，已可以满足组织细胞的需氧量，而不用氧合血红蛋白离解供氧。

高压氧治疗增加血氧含量，可以治疗多种缺氧性疾病，如脑缺氧的抢救；可以应用于变性血红蛋白症或血红蛋白失活的疾病，如一氧化碳及其他急性有害气体中毒的治疗；也可作为代偿血流量急剧减少时的一种应急措施，如对失血性休克的抢救。

2. 增加血氧弥散量，提高组织氧储量　高压氧下，血液内氧分子数量增加，血氧分压升高，氧从毛细血管向组织弥散的范围扩大。常压空气下机体内毛细血管中氧的有效弥散距离为 $30\mu m$，而在 $0.3MPa$ 氧下，有效弥散距离增至 $100\mu m$。在靠近毛细血管周围的组织细胞和体液中的氧含量及氧分压，也必定会增加，这在临床上具有很大的实用意义：①高压氧下，由于组织细胞氧含量增加，可作为一个"氧储量"，在循环中断时，可延长生命时间。因此在高压氧内进行心血管、脑血管、器官移植术、创伤外科手术等各种手术，在阻断循环后，心、脑、肾等重要器官的缺氧程度会减轻，手术时间可以延长，从而提高手术成功率。②高压氧下，氧的有效弥散范围增大，可用于组织水肿致毛细血管与周围细胞间距增加的情况，如脑水肿；也可用于毛细血管损伤或血流阻塞而造成组织缺氧的疾病，如烧伤、冻伤、植皮、断肢（指）再植、脑梗死、心肌梗死等。

3. 促进侧支循环的生成　高压氧下血氧分压和细胞外液的氧分压均增高，在 $0.2\sim 1.25MPa$ 氧下，组织的氧分压可达 $13.3\sim 33.25kPa$（$100\sim 250mmHg$），刺激血管纤维母细胞的活动和分裂，以及胶原纤维的形成，促进了新血管的生成，加速了侧支循环的建立。

4. 消除体内气泡栓塞　高压氧下，气泡很快被压缩。在 $0.2MPa$ 下，气泡缩小 $1/2$；在 $0.3MPa$ 下，气泡缩至 $1/3$。随着压力升高，气泡不断缩小，被气泡堵塞的血管恢复血液流通。同时血中的氧气可将气泡内的氮气置换出来，然后气泡内的氧气可加以利用，气泡逐渐消失。

5. 抑制厌氧菌生长　在氧分压为 $33.26kPa$（$250mmHg$）时，产气梭状芽孢杆菌的外毒素产生受到抑制。故在 $0.25\sim 0.3kPa$ 氧压下，人体组织内的氧分压足以使所有的厌氧菌都不能繁殖。

6. 高压氧下 CO_2 滞留的生理作用从生理角度分析，CO_2 一方面维持血管化学感受器的兴奋性，另一方面可使局部血管产生一定程度的舒张反应。

7. 高压氧可增强放疗和化疗对恶性肿瘤的作用

（1）高压氧可提高某些肿瘤细胞对放疗和化疗的敏感性，主要与高压氧使肿瘤组织中氧张力升高和改变肿瘤细胞分化周期有关。

（2）高压氧对肿瘤细胞的毒性作用与放疗和化疗产生协同作用。高压氧可使肿瘤细胞产生过氧化基团以及过氧化氢，两者均有强氧化作用，使酶蛋白及其他蛋白质等受损甚至破坏，从而产生协同作用。

（刘守泉）

第二节　治疗机制与临床治疗作用

高压氧的治疗机制包括：①直接作用；②间接作用（人体吸入高压氧后对机体各系统产生的综合效应）。高压氧治疗可产生三种临床治疗作用，即：①高压氧的病因治疗作用；②高压氧的对症治疗作用；③高压氧的康复治疗作用。

一、高压氧的直接作用

（一）体内物理溶解氧增加

常压下吸空气，空气中的氧从肺泡经肺泡和毛细血管壁的膜性屏障扩散入血液，绝大部分与血红蛋白结合成氧合血红蛋白，仅一部分溶于血中（每100ml血中溶解氧仅0.3ml）。亨利定律：气体向液体中扩散（物理溶解）是与气体的压力成正比。机体处在高压氧下，由于氧分压很高，因此高分压氧由肺泡向血液及体液的扩散方式主要是物理溶解，在2.5～3ATA下吸纯氧，每100ml血中溶解氧量从常压下吸空气的0.3ml提高到5.6ml以上，增加近20倍左右，动脉血氧张力升至1770mmHg（235.9kPa）。体内物理溶解氧增高到已满足机体对氧的需求。高压氧下物理溶解氧增加后的意义是：

1. 实现无血生存　高压氧下血红蛋白结合的氧离解极少，甚至完全不离解。实验证实，在高压氧下，当机体血红蛋白减少至几乎为"0"时，心电图仍无任何缺氧征象，提示在高压氧治疗条件下即使没有血红蛋白，仍可暂时维持有血生物生存。

2. 物理溶解氧是跑在红细胞前面的氧，因此对缺血而不缺组织液性缺氧有独到的疗效。

在静息状态的正常人，处于不同氧分压情况下，其血氧张力和血氧含量见表20-1。

表20-1　不同氧分压下血氧张力和血氧含量的变化

压力 (ATA)	呼吸气体	肺泡 PO_2 (mmHg)	动脉血				溶解氧	
			PO_2 (mmHg)	HbO_2 饱和度%	O_2 含量 (ml%)	结合 O_2	ml	增加倍数
1	空气	102	100	97	19.8	19.5	0.3	0
1	O_2	673	650	100	22.1	20.1	2.0	6
2	O_2	1433	1400	100	24.3	20.1	4.2	13
2.5	O_2	1813	1770	100	25.4	20.1	5.3	17
3	O_2	2193	2160	100	26.6	20.1	6.5	20

（二）组织氧储量增加

组织的氧储量：氧不断地从血液到达组织细胞，细胞不断地消耗氧，在此动态平衡过程中组织内经常保持着一定的余量氧，这就是组织的氧储量。在常温常压下，平均1kg组织的氧储量约为13ml，正常情况下平均每千克组织耗氧量为3～4ml/min。按理论计算，循环阻断的安全时限为13÷（3～4）＝3～4分钟。在3ATA下吸纯氧时，平均每千克组织的氧储量增至53ml，此时循环阻断的安全时限可延长到8～12分钟。实验证明，在低温下组织细胞的耗氧量减少，安全断血时间更长，组织氧储量更为增加。若体温降低5℃，血中物理溶解氧量增加10%，心肌耗氧量降低20%，脑的耗氧量降低近50%。故高压氧配合低温，循环阻断的安全时限可进一步延长（表20-2），从而为心脏手术创造条件。

表20-2　不同条件下的循环阻断安全时间

温度	压力（ATA）	气体	循环阻断安全时间（分钟）
常温	1	空气	3～3.5
	3	O_2	8～12
	3	$O_2 + 2\% CO_2$	17～26
低温	1	空气	6～8
	1	O_2	20～25
	3	O_2	27～30

温度	压力（ATA）	气体	循环阻断安全时间（分钟）
	3	$O_2 + 2\% CO_2$	45 ~ 64
深低温	3	$O_2 + 2\% CO_2$	75 ~ 80

（三）氧的弥散率和有效弥散距离增加

氧的弥散率和有效弥散距离，即氧的穿透力取决于扩散区与被扩散区氧张力的梯度大小。高压氧可使肺泡与血液间、血液与组织细胞间的氧张力梯度大大增加，由于氧张力梯度大，所以氧的扩散速度快、氧的弥散率和有效弥散距离大（即氧的穿透力大）。

在常压下，每分钟从肺泡弥散入血的氧为 900 ~ 1200ml。

在常压下血液中氧的有效弥散半径为 30μm。

在高压氧下血液中氧的有效弥散半径可达 100μm 以上。

高压氧治疗的许多独特治疗作用是由氧的穿透力增加所致。氧的穿透力增加有利于纠正血流障碍或血管阻塞所造成的组织细胞性缺氧。局限性组织或细胞水肿时，缺氧与水肿可形成恶性循环，常压氧因不能通过水肿区很难生效，而高压氧具有独特的作用，其作用机制见图 20 - 1。高压氧有较强的穿透力，因而对组织缺血梗死有较好的治疗作用，可使半暗带复活，从而缩小梗死范围。

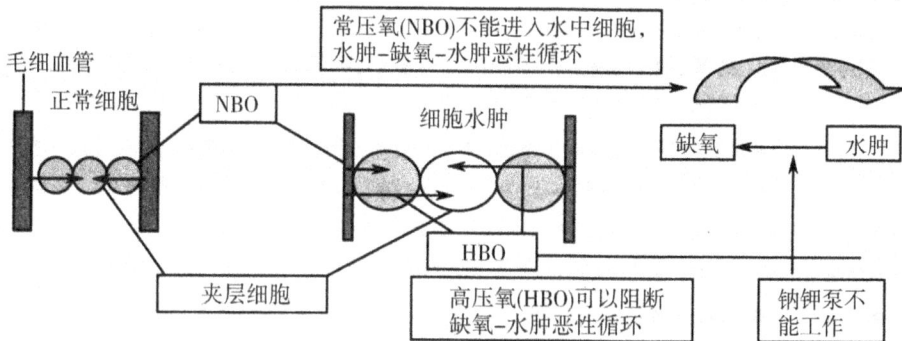

图 20 - 1 穿透力强的高压氧可切断缺氧 - 水肿恶性循环

（四）抑制厌氧菌的生长与繁殖

1. 高压氧对厌氧菌有较强的抑制作用 氧张力越高对厌氧菌的生长抑制作用越强，因此高压氧对厌氧菌感染具有很好的疗效。在过去缺乏高压氧治疗时一旦发生肢体气性坏疽，为了挽救生命常常采取截肢。而有了高压氧治疗后，只要治疗及时一般都可避免截肢。

高压氧抑制厌氧菌与厌氧菌缺乏氧化酶有关。由于厌氧菌缺乏细胞色素和细胞色素氧化酶、过氧化氢酶和过氧化物酶，所以厌氧菌不能在高压氧条件下生长、繁殖。在高压氧下巯基（ -SH）可氧化为二巯基，巯基是许多酶类的组成部分，如辅酶 A、硫辛酸、谷胱甘肽等辅酶都含巯基；在琥珀酸脱氢酶和转氨酶等中，巯基是必需基。巯基被氧化，上述酶类便被灭活，菌体的代谢发生障碍，致厌氧菌的生长与繁殖受到抑制。

一般产气荚膜菌在氧张力达 30mmHg 以上时就不能生长。在 2.5ATA 条件下，人体组织内氧张力可提高到使所有厌氧菌都不能生长的水平。

2. 高压氧对某些需氧菌也有抑制作用。此外高压氧还增强白细胞的噬菌能力，并可增强某些抗菌药的抗菌作用。

（五）压缩和溶解禁锢在体内的气体（高压氧对气泡的作用）

波义尔－马略特定律和亨利定律告诉我们，气体被禁锢在体内时如减压病、气栓症，高气压和高压氧治疗是唯一的、特殊的和最好的治疗方法。高压氧治疗禁锢在体内的气体包括气体压缩、气体溶解和氧气置换3种作用：①气体压缩，禁锢在体内的气体在高气压作用下压缩，即根据波义尔－马略特定律，每增加1个大气压，气体的体积缩小1倍；②气体溶解，亨利定律提示，高气压下气体溶解增加；③氧气置换，在高气压下吸纯氧或高浓度氧，高压氧又可把气泡内的气体置换出来，加速气体的吸收和排除。所以只要治疗及时确实能获得"压到病除"，转危为安的效果。

（六）高压氧直接作用的适应证（表20－3）

表20－3　高压氧直接作用的适应证

作用	适应证
1. 物理溶解氧增加，氧的储备增加，氧的弥散力增加	缺氧性疾病： ①急性全身性缺氧－氧化碳中毒及其中毒性脑病，各种药物、有害气体、化学药品中毒、呼吸功能衰竭、各种意外事故（溺水、窒息、缢伤、触电等），青紫型先天性心脏病的心内膜缺损修补、心肺复苏后、各种休克、高原病、贫血、心搏骤停、麻醉意外等 ②慢性和局部缺氧周围血管病（脉管炎、动脉炎、静脉炎、雷诺征等），慢性缺氧性脑病，脑血管痉挛、血栓形成、血管栓塞等，缺血性溃疡、压疮、伤口不愈、突发性耳聋、梅尼埃病、眩晕、缺血性眼底病、断肢（趾、指）再植、冠心病、器官移植及器官保存等
2. 改善微循环	微循环障碍疾病：各种原因引起的脑水肿、肺水肿、肢体水肿、创伤性肢体肿胀，如挤压伤、烧伤、冻伤，心肌梗死、皮瓣移植、植皮、骨髓炎、骨不愈合等
3. 抑制厌氧菌	气性坏疽、破伤风、放线菌病、侵蚀性皮肤溃疡、肉毒杆菌中毒等
4. 调节细胞周期	配合化疗，放疗治疗肿瘤
5. 压缩气体	减压病、气栓症、肺气压伤、肠壁囊样积气症、麻痹性肠梗阻等
6. 综合作用	脑震荡及其后遗症、重症神经官能症、进行性肌营养不良、老年性智能障碍、慢性骨髓炎、放射性骨坏死、血管性头痛、偏头痛、经期头痛、荨麻疹、过敏性鼻炎、慢性牙周病等

二、高压氧的间接作用

1. 对心血管和侧支循环的影响　高压氧可使许多器官或组织（脑、心、肾、四肢等）的血管发生收缩，阻抗增加，导致灌注范围内血流量减少（表20－4）。

表20－4　不同氧压下各主要脏器血流减少率

氧压（ATA）	脑血流	冠状动脉血流	肾血流	四肢血流
1	10%～12%	18.7%	17%～19%	9%～10%
2	21%	25%	32%～33%	19%～29%

氧压（ATA）	脑血流	冠状动脉血流	肾血流	四肢血流
2.7	18%~23%			
3.5	25%			
4		31%	34%	32%

高压氧使全身血管（椎动脉和肝动脉除外）收缩，血压升高。因此对低血压有治疗作用，而对血压过高者进行高压氧治疗必须慎重。高压氧下脑血流减少，对减轻脑水肿和颅高压有一定的作用。

高压氧下心率减慢、心肌传导减慢、心肌收缩力减弱、心肌耗氧量减少，因此冠心病是适应证，但心内传导阻滞、心动过缓者进行高压氧治疗需要慎重。

高压氧下椎动脉和肝动脉扩张，因此高压氧对椎动脉供血不全、昏迷患者、肝病患者有治疗作用。

有实验证实，高压氧可促使血管成纤维细胞活动和分裂，胶原纤维的形成增加，从而促进侧支循环的形成。

2. 高压氧可使凝血功能轻度降低，红细胞减少，因此过去曾将贫血和出血性疾病视为相对禁忌证。经过长期临床观察发现其作用较弱，现在只是将活动性颅内出血定为禁忌证，而将妇女月经期禁忌高压氧治疗予以取消。红细胞减少作用和轻度抗凝作用则对脑梗死、冠心病、红细胞增多症有益。

3. 高压氧可使消化液分泌减少，胃肠蠕动增强，肝功能改善，并可促进肠内气体吸收。因此高压氧可用于消化性溃疡、肠气囊肿病、肝病等。

4. 高压氧对内分泌系统有兴奋和调节作用 可促进肾上腺皮质激素分泌增加，相当于应用糖皮质激素，因此高压氧对多种变应性疾病有一定的疗效；高压氧可使肾上腺髓质分泌的肾素增加（是高压氧升高血压原因之一）；高压氧可促使胰岛素分泌并对其功能有改善作用，因此对糖尿病有疗效；高压氧可促使甲状腺激素分泌，对甲状腺功能低下者有治疗作用。实践中发现常规高压氧对轻度的甲状腺功能亢进患者也有治疗作用，因此高压氧对内分泌功能不单纯是兴奋作用，而是兴奋加调节作用。

5. 高压氧对机体免疫功能有抑制加调节作用 高压氧可抑制细胞免疫和体液免疫，对变应性疾病（免疫功能紊乱）、器官移植排斥反应有一定的治疗作用。近年将高压氧用于病毒性疾病，以及动物研究发现高压氧对免疫功能有较好的调节作用。所以高压氧对免疫不单纯是抑制，而是抑制加调节，并且主要是调节作用。因此高压氧对免疫功能低下性疾病，如艾滋病有治疗作用。过去主要考虑高压氧可抑制免疫，因此可能对恶性肿瘤不利，而近年研究发现高压氧可增强机体对癌症的免疫力，所以现在人们对高压氧会促进肿瘤生长和转移的担心也在越来越小。并有研究报道高压氧不会促进肿瘤生长和转移，相反有个别报道高压氧对肿瘤有较弱的抑制作用。

6. 高压氧对肾脏的作用 肾血管收缩，肾血流量减少，但是肾小球的滤过率增加，肾功能改善。一般情况下必须扩张肾血管增加肾血流才能改善肾功能，而高压氧收缩肾血管为何能改善肾功能呢？可能与高压氧收缩肾血管是以收缩出球动脉大于入球动脉有关。

7. 高压氧对中枢神经有轻度的兴奋作用，大脑是全身耗氧量最大的器官，高压氧可促进脑内氧化代谢，改善其功能。高压氧对昏迷患者有促进苏醒作用。高压氧下血脑屏障的通透性增加，可以增加药物对脑病的作用。

8. 高压氧可增强放疗和化疗对恶性肿瘤的作用　其机制可能与以下两点有关：

（1）高压氧可提高某些肿瘤细胞对放射和化疗的敏感性，这主要是与高压氧使肿瘤组织中氧张力升高和改变肿瘤细胞分化周期有关。

（2）高压氧对肿瘤细胞的毒性作用与放疗和化疗产生协同作用。高压氧可使肿瘤细胞产生过氧化基团以及过氧化氢，两者均有强氧化作用，使酶蛋白及其他蛋白质等受损甚至破坏，从而产生协同作用。

9. 高压氧对损伤的修复作用　组织损伤时，受损区出现渗出、水肿、变性、坏死等改变。高压氧治疗下使受损组织的氧分压增高，缺氧状态得以改善，新陈代谢加强，ATP 生成增多，纤维细胞增殖活跃，胶原纤维合成增加。使受损组织的局部血液循环得以改善，渗出、水肿得到消除，新生血管形成，侧支循环再建立。从而上皮组织及损伤组织的修复和伤口的愈合加速。

实验室和临床实践均证实，早期高压氧治疗可减轻脊髓出血、水肿和缺氧状态，从而使更多的受损神经组织得到挽救，促进神经功能的恢复；加快烧伤创面的修复，提高移植皮片的成活率；促进骨折区新生血管的再生，加速新骨形成。

三、高压氧的临床治疗作用

临床治疗作用可分为病因治疗作用、对症治疗和康复治疗作用。多数药物只有一种治疗作用，部分药物兼有两种治疗作用，几乎没有一种药物具有三种临床治疗作用。但是高压氧治疗兼有三种治疗作用见表 20-5。

（一）高压氧的三种临床治疗作用及其适应证（表20-5）

表 20-5　高压氧的三种临床治疗作用及其适应证

	作用与适应证	与药物及普通吸氧比较
病因治疗作用	纠正缺氧	常压氧疗不能取代，局部、细胞性缺氧，如水肿的细胞缺氧，血液性缺氧，红细胞不能带氧时，血供障碍等时普通吸氧不解决问题
	抑制厌氧菌，治疗气性坏疽	抗生素不能取代
	压缩溶解禁锢在体内的气体（治疗气栓症、减压病）	药物、手术等其他手段都不能取代
对症治疗作用	消炎（收缩血管-缓解充血，减少渗出，促进氧化代谢，促进细胞内水钠泵出，消除水肿）	药物虽然可脱水治疗水肿，但脑水肿时，药物脱水可引起脑循环高渗诱发坏死，不利于脑复苏，高压氧不会引起血液浓缩，可促进脑复苏
	止痛（缺氧导致血管扩张或痉挛均会疼痛）	药物有效，但不良作用也较多
	降低颅内压、眼压	药物降颅压作用较 HBO 强，但脱水剂、利尿剂可导致脑循环高渗不利于脑复苏

作用与适应证		与药物及普通吸氧比较
	抗休克，治疗脑水肿、肺水肿	高压氧调节全身功能产生抗休克作用，对肺水肿和脑水肿的作用明显，且与药物不同
康复治疗作用	促进有氧代谢，恢复功能；促进细胞分化（增加干细胞）修复组织	药物有类似作用，但不能替代高压氧，其作用途径不同，二者合用会产生累加作用

（二）高压氧三种临床治疗作用的时间分布

高压氧可产生三种临床治疗作用，但是三种治疗作用不是同时产生，它有特殊的时间分布，不同的时机产生不同的作用。及时治疗才会获得病因治疗作用，较及时治疗才可产生对症治疗作用，不及时的治疗只能产生康复治疗作用（图20－2）。

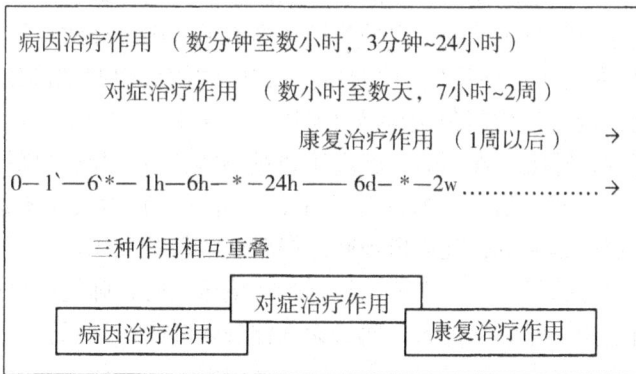

```
病因治疗作用　（数分钟至数小时，3分钟~24小时）
    对症治疗作用　（数小时至数天，7小时~2周）
        康复治疗作用　（1周以后）　　→

0— 1`—6`*— 1h—6h— *—24h —— 6d— *—2w ……………… →

三种作用相互重叠
          ┌──────────────┐
          │   对症治疗作用   │
    ┌─────────────┐     ┌──────────────┐
    │  病因治疗作用  │     │  康复治疗作用  │
    └─────────────┘     └──────────────┘
```

图 20－2　高压氧三种临床治疗作用的时间分布

（刘守泉）

第三节　高压氧对机体各系统功能的影响

一、概述

高压氧对机体的影响主要包括两方面的因素，一是压力的影响，另一个则是高压气体本身的影响。压力造成的影响一方面包括受压不均对机体造成的影响，另一方面包括压力本身对机体的影响。

（一）压力的影响

一个标准大气压下，体表面积为 $1.5 \sim 1.6 m^2$ 的成年人体表受到空气的压力为 $15 \sim 16T$。而当潜水员潜入水下或者病员在高压氧舱内加压治疗时，体表受到的压力则会加大。但是，在均匀受压情况下，呼吸的气体与环境气体的压力相等，再由于液体的不可压缩性以及压力的均匀作用，当人体受到大气压或者高于大气压的压力时，人体承受的压力从各个方向上被抵消，所以人们并不会感到有压力感。

而当受压不均匀时，出现压力差，即使压力差只有 6.2kPa，也可使组织充血、水肿、变形，甚至造成局部组织损伤或死亡。加压或减压，环境压力变化时，机体有可能不均匀受压，具体原因有二：一是机体含气硬壁腔室通气不良，致使含气腔室内外出现压差；二是装具（如潜水呼吸面罩）内供气或排气不畅，甚至中断，使装具内外出现压差。

人体含气硬壁腔室有肺、中耳、鼻窦等，当外界气压变化时，这些含气腔室内的气压通过相应管道与外界取得平衡，这种气压平衡要有一个时间过程，若这些含气腔室与外界相通的管道阻塞或缩小，造成平衡困难或不能平衡，结果含气腔室内外出现压差，压差达到一定阈值时，这些硬壁含气腔室就会发生损伤——气压伤，主观有疼痛等不适感觉。

1. 中耳气压伤　是高气压医学中最常见的不均匀受压所致的损伤，由于某种原因，如感冒，咽鼓管黏膜充血、水肿使其通气不畅或阻塞，当环境气压升高时，中耳鼓室内的气压不能与外界气压及时取得平衡，中耳内呈负压，当中耳内外压差达到一定阈值时，就可引起中耳气压伤。压差达到 6.67～13.33kPa 时，鼓膜受压而引起严重疼痛，与此同时，中耳壁软组织向室内膨胀，如压差继续存在，血液、组织液渗向腔内，最后鼓膜破裂。当环境气压下降时，如高压氧治疗中的减压，鼓室内的气压居高不下，则可导致耳气压伤。

2. 肺气压伤　肺内气压与环境气压的差超过相应的阈值引起的肺组织损伤。呼吸时，肺内压有一定的变化，最适肺内压值上限为 196Pa，下限为 -147Pa，在此范围内，通气功能正常，超过这个范围，呼吸出现不适，肺内压超过环境压力，肺组织则会过度扩张，甚至肺组织会被撕裂。在高压氧、潜水等减压过程中，若屏气、肺内气体不能排出，且膨胀受限，气压升高超过一定压力阈值，就会出现肺组织撕裂，即肺气压伤。

肺内压过低也会引起肺气压伤，当肺内压低于环境压力时，肺组织出血，肺泡气进入血管。肺内压过低时由于吸气时胸廓扩大，而又无气体进入肺内，结果造成肺内负压，戴口鼻面罩潜水时，咬嘴脱落，潜水员呼吸空间很小的面罩内的一点气体，或面罩内供气不足、中断而又进行大幅度的吸气动作，均可形成肺负压，肺负压过大时，对肺泡壁形成强大"吸力"，造成肺组织撕裂——肺气压伤。

肺内压过高或过低撕裂肺组织，气体进入血管，并随血流进入人体循环，栓塞动脉，可引发一系列神经、循环、呼吸功能障碍和器质性病理损伤，重者甚至死亡。

3. 鼻窦气压伤　鼻窦内外气压差超过一定的阈值时也可引起气压伤，病理变化、机制与中耳气压伤基本相同。

（二）高分压气体对机体的影响

正常呼吸空气条件下，安静状态成年人每人每分钟平均需氧量为 250ml，并经肺排出同样数量的 CO_2，在体力负荷或在病理状态下，需氧量可通过肺通气量和每分搏量的增加和血流速度加快增加数倍。动脉血中氧分压可波动于 10.64～13.3kPa（80～100mmHg）间，这些氧主要为与 Hb 结合氧（19.40%）和溶液状态氧（0.3%）。当氧分压增加至 13.3kPa（100mmHg），则几乎所有 Hb 被氧结合为 HbO_2，血中氧含量进一步增加，只可能是氧在血浆中的溶解。溶解状态的氧经过毛细血管到细胞外液中，近而进入细胞内。高压下呼吸氧气或混合气时导致肺泡气中氧分压增加，与其吸入气含量百分比成正比。如在 2ATA 下呼吸空气时，肺泡气中氧分压增长由 13.96kPa（105mmHg）到 34.58～35.9kPa（260～

270mmHg），在 3ATA 下可达到 55.86～57.19kPa（420～430mmHg）。呼吸纯氧时肺泡气中 PaO_2 增长更加为明显：100kPa 下达 89.5kPa（673mmHg），200kPa 达 109.58kPa（1433mmHg），300kPa 达 291.66kPa（2193mmHg）。血中物理溶解氧量决定于其分压，在一般情况下呼吸空气时 100ml 血中含 0.3ml 溶解氧（0.3%），而当呼吸纯氧时为 2.36ml（2.360%）；3ATA 氧压下 Hb 基本上被"解除"了运输氧的功能，在此情况下物理溶解氧在血中含量达到 6.4～6.6ml。此时，组织代谢所需的氧，由溶解在血浆中的氧量供给已足够了。氧在血中的这一饱和特征，为改善机体和组织的氧化，纠正缺氧的组织细胞的氧供状态提供了物质基础。

高分压氧对机体各个系统都会产生不同的影响，下面就机体在高压氧条件下产生明显的变化的系统作一阐述。

二、高压氧对呼吸系统功能的影响

在高压氧下，呼吸系统功能发生变化，这与呼吸中枢对血氧分压增高的反应，及压缩气体对呼吸过程的物理作用有关。

（一）呼吸频率减慢

一般在 200～300kPa 氧压下，约有 9/10 患者呼吸减慢。这是血氧含量增加，血氧分压提高，通过颈动脉体等化学感受器反射性地抑制呼吸中枢的缘故。若切断相应的传入神经，则高压氧下机体的呼吸频率不改变。但如果氧分压过高，吸氧时间过长，二氧化碳运输障碍，血液及组织中二氧化潴留，氢离子浓度增高，刺激呼吸中枢，呼吸频率反而加快。

（二）肺活量增大

在高压氧下，因肠胃内气体受压缩，膈肌穹隆下降可达 1.5～2.0cm，胸腔上下径扩大，平静呼吸时肺的张开程度较常压下为大，胸膜腔的负压也因此增大。由于肺可张开的幅度增大，肺容积也随着增大，肺活量也就增大。在 200～300kPa 氧压下，功能残气量通常不变，肺活量平均增加 7% 左右。这种变化，在脱离高压氧环境后即不复存在。

（三）呼吸功增加

呼吸功＝压力×容积。主要用于克服胸廓、肺组织的弹性阻力和气体在呼吸道内流动时的摩擦力（即非弹性阻力）。在高压氧下，吸入气体密度增高，非弹性阻力增大；同时胸廓扩大，肺容量增加，弹性阻力也增大。故总的呼吸阻力显著增大，因此呼吸系统的工作量增加。

然而此种增加并非呈直线式的，这是因为花费在弹性和非弹性阻力上的工作量不同。花费在弹性阻力上的功取决于肺容量的改变，反映了肺移动度移动的趋势；而花费在非弹性阻力的功取决于气体的密度及流动率。在高压下，气体的密度增高，但流动性降低。呼吸肌有力者，尽管呼吸功有所增加，但仍可维持正常的呼吸。

1. 肺泡－动脉梯度变化　肺泡－动脉梯度可以反映肺泡膜的完整、肺泡动静脉分流及通气/血流的情况。正常状态时，肺泡－动脉梯度为 3.25～8.45kPa。肺泡－动脉梯度可以反映氧弥散的实际情况，是决定高压氧治疗压力的重要依据。一旦肺泡膜受损，肺泡的氧弥散能力减弱，肺泡－动脉梯度氧梯度就大大提高，因此可作为肺氧中毒的征象之一。高压氧下，肺泡－动脉梯度会有所升高，并且与氧分压成正比。

肺泡-动脉梯度正常值的维持，有赖于：①提高肺泡氧气的弥散能力；②减少动-静脉分流量；③提高血氧含量。在高压氧下，这三个因素同时参与了维持肺泡-动脉梯度的稳定。

2. 高压氧对呼吸系统的两种相反作用　即吸入气密度增大及氧分压增高，在治疗压力内并不伴有肺机械学方面的明显改变，这就保证了肺的基本功能，包括气体交换、通气动力学过程、氧弥散和肺毛细血管血流的稳定。

在2~3ATA下吸氧时最大随意通气量，即单位时间内最大的呼吸量（maximumvolun-taryventila-tion，MVV）有所下降，甚至可减少一半。肺活量在吸高压氧初始有所增加，但时间较长时则下降，以不超过6%或10%视为生理允许范畴。高压氧下由于肺血管扩张，肺组织弹性回位作用的减弱，致使肺容量降低。在高压氧治疗时由于吸入气体密度的增加，可使呼吸肌工作负荷加大，在2ATA下消耗于克服弹性阻力的工作量增长35%，呼吸功能参数的变化与呼吸肌发达程度有关，尤其是呼吸容量，男性比女性变化少。重复高压氧作用，可使最大通气量等指标有所改善，正常人呼吸系统功能，在2.5~3.0ATA下未超出生理代偿性反应的范畴。但是，如果压力较高，或者时间过长，可导致肺动脉、小动脉收缩，肺组织损害、肺塌陷等。过高的氧气可改变肺表面活性物质活性，影响肺表面张力，改变肺脏的顺应性，损害肺通气功能，而这些变化与肺泡Ⅱ型细胞受损有关。

三、高气压对循环系统功能的影响

在3ATA氧压下，心血管功能变化的持续时间和显著程度与高压氧治疗时的压力-时程成正比。心率变慢是高压氧作用下典型和规律性反应。心搏量、血管阻力和器官血流量在高压氧下的变化表明，这是机体在神经系统调控下一种保护性反应，一般是可逆的。高压氧下心肌收缩功能的改善，可标志心血管功能障碍的恢复。

（一）心率减慢

在3ATA下吸90%~95%氧时心率可减慢15~28次/分钟（平均15次/分钟），为初始水平的20%~37%。早期心动过速病人在高压氧治疗后，有些经一个疗程即可见心率明显减慢。高压氧下发生的心动过缓，主要是对副交感神经的影响，正如在迷走神经切除术实验中所证实的注射阿托品会使之发生一样。但是，不能排除高压下促使心动过缓发生的其他因素，包括高分压氧对心肌和调节心脏功能的直接作用。

呼吸3ATA纯氧时血管总的外周阻力可增加15%~20%，这一变化使脉压降低，循环血量减少（一般在10%以内）。同时，这也与迷走神经作用下血液贮存有关。高压氧作用下心输出量和组织供氧等变化，是由血流速度和氧的血管加压反应所致，血流减慢来自于迷走性心动过缓。但是，血管收缩主要是小动脉和毛细血管的收缩导致外周阻力增加和循环血量减少。血管收缩是健康机体对高压氧的早期效应性反应。在高压下氧的加压反应几乎在除肺以外的所有器官都能观察到，这是一种对高血氧症的适应性反应。与此同时，血压常表现为舒张压升高（1.33~3.33kPa）收缩压多数情况下变化不明显，亦有升高者。

高压氧下由于心率减慢，可使心输出量减少1.72~2.65L（平均2.21L）。但是，由于溶解氧量的增加，仍能改善机体氧平衡，可使循环障碍性缺氧的心血管系统得以好转，消除心肌缺氧，增加缺血区的氧含量，改善血流动力和心脏内的传导性。研究证实，在高压氧作用下缺血组织的血管扩张，血流加快，微循环明显改善。用血管血流描记法研究证实，在

2ATA 氧压下作用 10~15min 缺血的四肢血供可增加到足够的适宜水平，维持代谢。微循环的改善促进了营养性溃疡的恢复，有利于术后伤口更快地形成侧支循环以及缺氧性神经炎疼痛症状的消除。

冠脉血流在高压氧下有相当大的变异性，作为心肌代谢尖峰的心缩期，几乎需要冠状窦内所有的氧储备。冠状动静脉血管中氧的分压差一般情况下约为 11.5%，如果有任何原因使之增大，则心肌收缩功能明显减弱。高压氧治疗条件下可保持冠状动脉中氧的高张力和相对不高的冠状静脉中的氧张力：于 2~3ATA 时冠状动静脉氧差变化不明显，3ATA 时冠状窦血中氧分压提高只有 4.92~5.32kPa，冠状血管中物理溶解氧量的增加，也是治疗急性冠状血管功能不全的有效措施。组织学研究证明，心肌损伤部位的瘢痕形成，以及侧支循环的建立，在高压氧下出现的均比较早。

（二）心肌收缩力和心输出量的改变

很多实验证实，高压氧下心肌收缩力减弱。Kioshos 等（1969 年）用犬做实验：高压氧治疗前 1~3 周，用手术方法使犬的心肌由上而下的传导完全中断，因而心率固定不变。观察到在 300kPa 氧压下，心输出量（收缩期）平均减少 19%，左心室的工作量减少 20%，心肌收缩力的指数降低 14%，与此同时，等长和等张收缩期延长 14%。

高压氧有减弱心肌收缩力的作用，但是这一作用机制目前尚未明了。高压氧下由于心率减慢、心肌收缩力减弱，从而导致心输出量下降。这一变化与压力的大小有关。

（三）血压升高

高压氧下，血管收缩，外周阻力增大，足以导致动脉血压升高。健康人在 300kPa 氧压下，总血管阻力增加 50% 以上。然而由于心率减慢，使有效循环血量降低（通常不超过 10%）。若心输出量减少不明显，则收缩压会轻度升高，而舒张压升高较显著，脉压差变小。1/2~3/4 的患者收缩压与舒张压均升高，舒张压升高为基础压的 10% 左右。

高压氧下血管收缩，可以对抗因缺氧而导致肥大细胞释放组胺所引起的毛细血管床扩张，使血压升高，增加组织血流灌注量，改善微循环，纠正休克。因此高压氧可用于因各种病因所致休克的抢救。

由于高压氧的升压作用，故对合并高血压的患者，应将其血压控制在收缩压 21.33kPa、舒张压 13.33kPa 以下才准予入舱治疗，并应在治疗前后反复测量血压，如血压明显升高，宜暂时中断高压氧治疗。

四、高压氧对消化系统功能的影响

（一）对胃液分泌量的影响

Cardis 等（1968 年）的实验证明，高压氧下白鼠的胃酸和胃蛋白酶分泌显著减少，他们认为这是由于壁细胞和主细胞酶活性降低所致。

常玉莲等（1990 年）报告高压氧对大鼠试验性胃溃疡作用机制探讨和疗效观察。实验以 0.6mol/L 盐酸与 2% 阿司匹林液灌注胃，制造大鼠胃溃疡模型，探讨高压氧对大鼠溃疡的促进愈合作用机制，并同西咪替丁（甲氰咪胍）作疗效对比。胃液检查报告表明，高压氧对大鼠试验性胃溃疡的 5h 胃液总排酸量有明显的抑制作用。但胃液游离酸、总酸度和胃液 pH 三组间无显著差异。他们认为高压氧能抑制胃酸分泌，使在单位时间内的胃液分泌量和总排酸量减少，从而削弱了 H^+ 弥散的强度和因触发胆碱能反射加速胃蛋白酶的分泌作用。

然而 Komarov 等（1984 年）报道应用高压氧治疗 132 名胃十二指肠球部溃疡患者，127 名患者溃疡痊愈，抽查其中 25 名患者血中胃泌素含量，治疗前为 80.1ng/L，治疗后却增加至 88.5ng/L，在愈合期黏液和游离盐酸分泌增多。Jefuni 等（1986 年）应用高压氧治疗 217 例消化性溃疡时，发现胃的盐酸分泌增多，但疗效明显。Komarov 等解释为高压氧使胃黏膜基本功能增强所致。因此高压氧可用于治疗胃溃疡。

（二）促进肠道内气体的吸收

Saito 等（1977 年）应用高压氧处理实验性麻痹性肠梗阻，发现在 200kPa 氧压下，扩张的肠管直径缩小一半，肠壁氧分压增高至治疗前的 13 倍。Cross 等将空气注入犬的肠道内，常压下呼吸空气，于第 6 小时及第 12 小时测定被吸收的空气量分别为 27.0%、33.8% 及 40.8% 如改为吸入 95% 氧时，6h 后，在 100kPa 下为 37%，200kPa 下为 44.8%；12h 后，在 100kPa 下为 46.9%，200kPa 下 63.3%。实验证明高压氧可以明显的促进肠道内气体的吸收，因此可用于治疗麻痹性肠梗阻、肠气囊肿病。

（三）对肝脏的保护作用

Mininber 等（1979 年）研究了高压氧对四氯化碳（CCl4）所致白鼠肝细胞中毒的作用。高压氧治疗组动物的肝组织显示修复过程：坏死组织消失，琥珀酸脱氢酶活性增强，糖原数量增多，肝嗜铬细胞的功能增强。Yemacchi（1984 年）给鼠摄入四氯化碳，发现摄入后立即或 1h 内给予高压氧治疗的鼠，只有轻微至中度的肝细胞损害，几乎没有细胞结构的破坏。而在中毒 4h 后才给予高压氧治疗的鼠，24h 后均死亡。尸检肝脏显示广泛的细胞肿胀、空泡形成和坏死，脂质过氧化物增多，四氯化碳和原浆微粒脂肪的结合增多，细胞色素 P_{450} 水平严重降低而血清转氨酶（ALT、AST）水平提高。因此及时的高压氧治疗可以保护肝细胞，防止肝细胞受四氯化碳的损害。高压氧的防护作用的可能机制：肝小叶氧分压相对低下。四氯化碳进人体内后被激活，产生自由基，对细胞膜磷脂产生过氧化作用，而导致细胞损害。低氧足以促进、加剧这些作用，造成恶性循环。高压氧起到打断此恶性循环的作用。

Belokurov 等（1981 年）用高压氧治疗 380 只实验性阻塞性黄疸的白鼠，疗效良好。高压氧治疗后肝组织缺氧获得纠正，随之肝细胞再生。Korkhow 等发现，在实验性肝功能不全的动物，肝脏形态学改变的特征是肝细胞轻度破坏，糖原储蓄不足和短暂的脂肪变性。高压氧下，肝组织氧分压迅速升高，肝脏形态学改变随之复原。

研究证实，在肝缺血期和肝血流重建后均发生细胞损伤。近年来认为，在原先缺血器官血液重新灌流期间所发生的细胞损害，一个最重要的机制是无再流现象，这主要由于微血管内皮细胞和线粒体发生肿胀，形成疱疹，导致微血管管道梗塞所致。因此肝血流重建后血流量均减少。有报道，在肝脏缺血 90min 后，血流量减少的时间可持续至 24h。细胞能量水平的恢复主要取决于线粒体功能和细胞的氧供。在上述实验中，线粒体功能在 45min 肝缺血后仍能较好的保存，在肝血流重建后能较好的恢复。

综上所述，高压氧能增加肝脏的血供和氧供，增强了肝细胞的解毒功能，这可能是高压氧保护肝细胞免受多种毒物及缺血损害的机制。

五、高压氧对中枢神经系统功能的影响

在维持机体和外环境平衡中起主导作用的是神经系统。中枢神经系统和自主神经系统功能在高压氧治疗时发生的变化，取决于高压氧作用的压力值和暴露的持续时间，而个体的神经类型以及对氧的敏感性等因素，亦有一定影响。

空气组成中的其他成分，如 CO_2、N_2 在高压下对神经系统亦有综合影响。中枢神经系统对 N_2 的麻醉作用的敏感性，超过对外周神经的敏感性。当人呼吸高压空气，从 4～5ATA（PaN_2 为 3.2～4.0ATA）或更高一些时，有些人脑电图（EEG）上可出现 α 节律的改变。在较高压力下中枢神经系统的识别能力减弱，表现为完成测验表文字和数字的差错增多。可见，中枢神经的高级部位——大脑皮层对高分压氮最为敏感。

吸入气中 CO_2 浓度的升高，可促进氧和氮对中枢神经系统的影响，改变大脑血流量的供应。在各种缺氧情况下，神经系统的高级部位的活动及心理、体力、智力、工作能力的变化可作为高压氧治疗效应的精确判别指标。

高压氧治疗对神经系统的作用有双相反应。开始阶段激活神经活动：EEG 显示兴奋性增高，快波增多，其频率及幅度加大，有时出现尖波，额部引导频率改变明显，使之与枕部的频率特性趋于平衡。

肌电图（EMG）的改变与 EEG 变化并行。如对氧最敏感的口轮匝肌的兴奋性在 3.5ATA 氧压下，其频率可由 143 次/秒加快到 193 次/秒，幅度由 $47\mu V$ 增至 $106\mu V$，4ATA 氧压下频率又有所加快。但是，当要出现肌阵挛前 1～5min，肌电图兴奋性降低，如其频率在 4ATA 降低为 140 次/秒左右，幅度亦下降到 $47\mu V$ 左右。所以，肌电图的变化对早期识别氧痉挛有一定参考意义。

有的研究报道，在 0.25MPa 下吸 90%～95% 氧时出现氧中毒症状以前，常有面色苍白、多汗，也有人出现肠蠕动亢进、嗜睡，停留末期瞳孔散大。在 0.25MPa 下吸 90%～95% 氧经过 71～137min 和在 0.3MPa 下经过 6～84min 出现了自主性神经功能和躯体功能障碍，迫近痉挛的前驱症状。但是，当减压至常压后症状会很快消除。

（一）中枢神经活动

高压氧对高级中枢神经活动的影响表现为增强和抑制两个连续的时相。

1. 增强相　人体受高压氧影响的第一时相是活动增强期。表现为触觉增强，记忆力增强，知觉敏锐，能持续进行复杂的脑力劳动，躯体活动变得更为协调灵活。在氧压为 350kPa 时，进行反射鉴别实验中，受试者对灯光明亮度的辨别能力比平时提高 10% 以上；在 200～300kPa、60～90min 时进行的特殊认识能力试验中，受试者的回答较加压前和减压后错误较少。此增强相的脑电图表现为电震荡加速、波频增快，达 40～60 次/秒，振幅达 45～$60\mu V$。前额导联的脑电图变化比枕部导联更显著，但两种导联的脑电图频率特征相似。脑电图的改变与交感神经及肌动描记波脉冲的增加是平行的。

2. 抑制相　高压氧下 30～45min 后，脑活动就由增强相逐渐进入皮质功能抑制相。表现为躯体运动协调减弱，注意力相对分散，阅读和写作的速度减慢，θ 波和 δ 波振幅增大。此时患者最好闭目养神，更不要看书阅报。

上述中枢神经系统功能状态的转变，是健康机体具有的特征，也是脑皮质下中枢非特异性活动增强的结果。双相表现被认为是内抑制过程增强的指征：第一相大脑半球皮质紧张度

增高，继而在第二相其功能活动减弱。高压氧下活动增强相和抑制相的持续期限决定于个体的高级神经中枢的活动类型。在中枢神经活动为兴奋型者，其活动增强相的表现突出，常伴有欣快感，但持续期较第二相为短。增强相在儿童尤为突出。在枢神经活动为抑制型者，活动增强相表现较不明显，但持续时程较长。

以上变化的发生，主要与脑网状结构有关。网状结构本身是一个非特异性系统，广泛分布在脑干中部，其功能可向几个方面施加影响：网状结构尾部向脊髓延伸，影响脊髓的活动；背部和腹面向下丘脑和垂体延伸，影响它们的调节功能，从而改变内脏和内分泌活动；向上延伸影响间脑和大脑嗅觉区的状态，与表情和感情的表达有关；继续向上延伸到大脑皮质区，与更高级的感觉、运动和智力活动有关。网状结构对中枢神经系统各个部分的影响，可以是兴奋性的，也可以是抑制性的。高压氧对脑皮质的兴奋作用，可在脑电活动的弥漫性非同步现象中看到，脑电变得较为活跃，于海马区出现一个频率为 5～7 次/秒的宽大波。海马区的规则波与新皮质区波的变平同时出现，象征所谓的激醒反应。高压氧对网状系统的刺激较强于其他苏醒剂，可加快脑苏醒。因此高压氧可用于治疗多种原因所致的昏迷患者。

（二）血脑屏障

高压氧可以增加血脑屏障的通透性。这种通透性的增高是可逆的。故可以利用高压氧促进已进入血液中的化学药物通过血脑屏障，使脑部感染或脑恶性肿瘤等得到有效的化学治疗。

（三）脑组织及脑脊液的氧分压

高压氧下脑血流量有所减少，但脑组织及脑脊液的氧分压却增高。高压氧下，脑组织及脑脊液氧分压均升高，因此可用于解除或减轻脑缺氧，从而恢复或改善脑的功能。

六、高压氧对造血系统功能的影响

高压氧对正常人及病人的血液有形成分及血液化学有所影响。如果说这种作用对正常人是生理适应性变化，而对病人，则是使组织器官缺血缺氧时产生的损伤性变化的恢复与正常化。

高压氧 1～3ATA 停留 1～1.5h 一般不引起血液有形成分明显的改变，可能有不明显的红细胞减少和血红蛋白下降，以及一过性的白细胞数增多。一般在作用后 8～24h 可正常化。如在 2～2.3ATA 吸氧时正常人在 4h 内 Hb 下降 2%～3%，红细胞减少（0.25～0.5）× 10^{12}/L 血中，经过一昼夜可恢复正常。

高压氧治疗因长期缺氧和骨髓造血反应升高引起的继发性红细胞增多症时可以减少红细胞数。同时高压氧治疗对预防血浓缩、克服缺氧、改善气体和物质代谢，具有良好效果。在治疗由于 Hb 降低引起的血液性缺氧时疗效的取得，则在于提高血浆中溶解氧的含量。

止血，是血液的一种保护性功能。在 2～3ATA 氧压下健康人和动物血液系统的血凝系统被抑制，激活抗凝血系统，血液的溶纤维蛋白活性升高 20%，减压后也高，可持续数天，此变化可视为机体对血管内壁上一过性血栓形成的一种保护性反应。

反映组织氧化还原过程和物质代谢状态的血液生化成分发生的变化，也颇引人注目。在文献中可见到高血氧时代谢受到抑制的资料，也可见相反的论点报道。但分析看来，在高压氧下氧化过程总的是加快的，无氧代谢环节受到抑制。如果正确掌握高压氧治疗原则，在

2~3ATA 下停留 40~60min 不会引起人血液酶谱正常功能的任何实质性变化，也表明在此条件下机体适应性机制的稳定性。

对有某些组织和器官氧化还原过程异常的病人实施高压氧治疗，可使酶活性升高，物质代谢得以改善。如在 3ATA 氧压下治疗心肌缺血性疾病时，可改善心肌磷代谢，使 ATP、肌酸磷酸激酶（CPK）和无机磷含量升高，磷酸化进程正常化。实验研究中也证实了这一点，在 3ATA 氧压下进行 1h 的高压氧治疗，在心肌暂时性缺血区保留有 84% 的高能磷酸化合物，主要是 ATP，而在对照组只有 53%。

（一）红细胞生成受抑制

刺激红细胞生成的主要因素是促红细胞生成素，是细胞活性物质。这种物质 90%~95% 依赖肾脏生成，然后进入血液循环。组织含氧量是促红细胞生成素的基本调节因素。任何使组织供氧量减少的因素，都能增加促红细胞生成素的释放，从而提高红细胞生成的速率。而血氧分压增高，会抑制红细胞的生成。

Pierce 和 Linman（1964 年）发现白鼠在 400kPa 氧压下 24h 后，红细胞生成受抑制，但可通过使用外源性促红细胞生成素来刺激红细胞生成。

（二）红细胞结构和生化改变

高压氧下红细胞可变形性增高，比容缩小。Mengel 等（1964 年）报告高压氧可引起溶血和血细胞比容缩小。主要因为以磷脂质为主要结构成分的细胞膜发生过氧化，导致红细胞结构发生改变，血浆和红细胞中几种磷脂质的浓度降低。

Megerstein 等（1989 年）用健康志愿者的红细胞，研究了高压氧对正常红细胞以及膜已有一定改变的红细胞（储存过期）的影响。同时，还用二酰胺处理过的红细胞（低谷胱甘肽）做实验以作对比。结果发现：在对照组和高压氧实验组中，新鲜的红细胞比储存的红细胞中变性血红蛋白含量无改变，游离的血红蛋白含量、平均红细胞体积和比容也无改变，但形状出现变化：电子显微镜显示对照组的新鲜红细胞为正常的圆盘形；经二酰胺预处理的诱发轻度变化的红细胞：10% 扁平，细胞膜不规则，表面有皱纹；余 90% 仍保持圆盘形。而新鲜的红细胞暴露于高压氧 2h 后，大多数有明确的形态学改变，如有棘突样改变、细胞膜变得不规则，但细胞大小无改变。经二酰胺处理后的红细胞暴露于高压氧后的改变，与新鲜红细胞暴露后的改变大致相同。研究还发现，红细胞的谷胱甘肽浓度并不为高压氧所降低，反而有所增加。而预先应用二酰胺处理过使谷胱甘肽浓度为 0 的红细胞，在 300kPa 氧压下 2h 后，其谷胱甘肽含量未见增高。

一般认为过氧化作用与正常红细胞衰老有关，而谷胱甘肽是体内抗氧化系统之一。抗氧化系统缺失可导致变性红细胞增加，使正常红细胞破坏及溶血。其他动物实验发现，缺乏维生素 E 时，在 400kPa 氧压下，鼠可被诱发溶血。

其他血液成分：Farber（1948 年）发现在 400kPa 氧压下 4h 后，周围血液中血红蛋白含量和红细胞减少，白细胞计数增高。胸骨穿刺抽取骨髓检查发现红细胞明显减少，中心粒细胞、白细胞、网状细胞、浆细胞增多。另有人用兔实验，研究高压氧（350kPa、1h）治疗前后红细胞、白细胞、血红蛋白、血细胞比容、血浆游离血红蛋白和总蛋白的动态变化。结果是：最显著的变化是血浆总蛋白，其含量在治疗后降低 24.3%，白细胞计数增高 23.4%，红细胞数减少 9.8%，血细胞比容降低 7.3%，血红蛋白降低 6.5%，血浆游离血红蛋白量无变化。这些结果表明高压氧下，血液的成分确实发生了变化，然而只有血浆总蛋白下降和白细胞计数增加具有实际意义。白细胞的增加却伴有淋巴细胞的减少。

总的来说，除非是长期停留在高压氧环境中，否则临床高压氧治疗不会使红细胞生成受抑制。至于高压氧治疗后，外周血液红细胞数减少，其主要原因是由于高压氧下血流动力学发生变化，血氧含量增高，体内运输氧的红细胞需要量减少，部分被储藏于肝、脾。停止高压氧治疗后，血细胞变化可于短期内恢复正常。

七、高压氧对内分泌系统功能的影响

高压氧对内分泌的影响取决于用氧制度。研究与观察证实，2ATA 氧压下停留 90min 和 3ATA 停留 30min 不会引起因影响甲状腺功能而导致蛋白质氨基酸代谢异常。但在 3ATA 下 90min 则可见其活性升高。注射甲状腺素时可促进氧的毒性作用，如果用甲状腺的药物阻断剂则降低高压氧对动物的毒性作用。

临床采用高压氧治疗时必须考虑到神经内分泌在机体的作用，有必要对初次接触高压舱操作和高压氧治疗病人进行适应性的高压氧作用观察。有的作者基于 28000 人次高压氧治疗的经验，提出神经内分泌对变化了的气体环境有一定适应，而病人适应时可使机体生理指标参数相对稳定。在加压初期的应激，可提高机体反应性，还应视为机体储备能力的动员。

高气压暴露和高压氧下内分泌系统的反应，由于环境条件限制，对人较多的是观察尿、血中激素的变化。腺垂体生长激素、甲状腺素、垂体肾上腺皮质类固醇、17 - 羟皮质类固醇在较高压力下均有明显升高。血中羟皮质类固醇和尿中肾上腺皮质固醇量增加，酮胆胺和类固醇类激素的增加，提高了细胞膜的通透性。

有些作者研究了高压氧暴露时脑区、下丘脑等部位脑肽，如 β - 内啡肽、强啡肽的变化，并认为这些物质与氧惊厥的发生有关。

实验研究证实，动物濒临惊厥时，海马、纹状体中生长抑素含量显著升高。氧惊厥时脑区生长抑素也显著升高。这可能是由于高压氧降低了脑内 γ - 氨基丁酸（gammaaminobutyricacid，GABA）含量，而 GABA 有抑制生长抑素释放作用。同时，HBO 可使生长抑素降解酶受抑制，使得脑内生长抑素降解减少，脑区该物质含量升高，致使中枢神经元的兴奋性反应增强，当其浓度高到一定程度时会引起动物惊厥发作。

理论研究与高压氧治疗的实践表明，高压氧治疗时间歇地呼吸空气是降低高压氧对神经内分泌异常影响的有效措施之一，而正确掌握神经内分泌的应激，有利于机体非特异性抵抗能力的提高。

（一）垂体 - 肾上腺皮质轴

高压氧刺激，使脑垂体分泌促肾上腺皮质激素增多，后者又促使肾上腺皮质产生肾上腺皮质激素增加。高压氧刺激垂体 - 肾上腺皮质轴的介质和机制至今不明，但此种反应是非特异性的，通常推测高压氧是通过兴奋网状结构，来刺激下丘脑、垂体，导致促肾上腺皮质激素和肾上腺皮质激素分泌增多，这些反应的形态学变化，可在垂体和肾上腺活动增强的分泌细胞中见到。

肾上腺皮质激素除有抗炎、抑制免疫作用之外，还有提高血管对儿茶酚胺的敏感性的作用，以及促进糖异生、提高血糖、稳定溶酶体膜、使溶解酶不易逸出损害细胞等作用。因此高压氧下肾上腺皮质激素的增多，可用以治疗炎症、休克、抗移植排斥。对处理某些依赖激素治疗的疾病，如多发性硬化症、重症肌无力、支气管哮喘等更为有利。

（二）交感－肾上腺髓质系统

交感－肾上腺髓质系统是机体的又一道防线。肾上腺髓质兴奋（神经元性）可释放出肾上腺素。肾上腺素是交感神经的递质，能引起多脏器官的广泛作用。肾上腺素在中枢神经系统的特异性和非特异性反应中起积极的作用。脑干所含有的肾上腺素，可引起皮质的醒觉反应，并兴奋网状系统结构与脊髓的连接部分。另外，肾上腺素也可以引起促肾上腺素皮质激素的分泌，后者是高压氧下促进神经－激素机制的调节因素。去甲肾上腺素使血管收缩，而肾上腺素在低浓度时有舒张血管的作用、高浓度有收缩血管的作用。高压氧治疗可增加去甲肾上腺素和肾上腺素的分泌，因此适用于休克的抢救。

（三）甲状腺

有学者用白鼠做实验发现在 600kPa 氧压下，连续暴露 4~5d，发现甲状腺重量减轻，但 [131]I 吸收率增高。

Shakarashvili 等研究了高压氧对正常人和格雷夫斯（Graves）病患者的甲状腺功能的影响。200kPa 氧压下，每日 1 次，每次 60min，共 10~12d。每日测定血液中甲腺激素、总三碘甲腺原氨酸（T_3）和总甲状腺素（T_4）的浓度。发现不论这些激素浓度在高压氧治疗前正常与否，在高压氧治疗后均为正常。疗效可维持 1.0~1.5 个月。其机制尚不明了，可能与高压氧促使脑垂体－甲状腺轴调节功能的正常化有关：正常时垂体细胞分泌促甲状腺激素（TSH），通过腺苷酸环化酶－环磷酸腺苷系统，刺激和调节甲状腺，合成和分泌甲状腺激素。去甲肾上腺素可增加 TSH 的合成，而大量的皮质醇则可抑制 TSH 的分泌。高压氧可增加去甲肾上腺素及皮质醇的分泌，可能由于两者的协调作用，而使甲状腺激素的合成和分泌获得平衡。

（四）

前列腺素 Walker 等（1980 年）研究了氧对犬分泌前列腺素 E_2（PGE_2）和利尿的影响，发现：低氧可使肾血流量增加 13%；而 100kPa 氧压下由于血管收缩，使肾血流量减少 5%~7%；180kPa 氧压和 280kPa 氧压，分别使肾血流量减少 61% 和 70%。肾前列腺素 E_2 的分泌也随血流量减少而降低；而血浆中抗利尿激素（ADH）保持不变。同时还证实高压氧有抗利尿作用，并推测可能是由于肾血管血流量少，使髓质渗透梯度增高的结果，也可能是由于前列腺素 E_2 和抗利尿激素正常的相互拮抗功能的降低，内源性抗利尿激素影响增强所致。

（五）睾酮

曾有高压氧下睾丸血流量减少和血浆睾酮浓度降低的报道。后来有人发现潜水员在 600kPa 下工作时，血浆睾酮降低，还发现在高压空气下，白鼠睾丸中脱氧核糖核酸（DNA）合成减少，但呈可逆性改变。

综上所述，内分泌因素对高压氧治疗效果具有相当重要性，尤其垂体－肾上腺皮质轴和交感－肾上腺髓质系统，增强了机体的应激反应以度过危险期。但必须密切观察患者在高压氧下的个体反应及情绪变化。对治疗支气管哮喘、外伤、感染及手术后患者更应注意应激失常而造成不良后果。然而，有日本学者发现家兔在每日暴露 2h 高压氧下，连续 21d 后，血浆皮质酮增高水平比仅暴露 1 次高压氧的家兔还低，说明对反复高压氧刺激可产生适应，也可能是由于肾上腺功能处于"衰竭"状态。目前临床高压氧治疗次数较多，而治疗次数又与压力、持续时间、患者个体反应及疾病的种类有密切关系，因此应重视集体对高压氧的适应等问题。

八、高压氧对生殖系统的影响

AitkenRJ 等的研究首次报道了大深度饱和潜水对潜水员生殖功能的影响。4 名潜水员在 460m 压力下呼吸氦氧混合气生活工作了 7d，高压下共暴露了 33d。其中 3 名潜水员于进舱前 4 天、进舱后第 27 天（200m）、出舱后 1 天、出舱后第 48 天提供了精液样品；2 名潜水员于出舱后 210 天提供了精液样品。该研究主要检测睾丸的生精功能和精子的质量及受精能力。潜水员在高压下精子形态出现异常、浓度降低、活动精子百分率下降，出舱后第 48 天更为明显，到出舱后 210 天仍有异常；A23187 诱导的精子和卵母细胞融合实验结果显示高压下精子的受精能力低下，出舱后第 48 天更明显，仅其中 1 名到出舱后 210 天恢复到正常水平。该实验证明大深度饱和潜水对潜水员的生殖健康有一定影响，并提示可能会有长期效应。

九、高压氧对肌肉、骨骼运动系统的影响

（一）促进新生毛细血管形成和成骨细胞生长

高压氧可迅速提高血氧张力，增加弥散量和弥散距离，促进侧支循环的形成。因此对骨折后新生的毛细血管形成和成骨细胞的生长有促进作用。促进血肿的机化和骨折的愈合。

Strauss 等（1989 年）用兔研究高压氧对新生骨中新生血管的效应。在兔右胫骨上造成骨窗，借卧式活体显微镜直接观察修复性骨增生和新生血管。随机选择对照组和实验组（每日 2h 高压氧治疗，共 21d）。观察两组动物新生骨中新生血管数量（总长 μm）。结果是高压氧组比对照组大。因而认为，在有正常血管分布的骨质中，高压氧并不促进骨新生。但当骨发生病变时（如骨坏死、感染、骨折等），高压氧可以促进受损骨骼的修复。可从新生骨内新生血管的数量上确认高压氧有效的积极作用。

（二）促进纤维母细胞增生及胶原纤维生成

Bassett（1961 年）证实，高压氧下纤维母细胞增生及胶原纤维生成增强，形成骨骼。如氧分压低下，则形成软骨。软骨是一种血管较少的组织，在不愈合的骨折部位可发现软骨。Bassett 及 Hunmen 还采用胎骨培养方法，发现在加压和氧分压高的条件下，软骨骨样组织很快形成骨组织；而在外力牵拉作用下和氧分压低的条件下，则形成纤维组织和软骨，说明氧供应对成骨有重要作用。

十、高压氧对感官功能的影响

高压氧可以迅速提高血氧张力，增加血氧含量，有效的改善眼底组织的缺氧状态，阻止视网膜内层细胞缺血缺氧所致的病理变化，有助于可逆性病变的恢复。高压氧可提高血氧有效扩散距离和组织储氧量。Dollery 报道在 240kPa 氧压下，脉络膜血氧含量比平时增加 18 ～ 20 倍。氧可扩散入视网膜达 260μm，而黄斑中央凹厚度只有 150μm。由此推测，在高压氧下，即使视网膜动脉阻塞，仍可由脉络膜供氧，纠正视网膜缺氧状态。高压氧可引起红细胞

类脂质过氧化作用，使红细胞脆性增加，有利于血栓软化、溶解和破坏。高压氧能增强吞噬细胞功能，使纤维蛋白溶解酶活力增强，有利于血凝块及渗出物被微循环运走和弥散到淋巴组织中去，促进栓子减少或消失，使阻塞的血管再通，血运恢复。

2005 年 Fattori 和同事们应用 HBO 治疗原因不明听力突然减退的病人，并进行了对照研究。50 名病人在发病后 48h 内来诊，随机挑选 30 名行每日 1 次、共 10d 的 HBO 治疗，其他 20 例病人静脉使用 10d 血管扩张剂。经电测听检查，发现所有病人的听力在 500～40000Hz 均有提高，声学及听神经检查显示无论年龄、性别如何，HBO 组病人疗效均较药物治疗组好。

虽然有许多文章涉及 HBO 治疗突聋，但涉及 HBO 治疗眩晕的文章却不多。Delb 等对 193 例早期行血液流变学治疗的眩晕病人行 HBO 治疗，有 22% 的病人有改善，17% 中度改善，10.4% 明显改善，2 例病人眩晕完全消失，病程超过 40d 的疗效降低。

综合其他文献报道来看，自发性听力突然减退、听觉损伤或噪音导致听力减退的病人中，65% 接受多种治疗者听力改善 19±4dB，35% 仅行药物治疗者听力无改善；这个治疗结果与用安慰剂治疗的病人中有 61% 听力提高 20±2dB，39% 听力无改善的结果一致。在一系列使用强的松或安慰剂治疗的病人中，听力恢复正常者中使用安慰剂的占 31% 和 38%，而治疗者占 50% 和 78%。基本上可以得出这样的结论：安慰剂治疗组的疗效与其他非类固醇药物的疗效一样。根据文献的报道，之所以出现这样的情况主要是由于这种病人自动缓解率相差很大，从 25%～68% 到 47%～89% 之间。从统计学角度来看，分别有 35% 和 39% 使用非类固醇或安慰剂治疗的病人听力没有恢复，这些病人仍然需要 HBO 治疗。从 50 项研究来看，涉及的病人总数达 4109 例，HBO 治疗就像是继发性治疗，常常在常规治疗无效时才介入。如果在起病 2～6 周之间，HBO 治疗可使 50% 的病人听力明显进步（至少 3 个频率，20dB 以上），1/3 平均进步 10～20dB，13% 完全无进步；4% 眩晕消失，81.3% 眩晕减轻，1.2% 眩晕明显增加，13.5% 无变化。如果 HBO 治疗在起病后 3～6 个月使用，13% 听力有进步，25% 听力中度提高，62% 完全无变化；7% 眩晕消失，44% 眩晕减轻，无变化的百分比与前相似，5% 暂时恶化。如果起病 3 个月以上治疗，多数病人听力无恢复，但 1/3 的病人眩晕明显减轻，60%～62% 无改变，4%～7% 表现为暂时恶化。总之，起病后 3 个月内行 HBO 治疗是保证突聋、噪音性耳聋治愈和症状减轻的有效方法。

（刘守泉）

第四节 高压氧对机体其他功能的作用

一、概述

由于高气压环境的具体条件不同，高气压医学又进一步分为潜水医学和高压氧医学。虽然潜水医学、沉箱、隧道高气压作业和高压氧治疗各有不同特点，但它们都离不开高压本身和气体两个要素。压力可以产生机械作用，高分压气体可产生生物学效应，超过一定的压力值时，两者均可引起机体器官组织病理性变化。

二、高压氧对免疫功能的作用

免疫疾病或与免疫有关的疾病种类很多，目前尚缺乏有效的治疗方法。同时人们对器官移植和寻求解决移植排斥方法的兴趣也日益增高，因此促进了关于高压氧对免疫抑制作用的研究。许多资料表明，高压氧对免疫具有抑制作用，对器官移植也有潜在的用途。

（一）体液免疫

Bockena 等（1979 年）将绵羊的红细胞注入鼠腹腔内（剂量为 1×10^7 或者 1×10^8 个红细胞）进行免疫。然后用中毒量的高压氧（360kPa、$40 \sim 45$min，使鼠发生氧惊厥）和非中毒量的高压氧（300kPa、30min）对鼠进行试验。在免疫接种后第 5 日和第 7 日，测定对照组和试验组动物的血凝集素和溶血素效价。试验组血凝集素效价降低，溶血素效价也降低。

还在免疫后第 3、4、5 日测定脾脏的抗体生成细胞的数量，结果是高压氧下，脾抗体生成细胞数量减少。试验还表明高压氧在免疫应用、抑制抗体的合成最有效。

张慈禄等（1986 年）对 40 名患者于高压氧治疗前后测定血清免疫球蛋白的值，发现治疗后均下降；IgG 由 12.41 ± 3.24g/L 降至 9.23 ± 3.21g/L；IgA 由 1440 ± 680mg/L 降至 1120 ± 790mg/L；IgM 由 1130 ± 510mg/L 降至 860 ± 480mg/L；P 值均 <0.05，有显著差别，尤以 IgC 明显。恢复正常值所需要的时间也较慢。下降的免疫球蛋白一般于治疗终止后 $1 \sim 3$ 个月内回升近原值。此结果提示高压氧具有抑制体液免疫的作用。

（二）细胞免疫

Bockena 等（1979 年）研究了高压氧对非免疫动物学细胞计数的影响，以了解其免疫抑制原理。单次中毒量的高压氧可使白细胞减少 $46\% \pm 6\%$（$P < 0.05$），而其中淋巴细胞减少 $71\% \pm 7\%$（$P < 0.05$）。停止高压氧 24h 后，上述改变逐渐恢复至正常水平。如每天 1 次，连续 5d 高压氧治疗后，白细胞减少趋向稳定，白细胞计数比起始值降低 $22\% \pm 2\%$（$P < 0.05$），淋巴细胞则降低 $39\% \pm 4\%$（$P < 0.05$），并且不易恢复正常。

Eismon 等（1980 年）分析了各种免疫抑制法，发现高压氧可以抑制鼠细胞免疫，而静脉注射自体巨噬细胞可使这一作用逆转。

Levaeher - Place 等（1983 年）观察到白鼠吸氧 24h、48h 和 96h 期间，免疫细胞对嗪酮（ox - azalone）和金黄色葡萄球菌抗原的迟发型过敏反应受到抑制，其抑制程度与氧暴露时间成正比。

Kostava（1981 年）研究了高压氧对免疫作用的机制，提出了高压氧对淋巴细胞的作用方式是：高压氧使细胞内氧浓度提高，内源性抗氧化系统的能力显得不足，过氧化物浓度高于生理水平，使得淋巴细胞膜的离子通透性增高，细胞质和细胞器离子组成失调，引起代谢紊乱和有丝分裂障碍，后两者是影响淋巴细胞功能活动的主要因素。

张海鹏等（1986 年）研究了高压氧对正常大鼠的胸腺、肾上腺环核苷酸及末梢血淋巴细胞酸性非特异酯酶活性的影响。结果发现：在 250kPa 氧压下，肾上腺重量增加，肾上腺的环磷酸腺苷（cAMP）含量增加，环磷酸鸟苷（cGMP）含量减少，cAMP/cGMP 比值增高；末梢血 T - 淋巴细胞百分率降低，表明高压氧可抑制细胞免疫功能。

实验还观察到高压氧可使胸腺内 cAMP 含量增加，cAMP/cGMP 比值增高；末梢血 T 淋巴细胞百分率降低，与胸腺内 cAMP/cGMP 比值呈负相关。

三、高压氧对自由基的作用

随着自由基化学和自由基生物学、医学的发展，人们发现自由基、脂质过氧化作用与疾病发生发展的关系十分密切，尤其在高压氧治疗时过多产生的氧自由基对机体有何损害，更引人注目。外源性自由基对机体危害早已为人们认识，但内源性自由基对机体危害的认识，直到 1968 年 McCord 与 Fridovich 发现了清除 OFR 的超氧化物歧化酶以后，才得到大量的实验数据。

高压氧下 OFR 随着氧分压的升高而增加，细胞内 H_2O_2 量将随氧分压升高而增加，因细胞本身对组织高氧张力的保护作用降低，组织细胞内氧张力增高，使那些本来不反应的脂质自由基等与氧反应产生 OFR，从而增强氧的损伤作用，形成的脂质过氧化物（lipidperoxides，LPO）也明显增多。

OFR 系统包括有：O_2^-、$-OH$、H_2O_2 和 $^1O_2$，其最主要的细胞毒性反应是导致 LPO 直接损伤细胞。它既能损伤细胞膜，又能损伤细胞质。由于血浆、脑脊液、关节液中 SOD 和过氧化氢酶（CAT）的含量比细胞内低很多，所以，OFR 在细胞外常有较大的损伤作用，可使上皮组织基底膜的透明质酸变性，导致组织纤维化，造成功能障碍和形态改变。

研究高压氧下组织超微结构变化表明，组织细胞受损最早的是线粒体，由肿胀、嵴断裂到膜破裂解体，即 OFR 损伤线粒体在先，膜破裂在后，高压氧作用下神经元出现一系列损伤性变化，表明脑组织对 OFR 作用最敏感。

高压氧可提高组织中自由基的浓度。高压氧造成集体自由基产生增多的确切机制尚未彻底阐明。现有研究认为可能与几个环节有关：

（一）激活细胞内黄嘌呤氧化酶（XOD）

通过尿酸代谢途径产生 O_2^-。高压氧下，黄嘌呤氧化酶活化可能是产生自由基的始发因素之一。高压氧可激活黄嘌呤脱氢酶（XDH）转变成黄嘌呤氧化酶，而该酶氧化次黄嘌呤使之转变成黄嘌呤，后者又在该酶催化下生成尿酸，同时该酶通过对分子氧（O_2）的单价还原，使其变成超氧阴离子自由基 O_2^-。超氧阴离子是自由基链式反应起始因子，通过 Heber – Weiss 反应或在过渡性金属离子 Fe^{2+} 或 Ca^{2+} 参与下，经 Fenton 反应生成 $-OH$。

（二）损伤线粒体电子传递体系

高压氧可使线粒体电子传递体系所传递的电子流溢出，过早地传递给 O_2 而生成 O_2^-，后者又可造成线粒体膜结构与功能进一步损伤。正常情况下，机体内大部分 O_2 在细胞色素氧化酶复合物等作用下，得到 4 个电子直接还原成 H_2O，但有 3%~5% 发生单电子还原生成 O_2^-，高压氧使此过程得到加强。同时，正常情况下，泛醌（辅酶 Q）紧密地联系于呼吸链，并受严格控制，以半醌自由基形式沿呼吸链传递电子。当高压氧损伤线粒导致辅酶 Q 脱离呼吸链时，辅酶 Q 则将电子直接给予 O_2，发生自动氧化产生 O_2^-。

此外，在肺受高压氧的损伤时，中性粒细胞（PWN）和巨噬细胞聚集，在 NADPH 氧化酶催化下，O_2 从还原型辅酶 I 或 II 获得电子而变成 O_2^-。

四、高压氧对微循环的作用

实验研究和临床实践证实，高压氧对改善微循环有良好的作用，主要通过以下机制：

（一）增强红细胞的可变性

红细胞是双凹圆盘状，平均直径为 $8\mu m$，边缘最大厚径在 $1\mu m$ 以下，平均体积为 $83\mu m^3$。红细胞在通过毛细血管时，可变成不同的形状。这种可变性是血液黏性的决定因素，尤其在微循环，因该处毛细血管直径比红细胞直径小。这就导致毛细血管内的血液黏滞度比大血管还高，而黏滞度过大时常会造成栓塞。红细胞的可变形性取决于正常的血红蛋白结构，以及 ATP 储量。一个正常的红细胞可在其细胞膜不伸长或不破裂的情况下变形。红细胞的具有这种变形能力的一个重要条件是微循环和组织之间的氧交换。Mathien 等（1984年）测定高压氧治疗前后红细胞变形的情况。结果显示治疗后红细胞的滤过指数平均降低 $27.1\% \pm 18.5\%$（$P < 0.05$）。当血细胞比容和沉降率保持不变时，高压氧治疗后滤过指数下降表明红细胞可变性增高。

Fischer 等（1986 年）报道：在 150kPa 氧压下进行锻炼的健康志愿者，红细胞弹性增高，血细胞比容下降，提高了红细胞通过毛细血管的能力，因而改善了组织的氧供。在血细胞比容为 30% ~ 33%（常压下正常为 39 ~ 50%）时，运送到组织的氧最多。

（二）抑制血液凝固系统

Kolot（1965 年）、Zharova（1970 年）均报道高压氧下血凝系统被抑制，而抗凝系统被激活。Lee 和 White 报道，在 270 ~ 400kPa 氧压下，血凝时间延长 34%，而血浆对肝素的耐受性增加 34%，凝血酶原指数降低 2.4%，总的凝血时间延长 30%。

抗凝血作用还与红细胞膜上不饱和脂质在高压氧下过度氧化，导致红细胞脆性增加、溶血亢进，以及有利于血栓溶解有关。同时高压氧下吞噬细胞功能增强、纤维蛋白溶解酶活性增加，血凝块被溶解。因此对有凝血功能障碍的患者，选择高压氧治疗必须慎重考虑。

（三）降低血液黏度

徐鹏等（1984 年）用高压氧治疗 20 例老年患者（60 ~ 73 岁），250kPa 压力下，80min，每日 1 次，2 周及 4 周各 10 例。于治疗前及治疗后 1 ~ 4 周测定动脉血氧、血小板聚集率（ADP 诱导）、血流变、红细胞等，发现：①血小板聚集率显著降低；②血浆黏度降低、红细胞电泳加快；③血细胞比容下降；④分压升高。结果表明，高压氧下微循环获得改善。

火翠香等（1992 年）报道，70 例患者在高压氧治疗前血液流变学异常的项目，于高压氧治疗后显著改善。对于改善的机制，作者认为主要为：高压氧减少血小板的聚集、降低红细胞的滤过指数、增高红细胞弹性、降低血细胞比容及减少红细胞的生成。

（四）改善微循环调节功能

周伟等（1986 年）观察家兔球结膜微循环，发现在高压氧治疗前，球结膜微循环有不同程度的血管结、弯曲、不均匀的张力降低，形成微血管瘤；部分微动脉变直，失去透明性，难以辨认血流；动、静脉比例失调，部分呈低流状态；个别可见红细胞聚集，偶见微血栓。高压氧处理后，血管形态、血液流态、血细胞聚集状况等均有明显的改善。

五、高压氧对血液免疫的作用

有些研究表明，高压氧对人体细胞免疫功能具有一定的抑制作用，末梢血 T 淋巴细胞百分率有所降低。因而，对有免疫缺陷或免疫功能暂时处于低下状态的病人，进行高压氧治疗时应采取避免或减少 OFR 损伤和提高免疫功能的相应措施。

实验证明，红细胞 C_3b 受体花环率（rateofredbloodcellC$_3$breceptorrosette，RBC－C$_3$bRRR）随氧暴露剂量增加递减，免疫复合物（immunecomplex，IC）变化趋势亦类同，虽然体内生物防御体系中 SOD 酶活性随氧剂量加大可升高，但较缓慢，需要一定时程的诱导，应用药物可使其适应性反应加快。

六、高压氧对组织细胞超微结构的作用

高压氧对酶活性在适宜氧压下有激活作用，如 2.5ATA 氧压下小鼠肾上腺皮质中的酶活性升高，使肾上腺皮质细胞处于分泌旺盛状态，脑组织的有氧氧化增强，血及脑脊液中的乳酸盐/丙酮酸盐比值下降。但是，过高的氧压可抑制心肌和脑细胞酶的活性，琥珀酸脱氢酶（SDH）、硒谷胱甘肽过氧化物酶（Se－CSH－Px）、SOD 等被 OFR 氧化而失去活性、从而使神经递质代谢和心肌肌酸磷酸激酶（CPK）发生变化，影响脑细胞和心肌的代谢和反应。

高压氧下组织化学的变化有一定规律性，初期常表现酶活性的升高，严重损伤时酶的活性下降。其原因可能是轻度损伤或早期作用，可促使脑、心脏、肝脏、肾脏等一些酶活性呈现代偿性增高；当 OFR 大量生成，特别是 －OH 的大量增加，由于生物组织内不存在消除大量 －OH 的生理防御系统，生成的 －OH 可引起组织细胞的严重损伤，从而抑制一些酶的活性。

七、高压氧对毛细血管通透性的作用

总的来说，高压氧可以降低毛细血管通透性。高压氧改变毛细血管通透性的机制包括：

1. 毛细血管内皮细胞间隙变小

（1）在高压氧环境下，毛细血管管径变小，毛细血管变细，使内皮细胞间隙变小。

（2）在高压氧环境下，组织内氧分压增高，氧自由基增多。氧自由基会损伤内皮细胞的生物膜，造成内皮细胞肿胀，使内皮细胞间隙变小。心、肺、肾等组织内，毛细血管中物质渗透主要通过内皮细胞间隙，在高压氧下这些组织的通透性明显减低。

2. 毛细血管内皮细胞的内皮小洞、裂隙缩小或数量减少，其机制同上。十二指肠等组织的毛细血管内物质通透，主要靠内皮小洞、裂隙，由于高压氧下内皮小洞、裂隙改变不如细胞间隙显著，所以高压氧下十二指肠等组织的通透性仅轻度下降。

3. 高压氧下，毛细血管变细，使毛细血管渗透面积缩小，物质渗透的量减少，渗透的速度减慢。

4. 高压氧下，毛细血管内血流量减少，也会使毛细血管渗透性下降。从目前为数不多的资料看来，高压氧对组织毛细血管通透性的影响比较复杂：

（1）高压氧对组织通透性的影响，与人或动物种类、机体差异、机体的功能状态、组织类型、高压氧压力大小、吸氧时间及疗程长短等因素有关。

（2）目前由于资料太少，尚不能完全阐明高压氧对组织通透性影响的规律和机制。

（3）很可能在高压氧早期，由于毛细血管管腔变细，内皮细胞肿胀，细胞间隙变小，使毛细血管通透性降低。随高压氧压力增高，吸氧时间及疗程延长，毛细血管内皮细胞遭到破坏、裂解、崩溃、脱落，使毛细血管通透性增强，甚至出血。

（4）今后应系统地对高压氧与血管通透性的关系进行多层次的研究，找出规律，阐明机制，以便在进行高压氧治疗时，避免微循环发生器质性损坏。

八、高压氧对机体内酶的作用

高压氧下机体的生化反应和新陈代谢均发生明显变化，多种酶和酸碱平衡也受影响。

(一) 酶的活性

1. 与大脑代谢相关的酶　高光凯等研究了高压氧对急性缺血再灌注家兔大脑代谢酶活性的影响。将家兔随机分组后进行对照实验。动物均造成不完全性脑缺血再灌注模型。观察有关大鼠皮质代谢的一些酶（LDH、ICDH、Cytaa$_3$、线粒体 ATPase）的活性以及病理指标检查的变化。他们认为：

(1) 乳酸脱氢酶（LDH）：脑组织酵解酶体系存在于神经元胞体和轴突末端，生理条件下，酵解反应为脑组织提供 5% ~ 15% 的能量。已知脑中 LDH 为 LDH$_3$，是可逆性催化乳酸 →丙酮酸的双向性酶。研究表明常规高压氧治疗 40min、120min，可使脑组织 LDH 活性增强，两者均提示有氧酵解加强，有利于葡萄糖沿着有氧氧化途径代谢，产生更多能量。这对于脑缺血再灌流期极为有利，因为此时脑组织正处于高代谢状态，需要大量的 ATP。

(2) 异柠檬酸脱氢酶（ICTH）：此酶分布于细胞内的线粒体基质中，是三羧酸循环的限速酶，受 ATP 等变构抑制，ADP、AMP 等变构激活，ICTH 活性增强，会加速三羧酸循环，增加 ATP 的生成。

(3) Cytaa$_3$：细胞色素系（Cyt）是呼吸链的组成成分之一，它在呼吸链中传递电子，但只有细胞色素 a 和 a$_3$ 可直接以氧分子为电子接收体，故又称为细胞色素氧化酶。大多数细胞色素氧化酶都在线粒体内，并和内膜紧密结合，所有活跃的有氧代谢的细胞，均具有较高的细胞色素氧化酶活性。它的强弱反映了细胞功能的变化。有大量线粒体的细胞，该酶活性较强，呼吸过程旺盛，因此该酶活性可作为细胞有氧代谢的指标。

(4) 线粒体 ATP 酶：三磷酸腺苷酶（ATPase）为一种水解酶，它水解底物 ATP→ADP + H_3PO_4 + 能量。根据所用激活剂和抑制剂的不同及酶定位的不同可分三类：①$Na^+ - K^+ -$ ATPase；②肌球蛋白 ATPase；③线粒体 ATPase。实验结果提示高压氧可使线粒体 ATPase 活性增强。

2. 心肌酶　真炳攸等（1998 年）采用酶组织化学、电镜和电镜酶细胞化学技术，研究了高压氧对小鼠心肌细胞超微结构和酶活性的影响。将小鼠随机分组，又严格对照地进行实验。高压对照组和高压氧组于同一大加压舱内分小舱处理，高压组通入压缩空气，高压氧组通入纯氧。4min 升压至 500kPa，在该压力下停留 37min，此时高压氧组小鼠出现肢体抽搐等轻度氧中毒症状，经 15min 降至常压。取出动物，立即取材。相应处理后观察结果，并与对照组比较超微结构发现：高压组小鼠心肌细胞，少数线粒体出现轻度基质清亮化和嵴断裂现象，一些肌质网扩张呈泡状。高压氧组小鼠心肌细胞变化明显，约半数线粒体肿胀，基质清亮化及嵴断裂，少数线粒体有致密颗粒，其他细胞器变化不明显。高压组和高压氧组心肌糖原颗粒均明显减少。

(1) 光组织化学：在光镜下，主要确定高压氧组、高压组和对照组 6 种酶反应强度。观察表明，高压氧组小鼠心肌的碱性磷酸酶（ALP）、乳酸脱氢酶（LDH）、葡萄糖 - 6 - 磷酸脱氢酶（G6PD）、乙酰胆碱酯酶（AChE）活性均比对照组强，而单胺氧化酶（MAO）和过氧化物酶活性比对照组弱。高压组 ALP 和 LDH 活性比对照组增强，但低于高压氧组，其余 4 种酶的活性强度与对照组相同。

（2）电镜细胞化学：①ALP：活性反应主要出现在毛细血管内皮细胞的腔膜、底膜及转运小泡上，心肌细胞本身反应不明显。酶活性反应物呈高电子密度颗粒状；②LDH：小鼠心肌细胞内 LDH 活性反应出现在肌质网和线粒体上。肌质网的 LDH 活性反应物呈散在的、电子密度不均匀的斑块状，多临近线粒体，有的与线粒体外膜接贴。线粒体本身 LDH 活性反应以外膜较强，内膜和嵴也有活性反应，但较弱。心肌毛细血管内皮细胞 LDH 活性反应比较均匀，分布于胞质中，反应强度不如心肌细胞。和常压对照组相比，高压组小鼠心肌细胞和毛细血管内皮细胞的 LDH 活性反应略增强。高压氧组小鼠心肌细胞和毛细血管内皮细胞的 LDH 活性反应均明显强于对照组和高压组；③G6PD：小鼠心肌细胞 G6PD 活性反应物出现在肌质网。常压对照组和高压组的 G6PD 活性反应点较少，电子密度较低。高压氧组 G6PD 反应点较多，电子密度较大，和常压对照组比非常明显；④AChE：常压对照组小鼠 AChE 活性反应物主要出现在神经—肌肉接头处，呈中等电子密度，神经纤维亦有酶活性反应。高压组 AChE 活性反应与常压对照组相似。高压氧组 AChE 活性反应增强。除上述部位外，心肌细胞肌质网内出现散在性的、电子密度较高的 AChE 活性反应。

这些实验结果显示，在 500kPa 气压下暴露 37min，高压组小鼠心肌超微结构仅有轻微的改变。而高压氧组小鼠心肌出现明显的超微结构改变，主要表现在线粒体的变化上。其改变与心肌缺血及儿茶酚胺引起血管收缩后心肌的线粒体改变相似，因此认为心肌线粒体改变与缺血及内分泌因素有关。线粒体是一种高能态性结构和功能的细胞器，细胞的功能和代谢变化可迅速引起线粒体变化。

ALP 是一种非特异性磷酸水解酶，主要存在于细胞膜上，一般认为与转运功能密切相关。高压氧下，小鼠心肌毛细血管内皮细胞的 ALP 活性反应明显增强，说明内皮细胞转运功能活跃或发生其他变化：或者是高压氧直接对内皮细胞的影响，或者是心肌细胞的功能和代谢变化对内皮细胞的需求。当细胞受损或者癌变时，导致 ALP 产生增加。心肌细胞本身 ALP 活性很低，实验中未见变化。

有人认为 LDH 和 SDH 一样，可作为心肌缺氧的一项标准。心肌 LDH 为 LDH_1、LDH_2 型，少量 LDH_3，主要由 H 型亚基构成，是氧化型 LDH，即主要催化乳酸转化为丙酮酸的反应，促进心肌乳酸的氧化作用。高压氧组小鼠心肌 LDH 活性反应明显增强，使心肌氧化代谢增强的表现。这一反应可能是适应心肌在高压氧下功能改变的需要。结合观察到的心肌糖原颗粒在高压氧组减少，或许提高心肌的糖含量有助于心肌对高压和高压氧的耐受。

G6PD 是主要存在于肝、肾、小肠及胰腺等器官中的酶，心肌 G6PD 含量低。G6PD 有水解 6 - 磷酸葡萄糖形成葡萄糖，及转移 $-PO_4^{-3}$ 的功能。高压氧下小鼠心肌细胞内的 G6PD 活性反应增强值得重视。

AChE 是神经递质乙酰胆碱的水解酶。高压氧下心肌 AChE 活性反应增强，或许是由于在该条件下心肌乙酰胆碱增多引起的。在实验中，高压氧组小鼠出现肢体抽搐等初期氧中毒症状，表明有神经 - 肌肉兴奋性增强。心肌的神经 - 肌肉接头处兴奋性亦可能增强，从而使局部乙酰胆碱释放增加，引起心肌 AChE 产生和活性变化。

MAO 分布广泛，其主要作用为参与多种胺类神经递质的降解。高压氧下 MAO 活性降低，必然影响有关神经递质的正常代谢，造成递质的积累，或许这是氧中毒的一个环节。

心肌过氧化物酶活性反应主要表现在血细胞上，高压氧组该酶活性明显减弱，在心肌一些区域血管内没有血细胞，说明高压氧不仅对血细胞上过氧化物酶活性有影响，而且对心肌内血液供应亦有影响。压力不宜过高，以避免氧中毒的发生。

综合所得结果可见，高压和高压氧均能影响很多生理活动，高压氧对心肌细胞的超微结构和一些酶的活性也有影响。不过，该研究是在 500kPa 氧压下进行的，实验小鼠均发生氧中毒，一些不良的影响也可看作是氧中毒对心肌细胞及心肌酶活性的损害。因此高压氧治疗时，要慎重选定治疗方案，防止氧中毒对机体造成的损害。

3. 肾上腺皮质酶　张留保等（1990 年）研究了高压氧对成年小鼠肾上腺皮质 $Na^+ - K^+ - ATPase$ 和碱性磷酸酶 AIP 的影响。发现肾上腺皮质 ALP 反应性变化不明显，但 $Na^+ - K^+ - ATPase$ 活性显著增强，表明高压氧有促进内分泌器官活动的作用，揭示了高压氧治疗可以改善小鼠肾上腺皮质区域的代谢活动。

4. 红细胞膜 $Na^+ - K^+ - ATPase$　周伟（1986 年）进行了高压氧对家兔某些生物学效应的研究。发现位于红细胞膜上的 $Na^+ - K^+ - ATPase$ 的活性变化，成年家兔经高压氧治疗 5 次、15 次时，该酶活性略高于对照组，这表明高压氧的作用使体内 ATP 增加但在高压氧治疗 10 次、20 次时，酶的活性反而下降。似乎提示高压氧治疗可能存在一个最佳治疗次数的问题。

5. 其他酶类　琥珀酸脱氢酶是参与三羧酸循环的主要酶之一，细胞色素氧化酶则与生物氧化有关，高压下，这两种酶均被激活。Belokurov（1980 年）发现，在肠梗阻患者，这两种酶在肝和肾中的浓度降低。经外科手术纠正后，仍未能恢复正常。

Kosukhin（1984 年）应用高压氧合并维生素 E 治疗兔的实验性动脉硬化症。发现兔血中卵磷脂胆固醇酰基转换酶的活性增高 3 ~ 5 倍，而磷脂、游离脂肪酸和甘油三酯减少，游离胆固醇减少 75%。

综上所述，高压氧下机体内的酶活性发生变化，一般来说，与生物有氧代谢有关的酶，如 AT - Pase、琥珀酸脱氢酶、细胞色素氧化酶及乳酸脱氢酶等，被激活；而与无氧代谢有关的酶则被抑制，如环氧化酶活性可降低 30%，而在氧不足时，该酶活性可增强 49%。值得注意的事，当压力过高时（如在 500kPa 氧压下），会对酶系统造成破坏。

从上述高压氧对机体影响的资料可知，高压氧对人和动物机体有双重影响作用，一方面是良性有益作用，另一方面，也产生有害影响，要阐明其理论上的复杂机制和全面解释高压氧治疗中诸多实际问题，目前是困难的，需要较长期的深入研究。因为：第一，高压氧作用的复杂性在于高血氧对缺血的和正常健康组织和器官有不同性质的作用，即在高压氧下氧含量在肺泡气和动脉血中升高，当缺血缺氧组织获得足够氧气的同时，对没有损伤的正常组织器官来说，其血供和血氧是过剩的、多余的；而机体氧的过剩，尤其是 OFR 的作用可导致一系列功能和结构的变化；第二，高压氧效应的相关性，不只是决定于血中氧含量和组织供氧程度，而最终结果是细胞有氧代谢和能量转化的活性与能力，是氧在多大程度上起作用；第三，高压氧对机体作用的综合性及治疗效应，与交感 - 肾上腺系统及其相关的神经内分泌免疫反射性影响下机体对异常外环境因素（氧过高）和高压氧的应激反应、耐受力和适应性有关。所以，在分析高压氧对机体影响时必须抓住主要环节，使之有益于机体正常生理过程和有效防治损伤性变化。

（刘守泉）

第五节　高压氧治疗方案

高压氧的剂量是决定高压氧的疗效的主要因素。高压氧的剂量主要取决于治疗方案，因此治疗方案又可称为高压氧的处方剂量。治疗方案包括：治疗舱型的选择，稳压压力，稳压时间、吸氧时间、治疗频率与疗程，及患者治疗前后的处理等。治疗方案是由医师根据患者的病情、病种等具体情况制订。高压氧剂量除处方剂量外还有操作剂量，操作的各环节都会影响剂量，如洗舱方法、吸氧方法、加减压方法、吸氧时间的选择等。

一、制订治疗方案的基本原则

1. 保证有效的治疗剂量　应选择适当的治疗频率，稳压压力、稳压时间、疗程，以达到满意的治疗剂量。

2. 保证治疗安全　根据治疗压力决定吸氧方案，防止氧中毒。选择适当减压方案，预防减压病。选择正确的加、减压方法及速率，防止各类气压伤。正确选择辅助用药，保证治疗及时和治疗安全。

二、舱型的选择

1. 危重病患者抢救应选择大型空气加压舱，以保证舱内陪护和监护。

2. 不需陪护的患者可选用氧气加压舱，烧伤、皮肤溃烂者等亦可选用氧气加压舱。

3. 婴幼儿根据身高可选用不同大小的婴儿氧舱。如哭闹，可适当使用镇静剂，如水合氯醛。

4. 高过婴儿舱的儿童可选用成人舱或空气加压舱，治疗时常需成人陪护。

三、治疗压力的选择

1. 根据病种选择治疗压力　如减压病、气栓症的治疗压力一般 > 2.8ATA；气性坏疽为 2.5 ~ 3ATA；呼吸系统疾病一般不超过 2ATA。刚出生的婴儿可略低于成人的压力，但儿童与成人的治疗压力不应有太大的悬殊。体质衰弱或处于疲劳状态的患者宜选用偏低的压力。

2. 不同海拔高度地区应根据当地的实际大气压选择正确的治疗压力。笔者认为应首先确定高压氧治疗的附加压（表压），然后再加上当地大气压，即为应选定的治疗压力。例如西藏某地区实际大气压为 0.4ATA，选定的治疗附加压为 1ATA，那么治疗压力应为 1.4ATA，其治疗作用应略相当于常压地区 2ATA 高压氧治疗作用。可否采用常规压力有待研究。

四、吸氧方式与时间的选择

1. 儿童、体质衰弱者和危重病患者，因为乏力，常不能有效地使用一般吸氧面罩，宜用氧气加压舱或用开放式面罩或头罩、氧帐等方式供氧。

2. 一般患者可用活瓣式面罩供氧。

3. 危重病患者一般不宜选择过高压力，要严密注意氧中毒的发生。

4. 陪护人员如果在加压阶段和稳压阶段没有吸氧者可在减压时吸氧。

5. 为防止高压氧的毒副作用，特别是防止神经型氧中毒的发生，需对高压氧治疗时吸入纯氧制订"压力-时程限值"。治疗方案不得超过"压力-时程限值"。

五、疗次与疗程的选择

1. 高压氧的治疗频率 每天治疗次数为 1~4 次，如果是希望高压氧产生对因治疗作用或对症治疗作用，在疾病的急性期或亚急性期时，如断肢再植术后、整形术后、严重创伤后、气性坏疽、各种中毒的早期等常需每天治疗多次。如果仅希望高压氧发挥康复治疗作用，病程已进入慢性康复期则可每天治疗 1 次。

2. 高压氧一般以 7~10 天为一疗程，必要时可以延长，也可以缩短。两个疗程之间可酌情休息 1~2 日，必要时，如在开始治疗时可连续治疗 20~30 次。

3. 高压氧治疗总疗程不受限制。某些疾病需要长期治疗，如婴幼儿缺氧性脑病、持续性植物状态至少需治疗 50~100 次以上。为预防重度一氧化碳中毒患者发生继发性脑病，总疗程不应少于 60 次。

六、高压氧治疗方案的选择

为便于临床应用，下面介绍不同舱型常用的治疗方案。

(一) 空气加压舱（多人舱）常规治疗方案

成年人的一般急、慢性病的治疗方案可参考表 20-6。对于某些特殊疾病如潜水减压病、气栓症及孕妇的高压氧治疗方案在相关疾病中介绍。

表 20-6 空气加压舱常规治疗方案

加压阶段		舱压（ATA）	加压时间（分钟）	稳压时间（分钟）	吸氧方法（分钟）		减压时间（分钟）
					吸 O_2	间歇	
吸空气	1	1.7	10	110	30×3	10×2	<20
	2	2.0	10~15	90	40×2	10	20
	3	2.5	10~20	70	30×2	10	25~30
	4	3.0	20	70	30×2	10	45~60
吸氧法		2.2	15~20	70	40×2	5	15~20

(二) 氧气加压舱治疗方案

由于氧气加压舱舱容小，如果在舱内发生脑型氧中毒等意外情况，处理不便。因此氧气加压舱常规治疗时多选用 2.2ATA 以下的治疗压力，仅在治疗气性坏疽、气栓症时才选用较高压力，并减少稳压吸氧时间（表 20-7、表 20-8）。

表 20-7 氧气加压舱（单/双人舱）治疗方案

供氧方式	舱压（ATA）	加压时间（分钟）	稳压时间（分钟）	减压时间（分钟）
气氧加压	2.0	10~15	40~80	15~20
	2.5	10~20	40~60	20~25
	3.0	20	40~50	45~60

（三）新生儿及婴幼儿治疗方案

新生儿及婴幼儿治疗时常需有人陪伴护理，同时婴幼儿不能配合使用一般的吸氧面罩，而且婴幼儿不能提供主诉，高压氧对婴幼儿引起的毒副作用也较难于判断，所以一般主张新生儿及婴幼儿高压氧治疗使用的压力应略低于成人，吸氧时间也应适当缩短。学龄及青少年儿童的高压氧治疗一般可按成人高压氧常规治疗进行。新生儿及婴幼儿治疗方案见表 20 - 8。

表 20 - 8　婴幼儿治疗方案

年龄	治疗压力（ATA）	加压时间（分钟）	稳压时间（分钟）	减压时间（分钟）
新生儿（1~28 天）	1.5	10 ~ 15	30	15
婴儿（28 天至 1 岁）	1.6 ~ 1.8	15	30	15
幼儿（1~3 岁）	1.8 ~ 2	15 ~ 20	35 ~ 40	15 ~ 20

（四）孕妇的高压氧治疗

曾有人报告高压氧治疗对未成熟儿可能造成眼部损害；还有人报道在动物实验中发现高压氧使畸胎发生率增加；根据他们的报道提出妊娠 4 个月以内的孕妇应尽量避免作高压氧治疗。然而也有人对以上作者的结论提出怀疑：因为他们观察的是动物，同时是用的偏大的剂量，加之近年国内许多临床报告证实，胎儿宫内发育不全及胎儿宫内窒息等高压氧治疗有较好疗效，并未见有特殊副作用发生。因此基本可以认为，妊娠妇女行高压氧治疗是否会发生不良后果关键是高压氧的剂量，过量可发生不良后果，适量则可产生好的作用。因此妊娠对高压氧治疗不是禁忌的问题，而是要慎重注意控制剂量的问题．具体多大剂量有待进一步研究。有人提出妊娠 4 个月以上的孕妇行高压氧治疗一般应控制在 0.2MPa 以下。而 4 个月以内的妊娠用多大的剂量没有报道。高压氧的剂量不仅是压力的问题，关键是每天在高压氧下的时间。我们研究发现，持续高浓度的常压氧使新生鼠发生视网膜病变，相反 2ATA 稳压 40 分钟，加、减压各 15 分钟每天 2 次连续 6 天的高压氧对新生鼠视网膜没有发生异常。根据大量临床资料提示有昏迷病史的一氧化碳中毒孕妇，应积极进行高压氧治疗。

（刘守泉）

第六节　治疗脑血管疾病

1. 概述　脑血管疾病是指一组在脑血管壁病变或血流障碍基础上发生的局限性或弥漫性脑功能障碍的疾病。脑卒中（stroke），或称中风（apoplexy），是指急性脑血管病。根据病因、病理和临床表现，脑卒中可分为缺血性和出血性两大类：缺血性脑卒中包括短暂性脑缺血发作、动脉血栓性脑梗死、栓塞性脑梗死、腔隙性脑梗死；出血性脑卒中包括脑出血和蛛网膜下腔出血。脑动脉硬化症、脑血管性痴呆等因发病缓慢、逐渐进展，属于慢性脑血管病。

脑血管疾病的发病率、患病率、死亡率、病残率和复发率都很高。研究表明，脑卒中已成为中国心脑血管疾病的主要死亡原因，全国范围脑卒中死亡高出心肌梗死的 2 ~ 3 倍。据统计脑血管病的死亡率为 30% ~ 60%，存活者中约 3/4 患者有不同程度的劳动力丧失，重度残障者占40%，给家庭和社会带来沉重的负担。因此对脑血管疾病的有效防治和促进康复是当前的重要课题。

2. 脑的血液供应　脑血流供应主要来自颈内动脉系统和椎-基底动脉系统，经静脉、静脉窦和颈内静脉，最后回流到右心房。

1）颈内动脉（internalcarotidartery）系统：从每侧颈总动脉发出上行，通过破裂孔进入颅内，依次发出分支：眼动脉、后交通动脉、脉络膜前动脉，在视交叉旁分出大脑前动脉，终支为大脑中动脉。颈内动脉系统供应额叶、颞叶、顶叶和基底核等大脑半球前3/5的血流，故又称脑前循环。①眼动脉（ophthalmicartery）：供应眼眶内组织血液。在眶内最重要的分支是视网膜中央动脉，供应视网膜的血液；②后交通动脉（posteriorcommunicatingartery）：从颈内动脉发出后与同侧大脑后动脉吻合，参与组成脑基底动脉环。每侧后交通动脉还发出小穿通支供应内囊后肢、丘脑、丘脑底核的血液；③脉络膜前动脉（anteriorchoroidalartery）：主要供应脉络丛、视束的大部分和外侧膝状体、苍白球、内囊后肢的部分血液；④大脑前动脉（anteriorcerebralartery）：主要供应下丘脑、尾状核和豆状核前部以及内囊前肢的血液。皮质支主要供应大脑半球内侧面顶枕裂以前的皮质；还供应大脑半球背外侧面的额上回、额中回上半、中央前后回上1/4、旁中央小叶等；⑤大脑中动脉（middlecerebralartery）：是颈内动脉的直接延续，供应大脑半球需血量的80%，包括额叶、顶叶、颞叶、岛叶的皮质及皮质下白质。其主干发出很多细小穿通支，又名前外侧丘纹动脉或豆纹动脉（lenticulostriatearter-y），供应豆状核、尾状核以及内囊后肢前3/5的血液。这些穿通支呈直角从主干分出，高血压动脉硬化时极易破裂出血。

2）椎-基底动脉（basilar-vertebralartery）系统：由双侧椎动脉在脑桥腹侧后缘合成基底动脉，并上行分为大脑后动脉及小脑动脉。供应大脑半球后2/5及间脑、小脑和脑干的血液，又称脑后循环。①椎动脉（vertebralartery）：两侧椎动脉发出分支组成脊髓前、后动脉供应上段脊髓血液。小脑后下动脉是椎动脉发出的长旋支，供应延髓背外侧、小脑蚓部和小脑半球下部的血液；其短旋支和旁中央支供应延髓其余部分；②基底动脉（basilaartery）：两侧椎动脉逐渐向中线靠近，在脑桥下缘合成一条基底动脉，两侧发出多支旁中央支，供应中脑、脑桥，主干延伸至脑桥上缘水平，分叉成为左右大脑后动脉；③大脑后动脉（posteriorcerebralartery）：供应大脑颞叶底面和枕叶血液。

3）脑动脉的侧支循环：为保证脑组织的正常供血供氧，脑内外的血管有丰富的吻合，侧支循环也很多。①脑基底动脉环（又称Willis环）：由双侧颈内动脉、大脑前动脉、大脑后动脉和前、后交通动脉连接而成，为颈内动脉系统与椎基动脉间以及双侧供脑动脉提供了侧支循环的通道。在正常情况下，组成该环的各动脉有各自的血流方向，相互并不混合，当某一动脉近端血流受阻、环内各动脉间出现压力差时，脑底动脉环就发挥其侧支循环作用。但有相当一部分人的脑基底动脉环的主要组成动脉呈多种先天变异或闭锁，该环完整者仅为50%左右。当构成此环的某一动脉闭塞时，不完整者的侧支循环不能迅速、有效地发挥作用，这是脑梗死发生的重要影响因素之一；②其他侧支循环：进入颅腔前，颈内动脉、椎动脉与颈外动脉、锁骨下动脉间通过丰富的侧支血管相互吻合。大脑前、中、后动脉皮质支在大脑表面形成弥漫的软脑膜动脉网；颈内、外动脉围绕眼、耳、鼻的深浅分支互相吻合；大脑动脉皮质支与来自颈外动脉的脑膜动脉分支存在丰富的侧支吻合，当颈内动脉狭窄或闭塞时可起重要的代偿作用。

侧支循环开放的有效性还决定于血管闭塞的速度，从狭窄发展至闭塞的过程越慢，侧支循环代偿功能越完全，甚至可以完全代偿而无任何临床症状。

4）脑静脉系统：包括静脉和静脉窦。①脑静脉：分为深浅两组，浅组有大脑上、中、下静脉；深组主要为大脑大静脉和大脑镰静脉。两组静脉有吻合支相通，汇集大脑深浅部静脉血入静脉窦。脑静脉（除个别部位）均没有静脉瓣，不能阻止血液逆流，当颅外尤其是头面部感染时可逆流、蔓延至颅内；②静脉窦：包括海绵窦、上矢状窦、下矢状窦、岩上窦、岩下窦、直窦、横窦和乙状窦。

3. 脑血流及其调节　脑组织的血液供应非常丰富，安静时脑血流量为心输出量的1/5。脑每分钟耗氧量占人体总耗氧量的1/5以上，脑本身缺乏氧和葡萄糖的储备，需要连续不断的靠血液输送氧和葡萄糖。当血流一旦完全阻断，6s内神经细胞代谢受影响，10～15s内意识丧失，2min内脑电活动停止，持续5min以上，脑细胞就发生不可逆损害。因此正常的脑血流供应是维持脑功能的前提。

（1）脑血流量（cerebralbloodflow，CBF）：是指单位时间流过一定重量脑组织的血流量。正常成人每分钟全脑血流量为800～1000ml，其中1/5由椎－基底动脉流入，其余4/5流经颈内动脉。成年人平均脑血流量为55ml/（100g脑组织·min），但是脑血流量并非平均分配和恒定的，如大脑灰质毛细血管较白质多，所以灰质血流量比白质高3～5倍，大脑灰质血流量77～138ml/（100g脑组织·min），脑白质血流量14～25ml/（100g脑组织·min）。半球的中央前回、内囊、脑岛血流量较高，而颞叶局部血流量较少。当大脑皮层功能活动时，其血流量增加，静止时则下降，肢体活动时大脑皮质运动区的血流量明显增加。

（2）脑血流量的调节：脑血管的自动调节功能（Bavliss效应）使脑血流供应在平均动脉压60～160mmHg范围内变化时，脑血管可通过收缩或舒张改变口径，使脑血流量保持相对稳定。维持脑血流量恒定的最高和最低灌注压（平均动脉压与平均静脉压之差）称为自动调节的上限和下限。平均动脉压高于自动调节上限时产生过度灌流，可引起严重的脑水肿和出血；当平均动脉压低于自动调节下限时则会引起脑缺血。

（3）影响脑血流量的主要因素：包括血管腔的半径、平均动脉压、颅内压、血黏度以及神经、体液调节等。

4. 高压氧疗法在脑血管病治疗中的作用机制

（1）提高血氧分压、增加血氧含量和组织氧储量：正常情况下大脑皮层的氧张力即偏低，氧储备量小而耗氧量大，对缺氧极敏感极易造成脑损害，在脑血管病时则更为明显。常压下呼吸氧气时组织中毛细血管动脉端内血氧分压可达12kPa（90mmHg），如果血流量减少一半，该处氧分压可降至2.6kPa（20mmHg）。如在0.3MPa下进行吸纯氧治疗，动脉血氧分压可达285.2kPa（2140mmHg），此时最细的毛细血管动脉端血氧分压可达60～73kPa（450～550mmHg），即使血管中血流量减少一半，其氧分压仍可比常压下高得多。在高压氧环境下，血中物理溶解氧随着氧张力的升高而升高，在0.3MPa氧下，物理溶解氧比常压空气下增加17～20倍，可以满足机体代谢的需要。随血氧张力增高，组织氧含量和储氧量也增加。在0.2MPa氧下，脑组织和脑脊液氧张力分别增加约7倍和8倍，0.3MPa氧下分别增加13倍和15～20倍，组织氧储量增加约4倍。因此高压氧下可迅速改善病灶区域供氧，改善有氧代谢，有效的解决脑血管病时脑组织缺血缺氧的首要问题。

（2）提高氧的弥散率和有效弥散距离：高压氧下体内氧的弥散速度及弥散距离明显增

加。人脑皮层毛细血管静脉端在常压空气下氧的弥散半径约 $30\mu m$，毛细血管间间距约 $60\mu m$。当脑血管阻塞、脑水肿时，由于病灶周围水肿，致使毛细血管与周围间距增加，影响了氧气供应。但在 $0.3MPa$ 氧下，脑皮层毛细血管氧的弥散半径增至 $100\mu m$，可明显改善病灶区供氧，尤其对梗死周边的缺血半暗带，有常压氧无法达到的治疗作用，能使濒死的脑细胞恢复功能。

（3）使脑血管收缩，降低颅内压：在高压氧下，脑血管收缩，脑血流量和血管床面积减少。在 $0.2MPa$ 氧下，大脑血流量减少 30%，颅内压下降 37%。脑血流量减少使血液水分向组织渗透减少，减轻脑组织水肿。由于组织缺氧的纠正，组织有氧代谢恢复，能量增多，酸性产物减少，脑细胞水肿减轻。

（4）使病灶组织出现反盗血现象：在高压氧作用下，正常脑组织血管收缩，血流量减少，但缺血组织的血管因酸中毒、缺氧而麻痹扩张，对高压氧作用不敏感而没有收缩或轻微收缩，故而有较多的血液流入病灶区，改善病灶区域的供血供氧。

（5）增加椎－基底动脉血流量，促进神经活动功能：在高压氧下全身的血管处于收缩状态，仅椎－基底动脉例外，在 $0.2MPa$ 氧下，椎－基底动脉血流量可增加 18%，使脑干和网状结构系统氧分压增高，脑皮层电活动增强、活跃且时间延长 65%，有利于促进昏迷病人苏醒及脑干功能恢复。

（6）降低血液黏稠度，促进血栓吸收：高压氧能抑制凝血系统及激活抗凝血系统，使凝血酶原指数下降，血小板凝聚率降低，红细胞数量减少，全血黏度下降，血浆形成血栓活动减弱，有利于预防血栓形成和血栓溶解。高压氧下，吞噬细胞功能增强，纤维蛋白溶解酶活性增加，有利于血栓吸收。

（7）刺激病灶区域内毛细血管增生，促进侧支循环建立：高压氧下，氧分压增高，新陈代谢增强、能量增加，使脑缺血区成纤维细胞分裂活动加速，胶原纤维形成，大量微血管新生及修复，促进侧支循环建立。

（8）恢复缺血半暗带细胞功能：在脑梗死灶中心区血流处于膜衰竭阈值以下，神经细胞已发生不可逆损害，但周围存在一个缺血边缘区，血流量处于电衰竭和膜衰竭两个阈值之间，即该区域脑灌流处于"临界"水平，神经细胞功能降低，但仍能维持离子平衡而存活，这个区域被称为缺血半暗带或半影区（ischemicpenumbra）。半暗带可以持续 7~8 年甚至终身。保护半暗带可存活的神经元是急性脑梗死治疗成功的关键。高压氧可迅速改善半暗带的供氧，逐渐改善供血，恢复半暗带神经细胞功能。

（9）高压氧可提高自由基清除剂如超氧化物歧化酶（SOD）的含量，加强清除自由基和抗氧化能力，减少再灌注对脑组织的损伤。高压氧可使钙泵功能恢复，减少血栓素等的产生。高压氧还具有控制肺水肿、抗休克、提高机体整体防卫能力、恢复多器官功能的作用。

（刘守泉）

第七节 治疗动脉血栓性脑梗死

动脉血栓性脑梗死亦称为脑血栓形成（cerebralthrombosis），是在脑动脉粥样硬化等动脉壁病变的基础上形成管腔内附壁血栓，造成该动脉供血区血流中断，局部脑组织发生缺血缺氧、坏死，而出现相应的神经系统定位症状和体征。

1. 病因及发病机制　首要病因是脑动脉粥样硬化，其次是钩端螺旋体、结核杆菌、梅毒感染等所致各类脑动脉炎以及结缔组织疾病、先天性血管畸形、真性红细胞增多症、血高凝状态、血小板增多症等。血液动力学异常是促进血栓形成的诱发因素。

脑动脉粥样硬化和各种动脉内膜炎引起动脉内膜粗糙，管腔狭窄，导致血液有形成分如红细胞、血小板粘附于局部，这种聚集的血小板能释放花生四烯酸（AA）、血栓素 A_2（TXA_2）、5－羟色胺（5－HT）、血小板活化因子（PAF）、二磷酸腺苷（ADP）等物质，使血管收缩和更多的血小板粘附、聚集，最后形成动脉血栓。动脉血栓向前或向后延伸并逐渐扩大，使血管腔进一步狭窄甚至完全闭塞而导致脑梗死。

血流中断后，神经细胞缺血性死亡的机制已证明与下列几方面有关：①能量代谢障碍和酸中毒；②兴奋性氨基酸毒性和钙超载；③磷脂膜降解和脂类介质的毒性作用；④自由基损伤，缺血性脑水肿；⑤一氧化氮毒性，即早基因、神经营养因子和热休克蛋白等基因表达改变；⑥细胞因子等，细胞凋亡是缺血后迟发性神经细胞死亡的重要方面。

2. 病理　可见脑动脉粥样硬化或动脉炎等。动脉粥样硬化引起的脑梗死多为白色梗死，少数梗死区有继发性出血，病理上为出血性梗死，也称红色梗死。相应供血区脑组织在闭塞6h内，病灶区只表现细胞内水肿，细胞结构仍保持完整。24h后神经元和胶质细胞开始变性、坏死，白质变软，灰白质交界不清，光镜下可见小血管充血、微血栓形成，星形胶质细胞肿胀，神经细胞核固缩，核膜不清。48h后，梗死区明显变软，光镜下神经细胞大片消失，可见吞噬大量脂质后胞质呈网状的格子细胞，病灶边缘水肿明显，并有点状出血。7～14d，梗死区液化。3～4周后，小梗死灶被胶质瘢痕所替代，大梗死灶中央液化区被吞噬细胞清除、净化为透明的液体，形成中风囊。

3. 临床表现　本病多见于患有动脉粥样硬化、高血压、糖尿病、高脂血症的老年人，若由动脉炎所致者可见于任何年龄。常在安静或睡眠状态下发病，部分病人发病前有肢体麻木、头晕、头痛和TIA等前驱症状。神经系统局灶性症状多在1～3d内达到高峰。病人一般神志清楚，无头痛、呕吐、脑膜刺激征等症状。若起病即有昏迷的多为脑干梗死，大脑半球大片梗死多在出现局灶症状后，意识障碍逐渐加重，以致脑疝形成而死亡。

临床上按发病后病情进展情况和治疗需要分为进展性和完全性两类：前者是指发病后48h内神经系统缺损症状逐渐加重，或呈阶梯式进展加重；后者是指发病后神经系统缺损症状比较稳定，并超过24h。由于闭塞血管和梗死灶大小、部位不同，神经系统缺损症状各异。

（1）颈总动脉闭塞：常无症状或仅有TIA。

（2）颈内动脉系统

1）大脑中动脉闭塞：出现三偏综合征，即病灶侧偏瘫、偏身感觉障和偏盲。大脑左半球受损时可出现失语、失读、失写等。

2）大脑前动脉闭塞：可出现病灶对侧偏瘫和偏身感觉障碍，一般无面瘫，上肢轻于下肢。可有言语障碍或尿便失禁、始动障碍和缄默等症状。

（3）椎－基底动脉系统

1）椎动脉闭塞：有突发性眩晕、恶心、呕吐、声音嘶哑、吞咽困难，病灶侧声带麻痹，肢体共济失调等症状。

2）基底动脉主干闭塞：常引起广泛的脑桥梗死，可突发眩晕、呕吐、共济失调，迅速出现昏迷、面部与四肢瘫痪、去脑强直、眼球固定、瞳孔缩小、高热、甚至呼吸及循环衰竭而死亡）。

3）椎-基底动脉不同部位的旁中央支和长旋支闭塞：可导致脑干或小脑不同水平的梗死，表现为各种临床综合征如短暂性完全健忘发作、延髓外侧综合征、锁骨下动脉盗血综合征、闭锁综合征等。可出现突发眩晕、眼球震颤、偏盲和交叉性瘫痪、感觉障碍、小脑共济失调、构音障碍、听觉障碍等。

4）大脑后动脉闭塞：皮质支闭塞时引起枕叶视皮质梗死，表现为对侧偏盲，图片、颜色命名不能，皮层盲有或无黄斑回避；中央支闭塞可导致丘脑梗死，表现为丘脑综合征（对侧偏身感觉减退、自发性疼痛和锥体外系症状）。

5）小脑梗死：眩晕、呕吐，眼球震颤，偏侧肢体共济失调，肌张力降低等。大面积梗死压迫脑中时，可出现外展麻痹，同向凝视、面瘫及锥体束征。严重时出现昏迷、四肢瘫、呼吸麻痹等。

4. 辅助检查

（1）CT 检查：发病 24h 内、梗死灶过小或位于脑干、小脑时，CT 常不能显示。发病 24h 后，CT 碘查可显示梗死区为边界不清的低密度灶。

（2）2 周后，由于水肿消退和侧支循环改善，梗死区可呈等密度灶；5 周后，梗死灶为边缘清楚的持久性低密度灶。

（3）MRI 检查：发病 40min 至 4h 即可显示病灶，通常 T_1 加权像呈低信号、T_2 加权像呈高信号。并能发现脑干、小脑或 CT 不能显示的小病灶。MRI 弥散加权成像（DWI）和灌注加权成像（PWI）可发现更早期（20~30min）的缺血病灶，对溶栓治疗有指导价值。

（4）血管造影检查：磁共振血管造影（MRA）、CT 血管造影（CTA）或数字减影血管造影（DSA）可显示动脉狭窄、闭塞的部位和动脉硬化情况，还可发现 Moyamoya 病或脑动静脉畸形，对明确脑梗死的病因有帮助。

（5）B 超多普勒断层扫描和经颅多普勒超声（TCD）检查：B 超多普勒断层扫描检查可发现颈部大动脉狭窄或闭塞，动脉硬化形成的时期如内膜增厚、软性硬化斑和硬性硬化斑等。TCD 可发现颅内大动脉狭窄或闭塞所致血流速度改变或中断。

（6）脑脊液检查：不作为常规检查。

（7）其他检查：包括 SPECT、PET、脑电图（EEG）或脑电地形图（BEAM）、局部脑血流测定、心电图、血液学等检查，可根据病情选用。

5. 诊断与鉴别诊断　突然发病，有上述典型表现者及局灶性神经症状持续 24h 以上，结合 CT 或 MRI 检查，诊断不难成立。

鉴别诊断应重点排除：①出血性脑卒中如蛛网膜下腔出血、脑出血；②颅内占位性病变如颅内肿瘤（一般病情进展较慢）、脓肿（多有感染症状）或慢性硬膜下血肿（常有外伤史）等，脑脊液或 CT、MRI 检查有助于鉴别。

6. 高压氧治疗

（1）治疗时机的选择：国内外一致认为应早期开始高压氧治疗。由于动脉闭塞 6h 以内脑细胞缺氧缺血损害尚属可逆阶段，故多主张在发病后 4h 内实施高压氧治疗为好。也可选择在 4~6h、6~24h、2~7d 甚至 7d 以后开始高压氧治疗。大量的国内外临床实践报道，在发病 2 周内进行高压氧治疗有效率可达 60%~100%。由于高压氧可改善缺血半暗带的供氧、供血，恢复半暗带神经细胞功能，因此高压氧治疗对恢复期脑梗死病人的功能恢复仍有一定的疗效。

（2）治疗压力和吸氧方式：一般采用0.2～0.25MPa，每次吸氧60～80min或吸含2%～3%二氧化碳的混合氧15min。24h内治疗超过2次时，治疗压力应控制在0.2MPa以下，每次吸氧不应超过60min。对昏迷、重症、体弱及高龄老年病人可采用连续供氧（1级供氧）方式给氧，以保证有效吸氧；气管切开病人采用吸氧头罩或专用吸氧装置吸氧。

（3）治疗次数与疗程：一般每日治疗1次。也有人主张对发病在4～6h内的病人采用第1个24小时内治疗2～4次；第2个24小时治疗2次；第3天开始每日1次的高压氧治疗。高压氧治疗一般10次为1个疗程。国内外的治疗经验认为，单疗程治疗不够，主张首次治疗应3个疗程。本病恢复期约1年，在1年内应反复、多次治疗，每次2～3个疗程。

（4）注意事项

1）进展性脑梗死在发病后48h内神经系统症状呈进行性加重，若实施早期治疗可能遇到症状加重，不应归咎于高压氧治疗，要事先做好解释工作。

2）首次治疗时升压、减压的速率要缓慢，以免发生气压伤或重症病人病情波动，影响高压氧治疗。

3）对重症、昏迷和气管切开病人首次治疗最好单独开舱，治疗压力可以稍低，加减压速率要慢，有条件应进行高压氧舱内治疗生命体征全程监护（高压氧舱专用监护仪），根据病情随时调整治疗方案。

4）对昏迷病人治疗中要密切观察，若病人在吸氧后突然呼吸急促、心动加速、出汗，应考虑肺氧中毒，立即停止吸氧症状可以缓解。在减压过程中，若病人发生惊厥，应立即停止减压，待发作缓解后再继续减压。

5）要根据病人的具体情况选择疗程间的休息时间。对年龄相对较轻、体质较好、对高压氧治疗适应较好的病人可以连续治疗3个疗程，休息1～2周后再继续治疗；对高龄老人或体质较差、或在高压氧治疗期间出现消瘦明显、疲劳等状况的病人，可选择治疗1或2个疗程、休息7～10d再继续治疗的方法，以保证高压氧治疗确实发挥有益的作用。

6）对重症、昏迷、气管切开及高龄老年病人等存在高危因素的患者，在接受高压氧治疗前要做好高压氧治疗知情同意书的签字工作。

（5）临床疗效及预后：自20世纪60年代高压氧治疗急性缺血性脑血管病并取得较好疗效以来，高压氧在脑血管病的治疗方面逐渐受到关注，大量的临床应用报道显示，高压氧治疗组有效率高于对照组，两组差异有显著性；高压氧治疗后，脑梗死患者的脑血流量（CBF）、脑电图（EEG）、血液流变学指标、SOD等均较治疗前明显改善。国内外的基础研究也证实高压氧治疗可减轻脑水肿；高压氧处置后脑梗死面积明显小于对照组。HBO对脑缺血再灌注的保护作用机制十分广泛，涉及多个环节，包括提高血氧分压与血氧含量、改善微循环、降低血脑屏障通透性、抑制白细胞浸润、改善脑细胞内钙超载、增加脑皮质内前列腺素和降低血栓素、降低脑内β-内啡肽和强啡肽含量、增强脑源性神经营养因子在脑神经细胞中的表达、抑制兴奋性氨基酸毒性作用、抑制海马诱导型一氧化氮合酶（iNOS）mRNA表达和抑制大鼠核因子-kB（NF-kB）的活性及细胞间粘附分子-1（ICAM-1）表达、减少神经元凋亡等等。

梗死面积较小的病例高压氧治疗比大面积梗死疗效好。高压氧疗法是缺血性脑血管病的一项重要治疗手段，有资料显示高压氧可使 1/3 患者早期离床活动，在促进神经功能恢复、防止褥疮、降低感染和提高生存质量等方面均优于其他疗法。

（6）常规治疗

1）一般治疗：包括维持呼吸功能、颅内高压和脑水肿的处理、调整血压、控制血糖、保持水电解质平衡、控制体温、预防并发症和营养支持等。

2）溶栓治疗：目的是在起病后及早期迅速恢复梗死区血流供应，挽救半暗带区尚未死亡的神经细胞。溶栓时间窗为起病 3h 内，3~6h 可慎重选择病例，6h 后疗效不佳。常用的药物有组织型纤维蛋白溶解酶原激活剂（tissuetype plasminogen activator，t–PA）、尿激酶（urokinase，UK）和链激酶（strepto kinase，SK）等。

3）抗血小板聚集治疗：对治疗动脉血栓性脑梗死有效，并能预防血栓形成。常用阿司匹林 150~325mg，每日 1 次，口服；潘生丁 25mg，每日 3 次，可与阿司匹林同时服用。

4）抗凝治疗：对阻止已形成的血栓扩延和预防新的血栓形成有一定的作用。常用的药物有肝素、低分子肝素或口服抗凝药如新双香豆素、华法林等。

5）降纤治疗：通过降解血浆中纤维蛋白原，增强纤溶系统活性，抑制血栓形成，达到溶解血栓的作用。常用药物包括降纤酶、巴曲酶（batroxobin）及安克洛酶（ancrod）等。但确切疗效仍在进一步观察中。

6）脑细胞保护治疗：可选用钙通道阻断剂如尼莫地平、氟桂利嗪等；以及脆二磷胆碱 0.5~1.0g 加入生理盐水 250~500ml 中静脉点滴，每日 1 次，10~14d 为 1 个疗程。也可用恩经复（神经生长因子），1000U/d，肌内注射，10 天/疗程，3~5 个疗程，有利于脑功能恢复。

7）中医中药治疗：活血化瘀常用于缺血性脑血管病治疗，可选用复方丹参制剂、川芎嗪、葛根素、银杏叶制剂等。

8）外科治疗：包括开颅减压手术、介入治疗（如血管内置入支架与介入血栓溶解）、血栓内膜切除术及搭桥术等。

9）康复治疗：生命体征稳定后，宜早期进行系统、规范及个体化的康复治疗，有助于神经功能恢复，提高生存质量。

（刘守泉）

第八节　治疗脑栓塞

脑栓塞是指来自脑外的固体、液体或气体栓子随血流进入颅内动脉系统，阻塞脑血流，当侧支循环不能及时代偿时，该动脉供血区脑组织缺血性坏死，并出现相应的神经症状。脑栓塞占脑卒中的 15%~20%。

1. 病因与发病机制　栓子的来源分为心源性、非心源性和少数来源不明。

（1）心源性脑栓塞：占全部栓塞病例的 60%~80%。最常见的是风湿性心瓣膜病、亚急性细菌性心内膜炎、心肌梗死、充血性心肌病、心房颤动、心脏粘液瘤和心脏手术后等，病变瓣膜或心内膜上的赘生物或附壁血栓脱落后，随血流进入脑循环，造成脑栓塞。

（2）非心源性脑栓塞：多见于动脉粥样硬化的斑块脱落、长骨手术或骨折后的脂肪栓子、癌细胞团、寄生虫卵、羊水、血液中的空气和其他异物致脑栓塞，以及血管内介入治疗引起的医源性栓塞。栓子进入脑动脉导致血管闭塞、血流中断、血管痉挛和继发性血栓形成。

2. 病理 脑栓塞好发于颈内动脉系统，尤其是大脑中动脉。病理改变与动脉血栓性脑梗死基本相同。由于栓子突然阻塞动脉，侧支循环一时难以建立，栓子可引起脑血管痉挛，使脑缺血性损害更为广泛且严重，可立即出现栓塞症状。若血管痉挛减轻、或栓子破碎崩解向动脉远端移动，以及侧支循环建立，缺血区血流重灌流，使缺血的范围缩小，症状可以减轻。约50%以上患者可发生出血性梗死。心源性脑栓塞可同时发生末梢动脉及内脏如肾、脾的栓塞。炎性栓子可引起脑炎、脑脓肿。癌栓可导致栓塞部肿瘤生长。病理切片在梗塞中心可见栓子，但有时栓子已碎裂、溶解，病理检查并不能发现栓子。

3. 临床表现 起病急骤，常无任何先驱症状，局灶性神经症状在数秒至数分钟内达最高峰。定位症状和体征同动脉血栓性脑梗死。空气栓塞时轻者短时间内症状可完全消失。其他性质的栓塞轻者症状持续数日或数周逐渐恢复。病情严重的颅内大动脉栓塞、多栓塞或梗死伴出血除严重的局灶性神经症状外，可出现昏迷、抽搐、颅高压，最终发生脑疝而死亡。

常有心脏病的症状和体征，可见多脏器栓塞表现，如皮肤、球结膜、肾、脾等栓塞。

4. 辅助检查

（1）头颅 CT 或 MRI 检查：能明确病变部位，可显示缺血性梗死或出血性梗死。

（2）超声心动图检查：可证实心源性栓子的存在。

（3）腰穿检查：出血性脑梗死时脑脊液中可有红细胞；感染性栓塞时脑脊液中白细胞明显增多。

5. 诊断与鉴别诊断 急骤起病，很快出现局灶性神经症状，并有栓子来源的证据，如风湿性心瓣膜病、房颤、心内膜炎、先天性心脏病、心肌梗死及心脏手术、动脉内介入治疗、长骨骨折等病史和体征，结合 CT、MRI 可诊断脑栓塞。

鉴别诊断同动脉血栓性脑梗死。

6. 高压氧治疗 高压氧治疗与动脉血栓性脑梗死相同。需注意疑有气体栓塞时，要在治疗中观察反应以确诊，并根据病情选择适当的治疗方案如肺气压伤和减压病的治疗方案进行治疗。

7. 常规治疗 参见动脉血栓性脑梗死的治疗。对栓子来源的原发病治疗甚为重要。

（刘守泉）

第九节 治疗脑出血

脑出血系指非外伤性脑实质内的自发性出血。发生于大脑半球的出血约占80%，20%发生于脑干和小脑。脑出血发病率高，占各类型脑卒中的20%～30%，是病死率最高的脑卒中类型。

1. 病因与发病机制 高血压脑动脉硬化是脑出血最主要病因，其次是动脉瘤破裂、脑血管畸形、血液病等。高血压性脑动脉硬化时可有动脉壁的脂质玻璃样变和假性动脉瘤形成，血压急剧升高时破裂出血；薄弱的纤维素样坏死动脉壁也易破裂出血。

2. 病理 脑出血多发生在大脑半球基底区，是大脑中动脉深穿支——豆纹动脉破裂所致，其次发生在脑叶、脑干和小脑。脑组织局部出血及血肿形成引起脑水肿及脑组织受压、移位、软化和坏死。出血量大时可破入脑室或蛛网膜下腔。脑组织水肿严重时可引起脑疝，导致脑干受压继发性缺血、坏死而导致死亡。急性期后，组织水肿消退，血肿内血块溶解，并被吞噬细胞清除，小出血灶可变成胶质瘢痕，大者形成内有含铁血黄素黄色液体的中风囊。

3. 临床表现　脑出血好发年龄 50~70 岁，常伴有高血压、脑动脉硬化、糖尿病等。多在体力活动或情绪激动时突然发病。症状在数分钟至数小时内达高峰。病人在发病时多有血压明显升高，并表现有全脑症状如剧烈头痛、呕吐，不同程度的意识障碍如嗜睡、昏迷等；局灶定位症状如偏瘫、失语、感觉障碍等。临床症状轻重取决于出血量和出血部位。出血量小者，可表现为单纯某一症状或体征，全脑症状轻或无；出血量大者，发病后立即昏迷，全脑症状明显，出现脑水肿或脑疝；发生在脑干的出血，即使出血量不大，病情也较凶险。临床上脑出血常分为以下几种类型：

(1) 基底节区出血：是高血压性脑出血最常见类型，多由豆纹动脉破裂或丘脑膝状动脉和丘脑穿通动脉破裂所致。病人多呈嗜睡至深昏迷，鼾声呼吸，常有典型的"三偏"症状，即偏身感觉障碍、偏瘫和偏盲，优势半球病变可有失语。

(2) 脑叶出血：多由先天性脑动静脉畸形、颅内动脉瘤或淀粉样变血管病所致，常有头痛、呕吐、抽搐和尿失禁及脑叶的定位症状，意识障碍不多见。

(3) 脑桥出血：占脑干出血 80% 以上，多由基底动脉的旁中央支破裂引起，昏迷、四肢瘫痪、针尖样瞳孔，中枢性高热，呼吸不规则，去脑强直是常见的症状，死亡率高。

(4) 小脑出血：多由高血压动脉硬化和血管畸形破裂所致，常有突然后枕部痛、眩晕、恶心、呕吐、站立和行走不稳、肢体共济失调、眼球震颤、脑干受压症状和意识障碍。

(5) 原发性脑室出血多由脉络丛血管破裂引起，常有深度昏迷、四肢瘫痪或阵发性强直痉挛，瞳孔先缩小，随后散大，高热，呼吸深大，去大脑强直等症状。

4. 辅助检查

(1) 头颅 CT：是诊断脑出血的重要方法，可发现脑内相应部位高密度影，能明确出血部位、范围和脑水肿程度以及脑室系统情况。

(2) 头颅 MRI 和磁共振血管成像（MRA）：监测脑出血的发展过程优于 CT。尚可发现脑动脉瘤、血管畸形。

(3) 腰穿脑脊液检查：一般不作为常规检查。脑脊液压力增高，多呈均匀血性，但非血性脑脊液也不能排除小量脑出血。

5. 诊断与鉴别诊断　突然发病，迅速出现全脑症状和局灶神经症状，应考虑脑出血可能。CT 见到脑内出血病灶为确诊依据。

本病应与以下疾病鉴别：①其他类型的脑血管病；②脑外伤后硬膜下或硬膜外血肿；③引起昏迷的其他疾病如中毒、感染、低血糖、糖尿病高渗昏迷等。除这些疾病固有的病史、症状、体征和实验室检查结果外，头颅 CT 检查结果具有重要的鉴别诊断价值。

6. 高压氧治疗　对出血性脑血管病的高压氧治疗目前仍存在争议，只要掌握好治疗指征和治疗方法多数人还是赞同尽早开始高压氧治疗。

(1) 治疗指征

1) 发病在 6h 以上及次日头颅 CT 显示血肿无增大。

2) 试验性高压氧治疗 1~2 次后症状未加重及 CT 复查血肿未见增大。

3）意识障碍轻，出血量小。

4）出血量大经血肿清除术后，病情稳定，CT 证实无继发出血。

5）脑出血恢复期有神经功能障碍。

（2）治疗方法及注意事项

1）治疗压力宜偏低（≤0.2MPa），升压和减压速率适当减慢，治疗期间避免压力波动过大。也可采用从低压力（如 0.5MPa 或 0.6MPa）开始逐次升高治疗压力的方法，观察患者的治疗反应，选择合适的治疗压力。

2）吸氧 60~80min，每日 1 次，治疗次数一般不少于 10 次（1 个疗程），以 2~3 个疗程较好。重症患者应采用连续供氧（1 级供氧）方式给氧，以保证患者有氧治疗。

3）脑出血急性期应做好高压氧舱内治疗全程生命体征监护，备有抢救设施和药物。

4）重症患者首次治疗时最好采用单独开舱，有医护人员陪同。

5）昏迷病人应保持呼吸道通畅，气管切开病人采用吸氧头罩或特殊的设备。

6）对重症、昏迷、气管切开及高龄老年病人等存在高危因素的患者，在接受高压氧治疗前要做好高压氧治疗知情同意书的签字工作。

7）高血压脑出血病人在高压氧治疗过程中要时常监测血压，防止因出血后血压一度较低而停用降压药物、在恢复期时血压又达到较高水平，导致再出血。

7. 临床疗效及预后　高压氧疗法对出血量小、症状较轻的脑出血效果较好，一般治疗 1 个疗程可见效，2~3 个疗程效果更明显。对出血量较大及行开颅血肿清除术的病人，高压氧治疗可以促进意识恢复，减少术后感染，改善全身状况，缩短病程。高压氧治疗可以促进神经功能的恢复，减少后遗症，提高患者的生存质量。但高压氧对脑出血量大、出血伴脑梗死及脑血管病引起脑出血后遗症的病例疗效较差。

8. 常规治疗

（1）急性期治疗：控制脑水肿、降低颅内压、防止再出血和脑疝发生。

1）一般治疗及护理：避免长途搬运患者，尽量让患者安静卧床休息。保持呼吸道通畅、充分给氧、维持营养和水电解质平衡，降低体温，保护脑细胞和减轻脑水肿。加强护理，预防并发症。

2）降低颅内压：通常使用 20% 甘露醇 125~250ml 静脉滴注，6~8 小时 1 次；呋塞米 20~40mg 静脉推注，6~8 小时 1 次，或二者交替使用．可减轻副作用。脱水剂的应用时间不宜过长，一般 5d 左右，维持血浆渗透压在 310~320mmol/L 为佳。

3）调控血压：血压升高是脑出血时维持有效脑灌流所必需的，但过高的血压或波动较大的血压易致继续出血，血压过低又会减少脑灌流量，加重脑水肿。因此，应先脱水，降低颅高压，随着颅内压的降低血压也随着下降。目前认为收缩压 > 200mmHg，舒张压 > 120mmHg 时才需做降血压处理，但血压不宜降的过快、过低，以防引起脑供血不足，加重脑损害。可根据具体病情选用硝普钠、拉贝洛尔或依那普利等。

4）外科治疗：目前临床常用的有开颅血肿清除术和钻颅穿刺吸除术等。对发病时出血量大、颅内压明显增高、病情不断恶化者应及时手术。

5）其他：包括控制癫痫发作；并发症的治疗如上消化道出血、肺部感染等。

（2）恢复期治疗：与动脉血栓性脑梗死相同，尤其注意控制高血压，预防复发。

（刘守泉）

第十节 治疗脑蛛网膜下腔出血

蛛网膜下腔出血是指脑表面或脑底部血管破裂后，血液直接流入蛛网膜下腔而呈现的综合征，又称为原发性蛛网膜下腔出血，占各类型脑卒中的 5% ~ 10%。

1. 病因与发病机制 最常见的病因是颅内动脉瘤破裂，约占 SAH 病人的 50%。其次为脑动静脉畸形，以及高血压脑动脉硬化、脑动脉炎、Moyamoya 病、颅内肿瘤、血液病、溶栓或抗凝治疗后等。

颅内动脉瘤或动静脉畸形管壁破裂后，血液流入蛛网膜下腔，引起颅内压力增高、脑膜刺激征、脑水肿、脑积水，脑动脉痉挛导致脑梗死而出现脑神经功能缺失症状。

2. 病理 血液进入蛛网膜下腔后，脑脊液呈血性，使部分或全脑表面呈紫红色，在脑池、脑沟处最显著，脑表面有薄层血凝块覆盖，以脑底部最多。出血 48h 后，红细胞逐渐溶解，释放出含铁血黄素，使脑膜及脑皮质呈现铁锈色和形成轻重不等的粘连。血红细胞流入蛛网膜下腔，导致阻塞出现交通性脑积水，可见脑室系统扩大。严重脑动脉痉挛者，脑内可有梗死灶。

3. 临床表现 各种年龄均可发病，以青壮年多见。主要表现为突然起病，剧烈头痛、恶心、喷射状呕吐、颈强直、抽搐等脑膜刺激症状；有意识障碍或精神症状；眼球运动障碍和眼底出血。动脉瘤破裂致大出血者，在剧烈头痛、呕吐后随即昏迷，甚至立刻呼吸、心跳停止。

4. 辅助检查

(1) 头颅 CT 检查：为首选检查方法。可见蛛网膜下腔积血、脑内血肿等。

(2) 腰穿脑脊液检查：压力增高、均匀一致的血性脑脊液。对 CT 已发现蛛网膜下腔出血者，不必再做此项检查。但无 CT 条件或检查阴性时，对高度怀疑蛛网膜下腔出血或需鉴别颅内感染、中毒或癌肿者等，仍需要进行脑脊液检查。

(3) 磁共振血管成像（MRA）、CT 血管成像（CTA）及数字减影血管造影（DSA）：主要用于病因学诊断，可显示动脉瘤、动静脉畸形的部位和供血动脉，了解侧支循环和动脉痉挛等情况，并指导治疗。但一般不用于本病急性期。

5. 诊断与鉴别诊断 突然发病，剧烈头痛伴恶心、呕吐，有脑膜刺激征，眼底见玻璃体后出血者，头颅 CT 显示蛛网膜下腔出血或脑脊液为均匀血性，诊断则可成立。

本病应与颅内感染、外伤、癫痫、精神疾病等鉴别。

6. 高压氧治疗 脑动脉瘤、脑血管畸形如未经手术或血管内治疗，一般不主张进行高压氧治疗；其他参见脑出血。

7. 常规治疗

(1) 一般治疗：保持安静，绝对卧床休息 4 ~ 6 周，避免引起血压或颅内压增高的因素，加强护理和支持治疗。

(2) 止血治疗：使用抗纤维蛋白溶解药物以延迟血块的溶解，使纤维组织和血管内皮细胞有足够时间修复破裂处，防止再出血。可选用 6 - 氨基己酸（EACA）、氨甲苯酸（PAMBA）静脉滴注。

(3) 降颅压治疗：可选用 20% 甘露醇、呋塞米、白蛋白或甘油制剂等。

（4）防治脑血管痉挛：SAH 后脑血管痉挛的发生率为 50%，是致死的重要原因之一。常用尼莫地平（nimodipine）20~40mg 口服，3 次/天或按 0.5~1mg/h 速度持续静脉滴注，连用 7~10d。

（5）脑脊液置换疗法：可降低颅内压，减轻头痛，缩短病程，减少并发症。可根据病情选择脊蛛网膜下腔置管持续引流或腰椎穿刺间断放脑脊液。

（6）手术治疗：是预防再出血和减少血管痉挛的有效方法。可行血肿清除术、动脉瘤或动静脉畸形血管切除术或血管内治疗。

（刘守泉）

第十一节　治疗病毒性脑炎

病毒性脑炎是由已查明或可疑病毒侵入中枢神经系统引起的炎症。常见的病毒性脑炎有疱疹病毒性脑炎（单纯疱疹、水痘-带状疱疹等）；肠道病毒性脑炎（脊髓灰质炎病毒、柯萨奇病毒、埃可病毒等）；虫媒病毒性脑炎（流行性乙型脑炎、森林性脑炎）；其他如腮腺炎病毒脑炎、巨细胞病毒脑炎、麻疹病毒性脑炎、狂犬病毒脑炎、变异型麻疹病毒引起亚急性硬化性全脑炎以及朊蛋白病和慢病毒脑炎等。本章仅介绍临床常见的病毒性脑炎（表 20-9）。

表 20-9　临床常见的病毒性脑炎

	乙型脑炎	单纯疱疹病毒脑炎	水痘-带状疱疹病毒脑炎	肠道病毒脑炎
发病季节	好发在夏秋的 7~9 月	四季发病	四季发病	夏、秋季节发病
好发人群	儿童，3~6 岁居多	任何年龄，幼儿与青壮年居多	15 岁以下儿童和中老年人	婴幼儿、儿童、免疫功能低下者
病毒类型	嗜神经、RNA 病毒	嗜神经、DNA 病毒	嗜神经、DNA 病毒	泛向性、RNA 病毒
临床表现	高热、意识障碍、抽搐、颅高压、脑膜刺激征	发热、头痛、颈强直、精神症状、意识障碍、失语、偏瘫、多种形式的癫痫发作	皮疹、头痛、发热、呕吐、抽搐、精神行为异常、失语、颅神经麻痹、偏瘫、共济失调	发热、头痛、恶心、呕吐、肌肉酸痛、暂时性肢体无力或共济失调、皮疹
脑脊液	压力增高，白细胞增多，蛋白含量轻度增高。乙脑病毒 IgM 抗体阳性	压力增高，红、白细胞增多，淋巴细胞为主，蛋白含量轻中度增高。疱疹病毒效价升高	白细胞和蛋白轻到中度增高，淋巴细胞增多，间接免疫荧光法测定水痘-带状疱疹病毒抗体效价增高	压力、淋巴细胞、蛋白轻度增高。病毒培养与分离出肠道病毒，肠道病毒特异性 IgM 抗体阳性
预后	常留后遗症	不良	良好	大多良好

1. 病因与发病机制　导致病毒性脑炎的病毒可分为 RNA 病毒和 DNA 病毒。RNA 病毒包括肠道病毒、腮腺炎病毒、麻疹病毒、风疹病毒、狂犬病病毒、乙型脑炎病毒、森林脑炎病毒等；DNA 病毒包括单纯疱疹病毒、水痘-带状疱疹病毒、巨细胞病毒、EB 病毒等。

不同的病毒均有其进入中枢神经系统的途径，如人体被携带乙脑病毒的蚊虫叮咬后，病毒进入血液，形成病毒血症，病毒通过血脑屏障侵入中枢神经系统引起发病；病毒也可经神经轴突，淋巴管或神经纤维间的组织间隙传入脑内。如单纯疱疹病毒、水痘－带状疱疹病毒、狂犬病毒等可经嗅神经、三叉神经或脊神经进入中枢神经系统致病。

2. 病理　双侧大脑半球弥漫性损害，脑组织水肿、软化、出血性坏死。镜下可见脑膜和血管周围有大量淋巴细胞浸润，神经细胞广泛变性和坏死，神经纤维脱髓鞘，小胶质细胞增生，在受累的神经细胞和胶质细胞内有嗜酸性包涵体。

3. 临床表现

（1）大多数为急性起病，少数呈亚急性、慢性或复发性。

（2）一般都有发热、肌痛、乏力等症状。

（3）有颅内压升高和脑膜刺激征，如头痛、呕吐、颈强直、视盘水肿等。

（4）各种程度的意识障碍，如嗜睡、昏睡、昏迷等。

（5）精神症状，可表现为人格改变、沉默不语、烦躁不安、智力减退、行为异常、幻觉、妄想或谵妄等。

（6）其他脑神经征，如失语、偏瘫、复视、眼球震颤、共济失调、癫痫发作等。

4. 辅助检查

（1）血常规检查：白细胞数增高。

（2）脑脊液检查：压力增高或正常；细胞数正常或增高，以淋巴细胞为主；蛋白定量正常或轻度升高；糖及氯化物含量正常。

（3）免疫学检查：血清和脑脊液中病毒抗体效价升高。

（4）脑电图检查：中度或重度异常，出现病理性弥漫性慢波、棘波、棘慢波等。

（5）CT 和 MRI：可发现脑实质低密度灶、白质密度减低或混杂高密度出血性改变。

5. 诊断与鉴别诊断　依据临床表现、脑脊液检查、特异性抗体和病原学测定以及脑电图、头颅 CT 或 MRI 检查，并排除颅内占位性病变等则可明确诊断。

需要与化脓性脑膜炎、脑肿瘤、脱髓鞘脑病等鉴别。脑脊液、CT、MRI 的改变均有助鉴别。

6. 高压氧治疗

（1）治疗机制

1）高压氧下机体血氧、组织氧含量增加，动脉血氧分压提高，氧的有效弥散距离增加，改善病灶区神经细胞的缺氧状况，使有氧代谢增加、酸性代谢产物减少，细胞内环境得以改善，利于受损细胞的修复。

2）高压氧下脑血管收缩，脑血流量减少，毛细血管渗出减少，颅内压下降，脑水肿减轻，从而阻断炎症－脑缺氧－脑水肿－颅内压增高的恶性循环，减少脑细胞损害，使病情得到控制和改善。

3）高压氧使椎动脉血流量增加，在 2ATA 高压氧下椎动脉血流量增加 18%，明显提高脑干网状结构系统氧分压，脑电图可见 δ 波减少，α 波增多，加速昏迷病人的苏醒，对大脑功能的恢复非常有利。

4）高压氧能使细胞线粒体和细胞器中酶的合成功能增加，高能磷酸键形成增多，三磷酸腺苷浓度增高，糖酵解被抑制，脑组织能量代谢改善，有利于脑组织的生物合成和解毒功能，保护脑细胞和促进脑功能的恢复。

5）高压氧可明显改善病灶区域的供氧供血，使原来病变处于低血流灌注、低饱和度状态下还未死亡的脑细胞或软化灶周边的残存脑细胞的功能恢复，从而使业已失去功能联系的神经网络得以重建，利于受损神经功能的修复。

（2）治疗方法及注意事项

1）治疗压力：采用0.2~0.25MPa，吸氧（30~40min）×2，间歇5~10min，每日1~2次。

2）治疗时机：临床实践证实治疗越早，治愈率越高，后遗症发生率越低。多数学者主张在无禁忌征、生命体征相对平稳的情况下，应争取在发病1周内开始治疗。有报道显示：发病后1周内进行高压氧治疗效果最佳，1个月以内的患者治愈率可达70%以上，有效率可达到98%以上，2个月以后疗效逐渐降低。对病程长或有后遗症的病人高压氧治疗仍有一定的疗效。

3）疗程：每日1次，10次为1个疗程，在急性期应同时配合常规治疗，在恢复期可以单独应用高压氧治疗，疗程必须足够，一般不少于2个疗程，重症病人可连续治疗3个疗程，休息7~15d，继续治疗。多疗程治疗对神经功能恢复有较好的促进作用。

4）对重症昏迷、气管切开病人高压氧治疗时应做好生命体征监护和有医护人员陪舱。首次治疗最好单独开舱，压力可适当低些，加、减压速率适当减慢。减压时注意脑水肿反跳。

5）并发癫痫大发作或有癫痫发作史的病人，应在服用抗癫痫药物已控制发作的情况下再进行高压氧治疗。减压时发生抽搐应立即停止减压，发作停止后再减压出舱。有气管切开者可例外。

（3）临床疗效及预后：综合国内多篇文献报道，高压氧综合治疗病毒性脑炎的疗效肯定，总有效率达90.6%~97.6%，治愈率46.6%~96.9%，后遗症发生率3.15%，与对照组比较差异均有统计学意义。高压氧治疗病毒性脑炎的特点是苏醒快、治愈率高、后遗症少，死亡率低，是一种理想的治疗方法。

7. 常规治疗

（1）对症与支持治疗：降低颅内压可选用甘露醇或复方甘油；短程使用地塞米松或氢化可的松静脉滴注以减轻炎症反应和脑水肿；抗感染；抗惊厥、控制体温、维持水电解质平衡和营养等。

（2）抗病毒治疗：首选阿昔洛韦（aciclovir）10mg/kg，静脉滴注，每8小时1次，连用14d。该药约50%可透过血-脑脊液屏障，对细胞内病毒复制有明显抑制作用。也可佐用干扰素或干扰素诱导剂聚肌胞等。

（3）恢复期给以脑细胞激活剂、针灸、理疗、神经功能及肢体功能恢复训练。

（刘守泉）

第十二节　化脓性脑膜炎

化脓性脑膜炎是指由各种化脓性细菌引起的以脑膜为主的炎症。

1. 病因与发病机制　最常见的是脑膜炎球菌引起的流行性脑膜炎，其次为肺炎球菌、流感杆菌B型，再次为金黄色葡萄球菌、乙型溶血性链球菌、大肠杆菌、变形杆菌、绿脓杆菌、厌氧杆菌等引起的化脓性脑膜炎。

引起化脓性脑膜炎的途径有：①血循感染：发生于菌血症（如呼吸道感染）或败血症后；②直接扩散：如开放性颅脑损伤、中耳炎、乳突炎、鼻窦炎，感染从颅外扩散至颅内；③逆行感染：如继发于海绵窦血栓性静脉炎；④脑脊液通路：如通过腰椎穿刺感染等。

新生儿最常见大肠杆菌脑膜炎，多为分娩时感染；脑膜炎球菌、肺炎球菌、流感杆菌 B 型脑膜炎均易发生在儿童，原发病灶多来自呼吸道感染或中耳炎；金黄色葡萄球菌脑膜炎常继发于败血症、面部疖肿、海绵窦血栓性静脉炎。

2. 病理　早期软脑膜及大脑浅表血管充血、扩张。脓性分泌物不断增多逐渐覆盖整个脑表面、脑沟、脑池及逆行进入脑室系统，并出现全脑充血、水肿、肿胀。后期纤维蛋白渗出增多，逐渐形成脑膜粘连，导致脑脊液吸收和循环障碍，产生梗阻性或交通性脑积水。也可形成硬膜下积液、积脓，脑脓肿等。镜检可见大量炎性细胞浸润，并可发现致病菌。

3. 临床表现　任何年龄均可发病，病前可有上呼吸道感染史或在患有鼻窦炎、肺炎、败血症、中耳炎、脑外伤、脑脊液漏等基础上，急性或暴发性起病。表现为寒战、高热、全身不适、精神萎靡等感染中毒症状；头痛、呕吐、颈强直、不同程度的意识障碍等颅高压和脑膜刺激症状；严重者可迅速出现精神错乱、抽搐、昏迷、中毒性休克或脑疝形成导致死亡。查体以脑膜刺激征为主，重者呈角弓反张；部分病人可见有皮疹、皮肤黏膜瘀点或瘀斑。

4. 辅助检查

（1）外周血象：白细胞总数增高，中性粒细胞增高。

（2）脑脊液检查：脑脊液压力增高，外观混浊或脓性。白细胞数增多至 10×10^6/L 以上，以中性粒细胞为主。蛋白含量增多，糖明显降低，氯化物减少。涂片和细菌培养可检出致病菌。

（3）CT 或 MRI：可见脑实质肿胀、局部脑软化、脑膜反应等。有神经系统并发症时可见脑室扩大、脑沟增宽、硬膜下积液。

5. 诊断与鉴别诊断　一般根据发热、头痛、脑膜刺激征、脑脊液炎症变化可以诊断。需要与病毒性脑膜炎、结核性脑膜炎、真菌性脑膜炎等鉴别。

6. 高压氧治疗

（1）治疗机制

1）高压氧对多种细菌有抑制作用。多位学者的研究均证实在 0.2～0.3MPa 压力下呼吸纯氧可以抑制脑膜炎球菌、肺炎球菌、金黄色葡萄球菌、大肠杆菌、变形杆菌、绿脓杆菌等的生长。

2）高压氧下血脑屏障通透性增强，有利于抗菌药物通过血脑屏障进入脑组织，提高脑组织和脑脊液中抗菌药物的浓度，使感染得到有效的控制。

3）高压氧可以加强吞噬细胞的吞噬和杀菌能力。炎症区域常处于乏氧状态，而吞噬细胞在乏氧状态下虽可吞噬细菌，但杀菌能力明显下降。在高压氧下血氧和组织氧分压均迅速提高，乏氧状态得到改善，使吞噬细胞的杀菌能力得到恢复和加强。

4）高压氧下脑血管收缩，脑血流量下降，血管通透性减低，使颅内压降低，脑水肿减轻，防止脑疝发生。同时高压氧可迅速改善脑及全身器官、组织的缺氧状态，保护和有助于各脏器功能的恢复。

5）高压氧可增强抗菌药物的疗效。有实验显示，在 0.2～0.3MPa 的高压氧环境中磺胺药的抑菌能力可提高 2~5 倍。

（2）治疗方法与注意事项

1）对有脑水肿、脑压增高明显，全身明显缺氧，伴有休克，有神经系统功能损害（如脑神经麻痹、肢体瘫痪、精神症状等）的病人应积极给予高压氧治疗。

2）本病治疗应以抗生素为主，高压氧为辅，高压氧与抗生素联合应用有协同作用。

3）高热患者在体温控制基本正常后开始高压氧治疗。

4）其余参见病毒性脑炎。

（3）临床疗效及预后：高压氧治疗在促进昏迷病人清醒、改善病人全身状况方面有较好的疗效。及时有效的抗生素治疗使大部分患者可以痊愈，少数留有如脑积水、智能低下、肢体功能障碍等后遗症。

7. 常规治疗

（1）病原治疗：根据感染菌和药物敏感试验选择抗生素，同时考虑药物透过血脑屏障的能力。若病原菌一时难以明确，应选择广谱高效抗生素。

1）脑膜炎球菌性脑膜炎：首选磺胺嘧啶（SD），首次剂量 50~100mg/kg，静脉注射，以后每次 20~40mg/kg，一日 4 次，口服或静脉注射，同时给碳酸氢钠和足够的水分；青霉素，成人 800 万~1200 万 U/d，儿童 20 万 U/（kg·d），分次肌注或静滴；还可选用头孢曲松或头孢噻肟静滴。

2）肺炎球菌性脑膜炎：首选青霉素，成人 800 万~2000 万 U/d，儿童 20 万~40 万 U/（kg·d），分次肌注或静滴，2 周为 1 个疗程。也可选用头孢呋辛或头孢噻肟治疗。

3）流感杆菌脑膜炎：首选氨苄西林，儿童每日 0.1~1.5g/kg，成人 6~8g/d，分 4~6 次肌注或静滴。对青霉素过敏者可选用氯霉素 50~75mg/（kg·d），分次静滴或口服，需注意骨髓抑制副作用。对耐药菌株选用头孢曲松、头孢噻肟。

4）金黄色葡萄球菌性脑膜炎：甲氧苯青霉素 12g/kg，分次肌注或静滴，4 周为 1 个疗程。对于耐药菌株可用去甲万古霉素，也可选用头孢噻吩或头孢噻啶以及利福平等。

5）肠道革兰阴性杆菌脑膜炎：多选用氨基糖苷类抗生素或头孢噻肟、头孢曲松等。

（2）对症治疗：包括应用脱水剂降低颅高压，应用肾上腺皮质激素减轻毒血症、颅高压和减轻颅内粘连，控制癫痫发作，维持水电平衡等。

（刘守泉）

第十三节　特发性面神经麻痹

特发性面神经麻痹又称面神经炎或贝尔麻痹（Bellpalsy），是指茎乳突孔以内和内耳孔以外的面神经管内的面神经急性非化脓性炎症引起的一种周围性面神经麻痹。

1. 病因与发病机制　病因尚未完全清楚，部分病例与单纯疱疹病毒感染有关，部分病例因面神经受风着凉所致。局部血管痉挛，神经缺血、缺氧、水肿、受压并引起不同程度神经髓鞘及轴突的变性。

2. 病理　主要为面神经管内面神经和神经鞘的水肿。

3. 临床表现　任何年龄均可发病，男性略多于女性，绝大多数为一侧性。急性发病，首发症状为患侧耳后或乳突区疼痛，突发一侧面部表情肌瘫痪，于数小时内达到高峰。表现为洗漱时感到面肌活动不灵、口角漏水，进食时食物滞留颊齿之间；患侧面部表情肌瘫痪，如额纹减少或消失、眼裂变大、闭眼不全或不能，试闭眼时病侧眼球向上外转动、露出白色巩膜称贝尔（Bell）现象。鼻唇沟变浅、口角下垂、示齿时口角歪向健侧，鼓腮漏气、吹口哨不能等周围性面瘫表现。

4. 辅助检查

电生理检查：①在病程早期测面神经兴奋阈值，病后测定复合肌肉动作电位可对预后作出估计；②肌电图和神经传导速度测定，根据面神经损害情况提供预后信息。

5. 诊断与鉴别诊断　依据急性起病，典型的单侧周围性面瘫症状和体征不难作出诊断。但注意与吉兰-巴雷综合征、耳源性面神经麻痹、肿瘤、脑膜炎等引起的周围性面瘫相鉴别。根据病史、特殊的症状体征以及脑脊液、CT 和 MRI 检查有助鉴别。

6. 高压氧治疗

（1）治疗机制

1）高压氧下血管收缩，迅速减轻神经肿胀，缓解神经管内的压力，改善受损神经的缺血缺氧，阻断神经轴索变性。

2）高压氧治疗可以迅速提高血氧含量和血氧分压，增加毛细血管血氧弥散距离，因此能迅速改善受损神经的缺氧状态。使有氧代谢增加，能量产生增多，酸性代谢产物减少，细胞内外离子失衡得到纠正，细胞内外水肿得以改善。

3）高压氧可加速受损毛细血管再生和促进侧支循环建立，为受损组织提供大量营养物质和充足的氧气，利于神经轴索再生和髓鞘的修复。

4）高压氧治疗可促进效应器官功能的恢复。周围神经损伤后，其效益器官（如肌肉和运动终板）因缺乏神经的营养和支持将发生萎缩而丧失功能。高压氧在促进神经修复的同时也促进效应器官的恢复，并加速神经长入效应器，提早进入调整期，加快调整进程，避免因效应器官功能损害导致神经功能无法表达。

（2）治疗方法与注意事项

1）高压氧治疗面神经炎疗效肯定，治疗越早、效果越好。

2）治疗压力 0.2~0.25MPa，吸氧（30~40min）×2，间歇 5~10min，每日 1~2 次。

3）一般治疗不少于 1 个疗程，多数需要 2~3 个疗程。

（3）临床疗效及预后：高压氧治疗面神经炎疗效肯定，与药物配合治疗可增强疗效，缩短受损神经功能恢复时间。有资料观察显示，高压氧治疗 1~3 个疗程治愈率达 88.7%，显效 5.7%，1 个疗程痊愈占 36.1%，2 个疗程痊愈占 80.9%，面瘫恢复平均为 29d。由此可见，给予足够剂量（治疗次数、有效吸氧）的高压氧治疗就能获得满意疗效。

7. 常规治疗

（1）药物治疗

1）皮质激素：地塞米松 10~15mg/d，静脉滴注，7~10d 后逐渐减量。轻病人可口服强地松 30~60mg/d，清晨顿服或分次服用，连服 5d 后逐渐减量，疗程共 10~14d。对炎症消退、缩短病程有益。

2）抗病毒药：阿昔洛韦（aciclovir）5mg/kg，每日 3 次，口服，连续 10d。

3）其他药物：维生素 B_1、B_{12}：口服或肌内注射。地巴唑每次 10~20mg，每日 3 次，口服。也可用神经生长因子针（恩经复）进行治疗，1000U/d，肌注，10 天/疗程，3~5 个疗程，有利于神经生长发育，促进其功能恢复。

（2）针灸和理疗如茎乳突孔附近热敷、红外线照射、超短波透热治疗。

（3）保护暴露的角膜者和预防结膜炎，采用眼罩，使用眼膏或眼药水滴眼。

（4）面肌按摩和面肌运动锻炼。

（刘守泉）

第十四节　治疗吉兰－巴雷综合征

吉兰－巴雷综合征亦称急性炎症性脱髓鞘性多发性神经病（acuteinflammatorydemyelinatingpoly－neuropathy，AIDP）或急性免疫介导多发性神经炎（acuteimmune－mediatedpolyneuritis）。是周围神经系统的脱髓鞘疾病，主要损害脊神经和脊神经根，也常累及颅神经。

1. 病因与发病机制　病因尚未明确，多数病人发病前有上呼吸道感染或胃肠道感染，或继发于病毒性疾病。空肠弯曲菌、疱疹病毒和支原体感染可能与本病有关，以空肠弯曲菌感染关系最为密切。

发病机制尚不清楚。但许多研究提示本病是自身免疫调节失衡，由细胞免疫和体液免疫共同参与所引起的一种免疫介导性周围神经病。

2. 病理　病变主要在运动及感觉神经根、后根神经节、周围神经及脑神经，以神经根、神经干及神经丛改变更为明显。表现为神经组织水肿、髓鞘肿胀、充血，血管周围及神经内膜淋巴细胞、单核细胞及巨噬细胞浸润，神经纤维出现节段性脱髓鞘和轴突变性。

3. 临床表现　多数患者发病前 1～2 天或 2～3 周有上呼吸道或胃肠道感染史。起病急，典型表现为四肢对称性、进行性弛缓性瘫痪。常由四肢远端向近端发展，肌张力低，腱反射减弱或消失。亦可累及肋间肌和膈肌，导致呼吸肌麻痹，出现呼吸困难、咳嗽无力、呼吸运动减弱或呼吸衰竭。感觉障碍较轻，多有肢体麻木、疼痛及蚁走感，有的病人可有手套、袜套样感觉障碍，部分病人疼痛明显。检查常有深、浅感觉减退或消失：30%～40% 的病人可有颅神经症状，常见双侧或单侧周围性面瘫，外展麻痹，舌咽、迷走神经损害等。自主神经受损较为常见，表现为多汗、心律失常、血压变化等。

本病通常在出现症状后 1～3 周达到高峰，病情稳定后 2～4 周开始恢复。主要死因是呼吸肌麻痹以及肺炎、循环衰竭、窒息等。

4. 辅助检查

（1）脑脊液检查：常于发病第 2 周见典型的脑脊液改变蛋白－细胞分离现象，是本病重要特征之一，即蛋白含量明显增高而细胞数正常或轻微增高。脑脊液可发现单克隆带及 IgG 合成率升高。

（2）电生理学检查：大多数病人有神经冲动传导速度减慢，但在疾病早期可正常。因病变以神经根脱髓鞘为主，F 波潜伏期延长，传导速度减慢。早期肌电图正常，3 周后出现失神经电位。

5. 诊断与鉴别诊断　诊断要点：病前 1～3 周有感染史，急性或亚急性起病，四肢对称性弛缓性瘫痪而感觉障碍轻微，腱反射消失及颅神经损害。脑脊液蛋白－细胞分离现象和周围神经传导速度减慢。

需与急性脊髓灰质炎、钾代谢障碍性周期性麻痹、全身性重症肌无力等相鉴别。

6. 高压氧治疗

（1）治疗机制

1）高压氧下可使血管收缩，减少毛细血管渗出，减轻神经组织水肿，加速炎症消散。

2）高压氧有调节免疫功能作用，可降低机体免疫功能的亢进状态，抑制变态反应的发生、发展，防止神经纤维出现节段性脱髓鞘和轴突变性。

3）在高压氧环境下血氧含量和血氧弥散距离明显增加，有效改善组织缺氧状态，减轻神经细胞损伤，保护神经髓鞘和对髓鞘再生有促进作用，加速神经的修复和再生。

4）高压氧治疗可以改善心、脑、肾以及肺等脏器功能，并通过抑制细菌繁殖防治各种感染，减轻临床症状，减少并发症。

（2）治疗方法及注意事项

1）由于神经末梢对缺氧的耐受力差，因此选择高压氧治疗时机越早越好。

2）对没有呼吸肌麻痹的病人应尽早开始高压氧治疗；发生呼吸肌麻痹时，需在具有高压氧舱内呼吸机辅助呼吸条件下方可进行高压氧治疗。

3）治疗压力 0.2~0.25MPa，吸氧（30~40min）×2，间歇 5~10min，每日 1~2 次。治疗 4~8 周或至症状改善为止。

4）对呼吸肌功能较弱的病人，应采用 1 级供氧（连续供氧）方式给氧，以保证患者有氧治疗。

5）对部分经药物治疗迁延不愈的病人，进行高压氧治疗仍有较好的疗效。7. 临床疗效及预后　综合国内有关报道，高压氧治疗吉兰-巴雷综合征疗效肯定。高压氧作为一种非特异因素对体液免疫和细胞免疫均有免疫抑制作用，高压氧治疗起到了干预病理反应、控制疾病发展与恶化的作用。高压氧治疗可以改善临床症状，缩短病程，提高治愈率，减少复发率及并发症，降低死亡率。高压氧治疗组疗效均明显优于对照组。本病大约 2/3 病例可基本恢复，1/3 留有后遗症。

8. 常规治疗

（1）一般治疗：卧床休息，注意水电解质平衡，对疼痛、血压变化、心律失常、便秘及尿潴留应给予必要的治疗。

（2）维持正常的呼吸功能：保持呼吸道通畅，防治呼吸道感染。对呼吸肌麻痹者应及时行气管插管或气管切开，使用呼吸机辅助呼吸。

（3）血浆置换疗法：通过血浆置换可清除特异的周围神经髓鞘抗体和血液中其他可溶性蛋白，改善症状，缩短使用呼吸机的时间，减少并发症，促进瘫痪恢复。通常在发病后 2~3 周内进行，交换出血浆量每次 40~50ml/kg，每日 1 次，连用 5~8 次。治疗时可用激素，以预防新的抗体产生和疾病复发。

（4）静脉滴注免疫球蛋白疗法：人免疫球蛋白，每日 0.4g/kg，静脉滴注，5d 为 1 个疗程。

（5）激素治疗：常规剂量的激素治疗疗效不肯定，大剂量激素可能有益，但多有严重的并发症，因此在治疗中是否应用激素尚存在争议。常规用法：地塞米松每次 10~20mg，每日 1 次，静脉滴注，10~14d 后改用口服激素。泼尼松 40~60mg/d，可清晨顿服或分次服用。甲泼尼龙冲击疗法，开始剂量 500~1000mg/d，分 1 次或 2 次静脉滴注，3~5d 后剂量递减。

（6）康复治疗：应尽早开始进行瘫痪肢体的康复训练，配合针灸、理疗及按摩等。

（刘守泉）

第十五节 治疗脑水肿

一、常规治疗

1. 一般治疗和护理 卧床休息，保持大便通畅，观察生命体征的变化，处理各种并发症，严格控制入水量，入水量过大可加重脑水肿，应使出水量略多于入水量。对高血压与低血压均应纠正。观察瞳孔，一侧瞳孔对光反射突然消失或两侧瞳孔对光反射迟钝或消失，提示脑疝发生，须紧急处理或做手术准备。

2. 纠正酸中毒及电解质紊乱

3. 脱水降颅内压治疗

（1）甘露醇：20% 甘露醇 250ml，静注，20 ~ 30 分钟注完，每 6 ~ 8 小时 1 次。

（2）呋塞米：为强利尿剂，成人每次用 20 ~ 40mg，2 ~ 3 次/天，肌内注射或静脉滴注。可与甘露醇交替使用。

（3）甘油：是一种无毒、安全的脱水剂，主要通过提高血浆渗透压，使细胞及组织间水分吸入血中，从而使组织脱水。

（4）尿素：为最强的渗透性脱水剂，常用剂量为 0.5 ~ 1g/kg，临用时以 10% 葡萄糖配成 30% 的溶液，以 60 ~ 1000 滴/分速度静脉滴注，一般 1 ~ 2 次/天。肾功能不全者禁用。

（5）人血白蛋白和浓缩血浆：通过提高血胶体渗透压使脑组织间液的水分进入血液循环中，达到脱水降颅压作用。一般用 20% 人血清白蛋白 50ml 或浓缩血浆 100 ~ 200ml 静脉滴注，1 ~ 2 次/天。心功能不全者慎用。

4. 护脑治疗 可用维生素 C、维生素 E 等自由基清除剂，尼莫地平等钙拮抗剂，三磷酸腺苷、辅酶 A、富马酸、尼唑苯酮（nizofenone）等脑细胞活化剂。

5. 病因治疗 去除引起脑水肿的病变，如肿瘤、血肿、脓肿等。

二、高压氧治疗

1. 治疗原理

（1）高压氧能迅速大幅度增加脑组织及脑脊液的氧含量，提高氧的弥散量及弥散距离，改善脑细胞的缺氧状态。

（2）高压氧能阻断脑缺氧 - 脑水肿 - 颅内高压的恶性循环，增强脑组织对氧的利用，在高压氧环境中能使颅内动脉血管收缩，血管阻力增加，血流量减少，血管通透性降低，因而使脑水肿得以控制。

（3）高压氧能促进脑血管的修复，促进侧支循环的形成和重建，改善脑微循环，使缺氧的神经组织重新获得氧气供给，使脑水肿减轻。

2. 治疗方法 稳压压力：一般选用 2 ~ 2.5ATA；每次吸氧时间：吸氧 40 分钟 ×2，中间休息换气 10 分钟，治疗次数视病情而定，一般未清醒前每日治疗 2 次，清醒后每日 1 次，治疗次数不少于 20 次，长者可达 60 次以上。

3. 注意事项

（1）心跳、呼吸骤停复苏成功后无绝对禁忌证者，应尽早行高压氧治疗。

（2）治疗时，应保证血液循环及呼吸道的通畅，必要时可行气管插管或气管切开以维持呼吸功能。

（3）高压氧配合激素治疗可防止肺水肿、脑水肿的反跳现象。

（刘守泉）

第十六节　治疗脑梗死

一、常规治疗

1. 溶栓　该疗法特别强调治疗时机，早期（48～72小时内），超早期（6小时以内），超超早期（3小时以内），如果治疗时机恰当，效果较好。使用溶血栓疗法病例选择标准：①头颅CT扫描能排除颅内出血和大面积脑梗死；②治疗前收缩压不宜 >180mmHg或舒张压不宜 >110mmHg；③无出血素质和出血性疾病；④年龄 <75～80岁；⑤溶栓时间应在发病后48小时内进行，最佳时机为6小时以内，特别在3小时以内。

2. 消除脑水肿　20%甘露醇250ml静脉滴注，每日2～4次，连用10～14日。

3. 血管扩张　①天保宁80mg，每日3次，可连用3～6个月；②脑脉康，第1天300mg，第2～6天600mg/d，第7～15天900mg/d，溶于5%葡萄糖或生理盐水500ml中静脉滴注，15天为1疗程。

4. 血液稀释　低分子右旋糖酐500ml，每天1次，10～14次为1疗程。

5. 抗血小板聚集　阿司匹林：50～100mg/d；或噻氯吡啶：250mg/d。

6. 中医　刺五加注射液、葛根素注射液、复方丹参注射液等。也可配合汤药辨证施治。

7. 对症治疗　如血压的调整。

8. 康复治疗　一旦病情稳定，针对留下的偏瘫、失语等后遗症，进行康复治疗、（如针灸、理疗等）。

二、高压氧治疗

1. 治疗原理

（1）迅速提高血氧分压、加大血氧弥散距离，恢复"缺血半影区"功能，缩小梗死范围。

（2）降低血液黏度，改善脑微循环。改善脑组织病变区血氧供应，促进神经细胞的恢复与再生。

（3）控制脑水肿，防止继发性损伤。

（4）增加椎 - 基底动脉血流量，兴奋上行激动系统，促进智力、记忆力恢复，促进苏醒。

（5）刺激病灶区域内毛细血管新生，促进侧支循环建立。

（6）减轻脑缺血再灌注损伤，调节NO的分泌，减少自由基的损害。

2. 治疗方法　治疗压力2～2.5ATA，每次吸氧80分钟，10次为1疗程。首次治疗3～4个疗程，休息1～2周后再进行2～3个疗程以后酌情间断治疗。本病的恢复期是1年左右，故应间断治疗1年。

3. 注意事项

（1）脑梗死一经确诊，即应采用高压氧治疗，进舱时间越早越好。

（2）应将血压控制在 160/100mmHg（21.3/13.5kPa）以下。

（3）注意保持呼吸道通畅。

（4）重症昏迷患者进行高压氧治疗应有医护人员陪同。

（5）治愈或好转后，每半年接受 1~2 个疗程，以巩固疗效。

（刘守泉）

第十七节　治疗血管性头痛

一、常规治疗

治疗的、目的是要减轻或终止头痛发作，缓解伴发的症状，预防复发。治疗分为发作期治疗和预防性治疗。

1. 发作期治疗

（1）轻-中度头痛：安静休息，根据病情选用对乙酰氨基酚（acetaminophen），首次 0.5~1.0g，口服；非类固醇类抗炎剂如阿司匹林，首次 0.6~1.0g，还可选用萘普生每次 0.5~0.75g 或布洛芬 0.6~1.2g 口服。

（2）中-重度头痛：宜首选麦角衍生物类，如酒石酸双氢麦角碱 0.25~1.0mg 肌内或静脉注射；麦角胺（ergotamine）0.6~1.0mg 口服；舒马普坦（sumatriptan）25~50mg 口服或 6mg 皮下注射。

（3）重度头痛：选用酒石酸双氢麦角碱 1.0mg，肌内注射或静脉注射；阿片类药物如哌替啶（pethidine）50~150mg 肌内注射；可待因（codeine）15~60mg 口服；神经安定剂如氯丙嗪 10mg，静脉注射。

2. 对症治疗　伴恶心、呕吐者可给予小剂量奋乃静、氯丙嗪；眩晕或头昏者可用东莨菪碱等治疗。

3. 预防性治疗　可选用：①普萘洛尔：可抑制血小板释放 5-羟色胺，哮喘及冠心病患者忌用，剂量可从 40mg/d，逐渐增至 120mg/d。②苯噻啶：自 0.5mg/d 逐增至 3~4mg/d。③硝苯地平 30mg/d。④甲基麦角丁醇酰胺：为 5-羟色胺拮抗剂，用量自 1mg/d 增至 4mg/d，分 3 次口服。

二、高压氧治疗

1. 治疗原理

（1）降低血小板的聚集力，抑制血小板释放 5-羟色胺，加速 5-羟色胺的耗竭，防止血管痉挛，改善脑微循环状态，防止偏头痛的发作。

（2）收缩周围血管和颅内血管，对抗脑血管扩张及颅内压增高，起到迅速止痛作用。

（3）增加血氧含量和氧的有效弥散距离，促进脑组织细胞代谢，改善大脑功能，纠正自主神经功能紊乱。

2. 治疗方法　治疗压力 2ATA，每日治疗 1 次，10~15 次/疗程。疗程长短视发作缓解

671

情况而定，为巩固疗效最好每年治疗 1～2 个疗程。

（刘守泉）

第十八节　治疗流行性乙型脑炎

一、常规治疗

1. 一般治疗　隔离，室内通风，保持气道通畅，注意热量和营养的补充。

2. 高热综合性降温，室内温度在30℃以下。使体温控制在38℃以下，可采用：①物理降温；②药物降温（安乃近溶液滴鼻，较大儿童可用复方氨基比林针肌注）；③亚冬眠疗法：复方氯丙嗪稀释后缓慢静脉推注或肌内注射。

3. 惊厥和抽搐　可用地西泮、苯巴比妥、10%水合氯醛等，如频繁抽搐者可用地西泮、苯巴比妥或复方氯丙嗪交替使用，每4～6小时1次，用以上药物时需防止呼吸抑制。

4. 呼吸衰竭处理　呼吸衰竭是乙脑患者死亡的主要原因，处理为：①保持气道通畅；②使用呼吸兴奋剂。

5. 颅高压处理　用甘露醇、地塞米松静脉滴注，以稳定血－脑脊液屏障及降低脑血管通透性，减少炎症渗出，减轻脑水肿。

6. 应用脑细胞营养药。

7. 抗病毒治疗　可使用阿昔洛韦、利巴韦林等。

二、高压氧治疗

1. 治疗原理

（1）促进有氧代谢，改善微循环，促进侧支循环的形成。

（2）纠正缺氧，降低无氧代谢物如乳酸对脑的损害，恢复脑电功能。

（3）收缩脑血管，增加脑细胞能量代谢，打断脑缺氧—脑水肿恶性循环，防治脑水肿，降低颅内压及其他继发性损伤。

2. 治疗方法　治疗压力1.8～2ATA，吸氧80分钟，每日1～2次，10次为1疗程，共2～4个疗程。

（刘守泉）

第十九节　治疗面神经炎

一、常规治疗

1. 药物治疗　急性期应尽早使用皮质激素，血管扩张剂，B族维生素及加兰他敏等药物。

2. 理疗　可在茎乳孔附近用红外线照射或超短波透热疗法。

3. 角膜保护　眼裂不能闭合者，可根据情况使用眼膏、眼罩，或缝合以保护角膜。

4. 恢复期可进行面肌的被动或主动运动锻炼，也可用理疗和针灸。

5. 手术 起病后 1 年或以上仍未恢复者可考虑行整容手术，面—舌下神经和面—副神经吻合术。

二、高压氧治疗

1. 治疗原理

（1）迅速改善受损神经纤维的缺氧状态，恢复有氧代谢，能量合成增多，乳酸减少，促进神经功能恢复。

（2）迅速收缩血管，降低神经管内压力，缓解对神经的压迫，促进神经组织水肿消退，阻断神经轴索变性。

（3）在促进神经修复的同时也促进效应器的恢复，并加速神经长人效应器，加快调整进程，加速神经功能恢复。

2. 治疗方法 压力 2 ~ 2.5ATA，吸氧 30 ~ 40 分钟 × 2，间歇 5 分钟，前 5 ~ 10 天每天 2 次，以后每天 1 次，共 20 ~ 30 天。

3. 注意事项 尽早进行高压氧治疗，治疗越早，效果越好。

（刘守泉）

第二十节 治疗癫痫

（一）常规治疗

1. 病因治疗 针对不同病因积极采取相应治疗。如手术（脑肿瘤及血肿、外伤瘢痕）；抗感染抗寄生虫（颅内感染、寄生虫）；调节代谢功能（代谢异常性疾病）。

2. 抗癫痫药物 根据不同发作类型选用相应抗癫痫药物。

（二）高压氧治疗

1. 治疗原理

（1）纠正癫痫病灶缺氧状态：高压氧能使脑血管侧支循环功能增强，使氧弥散距离加大，有利于病灶区神经元得到有效供血供氧。促进神经元代谢，使能量合成增多。

（2）由于反复癫痫发作特别是癫痫持续状态，造成严重脑损害，出现脑水肿，高压氧能降低颅内压，减轻脑水肿，故对于反复发作的癫痫患者有较好的治疗作用。

2. 治疗方案 压力 2 ~ 2.3ATA，每次吸氧 80 分钟，1 ~ 2 次/，日，可连续治疗 30 次。

3. 注意事项

（1）癫痫发作频繁者先用药物控制后再行高压氧治疗。

（2）治疗中癫痫发作 2 次以上者应减压出舱，并在下次入舱前，肌内注射苯巴比妥钠 0.1g 或地西泮 10mg 后人舱治疗。舱内抽搐发作时不宜减压，以防肺气压伤。

（3）辅助用药：①可同时服用氨酪酸，维生素 B_1；②进舱前服用扩血管药如尼莫地平，盐酸山莨菪碱等。

（4）由于长期癫痫造成的人格及精神异常，入舱前应充分交代治疗注意事项，并安排医务人员或家属陪舱。

（刘守泉）

第二十一节　治疗颅脑损伤

高压氧对各种脑损伤（cramocerebral trauma，head injury）：包括原发性脑损伤（如脑震荡、弥散性轴索损伤、脑挫裂伤）和继发性脑损伤均有明显的治疗效果。高压氧治疗对防治脑水肿、降低颅内压，恢复意识、消除局灶症状与体征（如头痛与恶心呕吐、颅内压增高、自主神经功能紊乱）效果显著。近年来经过长期广泛的应用提示高压氧可以促进脑细胞和神经功能恢复，降低死亡率，提高治愈率，减少后遗症和缩短病程。高压氧对脑外伤有较显著的治疗效果。高压氧治疗脑损伤可以减轻脑水肿，降低颅内压，改善脑电图，促进脑细胞和神经功能恢复，提高治愈率，降低死亡率，减少后遗症和缩短病程。也是目前临床应用高压氧治疗患者最多的病种之一。

一、颅脑损伤分类及临床特点

颅脑损伤分为原发性损伤和继发性损伤。原发性脑损伤：指暴力作用于头部时立即发生的脑损伤。继发性损伤包括：脑出血、脑缺血、缺氧、高乳酸血症、高血糖、细胞毒性介质释放、脑水肿、颅高压等。

（一）原发性脑损伤的分类及特点（表20-10）

表20-10　原发性脑损伤的分类及临床特点

分类	特点
1. 脑震荡	表现为一过性的脑功能障碍，显微镜下可见神经组织结构紊乱。主要症状是受伤当时立即出现短暂的意识障碍，可为神志不清或完全昏迷，常为数秒或数分钟，一般不超过半小时。清醒后大多不能回忆受伤当时乃至伤前一段时间内的情况，称为逆行性遗忘。重者在意识障碍期间可伴有皮肤苍白、出汗、血压下降、心动徐缓、呼吸浅慢、肌张力降低、生理反射迟钝或消失等，但随着意识的恢复很快趋于正常。此后可能出现头痛、头昏、恶心、呕吐等症状，短期内可自行好转。神经系统检查无阳性体征，脑脊髓检查无红细胞，CT检查颅内无异常发现
2. 弥散性轴索损伤	由惯性力所致的弥散性脑损伤，由于脑内产生剪切或牵拉作用，造成脑白质广泛性轴索损伤。病变可分布于大脑半球、胼胝体、小脑或脑干。显微镜下可见轴突断裂，可与脑挫裂伤并存或继发脑水肿，使病情加重。主要表现为受伤当时立即出现时间较长的昏迷。昏迷原因主要是广泛的轴索损害，使皮层与皮层下中枢失去联系。若累及脑干，患者可有一侧或双侧瞳孔散大，光反射消失，或同向凝视等。神志好转后，可因继发脑水肿而再次昏迷。CT扫描可见大脑皮质与髓质交界处、胼胝体、脑干、内囊区域或三脑室周围有多个点状或小片状出血灶；MRI能提高小出血灶的检出率
3. 原发性脑干损伤	不同于因脑疝所致的继发性脑干损伤，其症状与体征在受伤当时即已出现，不伴有颅内压增高表现。单独的原发性脑干损伤较少见，常与弥散性脑损伤并存，主要表现为受伤当时立即昏迷，昏迷程度较深，持续时间较长，瞳孔极度缩小或大小多变，对光反应无常，眼球位置不正或同向凝视，出现病理反射、肌张力增高、中枢性瘫痪等锥体束征以及去大脑强直等。累及延髓时，则出现严重的呼吸循环功能紊乱。MRI检查有助于明确诊断，了解伤灶具体部位和范围
4. 下丘脑损伤	常与弥漫性脑损伤并存。主要表现为受伤早期的意识或睡眠障碍、高热或低温、尿崩症、水与电解质紊乱、消化道出血或穿孔，以及急性肺水肿等。这些表现如出现在伤后晚期，则为继发性脑损伤所致

分类	特点
5. 脑挫裂伤	大脑皮质损伤，可为单发，亦可多发，好发于额极、颞极及其底面。小者如点状出血，大者可呈紫红色片状。显微镜下，伤灶中央为血块，四周为碎烂或坏死的皮层组织以及星芒状出血。脑挫裂伤的继发性改变，如脑水肿和血肿形成。前者通常属于血管源性水肿，可于伤后早期发生，一般 3～7 天内发展到高峰，在此期间易发生颅内压增高甚至脑疝。伤情较轻者，脑水肿可逐渐消退，伤灶日后可形成瘢痕、囊肿或与硬脑膜粘连，成为外伤性癫痫的原因之一。如蛛网膜与软脑膜粘连，影响脑脊液吸收，可形成外伤性脑积水。广泛的脑挫裂伤可在数周以后形成外伤性脑萎缩

（二）脑挫伤的主要临床表现

1. 意识障碍　受伤当时立即出现。意识障碍的程度和持续时间与脑挫裂伤的程度、范围直接相关，绝大多数在半小时以上，重症者可长期持续昏迷。少数范围局限的脑挫裂伤，如果不存在惯性力所致的弥散性脑损伤，可不出现早期意识障碍。

2. 局灶症状与体征　受伤当时立即出现与伤灶相应的神经功能障碍或体征，如运动区损伤出现锥体束征、肢体抽搐或偏瘫，语言中枢损伤出现失语等。发生于“哑区”的损伤，则无局灶症状或体征出现。

3. 头痛与恶心呕吐　可能与颅内压增高、自主神经功能紊乱或外伤性蛛网下腔出血等有关，后者尚可有脑膜刺激征、脑脊液检查有红细胞等表现。

4. 颅内压增高与脑疝　为继发脑水肿或颅内血肿所致，使早期的意识障碍或瘫痪程度有所加重，或意识好转、清醒后又变为模糊，同时有血压升高、心率减慢、瞳孔不等大以及锥体束征等表现。

CT 检查：不仅可了解脑挫裂伤的具体部位、范围（伤灶表现为低密度区内有散在的点、片状高密度出血灶影）及周围脑水肿的程度（低密度影范围），还可了解脑室受压及中线结构移位等情况。

二、脑外伤的病理生理

脑组织遭受外力冲击，在密闭颅腔内与颅骨撞击而导致一系列的损伤。在原发性损伤的基础上可发生严重的继发性损害如脑缺氧、缺血，脑水肿和急性颅内压增高等，如果缺乏预见性，处理不及时则病情恶化，严重影响预后。脑外伤后主要有以下几方面的病理改变（图 20-3）。

1. 脑缺氧　脑外伤存在脑缺血缺氧。脑细胞功能的正常维持依赖有氧代谢，缺氧时能量不足，脑功能受损，代谢紊乱，继发细胞水肿和细胞变性。

2. 脑水肿　脑外伤后普遍存在脑水肿。与外伤后血脑屏障破坏，脑微循环障碍，脑细胞代谢障碍及自由基损害有关，亦可因脑出血形成颅内血肿，导致颅内压升高有关。

3. 脑腺苷含量改变　腺苷是中枢神经系统的一种重要的内源性保护因子，可抑制多种兴奋性神经递质释放，腺苷减低脑代谢率，提高脑血流量，抑制血小板聚集。伤后 2 小时内，腺苷短暂升高，被认为是一种应激反应。其后，因脑外伤后细胞能量代谢紊乱，三磷腺苷减少，腺苷的合成受到限制。

4. 急性期反应蛋白升高 脑外伤后具有清除异物和坏死组织，对机体起保护作用的 C 反应蛋白升高。其升高程度常与炎症、组织损伤的程度呈正相关。

5. 血液流变学改变 脑外伤后血液流变学出现异常，并与外伤性脑水肿同步发生和发展。即在伤后 24 小时最为显著，主要表现为红细胞比积（Hct）、血浆纤维蛋白原含量升高。脑损伤后血黏度升高及红细胞聚集性增强可使血流淤滞，循环阻力增高，最终导致脑微循环障碍，脑缺血、缺氧，并加剧脑水肿等继发性损害。

6. 血糖增高 重型脑损伤患者常发生高血糖症，血糖水平增高的患者预后差。

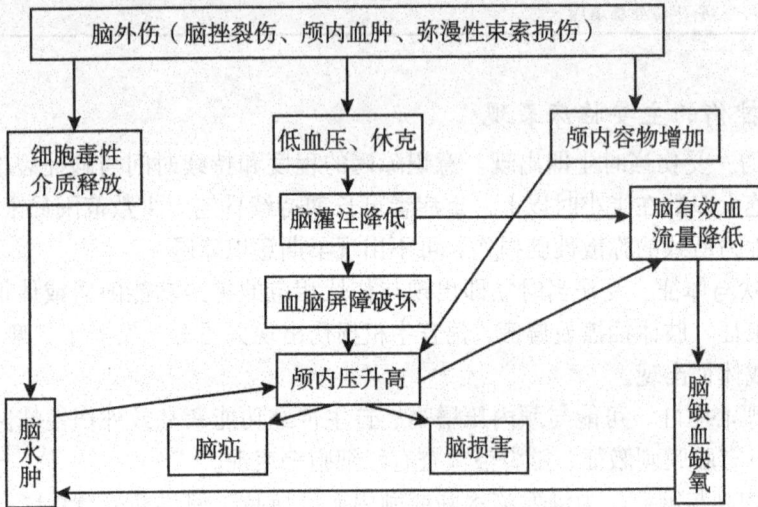

图 20－3 脑外伤病理改变示意图

三、治疗

（一）常规治疗

1. 观察与急救

（1）保持呼吸道通畅，及时清除口腔及呼吸道内分泌物，长时间深昏迷的患者，应及时进行气管切开。

（2）严密观察瞳孔及生命体征的变化。

（3）尽早明确是否伴发其他内脏及躯体损伤，及时纠正由此所引起的呼吸、循环功能紊乱。

（4）控制躁动和癫痫：可肌注苯巴比妥钠，静注或静滴地西泮等。

2. 防治脑水肿

（1）床头抬高 15°，以利于脑部静脉回流。

（2）应用脱水药物，如口服氢氯噻嗪、氨苯蝶啶、50% 甘油盐水。严重者应采用 20% 甘露醇或 25% 山梨醇，250ml 静脉滴注，每日 2～4 次，连续 3～5 天。

（3）应用激素类药物，如地塞米松，每日 20～40mg，静滴，连续 3～5 天。

（4）限制液体入量，成人每日输液量 1500～2000ml，持续 5～7 天。尿量维持每日 1000ml 以上，并监测电解质及酸碱平衡和肾功能。

（5）冬眠低温疗法：适用于广泛重度脑挫裂伤、脑干损伤、丘脑下部损伤所致深度昏迷、去脑强直、中枢性高热的病例。一般应在伤后尽早使用。目前常用低温范围在35～26℃之间，称为亚低温疗法。冷却毯体表降温及冰帽可适当选用。

（6）吸氧疗法。

（7）手术治疗：颅内血肿量＞40ml时，常需手术治疗。

3. 对症处理。

4. 维持营养　昏迷者伤后3～5天，如肠蠕动恢复，可开始鼻饲流质食物。但合并脑脊液鼻漏，不宜插胃管鼻饲者，可经静脉补给营养。清醒者可以给予易于消化、热量较高的流质或半流质。

5. 防治感染　对昏迷病例可使用预防感染药物。开放性颅脑损伤或伤口有明显感染者，给予抗生素治疗，应以细菌培养－药物敏感试验为据，选用有效的药物。

（二）高压氧治疗

1. 治疗原理

（1）氧的弥散半径扩大，有效纠正脑组织缺氧状态。糖利用率增加，能量增加。

（2）高压氧下脑血管收缩，脑血流量减少，减轻脑水肿，降低颅内压。

（3）促进侧支循环的形成，微循环改善，促进脑组织的修复。

（4）椎动脉血流量增加，脑干网状激活系统供血量增加，提高上行性网状系统的兴奋性，有利于醒觉。

2. 治疗方法　单人氧气加压舱治疗压力采用2ATA，治疗时间80～90分钟（包括加、减压时间）。空气加压氧舱常用压力为2.2ATA氧压下面罩间歇吸纯氧80分钟，也有采用2.5ATA氧压下面罩间歇吸纯氧60分钟。中间间歇吸空气5～10分钟。每日治疗1～2次（早期和病情重者多每日治疗2次，病情稳定后改为每日1次），一般治疗7～10次休息2天为1疗程，连续3～5个疗程后休息1个月再继续治疗。一般总疗程需60～80次。

（刘守泉）

第二十二节　治疗急性脊髓损伤

急性脊髓损伤（acute spinal injury）包括闭合性脊髓损伤、开放性脊髓损伤（脊髓火器伤和脊髓刃器伤）。闭合性脊髓损伤系指脊柱骨折或骨折－脱位造成的脊髓或马尾神经受压、毁损，不伴有与外界相通的通道，绝大多数为单节段伤。脊髓火器伤是由枪弹或弹片造成的脊髓开放性损伤、每因合并颈、胸和腹部重要脏器损伤，使伤情趋于复杂，加之脊髓本身损伤多为完全性，预后较差。脊髓刃器伤是指由尖锐、锋利的器械戳伤脊髓造成的开放性损伤。损伤多为不完全性，预后较好。从动物实验到临床观察高压氧对脊髓损伤有治疗作用。

一、病因

（一）闭合性脊髓损伤

暴力间接或直接作用脊柱并引起骨折和（或）脱位，造成脊髓、马尾受压损伤。直接暴力致伤相对少见，如重物击中颈后、背、腰部，相应部位椎板、棘突骨折，骨折片陷入椎管内。

（二）脊髓火器伤

致伤物在战时多为高速予弹或弹片。低速飞行物造成脊髓损伤相对较轻，常见的是直接撞击、挤压和挫裂。高速飞行物呈滚动式前进，对组织的直接毁损更为严重。

（三）脊髓刃器伤

最常见的致伤器为匕首，其次为斧头，尚有螺丝刀、自行车辐条、镰刀、木棍等。

二、临床表现与诊断

（一）闭合性脊髓损伤

伤后立即出现损伤水平以下运动、感觉和括约肌功能障碍、脊柱骨折的部位可有后突畸形，伴有胸腹脏器伤者，可有休克等表现。

1. 神经系统可出现如下表现：

（1）脊髓震荡：不完全性神经功能障碍，持续数分钟，至数小时后恢复正常。

（2）脊髓休克：损伤水平以下感觉完全消失，肢体弛缓性瘫痪，尿潴留，大、小便失禁，生理反射消失、病理反射阴性。这是损伤水平以下脊髓失去高级中枢控制的结果。

（3）完全性损伤：休克期过后，脊髓损伤水平呈下运动神经元损伤表现，而损伤水平以下为上运动神经元损伤表现，肌张力增高，腱反射亢进，出现病理反射、无自主运动、感觉完全消失。

（4）不完全性损伤：可在休克期过后，亦可在伤后立即表现为感觉、运动和括约肌功能的部分丧失，病理征可阳性。

（5）常见以下几种特殊类型的不完全损伤：①脊髓半侧损害综合征：表现为同侧瘫痪及本体感觉、振动觉、两点分辨觉障碍，损伤水平皮肤感觉节段性消失。②脊髓前部综合征：表现为双侧运动障碍可伴有痛温觉消失，本体感觉完好。③脊髓中央损伤综合征：常见于老年颈椎病患者颈部屈曲性损伤，其临床表现与外周部分传导束保留多少有关，轻者只有双上肢的感觉运动障碍。

2. 辅助检查　可选择 X 线平片、CT 扫描、脊髓碘水造影、磁共振成像（MRI）、体感诱发电位，以明确诊断。

（二）开放性脊髓损伤

1. 脊髓火器伤　其特点：①一般伤口污染较重，可有脑脊液或脊髓组织流出；②脊髓损伤特征：呈完全性或不完全性、进行性或非进行性运动、感觉和括约肌功能障碍；③常有合并伤：颈部可伴有大血管、气管和食管损伤，胸腹部有半数合并血、气胸、腹腔内脏损伤和腹膜后血肿。

2. 脊髓刃器伤　其特点：①伤口多在背侧；②4%～6% 有伤口脑脊液漏，多在 2 周内停止。③脊髓休克一般可于 24 小时内恢复，有动脉损伤者，症状多较严重，损伤平面以下可因交感神经麻痹、血管扩张而体温升高；④多伴有其他脏器的损伤，腹腔脏器有损伤时，可因缺乏痛觉和腹肌紧张而漏诊。

（三）辅助检查

1. 脑脊液压力不高，压颈试验压力不增高说明脊髓肿胀造成椎管梗阻，脑脊液化验细胞数不高，蛋白增高。

2. X线平片　可判断椎体有无骨折、脱位及脊椎骨受损的严重程度。

3. CT扫描　可显示椎管形态有无骨折片突入或金属碎片椎管内有无血肿。

4. MRI　能最准确地显示脊髓受损状态。

三、治疗

（一）常规治疗

1. 掌握正确的搬运方法，避免继发性神经损害。

2. 优先处理合并伤。

3. 早期大剂量应用广谱抗生素及肌内注射TAT预防感染。

4. 手术治疗

（1）闭合性脊髓损伤者，伤后病情发展者，应尽早手术探查，并作椎板切除减压。

（2）开放性脊髓损伤，一般应早作清创手术，如有内脏出血、损伤、休克等，应先予纠正，然后清创。

（3）腰穿证实蛛网膜下腔有梗阻，经短期治疗无效者，则即进行手术治疗。

（4）脊柱X线片示椎管内有碎骨片嵌入者，应尽早手术清除碎骨片。如瘫痪明显、脊髓肿胀严重可切除椎板减压。

（5）有椎间盘突出，牵引无效者，应行手术切除突出之椎间盘。

（6）马尾损伤及颈膨大处损伤应尽早进行手术。

5. 药物治疗

（1）脱水应用甘露醇、山梨醇及呋塞米等静脉滴注，以减轻脊髓水肿。

（2）泼尼松主要作用是抑制细胞膜的脂质过氧化反应，减轻水肿，以防止继发性脊髓损伤。

（3）促进神经组织修复用药：如地巴唑、维生素 B_1、维生素 B_{12}、神经生长因子等。

6. 其他　针灸、理疗、按摩、中药等。

（二）高压氧治疗

1. 治疗原理

（1）迅速纠正脊髓损伤部位的缺氧状态。脊髓损伤后继发性损害主要是微血管痉挛、堵塞，造成脊髓缺血、缺氧或水肿，高压氧可使脊髓氧分压提高到 $450\sim560mmHg$，是常压下的 $3\sim4$ 倍。高压氧下氧的弥散半径增加，可恢复受损区组织的有氧代谢，使受损脊髓细胞的功能得以恢复。

（2）脊髓缺氧可导致脊髓缺氧－水肿恶性循环，高压氧可阻止这一恶性循环。减轻脊髓水肿，改善脊髓的血液循环，保护可逆性损伤的神经组织，有助于神经功能恢复。

（3）增加吞噬细胞的吞噬能力，加速病灶的清除和组织修复，促进细胞和毛细血管再生。

2. 高压氧治疗指征　各种脊髓损伤均应积极进行高压氧治疗。

（1）脊髓振荡与脑震荡相似，为脊髓损伤最轻，及早高压氧治疗可以痊愈。

（2）脊髓损伤出血：采取必要措施，出血停止后作高压氧治疗。

3. 治疗方法

（1）方案一：2～2.5ATA 氧压下吸氧 80～90 分钟，每日 1 次，但也有人主张每日 2 次；一般 10～15 次为 1 疗程，治疗 3～4 个疗程。但也有人进行了 10 个疗程治疗收到较好的疗效。

（2）方案二：第 1 次高压氧治疗后，可进行脊髓造影，以确定是否需要手术，若不需手术，在第 1 次高压氧治疗后，每间隔 4 小时进行 1 次治疗，共 4 次。第 2 日起，每间隔 6 小时治疗 1 次，共 4 次。经这 8 次治疗后对病情重新估价，若患者脊髓为完全性损伤，即停止高压氧治疗；若病情好转，则可继续治疗 5 天，每日 2 次。然后重新评估病情，每次治疗用 3ATA，持续 90 分钟。终止高压氧治疗，视病情而定。

以上方案仅作参考。也可参照颅脑损伤中提到的治疗方案。

4. 注意事项

（1）治疗时机应力争在脊髓损伤后 4～6 小进内进行高压氧治疗，最迟不要超过 48 小时。动物实验证明，脊髓损伤后 2 小时内作高压氧治疗的疗效最好，伤后 7.5 小时开始进行高压氧治疗的疗效仍较好。

（2）高压氧治疗应作为综合治疗措施之一，配合手术及药物治疗。

（3）在治疗过程中，应防止肺部感染及尿道感染；对瘫痪者应加强护理，预防压疮。

（刘守泉）

第二十三节　治疗周围神经损伤

周围神经损伤（injury of peripheral nerve）系指脊神经、脑神经和自主神经受损。临床表现有感觉障碍、运动障碍、自主神经障碍、反射丧失等。大量的临床资料提示高压氧对周围神经损伤有确切的治疗效果。

一、病因

1. 外伤　火器伤时尽管神经功能即刻丧失，但不一定就是神经断裂，常有半数可望能恢复部分神经功能。

2. 由于维生素缺乏、代谢障碍、中毒、感染等引起原发于胞体和轴突的损害，先为轴突，继之髓鞘碎裂，可发展为肌肉萎缩。

3. 由于白喉、铅中毒和吉兰 - 巴雷综合征等，致损害髓鞘，沿神经纤维呈长短不等的节段性病变。严重者可使轴突变性而致肌萎缩。

二、临床表现与诊断

临床表现为受损神经支配范围的感觉、运动和自主神经功能异常。

1. 感觉障碍　刺激症状可有感觉异常、感觉过敏、疼痛等。感觉异常可发生于各种感觉性或感觉运动性神经病。

2. 运动障碍　刺激性症状可有肌束颤动、痉挛，肌肉痛性痉挛等。多见于运动神经元病。但任何下运动神经元疾病都可发生，特别是神经根受压时。

3. 自主神经障碍　刺激性症状可有多汗、高血压。麻痹性症状有无汗、竖毛障碍、体位性低血压。其他可有无泪、无涎、阳痿、膀胱及直肠功能障碍等。

4. 反射丧失　通常腱反射丧失，为神经病早期表现，尤以踝反射丧失为常见。

5. 其他　周围神经增大见于麻风、遗传性和后天性的慢性脱髓鞘性神经病、神经纤维瘤病。失神经支配后，由于废用、血供障碍或感觉丧失，皮肤、指（趾）甲、皮下组织都可发生营养性改变，多以远端为明显。

此外，电生理检查、周围神经活组织检查对诊断有所帮助。

三、治疗

（一）常规治疗

因单神经病多由局部病变所致，可考虑手术治疗（神经修补、转位或松解术）。多数单神经病中，脱髓鞘性者可考虑用皮质类固醇；轴突变性者，则根据病因，进行相应治疗。多发性神经病中，急性脱髓鞘者可考虑用血浆交换疗法及支持疗法；慢性者可试用皮质类固醇。

（二）高压氧治疗

1. 治疗原理

（1）直接改善因神经营养血管受压、痉挛或断裂所造成的神经组织缺氧状态。

（2）提高钠、钾泵功能和 ATP 的储备。改善组织间隙的水、钠潴留，以及神经元和神经胶质细胞水肿。

（3）增高环磷酸腺苷与环磷酸鸟嘌呤核苷（cAMP/cGMP）的比值，抑制机体免疫功能亢进，减少变态反应在周围神经的发生和发展。

（4）减少致痛性炎症介质的产生、释放，减轻和缓解周围神经的疼痛状态。

（5）促进受损的周围神经的再生与修复。

2. 高压氧治疗方案　压力为 2 ~ 2.5ATA，每次吸氧 45 ~ 90 分钟，中间间歇 1 ~ 2 次，治疗每日 1 次，10 次为 1 疗程。总疗程视病情而定或至症状改善较为稳定为止。也可参照颅脑损伤中提到的治疗方案。

3. 注意事项

（1）做好治疗前心理宣教，对神、质衰弱者，尤为必要。

（2）防止高压氧治疗过程中出现的并发症。

（刘守泉）

参考文献

[1] 王拥军. 神经内科学. 人民军医出版社, 2014.

[2] 董为伟. 神经系统与全身性疾病. 北京: 科学出版社, 2015.

[3] 王伟, 杨明山. 神经科急症医学. 北京: 人民卫生出版社, 2014.

[4] 张润宁. 常见脑血管疾病临床诊治. 石家庄: 河北科学技术出版社, 2013.

[5] 陈灏珠, 林果为, 王吉耀. 实用内科学. 北京: 人民卫生出版社, 2014.

[6] 吕传真, 周良辅. 实用神经病学. 第4版. 上海: 上海科学技术出版社, 2014.

[7] 黄如训. 神经病学. 北京: 高等教育出版社, 2010.

[8] 吴江. 神经病学 (八年制). 北京: 人民卫生出版社, 2010.

[9] 张通. 神经康复治疗学. 北京: 人民卫生出版社, 2011.

[10] 朱镛连, 张皓, 何静杰. 神经康复学. 北京: 人民军医出版社, 2010.

[11] 曾进胜. 神经内科疾病临床诊断与治疗方案. 北京: 科学技术文献出版社, 2010.

[12] 史福平, 邱卫英, 邱鸿雁, 等. 神经内科疾病诊断与治疗. 上海: 第二军医大学出版社, 2010.

[13] 刘运林, 王凤霞, 张庆春, 等. 神经内科诊疗技术及典型病例分析. 天津: 天津科学技术出版社, 2010.

[14] 李云庆. 神经科学基础. 北京: 高等教育出版社, 2010.

[15] 董为伟. 神经系统与全身性疾病. 北京: 科学出版社, 2015.

[16] 高维滨, 高金立, 吕芳, 等. 神经疾病现代中医治疗. 北京: 人民军医出版社, 2011.

[17] 张通. 神经康复治疗学. 北京: 人民卫生出版社, 2011.

[18] 许长春. 神经内科常见病诊疗学. 广州: 世界地图出版社, 2013: 133 – 150.

[19] 李宁, 黄怀, 吴桂梅, 骆春瑶. 高压氧临床治疗学. 北京: 中国协和医科大学出版社, 2007.

[20] 肖平田. 高压氧治疗学. 北京: 人民卫生出版社, 2013.

[21] 刘晓燕. 临床脑电图学. 北京: 人民卫生出版社, 2013.

[22] Ali K, Lawthom C. Epstein – Barr virus – associated cerebrellar ataxia. BMJ Case REP, 2013.

[23] McNab JA, Miller KL. Steady – state diffusion – weighted imaging: theory, acquisition and analysis. NMR Biomed, 2010, 23 (7): 781 –793.